Kurzes Lehrbuch
der Immunologie

Kurzes Lehrbuch der Immunologie

Von Ivan M. Roitt, Jonathan Brostoff, David K. Male

Deutsche Übersetzung von Ihor Harabacz

651 Abbildungen

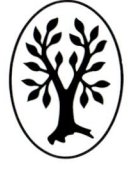

1987

Georg Thieme Verlag Stuttgart · New York

Ivan M. Roitt,
Professor and Head of Department of Immunology
The Middlesex Hospital Medical School London W1

Jonathan Brostoff,
Reader in Clinical Immunology
Department of Immunology,
The Middlesex Hospital Medical School London W1

David K. Male
Research Associate Department of Immunology
The Middlesex Hospital Medical School London W1

Übersetzer:
Dr. Ihor Harabacz,
c/o Behring Werke AG
Postfach 1140, D-3550 Marburg 1

Titel der Originalausgabe: Immunology
© 1985 by Gower Medical Publishing Ltd.,
34–42 Cleveland Street, London W1P5FB

CIP-Kurztitelaufnahme der Deutschen Bibliothek

Roitt, Ivan M.
Kurzes Lehrbuch der Immunologie / von Ivan Roitt ;
Jonathan Brostoff ; David K. Male. Dt. Übers. von
Ihor Harabacz. – Stuttgart ; New York : Thieme, 1987
    Einheitssacht.: Immunology ⟨dt.⟩
NE: Brostoff, Jonathan:; Male, David K.:

© 1987 Georg Thieme Verlag,
Rüdigerstraße 14, D-7000 Stuttgart 30
Printed in Germany
Satz und Druck: Druckhaus Dörr, Inh. Adam Götz,
D-7140 Ludwigsburg (Linotype System 5/202)

ISBN 3-13-702101-4   1 2 3 4 5 6

Vorwort des Übersetzers

Die Immunologie ist eine relativ junge Wissenschaft, die sich in einer sehr raschen Entwicklung befindet. Den Autoren ist es mit dem vorliegenden Buch geglückt, mehr zu vermitteln als eine Momentaufnahme des derzeitigen Standes der Wissenschaft. Es werden nicht Lehrmeinungen verkündet, sondern der Leser wird behutsam in die Arbeitsweise des experimentell tätigen Immunologen eingeführt. Aus dem Blickwinkel des Wissenschaftlers werden verschiedene Theorien über die Mechanismen des Immunsystems diskutiert; der Leser erhält die Gelegenheit, sich aktiv mit der hochinteressanten Materie auseinanderzusetzen und gerät dadurch ganz automatisch in ihren Bann.

Trotz der Detailfülle liegt die Stärke dieses Buches in der Übersichtlichkeit; dazu tragen vor allem die zahlreichen Abbildungen bei, die die wichtigsten Inhalte nochmals veranschaulichen.

Das Buch wendet sich an den Immunologen, aber auch an den nicht immunologisch tätigen Leser, und vor allem an Studenten. Durch den lawinenartig angestiegenen Wissensstoff, der heute im Examen gefordert wird, bleibt oft nicht die Zeit, sich intensiv mit einem Fach wie der Immunologie auseinanderzusetzen. Trotzdem lohnt sich die Beschäftigung mit der Immunologie, da sie in sehr viele Gebiete der Medizin hineinreicht und hervorragend dazu geeignet ist, das medizinische Denken zu schulen.

Zur Übersetzung ein Wort in eigener Sache: Immunologen untereinander gebrauchen mit Vorliebe die meist aus dem Englischen kommenden Originalausdrücke. Die Übersetzung dieses Fachjargons ist nicht ohne Tücken, da meist mehrere Formulierungen möglich sind. Der Leser möge mir nachsehen, wenn er ausgerechnet die vorfindet, über die er sich schon einmal geärgert hat. Zur Vermeidung von Mißverständnissen ist in Zweifelsfällen der englische Originalausdruck in Klammern mit angegeben.

Marburg, im Sommer 1987   IHOR HARABACZ

Vorwort der Autoren

Wir glauben, daß uns ein ungewöhnliches Buch geglückt ist. Die Idee war, in erster Linie die Abbildungen für sich sprechen zu lassen, die in verdichteter Form die wesentlichen Aussagen umfangreicher Forschungsarbeiten veranschaulichen. Die Abbildungen werden in den Legenden einzeln erläutert, der Zusammenhang wird über den ausführlicher ins Detail gehenden Text hergestellt.

Das Buch behandelt die Grundlagen der allgemeinen sowie der klinischen Immunologie, wobei auch auf die Grundlagenforschung eingegangen wird. Wir hoffen, daß jeder an der Immunologie Interessierte, ob Studierender, Arzt oder Naturwissenschaftler, das Buch so gut lesbar und doch informativ findet, daß er Mühe haben wird, sich davon loszureißen.

Wir möchten den zahlreichen Immunologen und Molekularbiologen danken, deren Forschungsergebnisse zum Verständnis einiger Mechanismen des Immunsystems beitragen und auch wertvolle Denkanstöße liefern konnten. Wir bewundern ihre Arbeit und hoffen, daß uns verziehen wird, wenn wir alle diese Wissenschaftler nicht einzeln erwähnen können.

In einigen Fällen haben wir zum besseren Verständnis einzelne Darstellungen aus dem Zusammenhang gerissen oder Versuche vereinfacht dargestellt. Wer sich in die genauen Einzelheiten der Experimente und Theorien vertiefen möchte, findet die entsprechenden Literaturhinweise am Ende jedes Kapitels.

IVAN ROITT
JONATHAN BROSTOFF
DAVID MALE

Danksagung

Die Herausgeber bedanken sich bei folgenden Personen für ihre wichtigen Beiträge zu den einzelnen Kapiteln:

Dr. Ross St. Clair Barnetson, Consultant Physician and Senior Lecturer, Department of Dermatology, The Royal Infirmary, Edinburgh (Überempfindlichkeit – Typ IV-Reaktion)

Dr. David Brown, Consultant Immunologist, Department of Clinical Immunology. Addenbrooke's Hospital, Cambridge (Komplement)

Dr. Anne Cooke, Wellcome Senior Lecturer, Department of Immunology, The Middlesex Hospital Medical School, London (Genetische Kontrolle der Immunität)

Dr. Michael Crumpton, Deputy Director of Research, Imperial Cancer Research Fund Laboratories. London (Haupthistokompatibilitätskomplex)

Dr. Marc Feldman, Senior Research Scientist, Department of Zoology, University College, London (Antikörperantwort)

Professor Carlo Grossi, Professor of Pathology, Department of Pathology, University of Alabama in Birmingham, Alabama (Zellen der Immunantwort; Lymphatisches System; Entwicklung des Immunsystems)

Dr. Tony Hall, Department of Microbiology and Immunology, The Oregon Health Sciences University, Portland, Oregon (Überempfindlichkeit – Typ I-Reaktion)

Dr. Frank Hay, Reader in Immunology, Department of Immunology, Middlesex Hospital Medical School, London (Entstehung der Antikörperdiversität: Überempfindlichkeit – Typ III-Reaktion)

Dr. John Horton, Reader in Immunology, Department of Zoology, University of Durham, Durham (Evolution der Immunität)

Dr. James Howard, Director of Biochemical Research, The Wellcome Research Laboratories, Beckenham (Immuntoleranz)

Dr. Peter Lydyard, Honorary Senior Lecturer and Research Associate, Department of Immunology, The Middlesex Hospital Medical School, London (Zellen der Immunantwort; Lymphatisches System; Entwicklung des Immunsystems)

Dr. Kenneth McLennan, Lecturer in Histopathology, Bland Sutton Institute of Histopathology, Middlesex Hospital, London (Lymphatisches System; Entwicklung des Immunsystems)

Dr. Michael Moore, Head of the Division of Immunology, Paterson Laboratories, Christie Hospital and Holt Radium Institute, Manchester (Tumorimmunität)

Dr. Michael Owen, Staff Scientist, Imperial Cancer Research Fund, University College, London (Haupthistokompatibilitätskomplex)

Dr. Graham Rook, Department of Pathology, The Middlesex Hospital Medical School, London (Zellvermittelte Immunität; Immunität gegen Viren, Bakterien und Pilze)

Professor Michael Steward, Professor of Immunology, Department of Medical Microbiology, London School of Hygiene and Tropical Medicine, London (Antigen-Antikörper-Reaktionen; Immunologische Testmethoden)

Dr. Janice Taverne, Research Associate, Department of Immunology, The Middlesex Hospital Medical School, London (Immunität gegen Protozoen und Würmer)

Dr. Roger Taylor, Reader in Immunology, Department of Pathology, University of Bristol, Bristol (Steuerung der Immunantwort)

Professor John Turk, Professor of Pathology, Department of Pathology, The Royal College of Surgeons, London (Überempfindlichkeit – Typ IV-Reaktion)

Dr. Malcolm Turner, Reader in Immunology, Department of Immunology, Institute of Child Health, London (Antikörper: Struktur und Funktion)

Dr. Kenneth Welsh, Head of Tissue Typing (South Eastern and South Western Regions), Tissue Typing Laboratory, Guy's Hospital, London (Transplantation und Abstoßung)

Inhaltsverzeichnis

1 Erworbene (adaptive) und angeborene Immunität 1

Angeborene Immunität 1
Phagozyten 1
Natürliche Killerzellen und lösliche Faktoren . 2
Entzündung 4
Chemotaxis 4
Phagozytose 5
Der Antikörper – ein vielseitiger Adaptor 5
Antigen 6
Erworbene Immunität und klonale Selektion . . . 7
Zusammenarbeit der Abwehrmechanismen . . . 8
Impfung 8
Immunpathologie 9

2 Zellen der Immunantwort 11

Lymphatische Zellen 12
Morphologische Unterschiede bei
Lymphozyten 12
T-Zellen 12
B-Zellen 14
Proliferation und Reifung der Lymphozyten . . 15
„Null"- oder „Dritte-Population"-Zellen 17
Mononukleäres phagozytäres System
(Monozyten) 18
Retikuloendotheliales System 19
Antigenpräsentierende Zellen 21
Polymorphkernige Granulozyten (Polymorphe) . 22
Neutrophile 22
Eosinophile 23
Basophile und Mastzellen 24
Thrombozyten 25
Zusammenfassung 26

3 Das lymphatische System 27

Primäres und sekundäres lymphatisches
Gewebe 27
Primäre lymphatische Organe 27
Thymus 27
Bursa fabricii und ihr Säugeräquivalent 28
Sekundäre lymphatische Organe 28
Milz 28
Lymphknoten und Lymphsystem 30
Lymphatisches Gewebe auf Schleimhäuten
(mucosal associated lymphoid tissue: MALT) 33
Lymphozytenkreislauf 34

4 Haupthistokompatibilitäts-komplex 37

Erblichkeit von MHC-Genen 37
Inzuchtmäuse 37
Arrangement der MHC-Gene 38
Zelluläre Verteilung von MHC-Antigenen 39
Rekombination zwischen Inzuchtstämmen 39

Strukturelle Variation in MHC-Antigenen –
ubiquitäre („public") und „private" Spezifitäten . 40
Gewebetypisierung 40
Derzeit bekannte HLA-Spezifitäten und
Koppelungsungleichgewicht 41
Struktur der MHC-Antigene 42
Funktionen der MHC-Antigene 45

5 Antikörper: Struktur und Funktion 49

Die fünf Immunglobulinklassen 49
Funktion der Antikörper 49
Immunglobulinklassen und Subklassen 50
Verteilung und physikochemische Eigenschaften
der Immunglobuline 50
Struktur der Antikörper 51
Genetische Grundlage der
Antikörperheterogenität 54
Effektorfunktionen der Antikörper 54
Struktur und Funktion 55
Struktur und Antigenbindung 56

6 Antigen-Antikörper-Reaktionen . . . 59

Antigen-Antikörper-Bindung 59
Antikörperaffinität 60
Affinität und Avidität 60
Antikörperspezifität 61
Physiologische Bedeutung von Antikörpern mit
hoher und niedriger Affinität 63
Bestimmung der Affinität und Avidität 63
Heterogenität der Antikörperaffinität 63

7 Komplement 65

Komplementproteine 66
Proteine des klassischen Reaktionswegs 66
Proteine des alternativen Reaktionswegs 67
Primitives Komplementsystem 67
Vergleich des klassischen mit dem alternativen
Reaktionsweg 67
Klassischer Komplementreaktionsweg 68
Bindung von C1 durch Immunglobulin . . . 68
Bindung und Aktivierung von C4 und C2
durch den C$\overline{1qrs}$-Komplex 69
Aktion des C$\overline{4b2b}$-Komplexes auf C3 und die
Bildung von C$\overline{4b2b3b}$ 70
Aktion von C3b und C5 70
C3b-(C4b-)Beschichtung („Coating") und
Immunadhärenz 71
Bildung von Anaphylatoxin 72
Biologische Effekte von C3a 72
Biologische Effekte von C5a 72
C5-9-Membranangriffskomplex 73
Alternativer Reaktionsweg 73
Abbau von C3b 75
Cobra-Venom-Faktor (CVF) und
C3-nephritischer Faktor (C3neF) 75

Auswirkung des Mangels an C 3–9 auf die adaptive Immunantwort 75
Angeborener Komplementmangel und die Auswirkungen beim Menschen 76
Inhibition von C 1 und hereditäres Angioödem (Syn.: angioneurotisches Ödem) 77
Komplement und MHC 78

8 Antikörperantwort 79
Primäre und sekundäre Antikörperantworten . . 79
Bestimmung der antikörperbildenden Zellen – Hämolyse-Plaque-Test 79
Haptene und Carrier 80
T-abhängige und T-unabhängige Antigene 82
Reifung der Affinität 82
Antigenpräsentation 82
Mechanismen der Zellkooperation 84
T-Zell-Faktoren 85
Adjuvantien 86

9 Entstehung der Antikörperdiversität 89
Theorien über die Antikörperbildung 89
Variabilität von Immunglobulinen 90
Genrekombination bei leichten Ketten 92
Genrekombination bei schweren Ketten 93
Rekombinationssequenzen 93
Zusätzliche Diversität 94
  Variable Rekombination 94
  Somatische Mutation 95
  Gene der konstanten Region der schweren Ketten 96
Membranständiges und sekretorisches Immunglobulin 97
Bildung von Immunglobulin 99

10 Steuerung der Immunantwort 101
Regulatorischer Effekt von Antikörpern 101
Regulatorischer Effekt von Immunkomplexen . . 102
Idiotypische Steuerung 103
Bedeutung der idiotypischen Interaktionen für die Immunregulation 105
Regulation durch zelluläre Mechanismen – Suppressor-T-Zellen 108
Zelluläre Regelmechanismen 109
Funktion des MHC bei der Regulation 110
Steuerung der Art der Antwort 110
Nichtspezifische Steuerung 111
Unterscheiden zwischen „Selbst" und „Nicht-Selbst" 111

11 Zellvermittelte Immunität 113
Erkennen von Antigen durch T-Zellen 113
MHC-Restriktion 114
T-Zell-Rezeptoren für MHC-Glykopeptide . . . 114
T-Zell-Rezeptoren für Antigen 115
  Genanordnung und Struktur der T-Zell-Rezeptoren 116
  Immunglobulinidiotypen 116
Antigenpräsentierende Zellen 116

Aktivierung von T-Zellen durch antigenpräsentierende Zellen 117
Zellvermittelte Zytotoxizität 117
MHC-restringierte zytotoxische T-Zellen 117
Natürliche Killerzellen 118
  Eigenschaften der NK-Zellen 118
  Verhältnis von NK-Zellen zu K-Zellen und zytotoxischen T-Zellen 119
  Mechanismus der durch NK-Zellen vermittelten Lyse 119
Antikörperabhängige zellvermittelte Zytotoxizität 119
Die zentrale Rolle der Makrophagen 120
  Aktivierung von Makrophagen durch Mediatoren aus T-Lymphozyten 120
Lymphokine 121
  Ursprungszellen und Eigenschaften der Lymphokine 121
  Aktivierung von Makrophagen als komplexes Geschehen 122

12 Immuntoleranz 125
Wege zur Ausbildung einer Toleranz 126
Wege zur Ausbildung der Toleranz von B-Zellen 126
  Klonaler Entwicklungsabbruch 126
  Klonale Erschöpfung 127
  Funktionelle Deletion 127
  Blockade der antikörperbildenden Zellen . . . 127
Wege zur Ausbildung der Toleranz von T-Zellen 127
  Suppressor-T-Zellen 127
Allgemeine Merkmale der T-Zell- und B-Zell-Toleranz 127
  Induktionszeit 128
  Antigendosis 128
  Antigenpersistenz 128
  Spezifität 128
  Dauer 128
Unvollständige Toleranz 128
  Affinität und Isotypenreifung 129
  Humorale und zellvermittelte Antwort 129
  Determinanten 130
  Gewebespezifität 130
Mechanismen der Toleranzinduktion 130
  Antigeninduzierte Toleranz 130
  Toleranz durch immunsuppressive Medikamente 133
  Antikörperinduzierte Toleranz 133
Selbsttoleranz 135
Toleranz aus therapeutischer Sicht 136

13 Genetische Kontrolle der Immunität 137
Gene, die die Immunantwort kontrollieren 137
An den MHC gekoppelte Immunantwortgene . . 137
Aktionsebene der Immunantwortgene 138
  Antigenpräsentation und T/B-Kooperation . . 138
  Zytotoxische T-Zellen 140
Antigenerkennung durch T- und B-Zellen 142
  Immunantwort auf HEL 143
  Kreuzreaktive Idiotypen 143
Immunantwortgene außerhalb des MHC 144

Genetisch immundefiziente Mäusestämme 145
   B-Zell-Defekte 145
   Modelle für Autoimmunerkrankungen 146
Entwicklung der Gene des Immunsystems 146

14 Entwicklung des Immunsystems . 149

Lymphatische Zellen 149
   T-Zellen 150
   B-Zellen 152
Entwicklung der Klassendiversität 153
Entwicklung der Antikörperdiversität 154
Entwicklung von mononukleären Phagozyten
und antigenpräsentierenden Zellen 155
Komplementsystem 155
Funktionelle Entwicklung der Neutrophilen . . . 156

15 Evolution der Immunität 157

Immunsystem der Wirbellosen 157
   Immunozyten 157
   „Lymphoides" Gewebe 158
   Zellvermittelte Immunität 158
   Nichtspezifische Abwehr 159
Immunität der Vertebraten 160
   T- und B-Zell-Funktionen 160
Morphologie des lymphoiden Gewebes bei
niederen Vertebraten 161
   Thymus 161
   Milz 161
   Lymphomyeloidknoten 162
   Darmassoziiertes lymphoides Gewebe 162
   Niere 163
   Knochenmark 164
Immunologie der Amphibien 164
   Entwicklung des Thymus: Xenopus laevis . . . 164
   Alloimmunität: Rana pipiens 164
   Immunglobulinbildung 166
   Metamorphose und Immunregulation 166
   Modelle zur Erforschung der
   Lymphozytenentwicklung 166

16 Immunität gegen Viren, Bakterien und Pilze 169

Immunität gegen Viren 169
   Virusinfektion 170
   Wirkung von Antikörpern 171
   Antikörperabhängige zellvermittelte
   Zytotoxizität 172
   Zytotoxische T-Zellen und MHC-Restriktion . 172
   Überempfindlichkeit vom verzögerten Typ
   gegen virale Antigene 173
   Interferon 173
   Immunpathologie 174
Immunität gegen Bakterien 175
   Zellwände von Bakterien 175
   Adjuvanswirkung und andere unspezifische
   Mechanismen 176
   Die Rolle der Antikörper 177
   Interaktion mit Phagozyten 177
   Sauerstoffunabhängiger
   Abtötungsmechanismus durch Polymorphe
   und Makrophagen 177
   Sauerstoffabhängige Abtötungsmechanismen . 179

Abwehrmechanismen bei bakteriellen
Infektionen 179
Immunität gegen Pilze 180

17 Immunität gegen Protozoen und Würmer 181

Hauptmerkmale parasitärer Infektionen 182
Effektormechanismen 182
   Rolle der T-Zellen bei der Immunantwort auf
   parasitäre Infektionen 182
   Effektorfunktionen von Antikörpern 185
   Unspezifische Effektormechanismen 187
Escape-Mechanismen 188
Immunpathologie parasitärer Infektionen 191
Einige wichtige Parasiten des Menschen 193

18 Tumorimmunität 197

Die Rolle des Immunsystems 197
Tumor und Immunantwort 197
Zellvermittelte Immunität gegen Tumoren –
T-Zell-Antworten 198
   Nachweis der T-Zell-vermittelten Immunität . 199
Natürliche Immunität 200
   NK-Zellen 201
   Makrophagen 202
Zelluläre Antworten in situ 203
B-Zell-Antworten 204
Tumorspezifische Antigene 205
   Retrogenetische Antigene 205
   Tumorassoziierte Transplantationsantigene . . 206
Immunkomplexe 207
Immunüberwachung („Immunosurveillance") . . 208
AIDS 208
Immunologisches Escape-Phänomen 209
Therapeutische Möglichkeiten 210

19 Überempfindlichkeit – Typ-I-Reaktion 214

Typen der Überempfindlichkeit 214
Typ I – Überempfindlichkeit vom Soforttyp . . . 215
   Definition 215
   Atopie 215
Immunglobulin E 216
   IgE bei Krankheiten 217
   Kontrolle der IgE-Produktion 217
Genetik der Allergie 218
Mastzellen 220
   Verteilung der Mastzellen 220
   Unterschiede zwischen MMC und CTMC . . . 221
   Andere Zellen mit Fc^{ε}-Rezeptoren 222
   Aktivierung von Mastzellen 222
   Aktivierung von T-Zellen und Mastzellen . . . 223
   Freisetzung von Mediatoren 223
Klinische Allergietests 225
Ursachen der Allergie 228
   T-Zell-Defizienz 228
   Störungen in der Rückkopplung von
   Mediatoren 229
   Umweltfaktoren: Das Konzept des
   allergischen Durchbruchs 229
Hyposensibilisierung 230
Physiologische Rolle des IgE 231

20 Überempfindlichkeit – Typ-II-Reaktion 232

Mechanismen der Schädigung 232
Transfusionsreaktionen 235
Hämolytische Anämie des Neugeborenen 236
Autoimmunhämolytische Anämien 237
Wärmereaktive Autoantikörper
(Wärmeantikörper) 237
Kältereaktive Autoantikörper
(Kälteagglutinine) 238
Pharmakologisch hervorgerufene Reaktionen
gegen Blutbestandteile 238
Reaktionen gegen Leukozyten 238
Hyperakute Transplantatabstoßung 239
Sensibilisierung gegen die glomeruläre
Basalmembran 239
Myasthenia gravis 240
Sensibilisierung gegen Gewebeantigene 241

21 Überempfindlichkeit – Typ-III-Reaktion 242

Typen der Immunkomplexerkrankung 242
Entzündungsmechanismen bei der
Überempfindlichkeit vom Typ III 243
Experimentelle Modelle der
Immunkomplexerkrankung 244
Serumkrankheit 244
Autoimmune Immunkomplexerkrankung . . . 245
Arthus-Reaktion 245
Warum persistieren Komplexe? 246
Warum lagern sich Komplexe im Gewebe ab? . . 247
Erhöhung der Gefäßpermeabilität 247
Hämodynamische Prozesse 248
Bindung von Antigen an Gewebe 248
Größe der Immunkomplexe 249
Immunglobulinklasse 249
Auflösung von Immunkomplexen durch
Komplement 250
Nachweis von Immunkomplexen 250

22 Überempfindlichkeit – Typ-IV-Reaktion 252

Überempfindlichkeitsreaktionen vom
verzögerten Typ 252
Jones-Mote-Überempfindlichkeit 252
Kontaktallergie 253
Überempfindlichkeit vom Tuberkulintyp 254
Granulomatöse Überempfindlichkeitsreaktion . . 255

Zelluläre Reaktionen bei der
Überempfindlichkeit vom verzögerten Typ 256
Erkrankungen, bei denen eine
Überempfindlichkeit vom verzögerten Typ
besteht 258
Lepra 258
Tuberkulose 259
Sarkoidose 260
Schistosomiasis 260

23 Autoimmunität und Autoimmunerkrankungen 261

Spektrum der Autoimmunerkrankungen 262
Genetik 263
Pathogenese 264
Ätiologie 268
Diagnostische und prognostische Aspekte 271
Behandlung 271
Positive Induktion einer Autoimmunität 271

24 Transplantation und Abstoßung 272

Genetik der Transplantation 272
Histokompatibilitätsgene 273
Rolle der T-Zellen 274
Allogene Erkennung 275
Antigenpräsentation 275
Beteiligung der Antikörper 276
Einfluß des Spendergewebes auf die Abstoßung . 278
Transplantationen beim Menschen 278
Immunsuppression 279
Antigenunspezifische Immunsuppression . . . 279
Antigenspezifische Immunsuppression 279

25 Immunologische Testmethoden . . 282

Antigen und Antikörper 282
Immunpräzipitationsreaktionen in Gelmedien 282
Hämagglutination und Komplementbindung 283
Direkte und indirekte Immunfluoreszenz . . . 284
Radioimmunologische und
enzymimmunologische Testverfahren 286
Reine Antikörper 288
Lymphozytenpopulationen 289

Literatur 292

Glossar 296

Sachverzeichnis 300

1 Erworbene (adaptive) und angeborene Immunität

Unsere Umwelt enthält eine große Zahl von infektiösen Mikroben – Viren, Bakterien, Pilze und Parasiten. Sie alle können pathologische Schädigungen hervorrufen, und im Falle einer unkontrollierten Vermehrung sind sie in der Lage, ihren Wirt zu töten. Bei normalen Individuen ist bekanntlich die weitaus größte Mehrheit der Infektionen zeitlich begrenzt, und nur sehr selten werden bleibende Schäden verursacht. Dies ist dem Immunsystem zu verdanken, welches in der Lage ist, Krankheitserreger zu bekämpfen.

Das Immunsystem läßt sich in 2 funktionelle Untereinheiten unterteilen, nämlich in das angeborene und das erworbene Immunsystem. Die angeborene Immunität ist die erste Verteidigungslinie gegen Infektionen, und die meisten potentiellen Krankheitserreger werden unschädlich gemacht, bevor sie eine erkennbare Infektion verursachen können. Gelingt es ihnen, diesen ersten Verteidigungswall zu überwinden, wird das erworbene Immunsystem auf den Plan gerufen. Das erworbene System reagiert spezifisch auf jeden einzelnen Krankheitserreger, was normalerweise dazu führt, daß dieser unschädlich gemacht wird. Darüber hinaus merkt sich das erworbene Immunsystem diesen Erreger und kann verhindern, daß dieser zu einem späteren Zeitpunkt eine Krankheit verursacht (Abb. 1.1).

Z.B. hinterlassen Krankheiten wie Masern und Diphtherie eine lebenslange Immunität nach einmaliger Infektion.

Das angeborene wie auch das erworbene Immunsystem bestehen aus einer Vielzahl von Molekülen und Zellen,

	angeborene Immunität	erworbene Immunität
	Resistenz bleibt auch nach wiederholten Infektionen unverändert	Resistenz nach wiederholten Infektionen verbessert
lösliche Faktoren	Lysozym, Komplement, Akutphasenproteine (z. B. CRP Interferon)	Antikörper
Zellen	Phagozyten, natürliche Killerzellen (NK)	T-Lymphozyten

Abb. 1.**2** **Die Hauptbestandteile des angeborenen und adaptiven (erworbenen) Immunsystems.** Beide Systeme arbeiten eng zusammen. Die durch lösliche Faktoren vermittelte Abwehr wird auch humorale Immunität genannt.

die über den ganzen Körper verteilt sind und deren Funktionen weiter unten beschrieben werden (Abb. 1.**2**). Die wichtigsten Zellen sind die Leukozyten oder weißen Blutzellen; diese werden im Kapitel „Zellen der Immunantwort" ausführlich vorgestellt. Die Leukozyten bilden zwei große Kategorien:

1. Phagozyten, dazu gehören die neutrophilen polymorphkernigen Granulozyten, Monozyten und Makrophagen, die einen Teil des angeborenen Immunsystems bilden;
2. Lymphozyten, die die erworbene Immunität vermitteln. Zellen des Immunsystems, lymphoide oder lymphatische Zellen, sind in Strukturen organisiert, auf die im Kap. „Lymphatisches System" näher eingegangen wird.

Angeborene Immunität

Die äußere Oberfläche des Körpers stellt eine wirksame Barriere gegenüber den meisten Organismen dar; die meisten Krankheitserreger können intakte Haut nicht durchdringen (Abb. 1.**3**). Die Bedeutung dieser Barriere wird besonders bei schweren Brandverletzungen deutlich. In diesem Fall gehört es zu den wichtigsten Maßnahmen, eine Infektion der zerstörten Haut zu verhindern. Die meisten Infektionen dringen durch die Epitheloberfläche des Nasopharynx, des Darms, der Lungen und des Urogenitaltraktes in den Körper ein. Verschiedene physikalische und biochemische Abwehrmechanismen schützen diese Stellen vor der Mehrzahl der Infektionen. Als Beispiel sei das Lysozym angeführt, ein Enzym, das in verschiedenen Sekreten vorkommt und das eine Bindung aufspalten kann, die sich in den Zellwänden vieler Bakterien findet (Abb. 1.**4**).

Phagozyten

Durchdringt ein Organismus die Epitheloberfläche, so stößt er auf Phagozytenzellen des retikuloendothelia-

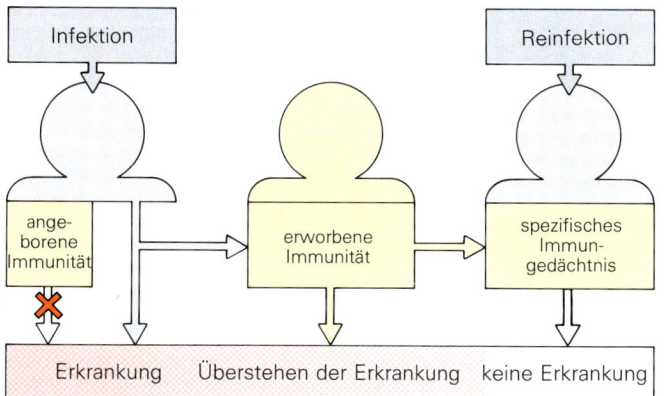

Abb. 1.**1** **Adaptive und angeborene Immunität.** Beim Eindringen in einen Organismus stößt ein infektiöses Agens zuerst auf Bestandteile des angeborenen Immunsystems. Manchmal reicht dies aus, um eine Erkrankung zu verhindern; kommt es trotzdem zur Erkrankung, wird das adaptive Immunsystem aktiviert. Es ist für die Genesung zuständig und merkt sich den Erreger, so daß ein zweiter Kontakt mit dem Pathogen nicht mehr zur Krankheit führt: Das Individuum besitzt eine erworbene Immunität gegen diesen Erreger.

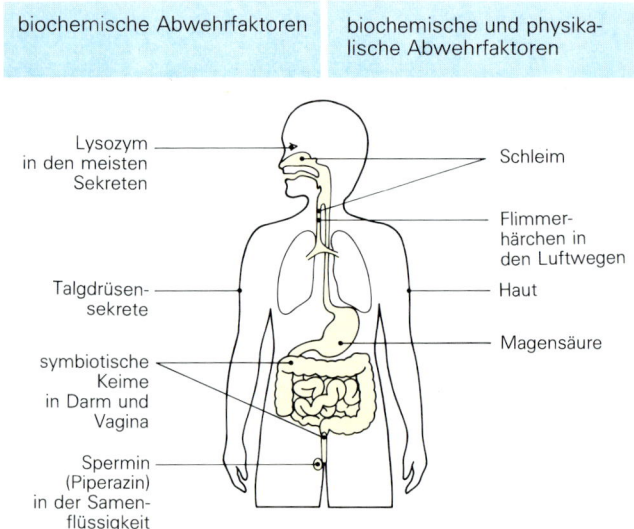

biochemische Abwehrfaktoren | biochemische und physikalische Abwehrfaktoren

Lysozym
in den meisten
Sekreten

Talgdrüsen-
sekrete

symbiotische
Keime
in Darm und
Vagina

Spermin
(Piperazin)
in der Samen-
flüssigkeit

Schleim

Flimmer-
härchen in
den Luftwegen

Haut

Magensäure

Abb. 1.3 Äußere Schutzbarrieren. Die meisten Infektionserreger können die Körperoberfläche nicht durchdringen, sondern werden von verschiedenen biochemischen und physikalischen Schutzbarrieren zurückgehalten. Der Körper toleriert eine ganze Reihe von kommensalen Organismen, die mit vielen potentiellen Pathogenen konkurrieren und so ein biologisches Gleichgewicht aufbauen.

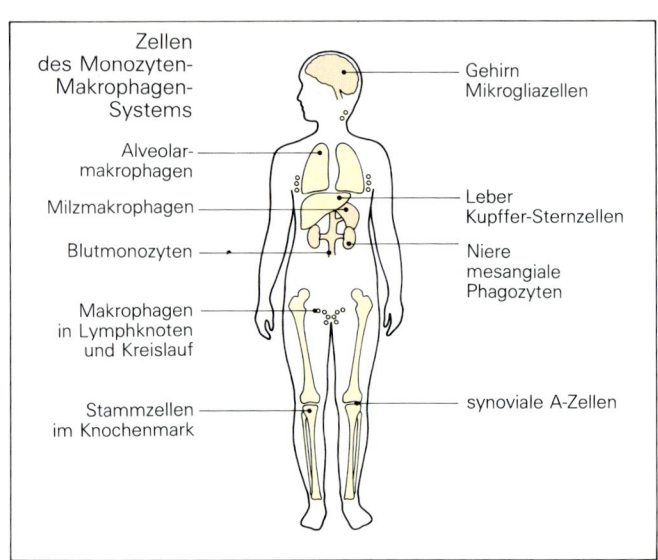

Zellen
des Monozyten-
Makrophagen-
Systems

Alveolar-
makrophagen

Milzmakrophagen

Blutmonozyten

Makrophagen
in Lymphknoten
und Kreislauf

Stammzellen
im Knochenmark

Gehirn
Mikrogliazellen

Leber
Kupffer-Sternzellen

Niere
mesangiale
Phagozyten

synoviale A-Zellen

Abb. 1.5 Phagozyten des retikuloendothelialen Systems. Viele Organe enthalten pagozytierende Zellen. Zellen der Monozyten/Makrophagen-Reihe (links) leiten sich von Blutmonozyten aus dem Knochenmark ab. Monozyten wandern aus den Blutgefäßen aus und werden im Gewebe zu Makrophagen. Die übrigen aufgeführten Phagozyten stammen ebenfalls von Knochenmarkstammzellen ab.

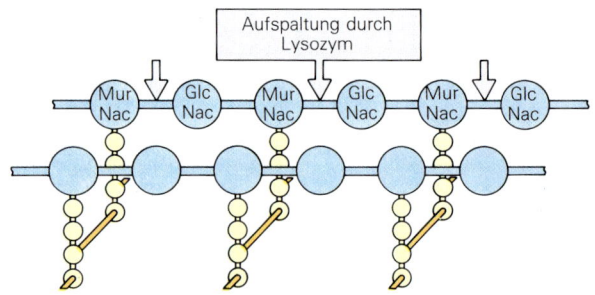

Aufspaltung durch
Lysozym

Mur Nac | Glc Nac | Mur Nac | Glc Nac | Mur Nac | Glc Nac

Abb. 1.4 Wirkung von Lysozym auf die Zellwand von S. aureus. Das Grundgerüst der Proteoglycanstruktur der Zellwand von S. aureus bilden einander abwechselnde Gruppen von N-Acetylglucosamin (GlcNac) und N-Acetylmuraminsäure (MurNac), die durch Aminosäureseitenketten (gelb) und Brücken von 5-Glycin-Resten (orange) quervernetzt sind. Lysozym spaltet das Molekül an den mit Pfeilen bezeichneten Stellen.

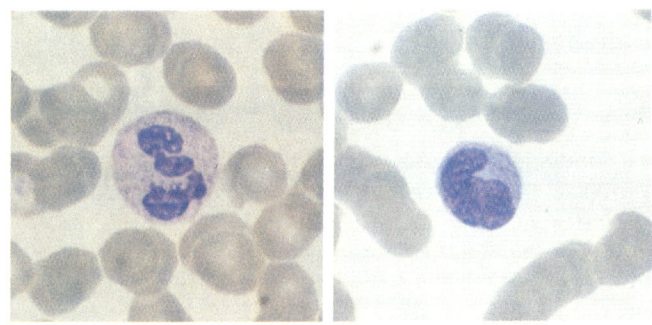

Abb. 1.6 Phagozyten. Neben den ortsansässigen Zellen des retikuloendothelialen Systems finden sich polymorphkernige Neutrophile (links) und Blutmonozyten (rechts), die beide von Knochenmarkstammzellen abstammen. Mit freundlicher Genehmigung von Dr. P. M. Lydyard.

len Systems. Diese Zellen bestehen aus verschiedenen Typen, leiten sich aber von gemeinsamen Stammzellen aus dem Knochenmark ab. Ihre Funktion ist es, Partikel – dazu gehören auch Krankheitserreger – zu „fressen", und somit unschädlich zu machen. Zu diesem Zweck sind sie an strategisch wichtigen Stellen postiert, wo sie solche Partikel abfangen können. In der Leber flankieren sie z. B. als Kupffer-Zellen die blutdurchflossenen Sinusoide; als Synovia-A-Zellen sind sie in der Synovia von Gelenken zu finden (Abb. 1.5). Zu den Blutphagozyten gehören die neutrophilen polymorphkernigen Granulozyten und die Blutmonozyten (Abb. 1.6). Beide Zellarten sind in der Lage, auf einen entsprechenden Reiz hin aus den Blutgefäßen ins Gewebe auszuwandern, aber sie unterscheiden sich

insofern, als der polymorphkernige Granulozyt eine kurzlebige Zelle ist, während der Monozyt sich zu einem Gewebsmakrophagen entwickelt.

Natürliche Killerzellen und lösliche Faktoren

Natürliche Killerzellen (NK) sind Leukozyten, die die Fähigkeit haben, auf virusinfizierten Zellen Änderungen der Zelloberfläche zu erkennen. Die NK-Zellen lagern sich an diesen Zielzellen an und können sie töten. Die NK-Zellen werden von Interferonen, die Bestandteil des angeborenen Immunsystems sind, aktiviert (Abb. 1.7). Interferone werden von virusinfizierten Zellen und manchmal auch von Lymphozyten gebildet. Abgesehen von ihrer Wirkung auf NK-Zel-

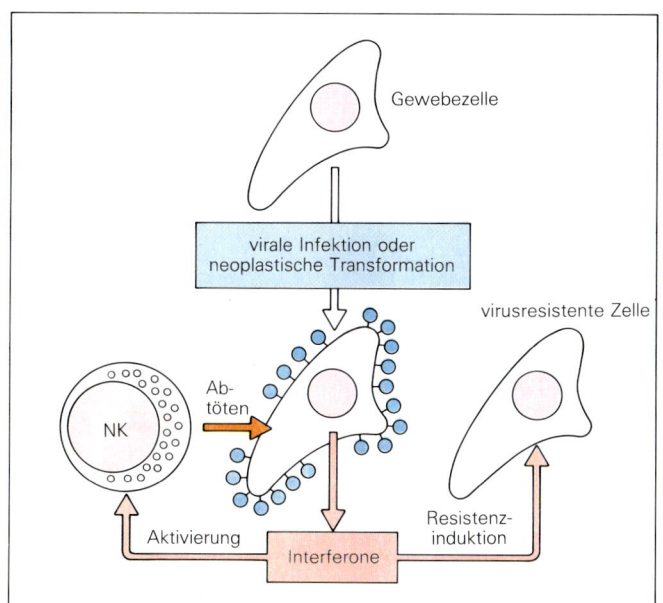

Abb. 1.7 Interferon und NK-Zellen. Nach einer Infektion mit einem Virus oder bei einer tumorösen Entartung verändern sich die Oberflächenmoleküle einer Zelle. Diese Veränderungen können manchmal von natürlichen Killerzellen (NK) erkannt werden, worauf diese die Zelle angreifen. Virusinfizierte Zellen bilden Interferone, die eine Virusreplikation in den Nachbarzellen verhindern können und so die Ausbreitung des Virus unterbinden. Zusätzlich können Interferone NK-Zellen aktivieren und deren zytotoxische Wirkung unterstützen.

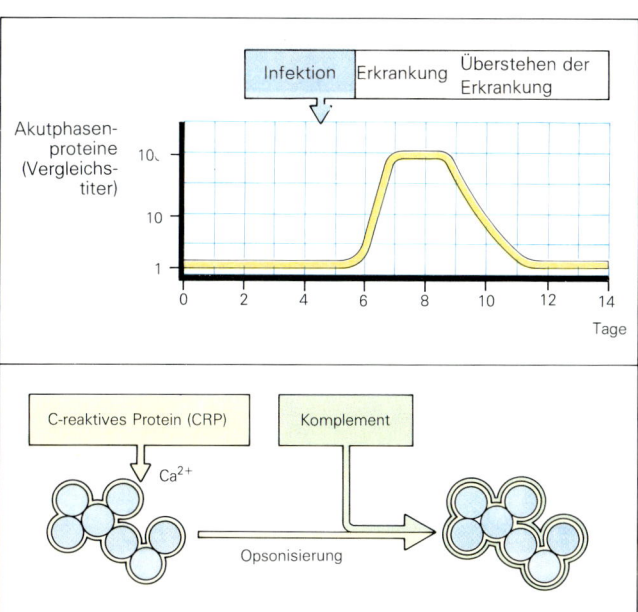

Abb. 1.8 Akutphasenproteine. Akutphasenproteine (hier durch das C-reaktive Protein vertreten) sind Serumproteine, deren Konzentration nach einer Infektion rasch ansteigt (bis zum Hundertfachen). Sie spielen eine wichtige Rolle bei der angeborenen Infektionsimmunität. Das Ca^{++}-abhängige C-reaktive Protein (CRP) bindet an bestimmte molekulare Gruppen, die es auf einem ganzen Spektrum von Bakterien und Pilzen erkennt. Insbesondere bindet es an den Phosphorylcholinanteil von Pneumokokken. Das CRP wirkt als Opsonin und aktiviert auch die Komplementkaskade.

len, induzieren Interferone einen Zustand erhöhter Virusresistenz in nichtinfizierten Gewebszellen. Im Verlauf einer Infektion werden Interferone sehr frühzeitig gebildet und stellen die erste Abwehrlinie gegen viele Viren dar.

Die Serumkonzentration einer ganzen Anzahl von Proteinen steigt während einer Infektion rapide an. Diese nennt man Akutphasenproteine. Die Konzentration dieser Akutphasenproteine kann im Vergleich zur Normalkonzentration auf das Zwei- bis Hundertfache ansteigen und bleibt im Verlauf der Infektion erhöht. Ein Beispiel hierzu ist das C-reaktive Protein, so genannt wegen seiner Fähigkeit, das C-Protein von Pneumokokken zu binden. Bakteriengebundenes C-reaktives Protein begünstigt die Anlagerung von Komplement, wodurch die Phagozytose erleichtert wird; dieses Umhüllen mit Protein zur Steigerung der Phagozytose nennt man Opsonisierung (Abb. 1.8). Das Komplement ist eine Gruppe von ca. 20 Serumproteinen, vergleichbar etwa mit den Blutgerinnungsfaktoren, welche untereinander und mit anderen Komponenten des angeborenen und erworbenen Immunsystems reagieren. Das Komplementsystem wird durch den Oberflächenkontakt mit einer Anzahl von Mikroorganismen über den sog. alternativen Komplementweg spontan aktiviert. Nach der Aktivierung können einige Komplementkomponenten Mikroorganismen für die Phagozyten opsonisieren, während andere die Aufgabe haben, Phagozyten zum Infektionsort zu locken. Eine weitere Gruppe von Komplementkomponenten bewirkt eine direkte Auflösung von Bakterienzellmembranen durch den „lytischen Reaktionsweg" (Abb.

1.9). Wenn auch die verschiedenen Moleküle des angeborenen Immunsystems einzeln dargestellt wurden, so arbeiten sie *in vivo* zusammen. Z. B. ist die Zerstörung von Bakterienzellwänden durch Lysozym eine Vorarbeit für den Angriff der Komplementkomponente des

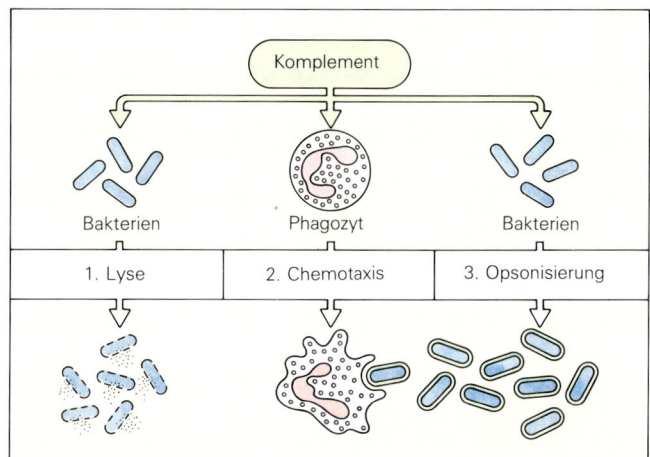

Abb. 1.9 Funktionen des Komplementsystems. Das Komplementsystem besitzt die Fähigkeit, die Zellmembranen vieler Bakterienspezies zu lysieren (1). Bei dieser Reaktion werden Stoffe frei, die Phagozyten an den Reaktionsort locken – Chemotaxis (2). Am Reaktionsort umhüllen andere Komplementkomponenten die Oberfläche von Bakterien, wodurch diese den Phagozyten zugänglich werden – Opsonisierung (3). Es handelt sich hierbei um Funktionen des angeborenen Immunsystems, obwohl diese Reaktionen auch vom adaptiven Immunsystem übernommen werden können.

lytischen Reaktionsweges auf die Zellmembranen. Wie später noch zu sehen sein wird, hat das Komplementsystem neben Opsonisierung und Lyse von Mikroorganismen noch eine ganze Reihe weiterer Funktionen. Alles zusammen dient dazu, eine Entzündung unter Kontrolle zu halten.

Entzündung

Eine Entzündung ist die Reaktion des Körpers auf eine Schädigung, wie etwa das Eindringen eines infektiösen

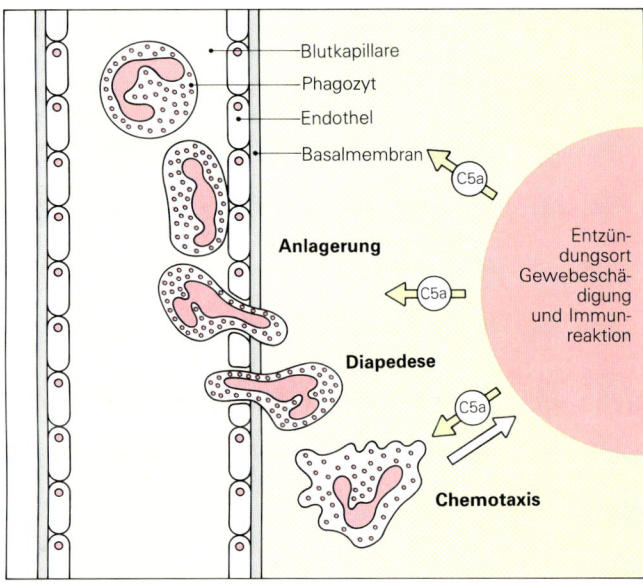

Abb. 1.10   Chemotaxis. Am Entzündungsort werden durch die Gewebeschädigung und Komplementaktivierung chemotaktische Peptide freigesetzt (z. B. C5a, das Fragment einer Komplementkomponente, die zu den wichtigsten chemotaktischen Peptiden gehört). Diese Peptide diffundieren zu den angrenzenden Kapillaren und bewirken eine Anlagerung der vorbeikommenden Phagozyten an das Endothel („pavementing"). Die Phagozyten strecken Pseudopodien zwischen die Endothelzellen und lockern so die Basalmembran auf (Diapedese). Daraufhin können sie das Blutgefäß verlassen und entlang des Konzentrationsgradienten zu den chemotaktischen Peptiden am Entzündungsort wandern.

Erregers. Ebenso wie ein aktiver Muskel eine größere Blutzufuhr braucht, um mit Glucose und Sauerstoff versorgt zu werden, müssen Bestandteile des Immunsystems vermehrt an einen Infektionsort transportiert werden. Dabei spielen sich im wesentlichen folgende drei Vorgänge ab:
1. eine erhöhte Blutzufuhr zum Infektionsort;
2. eine erhöhte Kapillarpermeabilität durch Retraktion der Endothelzellen. So wird das Endothel von Molekülen passiert, die normalerweise zu groß dafür wären, und lösliche Mediatoren der Immunität erreichen auf diese Weise den Infektionsort;
3. Leukozyten, speziell neutrophile Polymorphkernige und in einem geringeren Umfang Makrophagen, treten aus den Kapillaren in das umgebende Gewebe aus. Im Gewebe wandern sie durch Chemotaxis auf den Infektionsort zu.
Diese drei Schritte ergeben eine Entzündung.

Chemotaxis

Chemotaxis ist der Vorgang, durch den Phagozyten zu Entzündungsherden hingezogen werden (Abb. 1.**10**). *In vitro* kann gezeigt werden, daß Phagozyten entlang eines Konzentrationsgradienten aktiv auf bestimmte (chemotaktische) Moleküle zuwandern. Besonders aktiv ist C5a, ein Fragment eines der Komplementkomponenten. Wenn reines C5a auf die Basis eines Ulkus aufgebracht wird, kann *in vivo* beobachtet werden, daß sich kurz darauf neutrophile polymorphkernige Granulozyten am Endothel der benachbarten Kapillaren anlagern. Dies geschieht zuerst an der dem Applikationsort unmittelbar benachbarten Kapillarseite. Sobald jedoch das C5a weiter diffundiert, umlagern die Neutrophilen das Endothel von allen Seiten und durchwandern die Basalmembran entsprechend des Konzentrationsgradienten der chemotaktischen Moleküle. Anlagerung und Diapedese der Leukozyten illustrieren die Abb. 1.**11** und 1.**12**. Neutrophile polymorphkernige Granulozyten und Makrophagen werden in gleicher Weise von C5a angezogen. In akuten Entzündungsherden sind die Neutrophilen jedoch die vorherrschenden Zellen, was auch ihrem mengenmäßigen Überwiegen im Blutbild entspricht.

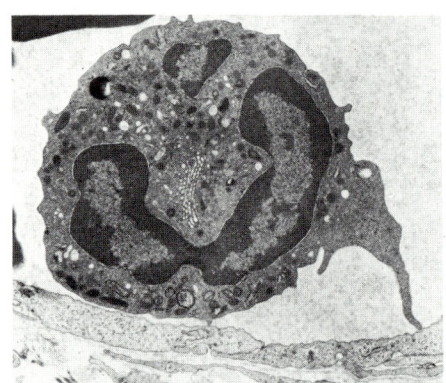
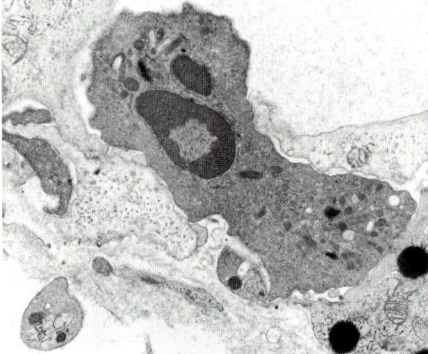
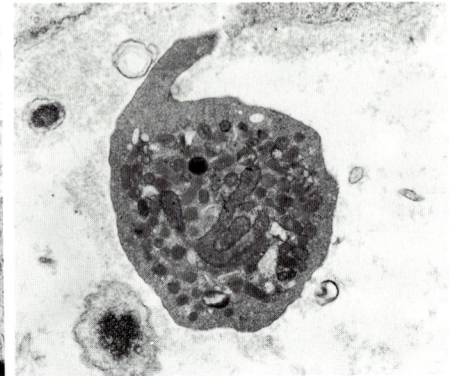

Abb. 1.11   Elektronenmikroskopische Aufnahmen der drei Phasen der Diapedese. Die erste Aufnahme zeigt einen Leukozyten, der sich an der Kapillare (links) angelagert hat, bevor er das Endothel (Mitte) durchdringt. Die dritte Aufnahme zeigt einen Leukozyten, der das Endothel durchwandert hat (rechts). 4000×. Mit freundlicher Genehmigung von Dr. I. Jovis.

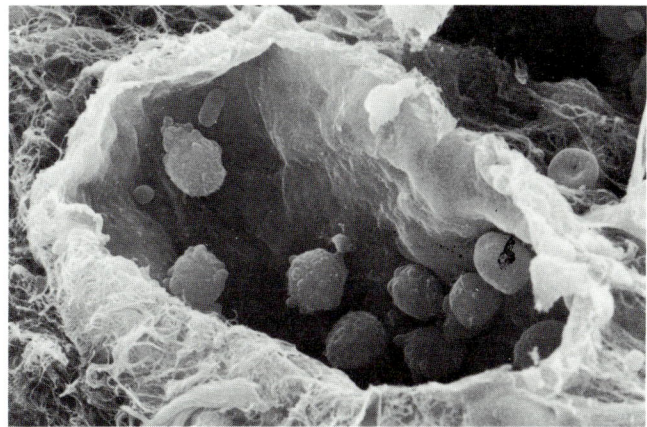

Abb. 1.**12 Rasterelektronenmikroskopische Aufnahme von Leukozyten, die sich an die Wand einer Venule in einem entzündeten Gewebe anlagern.** 16 000 ×. Mit freundlicher Genehmigung von Prof. M. J. Karnovsky.

Phagozytose

Sind die Phagozyten am Entzündungsort angelangt, müssen sie den Infektionserreger erkennen. Sie besitzen an ihrer Oberfläche Rezeptoren, mit deren Hilfe sie sich an eine ganze Anzahl von Mikroorganismen anlagern können, wobei die Anlagerung ungleich stärker ist, wenn der Mikroorganismus durch den C3b-Komplement-Faktor opsonisiert ist. Nach Komplementaktivierung am Infektionsort lagert sich C3b an den Infektionserreger an; da sowohl Neutrophile als auch Makrophagen Rezeptoren besitzen, die spezifisch an C3b binden, sind die Phagozyten in der Lage, ihre Zielzellen zu erkennen (Abb. 1.**13**). Die Bedeutung der Komplementopsonisierung wird in jenen sehr seltenen Fällen deutlich, in denen die Patienten einen genetisch bedingten Mangel an Komplementfaktor C3 aufweisen. Diese Patienten leiden unter häufig wiederkehrenden bakteriellen Infektionen und Septikämien.
Nach der Anlagerung beginnen die Phagozyten um den Mikroorganismus herum Pseudopodien auszubilden. Diese fließen zusammen, und der Mikroorganismus ist schließlich in einem Phagosom eingeschlossen (Abb. 1.**14**). Dem Phagosom kommen Lysosomen zu Hilfe und zerstören den gefangenen Mikroorganismus. Die beteiligten Mechanismen werden ausführlicher in den Kapiteln 16 und 17 beschrieben.

Der Antikörper – ein vielseitiger Adaptor

Probleme tauchen auf, wenn die Phagozyten den Infektionserreger nicht erkennen. Dies kann der Fall sein, wenn der passende Rezeptor fehlt, oder wenn der Mikroorganismus kein Komplement aktiviert; dann kann er dem C3b-Rezeptor des Phagozyten nicht dargeboten werden. Ideal für solche Fälle ist ein Verbindungsstück, das einerseits auf den Mikroorganismus „paßt" und sich auf der anderen Seite mit dem Phagozyten verbindet. Moleküle, die im Laufe der Entwicklung diese spezielle Aufgabe übernommen haben, sind als Antikörper bekannt. Sie werden im Kapitel 5 näher beschrieben. Antikörper sind eine Molekülgruppe, die von B-Lymphozyten des adaptiven Immunsystems gebildet werden und als flexible Verbindungsglieder

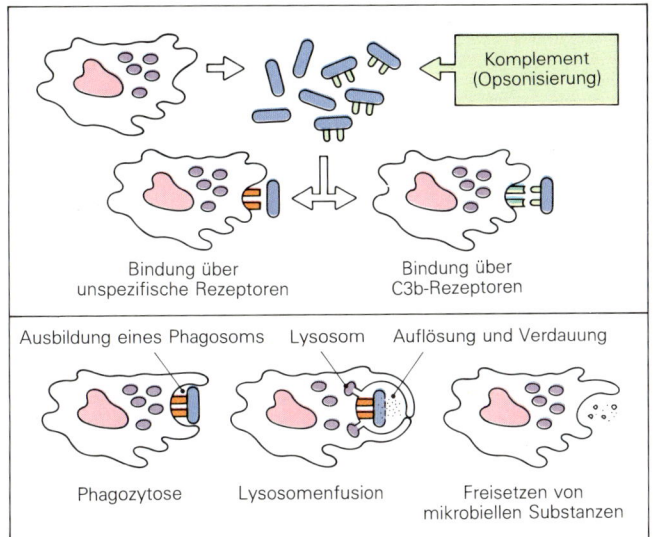

Abb. 1.**13 Phagozytose.** Phagozyten erreichen einen Entzündungsort durch Chemotaxis. Sie können sich dann über ihre nichtspezifischen Zelloberflächenrezeptoren an Mikroorganismen anheften; ist der Mikroorganismus durch eine Komponente (C3b) des aktivierten Komplementsystems opsonisiert, erfolgt die Anlagerung über Zelloberflächenrezeptoren für C3b. Wird nun die Membran durch den angelagerten Infektionserreger aktiviert, umfließt sie diesen mit Pseudopodien und schließt ihn so in einem Phagosom ein. Daraufhin vereinigen sich Lysosomen mit dem Phagosom und bilden ein Phagolysosom, in dem der Erreger durch ein ganzes Arsenal von mikrobiziden Mechanismen abgetötet wird. Unverdaute mikrobielle Produkte können nach außen abgegeben werden.

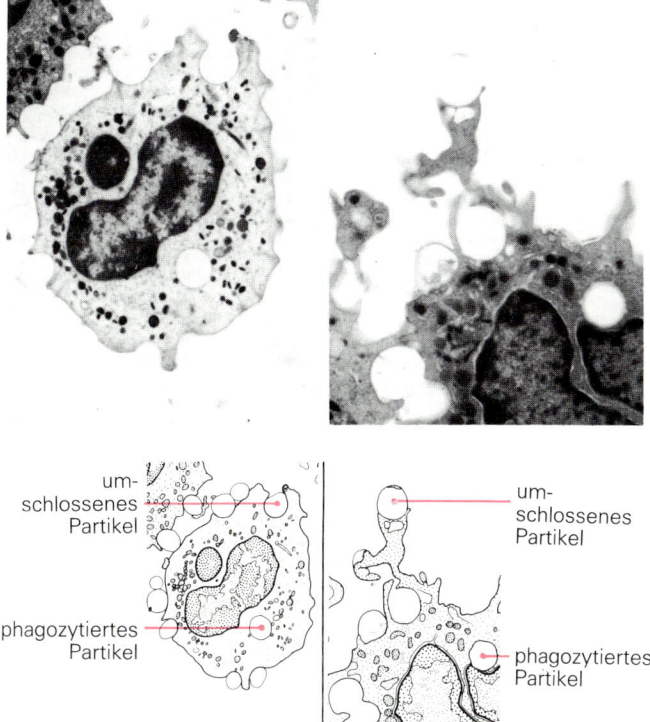

Abb. 1.**14 Elektronenmikroskopische Studie der Phagozytose.** Diese beiden Aufnahmen zeigen menschliche Phagozyten, die gerade Latexpartikel aufnehmen. 3000 × (links), 4500 × (rechts). Mit freundlicher Genehmigung von Prof. C. H. W. Horne.

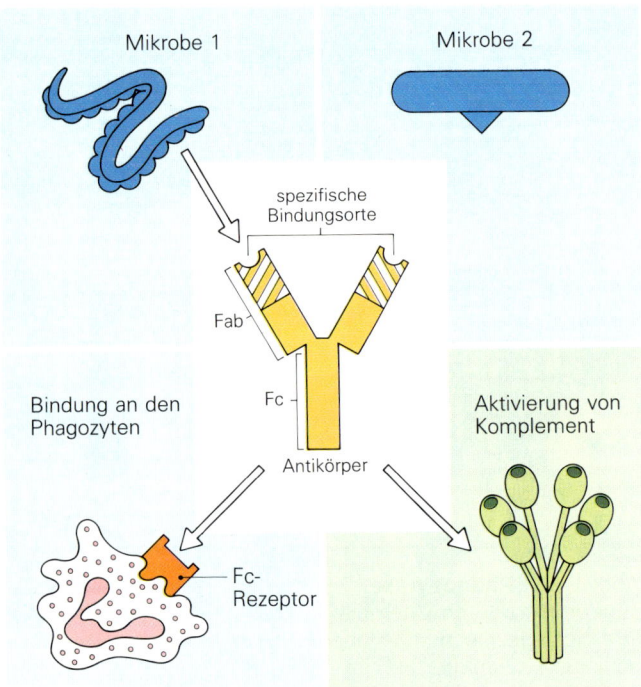

Phagozyt	Opsonin	Bindung
1	–	±
2 C3b C3b-Rezeptor	Komplement C3b	+ +
3 Ak Fc-Rezeptor	Antikörper	+
4	Antikörper und Komplement C3b	+ + + +

Abb. 1.16 Opsonisierung. Phagozyten können bis zu einem gewissen Ausmaß von sich aus direkt an Bakterien und andere Mikroorganismen binden (1); diese Fähigkeit wird durch aktiviertes Komplement (C3b) sehr verstärkt, weil dann das Bakterium zusätzlich über den C3b-Rezeptor gebunden werden kann (2). Organismen, die nur wenig Komplement aktivieren, werden durch Antikörper (Ak) opsonisiert, indem diese eine Brücke zwischen der Mikrobe und dem Fc-Rezeptor des Phagozyten bilden (3). Opsonisieren Antikörper und C3b gleichzeitig, ist die Bindung sehr viel stärker (4).

Abb. 1.15 Der Antikörper – ein vielseitiger Adaptor. Ist ein Mikroorganismus nicht in der Lage, Komplement oder Phagozyten zu aktivieren, werden verschieden geformte Adaptormoleküle losgeschickt, die zur Oberflächenbeschaffenheit verschiedener Mikroben passen. Bei diesen Adaptormolekülen handelt es sich um Antikörper; der Körper verfügt über ein Repertoire von mehreren Millionen verschiedener Antikörper, die ein entsprechend großes Spektrum von Infektionserregern erkennen. In der Abbildung bindet der Antikörper an die Mikrobe 1, paßt jedoch mit seinem „antigenbindenden Anteil" (Fab) nicht zur Mikrobe 2. Der „Fc-Anteil" (über den Komplement aktiviert wird) bindet an Fc-Rezeptoren des eigenen Gewebes, vor allem an Phagozyten.

zwischen infektiösem Agens und Phagozyten vermitteln (Abb. 1.15).
Jedes einzelne Antikörpermolekül verbindet sich nur mit einem Antigentyp, das andere Ende des Moleküls lagert sich über einen Rezeptor, den Fc-Rezeptor, an den Phagozyten an. Makrophagen, Neutrophile und alle anderen Zellen des retikuloendothelialen Systems besitzen Fc-Rezeptoren. Da Antikörper ebenfalls über den sog. „klassischen Reaktionsweg" Komplement aktivieren, kann man an der Oberfläche von Infektionserregern häufig gleichzeitig Antikörper und C3b finden. In diesem Falle erkennt der Phagozyt den Erreger sowohl über die Fc-Rezeptoren als auch über seine C3b-Rezeptoren, was die Anlagerung und Phagozytose enorm verstärkt (Abb. 1.16).
Wir halten fest, daß Antikörper Moleküle mit zwei funktionellen Anteilen sind. Ein Teil, der bei den verschiedenen Antikörpern außerordentlich variiert, bindet an den Infektionserreger, mit dem sich der Körper auseinandersetzt, während sich der zweite, konstante Anteil den Fc-Rezeptoren der Zellen anlagert und auch Komplement aktiviert. Antikörper dienen nicht nur als Verbindungsglieder zu Phagozyten, sondern auch zu anderen Zellen, und verschiedene Antikörper können als Adaptoren für verschiedene Zelltypen fungieren.

Antigen

Antikörpermoleküle binden nicht an das gesamte infektiöse Agens. Jedes Antikörpermolekül verbindet sich nur mit einem der vielen Moleküle auf der Oberfläche des Mikroorganismus. Moleküle, gegen die Antikörper gebildet (generiert) werden, heißen Antigene. Verschiedene Antikörper binden verschiedene Antigene, da jeder Antikörper spezifisch für ein bestimmtes Antigen ist. Tatsächlich induziert ein bestimmtes Antigen ganz spezifisch die Produktion nur derjenigen Antikörper, die es binden kann. Wie im einzelnen eine ausreichende Vielfalt von Antikörpermolekülen entsteht, damit die verschiedenen Antigene erkannt werden, wird im Kap. 9 erklärt. Jeder Antikörper bindet an eine spezielle Stelle des Antigens, die Antigendeterminante oder Epitop genannt wird. (Zur Beachtung: Die Ausdrücke Antigendeterminante und Epitop sind Synonyme.) Ein bestimmtes Antigen kann mehrere verschiedene Epitope oder auch mehrere identische Epitope besitzen (Abb. 1.17). In Wirklichkeit bezieht sich die Spezifität der Antikörper auf die Epitope und nicht auf das gesamte Antigenmolekül; da aber jedes Antigen sein unverwechselbares Profil von Epitopen hat, das normalerweise nicht mit anderen Antigenen geteilt wird, ist die Zusammensetzung von Antikörpern in einem Antiserum spezifisch für das Antigen. Die Besonderheiten der Antigen-Antikörper-Beziehungen werden im Kapitel 6 besprochen.

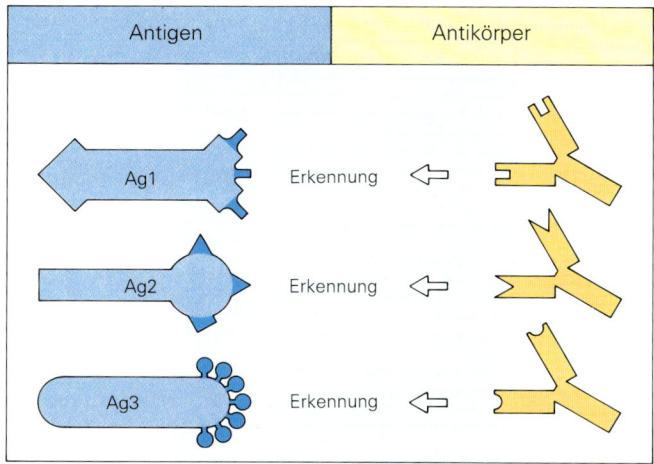

Abb. 1.**17 Antigene.** Körperfremde Moleküle, gegen die Antikörper gebildet werden können, werden Antigene genannt. Jedes Antigenmolekül besitzt einen Satz von antigenen Determinanten, auch Epitope genannt. Die Epitope auf einem Antigen (Ag1) unterscheiden sich gewöhnlich von denen eines anderen Antigens (Ag2). Auf manchen Antigenen (Ag3) wiederholen sich die Epitope. Epitope sind molekulare Strukturen, die von Antikörpern und Zellen des adaptiven Immunsystems erkannt werden. Jede Zelle erkennt eher ein einzelnes Epitop als das ganze Antigen. Sogar einfache Mikroorganismen besitzen viele verschiedene Antigene.

Erworbene Immunität und klonale Selektion

Die Spezifität des erworbenen Immunsystems beruht auf der Spezifität der Antikörper und Lymphozyten. Man hat herausgefunden, daß jeder Lymphozyt nur ein einziges Antigen erkennen kann. Bedenkt man, daß das Immunsystem als ganzes viele Tausende von Antigenen spezifisch erkennt, wird deutlich, daß die für ein bestimmtes Antigen zuständigen Lymphozyten jeweils nur einen ganz geringen Anteil an der Gesamtheit ausmachen können.

Wie aber kommt die adäquate Immunantwort auf ein infektiöses Agens zustande? Die Antwort lautet: durch klonale Selektion. Das Antigen bindet sich an die wenigen Zellen, die es erkennen kann, und regt sie zur Proliferation an. Auf diese Weise können diese nun genügend Zellen für eine adäquate Immunantwort herstellen. Das Antigen sucht sich also selbst die spezifischen Klone der antigenbindenden Zellen (Abb. 1.**18**). Dieser Vorgang findet sowohl bei den B-Lymphozyten statt, welche proliferieren und zu antikörperproduzierenden Zellen reifen, als auch bei den T-Lymphozyten, die bei der Erkennung und Zerstörung von virusinfizierten Zellen beteiligt sind.

Was kann das Immunsystem denn nun konkret erkennen? Grob gesagt betrachtet das Immunsystem alle Moleküle, die nicht zum Individuum gehören, als „Nicht-Selbst" und geht gegen sie vor; auf der anderen Seite erkennt es viele der individuumeigenen Moleküle als „Selbst", gegen die es nicht reagiert. Das Nichtreagieren gegenüber einem potentiell antigenen Molekül nennt man Toleranz (s. Kap. „Immuntoleranz"). Die wichtige Bedeutung der Unterscheidung zwischen Selbst und Nicht-Selbst zeigt die Abb. 1.**19** im Zusam-

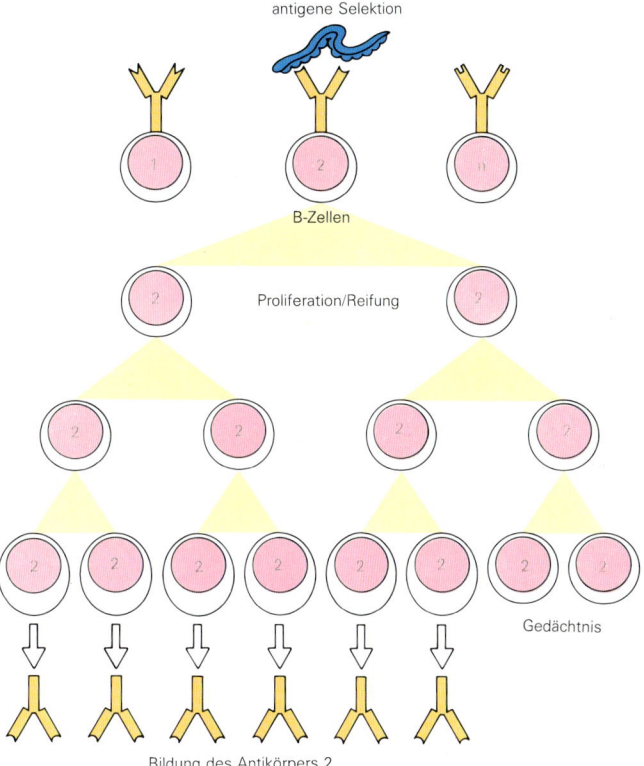

Abb. 1.**18 Klonale Selektion.** Jede antikörperproduzierende Zelle (B-Zelle) ist auf die Herstellung eines bestimmten Antikörpers spezialisiert, der als Antigenrezeptor auf ihrer Oberfläche sitzt. Jede B-Zelle hat ihre eigene Antikörperbindungsspezifität (1–n). Ein Antigen bindet ausschließlich an solche B-Zellen, die den entsprechenden Oberflächenrezeptor tragen. Diese Zellen werden zur Proliferation angeregt und reifen zu antikörperproduzierenden Zellen und den langlebigen Gedächtniszellen, wobei jede einzelne Zelle dieselbe Bindungsspezifität besitzt (2).

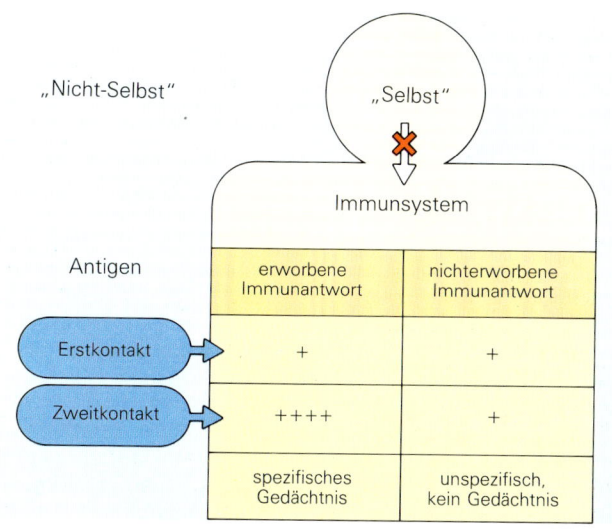

Abb. 1.**19 Unterscheidung zwischen Selbst und Nicht-Selbst.** Das Immunsystem unterscheidet zwischen Selbst und Nicht-Selbst und reagiert auf Nicht-Selbst-Moleküle (Antigene). Der Erstkontakt mit einem Antigen ruft eine schwache adaptive und nichtadaptive Antwort hervor, bei Persistenz oder einem zweiten Kontakt mit demselben Antigen entsteht eine spezifische Antwort, die wesentlich stärker ausfällt. Spezifität und Gedächtnis sind die typischen Merkmale einer adaptiven Immunantwort.

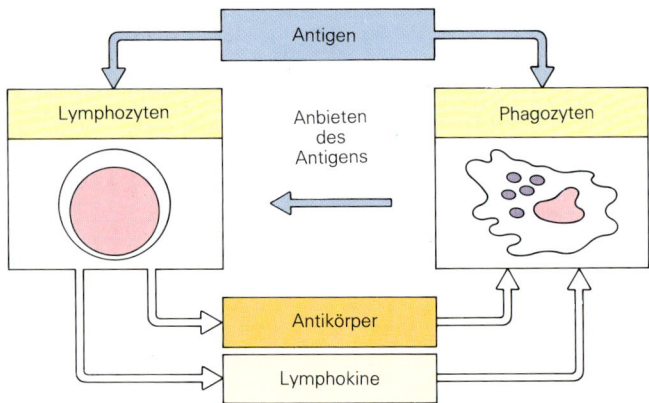

Abb. 1.20 Wechselwirkungen zwischen Lymphozyten und Phagozyten. Interaktionen zwischen adaptiven und nichtadaptiven Immunreaktionen finden auf jeder Reaktionsebene statt. Lymphozyten sind für die spezifische Erkennung zuständig: Sie produzieren lösliche Moleküle (Antikörper und Lymphokine), die die Phagozyten bei der Bekämpfung einer Infektion unterstützen. Phagozyten und andere unspezifische Zellen präsentieren das Antigen den Lymphozyten, die es spezifisch erkennen können.

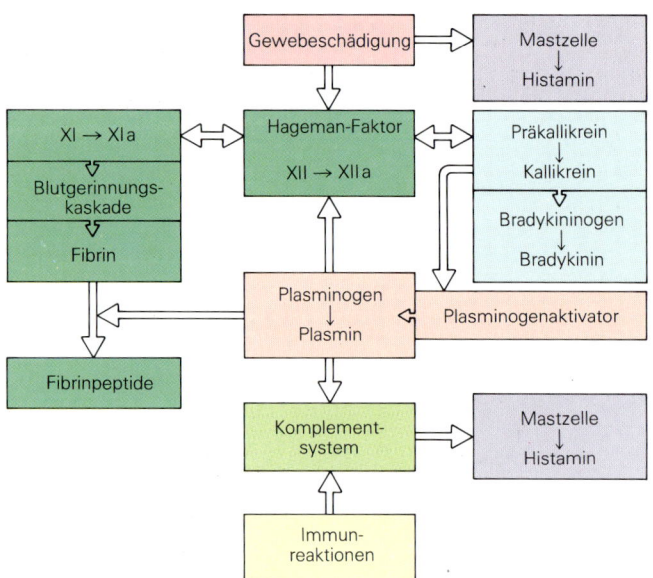

Abb. 1.21 Plasmaenzyme bei einer Entzündung. Die Abbildung zeigt die vier Enzymsysteme, die bei einer Entzündung beteiligt sind. Es handelt sich um das Blutgerinnungssystem (türkis), das Kininsystem (hellblau), das fibrinolytische System (rosa) und das Komplementsystem (grün). Bei einer Gewebeschädigung werden Enzyme freigesetzt und Oberflächen exponiert, wodurch der Hageman-Faktor XII aktiviert wird, was wiederum zu einer Histaminausschüttung aus Mastzellen führt. Aktivierter Hageman-Faktor (XIIa), Faktor XIa und Kallikrein können sich gegenseitig aktivieren. Das Kininsystem bildet Bradykinin, welches für den Schmerz, die erhöhte Gefäßpermeabilität und die Vasodilatation verantwortlich ist. Kallikrein regt das fibrinolytische System zur Bildung von Plasmin an, welches den Hageman-Faktor und Komplementkomponenten aktiviert und vom Fibrin chemotaktische Peptide abspaltet. Immunvorgänge (z. B. die Anlagerung von Antikörper an Antigen) greifen in dieses System mit ein und steuern das Entzündungsgeschehen über das Komplementsystem. Einige Komponenten (z. B. C3a und C5a) führen über eine Histaminausschüttung aus Mastzellen zu Vasodilatation, erhöhter Kapillarpermeabilität und Chemokinese. Andere Faktoren bewirken eine Kontraktion (Spasmogene), eine Retraktion von Endothelzellen oder können durch Chemotaxis Phagozyten anlocken.

menhang mit der adaptiven und nichtadaptiven Immunantwort. Der Körper muß sowohl das eigene Gewebe tolerieren als auch wirksam gegen alle infektiösen Eindringlinge vorgehen, wenn es darum geht, Krankheit zu vermeiden.

Zusammenarbeit der Abwehrmechanismen

Es leuchtet ein, daß das angeborene und erworbene Immunsystem nicht als isoliert arbeitende Systeme gesehen werden dürfen. Von Lymphozyten gebildete Antikörper helfen den Phagozyten, ihre Ziele zu erkennen. Nach der klonalen Aktivierung durch Antigen produzieren T-Lymphozyten Lymphokine, welche ihrerseits Phagozyten dazu stimulieren, Infektionserreger möglichst effektiv zu zerstören. Die Makrophagen wiederum leisten den Lymphozyten Hilfestellung, indem sie Antigen von der Peripherie zu den Lymphknoten und anderen lymphatischen Organen transportieren, wo es den Lymphozyten so dargeboten wird, daß sie es erkennen können (Abb. 1.20).

Das Immunsystem ist nicht das einzige System, welches den Körper vor Schaden bewahrt; ebenso sind das Blutgerinnungs-, das fibrinolytische und das Kininsystem am Entzündungsvorgang und am Heilungsprozeß beteiligt. Diese Systeme arbeiten zusammen, um die Integrität des vaskulären Systems aufrechtzuerhalten und die Ausdehnung von Gewebsschäden, seien sie durch physikalische Einwirkung oder durch Infektionserreger hervorgerufen, zu begrenzen. Immunologische Vorgänge sind mit diesem Überwachungssystem über das Komplementsystem verbunden (Abb. 1.21). Komplementfaktoren, die am Entzündungsort freigesetzt werden, wirken direkt am lokalen Gefäßsystem, die Fragmente C3a und C5a können überdies auch Mastzellen aktivieren. Diese Zellen sind über den ganzen Körper verteilt und enthalten Mediatoren, die eine Vasodilatation und eine Erhöhung der vaskulären Permeabilität bewirken. Das Immunsystem kann mit Mastzellen auch direkt über einen bestimmten Antikörper (IgE) interagieren, der sich an die Fc-Rezeptoren der Mastzellen anlagert (Abb. 1.22). Die Entzündungsreaktion lockt Moleküle und Zellen an den Infektionsort, wo sie Makrophagen dazu aktivieren, ihre intrazellulären Parasiten zu zerstören (Abb. 1.23).

Impfung

Bei der Impfung bedient man sich zweier Schlüsselelemente des erworbenen Immunsystems, nämlich der Spezifität und des Gedächtnisses; das adaptive Immunsystem reagiert auf eine zweite Konfrontation mit dem gleichen Antigen mit einer viel stärkeren Antwort. Das Prinzip besteht darin, einen Mikroorganismus oder sein Toxin so zu verändern, daß die Pathogenität, nicht jedoch die Antigenität, verlorengeht. Nehmen wir z. B. die Impfung gegen Diphtherie. Das Diphtheriebakterium produziert ein Toxin, welches für Muskelzellen zytotoxisch ist. Durch Behandlung mit Formalin kann das Toxin chemisch verändert werden, so daß es seine antigenen Epitope behält, jedoch die Toxizität verliert; das so gewonnene Toxoid verwendet man als Impfstoff (Abb. 1.24). Andere infektiöse Erreger wie das Polio-

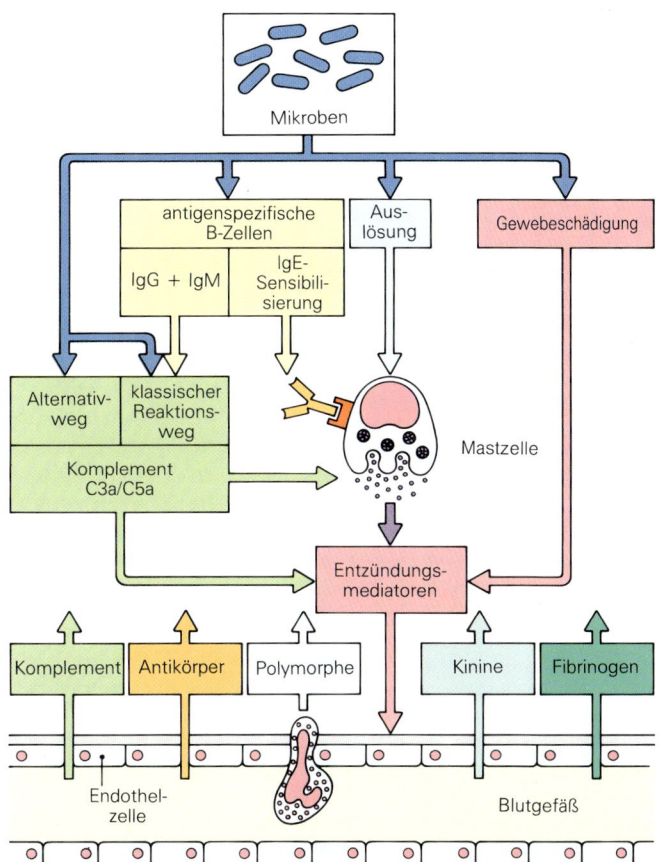

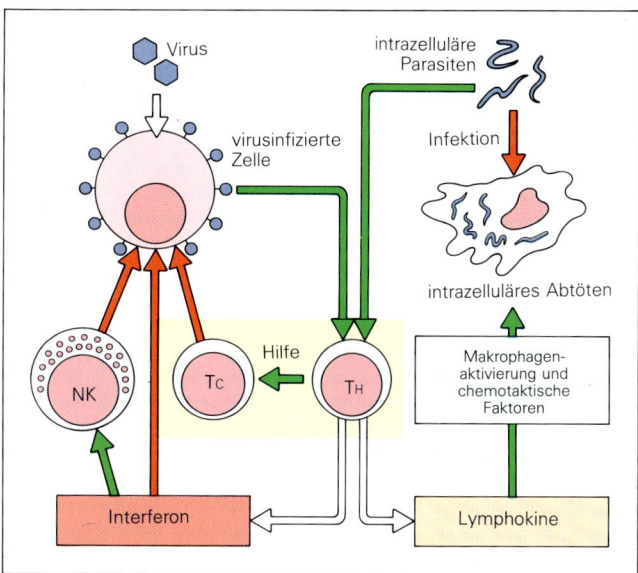

Abb. 1.23 Angeborene und erworbene Mechanismen zur Abtötung von intrazellulären Organismen. Viren und intrazelluläre Parasiten stimulieren T-Zellen des adaptiven Immunsystems (gelb). T-Helfer-Zellen (T_H) kooperieren bei der Reifung von zytotoxischen T-Zellen (Tc) und setzen Lymphokine und Interferon frei. Tc-Zellen und NK-Zellen können virusinfizierte Zellen abtöten. Interferone (die auch von der infizierten Zelle gebildet werden) stimulieren NK-Zellen und hemmen die Virusvermehrung. Andere Lymphokine locken Makrophagen zum Entzündungsort und ermöglichen ihnen, intrazelluläre Organismen abzutöten, die sonst persistieren würden.

Abb. 1.22 Das Immunsystem bei akuter Entzündung. Das adaptive Immunsystem steuert das Entzündungsgeschehen über das Komplementsystem. Mikrobielles Antigen regt antigenspezifische B-Zellen zur Bildung von Antikörpern an; einige von ihnen (IgE) binden an Mastzellen, während andere (IgG und IgM) Komplement aktivieren. Komplement kann auch durch den Erreger selbst über den alternativen Reaktionsweg aktiviert werden. Bei Kontakt mit mikrobiellen Antigenen setzt die sensibilisierte Mastzelle Mediatoren frei. Zusammen mit Komplement (welches über C3a und C5a ebenfalls Mastzellen aktiviert) induzieren die Mediatoren eine lokale Entzündung, wodurch Phagozyten und Plasmaenzyme angelockt werden.

virus können attenuiert (abgeschwächt) werden, wodurch sie ihre Antigene behalten, aber ihre Pathogenität einbüßen.

Immunpathologie

Bis hierher wurde das Immunsystem als eine untadelige Sache dargestellt. Zweifellos setzt ein Defekt in irgendeinem Teil des Immunsystems das Individuum einem größeren Erkrankungsrisiko aus, obwohl andere Teile des Systems solche Defekte oft teilweise ausgleichen. Starker Evolutionsdruck von seiten der Infektionserreger hat zur Entwicklung des Systems in seiner gegenwärtigen Form geführt.

Dennoch kommt es vor, daß das Immunsystem selbst die Ursache einer Krankheit oder anderer unliebsamer Konsequenzen wird (Abb. 1.25).

Wir haben festgestellt, daß das Immunsystem auf dem Prinzip der Selbst-Nicht-Selbst-Erkennung beruht.

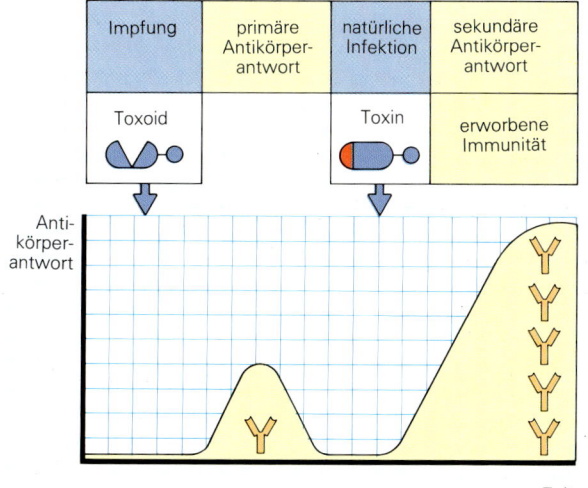

Abb. 1.24 Das Prinzip der Schutzimpfung. Am Beispiel der Immunisierung mit Diphtherietoxoid soll das Prinzip der Schutzimpfung erläutert werden. Diphtherietoxoid enthält einige Epitope des Toxins von Diphtheriebazillen, so daß eine Impfung mit Toxoid eine primäre Antikörperantwort gegen diese Epitope hervorruft. Bei einer natürlichen Infektion stimuliert das Toxin B-Gedächtniszellen zu einer raschen und starken sekundären Antikörperantwort gegen die Epitope, wodurch das Toxin neutralisiert wird.

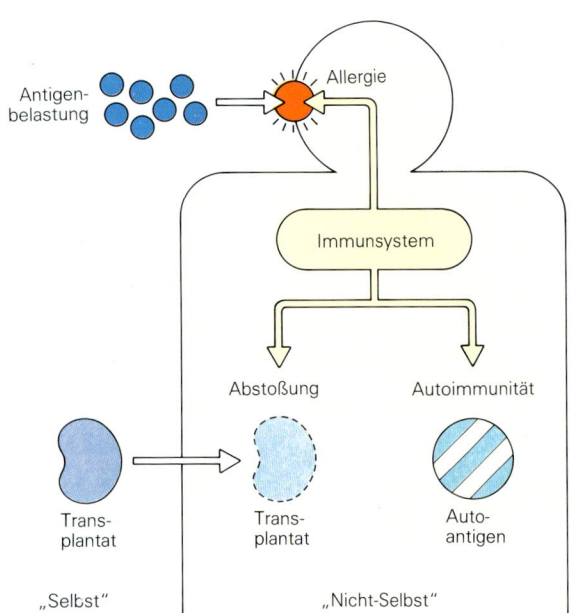

Abb. 1.**25 Unerwünschte Immunreaktionen.** Bei einer überschießenden Immunreaktion oder bei Persistenz des Antigens können Gewebeschädigungen auftreten. Auf harmlose Antigene wie Pollen entwickeln allergische Patienten eine Immunantwort, die in keinem Verhältnis zu dem Schaden steht, den das Antigen möglicherweise anrichten könnte; es handelt sich dabei um sog. Überempfindlichkeitsreaktionen. Das Immunsystem behandelt transplantiertes fremdes Gewebe wie jeden anderen Eindringling und stößt es ab. Manchmal versagt das System der Selbst-Nicht-Selbst-Erkennung, und körpereigene Zellen werden als fremd verkannt (Autoantigene), was zu einer Autoimmunerkrankung führen kann.

Manchmal versagt die Toleranz gegenüber „Selbst-Antigenen", und es entwickelt sich eine Autoimmunkrankheit (s. „Autoimmunität und Autoimmunerkrankungen"). In anderen Fällen werden harmlose Antigene (wie Pollen) aufs Korn genommen, und das Immunsystem setzt eine inadäquate Antwort in Gang, was zu den Symptomen einer Allergie führt. Auf die verschiedenen Formen dieser „Überempfindlichkeit" wird später genauer eingegangen. Überempfindlichkeitsreaktionen können ebenso im Verlauf von Infektionen auftreten. Bei einigen Infektionen kann das Ausmaß der Gewebsschädigung, die durch die Immunreaktionen gegenüber einem widerstandsfähigen Mikroorganismus hervorgerufen wird, ebenso groß sein wie der Schaden durch die Infektion selbst. Es ist oft nicht klar abzugrenzen, wo die erwünschte Reaktion auf eine Infektion endet und wo die Überempfindlichkeit beginnt, insbesondere da die Grundmechanismen, die beiden zugrunde liegen, dieselben sind. Trotz dieser Nachteile darf man nicht vergessen, daß es eine notwendige Anpassung an den Selektionsdruck war, die zur Entwicklung des Immunsystems in der jetzigen Form geführt hat.

2 Zellen der Immunantwort

Das Immunsystem der Vertebraten besteht aus einer Anzahl von Organen und verschiedenen Zelltypen, die im Laufe der Entwicklung gelernt haben, fremde Antigene auf Mikroorganismen genau und spezifisch zu erkennen und diese Organismen zu eliminieren. Im Unterschied dazu besitzen niederere Tiere primitivere Schutzmechanismen, um sich zu verteidigen. Dazu gehören Proteine (mit einer geringen Spezifität), die eine große Vielfalt von Mikroorganismen erkennen und agglutinieren können, und Zellen, die in der Lage sind, Mikroben einzuschließen und zu verdauen – die Phagozyten. Phagozyten sind ein wichtiges Verteidigungssystem bei allen Tieren, auch bei den Vertebraten. Das Schlüsselereignis in der Entwicklung des Immunsystems von Wirbeltieren ist die Evolution von lymphoiden Zellen und Organen gewesen, was die hohe Spezifität bei der Erkennung von fremden Antigenen erst ermöglicht hat.

Alle Zellen des Immunsystems stammen von pluripotenten Stammzellen ab, die sich in zwei Hauptlinien differenzieren (Abb. 2.1):

1. die lymphatische Reihe – aus der Lymphozyten entstehen,
2. die myeloische Reihe – aus der Phagozyten und andere Zellen hervorgehen.

Es gibt zwei Arten von Lymphozyten, die verschiedene Funktionen ausüben – T-Zellen und B-Zellen. T-Zellen werden ursprünglich im Thymus gebildet, während B-Zellen in der fetalen Leber, Milz, und bei Säugetieren im reifen Knochenmark entstehen. Bei Vögeln werden B-Zellen in einem speziellen Organ, der Bursa fabricii, gebildet.

Ferner gibt es eine Population von „Nullzellen" (auch Non-T-Non-B-Zellen, oder „Zellen der dritten Population" genannt), die nicht die Merkmale von T- oder B-Zellen aufweisen und deren Entwicklungsgang unklar ist. Alle drei Zelltypen können funktionell unterschieden werden, morphologisch sind T- und B-Zellen jedoch identisch. Der Großteil der lymphatischen „Nullzellen" kann durch ihren Gehalt an intrazytoplasmatischen Granula von T- und B-Zellen abgegrenzt werden (s. u.).

Die Phagozyten unterteilen sich in zwei Hauptgruppen: Monozyten und polymorphkernige Granulozyten. Letztere werden oft (besonders im englischen Schrifttum) einfach „Polymorphe Zellen" genannt und können je nach Anfärbbarkeit ihrer Granula neutrophil, basophil oder eosinophil sein. Zusätzlich gibt es noch eine Anzahl von Hilfszellen aus der myeloischen Reihe; zu diesen zählen:

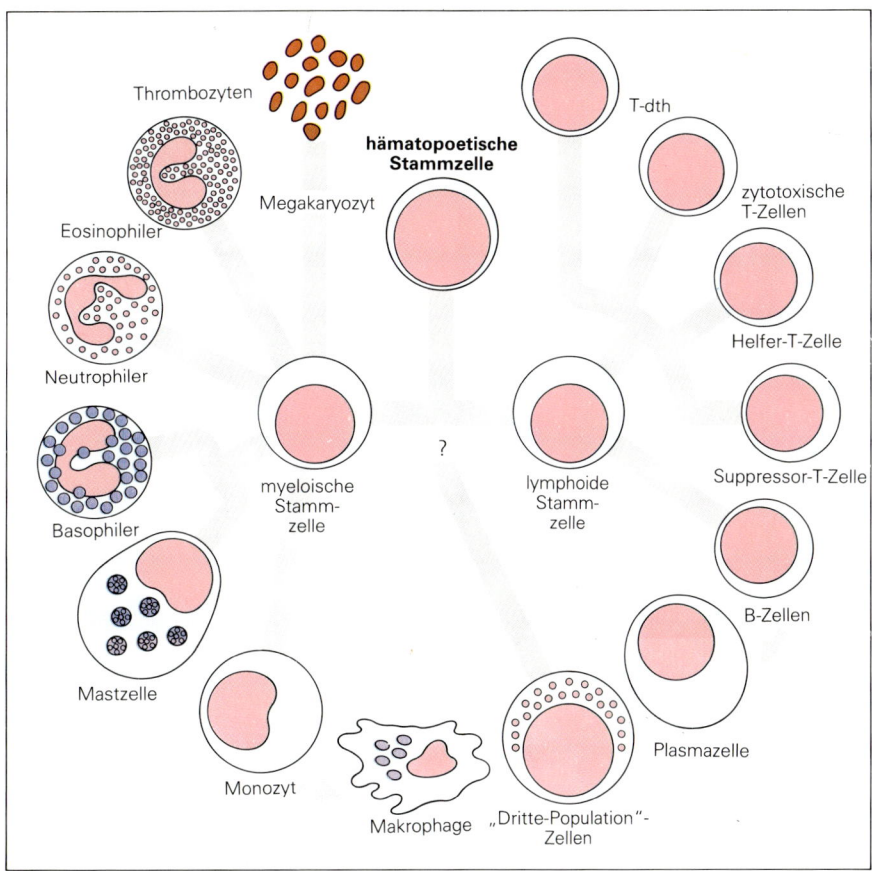

Abb. 2.1 Herkunft der Immunzellen. Alle Zellen stammen von pluripotenten Stammzellen ab. Von diesen leiten sich zwei verschiedene Zellinien ab, die lymphatischen und die myeloischen Zellen. Die lymphatische Stammzelle kann sich zur T- oder B-Zelle differenzieren, je nachdem, in welcher Umgebung („microenvironment") – d. h. Thymus oder fetale Leber bzw. Knochenmark – sie sich entwickelt. Die Herkunft der lymphatischen Zellen, die weder zur T- oder B-Zell-Reihe gehören – die „dritte Population" – ist noch nicht geklärt. Diese Zellen sind lymphatischen oder myeloischen Ursprungs oder bilden eine eigene Zellinie. Die myeloischen Zellen differenzieren sich zu den hier dargestellten Zellen.

Thrombozyten

hämatopoetische Stammzelle

T-dth

Megakaryozyt

zytotoxische T-Zellen

Eosinophiler

Helfer-T-Zelle

Neutrophiler

myeloische Stammzelle

?

lymphoide Stammzelle

Suppressor-T-Zelle

Basophiler

B-Zellen

Mastzelle

Plasmazelle

Monozyt

Makrophage

„Dritte-Population"-Zellen

1. Thrombozyten, die bei der Blutgerinnung und Entzündung beteiligt sind, und

2. Mastzellen, die strukturelle und funktionelle Ähnlichkeiten mit basophilen polymorphen Zellen aufweisen.

Die wichtigen Merkmale dieser Zelltypen sollen nun genauer beschrieben werden.

Lymphatische Zellen

Die Bildung von Lymphozyten findet mit einer hohen Produktionsrate (10^9 pro Tag) in den primären lymphatischen Organen (Thymus und reifes Knochenmark) statt. Einige dieser Zellen wandern über den Kreislauf in sekundäre lymphatische Gewebe ein, also in Milz, Lymphknoten und nichtverkapselte lymphatische Strukturen. Ein Erwachsener besitzt im Durchschnitt etwa 10^{12} lymphatische Zellen, und das lymphatische Gewebe als Ganzes stellt etwa 2% des gesamten Körpergewichts. Der Anteil von lymphatischen Zellen beträgt etwa 20% aller weißen Blutzellen (Leukozyten) im Kreislauf eines Erwachsenen – der Großteil der weißen Zellen besteht aus polymorphkernigen Zellen (engl. PMN für polymorphnuclear). Viele der reifen lymphatischen Zellen sind langlebig und können als Gedächtniszellen über mehrere Jahre bestehen.

Morphologische Unterschiede bei Lymphozyten

Lymphozyten eines normalen Blutausstriches sind sowohl in der Größe (6–10 µm im Durchmesser) als auch im Aussehen heterogen. Unterschiede bestehen in der Relation von Kern zu Zytoplasma, im Grad der Anfärbbarkeit des Zytoplasmas und im Vorhandensein oder Fehlen von azurophilen Granula.

Zwei verschiedene Typen von ruhenden lymphatischen Zellen können lichtmikroskopisch im gefärbten (z. B. nach Giemsa) Blutausstrich unterschieden werden. Der typische kleine Lymphozyt besitzt keine Granula und ein hohes Kern-Plasma-Verhältnis. Den anderen Typ, mit einem niedrigeren Kern-Plasma-Verhältnis und intrazytoplasmatischen azurophilen Granula, zählt man gewöhnlich zu den großen granulären Lymphozyten (large granular lymphocytes: LGL), nicht zu verwechseln mit den polymorphkernigen Granulozyten (Abb. 2.**2**).

T-Zellen

Die Population der kleinen Lymphozyten umfaßt sowohl B- als auch T-Zellen. Obwohl sie ähnlich aussehen, können T- von B-Zellen unterschieden werden, da sie verschiedene Oberflächenproteine tragen, welche als „Marker" dienen. Z. B. besitzen menschliche T-Zellen, nicht jedoch B-Zellen, einen Marker, der Schaferythrozyten bindet (Abb. 2.**3**).

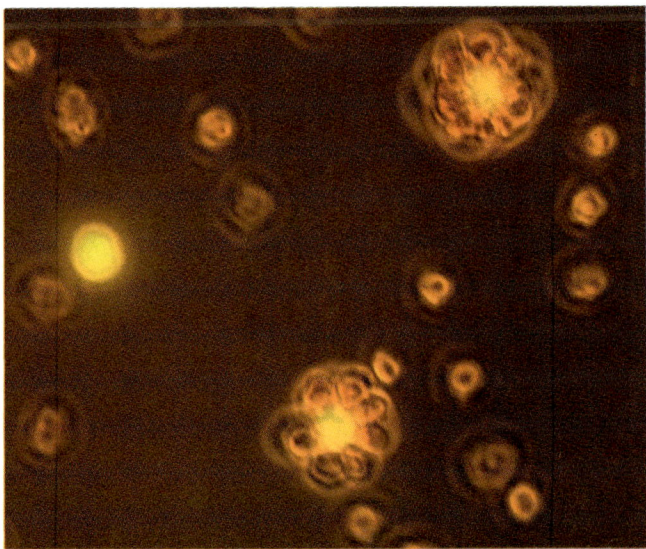

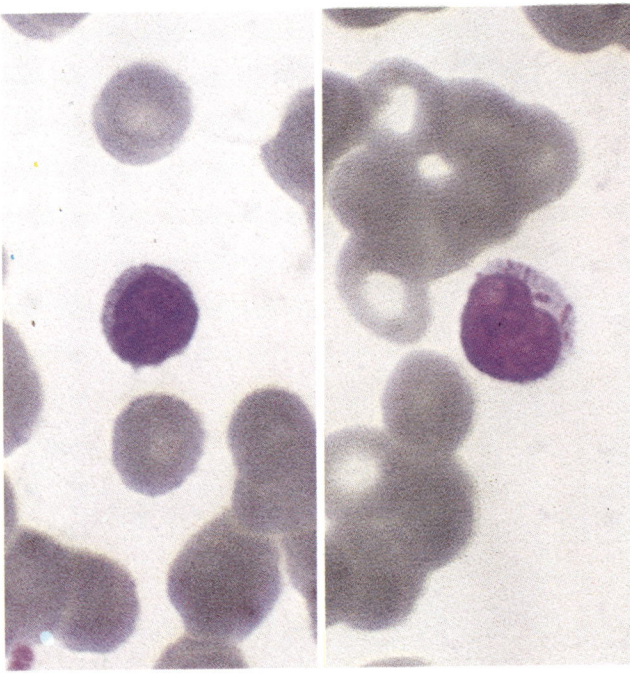

Abb. 2.2 Morphologische Heterogenität der Lymphozyten. Der kleine Lymphozyt (links) besitzt keine Granula und weist ein hohes Kern-Plasma-Verhältnis auf. Der große granuläre Lymphozyt (rechts) hat ein niedriges Kern-Plasma-Verhältnis und azurophile Granula im Zytoplasma. Das dichte Chromatin ergibt eine dunkle Kernfärbung. Giemsa-Färbung, 6000×.

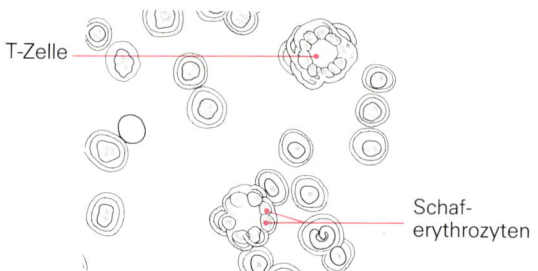

T-Zelle

Schaferythrozyten

Abb. 2.3 Typische Marker von menschlichen T-Zellen. T-Zellen aus menschlichem Blut und Gewebe besitzen zufälligerweise die Eigenschaft, an Schaferythrozyten (SE) zu binden. Nach dem Zentrifugieren erkennt man T-Zellen an ihrer Fähigkeit, „Rosetten" mit SE zu bilden. Die kernhaltigen Zellen unterscheiden sich von den SE durch eine grüne Fluoreszenzfärbung der Kerne und durch die Anfärbbarkeit ihres Zytoplasmas mit Acridinorange. Die „Rosettenbildung" mit SE kann auch zur physikalischen Abtrennung der T-Zellen benützt werden.

Marker können auch mit Hilfe fluoreszierender Antikörper dargestellt werden. In diesem Fall fungieren die Oberflächenmarkerproteine als Antigene (Abb. 2.**4**). Die dazu notwendigen Antikörper kann man in einem anderen Individuum derselben Spezies (Alloantikörper) oder einer anderen Spezies (Heteroantikörper) induzieren. Die Technik der Hybridisierung, zusammen mit der Durchflußzytometrie, die eine Trennung von Zellen aufgrund ihrer Größe und Fluoreszenz erlaubt, hat die Erforschung der funktionellen Aktivitäten von lymphatischen Zellen revolutioniert.

Mit Markern konnten T-Zell-Subpopulationen bei Mäusen und Menschen dargestellt werden, wie Abb. 2.**5** zeigt. Thy_1 (oder ϑ, MG = 19–35 kD ist ein Glykoprotein, das auf allen peripheren T-Zellen von Mäusen gefunden wird (bzw. von ihnen exprimiert wird). Die meisten menschlichen T-Zellen exprimieren drei Oberflächenglykoproteine, die durch die monoklonalen Antikörper T11, T1 und T3 nachgewiesen werden können (das Kürzel T besagt, daß die Antikörper von der Firma Ortho stammen, diejenigen mit dem Kürzel Leu wurden von Becton Dickinson hergestellt). T11 (MG = 55 KD) reagiert mit dem Rezeptor für Schaferythrozyten (SE), während T3 (MG = 20 KD) ein Glykoprotein erkennt, welches bei der Aktivierung von T-Zellen beteiligt ist. Die Funktion des Moleküls, das von T1-Antikörpern (MG = 67 KD) erkannt wird, ist unbekannt. Es findet sich auch auf Subpopulationen von B-Zellen.

Einige Marker kommen ausschließlich auf bestimmten Zellsubpopulationen vor. Helfer-T-Zellen von der Maus exprimieren Ly1-Antigene (MG = 67 KD), welche wahrscheinlich den T1-Antigenen beim Menschen entsprechen. Die meisten T-Helfer-Zellen (~ 60%) exprimieren auch Qal-Antigene (MG = 64 KD), von denen man annimmt, daß sie in der Regulation der Immunantwort eine Rolle spielen, und die nur auf T-Zellen vorhanden sind. Mäuse-T-Zellen exprimieren ein Antigen, L3T4 (MG = 55 KD), welches dem Molekül entspricht, das von T4- und Leu3a-monoklonalen Antikörpern erkannt wird (MG = 55 KD). Diese Oberflächenmoleküle scheinen bei der Erkennung von Antigenen durch T-Zellen in Verbindung mit MHC-Produkten der Klasse 2 beteiligt zu sein. Die Ly2,3-Antigene der Maus (MG = 35 KD), die den Glykoproteinen auf menschlichen Helfer-T-Zellen entsprechen, welche durch T8-Leu2a (MG = 32 KD) erkannt werden, helfen offenbar diesen T-Zellen, Antigen in Verbindung mit MHC-Produkten der Klasse 1 zu erkennen.

Ia-Antigene der Maus und menschliche HLA-DR Antigene bestehen aus 2 Polypeptidketten (MG = 28 KD und 33 KD) und werden auf B-Zellen exprimiert; sie erscheinen nur dann auf T-Zellen, wenn diese durch ein Antigen oder Mitogen aktiviert sind. Auch der Interleukin-2-Rezeptor (TAC, MG = 50 KD) ist nur auf aktivierten menschlichen T-Zellen (durch einen monoklonalen Antikörper) nachzuweisen. Anders als B-Zellen, die als Antigenrezeptoren Immunglobulin besitzen, tragen T-Zellen ein Oberflächenglykoprotein aus 2 Ketten (52 KD und 42 KD), welches mit dem monoklonalen Antikörper YT 35 identifiziert werden kann.

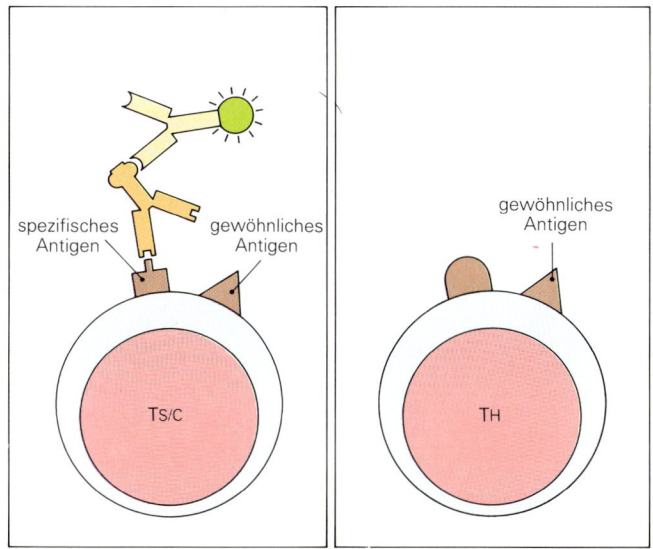

Abb. 2.4 Immunfluoreszenzmethode zur Darstellung von T-Zell-Markern. Mausantikörper gegen spezifische Antigene von T-Subgruppen auf Suppressor-T- oder zytotoxischen T-Zellen (Ts/c) binden an diese Antigene, nicht jedoch an T-Zell-spezifische Antigene der T-Helfersubgruppe. Der gebundene Antikörper läßt sich mit Hilfe von fluoreszenzmarkiertem Antimausimmunglobulin nachweisen.

	Mäuse-T-Zellen			menschliche T-Zellen		
Gesamt-T-Zellen	Thy1			(T1), T3, T11		
T_H, T-dth	Ly1	Qa1	L3T4	T4/Leu 3a		T1
Ts, Tc	Ly2, 3			T8/Leu 2a		
aktivierte T-Zellen insgesamt	Ia			HLA-DR		TAC

Abb. 2.5 Oberflächenmarker auf peripheren T-Zellen des Menschen und der Maus. Diese Marker wurden mit Hilfe von spezifischen Antikörpern identifiziert. Einige (z.B. Thy1) finden sich auf allen T-Zell-Subgruppen, andere nur auf einigen davon. T1-Moleküle finden sich auf den meisten T-Zellen, sind aber wahrscheinlich auf die T_H/T-dth-Subgruppe beschränkt. Moleküle, die sich beim Menschen und der Maus entsprechen, sind in der Abbildung durch denselben Braunton hervorgehoben.

Andere Oberflächenantigene, wie etwa Rezeptoren für die Fc-Region von Antikörpern, werden sowohl auf T- als auch auf B-Zellen gefunden; sie spielen wahrscheinlich eine Rolle in der Regulation der Lymphozytenaktivität.
Monoklonale Antikörper, die auf die Oberflächenmarker von menschlichen funktionellen T-Zell-Untergruppen angesetzt werden, sind auch außerordentlich hilfreich bei der Bestimmung der verschiedenen Entwicklungsstadien von frühen T-Zellen im Thymus.
Der Großteil der normalen menschlichen T-Zellen im Blut (etwa 65–80% im Kreislauf eines Erwachsenen) zeigt in seiner Ultrastruktur Charakteristika von kleinen Lymphozyten, indem er ein hohes Kern-Plasma-

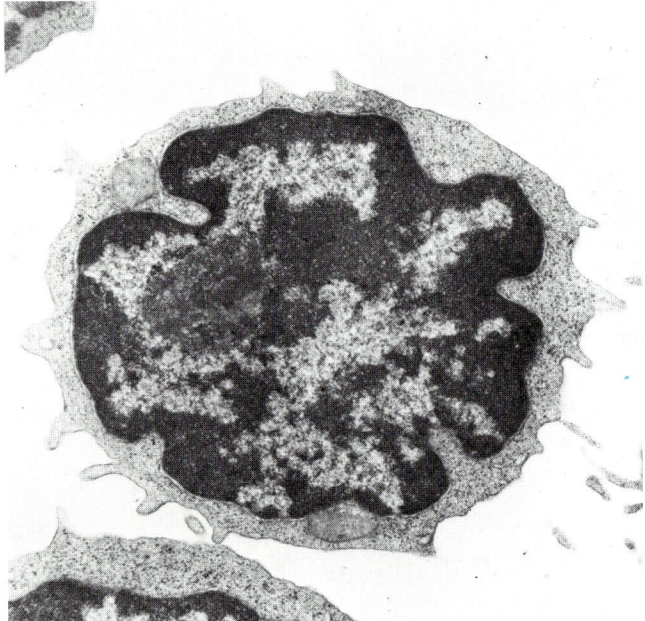

Abb. 2.6 Elektronenmikroskopische Aufnahme der T-Zell-Ultrastruktur. Die meisten zirkulierenden ruhenden T-Lymphozyten weisen einen schmalen Zytoplasmasaum mit wenigen Mitochondrien und Polysomen auf sowie ein kaum strukturiertes rauhes endoplasmatisches Retikulum. 20 000 ×.

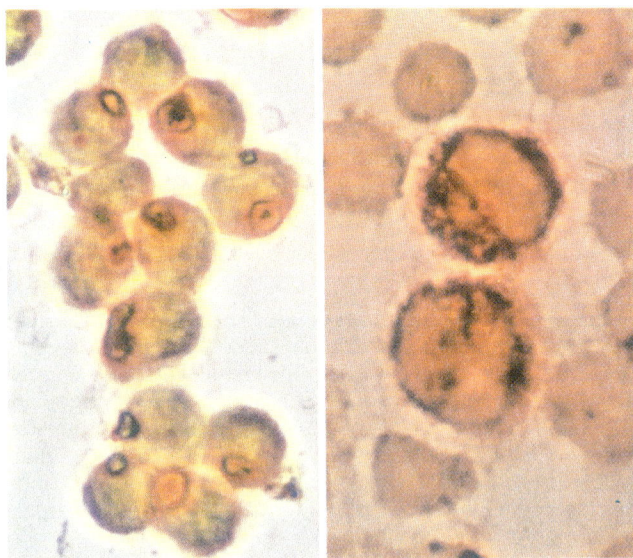

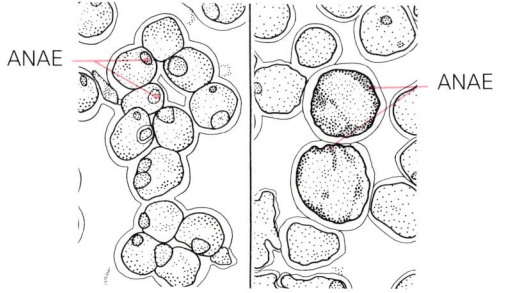

Abb. 2.7 Darstellung des lysosomalen Enzymes ANAE in T-Zellen. ANAE findet sich in der „Tüpfelung" des Zytoplasmas in der Nähe der „Gallenkörperchen" (links). (Ein ähnliches Bild ergibt sich auch auf Gewebeschnitten.) Die meisten B-Zellen lassen sich nicht auf ANAE anfärben, während Monozyten ein diffuses Färbemuster zeigen (rechts).

Verhältnis und nur wenige intrazytoplasmatische Organellen aufweist (Abb. 2.6).

T-Zellen von Mäusen und Menschen enthalten mehrere lysosomale Säurehydrolasen, die sich in der zytologischen Färbung unterschiedlich darstellen. Durch den zytochemischen Nachweis von Säurehydrolasen, β-Glukuronidase, der sauren Phosphatase und der α-Naphtylsäureesterase (ANAE) konnte gezeigt werden, daß sich das Enzym meistens in einer der wenigen „Tüpfel"regionen des Zytoplasmas befindet, das den „Gallenkörperchen" entspricht. Abb. 2.7 zeigt T-Zellen, die speziell auf ANAE gefärbt wurden.

B-Zellen

B-Zellen repräsentieren etwa 5–15% der zirkulierenden lymphatischen Zellen und sind klassischerweise durch die Anwesenheit von endogen produzierten Immunglobulinen (Antikörpern) definiert. Diese Moleküle sind in die Oberflächenmembran eingefügt, wo sie als spezifische Antigenrezeptoren fungieren. Auf der Oberfläche reifer Zellen können sie durch Zellsuspensionen, die fluoreszenzmarkierte spezifische Antikörper gegen das Immunglobulin der untersuchten Spezies enthalten, angefärbt werden. Werden die Zellen im kalten Zustand angefärbt, kommt es zu einer ringförmigen (oder fleckförmigen) Fluoreszenz an der Zelloberfläche (Abb. 2.8).

B-Lymphozyten des Menschen exprimieren im peripheren Blut hauptsächlich Oberflächen-IgM- und IgD-Antikörper. Im Kreislauf erscheint nur sehr wenig Oberflächen-IgG, IgA oder IgE, obwohl diese Moleküle vermehrt an spezifischen Stellen des Körpers zu finden sind, z. B. auf IgA-tragenden Zellen im Darm. Da zusätzlich zu den B-Zellen auch andere Zellen Oberflächenrezeptoren besitzen können, an die Antikörper unspezifisch binden, muß man bei der Berech-

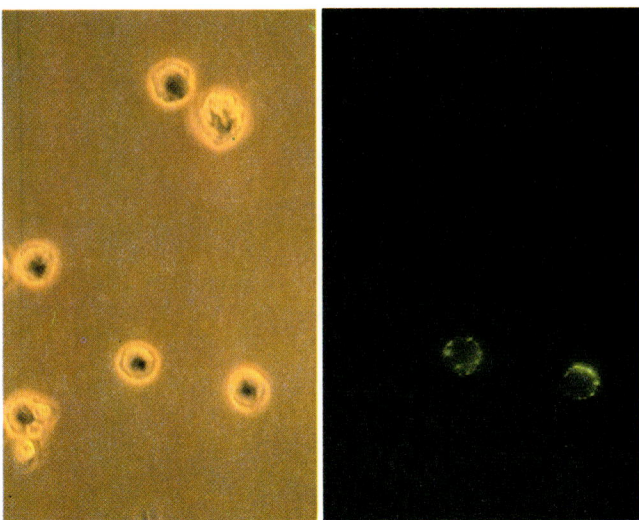

Abb. 2.8 Darstellung des Oberflächenimmunglobulins auf B-Zellen. Menschliche B-Zellen zeigen bei der Kaltfärbung mit fluoreszeinmarkiertem antihumanem Immunglobulin eine fleckige Oberflächenfluoreszenz unter UV-Licht. Im Phasenkontrastmikroskop (rechts) erweisen sich nur zwei von den sechs Zellen im Gesichtsfeld als B-Lymphozyten. Bei der unteren Zelle sieht man ein „Capping" (Haubenbildung) der fluoreszierenden Antikörper (s. u.).

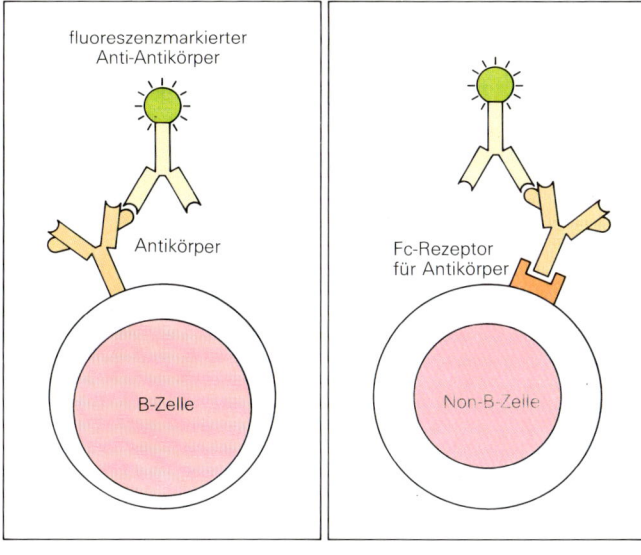

Abb. 2.9 Darstellung von Antikörpern auf B-Zellen und Non-B-Zellen durch Immunfluoreszenz. Durch ein Fluoreszein/Anti-Antikörper-Konjugat (links) läßt sich der Oberflächenantikörper auf der B-Zelle darstellen. Mit diesem Konjugat entdeckt man auch Nicht-B-Zellen, die Rezeptoren für den Fc-Anteil des Antikörpers besitzen mit auf der Oberfläche angelagerten Antikörpern (rechts).

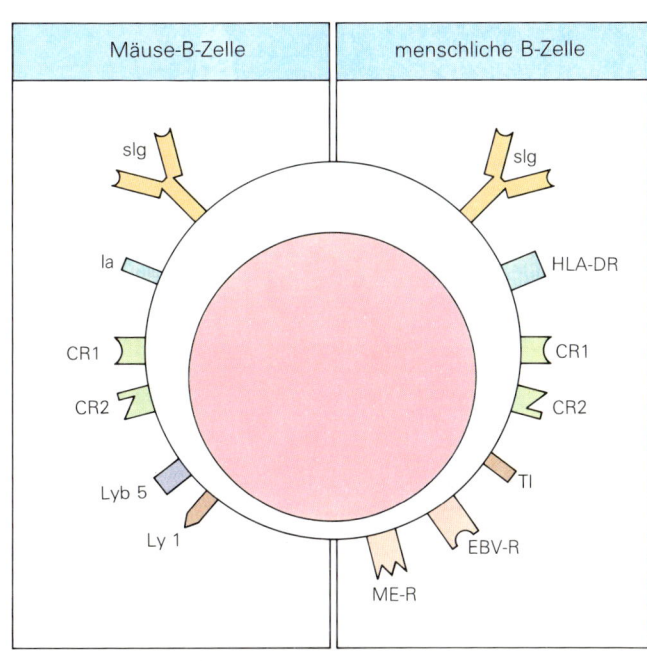

Abb. 2.10 Oberflächenmarker auf peripheren B-Zellen der Maus und des Menschen. Entsprechende Moleküle sind in derselben Farbe dargestellt.

nung der Anzahl von B-Zellen vorsichtig sein: An diese Rezeptoren (Fc-Rezeptoren) gebundene Antikörper werden ebenso mit fluoreszeinmarkiertem antihumanem Immunglobulin angefärbt (Abb. 2.9).

Divalente Antikörper können mit Antigenen auf Oberflächenmembranglykoproteinen Kreuzbindungen eingehen und sind dann als „Flecken" von kreuzverbundenen Antigen-Antikörper-Komplexen auf der Zelloberfläche sichtbar. Die meisten dieser Komplexe werden aktiv über die Zelloberfläche gestülpt und erscheinen als „Haube" über einem Pol der Zelle (s. Abb. 2.8, rechts). Dieses Phänomen ist nicht nur spezifisch für Immunglobuline auf B-Zellen, sondern kann auch bei Oberflächenglykoproteinen auf anderen Zelltypen gesehen werden, wenn diese multivalente Antikörper angelagert haben.

Einige andere Marker finden sich sowohl auf Mäuse- als auch auf menschlichen B-Zellen, nicht aber auf ruhenden T-Zellen (Abb. 2.10). B-Zellen sind dadurch definiert, daß sie endogen produzierte Immunglobuline tragen. Der Großteil der B-Zellen exprimiert MHC-Produkte der Klasse 2 – Ia (Maus) oder HLA-DR (Mensch). Diese Produkte sind wichtig für die Regulation der Immunantwort. Komplementrezeptoren für C3b (CR1) und C3d (CR2) finden sich auf reiferen B-Zellen. Lyb 5 (ein Mausalloantigen) erscheint auf B-Zellen während ihrer weiteren Differenzierung. Ly1 ist primär ein Mäuse-T-Zell-Marker, kommt aber auch – wie der menschliche T-Zell-Marker T1 – auf einer bestimmten Subpopulation von B-Zellen vor. Menschliche B-Zellen tragen einen Oberflächenrezeptor (EBV-R) für das Epstein-Barr-Virus – ein Herpes-Virus. Eine Subpopulation von menschlichen B-Zellen besitzt auch einen Rezeptor für Mäuseerythrozyten (ME-R). Dieser Marker (Zusammen mit T1) ist wahrscheinlich ein Marker von unreifen B-Zellen, und hat

sich bei der Diagnose von lymphoproliferativen Störungen beim Menschen als nützlich erwiesen.

Proliferation und Reifung der Lymphozyten

Während ihrer Entwicklung erwerben sowohl T- als auch B-Lymphozyten spezifische Rezeptoren für ihr Antigen, wodurch sie bis zum Ende ihrer Lebenszeit für eine einzige Antigenspezifität zuständig sind. Die Zellen werden aktiviert, wenn sie ihr spezifisches Antigen in Anwesenheit von akzessorischen Zellen binden; die ruhenden „jungfräulichen" Lymphozyten proliferieren dann und entwickeln sich zu Effektorzellen. Diese klonale Selektion durch Antigenerkennung führt zu einer Expansion von spezifischen Klonen, die sich letztendlich entweder zu Effektorzellen differenzieren, oder zu Gedächtniszellen werden (Abb. 2.11). Die „ruhenden" Lymphozyten (insbesondere Gedächtniszellen) rezirkulieren über den Kreislauf und den Ductus thoracicus zurück in das Gewebe und die lymphatischen Organe und patrouillieren so im Organismus als Schutztruppe vor eindringenden Mikroorganismen.

Die antigeninduzierte lymphozytäre Proliferation findet meistens außerhalb des Kreislaufs statt und kann *in vitro* durch die Inkubation von lymphatischen Zellen zusammen mit spezifischen Antigenen nachvollzogen werden. Mit dem gleichen Versuchsaufbau kann demonstriert werden, daß mitogene Lektine (ein Lektin ist ein Protein, welches spezifische Kohlenstoffdeterminanten auf der Zelloberfläche bindet und quervernetzt), lymphatische Zellen polyklonal stimulieren. Diese mitogenen Lektine (Mitogene) leiten sich von verschiedenen Pflanzen und Bakterien ab. Die Aktivierung durch Antigene oder Mitogene führt zu intrazellulären Veränderungen im Lymphozyten, der sich daraufhin zu einem Lymphoblasten entwickelt. Die Stimu-

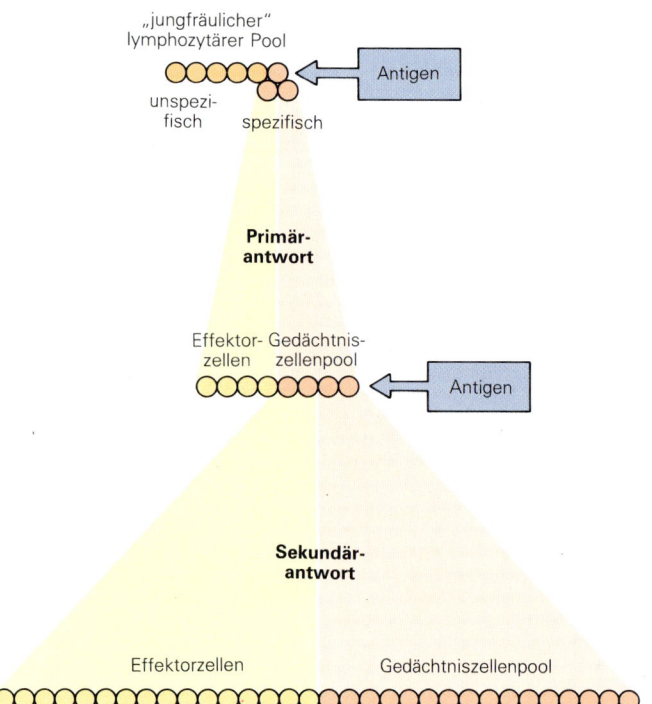

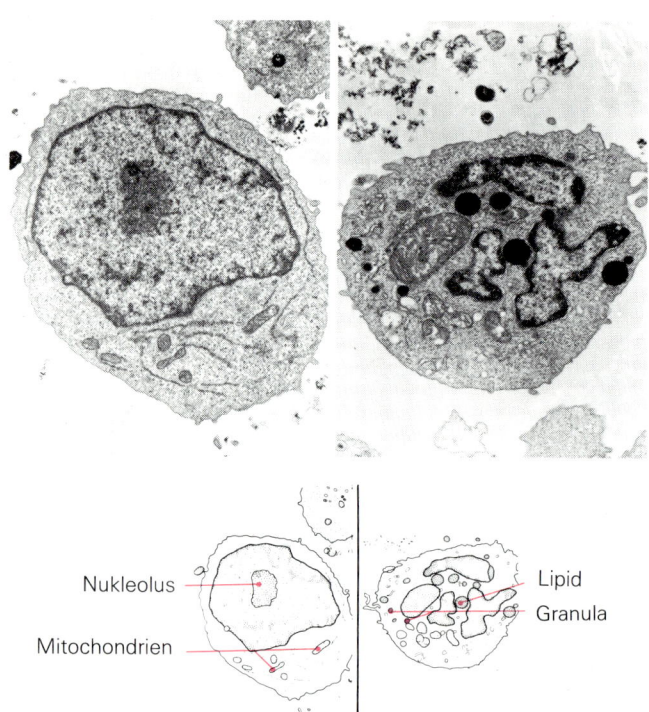

Abb. 2.11 Primäre und sekundäre klonale Expansion von Lymphozyten nach spezifischer antigener Stimulation. T- und B-Lymphozyten mit spezifischen Antigenrezeptoren werden in den primären lymphatischen Organen gebildet und stellen den „jungfräulichen" lymphatischen Pool dar. Nach Stimulation durch ein spezifisches Antigen proliferieren diese Zellen und differenzieren als Klone zu: 1. Effektorzellen (z. B. Zellen mit zytotoxischen oder anderen Funktionen bzw. antikörpersezernierenden Plasmazellen aus reifen B-Zellen) oder 2. Gedächtniszellen (memory cells). Diese Zellproliferation ist die primäre Antwort. Bei einer wiederholten Stimulation durch Antigen proliferieren auch die Gedächtniszellen (sekundäre Antwort), und einige Zellen des Klones reifen zu Effektorzellen, während andere Gedächtniszellen sich nicht verändern.

Abb. 2.13 Elektronenmikroskopische Darstellung der Ultrastruktur von T-Zell-Blasten. T-Zell-Blasten entwickeln sich nach antigener oder mitogener Stimulation und sind große Zellen mit vermehrtem Zytoplasma, in dem zahlreiche Organellen wie Mitochondrien und freie Polyribosomen enthalten sind. Die Blasten können granuliert (rechts), oder „agranulär" (links) sein, je nachdem ob elektronendichte Granula vorhanden sind. Beachte auch die Lipidtröpfchen in den granulierten Blasten. Klone (Nachkommen einer einzelnen Zelle) von menschlichen zytotoxischen Suppressor-T-Zellen sind granuliert. Bei der Maus zeigen sowohl zytotoxische als auch Suppressor-T-Zell-Klone eine Granulation, während Klone ohne diese Funktionen agranulär sind. 3200×.

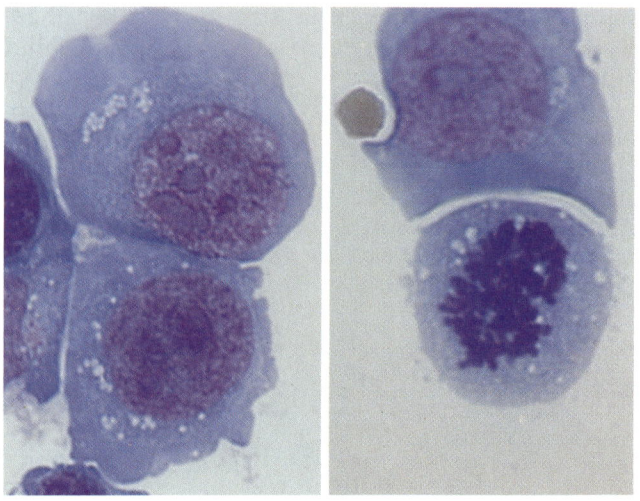

Abb. 2.12 Mitogen/antigeninduzierte Blastogenese von Lymphozyten. Die hier gezeigten menschlichen T- und B-Zellen wurden durch Pokeweed-Mitogen (PWM) stimuliert. Man sieht eine erhöhte Basophilie im Zytoplasma und eine Zunahme des Zellvolumens (links). Rechts sieht man eine Verdichtung der Chromosomen während der Metaphase. Giemsa-Färbung, 4000×.

lation von Lymphozyten durch Mitogene *in vitro* kann als Modell für die Vorgänge benutzt werden, die *in vivo* nach einer Konfrontation mit spezifischen Antigenen ablaufen. T- und B-Zellen werden durch verschiedene Mitogene aktiviert. Phytohämagglutinin (PHA) und Concanavalin A (Con A) stimulieren T-Zellen von Menschen und Mäusen. Lipopolysaccharide (LPS) stimulieren B-Zellen von Mäusen. Pokeweed-Mitogen (PWM) stimuliert sowohl menschliche T- als auch B-Zellen (Abb. 2.12).

Nach einer Aktivierung von T- und B-Zellen durch ein Mitogen oder Antigen lassen sich bestimmte ultrastrukturelle Veränderungen beobachten (Abb. 2.13 und 2.14).

Viele B-Zell-Blasten entwickeln sich letztlich zu ausdifferenzierten Plasmazellen. Einige B-Blasten bilden keine membranständigen Polyribosomen. Diese Zellen findet man in den Keimzentren und nennt sie Follikelzentrumzellen oder Zentroblasten – sie sind vermutlich die B-Gedächtniszellen (Abb. 2.15). Lichtmikroskopisch stellt sich das Zytoplasma der Plasmazellen basophil dar, was von dem großen Anteil an RNA herrührt, der für die Antikörpersynthese im rauhen endoplasmatischen Retikulum (RER) benötigt wird (Abb. 2.16).

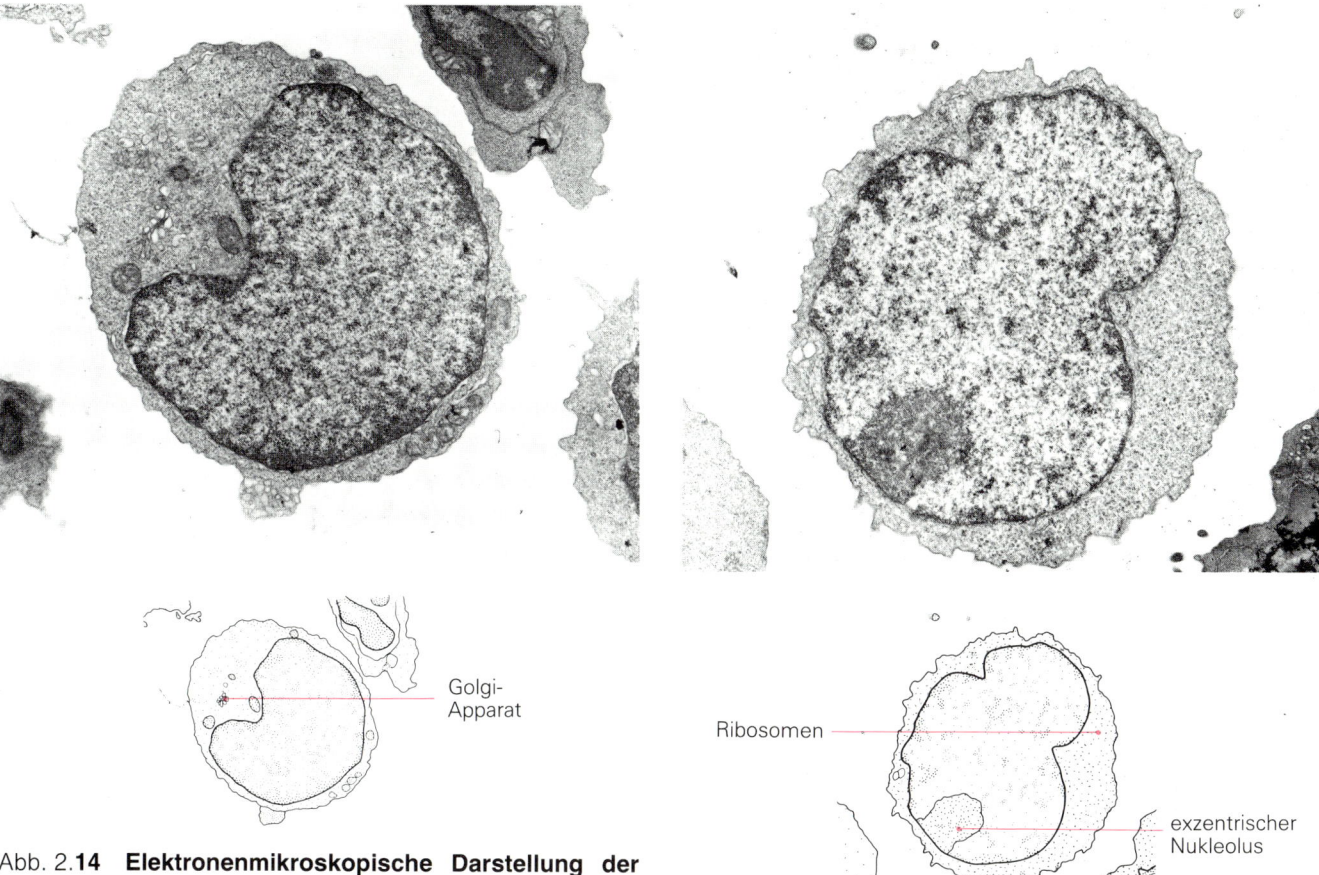

Golgi-
Apparat

Ribosomen

exzentrischer
Nukleolus

Abb. 2.**14 Elektronenmikroskopische Darstellung der Ultrastruktur von B-Zell-Blasten.** Die Hauptaufgabe der aktivierten B-Zellen ist die Synthese von Immunglobulin. Für diese Aufgabe benötigt die Zelle ein glattes und rauhes endoplasmatisches Retikulum, freie Polyribosomen und den Golgi-Apparat zur Glykosilierung der Immunglobuline. 7500 ×.

Abb. 2.**15 Elektronenmikroskopische Aufnahme eines Zentroblasten.** Man erkennt ein verbreitertes Zytoplasma mit Polyribosomen und einigen Strängen des rauhen endoplasmatischen Retikulums. Auffallend ist der große exzentrische Nukleolus. Man begegnet dieser Zelle häufig bei lymphoproliferativen Tumorerkrankungen. 8500 ×.

Im ultrastrukturellen Bereich stellt sich das RER oft in parallel angeordneten Strukturen dar (Abb. 2.**17**). Dies sind die „Fließbänder" der Antikörperfabrik. Plasmazellen zeigen sich selten im Blutkreislauf (weniger als 0,1% der Lymphozyten) und sind normalerweise auf die sekundären lymphatischen Organe und Gewebe beschränkt. Antikörper, die von einer einzigen Plasmazelle stammen, sind von einer einzigen Spezifität und Immunglobulinklasse. Immunglobuline können im Zytoplasma der Plasmazelle durch Anfärbung mit fluoreszeinmarkierten spezifischen Antikörpern sichtbar gemacht werden (Abb. 2.**18**).

„Null"- oder „Dritte-Population"-Zellen

Es gibt eine Population von lympatischen Zellen, die keine Marker von T- oder von B-Zellen besitzen. Die Mehrzahl dieser sog. „Nullzellen" im Kreislauf sind lymphozytenähnlich, und da sie offensichtlich weder T- noch B-Zellen sind, werden sie auch „Dritte-Population"-Zellen genannt. Sie sind dadurch charakterisiert, daß sie Fc-Rezeptoren für IgG tragen, und obwohl vermutet wird, daß sie aus dem Knochenmark kommen, ist ihre genaue Abstammung unsicher. Es konnte gezeigt werden, daß sie einige Merkmale mit den

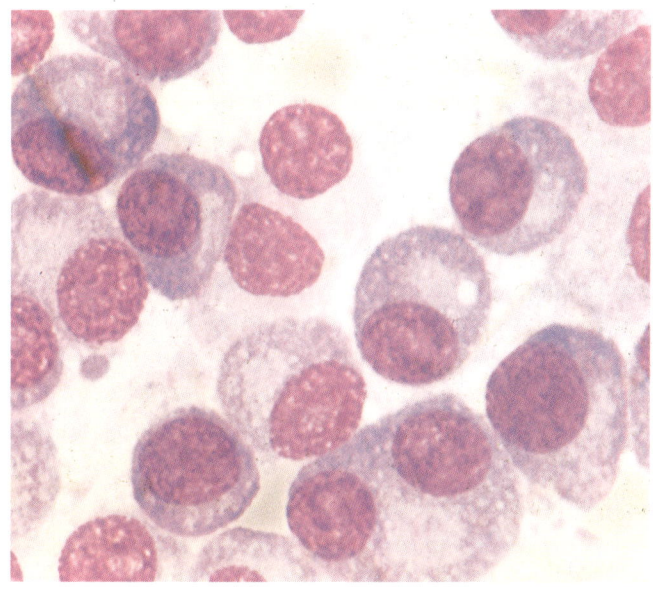

Abb. 2.**16 Morphologie der Plasmazelle.** Die reife Plasmazelle besitzt einen exzentrischen Zellkern und eine große Menge an basophilem Zytoplasma, wahrscheinlich als Ausdruck des vermehrten Bedarfs an RNA zur Proteinsynthese. May-Grünewald-Giemsa-Färbung, 4000 ×.

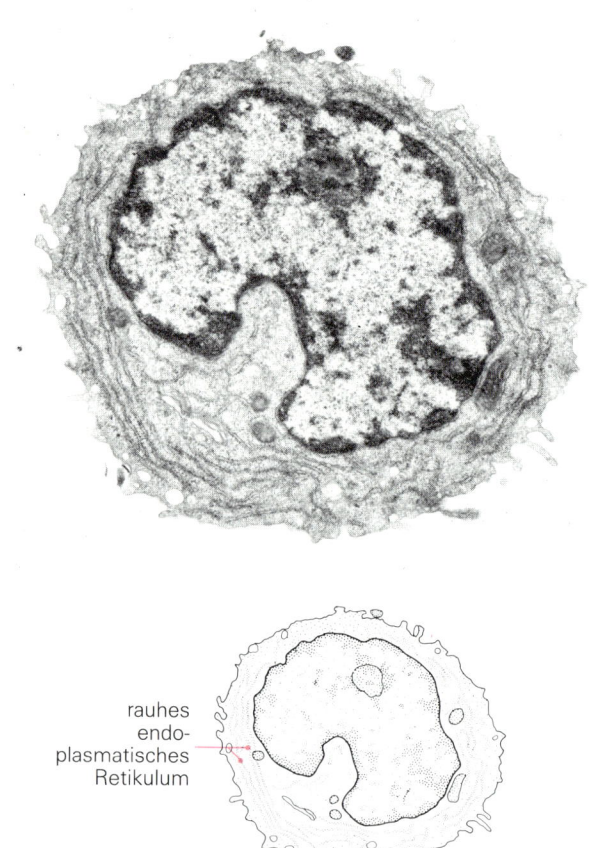

rauhes
endo-
plasmatisches
Retikulum

Abb. 2.17 Elektronenmikroskopische Darstellung der Ultrastruktur der Plasmazelle. Charakteristisch für die Plasmazelle ist die parallele Anordnung des rauhen endoplasmatischen Retikulums. Bei reifen Zellen sind diese Zwischenräume mit Immunglobulinen aufgefüllt. 6000×. Mit freundlicher Genehmigung von Prof. A. Zicca.

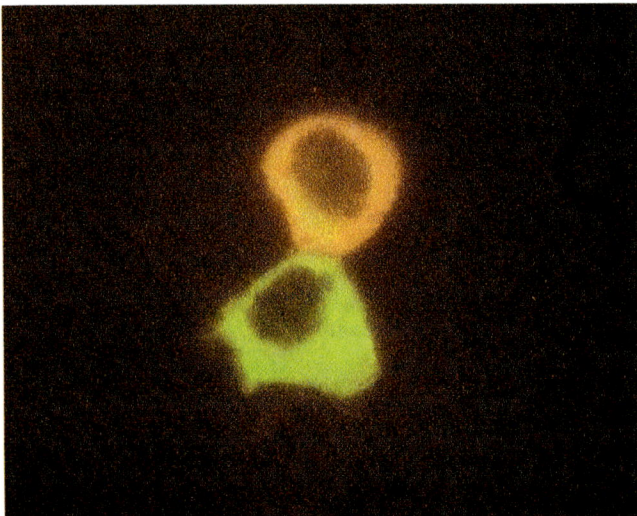

Abb. 2.18   Immunfluoreszenzfärbung des intrazytoplasmatischen Immunglobulins in Plasmazellen. Menschliche Plasmazellen, die mit fluoreszierendem antihumanem IgM (grün) und rhodaminmarkiertem Anti-IgG (rot) dargestellt sind, zeigen eine starke intrazytoplasmatische Anfärbbarkeit. Die verschiedene Färbung (rot oder grün) der beiden Plasmazellen deutet darauf hin, daß Plasmazellen normalerweise nur Antikörper einer einzigen Klasse herstellen. 3000×.

Monozyten gemein haben, und sogar einige T-Zell-Marker aufweisen. Die Ultrastruktur einer Nullzelle ist typisch für einen großen granulären Lymphozyten (Abb. 2.19).

Gemeinhin wird angenommen, daß diese Fraktion größtenteils aus natürlichen Killerzellen und antikörperabhängigen zellulär-zytotoxischen Effektorzellen besteht. Natürliche Killer(NK-)zellen töten unspezifisch Tumorzellen und virusinfizierte Zellen und spielen eine Rolle bei der Regulation der Immunantwort. Antikörperabhängige zellulär-zytotoxische Zellen (antibody dependent cellular cytotoxic cells: ADCC) töten auch unspezifisch, jedoch über die Vermittlung von Antikörpern, die an ihre Zielzellen gebunden sind. Abb. 2.20 zeigt eine ADCC-Effektor-Zelle beim „Todeskuß" mit einer Tumorzelle. Eine Minderheit der zirkulierenden Nullzellen sind myeloische Stammzellen und unreife T- oder B-Zellen.

Mononukleäres phagozytäres System (Monozyten)

Myeloische Stammzellen aus dem Knochenmark sind die Vorläufer der Zellen des mononukleären phagozytären Systems, welches zwei Hauptfunktionen besitzt, die von zwei verschiedenen Zelltypen wahrgenommen werden. Diese sind:

1. Der „professionelle" phagozytierende Makrophage, dessen Hauptaufgabe es ist, bestimmte Antigene zu beseitigen und

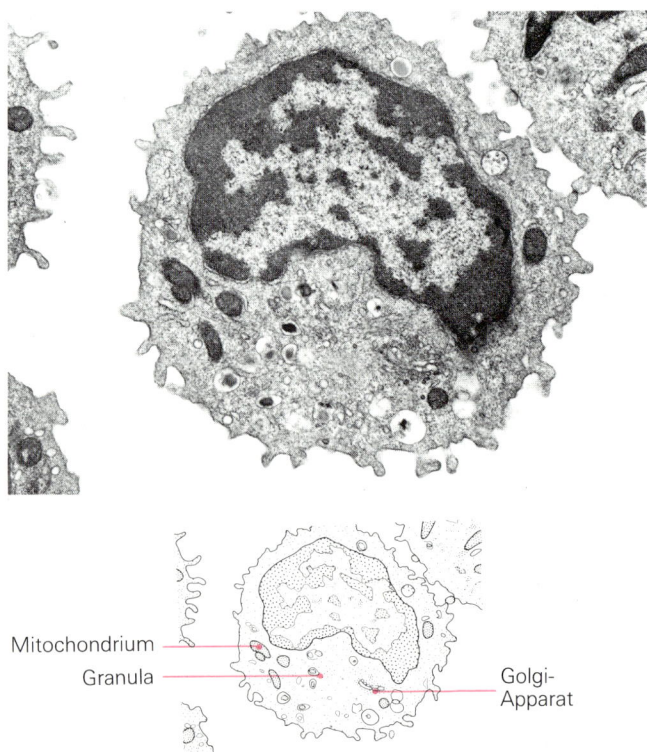

Mitochondrium

Granula

Golgi-Apparat

Abb. 2.19 Elektronenmikroskopische Darstellung der Ultrastruktur eines großen granulären Lymphozyten (large granular lymphocyte: LGL). Charakteristisch für diese Zellen sind elektronendichte (peroxidasenegative) Granula, die sich in der Nähe des gut entwickelten Golgi-Apparates, und auch verteilt im Zytoplasma, befinden. Sie besitzen ein ausgedehntes Zytoplasma mit einer Vielzahl von Vesikeln (außer den Granula) und Mitochondrien. 6000×.

2. antigenpräsentierende Zellen (APC), deren Aufgabe darin besteht, das Antigen den antigensensitiven Lymphozyten zu präsentieren.

Retikuloendotheliales System

Die phagozytären Gewebemakrophagen bilden ein Netzwerk, das sich als retikuloendotheliales System (RES) in vielen Organen findet (Abb. 2.**21**). Intravenös injizierte Kohlepartikel reichern sich in diesen Geweben an (Abb. 2.**22**).
Promonozyten im Knochenmark sind der Ursprung der Blutmonozyten, welche aus einem zirkulierenden Pool in die verschiedenen Organe und Gewebesysteme auswandern und zu Makrophagen werden. Weil der Blutmonozyt die am leichtesten zugängliche phagozytäre

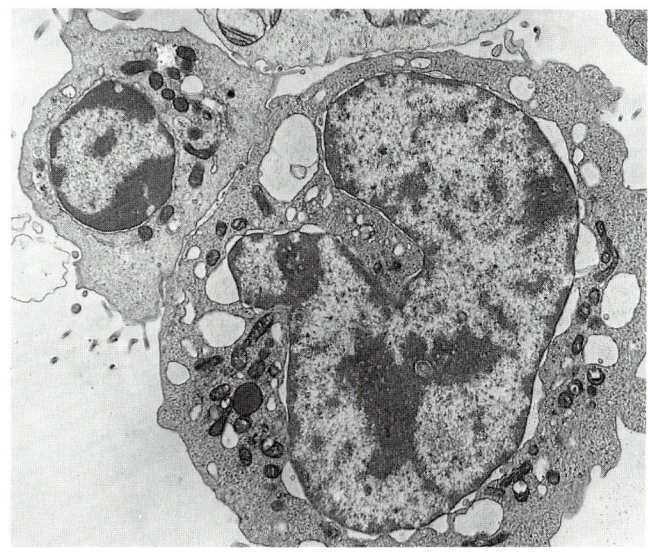

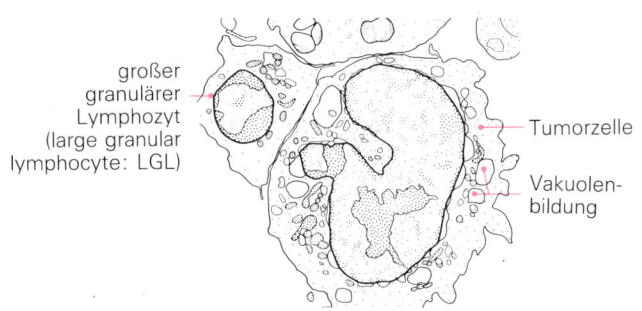

Abb. 2.**20 Elektronenmikroskopische Aufnahme eines großen granulären Lymphozyten (large granular lymphocyte: LGL) beim Abtöten einer Tumorzelle.** LGL binden an Tumorzellen, die mit IgG-Antikörpern beschichtet sind (Antikörper müssen nicht immer beteiligt sein), und können diese abtöten. Wichtig dabei ist, daß die Membranen der beiden Zellen dicht aneinander liegen, damit der LGL seinen „Todeskuß" anbringen kann. Beachte die Vakuolenbildung im Zytoplasma der Tumorzelle, die den nahen Zelltod ankündigt. 4500×.

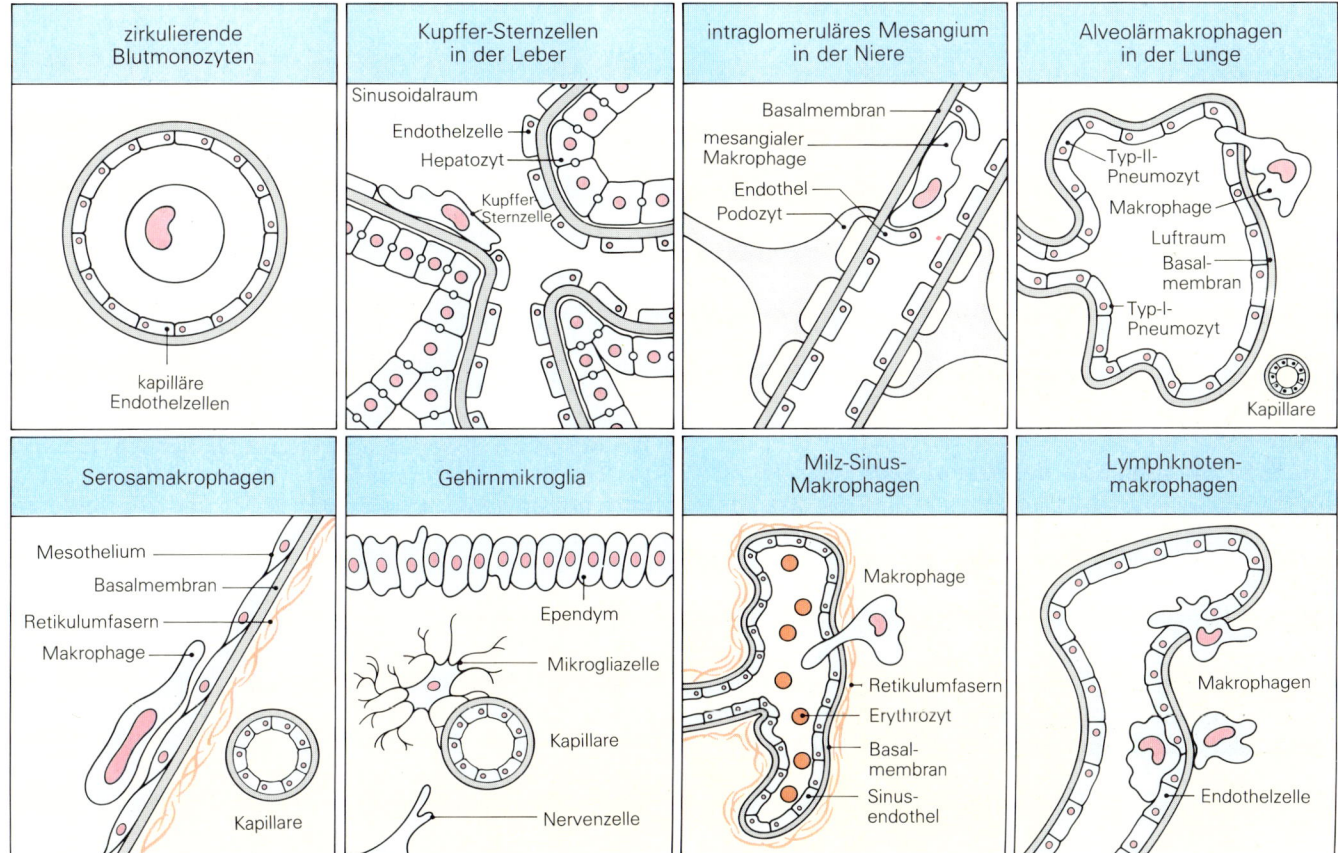

Abb. 2.**21 Das retikuloendotheliale System.** Zu den Zellen dieses Systems gehören zirkulierende Blutmonozyten und Phagozyten, die im Bindegewebe (z.B. Kupffersche Sternzellen in der Leber) oder im Endothel der Blutkapillaren liegen. Zu den endothelständigen Phagozyten gehören die intraglomerulären Mesangiumzellen in der Niere. Alveolar- und Serosamakrophagen, ebenso wie die Mikrogliazellen des Gehirns sind Vertreter der „wandernden" Makrophagen.

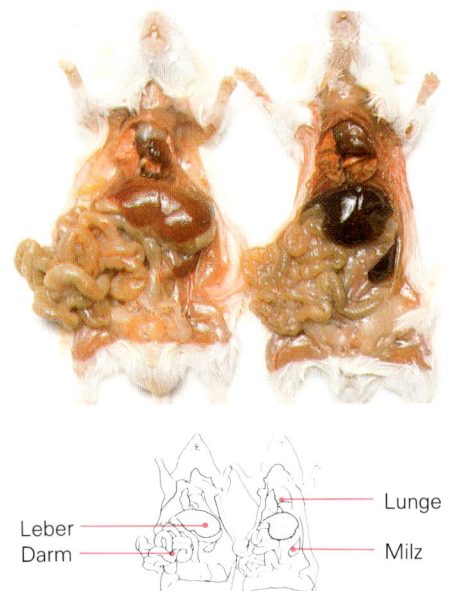

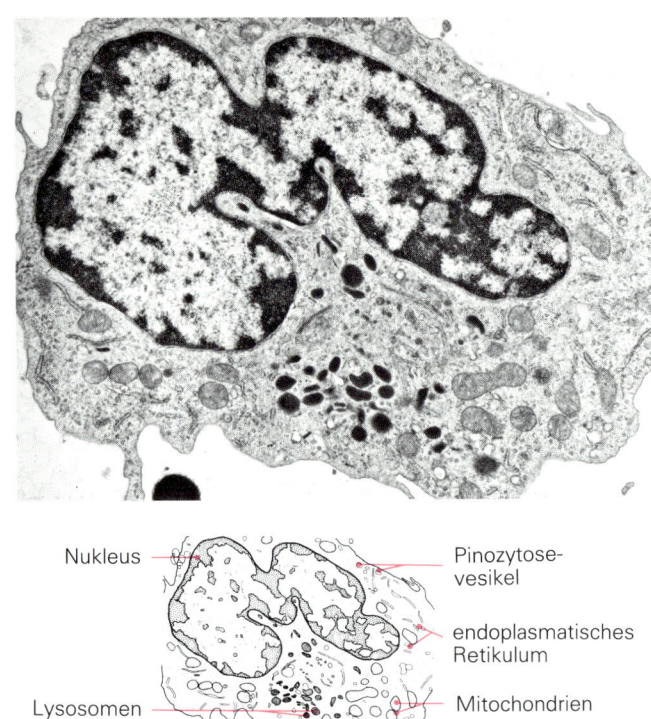

Abb. 2.22 Verteilung von intravenös injizierten Partikeln im RES. Eine Maus wurde intravenös mit feinen Kohlepartikeln beimpft und 5 Min. später getötet. Die Kohle reichert sich in Organen an, die reich an mononukleären Phagozyten sind – Lunge, Leber, Milz und Teile der Darmwand. Links: zum Vergleich eine unbehandelte Kontrollmaus.

Abb. 2.24 Elektronenmikroskopische Ultrastruktur des Monozyten. Man sieht den hufeisenförmigen Kern, Pinozytosevesikel, lysosomale Granula, Mitochondrien und isoliertes rauhes endoplasmatisches Retikulum. 800 × (aus: Journal of Cell Biology, 1971, Vol. 50, Beitrag von Nichols u. Mitarb.).

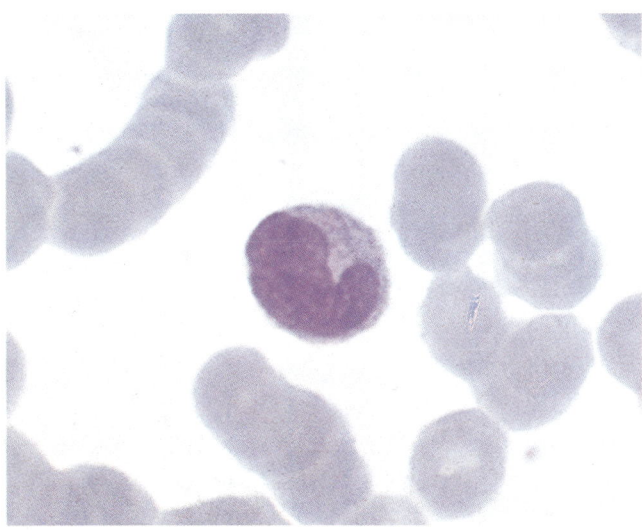

Abb. 2.23 Morphologie des Monozyten. Blutmonozyten haben einen charakteristischen hufeisenförmigen Kern und sind größer als die meisten zirkulierenden Lymphozyten. Giemsa-Färbung, 2500 ×.

tung von Mikroorganismen. Monozyten/Makrophagen zeigen eine starke Adhärenz an Glas- und Plastikoberflächen und können Organismen oder sogar Tumorzellen *in vitro* aktiv phagozytieren. Die Anlagerung und Verdauung durch Monozyten wird verstärkt, wenn die Zellen über spezialisierte Rezeptoren für IgG (Fc$^\gamma$-Rezeptoren) und Komplement (z. B. C3b), welches den Mikroorganismus umhüllt, an die Mikroorganismen binden. Monozyten tragen andere Oberflächenmarker und kleine Mengen von HLA-DR (Ia) (Abb. 2.25). Grundsätzlich gibt es für diese Zellreihe keine spezifischen Marker, außer vielleicht für das Glykoprotein F4/80 (MG = 160 KD) auf Mausmakrophagen. Bei der Maus lassen sich zwei verschiedene Arten von Fc-Rezeptoren unterscheiden – die einen binden IgG1 und IgG2b (MG = 47 – 60 KD), und die anderen binden IgG2a. Einige Zellen beim Menschen besitzen auch Rezeptoren für IgE (FC$^\epsilon$R). Ia und HLA-DR-Moleküle sind nur bei einer kleinen Anzahl von Monozyten und (möglicherweise aktivierten) Makrophagen vorhanden. Es konnten Komplementrezeptoren für C3b (CR1, MG = 250 KD) und inaktiviertes C3b (CR3, MG = 260 KD) gefunden werden (CR3 ist wahrscheinlich das Äquivalent zum MAC-1 Antigen, das durch einen monoklonalen Antikörper erkannt wird). Komplementrezeptoren sind demnach – zusammen mit Fc-Rezeptoren – wichtig für die Anlagerung und Phagozytose von Mikroorganismen.

Zusätzlich zu all diesen Molekülen müssen Monozyten und Makrophagen auch Rezeptoren für Lymphokine wic γ-Interferon und den Migrationshemmfaktor haben. Diese Rezeptoren sind noch nicht klar charak-

Zelle dieser Klasse ist, ist er auch am genauesten untersucht. Im Vergleich zum Lymphozyten ist der menschliche Blutmonozyt eine große Zelle (10–18 µm im Durchmesser), die gewöhnlich einen hufeisenförmigen Nukleus hat, und oft schwach azurophile Granula enthält (Abb. 2.23). Im ultrastrukturellen Bereich weist der Monozyt prominente Mikrovilli und undulierende Membranen auf, einen gut entwickelten Golgi-Apparat und viele intrazytoplasmatische Lysosomen (Abb. 2.24). Diese Lysosomen enthalten mehrere Säurehydrolasen und Peroxidase zur intrazellulären Abtö-

terisiert. Wie die Neutrophilen enthalten Monozyten und Makrophagen Peroxidase, welche Peroxidionen inaktiviert, die während der Abtötung von verdauten Mikroorganismen entstehen.

Die Funktionen der Monozyten und Makrophagen können durch Faktoren, die von T-Zellen freigesetzt werden, verstärkt werden. Zudem produzieren Monozyten/Makrophagen Komplementkomponenten, Prostaglandine, Interferone und Monokine, wie z. B. Interleukin 1 (s. Abb. 11.**4**).

Antigenpräsentierende Zellen

Antigenpräsentierende Zellen (APC) werden primär in Haut, Lymphknoten, Milz und Thymus gefunden. Ihre Hauptrolle ist es, Antigene an antigensensitive lymphatische Zellen zu präsentieren (Abb. 2.**26**). Die archety-

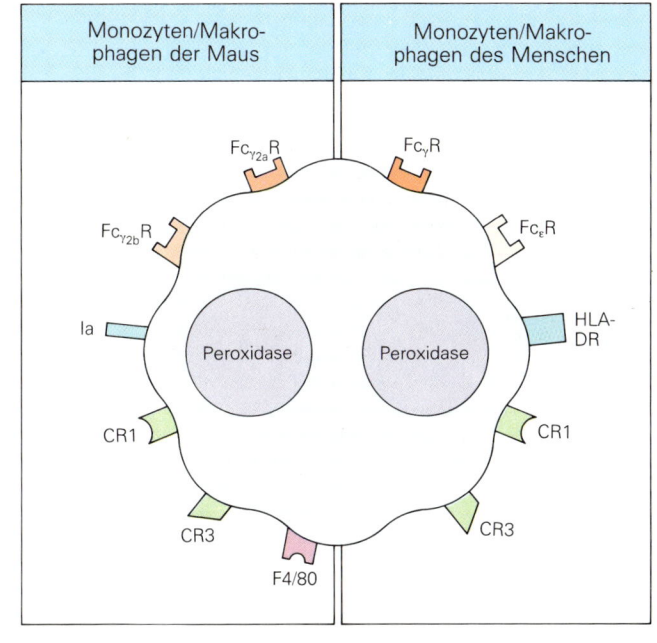

Abb. 2.**25 Oberflächenmarker von Monozyten/Makrophagen des Menschen und der Maus.** Einander entsprechende Moleküle sind in derselben Farbe dargestellt.

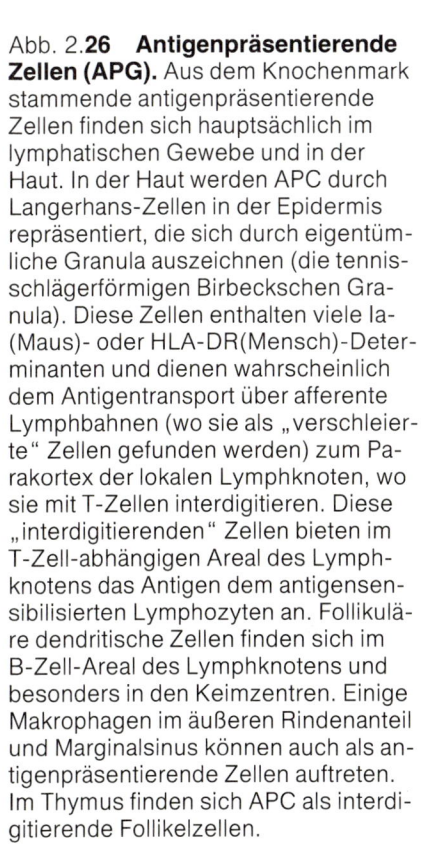

Abb. 2.**26 Antigenpräsentierende Zellen (APG).** Aus dem Knochenmark stammende antigenpräsentierende Zellen finden sich hauptsächlich im lymphatischen Gewebe und in der Haut. In der Haut werden APC durch Langerhans-Zellen in der Epidermis repräsentiert, die sich durch eigentümliche Granula auszeichnen (die tennisschlägerförmigen Birbeckschen Granula). Diese Zellen enthalten viele Ia-(Maus)- oder HLA-DR(Mensch)-Determinanten und dienen wahrscheinlich dem Antigentransport über afferente Lymphbahnen (wo sie als „verschleierte" Zellen gefunden werden) zum Parakortex der lokalen Lymphknoten, wo sie mit T-Zellen interdigitieren. Diese „interdigitierenden" Zellen bieten im T-Zell-abhängigen Areal des Lymphknotens das Antigen dem antigensensibilisierten Lymphozyten an. Folliküläre dendritische Zellen finden sich im B-Zell-Areal des Lymphknotens und besonders in den Keimzentren. Einige Makrophagen im äußeren Rindenanteil und Marginalsinus können auch als antigenpräsentierende Zellen auftreten. Im Thymus finden sich APC als interdigitierende Follikelzellen.

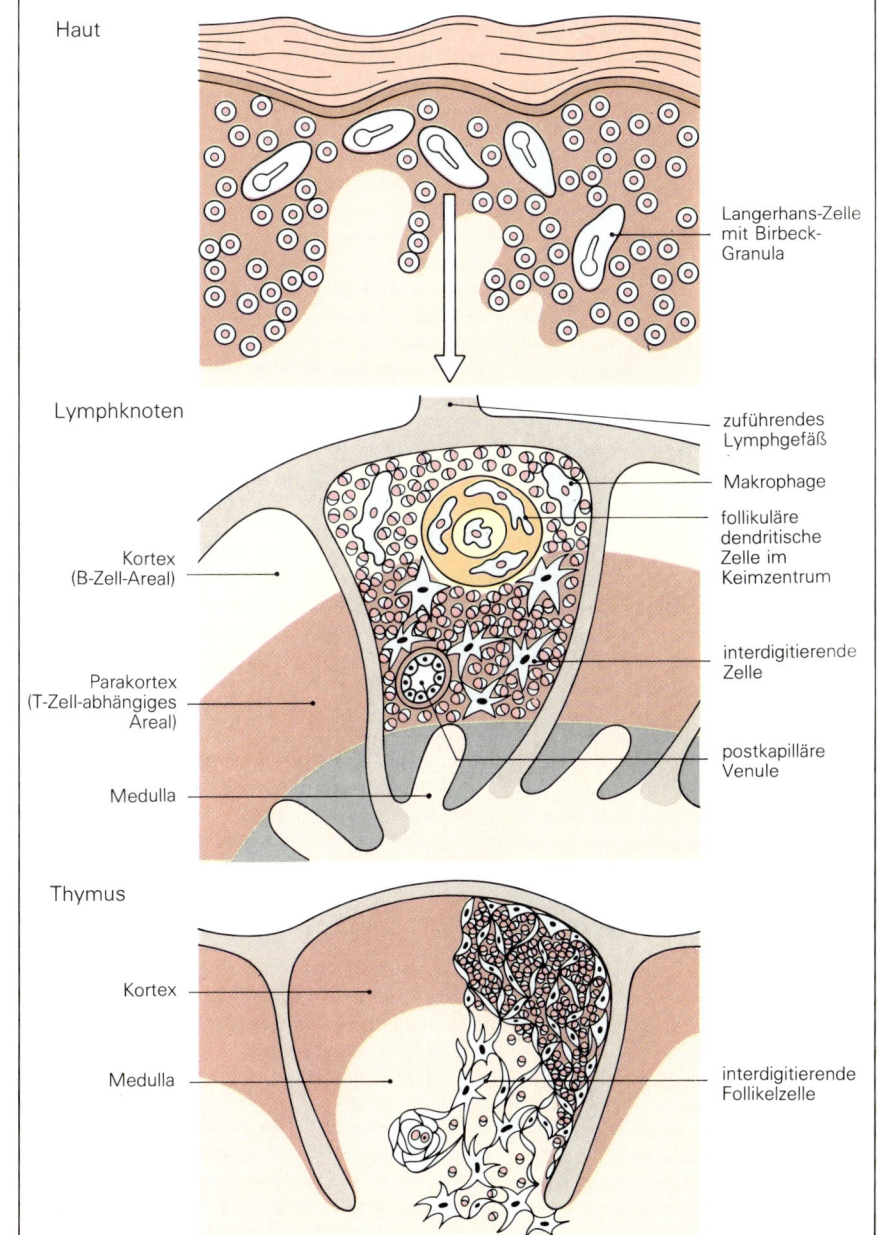

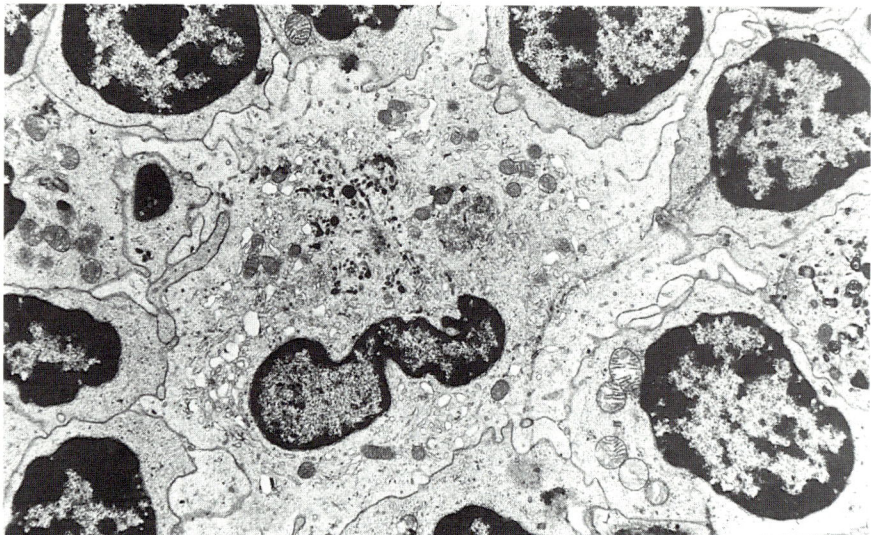

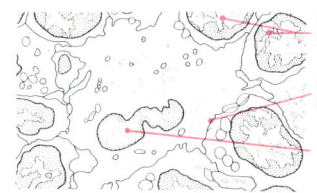

Abb. 2.**27 Ultrastruktur einer inter- digitierenden Zelle (IDC) im T-Zell- Areal eines Rattenlymphknotens.** Zu den Membranen der umliegenden T-Zellen wird enger Kontakt aufgenom- men. Das Zytoplasma enthält relativ wenige Organellen und keine Birbeck- schen Granula, die charakteristisch für die Langerhans-Zellen in der Haut sind; diese Granula erscheinen jedoch nach antigener Stimulation. 2000 ×. Mit freundlicher Genehmigung von Dr. B. H. Balfour.

Nuklei von T-Zellen

Membran einer IDC

Nukleus einer IDC

pische APC ist die Langerhans-Zelle der Haut. Diese Zellen, die charakteristische „Tennisschläger"-Granula aufweisen, die auch Birbecksche Granula genannt wer- den (s. Abb. 22.**5**), wandern über die afferenten Lymphbahnen als „verschleierte Zellen" („veiled cells") in den Parakortex der entsprechenden Lymph- knoten. Innerhalb des Parakortex „interdigitieren" die Zellen mit vielen T-Zellen (Abb. 2.**27**). Über diesen Mechanismus kann ein Antigen von der Haut den T-Zellen im abführenden Lymphknoten präsentiert werden. Diese APC enthalten viele MHC-Antigene der Klasse 2, welche wichtig für die Präsentation von Antigenen an T-Zellen sind. Andere spezialisierte APC, die follikulären dendritischen Zellen, werden in den sekundären Follikeln der B-Zell-Areale der Lymphknoten und Milz gefunden.

Kürzlich konnten APC im Thymus nachgewiesen wer- den. Diese interdigitierenden follikulären Zellen treten besonders zahlreich im Thymusmark auf und enthalten viele Selbstantigene (darunter MHC-Antigene der Klasse 2). Der Thymus ist von entscheidender Wichtig- keit für die Entwicklung und Reifung von T-Zellen. Es scheint, daß die unreife T-Zelle während dieses Ent- wicklungsschrittes lernt, zwischen Selbstantigenen und Nicht-Selbst-Antigenen zu unterscheiden. Die interdi- gitierenden Zellen tragen Selbst-Antigene, und deswe- gen wird ihnen eine Rolle bei der Selektion von T-Zellen, die gegen Selbstantigene reagieren, zuge- schrieben.

Polymorphkernige Granulozyten (Polymorphe)

Granulozyten werden im Knochenmark mit einer Rate von 80 Mill. pro Minute produziert und sind mit einer Lebensspanne von 2–3 Tagen recht kurzlebig im Ver- gleich zu den Monozyten/Makrophagen, die über Monate oder Jahre leben. Granulozyten stellen etwa 60–70% der gesamten normalen Blutleukozyten, sind aber auch an extravaskulären Orten zu finden. Poly- morphe können sich an Endothelzellen entlang der Blutgefäße anlagern und sie durchdringen. Wie der Name sagt, enthalten reife Formen gewöhnlich einen gelappten Kern und viele Granula. Sie werden auf-

grund ihrer histologischen Anfärbbarkeit in Neutro- phile, Eosinophile und Basophile unterteilt. Obwohl diese Zellen keinerlei Spezifität für Antigene aufwei- sen, spielen sie eine wichtige Rolle bei der akuten Entzündung und, zusammen mit Antikörpern und Komplement, bei der Abwehr von Mikroorganismen. Die Hauptaufgabe der Polymorphen ist die Phagozy- tose, und ihre Bedeutung bei der Abwehr wird dadurch deutlich, daß Individuen mit einer niedrigen Anzahl von zirkulierenden Polymorphen eine stark erhöhte Infektionsbereitschaft zeigen.

Neutrophile

Neutrophile stellen über 90% der zirkulierenden Gra- nulozyten und haben einen Durchmesser von 10–20 µm (Abb. 2.**28**). Sie enthalten zwei Haupttypen von Gra-

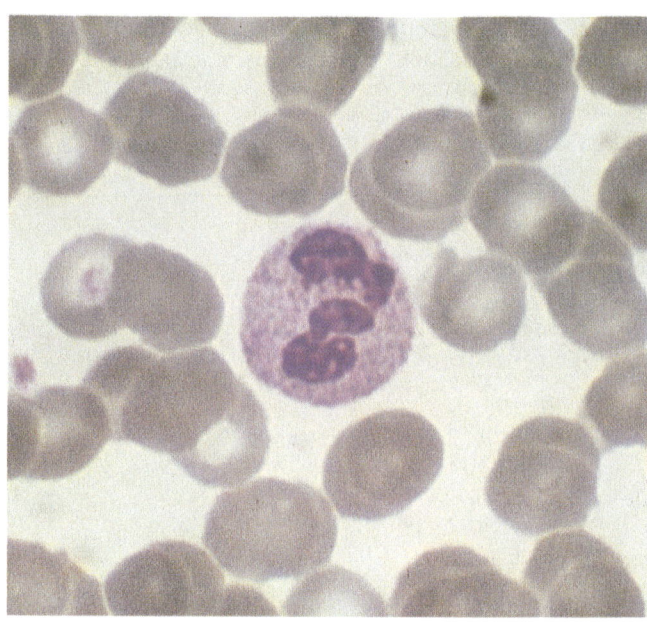

Abb. 2.**28 Morphologie eines Neutrophilen.** Dieser Blut- ausstrich zeigt einen Neutrophilen mit dem charakteristi- schen polymorphen Kern und neutrophilem Zytoplasma. Giemsa-Färbung, 4500 ×.

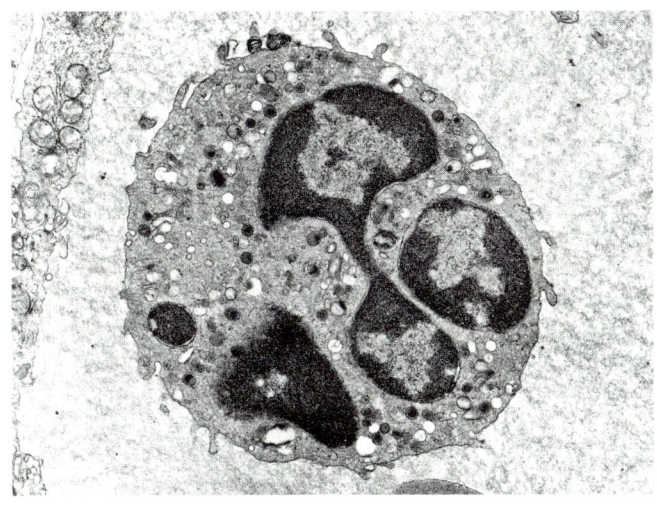

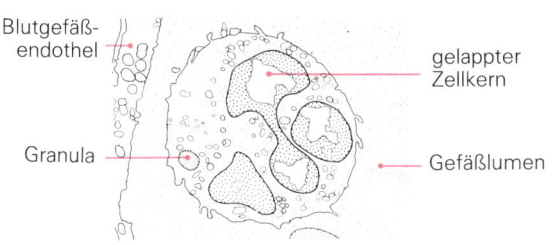

Blutgefäß-endothel

gelappter Zellkern

Granula

Gefäßlumen

Abb. 2.**29** **Ultrastruktur eines Neutrophilen.** Dieser Neutrophile einer Maus liegt innerhalb eines Hautgefäßes. Das neutrophile Zytoplasma enthält primäre und sekundäre Granula von unterschiedlicher Elektronenopazität. 10000×. Mit freundlicher Genehmigung von B. McLaren.

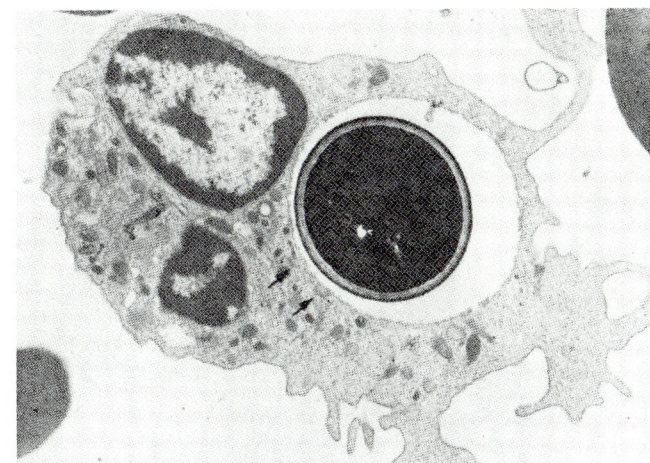

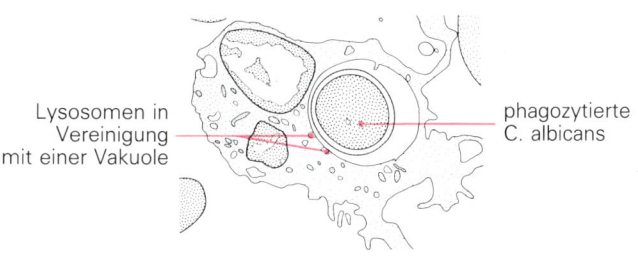

Lysosomen in Vereinigung mit einer Vakuole

phagozytierte C. albicans

Abb. 2.**30** **Elektronenmikroskopische Aufnahme eines Neutrophilen mit phagozytierter Candida albicans.** Man erkennt 2 lysosomale Granula, die mit der pilzhaltigen Vakuole fusionieren. 7000×. Mit freundlicher Genehmigung von Dr. H. Valdimarsson.

nula. In den primären (azurophilen) Granula (Lysosomen) befinden sich Säurehydrolasen, Myeloperoxidase und Muraminidase (Lysozym), während die sekundären oder spezifischen Granula zusätzlich zum Lysozym Lactoferrin enthalten. Diese Granula können im ultrastrukturellen Bereich sichtbar gemacht werden (Abb. 2.**29**). Verdaute Organismen sind in Vakuolen, genannt Phagosomen, eingeschlossen, welche mit den enzymhaltigen Granula verschmelzen und die Phagolysosomen bilden (Abb. 2.**30**).

Eosinophile

Beim gesunden Nichtallergiker stellen die Eosinophilen 2–5% der Leukozyten im Blut (Abb. 2.**31**). So wie die Neutrophilen scheinen sie zur Phagozytose und Abtötung verdauter Mikroorganismen befähigt zu sein, obwohl dies nicht ihre eigentliche Funktion ist. Die Granula im reifen Eosinophilen sind membrangebundene Organellen mit einem „Kristalloid" oder „Kern", der sich in seiner Elektronenopazität von der umgebenden Matrix unterscheidet (Abb. 2.**32**). Eosinophile im menschlichen Blut haben gewöhnlich einen zweigelappten Kern und viele zytoplasmatische Vesikel. Sie besitzen viele Ribosomen, Mitochondrien und Mikrotubuli, was auf ihre metabolische Aktivität hinweist. Eosinophile (ebenso wie Basophile und Mastzellen, die weiter unten beschrieben werden) können auf entsprechende Reize hin degranulieren. Bei der Degranulation verschmelzen die intrazellulären Granula mit der Plasmamembran, und der Inhalt wird nach außen frei-

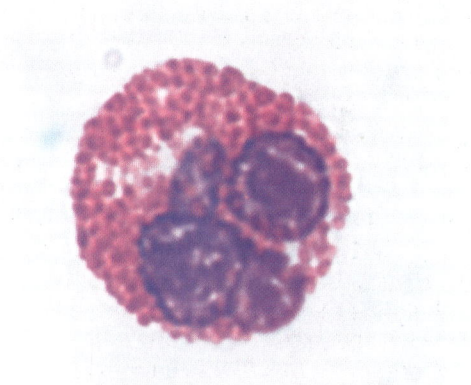

Abb. 2.**31** **Morphologie eines Eosinophilen.** Dieser Granulozytenausstrich zeigt einen Eosinophilen mit gelapptem Zellkern und stark angefärbten zytoplasmatischen Granula. Leishmann-Färbung, 5000×.

gesetzt. Diese Art der Reaktion ist der einzige Weg, den diese Zellen beschreiten können, um ihre „granuläre Bewaffnung" gegen große Zielzellen einzusetzen, welche nicht phagozytiert werden können. Eosinophilen kommt über diesen Mechanismus eine Spezialrolle bei der Immunität gegen Wurminfektionen zu (s. Kap. 17).

Eosinophile werden von Stoffen angelockt, die von T-Zellen, Mastzellen und Basophilen freigesetzt werden (eosinophiler chemotaktischer Faktor der Anaphyla-

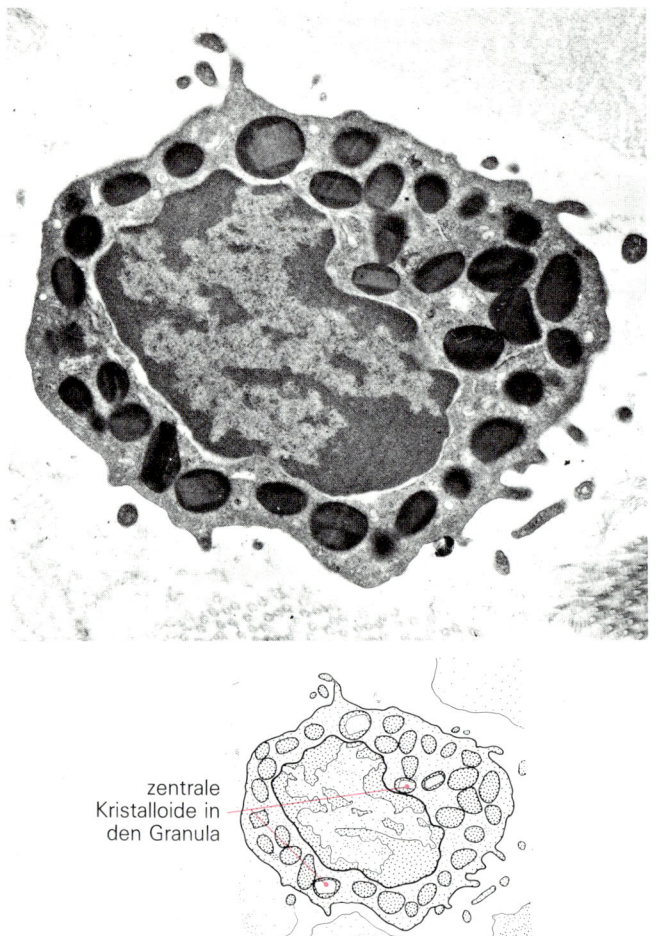

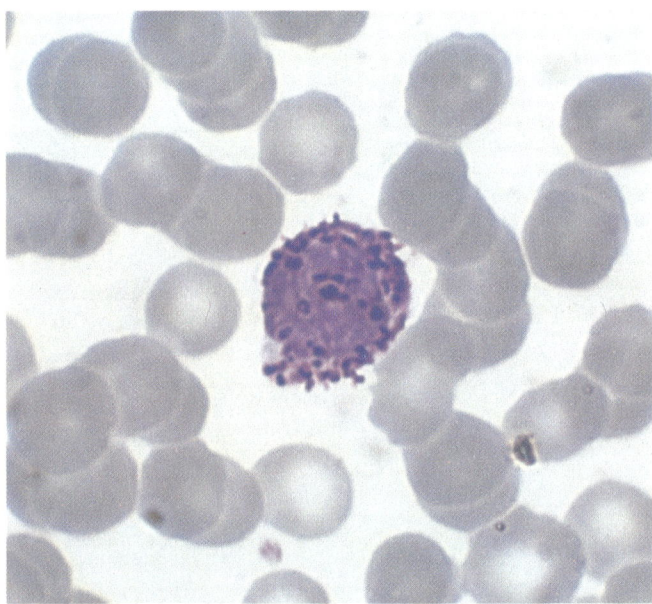

Abb. 2.33 Morphologie eines Basophilen. Dieser Ausstrich zeigt einen typischen Basophilen mit seinen dunkelvioletten Granula. Wright-Färbung, 4500 ×.

zentrale
Kristalloide in
den Granula

Abb. 2.32 Ultrastruktur eines Meerschweincheneosinophilen. Der reife Eosinophile enthält Granula mit zentralen Kristalloiden. 11 500 ×. Mit freundlicher Genehmigung von Dr. A. McLaren.

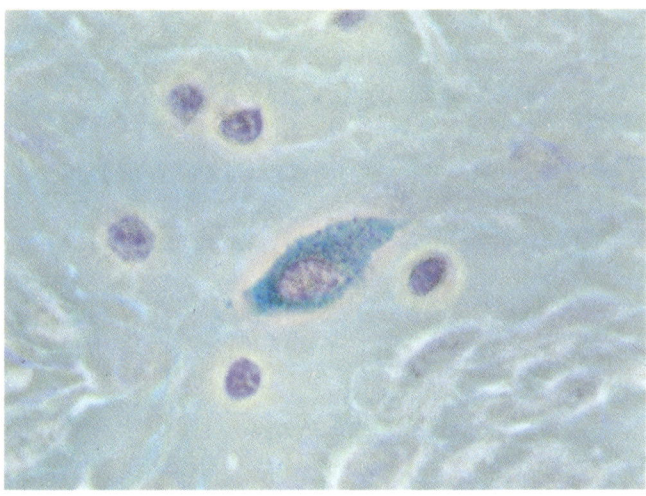

Abb. 2.34 Histologisches Bild einer menschlichen Bindegewebsmastzelle (Darm). Man erkennt das dunkelblaue Zytoplasma mit bräunlichen Granula. Alzianblau und Safranin, 2500 ×.

xie, ECF-A). Sie binden IgG-Antikörper-beschichtete Schistosomiden, degranulieren und setzen ein toxisches Protein frei („major basic protein"). Eosinophile setzen Histaminase und Arylsulphatase frei, womit die Mastzellprodukte Histamin bzw. SRS-A, die „Slow Reactive substance of Anaphylaxis", inaktiviert werden. Insgesamt gesehen haben diese Faktoren die Aufgabe, Entzündungsreaktionen zu dämpfen und die Granulozytenmigration zum Infektionsort zu vermindern.

Basophile und Mastzellen

Basophile finden sich in einer sehr kleinen Anzahl im Kreislauf (weniger als 0,2% der Leukozyten) und sind durch tiefviolette Granula charakterisiert (Abb. 2.33). Die Mastzelle kann in einer ganzen Reihe ihrer Eigenschaften nicht vom Basophilen unterschieden werden, und obwohl beide vom Knochenmark abstammen, ist ihr Verwandtschaftsgrad nicht vollkommen klar. Mastzellen treten in Verbindung mit Schleimhautepithelzellen auf, wo sie offenbar in ihrer Entwicklung von T-Zellen abhängig sind. Des weiteren findet man sie gewöhnlich im Bindegewebe, wo sie T-Zell-unabhängig sind. Lichtmikroskopisch können sie mit Alzianblau sichtbar gemacht werden (Abb. 2.34).

Reife Basophile im Blut haben unregelmäßig verteilte Granula, die Membranen enthalten und von Membranen umgeben sind (Abb. 2.35). Die Granula von Basophilen und Mastzellen enthalten Heparin, SRS-A und ECF-A; diese Substanzen werden auf einen entsprechenden Reiz hin bei der Degranulation freigesetzt. Auslösend ist gewöhnlich ein Allergen, welches spezifische IgE-Moleküle kreuzvernetzt, die an der Oberfläche der Mastzelle oder des Basophilen über den Fc-Rezeptor für IgE gebunden sind (Abb. 2.36). Die bei der Degranulation freiwerdenden pharmakologischen Mediatoren verursachen die unerwünschten Symptome einer Allergie, auf der anderen Seite spielen sie jedoch wahrscheinlich eine positive Rolle bei der Immunität gegen Parasiten. Granulozytenmarker sind in Abb. 2.37 aufgeführt.

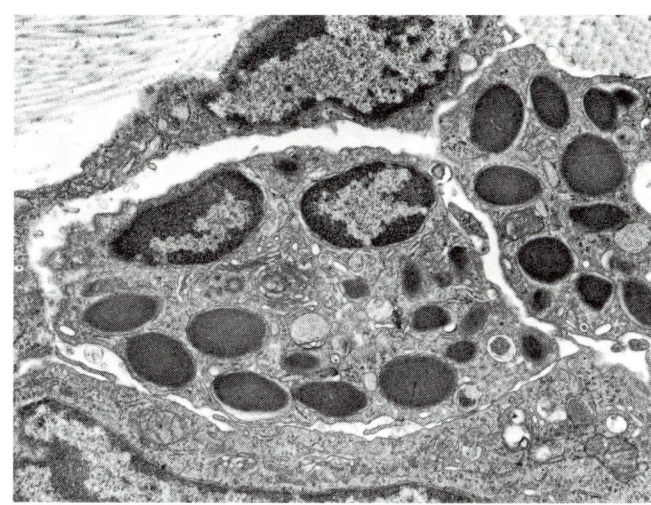

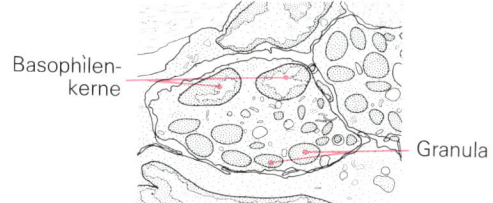

Basophilen-kerne

Granula

Abb. 2.**35 Ultrastruktur eines Basophilen.** In den Basophilen aus der Meerschweinchenhaut sind die charakteristischen randständigen Granula zu erkennen. 10000×. Mit freundlicher Genehmigung von Dr. D. McLaren.

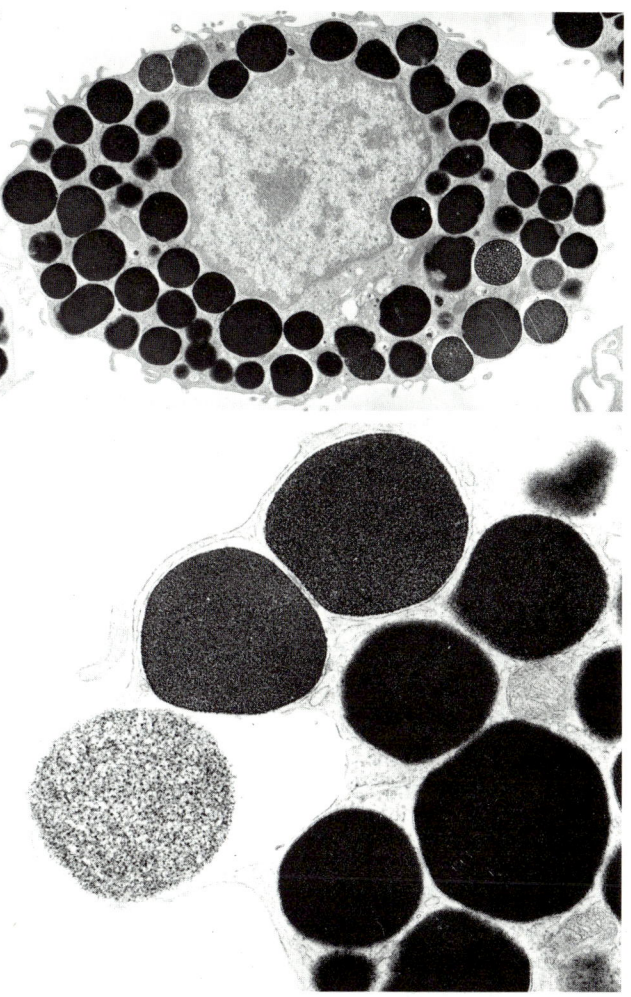

Abb. 2.**36 Elektronenmikroskopische Aufnahme von Mastzellen aus dem Peritoneum der Ratte.** Man erkennt eine noch nicht degranulierte Zelle mit ihren elektronendichten Granula (oben, 6000×), und den Vorgang der granulären Exozytose (unten, 30000×). Mit freundlicher Genehmigung von Dr. T. S. C. Orr.

Thrombozyten

Die letzte Zelle der myeloischen Reihe, die hier vorgestellt werden soll, ist der Thrombozyt. Neben ihrer Aufgabe bei der Blutgerinnung sind die Thrombozyten auch bei der Immunantwort beteiligt, besonders bei der Entzündungsreaktion. Sie besitzen MHC-Produkte der Klasse 1 und Rezeptoren sowohl für IgG als auch für IgE. Blutplättchen leiten sich von großen Megakaryozyten aus dem Knochenmark ab und erscheinen im Elektronenmikroskop granuliert (Abb. 2.**38**). Kommt es zu einer Verletzung des Endothels, lagern sich Thrombozyten an der Endotheloberfläche an und

aggregieren, wobei permeabilitätssteigernde Substanzen und Faktoren freigesetzt werden, die Komplementkomponenten aktivieren und dadurch Leukozyten anlocken.

	$Fc_\varepsilon R$	$Fc_\gamma R$	C3aR	C5aR	CR1	CR3	Peroxidase	saure Phosphatase	alkalische Phasphatase
Neutrophile	–	+	+	+	+	+	+	+	+
Eosinophile	+	+	+?	+	+	+	+	+	
Basophile	+	+	+	+	+	+	+		
Mastzellen	+	+	+	+	+	+		+	+

Abb. 2.**37 Oberflächenmarker auf reifen menschlichen Granulozyten.** Alle Zellen haben Fc-Rezeptoren für IgG (FcγR). Nur Basophile und Mastzellen weisen hochaffine Rezeptoren für IgE (FcεR) auf; Eosinophile besitzen niedrigaffine Rezeptoren. Auf allen Zellen finden sich Rezeptoren für

Komplementkomponenten: Rezeptoren für C3a und C5a dienen der Chemotaxis, Cr1 und Cr3 sind bei der Adhärenz und Phagozytose beteiligt. Die Granula der verschiedenen Zelltypen enthalten unterschiedliche Enzyme.

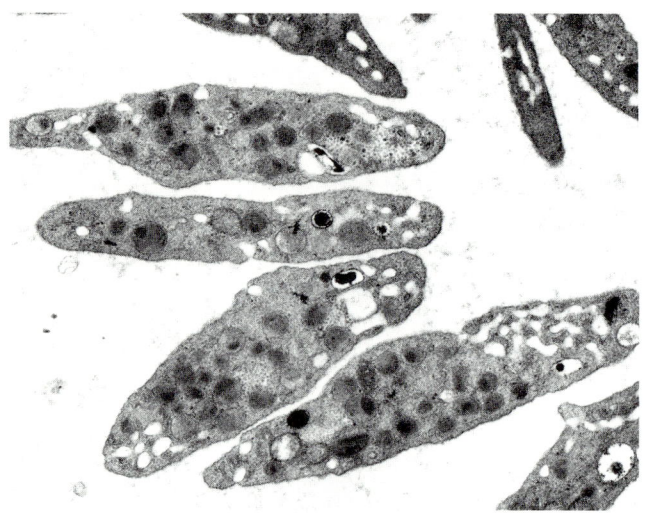

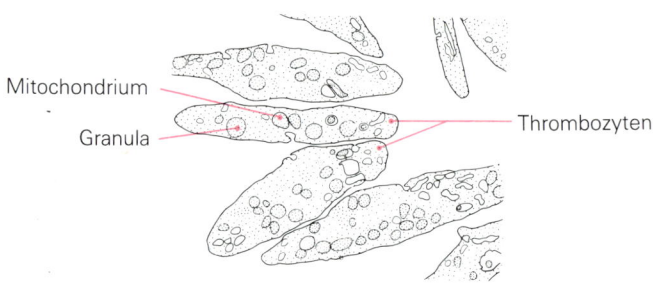

Abb. 2.**38 Ultrastruktur von Thrombozyten.** Die zytoplasmatischen Organellen (Granula und Mitochondrien) sind über die ganze Zelle verteilt. 20 000×. Mit freundlicher Genehmigung von Dr. J. E. White.

Zusammenfassung

Es sind mehrere Zelltypen, an der Immunantwort beteiligt. Einige Zellen besitzen die primitive Grundfunktion der Phagozytose und des intrazellulären Abtötens. Sie kann durch Antikörper und Komplementkomponenten verstärkt werden. Andere, nichtphagozytierende Zellen präsentieren das Antigen dem höher entwickelten Lymphozyten. T- und B-Lymphozyten mit speziellen Funktionen reagieren spezifisch über komplexe zelluläre Interaktionen auf bestimmte Antigendeterminanten. Anders als das primitive Immunsystem von niederen Tieren bildet das Immunsystem der Vertebraten ein Gedächtnis aus. Das heißt, daß eine sekundäre antigene Belastung eine größere und effektivere Antwort hervorruft als der Erstkontakt. Gedächtnis und Spezifität sind Leistungen der Lymphozyten.

3 Das lymphatische System

Um ihre Aufgaben möglichst effektiv erfüllen zu können, sind die an der Immunantwort beteiligten Zellen in Gewebeverbänden und Organen zusammengefaßt. Diese Strukturen bilden in ihrer Gesamtheit das „lymphatische System".

Primäres und sekundäres lymphatisches Gewebe

Das lymphatische System besteht aus Lymphozyten, Epithel- und Stromazellen und kommt entweder als Organ mit einer bindegewebigen Kapsel oder als Anhäufung von diffusem lymphatischem Gewebe vor. Lymphatische Organe enthalten Lymphozyten in verschiedenen Entwicklungsstadien; es werden primäre (zentrale) lymphoepitheliale und sekundäre (periphere) lymphatische Organe unterschieden (Abb. 3.1).

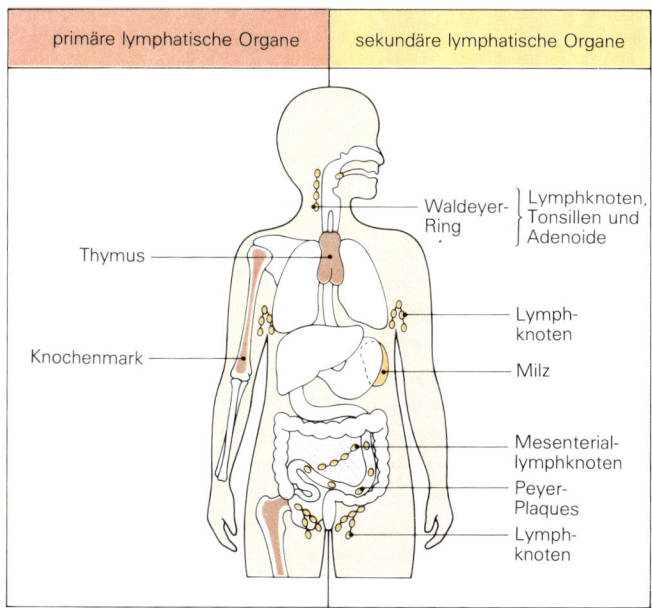

| primäre lymphatische Organe | sekundäre lymphatische Organe |

Thymus
Knochenmark
Waldeyer-Ring — Lymphknoten, Tonsillen und Adenoide
Lymph-knoten
Milz
Mesenterial-lymphknoten
Peyer-Plaques
Lymph-knoten

Abb. 3.1 Die wichtigsten lymphatischen Organe und Gewebe. Im Thymus entstehen T-Zellen, im Knochenmark B-Zellen. Die sekundären lymphatischen Organe und Gewebe enthalten reife T- und B-Zellen sowie akzessorische Zellen. Im Säugerfetus werden B-Zellen anfänglich in der Leber gebildet. Beim erwachsenen Menschen ist das Knochenmark auch ein sekundäres lymphatisches Organ. Lymphknoten finden sich über den ganzen Körper verteilt (in der Abbildung sind nur einige davon angedeutet) und sitzen meist an den Kreuzungsstellen von Lymphgefäßen. Die Lymphknotengruppen der Tonsillen und der Adenoide im Nacken- und Halsbereich bilden den Waldeyerschen Rachenring. Lymphknoten drainieren das Gewebe, und grundsätzlich reagieren Lymphozyten in diesem Bereich gut auf lymphatische Antigene, während lymphatische Milzzellen besser auf Blutantigene ansprechen. Peyersche Plaques sind nichtabgekapselte lymphatische Strukturen im kleinen Intestinum.

Die primären lymphatischen Organe sind der Hauptort der Lymphopoese. Hier differenzieren sich die Lymphozyten aus den Stammzellen der lymphatischen Reihe, proliferieren und reifen zu funktionellen Effektorzellen aus. Bei Säugetieren, wozu auch der Mensch gehört, entstehen T-Lymphozyten im Thymus, die B-Lymphozyten in der fetalen Leber sowie im Knochenmark. Vögel besitzen ein spezielles Organ für die Bildung von B-Lymphozyten, die Bursa fabricii. In den primären lymphatischen Organen werden die Lymphozyten mit spezifischen Antigenrezeptoren ausgestattet, was das Individuum befähigt, sich mit den Antigenen auseinanderzusetzen, mit denen es im Laufe des Lebens konfrontiert wird. Die Lymphozyten lernen, zwischen körpereigenen und körperfremden Antigenen zu unterscheiden. Erstere werden toleriert, Fremdantigene im allgemeinen nicht.

Sekundäre lymphatische Organe sind Lymphknoten, die Milz und Schleimhautstrukturen wie Tonsillen und Peyersche Plaques im Darm. Das Gewebe des sekundären lymphatischen Systems bildet die Umgebung, in welcher die Lymphozyten miteinander und mit den Antigenen reagieren, und es dient dazu, eine angelaufene Immunantwort in Gang zu halten. Diese Aufgaben werden von phagozytierenden Makrophagen, antigenpräsentierenden Zellen und reifen T- und B-Lymphozyten in den sekundären lymphatischen Organen wahrgenommen.

Primäre lymphatische Organe

Thymus

Der Thymus ist bei Säugern zweigelappt und befindet sich im Thorax über dem Herzen und den großen Blutgefäßen. Jeder Lappen ist in Läppchen oder Follikel unterteilt, die voneinander durch Bindegewebstrabekel getrennt sind (Abb. 3.2). Innerhalb eines jeden Läppchens sind die Lymphoidzellen (Thymozyten) in einer äußeren Rindenschicht (Kortex) und einer inneren Markzone (Medulla) angeordnet (Abb. 3.3). Die dicht gepackte Rinde enthält den Großteil der relativ unreifen proliferierenden Zellen, während das Mark die reiferen Zellen beherbergt. Die Läppchen werden von einem Netzwerk von epithelialen Zellen umspannt, die wahrscheinlich eine Rolle beim Differenzierungsprozeß der Stammzellen zu T-Lymphozyten spielen. Zusätzlich sind dem epithelialen Netzwerk vor allem in der Markzone interdigitierende Zellen (aus dem Knochenmark) aufgesetzt. Diesen Zellen, die viele Klasse-2-Antigene des Haupthistokompatibilitätskomplexes enthalten, wird eine wichtige Rolle für den Lernprozeß zugesprochen, Selbstantigene im Thymus zu erkennen: Haupthistokompatibilitätskomplex-(MHC-)Antigene der Klasse 2 sind für das Zusammenspiel der Zellen des Immunsystems wichtig, ebenso für

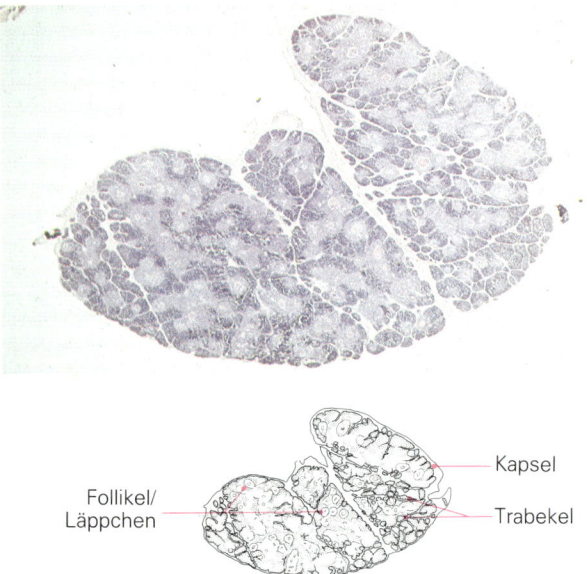

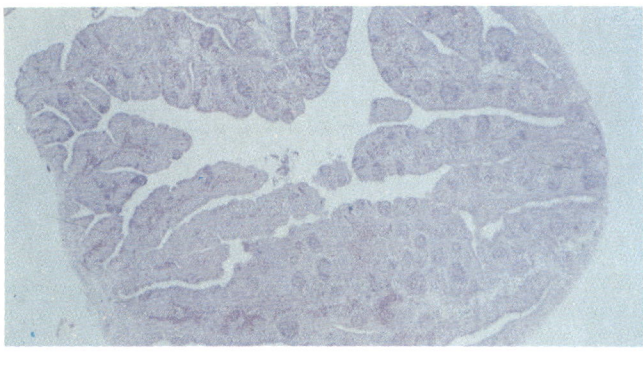

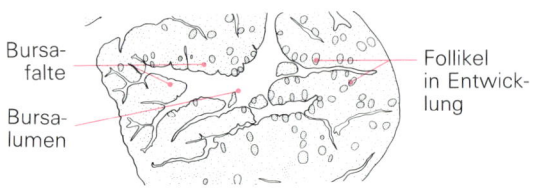

Abb. 3.4 Schnitt durch die folliküläre Struktur der Bursa. Die Bursa fabricii des Vogels ist ein lymphoepitheliales Organ (wie der Thymus) und befindet sich dorsal des Enddarms. Das Lumen der Bursa öffnet sich in die Kloake. Die Bursa besteht aus Falten (Plicae), die in das Zentrallumen ragen; auf ihrer Oberfläche befinden sich Follikel, die in engem Kontakt mit den Epithelialzellen stehen. Wie ein Thymusfollikel teilt sich ein Bursafollikel in eine äußere Rinden- und eine innere Markschicht. Ebenso wie der Thymus atrophiert die Bursa mit zunehmendem Lebensalter. HE-Färbung, 10×.

Abb. 3.2 Die Läppchenstruktur des Thymus im histologischen Schnitt. Diese Übersicht zeigt im Querschnitt eine Kollagenkapsel mit Thymozyten (junge T-Lymphozyten), die in Follikeln und Läppchen organisiert und durch Bindegewebstrabekel voneinander getrennt sind. Hämatoxylin- und Eosinfärbung, 3,5×.

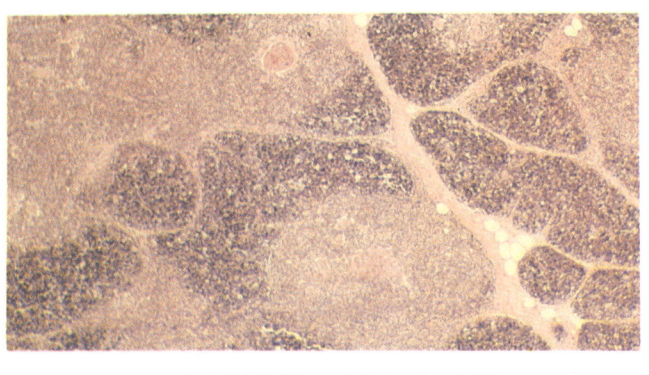

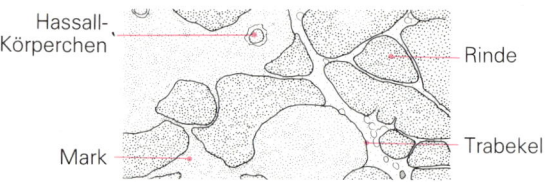

Abb. 3.3 Der histologische Aufbau eines Thymusläppchens. Bei starker Vergrößerung erkennt man zwei Hauptanteile des Läppchens – eine äußere Rindenschicht (Kortex) aus sich schnell teilenden unreifen Zellen und eine innere Markschicht (Medulla) aus reiferen Zellen. Die Hassalschen Körperchen sind Strukturen in der Medulla mit unbekannter Funktion. HE-Färbung, 25×.

zentrales Lumen ragen (Abb. 3.4). Die Follikel der Bursa sind in eine Mark- und eine Rindenschicht unterteilt und liegen am Rand der Falten. Säuger besitzen keine Bursa, dafür aber Inseln von hämatopoetischen Zellen in der fetalen Leber und im fetalen und adulten Knochenmark, aus denen sich direkt B-Lymphozyten entwickeln. Außerdem enthält das erwachsene Knochenmark viele reife T-Zellen und antikörperproduzierende Plasmazellen: Es ist beim Menschen also auch ein wichtiges sekundäres lymphatisches Organ.

Sekundäre lymphatische Organe

Nachdem die Lymphozyten in den primären lymphatischen Organen gebildet wurden, wandern sie in die sekundären peripheren Organe aus; diese „Migration" ist Teil des „Lymphozytenverkehrs", der zwischen den Organen stattfindet. Zu den sekundären lymphatischen Organen gehören die gut organisierten verkapselten Lymphknoten und die Milz, und nichtverkapselte, über den ganzen Körper verteilte Ansammlungen von lymphatischem Gewebe. Ein Großteil dieses lymphatischen Gewebes findet sich auf Schleimhautoberflächen und wird im Englischen als MALT (mucosa associated lymphoid tissue) des Darmes, des Respirations- und Urogenitaltraktes bezeichnet. In Verbindung mit dem Verdauungstrakt wird auch die Abkürzung GALT (gut associated lymphoid tissue) verwendet.

die Erkennung eines Antigens durch Helfer-T-Zellen. Im Thymusmark finden sich Hassallsche Körperchen. Ihre Funktion ist unbekannt; sie scheinen degenerierte Epithelialzellen zu enthalten.

Bursa fabricii und ihr Säugeräquivalent

Bei Vögeln entwickeln sich B-Zellen in der Bursa fabricii, daher der Name „B-"Zellen. Die Bursa ähnelt einem modifizierten Darmstück mit Falten, die in ein

Milz

Die Milz liegt im oberen linken Quadranten des Abdomens hinter dem Magen und nahe dem Zwerchfell. Sie

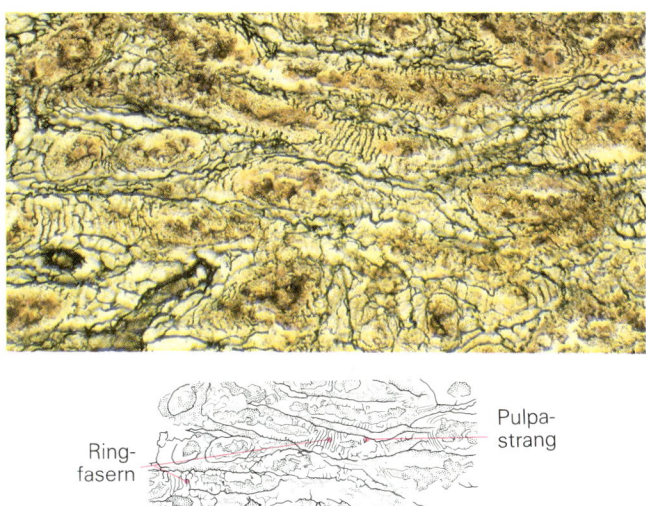

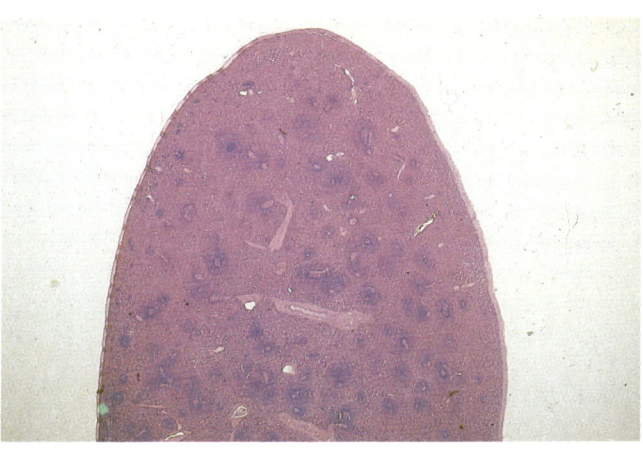

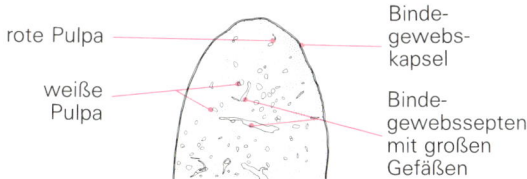

Abb. 3.5 Schnitt durch das Bindegewebegerüst der Milz. In der starken Vergrößerung ist auf dem retikulingefärbten Milzpräparat der Aufbau der roten Pulpastränge und der Ringfasern zu erkennen, die als Gerüst die phagozytierenden Makrophagen unterstützen. 125×.

Abb. 3.6 Zellulärer Aufbau der Milz. Auf dem Milzquerschnitt erkennt man in der Lupenvergrößerung das lymphatische Gewebe in der weißen Pulpa rings um die Arteriolen. Dieses lymphatische Gewebe in der periarteriolären lymphatische Scheide – „periarteriolar lymphoid sheath" (PALS) – ist leicht von der roten Pulpa der Milz zu unterscheiden. Die Aufgabe der roten Pulpa besteht hauptsächlich in der Beseitigung von verbrauchten Erythrozyten, enthält aber auch einige Lymphozyten und Plasmazellen. HE-Färbung, 7×.

wird von einer kollagenen Kapsel umgeben, von der aus feine Muskelzüge in das Parenchym des Organs einstrahlen. Zusammen mit dem retikulären Bindegewebe stabilisieren diese Trabekel die Integrität des Organs (Abb. 3.5). Es gibt zwei Haupttypen des Milzgewebes: die rote Pulpa, die hauptsächlich für den Abbau von verbrauchten Erythrozyten zuständig ist, und die weiße Pulpa, die das lymphatische Gewebe enthält (Abb. 3.6). Die Hauptmasse des lymphatischen Gewebes ist um eine Zentralarteriole herum angeordnet und bildet die periarterioläre lymphatische Scheide (perarteriolar lymphoid sheath: PALS). Die PALS besteht aus T- und B-Zell-Arealen, wobei sich die T-Zellen um die Zentralarteriole herum finden, während die B-Zellen hinter dieser Zone sitzen. Die B-Zellen können entweder als primäre, „nichtstimulierte" Follikel oder als sekundäre, „stimulierte" Follikel (mit einem Keimzentrum) vorliegen (Abb. 3.7). Abb. 3.8 zeigt ein schematisches Diagramm der Milz, in dem die Strukturen der PALS in Beziehung zur Blutversorgung dargestellt sind. Dendritische retikuläre Zellen und phagozytierende Makrophagen können auch in Keimzentren gefunden werden. Spezialisierte Makrophagen sitzen in der Marginalzone – also in der Nähe der PALS. Diese Zellen sind, zusammen mit den dendritischen follikulären Zellen der Primärfollikel, dafür zuständig, daß den B-Zellen Antigen präsentiert wird. Lymphozyten stehen mit der PALS über die kapillären Verästelungen der Zentralarteriolen in der Marginalzone in Verbindung; in dieser Zone halten sich sowohl T- als auch B-Zellen auf. Einige Lymphozyten, vor allem reifende Plasmablasten können über Brücken die Marginalzone überqueren und in die rote Pulpa einwandern. Die rote Pulpa besteht aus Sinus, die von phagozytierenden Makrophagen, Lymphozyten und vor allem Plasmazellen gesäumt sind (Abb. 3.9).

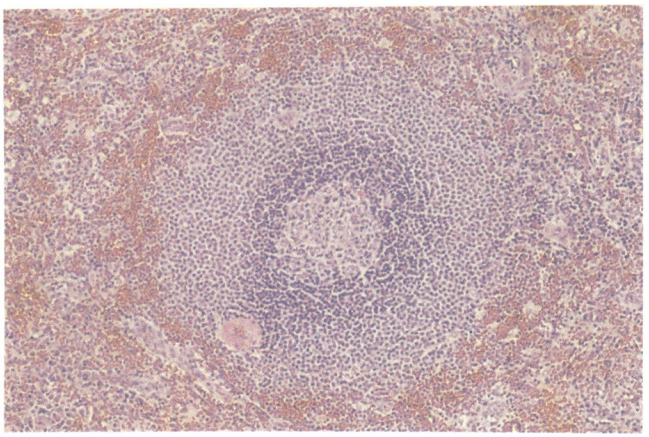

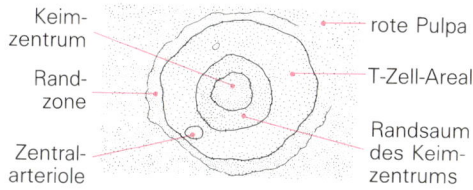

Abb. 3.7 Die periarterioläre lymphatische Scheide (PALS). Die starke Vergrößerung zeigt eine Ansammlung von lymphatischem Gewebe in der Umgebung einer Arteriole. Die T-Zellen finden sich direkt neben der Zentralarteriole, im B-Zell-Areal ist ein Keimzentrum zu erkennen. In „nichtstimuliertem" Zustand besteht das B-Zell-Areal aus Primärfollikeln. Das lymphatische Gewebe ist von der roten Pulpa durch die Marginal-(oder Rand-)Zone getrennt. Diese enthält Blutgefäße und ist die Eintrittspforte für Lymphozyten aus dem Blut in die lymphatischen Areale der Milz. HE-Färbung, 125×.

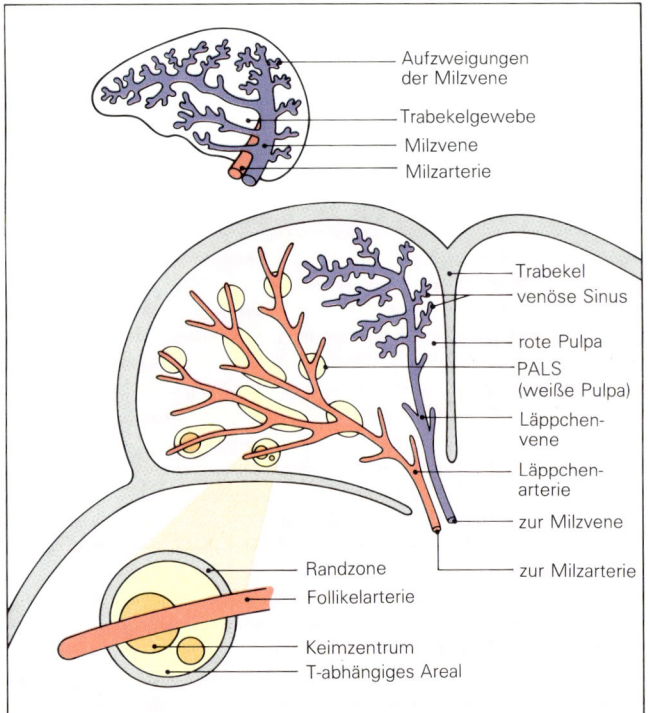

Abb. 3.8   Aufbau eines Milzläppchens. Die rote Pulpa enthält ein retikuläres Netzwerk, von Makrophagen flankierte Milzstränge und venöse Sinus, die in die Läppchenvene einmünden. Die Arteriolen werden von lymphatischem Gewebe der weißen Pulpa umscheidet, die T- und B-Zellen, sowie Makrophagen und spezialisierte antigenpräsentierende Zellen enthält. In der periarteriolären lymphatischen Scheide befinden sich Keimzentren. Das lymphatische Gewebe ist von der Marginalzone umgeben, die spezialisierte antigenpräsentierende Zellen, Makrophagen und langsam rezirkulierende B-Zellen enthält.

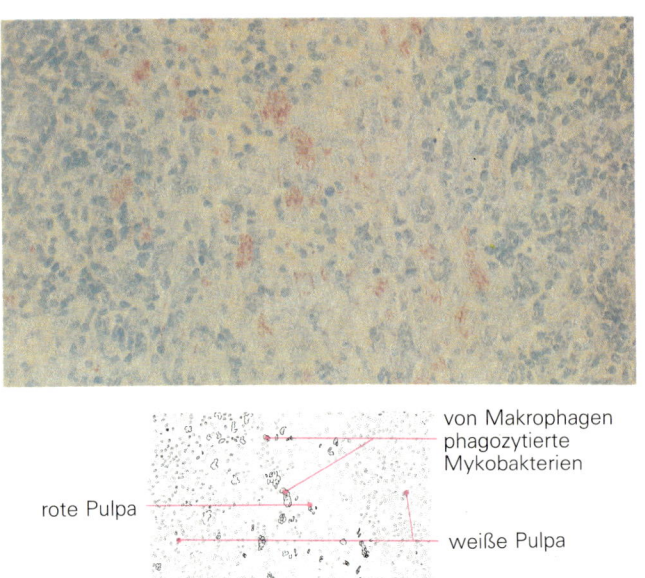

Abb. 3.9   Milzpräparat mit Makrophagen in der roten Pulpa. Im Blut werden Mikroorganismen von Makrophagen der roten Milzpulpa eingefangen, die zum retikuloendothelialen System gehört. Die starke Vergrößerung zeigt intravenös injizierte Mykobakterien, die von Makrophagen der roten Pulpa phagozytiert worden sind. Modifizierte Ziehl-Neelsen-Färbung, 125×. Mit freundlicher Genehmigung von Dr. I. Brown.

Lymphknoten und Lymphsystem

Lymphknoten bilden einen Teil des Netzwerks, in welchem Antigene aus der Gewebsflüssigkeit oder Lymphe während ihrer Passage von der Peripherie zum Ductus thoracicus herausgefiltert werden (Abb. 3.10). Menschliche Lymphknoten haben einen Durchmesser von 1 bis 25 mm, sind rund oder nierenförmig und weisen eine Eindellung auf, den Hilus, durch den Blutgefäße in den Knoten eintreten und ihn verlassen. Lymphknoten finden sich häufig an Aufzweigungen von Lymphgefäßen. Abb. 3.11 zeigt einen Schnitt durch einen typischen Lymphknoten, der, wie die Milz, von einer kollagenen Kapsel umgeben ist, die sich in das Organinnere hineinzieht. Die radialen Trabekel unterstützen zusammen mit den retikulären Fasern die verschiedenen zellulären Komponenten innerhalb des Lymphknotens. Der Lymphknoten ist aus einem B-Zell-Areal (Kortex), einem T-Zell-Areal (Parakortex) und der zentralen Medulla zusammengesetzt, wie in Abb. 13.12 schematisiert dargestellt ist. Der Parakortex enthält viele antigenpräsentierende Zellen (interdigitierende Zellen), die eine große Anzahl von Klasse-2-Antigenen des Haupthistokompatibilitätskomplexes auf ihrer Oberfläche tragen. Die Hauptmasse des lymphatischen Gewebes findet sich im Kortex und Parakortex. Ein Teil des lymphatischen Gewebes erstreckt sich bis zu den Bindegewebssträn-

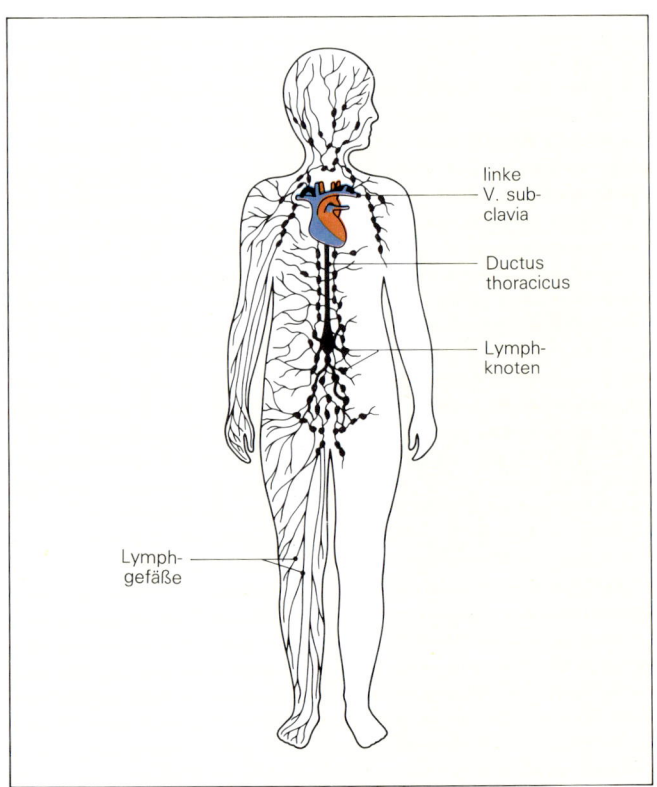

Abb. 3.10   Netzwerk der Lymphknoten. Lymphknoten sitzen an Kreuzungspunkten von Lymphgefäßen und bilden ein vernetztes System, durch das aus dem Gewebe ausgetretene Lymphe drainiert und gefiltert wird. Es gibt oberflächliche und viszerale Lymphknoten, die den Abfluß aus den inneren Organen übernehmen. Schließlich sammelt sich die Lymphe im Ductus thoracicus, der in die linke V. subclavia und somit in den Blutkreislauf mündet.

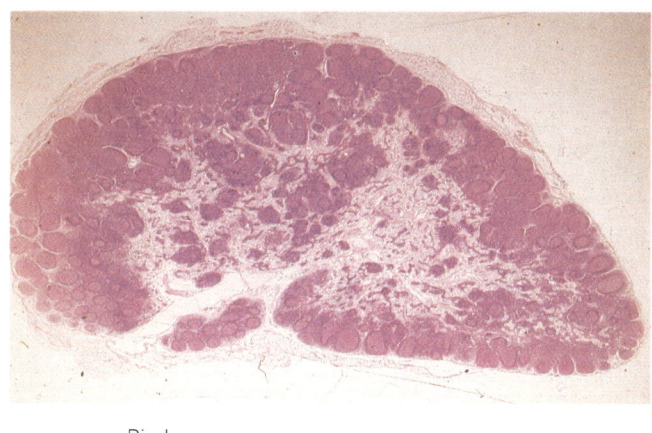

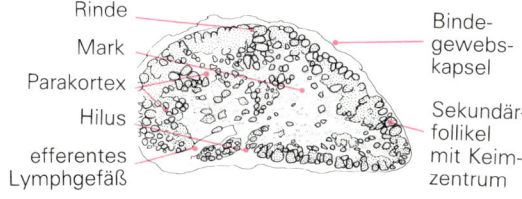

Abb. 3.11 Schnitt durch einen Lymphknoten. Der Lymphknoten ist von einer bindegewebigen Kapsel umgeben und zeigt eine dreiteilige Struktur: den Kortex oder Rinde (B-Zell-Areal), den Parakortex (T-Zell-Areal) und das Mark oder Medulla mit Strängen von lymphatischem Gewebe (T- und B-Zell-Areal). HE-Färbung, 5×. Mit freundlicher Genehmigung von Mr. C. Symes.

gen der Medulla. Diese medullären Stränge sind durch große Sinus unterteilt und enthalten den größten Teil der Plasmazellen des Lymphknotens (Abb. 3.13). Dazu findet man noch Abräum-("scavenger"-)Phagozyten entlang dieser Fasern in der Medulla. Während der Lymphpassage vom afferenten zum efferenten Ende des Lymphknotens werden partikuläre Antigene durch diese phagozytierenden Zellen entfernt (Abb.

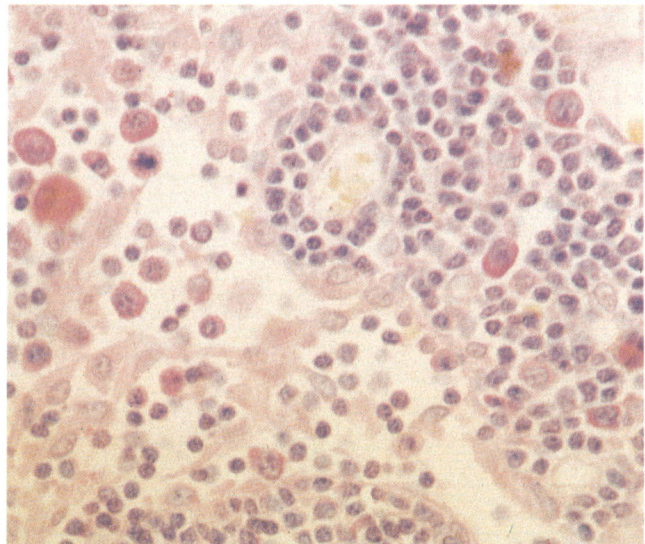

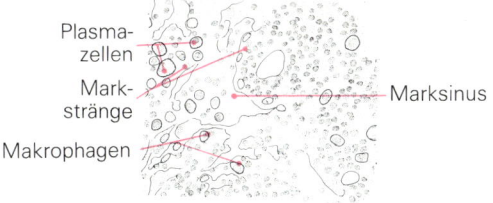

Abb. 3.13 Schnitt durch das Lymphknotenmark mit Plasmazellen und phagozytierenden Makrophagen. Die starke Vergrößerung zeigt typische Plasmazellen in den medullären Strängen und Sinus. In dem Ausschnitt sind auch rezirkulierende Makrophagen zu erkennen. Methylgrün-Pyronin-Färbung, 200×.

3.14). Der Kortex enthält Aggregate von B-Zellen (primäre oder sekundäre Follikel), während T-Zellen primär im Parakortex lokalisiert sind. Wenn ein Hautareal von einem T-Zellen-abhängigen Antigen ange-

Abb. 3.12 Der Aufbau eines Lymphknotens. Unter der Kollagenkapsel liegt der subkapsuläre Sinus, der von phagozytierenden Zellen gesäumt wird. Lymphozyten und Antigene (wenn vorhanden) treten aus dem umgebenden Gewebe oder benachbarten Lymphknoten über afferente Lymphbahnen in den Sinus ein. Der Kortex enthält Ansammlungen von B-Zellen (Primärfollikel), meistens mit einem Fokus der aktiven Proliferation (Keimzentren in Sekundärfollikeln). Im Parakortex finden sich hauptsächlich T-Zellen, oft in enger Nachbarschaft zu den interdigitierenden Zellen (antigenpräsentierende Zellen). Jeder Lymphknoten verfügt über eine eigene arterielle und venöse Versorgung. Aus dem Blutkreislauf treten Lymphozyten über spezialisierte Gefäße mit hohem Endothel ("high endothelial venule":

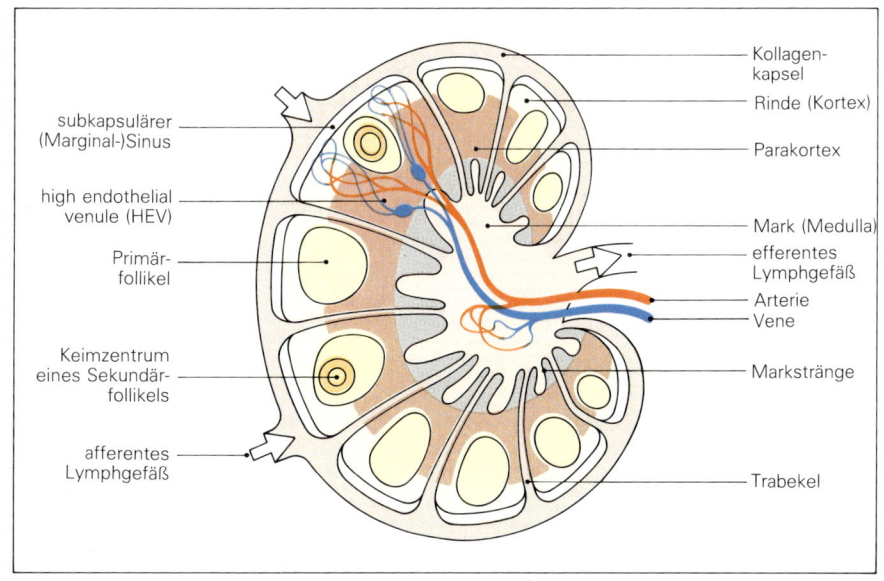

HEV) in den Parakortex des Lymphknotens ein. Das Mark enthält T- und B-Zellen, die meisten Plasmazellen des Lymphknotens sind in Form von lymphatischen Strängen organisiert. Lymphozyten können nur über die efferenten Lymphbahnen den Lymphknoten verlassen.

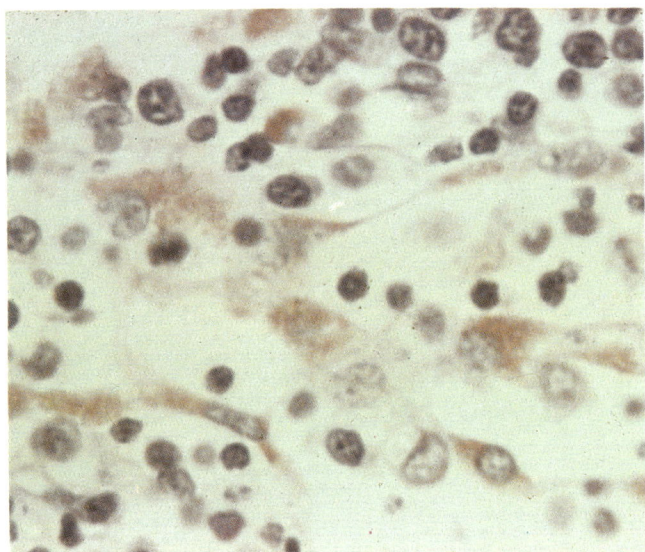

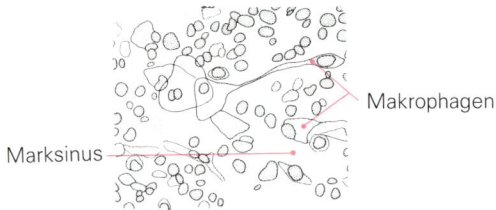

Makrophagen

Marksinus

Abb. 3.14 Phagozytierende Makrophagen im Lymph-knotenmark. Die Makrophagen entlang der Markstränge können nach Aufnahme des Farbstoffs, Lithiumkarminrot (Gegenfärbung mit Hämatoxylin) sichtbar gemacht werden. 330×.

griffen wird, reagiert der Lymphknoten dieses Abfluß-gebietes mit einer aktiven T-Zell-Proliferation im Para-kortex (Abb. 3.15). Auf der anderen Seite weisen Patienten mit angeborener Thymusaplasie (DiGeorge-Syndrom) und thymuslose Nacktmäuse oder Ratten weniger Zellen im Parakortex auf als normal (Abb. 3.16).

Keimzentren oder sekundäre Follikel finden sich in antigenstimulierten Lymphknoten. Sie ähneln den Keimzentren in den B-Zell-Arealen der Milz-PALS. Die proliferative Aktivität innerhalb der Keimzentren hängt vom Alter des Zentrums ab: Junge Zentren enthalten viele Zentroblasten (Follikelzentrumzellen), während in alten Zentren nur wenige gesehen werden. Die Areale mit aktiver Proliferation sind von einem Lymphozytensaum umgeben (Abb. 3.17). Die B-Lym-phozyten in diesem Areal besitzen viele Oberflächen-antikörper der IgD-Klasse, wie die immunhistochemi-sche Färbung zeigt (Abb. 3.18). In einigen sekundären Follikeln ist dieser verdickte Saum oder „Corona" zur Kapsel des Knotens hin ausgerichtet. Sekundäre Folli-kel enthalten dendritische antigenpräsentierende Zel-len und Makrophagen, dazu noch einige T-Zellen und natürliche Killerzellen (Abb. 3.19). Diese, zusammen mit spezialisierten Marginalsinusmakrophagen, schei-nen eine Rolle in der Entwicklung der B-Zell-Antwort und vor allem des B-Zell-Gedächtnisses zu spielen, was wahrscheinlich die primäre Funktion der Keimzentren ist. Proliferierende B-Zellen innerhalb der Keimzen-tren zeigen klare Kernumrisse, was bei der Abgren-zung gegenüber der malignen lymphoproliferativen Entartung nützlich ist (s. Kap. 2).

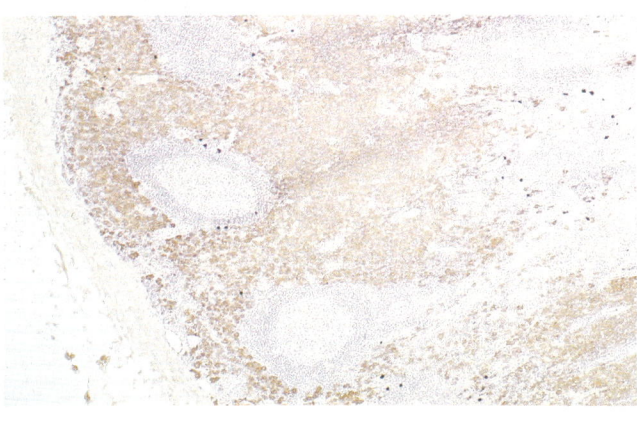

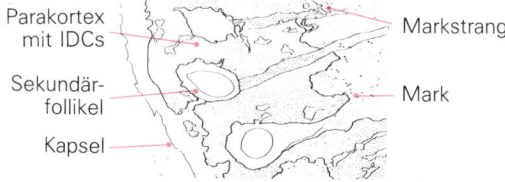

Parakortex mit IDCs

Sekundär-follikel

Kapsel

Markstrang

Mark

Abb. 3.15 Proliferation im Parakortex. Dieser Schnitt zeigt einen Hautlymphknoten eines Patienten mit chroni-schem Ekzem. Antigene, die in die Haut eingedrungen sind, werden von normalerweise in der Haut vorhandenen antigen-präsentierenden Zellen – den Langerhans-Zellen – zu den Lymphknoten im Einzugsgebiet gebracht. Diese Zellen fin-den sich als „verschleierte" („veiled") Zellen in den affe-ren-ten Lymphbahnen und später im Parakortex als interdigitie-rende Retikulumzellen (IDC), wo sie mit enzymgekoppelten monoklonalen Antikörpern angefärbt werden können. Eine Proliferation von T-Zellen als Antwort auf spezifische Anti-gene führt zu einer Expansion des Parakortex. Gegenfärbung mit Hämatoxylin, 40×.

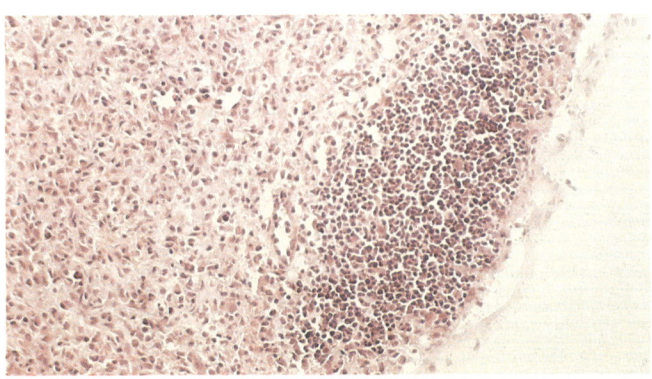

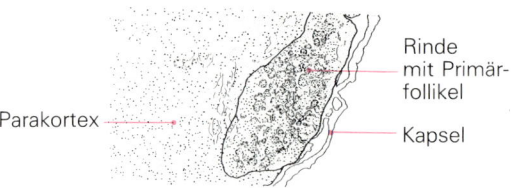

Parakortex

Rinde mit Primär-follikel

Kapsel

Abb. 3.16 Schnitt durch den Lymphknoten einer konge-nital athymischen Nacktmaus mit Schwund des Para-kortex. Die starke Vergrößerung des Lymphknotens einer „T-losen" Maus zeigt nur wenige Zellen im T-abhängigen Parakortex. Es finden sich jedoch viele interdigitierende Reti-kulumzellen im Parakortex dieses Lymphknotens. Die Rinde ist ebenfalls schwach entwickelt, da für die Organisation von Follikeln T-Zellen benötigt werden. HE-Färbung, 125×. Mit freundlicher Genehmigung von Dr. H. Dockrell.

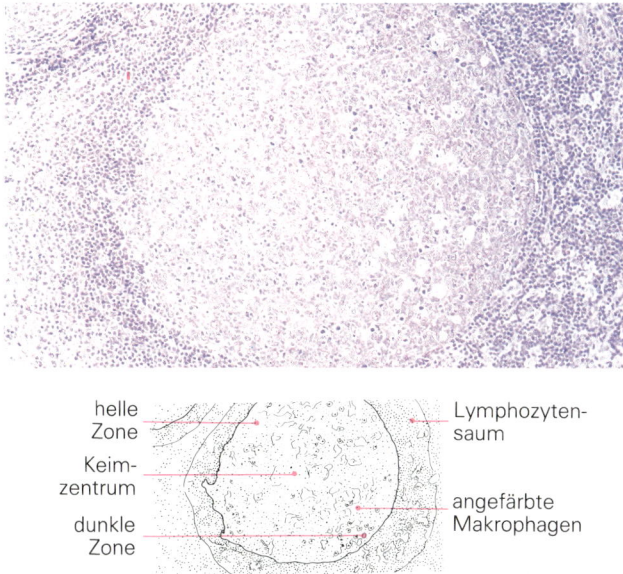

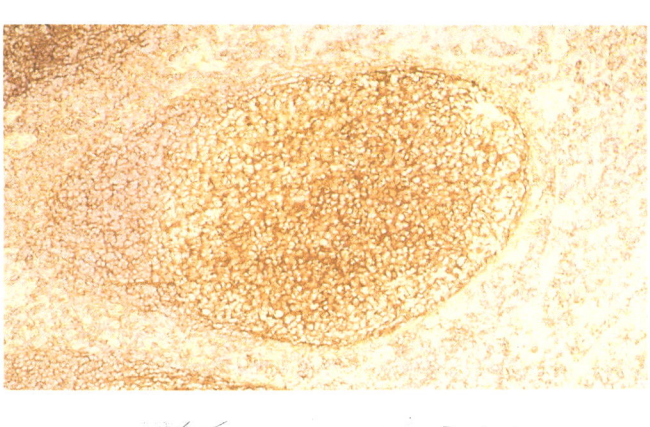

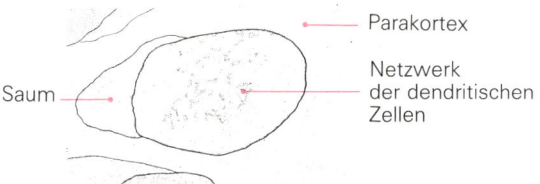

helle Zone
Keimzentrum
dunkle Zone
Lymphozytensaum
angefärbte Makrophagen

Abb. 3.17 Schnitt durch einen sekundären Lymphfollikel mit Keimzentrum. Dieses menschliche Lymphknotenkeimzentrum enthält aktiv proliferierende B-Zellen. Man erkennt eine hellere Zone und einen dunkleren, proliferierenden Anteil, der die anfärbbaren Makrophagen enthält. Der Randsaum – oder Korona – besteht aus kleinen ruhenden Lymphozyten. Giemsa-Färbung, 40×.

Parakortex
Netzwerk der dendritischen Zellen
Saum

Abb. 3.19 Netzwerk der retikulären Zellen im sekundären Lymphfollikel. Dieses Lymphknotenkeimzentrum ist mit peroxidasemarkierten monoklonalen Antikörpern gegen dendritische Zellen und Makrophagen angefärbt. Die Retikulumzellen reichen bis in den Randsaum. Gegenfärbung mit Hämatoxylin, 40×.

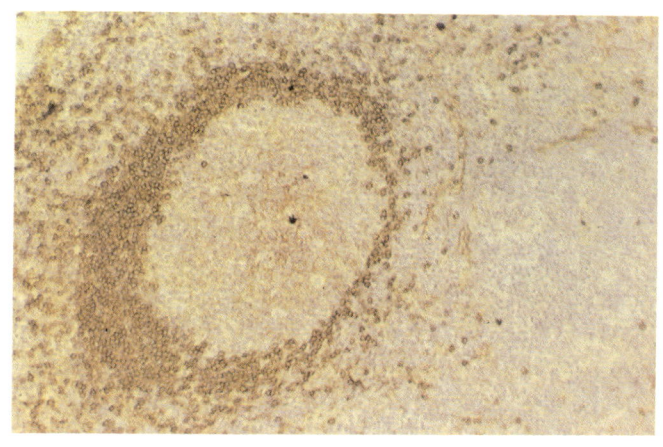

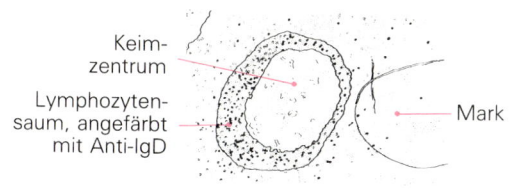

Keimzentrum
Lymphozytensaum, angefärbt mit Anti-IgD
Mark

Abb. 3.18 Sekundärer Lymphfollikel mit lymphozytärem Randsaum um das Keimzentrum. Starke Vergrößerung des Keimzentrums eines menschlichen Lymphknotens, der mit Meerrettichperoxidase-markierten antihumanen IgD-Antikörpern gefärbt ist. Im Zentrum selbst befinden sich nur wenige IgD-positive Zellen (beide Bereiche enthalten aber IgM-positive Zellen). 40×.

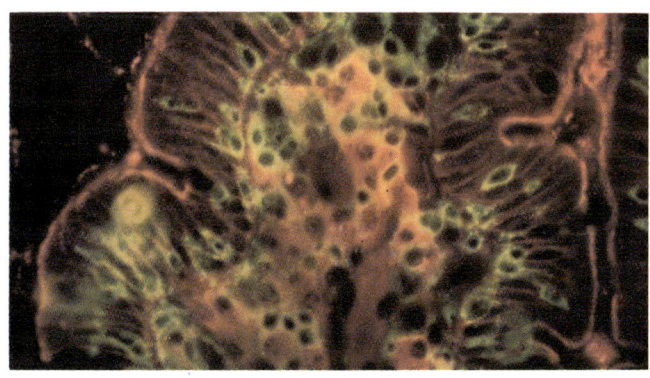

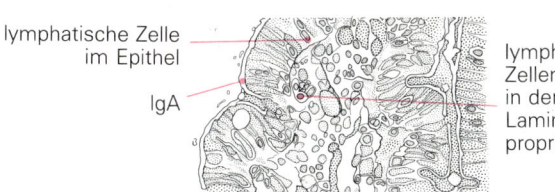

lymphatische Zelle im Epithel
IgA
lymphatische Zellen in der Lamina propria

Abb. 3.20 MALT im menschlichen Jejunum. Lymphatische Zellen im Epithel und in der Lamina propria fluoreszieren grünlich (Verwendung eines antileukozytären monoklonalen Antikörpers, 2D1). Die rote Färbung des Zytoplasmas stammt von den Anti-IgA-Antikörpern, mit denen Plasmazellen in der Lamina propria und IgA im Schleim dargestellt werden können. Mit freundlicher Genehmigung von Professor G. Janossy.

Lymphatisches Gewebe auf Schleimhäuten (mucosal associated lymphoid tissue: MALT)

Verstreut liegende Ansammlungen von nicht verkapseltem lymphatischem Gewebe kommen in vielen Organen vor, vor allem in der Submukosa des Gastro-intestinal-, Respirations- und Urogenitaltraktes. Diese Systeme stellen normalerweise die Haupteintrittspforten für fremde Mikroorganismen in den Körper dar. Die lymphatischen Zellen finden sich entweder als diffuse Aggregate oder als organisierte Knoten mit Keimzentren. Die Abb. 3.20 zeigt eine diffuse Akkumulation von lymphatischem Gewebe in der Lamina propria der Darmwand. Die Peyerschen Plaques des unteren Ileums sind am deutlichsten bei jungen Tieren ausgeprägt und enthalten häufig Sekundärfollikel (Abb. 3.**21**). Das über den Peyerschen Plaques lie-

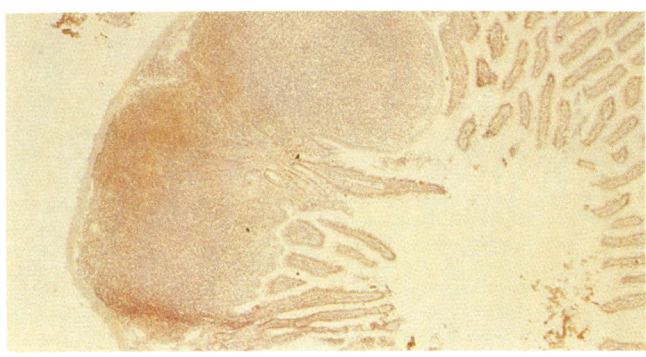

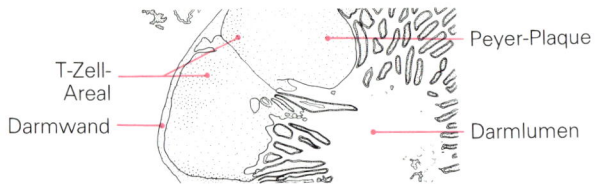

Peyer-Plaque

T-Zell-Areal

Darmwand

Darmlumen

Abb. 3.**21** **Peyersche Plaques im MALT eines Mäuseileums.** Der Schnitt zeigt lymphatisches Gewebe, das in der Darmwand in Form von Peyerschen Plaques organisiert ist. Die T-Zell-Areale sind mit peroxidasemarkierten monoklonalen Antikörpern gegen Thy1-Antigen auf der T-Zelle gefärbt. Gegenfärbung mit Hämatoxylin, 40×. Mit freundlicher Genehmigung von Dr. E. Andrew.

gende Darmepithel ist darauf spezialisiert, Antigene in das lymphatische Gewebe hineinzulassen, und wahrscheinlich auch sekretorisches IgA auszuschleusen. Sekretorisches IgA ist ein Antikörper, der Schleimhautmembranen passieren kann und diese vor Infektion schützt. Beim Menschen enthalten die Tonsillen eine beachtliche Menge von lymphatischem Gewebe mit meist vielen Keimzentren (Abb. 3.**22**). Ähnliche Anhäufungen von lymphatischem Gewebe finden sich an den Bronchien (Abb. 3.**23**) und im Urogenitaltrakt. Mukosaassoziiertes lymphatisches Gewebe ist wichtig für die lokale Immunantwort auf Schleimhautoberflächen.

Lymphozytenkreislauf

Die Migration der Lymphozyten vom primären zum sekundären lymphatischen Gewebe wurde bereits beschrieben. Sind die Lymphozyten im sekundären Gewebe angelangt, bleiben sie nicht einfach dort, sondern viele ziehen über das Blut und die Lymphe von einem lymphatischen Organ zum anderen. Die Wege des Kreislaufs sind in Abb. 3.**24** aufgezeichnet. Obwohl einige Lymphozyten den Blutkreislauf über jede beliebige Venule verlassen könnten, werden als Austrittspforten spezialisierte postkapilläre Venulen, die ein hohes Epithel tragen (high endothelial venule: HEV), bevorzugt (Abb. 3.**25**). In den Lymphknoten befinden sich die HEV hauptsächlich im Parakortex; rezirkulierende Lymphozyten nehmen mit den säulenförmigen kubischen Epithelzellen der HEV Kontakt auf und

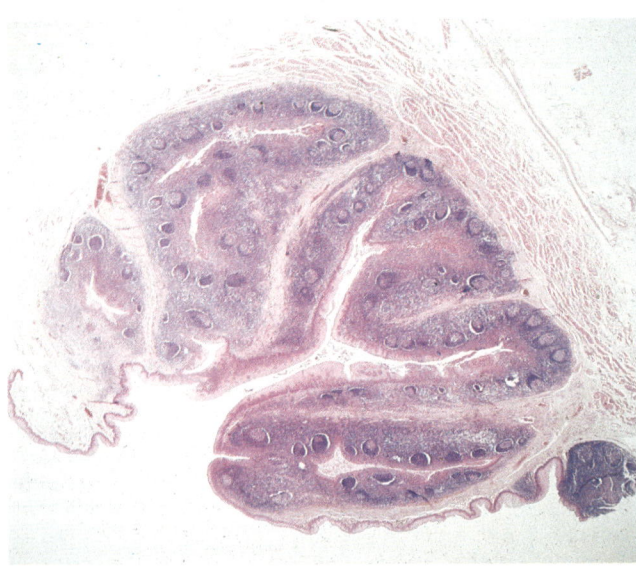

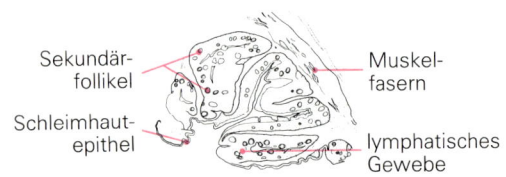

Sekundär-follikel

Schleimhaut-epithel

Muskel-fasern

lymphatisches Gewebe

Abb. 3.**22** **MALT in der menschlichen Tonsille.** Die Übersichtsvergrößerung zeigt eine große Anzahl von Keimzentren, wie sie häufig im lymphatischen Gewebe der Tonsille gefunden werden. HE-Färbung, 4×. Mit freundlicher Genehmigung von Mr. C. Symes.

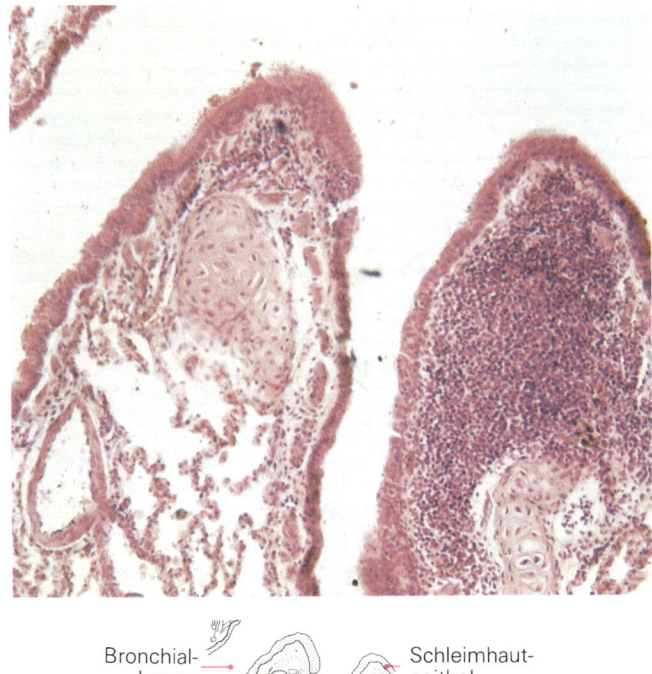

Bronchial-lumen

Alveolar-raum

Schleimhaut-epithel

Lymphozyten

Knorpel

Abb. 3.**23** **MALT im Lungenpräparat.** Auf diesem Schnitt ist eine diffuse Ansammlung von Lymphozyten in der Bronchialwand zu erkennen. HE-Färbung, 40×.

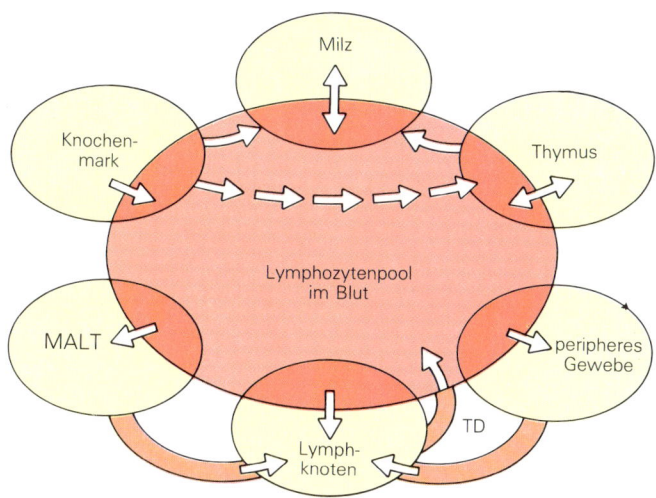

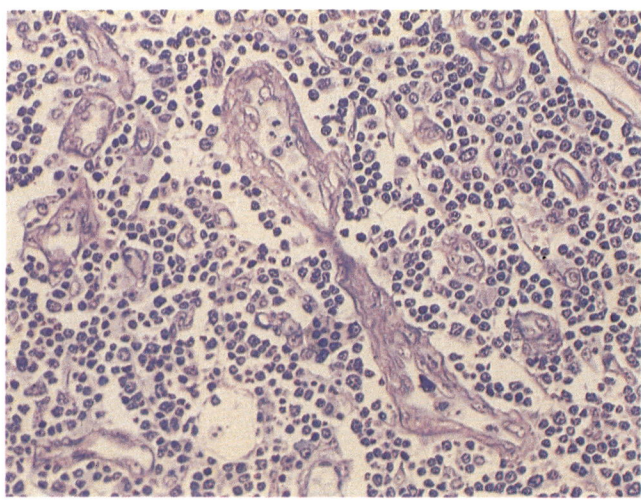

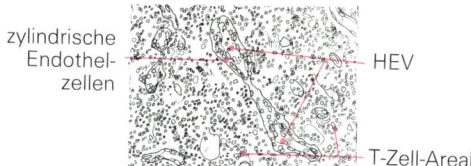

Abb. 3.**24 Verkehrsfluß der Lymphozyten.** Die Lymphozyten eines erwachsenen Tieres werden über den Kreislauf (rot) und die Lymphgefäße (orange) zu den verschiedenen Organen transportiert. Die Lymphozyten können das Endothel (Pfeile) bestimmter Organe passieren und „parken" zeitweilig in verschiedenen Organen, die lymphatisches Gewebe enthalten. Neugebildete T- und B-Lymphozyten wandern in peripheres Gewebe aus, wo sie ihre funktionelle Reifung durchmachen. Lymphozyten verlassen das Gefäßsystem über das hohe Endothel der MALT-Venule und andere Stellen der Peripherie. Über afferente Lymphbahnen, Lymphknoten, efferente Lymphbahnen und schließlich über den Ductus thoracicus (TD) können sie über den venösen Schenkel wieder in den Blutstrom gelangen.

Abb. 3.**25 Venule mit hohem Endothel im Lymphknoten.** In der starken Vergrößerung des Parakortex eines Lymphknotens sind die spezialisierten säulenförmigen hohen Endothelzellen entlang der HEV zu erkennen, über die Lymphozyten den Blutkreislauf verlassen und in den Lymphknoten übertreten. Giemsa-Färbung, 180×.

treten zwischen ihnen hindurch (Abb. 3.**26**). In den Lymphknoten geschieht der Wiedereintritt der Lymphozyten in den Kreislauf über die efferenten Lymphbahnen, welche über den Ductus thoracicus in die linke V. subclavia münden. Einige Lymphozyten, vor allem T-Zellen, kommen über die afferenten Lymphbahnen aus dem Einzugsgebiet des Lymphknotens; dies ist normalerweise der Weg, über den Antigene den Lymphknoten erreichen.

Unter normalen Bedingungen findet zwischen den Lymphknoten ein ständiger aktiver Austausch von Lymphozyten statt, aber wenn ein Antigen einen Lymphknoten eines Tieres erreicht, das bereits auf dieses Antigen sensibilisiert ist, gibt es einen vorübergehenden Verkehrsstau, der etwa 24 Stunden dauert. Dann werden antigenspezifische Lymphozyten in denjenigen Lymphknoten festgehalten, welche die Antigenquelle drainieren; vor allem Blastenzellen scheinen nicht zu rezirkulieren, sondern an einem Ort zu verharren.

Lymphozyten wandern über die HEV auch in nicht verkapseltes lymphatisches Gewebe wie Tonsillen und Peyersche Plaques ein und ziehen von dort zu den afferenten Lymphbahnen der drainierenden Lymphknoten. In der Milz läuft der Hauptstrom des Lymphozytenverkehrs aus dem Kreislauf über die Kapillaren der Marginalzone der PALS. Der Abfluß mündet über Kanäle, welche die Marginalzone überbrücken, in die Milzvenen.

Pro Stunde wandern auf diesem Weg etwa 1–2% aller rezirkulierenden Lymphozyten. Insgesamt hat dieser

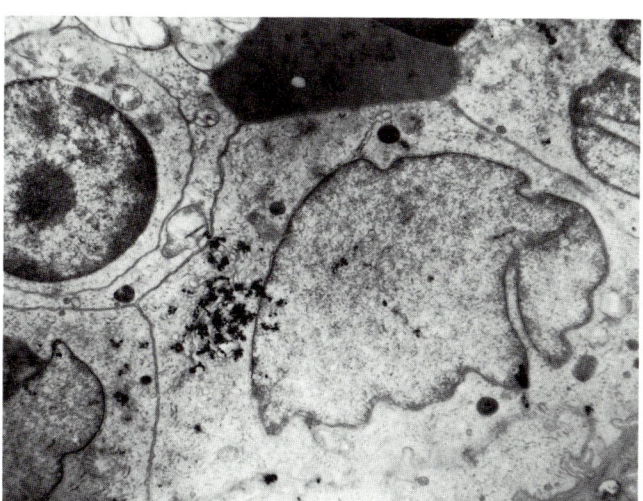

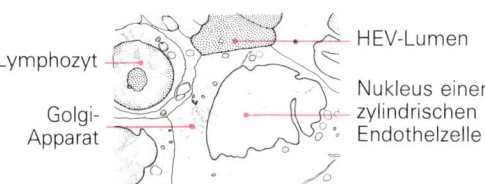

Abb. 3.**26 Elektronenmikroskopische Aufnahme einer Venule mit hohem Endothel im thymusabhängigen Areal eines Lymphknotens.** Es ist ein Lymphozyt zu erkennen, der gerade die spezialisierte Kapillarwand passiert. Die hohe Endothelzelle ist mit ^{35}S markiert, über dem Golgi-Apparat sind Granula zu erkennen. 5000×. Mit freundlicher Genehmigung von Professor W. L. Ford.

Vorgang den Sinn, daß eine große Anzahl von antigen-spezifischen Lymphozyten in der Mikroumgebung der peripheren lymphatischen Organe Kontakt mit ihren Antigenen aufnehmen kann. Dies ist besonders wichtig, da lymphatische Zellen monospezifisch sind und nur eine begrenzte Anzahl von Lymphozyten fähig ist, eine bestimmte antigene Form zu erkennen. Außer ihrer Spezifität für ein bestimmtes Antigen haben Lymphozyten auch bevorzugte Aufenthaltsorte, die sie zielgerichtet ansteuern. Z. B. werden zum Darm gehörige Lymphozyten über darmspezifische HEV selektiv transportiert, andere über spezifische HEV in das Lungengewebe usw.

4 Haupthistokompatibilitätskomplex

Schon lange weiß man, daß der Erfolg einer Bluttransfusion davon abhängt, ob die Blutgruppen der roten Blutzellen von Spender und Empfänger zusammenpassen. In seiner Rede zur Verleihung des Nobelpreises im Jahre 1931 brachte Landsteiner zur Sprache, daß noch andere „Blutgruppen" beim Angehen oder bei der Abstoßung von anderen transplantierten Geweben beteiligt sind. Aufgrund dieser Idee identifizierte Gorer eine Gruppe von Antigenen bei der Maus und beobachtete, daß die Überlebenszeit eines Transplantates merklich verlängert war, wenn sie zueinander paßten. Der Name Histokombatibilitätsantigene wurde für diese bei der Transplantatabstoßung beteiligten Antigene geprägt. Es wurde auch beobachtet, daß die Produkte einer bestimmten Region des Genoms beim Abstoßungsprozeß eine vorherrschende Rolle spielen. Diese Region ist der Haupthistokompatibilitätskomplex (major histocompatibility complex: MHC), der bei der Maus H-2 genannt wird und auf dem Chromosom 17 lokalisiert ist. Analoge Haupthistokompatibilitätssysteme konnten bei allen bisher untersuchten Säugerspezies gefunden werden. Beim Menschen ist der Haupthistokompatibilitätskomplex der HLA-Gen-Komplex auf dem Chromosom 6. Eine Rekombination zwischen den Endpunkten des Genkomplexes tritt beim Menschen in etwa einem Prozent auf, wie aus Familienstudien bekannt ist, woraus berechnet werden kann, daß HLA ungefähr $\frac{1}{3000}$ des gesamten Genoms besetzt. Dies bedeutet, daß es Platz für mehrere hundert individuelle Gene gibt. Nachdem der Haupthistokompatibilitätskomplex ursprünglich als Mitverursacher der Transplantatabstoßung entdeckt wurde, weiß man heute, daß Proteine, die in dieser Region produziert werden, in vielen Bereichen der immunologischen Erkennung eine Rolle spielen, so z. B. bei der Interaktion zwischen verschiedenen lymphatischen Zellen oder auch zwischen Lymphozyten und antigenpräsentierenden Zellen.

Erblichkeit von MHC-Genen

Ein Individuum ererbt ein mütterliches und ein väterliches Chromosom 6, d. h. ein HLA-haploider Genotyp (Haplotyp) stammt von je einem Elternteil ab. Da ein MHC viele Genloci trägt, und innerhalb der Loci ein großer Polymorphismus herrscht, weist eine normale Population eine sehr große Anzahl von verschiedenen Haplotypen auf. Viele der genetischen Studien über den MHC sind an Inzuchtmäusen durchgeführt worden.

Inzuchtmäuse

In einer normalen ausgezüchteten Population ist das mütterliche Chromosom nicht identisch mit dem gleichzahligen väterlichen Chromosom: Die genetische Analyse von derart komplizierten Systemen wie dem MHC wird sehr vereinfacht, wenn Tiere mit identischen Chromosomen von jedem Elternteil (ingezüchtete Tiere) zur Verfügung stehen, da ja die Nachkommen dieser Tiere einen identischen Autosomensatz (nichtgeschlechtliche Chromosomen) in allen ihren Gameten, und deshalb die Nachkommen einen voraussagbaren Genotypus aufweisen werden.

Ein ingezüchteter Mäusestamm entsteht, wenn wiederholt über mehrere Generationen hinweg die jeweiligen Geschwister gepaart werden. Durchschnittlich 50% der

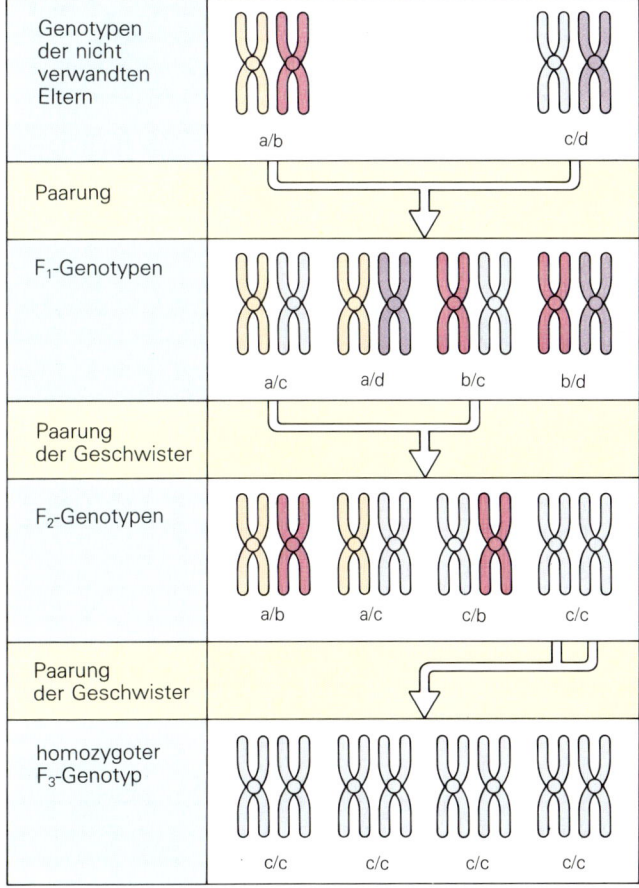

Abb. 4.1   Bildung eines Mäuseinzuchtstammes mit ausgezüchteten Elterntieren. Die Elterntiere einer normalen ausgezüchteten Population weisen Unterschiede im gleichen Chromosomenlocus auf, d. h. sie haben verschiedene Haplotypen (a/b und c/d). Ein F_1-Individuum erbt von jedem Elternteil einen Haplotyp, so daß in jeder F_1-Generation vier mögliche Genotypen auftreten können. Die Kreuzung zweier F_1-Individuen (z. B. a/c und b/c) ergibt F_2-Nachkommen, von denen einige identische Haplotypen (c/c) besitzen. Wenn diese weitergezüchtet werden, besitzen deren Nachkommen (F_3) alle einen identischen Satz von Autosomen – c/c. Bei diesem vereinfachten Schema wurde nur ein einziges Chromosom homozygot – für einen identischen Satz aller Autosomen muß die Inzucht über etwa 20 Generationen weitergeführt werden.

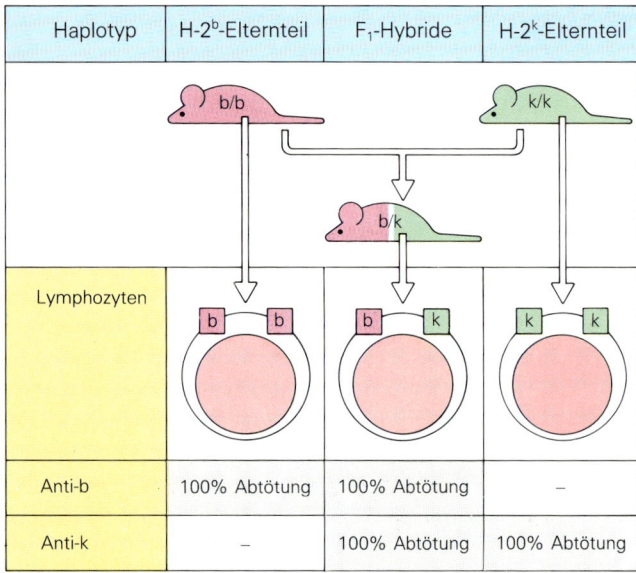

Haplotyp	H-2ᵇ-Elternteil	F₁-Hybride	H-2ᵏ-Elternteil
Lymphozyten	b b	b k	k k
Anti-b	100% Abtötung	100% Abtötung	–
Anti-k	–	100% Abtötung	100% Abtötung

Abb. 4.**2 Kodominante Expression von MHC-Antigenen.** Mäuse zweier verschiedener Genotypen, b/b (Stamm vom Haplotyp H-2ᵇ) und k/k (Stamm vom Haplotyp H-2ᵏ), werden gekreuzt. (In diesem Schema werden MHC-Antigene von Lymphozytenoberflächen durch Vierecke dargestellt.) Antiserum gegen Lymphozyten eines Elternteils (Anti-b, Anti-k) tötet die Lymphozyten der F₁-Hybriden ab. Folglich besitzt der F₁-Hybride den Genotyp b/k, und seine Zellen exprimieren die Histokompatibilitätsantigene beider Eltern.

Chromosomen in zwei Säuglingen aus einer Auszucht werden erwartungsgemäß identisch sein. Werden zwei F₁-Nachkommen gekreuzt, gibt es eine 25%ige Chance (50% × 50%), daß ein bestimmtes Chromosomenpaar in dieser F₂-Nachkommenschaft identisch sein wird. Kreuzt man zwei solcher F₂-Mäuse, werden deren sämtliche Nachkommen identische Paare dieses bestimmten Chromosomes aufweisen (Abb. 4.**1**). Mit dieser Methode der wiederholten Inzucht kann man unter Umständen erreichen, daß sämtliche Chromosomenpaare identisch werden. Ingezüchtete Individuen weisen identische Haplotypen auf den H-2-Genloci beider Chromosomen auf. F₁-Hybriden zwischen zwei solchen ingezüchteten Stämmen exprimieren (d. h. tragen) die Histokompatibilitätsantigene von beiden elter-

lichen Linien – die Expression von MHC-Antigenen ist also kodominant (Abb. 4.2).

Arrangement der MHC-Gene

Wie schon erwähnt, enthält der MHC-Gen-Komplex eine große Anzahl individueller Gene, und obwohl der Komplex als ganzes ähnliche Funktionen bei den verschiedenen Tierarten ausübt, variiert die genaue Verteilung der Gene innerhalb des MHC von Spezies zu Spezies. Z. B. teilt sich bei Mäusen der H-2-Komplex in vier Regionen auf: K, I, S und D.

Ursprünglich wurden die verschiedenen Genloci auf dem MHC durch funktionelle und serologische Analysen identifiziert, und seit kurzem verfügt man über komplette genetische Landkarten vom MHC der Maus. Damit konnte geklärt werden, welche Loci bestimmte Polypeptide kodieren, aber man weiß immer noch nicht genau, auf welche Weise die Polypeptide und Proteine die Funktionen des MHC erfüllen. Da die meisten der MHC-kodierten Proteine ursprünglich durch serologische Analysen identifiziert wurden, werden sie häufig MHC-Antigene genannt.

Von ihrer Struktur und Funktion her kann man drei verschiedene Gattungen von MHC-Proteinen unterscheiden. Proteine der Klasse 1 bestehen aus zwei Polypeptiden. Das größere Peptid wird durch den MHC kodiert und ist nicht kovalent mit dem Polypeptid β₂-Mikroglobulin assoziiert, welches außerhalb des MHC kodiert wird. Proteine der Klasse 2 bestehen aus zwei nichtkovalent assoziierten Peptiden, den α- und den β-Ketten; beide sind vom MHC kodiert. Proteine der Klasse 3 sind jene Komplementfaktoren, die vom MHC kodiert werden. Es gibt zusätzliche Genloci, die nicht zum H-2-Komplex gehören (der TLA-Komplex), die auch Proteine der Klasse 1 kodieren, und da diese offensichtlich immunologische Funktionen erfüllen, sind sie ebenfalls auf der genetischen Landkarte der Regionenverteilung in Abb. 4.3 mit aufgeführt.

Beim Menschen gibt es die Hauptregionen D, B, C und A (Abb. 4.4). Es scheint, daß die A- und B-Regionen beim Menschen Funktionen ausüben, die analog den K- und D-Regionen bei der Maus sind, d. h. sie fungieren als Erkennungsmoleküle auf Zelloberflächen, die von zytotoxischen T-Zellen erkannt werden können. Die D-Region beim Menschen ist offensichtlich analog

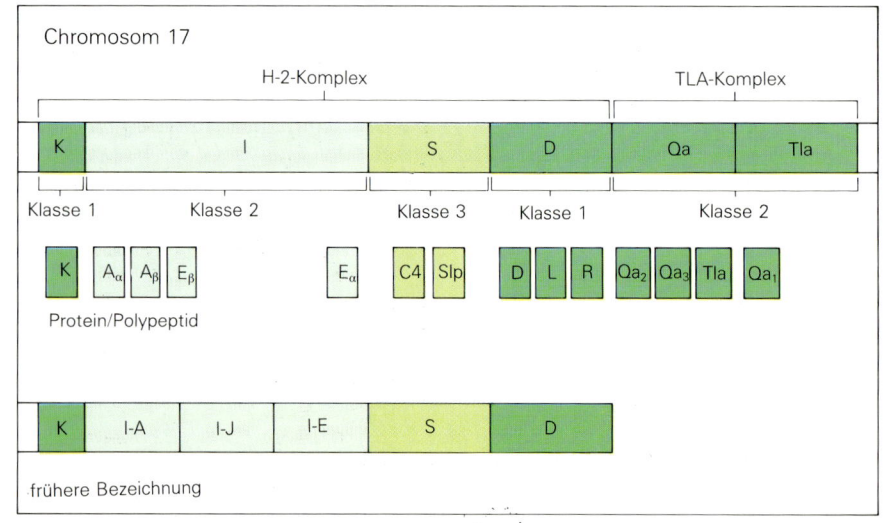

Abb. 4.**3 Der MHC der Maus.** Die Genkartierung der Region des Chromosoms 17 bei der Maus zeigt die H-2- und TLA-Genkomplexe. Die Komplexe sind in Regionen unterteilt, welche die jeweiligen Polypeptide herstellen. Dunkelgrün: Klasse-1-Proteine, türkis: Klasse-2-Proteine, hellgrün: Klasse-3-Proteine (das sind die Komplementkomponenten). Früher wurde aufgrund der Funktion und Serologie die I-Region weiter unterteilt. Die I-A-Region entspricht offenbar dem Anteil, der Aβ, Aα und Eβ kodiert. Die I-J-Region scheint kein Polypeptid zu kodieren und ist deswegen umstritten. Die I-E-Region (auch genannt I-E/C) enthält das Eα-Gen.

Abb. 4.**4** **Der MHC des Menschen.**
Genkartierung der Region des Chromosoms 6 des Menschen mit Darstellung des HLA-Genkomplexes. Die Regionen B, C und A kodieren Klasse-1-
Moleküle, Region D kodiert α- und
β-Ketten der Klasse-2-Proteine, SB,
DC und DR (mit den Spezifitäten DP,
DQ oder DR – s. Abb. 4.**11**). Die Region zwischen D und B kodiert Klasse-
3-(Komplement)-Proteine einschließlich der Tandemallele von C4 und den
Genen für C2 und Faktor B (Bf). Wo die
genaue Zuordnung zu den Genen nicht
feststeht, sind die Polypeptide in Klammern gesetzt.

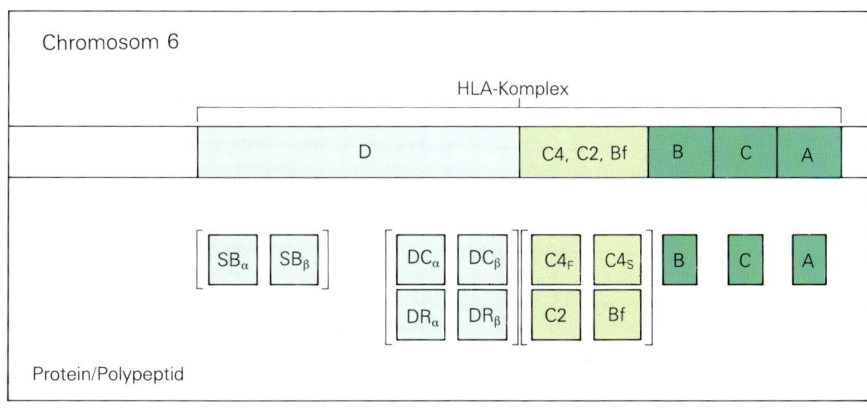

zur I-Region bei der Maus und enthält Gene für Proteine der Klasse 2, die bei der Zusammenarbeit und
Interaktion zwischen Zellen des Immunsystems beteiligt sind. Produkte der I-Region bei der Maus nennt
man I a-Antigene; die gleiche Bezeichnung wird für
Antigene verwendet, die von der menschlichen
D-Region kodiert werden. Man hat gefunden, daß die
Stärke einer Immunantwort bei der Maus teilweise von
den Immunantwortgenen abhängt (Ir-Genen; immune
response: Ir), die sich auf der H-2I-Region befinden.
Der enorme strukturelle Polymorphismus des MHC,
der bei allen untersuchten Tieren zu finden ist, wird im
Kapitel 13 abgehandelt.

Zelluläre Verteilung von MHC-Antigenen

Beim Menschen tragen grundsätzlich alle kernhaltigen
Zellen in unterschiedlichem Ausmaß die Antigene der
A, B und C-Regionen; die Antigene jedoch, die von
der D-Region kodiert werden, haben ein eingeschränktes Verteilungsmuster, ebenso die analogen Antigene
der I-Region bei der Maus. Antigene der I-Region gibt
es nur auf B-Lymphozyten, Makrophagen, Monozyten und möglicherweise auf Epithelialzellen; einige
I-Region-Antigene kommen auf Suppressor-T-Zellen
vor, einige aktivierte menschliche T-Zellen weisen
auch Antigene der Klasse 2 auf (Abb. 4.**5**).

MHC-Subregion		Gewebeverteilung des Antigens
H-2	**HLA**	
K, D, L	A, B, C	alle kernhaltigen Zellen und Thrombozyten, Erythrozyten (Maus)
I-A I-E	D	B-Lymphozyten Makrophagen Monozyten epitheliale Zellen (?) Melanomzellen aktivierte T-Zellen (Mensch)
I-J		Suppressor-T-Lymphozyten

Abb. 4.**5** **Die Gewebeverteilung der MHC-Antigene.** Wie
in Abb. 4.**4** bezeichnet die dunkelgrüne und türkise Färbung
der Kästchen analoge Funktionen der H-2- und HLA-Antigene. Es ist zu beachten, daß menschliche Erythrozyten
keine HLA-A-, B- oder C-Antigene tragen, die den H-2k-,
D- und L-Antigenen auf Erythrozyten von Mäusen entsprechen. Die Gene der I-A- und I-E-Regionen der Maus kodieren die Klasse-2-Ia-Antigene. Ein Produkt der I-J-Region
konnte nicht gefunden werden, man weiß aber, daß diese
Region mit der Suppressor-T-Zell-Funktion zu tun hat.

Rekombination zwischen Inzuchtstämmen

In seltenen Fällen kommt es zu einem Crossing-over
innerhalb der H-2-Region der F_1-Mäuse von Eltern
zweier Inzuchtstämme mit unterschiedlichen Haplotypen. Diese Varianten enthalten Chromosomen, deren
H-2-Regionen nur in einigen Abschnitten denen der
Eltern entsprechen. Zuchtlinien, die von diesen
Varianten abstammen, waren besonders nützlich bei
der Zuordnung der H-2-Region zur jeweiligen MHC-
Funktion, indem es z. B. möglich war, Zellen in einen
Empfänger zu transplantieren, der sich vom Spender
nur durch eine kleine Subregion von H-2 unterscheidet. In Abb. 4.**6** sieht man Beispiele von Linien, die
sich von einer Rekombination zwischen zwei Inzuchtlinien ableiten.

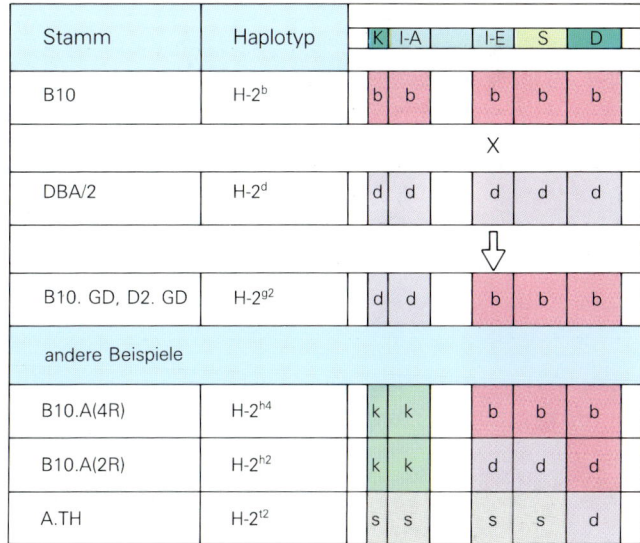

Abb. 4.**6** **H-2-Regionen einiger Rekombinanten von
Mäusestämmen.** Der Haplotyp eines Inzuchtstamms (z. B.
H-2^b und H-2^d) und die zugehörigen Polypeptide der MHC-
Regionen stehen in der Abbildung in derselben Horizontal-
reihe. Die Kreuzung von F_1-Nachkommen zweier ingezüchteter Stämme (H-2^b und H-2^d) führt manchmal zu einem
Crossing-over in der I-Region, und damit zu einer Rekombination, beispielsweise zum Haplotyp H-2^{g2}. Die hier aufgeführten weiteren Beispiele rekombinierter Stämme sind
durch Crossing-over anderer ingezüchteter Stämme entstanden.

Strukturelle Variation in MHC-Antigenen – ubiquitäre („public") und „private" Spezifitäten

Die Antigene einer bestimmten MHC-Region von verschiedenen Zuchtlinien weisen zwar ähnliche Grundstrukturen auf, die Feinstruktur eines jeden Antigens ist jedoch bei jedem Haplotyp unterschiedlich. Diese feinen Unterschiede können mit Hilfe von Alloantisera gegen die Antigene dargestellt werden. Die Antigene, die von einem Inzuchtstamm produziert werden, induzieren Antikörper bei Stämmen, denen dieser Haplotyp fehlt; die Reaktion kann zur Typisierung herangezogen werden. Es gibt eine Standardpalette von Antiseren, die ein weites Spektrum von Inzuchtstämmen abdeckt. So ist man in der Lage, bestimmte MHC-Antigene mittels der Antisera miteinander zu vergleichen und abzugrenzen. Mit Antiseren können Antigene nachgewiesen werden, die mehreren verschiedenen Molekülen oder Haplotypen der Klasse 1 gemeinsam sind (ubiquitäre oder „public" Spezifitäten), und ebenso antigene Determinanten, die einem einzigen

Molekül und Haplotyp eigen sind („private" Spezifitäten). Der Ausdruck Spezifität leitet sich von der „Spezifität" der „gewebetypisierenden" Antisera ab, die bei der Abgrenzung und Definition der antigenen Determinanten auf Zellen benützt werden. Eine Illustration des Unterschieds zwischen ubiquitären und privaten Spezifitäten gibt die Abb. 4.**7**.

Gewebetypisierung

Die Technik der Untersuchung von strukturellen Varianten zwischen MHC-Antigenen durch standardisierte Antisera wurde bereits erwähnt. Wenn solche Antisera bei der Gewebetypisierung (z. B. von Blutgruppen) benützt werden, spricht man von einer serologischen Gewebetypisierung. Diese Methode der Gewebetypisierung erfolgt durch Zugabe von Komplement und Antiserum einer definierten Spezifität zu den Zellen, die getestet werden sollen (gewöhnlich Lymphozyten); dann wird beobachtet, ob die Testzellen getötet werden (Abb. 4.**8**). Gelegentlich verwendet man andere Techniken, um eine Antikörperbindung durch Zellen sichtbar zu machen.

Eine zweite Methode der Gewebetypisierung bedient sich der Tatsache, daß T-Lymphozyten in Anwesenheit von Zellen, die fremde Antigene der Histokompatibilitätsklasse 2 tragen, zum Wachstum stimuliert werden. Daher der Name des Tests „Mixed Lymphocyte Reaction" (MLR), die gemischte Lymphozyten-Reaktion. Im einzelnen müssen die beiden Zelltypen hinsichtlich der I-Region (Maus) oder der HLA-D-Region (Mensch) differieren, damit diese Stimulation stattfindet. Die Testlymphozyten werden mit homozygoten typisierenden Zellen (B-Lymphozyten mit zwei identischen Haplotypen auf dem MHC) einer definierten Spezifität vermischt. In der Kultur findet bei den Testzellen, die keine Spezifität der typisierenden Zellen aufweisen und diese als fremd erkennen, eine Stimulation und damit eine Transformation und Proliferation statt (Abb. 4.**9**). Die Proliferation kann durch die Aufnahme von ^{3}H-Thymidin in die DNA nachgewiesen werden, und die transformierten Lymphozyten erlan-

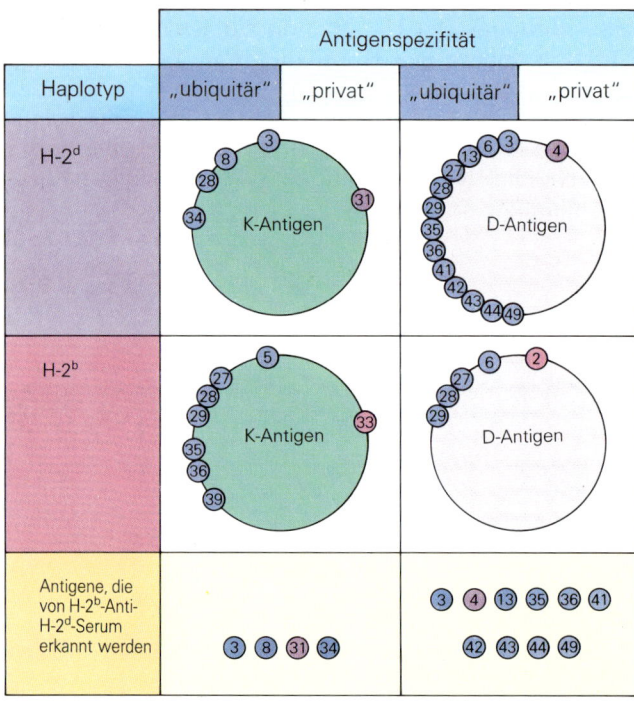

Abb. 4.7 Ubiquitäre („public") und „private" Spezifitäten von H-2. In dieser Abbildung stellen die großen Kreise K- und D-Antigene dar, und die antigenen Spezifitäten dieser Antigene sind durch eingekreiste Zahlen gekennzeichnet. Einige Spezifitäten werden von Antigenen und Haplotypen geteilt, so z. B. die Spezifität 28, die auf K- und D-Antigenen sowohl des H-2^d- als auch des H-2^b-Stammes gefunden wird. Dies sind die ubiquitären („public") Spezifitäten, die hier der Einfachheit halber gemeinsam auf der linken Seite dargestellt sind. Einige Spezifitäten finden sich nur auf einem bestimmten Antigen und Haplotyp, und heißen deshalb „private" Spezifitäten. Ein Antiserum, das in einem H-2^b-Stamm gegen Antigene des H-2^d-Stammes gebildet wurde, erkennt die privaten Determinanten (z. B. 31 auf dem K-Antigen) und auch die ubiquitären Determinanten, die auf den eigenen Zellen nicht vorkommen (z. B. 3, 8, und 34 auf dem K-Antigen), jedoch nicht diejenigen ubiquitären Determinanten, die es mit dem anderen Stamm teilt (z. B. 28).

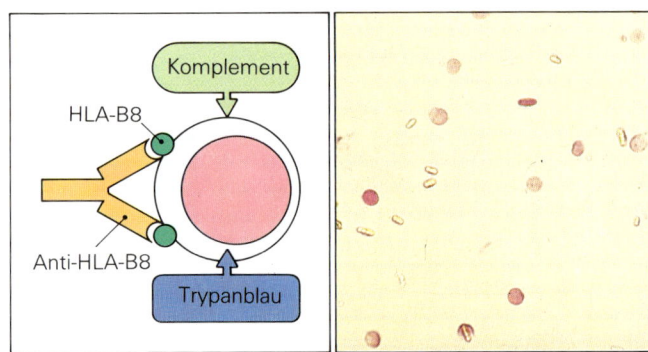

Abb. 4.8 Gewebetypisierung – serologisch. Bei der serologischen Gewebetypisierung werden Antiseren einer definierten Spezifität (z. B. Anti-HLA-B8), Komplement und der Farbstoff Trypanblau zusammen mit den zu testenden Zellen in den Napf einer Mikrotiterplatte pipettiert. Zellen, die das in Frage kommende Antigen (HLA-B8) tragen, sterben ab, wodurch Trypanblau in das Zellinnere eindringen kann. Tote, von Trypanblau dunkelgefärbte Zellen sind rechts in der Abbildung zu erkennen.

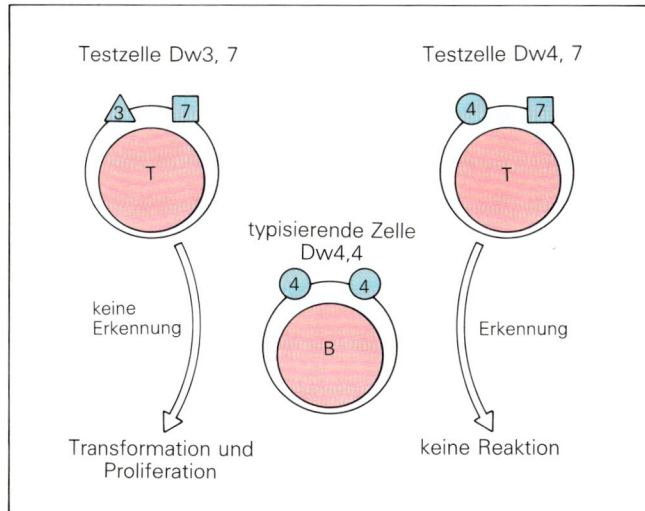

Abb. 4.9 Gewebetypisierung – gemischte Lymphozyten-Reaktion. In diesem Beispiel ist die zu typisierende Zelle homozygot HLA-Dw4,4; die verschiedenen Antigenspezifitäten sind durch die verschieden eingerahmten Zahlen symbolisiert. Es sind zwei verschiedene Testlymphozyten dargestellt, Dw3,7 und Dw4,7. Dw4,7 trägt die Spezifität der zu typisierenden Zelle (4), erkennt deshalb Dw4,4 nicht als fremd und reagiert folglich nicht mit der Zelle. Dw3,7 erkennt dagegen die zu typisierende Zelle als fremd. Dies äußert sich in einer Transformation und Proliferation der Testzelle (die zu typisierenden Zellen werden entsprechend vorbehandelt, damit bei ihnen eine Zellteilung unterbunden wird).

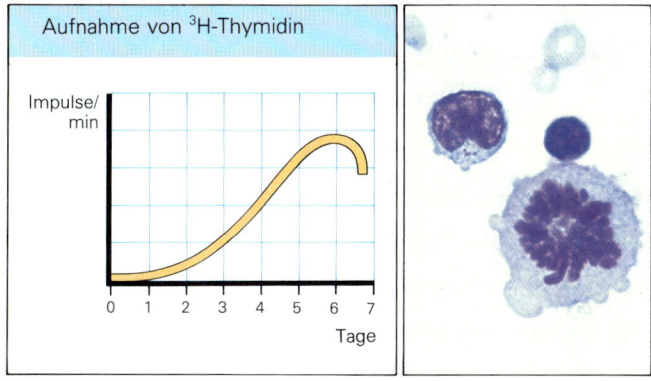

Abb. 4.10 Lymphozytenproliferation und -transformation bei der MLR-Typisierung. Die Proliferation der Testlymphozyten kann über die Aufnahme von radioaktivem Thymidin (³H-Thymidin) in die DNA über einen Zeitraum von Tagen gemessen werden (links). Die rechte Abbildung zeigt das Aussehen von transformierten Lymphozyten, wobei sich eine der Zellen gerade in Teilung befindet.

gen ein charakteristisches Aussehen (Abb. 4.**10**). HLA-Antigene, die durch diese Technik identifiziert werden, sind D-Spezifitäten.
Kürzlich konnte gezeigt werden, daß sich Antigene der HLA-D-Region serologisch differenzieren lassen; diese wurden DR-Spezifitäten genannt. Wenn die beiden typisierenden Verfahren offensichtlich identische Antigene aufdecken, werden den D- und den DR-Spezifitäten identische Nummern gegeben, aber es ist fraglich, ob die beiden Techniken genau den gleichen

Teil des Moleküls identifizieren. Wenn eine bestimmte Spezifität nicht ausreichend genau definiert ist, steht hinter der Bezeichnung der Buchstabe w (workshop).

Derzeit bekannte HLA-Spezifitäten und Koppelungsungleichgewicht

Auf jedem einzelnen menschlichen Genlocus können viele verschiedene Spezifitäten nachgewiesen werden (Abb. 4.**11**). Theoretisch kann jedes A-Region-Antigen mit jedem beliebigen Antigen der B, C oder D-Region kombinieren, und da es sehr viele Haplotypen in der menschlichen Population gibt, ist mit zwei nicht-identischen Chromosomen die Anzahl der möglichen Genotypen entsprechend enorm hoch. Unter idealen Bedingungen (eine zufällig ausgewählte Population im Zustand des Gleichgewichts) ist die Wahrscheinlichkeit, daß zwei Spezifitäten einer Population zusammen auftreten, durch das Produkt der individuellen Genfrequenzen gegeben. Z.B. wenn 16% der Population ein bestimmtes HLA-A-Antigen (A1) und 10% der Population ein bestimmtes HLA-B-Antigen (B8) aufweisen, entspricht die Wahrscheinlichkeit, A1 mit B8 auf demselben Chromosom verbunden zu finden, dem Produkt ihrer Genfrequenzen (16% × 10% = 1,6%). In Wirklichkeit ist dies nicht immer so. Bestimmte Kombinationen von A- und B-Spezifitäten treten häufiger zusammen auf, als es nach den Gesetzen der Wahrscheinlichkeit zu erwarten wäre. Z.B. wird die Kombination von A1 und B8 in einer Frequenz von 8,8% in menschlichen Populationen gefunden, anstatt in der erwarteten Frequenz von 1,6%. Bei solchermaßen gepaarten Spezifitäten spricht man von einem sog.

DR		DQ (DC)	DP (SB)	B		C	A
DR1	Dw1	DQw1	DPw1	Bw4	Bw47	Cw1	A1
DR2	Dw2	DQw2	DPw2	B5	Bw48	Cw2	A2
DR3	Dw3	DQw3	DPw3	Bw6	B49	Cw3	A3
DR4	Dw4		DPw4	B7	Bw50	Cw4	A9
DR5			DPw5	B8	B51	Cw5	A10
DRw6			DPw6	B12	Bw52	Cw6	A11
DR7	Dw7			B13	Bw53	Cw7	Aw19
DRw8	Dw8			B14	Bw54	Cw8	A23
DRw9				B15	Bw55		A24
DRw10				B16	Bw56		A25
DRw11	Dw5			B17	Bw57		A26
DRw12				B18	Bw58		A28
DRw13	Dw6			B21	Bw59		A29
DRw14	Dw9			Bw22	Bw60		A30
DRw52				B27	Bw61		A31
DRw53				B35	Bw62		A32
				B37	Bw63		Aw33
				B38	Bw64		Aw34
				B39	Bw65		Aw36
				B40	Bw67		Aw43
				Bw41	Bw70		Aw66
				Bw42	Bw71		Aw68
				B44	Bw72		Aw69
				B45	Bw73		
				Bw46			

Abb. 4.11 Bislang bekannte HLA-Spezifitäten. In dieser Tabelle sind die verschiedenen antigenen Spezifitäten aufgelistet, die auf jeder HLA-Subregion gefunden wurden. HLA-A-, -B-, -C- und -DR(D-related)-Antigene werden serologisch festgestellt. HLA-D-Spezifitäten können auch mit der MLR (gemischte Lymphozyten-Reaktion) identifiziert werden. Noch nicht ausreichend definierte Spezifitäten sind durch den Buchstaben „w" gekennzeichnet.

Gene	Häufigkeit	Genfrequenz (%)		
		erwartete Kopplung	tatsächliche Kopplung	
A1	16	1,6	8,8***	
B8	10			
A3	13	1,3	2,8*	
B7	10			
A29	6	1,0	3,4***	
B12	17			

Abb. 4.**12 Beispiele für ein Koppelungsungleichgewicht.** In dieser Aufstellung ist die erwartete Frequenz von paarweise auf demselben Chromosom auftretenden Genen, die in einer kaukasoiden Population untersucht wurden, der tatsächlich ermittelten Frequenz gegenübergestellt. Die drei Genpaare sind häufiger miteinander assoziiert, als es nach der Wahrscheinlichkeit zu erwarten wäre. Die ermittelten Werte können mit dem χ^2-Test statistisch aufgearbeitet werden (* = $p < 5\%$, *** = $p < 0,01\%$).

Koppelungsungleichgewicht (Abb. 4.**12**). Zwei Mechanismen könnten für das Koppelungsungleichgewicht verantwortlich sein:
1. Der Ursprung einer Spezifität liegt noch nicht lang zurück und es ist noch zu wenig Zeit vergangen, um alle Rekombinationen möglich zu machen, die für eine zufällige Verteilung der neuen Spezifitäten unter den Chromosomen in der Population notwendig sind.
2. Ein Mechanismus nach dem Prinzip der Evolution oder sonstiger Art begünstigt die Assoziation dieses Genpaares, wobei über solche Mechanismen nur Spekulationen angestellt werden können.

Das Phänomen ist nicht ungewöhnlich. Z. B. zeigen von den 300 möglichen Kombinationen der bekannten A- und B-Lokus-Allele 8 Paare eine signifikante Assoziation. Ein Koppelungsungleichgewicht ist sehr verbreitet zwischen B-Locus-Allelen und den genetisch nahestehenden C-Locus-Allelen.

Struktur der MHC-Antigene

Neueste Untersuchungen an isolierten MHC-Antigenen haben zur Aufklärung ihrer Struktur geführt. Als Moleküle der Zellerkennung wird der Großteil der zellulären MHC-Antigene erwartungsgemäß in der Plasmamembran gefunden. Es handelt sich um transmembrane Glykoproteine, und um eine Strukturanalyse durchführen zu können, müssen sie zuerst von der Membran losgelöst werden. Dies kann auf zweierlei Weise geschehen:
1. durch Ablösen der intakten Proteine von der Plasmamembranfraktion durch Detergentien oder
2. durch Verwendung des Enzyms Papain, mit dessen Hilfe der Teil des MHC-Moleküls abgelöst wird, der an der Zelloberfläche sitzt. Die enzymatisch abgelösten Moleküle unterscheiden sich von den nativen MHC-Antigenen durch das Fehlen des transmembranen Anteils. Die löslich gemachten Antigene können mit konventionellen biochemischen Methoden gereinigt werden, z.B. durch Affinitätschromatographie unter Zusatz von Lektinen oder Antisera zu den untersuch-

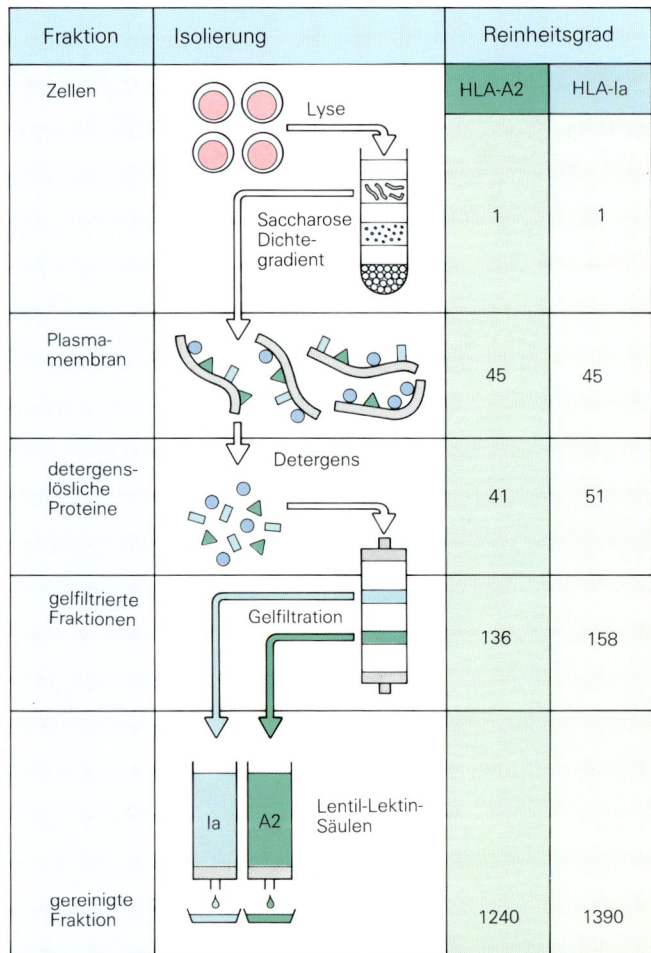

Fraktion	Isolierung	Reinheitsgrad	
		HLA-A2	HLA-Ia
Zellen	Lyse / Saccharose Dichtegradient	1	1
Plasmamembran		45	45
detergenslösliche Proteine	Detergens	41	51
gelfiltrierte Fraktionen	Gelfiltration	136	158
gereinigte Fraktion	Lentil-Lektin-Säulen	1240	1390

Abb. 4.**13 Die biochemische Reindarstellung der HLA-A2-(dunkelgrün) und Ia-(türkis)-Antigenen aus menschlichen Lymphoblasten.** In der Abbildung werden die einzelnen Reinigungsschritte zur Isolierung von MHC-Produkten aus Zellen und der relative Reinheitsgrad der Antigene dargestellt. Der Reinheitsgrad ist jeweils durch das Verhältnis des spezifischen MHC-Proteins zum Gesamtprotein ausgedrückt. Der Reinheitsgrad erhöht sich schrittweise mit jeder Abspaltung von MHC-Antigenen von den Nicht-MHC-Proteinen (blau). Zuerst werden die Zellen lysiert und die subzellulären Komponenten durch Ultrazentrifugation entlang eines Saccharosedichtegradienten abgetrennt. Die Fraktion, in der die Plasmamembranen (d. h. MHC und andere Proteine) enthalten sind, wird mit einer oberflächenaktiven Substanz (Natrium-desoxycholat) versetzt, wodurch die Proteine frei werden, die dann einer Gelfiltration unterzogen werden (auf AcA34). Die Fraktionen, die HLA-A2- und Ia-Antigene enthalten, werden über Lentil-Lektin-Säulen, die spezifisch HLA-Antigene binden, weiter gereinigt. Die Antigene werden durch Zusatz von Zucker, der kompetitiv an Lektin bindet, ausgewaschen.

ten Antigenen (Abb. 4.**13** und 4.**14**). Die Reinigung von MHC-Antigenen durch Affinitätschromatographie über monoklonale Antikörpersäulen weist einige Vorteile gegenüber chemischen Reinigungsmethoden auf. Insbesondere ist diese Einschritttechnik schnell, aussagekräftig und schonend. Verunreinigungen durch unspezifische Adhärenz an andere Membranproteine, vor allem Aktin, stellen trotzdem oft ein Problem dar. Dies kann durch die Kombination beider Verfahren vermieden werden, indem man z. B. eine Glykoproteinfraktion, die durch Lentil-Lektin-Chromatographie

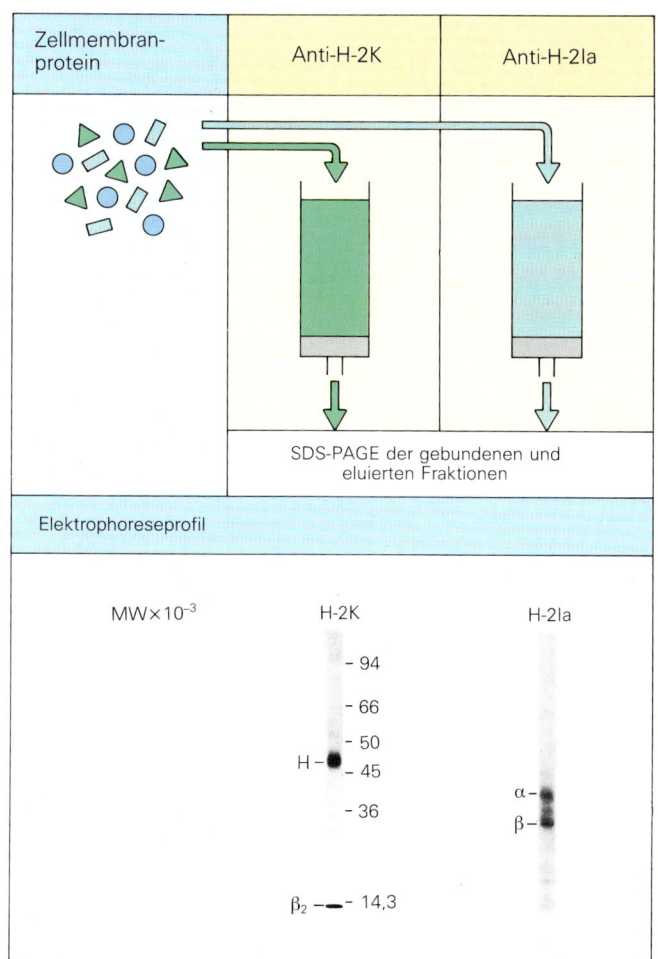

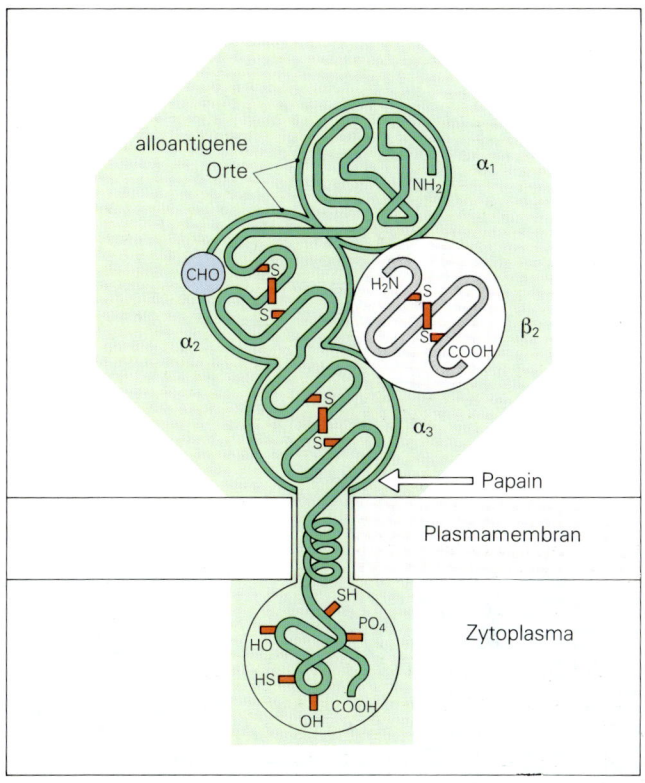

Abb. 4.14 Reindarstellung von MHC-Antigenen durch Affinitätschromatographie. Bei dieser Technik werden Säulen verwendet, die Antikörper gegen spezifische MHC-Antigene enthalten. Aus Zellmembranen isoliertes Protein wird in die Säulen gegeben, die Antikörper gegen spezifische MHC-Proteine enthalten. Nach Auswaschen von ungebundenen Membranproteinen werden spezifische Antigene aus den Säulen eluiert; dafür müssen Verhältnisse geschaffen werden, die eine Dissoziation der Antigen-Antikörper-Komplexe ermöglichen. Die Antigene werden in einem Reduktionssystem elektrophoretisch getrennt (Natrium-Dodecyl-Sulfat-Polyacrylamid-Gelelektrophorese – SDS PAGE). Durch die SDS PAGE werden Polypeptide nach ihrem Molekulargewicht getrennt. Das Elektrophoreseprofil zeigt, daß H-2K- und Ia-Proteine jeweils aus zwei Subkomponenten von verschiedenem Molekulargewicht zusammengesetzt sind (H und β_2, bzw. α und β). Mit der Affinitätschromatographie können mehrere Antigene in einem einzigen Arbeitsvorgang isoliert werden.

Abb. 4.15 Struktur eines intakten Klasse-1-Antigens (HLA-A, -B) in der Plasmamembran. Die MHC-kodierte Kette besitzt drei globuläre Domänen (genannt $\alpha 1$, $\alpha 2$ und $\alpha 3$, in der Abbildung grün dargestellt). Die $\alpha 3$-Domäne ist mit dem nicht-MHC-kodierten Peptid, β_2-Mikroglobulin (grau) eng assoziiert. β_2-Mikroglobulin ist ein kleines globuläres Peptid (Molekulargewicht 12 000), welches durch eine Disulfidbrücke (rot) innerhalb der Kette stabilisiert ist und in seiner Tertiärstruktur einer Immunglobulindomäne ähnelt. Am Carboxylende liegt ein kurzes hydrophiles Stück der MHC-kodierten Komponente innerhalb des Zytoplasmas. Ein hydrophobes Stück geht durch die Membran hindurch, so daß der Großteil der Polypeptide (einschließlich der 3 globulären Domänen) über die Zelloberfläche hinausragt. Alloantigene Orte (mit Determinanten, die für jedes Individuum spezifisch sind) finden sich auf den $\alpha 1$- und $\alpha 2$-Domänen, darüber hinaus trägt die $\alpha 2$-Domäne noch eine Kohlenwasserstoffgruppe (CHO). Papain spaltet das Molekül an der Außenseite der Plasmamembran (Pfeil).

isoliert wurde, durch eine Antikörpersäule durchlaufen läßt.

Die Struktur von Antigenen der Klasse 1 unterscheidet sich von der von Klasse-2-Antigenen. Jedes Klasse-1-Antigen besteht aus einer glykosylierten Polypeptidkette mit einem Molekulargewicht um die 45 000 D, die mit einem nichtglykosylierten Peptid (β_2-Mikroglobulin, MG etwa 12 000 D) nichtkovalent assoziiert ist (Abb. 4.15). β_2-Mikroglobulin tritt auch frei im Serum oder Urin als ein kleines globuläres Peptid auf, das eine ähnliche Tertiärstruktur hat wie die Domäne einer

konstanten Region eines Immunglobulins. Es ist nichtkovalent an die α_3-Domäne der schweren Kette der Klasse 1 auf der äußeren Seite der Plasmamembran gebunden. Obwohl β_2-Mikroglobulin nicht zum antigenen Anteil des HLA-Moleküls gehört, ist es zur Ausbildung und Expression der Klasse-1-Moleküle notwendig; wenn deshalb einer Zelle kongenital β_2-Mikroglobulin fehlt, werden die antigenen Determinanten der Klasse 1 nicht exprimiert. Das Gen für β_2-Mikroglobulin befindet sich auf einem anderen Chromosom als jenes, das die MHC-Genloci enthält. Durch den

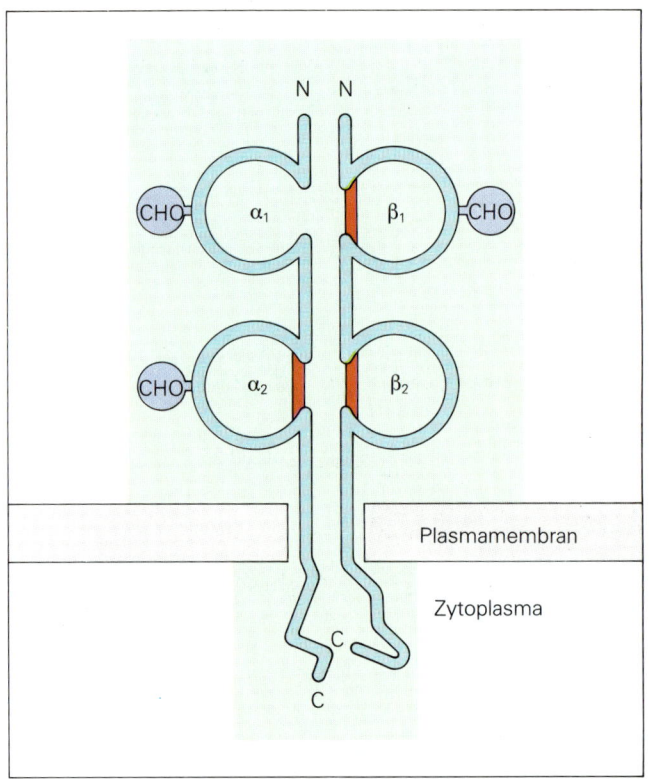

Abb. 4.16 Schematische Darstellung eines Klasse-2-Antigens (HLA-DR). HLA-DR-Antigene bestehen aus zwei nichtidentischen Peptiden (α und β), die nichtkovalent verbunden sind und mit ihrem C-terminalen Ende aus der Plasmamembran herausragen. Beide Ketten besitzen zwei globuläre Domänen. Diese zeigen eine strukturelle Verwandtschaft mit Immunglobulindomänen und werden – abgesehen von der α1-Domäne – durch Disulfidbrücken (rot) stabilisiert. An beiden Ketten sind Kohlenstoffbrücken angelagert. Die kürzere β-Kette (MG 28 000) enthält die alloantigenen Bindungsorte; die α-Ketten einiger Klasse-2-Moleküle weisen einen gewissen strukturellen Polymorphismus auf.

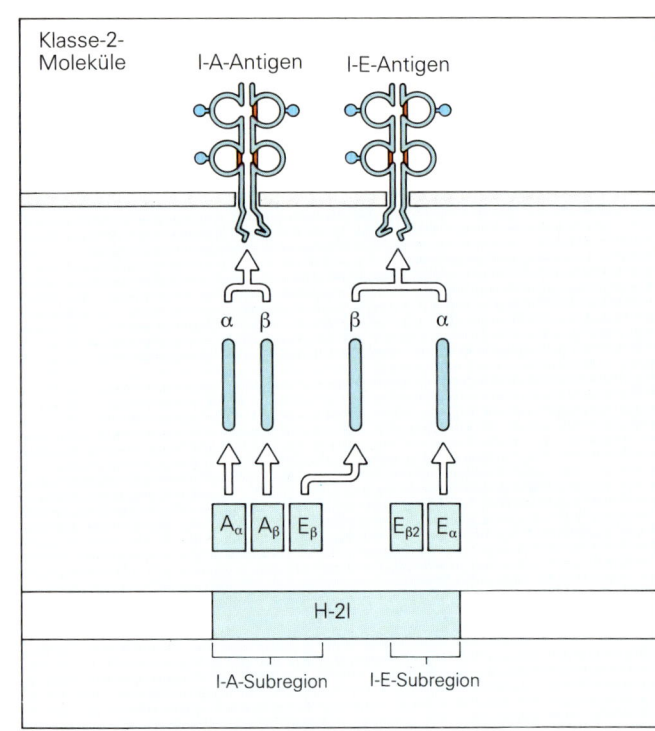

Abb. 4.17 Genetischer Aufbau der H-2I-Region der Maus. Die H-2I-Region kodiert Antigene, die aus α- und β-Ketten zusammengesetzt sind. Die zwei bekannten Antigentypen (I-A und I-E) sind etwa gleich groß, unterscheiden sich aber in ihrer Feinstruktur. Die Gene für die A_{α}- und A_{β}-Ketten sitzen in der I-A-Subregion, die wahrscheinlich auch das Gen für E_{β} enthält. Ein weiteres E_{β}-Gen ($E_{\beta 2}$) und das E_{α}-Gen finden sich in der I-E-Subregion.

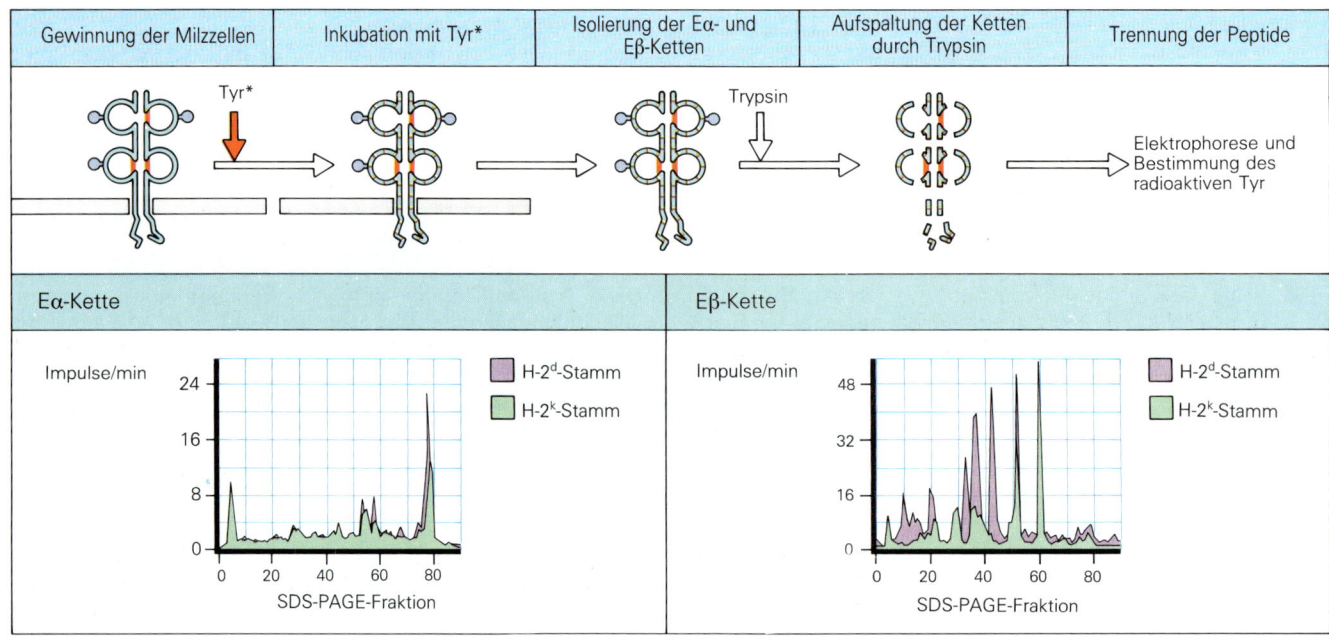

Abb. 4.18 Experimentelle Darstellung der Variabilität der β-Kette in I-E-Antigenen. Milzzellen zweier verschiedener Mäusestämme (H-2^k- und H-2^d-Haplotypen) wurden mit ^{3}H-markiertem Tyrosin (Tyr) inkubiert. Nach Aufnahme von Tyr in das I-E-Antigen wurden die E_{α}- und E_{β}-Ketten isoliert, durch Trypsin aufgespalten und die entstandenen Peptide elektrophoretisch analysiert. In der graphischen Darstellung (sog. tryptische Peptidkartierung) ist die Höhe der Radioaktivität von ^{3}H-Tyrosin in jeder Fraktion eingetragen. Die Radioaktivität jeder Fraktion der E_{α}-Kette ist bei den beiden Haplotypen ähnlich, was besagt, daß ähnliche Peptide gebildet werden. Im Gegensatz dazu sind die Profile der E_{β}-Ketten bei den beiden Haplotypen vollkommen unterschiedlich, was den Schluß zuläßt, daß eine allotypische Variation in erster Linie in den β-Ketten dieser Antigene stattfindet.

Vergleich der Aminosäuresequenzen verschiedener Haplotypen der menschlichen HLA-A- und B-Antigene und der H-2K- und H-2D-Antigene der Maus weiß man, daß die alloantigenen Orte auf den α_1- und α_2-Domänen sitzen (s. Kap. 13).

Die Struktur der Klasse-2-Antigene ist weniger gut bekannt: Sie bestehen aus 2 verschiedenen Polypeptidketten (α und β), die durch nichtkovalente Bindungskräfte zusammengehalten werden, wobei beide Ketten die Plasmamembran durchdringen. Die kürzere Kette enthält die alloantigenen Orte, und beide Ketten tragen Kohlenstoffgruppen (Abb. 4.16). Der genetische Aufbau der H-2I-Region der Maus ist besser untersucht als die menschliche HLA-D-Region; mit Hilfe von genetischen Kreuzungsversuchen konnte eine Untereinteilung der H-2I-Region erstellt werden. Obwohl, soweit bekannt, alle Gene der H-2I-Region ähnliche Moleküle produzieren, werden die verschiedenen Unterkomponenten desselben H-2I-Moleküls in verschiedenen Unterregionen kodiert (Abb. 4.17).

Aus der Untersuchung von isolierten α- und β-Peptiden der I-E-Antigene von Mäusen verschiedener Haplotypen weiß man, daß der Großteil der allotypischen Variation sich in der β-Kette abspielt (wie es auch beim HLA-D-Antigen der Fall ist). Es gibt auch Hinweise darauf, daß eine begrenzte allotypische Variation ebenso in der α-Kette der H-2I-Antigene vorkommen kann. Abb. 4.18 zeigt eine Darstellung der Variabilität von β-Ketten.

Funktionen der MHC-Antigene

Die MHC-Antigene spielen eine Schlüsselrolle bei Reaktionen der Immunerkennung. Die verschiedenen MHC-Antigene werden von verschiedenen T-Zell-Typen erkannt, wie Abb. 4.19 zeigt. Zytotoxische T-Zellen, die bei der Erkennung und Abstoßung von virusinfizierten Zellen und Gewebetransplantaten beteiligt sind, erkennen H-2K- und H-2D-Moleküle (HLA-A und -B beim Menschen) auf den fremden Zellen, und in Zusammenarbeit mit Helfer-T-Zellen können sie diese vernichten. Offenbar hat die Abstoßung von fremden Gewebetransplantaten keine normale physiologische Funktion, aber bei der Erkennung von fremden antigenen Determinanten auf Zelloberflächen spielen sich ähnliche Vorgänge ab, wie bei der Erkennung von viralen Antigenen auf Membranen infizierter Zellen. Die meisten virusinfizierten Zellen weisen virale Antigene auf der Oberfläche ihrer Plasmamembranen auf – diese Antigene werden von zytotoxischen T-Zellen erkannt. Außerdem kann demonstriert werden, daß zytotoxische T-Zellen virale Antigene in Verbindung mit den H-2K- und -D-Antigenen auf der Oberfläche der infizierten Zellen erkennen. Auf diese Weise sind zytotoxische T-Zellen eines bestimmten H2-Haplotypus von einem virusinfizierten Tier darauf ausgerichtet, Zellen zu töten, die mit diesem Virus infiziert sind. Zellen eines anderen Haplotyps, die durch dasselbe Virus infiziert sind, werden nicht angegriffen. Das Abtöten unterliegt also einer Haplotyprestriktion. Da die zytotoxischen T-Zellen auf eine kombinierte Erkennung von H-2- und viralen Antigenen angewiesen sind, können sie folglich nur Zellen töten,

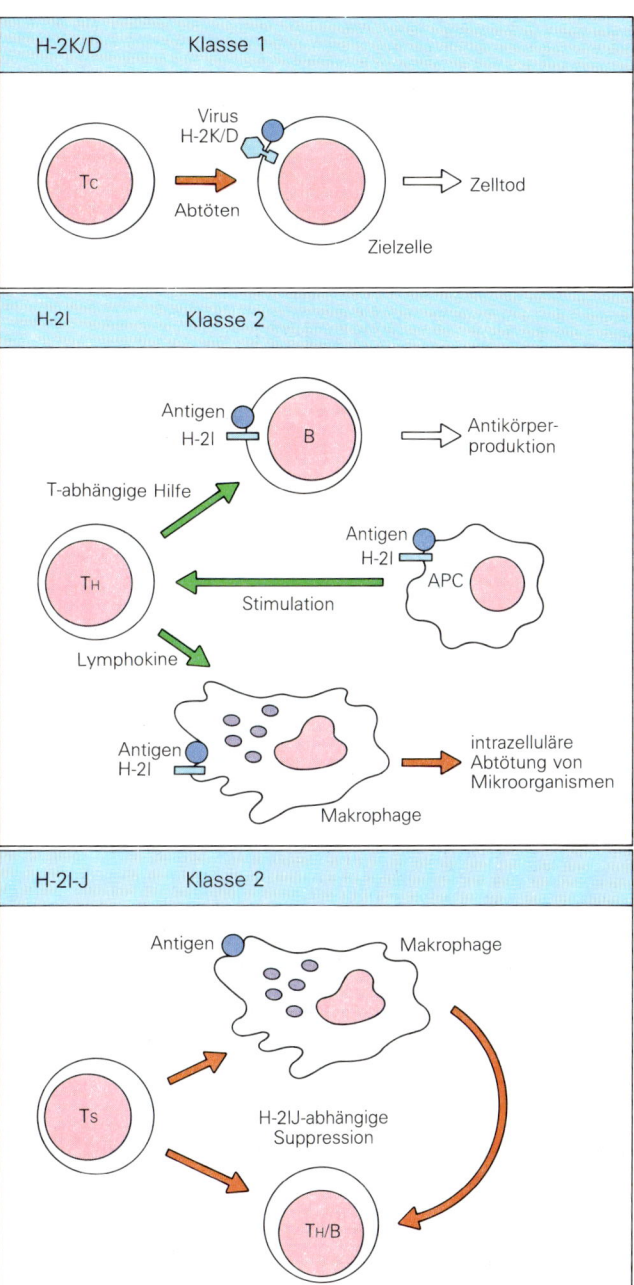

Abb. 4.19 Zusammenfassung der biologischen Funktionen des MHC der Maus.
H-2K/D. Zytotoxische T-Zellen (Tc) erkennen ein fremdes Antigen (z. B. Virus), wenn es mit H-2K- oder H-2D-Produkten assoziiert ist, und können dann die Zielzelle abtöten.
H-2I. Helfer-T-Zellen (TH) erkennen fremdes Antigen in Verbindung mit H-2I-Genprodukten auf antigenpräsentierenden Zellen (APC). TH-Zellen können mit B-Zellen bei der Induktion von Antikörpern zusammenarbeiten und auch Lymphokine freisetzen, welche Makrophagen beim Abtöten intrazellulärer Mikroorganismen unterstützen. **H-2IJ.** Suppressor-T-Zellen (Ts) unterdrücken spezifisch die Aktion von Makrophagen, B-Zellen und T-Helfer-Zellen, welche durch bestimmte Fremdantigene induziert werden. Die Aktion von Ts-Zellen ist offensichtlich an ihren I-J-Region-Haplotyp gekoppelt, und die Interaktion ist am effektivsten, wenn Ts und Zielzelle denselben I-J-Haplotyp besitzen. Bislang wurden noch keine Produkte der I-J-Region gefunden; die Forschungsarbeiten in dieser Richtung sind jedoch noch nicht abgeschlossen.

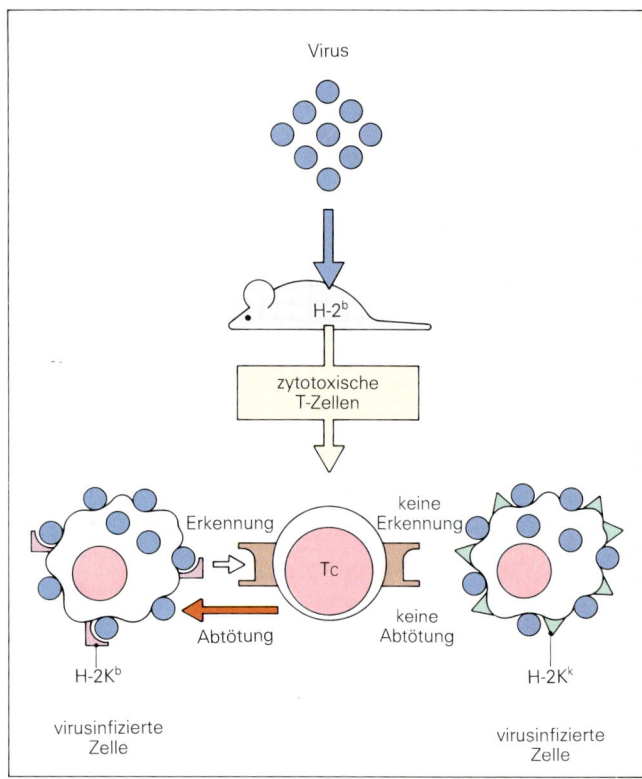

Abb. 4.20   Abtötung von virusinfizierten Zielzellen und haplotyprestringierte Abtötung. Eine Maus vom Haplotyp H/2ᵇ wird mit einem Virus immunisiert und die entstehenden zytotoxischen T-Zellen isoliert. Diese T-Zellen werden daraufhin auf ihre Fähigkeit untersucht, Zellen vom Haplotyp H/2ᵇ und H/2ᵏ, die mit demselben Virus infiziert sind, abzutöten. Die Tc-Zellen töten H-2ᵇ-infizierte Zellen, jedoch nicht infizierte Zellen des anderen Haplotyps H/2ᵏ. Daraus läßt sich ableiten, daß die T-Zelle eine spezifische Struktur erkennt, die aus der Assoziation zwischen dem H/2K(oder H/2D-)-Produkt und dem viralen Antigen (z. B. ein Virus/H-2K-Komplex) entstanden ist. Wie in der nächsten Abbildung gezeigt, kann die Assoziation zwischen Antigen und MHC-Protein auf molekularer oder auch zellulärer Ebene stattfinden. (Zur Kontrolle wurden beide Gruppen mit antiviralen Antikörpern vorbehandelt, die keiner Haplotyprestriktion unterliegen: Infizierte Zellen beider Haplotypen werden durch antivirale Antikörper und Komplement abgetötet.)

die beide Antigentypen tragen. Tatsächlich dienen die H-2-Moleküle auf der Oberfläche von virusinfizierten Zellen als ein Code, der die zytotoxische T-Zelle zu ihrem Ziel führt und ihr erlaubt, die Zielzelle von anderen Geweben zu unterscheiden, die das virale Antigen tragen (Abb. 4.20). Es ist noch nicht ganz klar, wie die zytotoxische T-Zelle die duale Spezifität von viralen und MHC-Antigenen, die auf der Zielzelle exprimiert werden, erkennt. Dies geschieht, indem entweder:

1. die T-zytotoxische Zelle das virale Antigen und das MHC-Antigen unabhängig voneinander erkennt oder
2. eine Kombination des viralen Antigens mit dem MHC-Antigen in Verbindung mit der Zelloberfläche eine Veränderung in der Konformation des MHC-Moleküls hervorruft. Dies kann als „verändertes Selbst" („altered self") erkannt werden.

Diese zwei Hypothesen zeigt die Abb. 4.21. Wegen der Haplotyprestriktion müssen T-Zellen während der

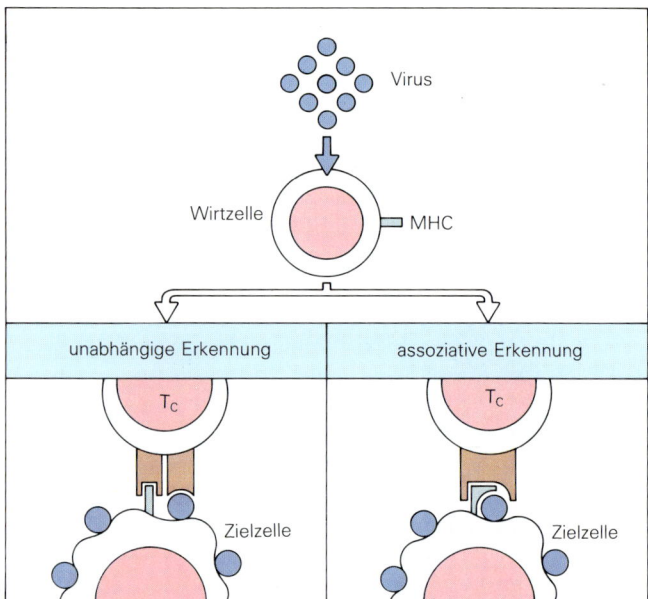

Abb. 4.21   2 Theorien, wie Tc-Zellen virale und MHC-Antigene auf infizierten Zielzellen erkennen. Eine virusinfizierte Zelle trägt virale Antigene auf ihrer Oberfläche und wird dadurch zum Ziel für die Tc-Zellen des Wirtes. Die Tc-Zellen erkennen virale und MHC-Antigene entweder unabhängig voneinander oder die Kombination Virus- plus MHC-Antigen. Bei der assoziativen Erkennung erkennt die T-Zelle entweder die Kombination Antigen/MHC oder den veränderten MHC.

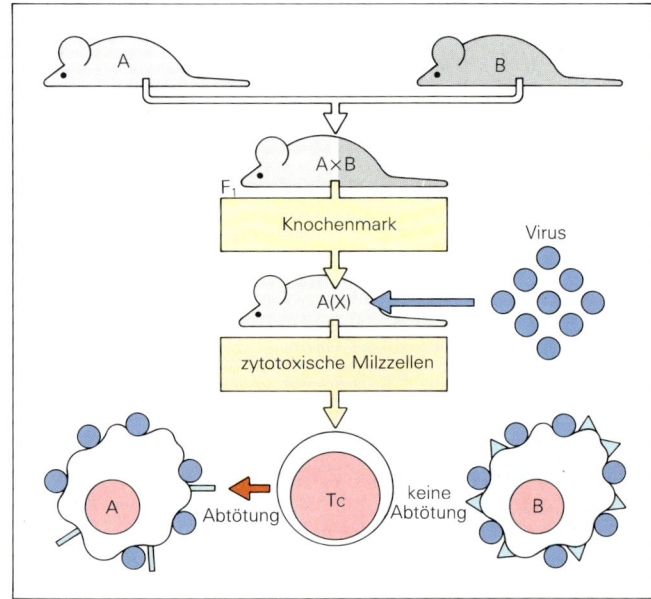

Abb. 4.22   Die „Edukation" von zytotoxischen T-Zellen. Zwei ingezüchtete Mäuse (A, B) werden gekreuzt. Knochenmarkzellen eines F₁(A × B)-Tieres werden auf eine Maus des Stammes A übertragen, deren körpereigenes Immunsystem durch Röntgenbestrahlung (X) zerstört wurde. Diese Maus vom Stamm A wird dann mit Virus immunisiert. Aus der Milz isolierte zytotoxische (F₁-)Zellen sind in der Lage, virusinfizierte Zellen vom Stamm A abzutöten, nicht jedoch vom Stamm B. Diese haplotyprestringierte Zytotoxizität gegen virusinfizierte Zielzellen vom Stamm A zeigt, daß die F₁(A × B)Tc-Zellen Virus in Verbindung mit MHC-Antigenen des Wirtes (A) erkennen, falls sie im Stamm-A-Milieu „aufgewachsen" sind. Aus anderen Experimenten weiß man, daß der Thymus das wesentliche Organ für die Ausbildung dieser MHC-Spezifität ist.

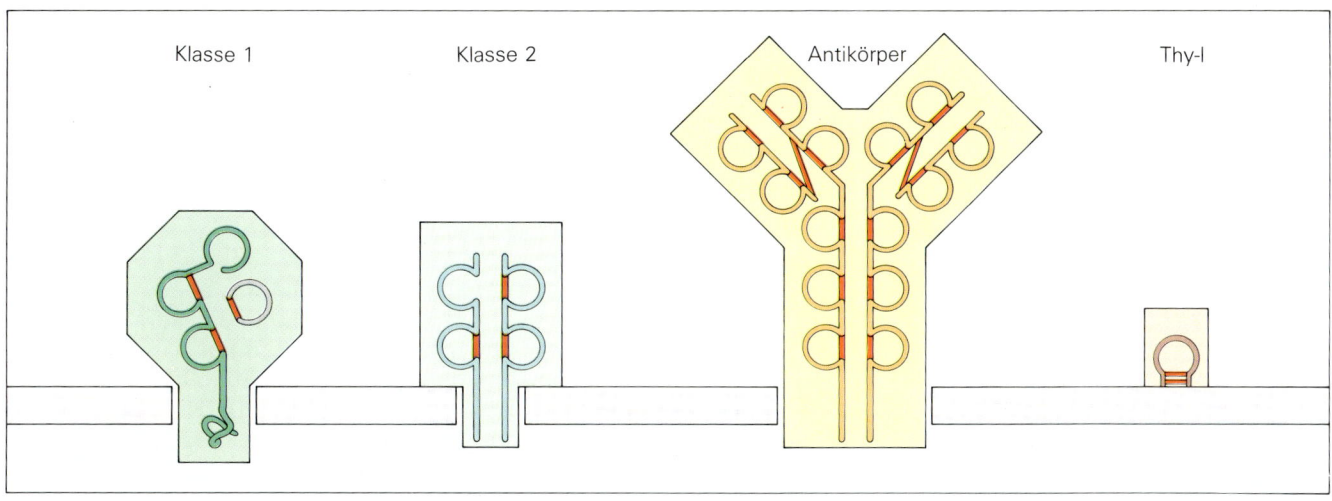

Abb. 4.23 Moleküle des Immunsystems. MHC-Klasse-1- und -2-Antigene, Immunglobuline sowie der T-Zell-Oberflächenmarker Thy-1 zeigen alle eine Verwandtschaft in ihren Domänenstrukturen und haben wahrscheinlich eine ähnliche Entwicklungsgeschichte.

Sensibilisierungsphase sowohl das fremde Antigen als auch die MHC-Determinanten erkennen. Unreife T-Zellen lernen ursprünglich im Thymus zwischen Selbst und Nicht-Selbst-Determinanten zu unterscheiden, ein Vorgang, der im Englischen „thymic education" genannt wird. Normalerweise ist die Umgebung, in der dies stattfindet, der eigene Thymus des Individuums, folglich werden T-Zellen dazu erzogen, fremde Antigene und den eigenen MHC zu erkennen. Es können allerdings experimentelle Situationen geschaffen werden, in denen sich T-Zellen eines Individuums in einem Thymus eines anderen Haplotyps entwickeln (Abb. 4.22).

Ähnliche Prinzipien der Haplotyprestriktion gelten für Helfer-T-Zellen, welche Antigen auf Makrophagen und B-Zellen in Verbindung mit H-2I-Region-Antigenen erkennen. In diesem Fall dienen die Antigene der I-Region als Erkennungszeichen zwischen antigenpräsentierenden Zellen und den Lymphozyten.

Eine Erklärung für den Sinn dieses doppelten Erkennungssystems für MHC-Antigen plus Virusantigen könnte die Tatsache sein, daß auf diese Weise die Rezeptoren auf den zytotoxischen T-Zellen nie vollständig mit freiem Virus abgesättigt werden: Eine Sättigung würde die zytotoxischen T-Zellen beim Töten virusinfizierter Zellen behindern. Viele der Funktionen des MHC werden ausführlicher in Verbindung mit anderen Aspekten des Immunsystems behandelt werden, da der MHC an den meisten Reaktionen der Immunerkennung beteiligt ist. Neueste Erkenntnisse deuten darauf hin, daß der MHC gewisse Sequenzhomologien mit anderen Molekülen der Immunerkennung aufweist und daß es deshalb möglicherweise in der Evolution ein gemeinsames „Urerkennungsmolekül" gegeben hat, wie im Kap. 13 diskutiert wird (Abb. 4.23).

Es ist zweckmäßig, sich an diesem Punkt einige Gedanken über die enorme Variationsbreite von Allotypen der Antigene der MHC-Region zu machen. In verschiedenen verwandten Spezies kann die Entwicklung neuer MHC-Spezifitäten beobachtet werden (Abb. 4.24). Der Grund für die große Variationsbreite ist

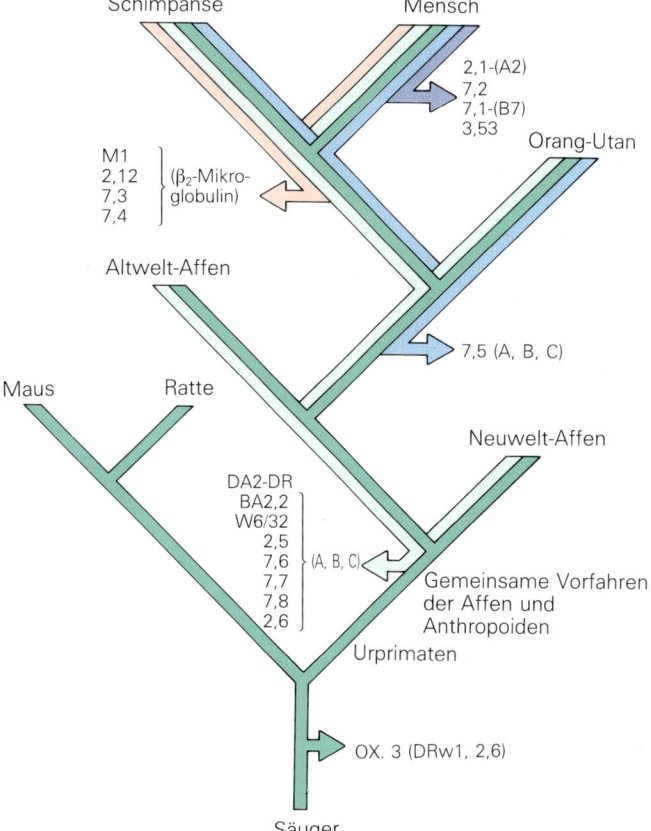

Abb. 4.24 Entwicklung der MHC-Spezifitäten. An diesem Stammbaum läßt sich das Auftreten neuer MHC-Determinanten nachvollziehen. Die Verästelungen des Stammbaumes bezeichnen nicht die MHC-Determinanten, sondern basieren auf anderen Überlegungen. Die aufgeführten älteren Spezifitäten sind nach den monoklonalen Antikörpern benannt, mit denen sie entdeckt wurden. So ist OX.3 ein monoklonaler Antikörper, der sowohl Ia-Antigene der Ratte erkennt, ebenso aber mit Determinanten auf HLA.DR1 kreuzreagiert; 2.6.W6/32 ist ein monoklonaler Antikörper, der eine gemeinsame Determinante von HLA-A, -B-, -C-Antigenen wie auch Transplantationsantigene von Altwelt-Affen erkennt. Die unterschiedlichen Farben sollen die verschiedenen Determinanten der einzelnen Spezies darstellen. In eckigen Klammern stehen die Moleküle, die von den Antikörpern erkannt werden.

Krankheit	Antigen	Frequenz des Antigens		relatives Risiko
		Kontrolle	Patienten	
Spondylitis ankylosans	B27	8	90	87,8
Reiter-Syndrom	B27	9	80	35,9
rheumatoide Arthritis	DRw4	31	64	4,0
multiple Sklerose	A3	21	33	1,8
	B7	18	35	2,0
	Bw2	21	74	1,9
	DRw2	22	42	3,8
Myasthenia gravis	B8	16	39	3,4
	DRw3	17	40	3,0
Psoriasis	A1	26	39	2,1
	B13	6	21	8,7
	Bw37	2	4	8,1
	Cw6	23	70	4,3
Morbus Addison	Dw3	21	70	8,8
Morbus Basedow	B8	18	44	2,5
	Bw35	20	57	5
	Dw3	53	18	5,5
Zöliakie	B8	20	67	8,6
	Dw3	27	96	73,0
Hämochromatose	A3	20	71	9,0
aktive chronische Hepatitis	B8	16	36	9,2
	DRw3	7	79	4,6

Abb. 4.25 Assoziation zwischen bestimmten Krankheiten und HLA-Antigenen (in einer eurokaukasischen Population). In dieser Tabelle sind einige Krankheiten aufgelistet, die mit bestimmten HLA-Antigenen assoziiert sind. Das erhöhte relative Risiko eines Antigenträgers für eine bestimmte Krankheit ist in der rechten Spalte aufgeführt (die Bw-35-Assoziation wurde in einer japanischen Untersuchung ermittelt).

nicht bekannt; eine Erklärung könnte sein, daß durch das Vorhandensein einer großen Anzahl verschiedener MHC-Moleküle eine geringere Wahrscheinlichkeit besteht, daß eine Mikrobe durch die Maschen des Immunsystems schlüpft, indem sie eines der Erkennungsmoleküle des Systems imitiert. Über die ganze Population gesehen sind darüber hinaus die Selbst-Nicht-Selbst-Erkennungssysteme bei verschiedenen Individuen alle unterschiedlich, obwohl sie nach dem gleichen Prinzip arbeiten. Da das Immunsystem eines jeden Individuums anders ist, kann sich kein „perfektes Pathogen" entwickeln, das sich in der ganzen Population ausbreitet. Auf der anderen Seite kann wiederum das Vorhandensein bestimmter MHC-Antigene ihren Träger einem höheren Risiko aussetzen, bestimmte Krankheiten zu entwickeln; einige Beispiele sind in Abb. 4.25 aufgeführt.

5 Antikörper: Struktur und Funktion

Die Immunglobuline – oder Antikörper – sind eine Gruppe von Glykoproteinen, die im Serum und in der Gewebeflüssigkeit aller Säuger vorhanden sind. Sie werden gebildet, wenn das lymphatische System des Wirtes mit fremden immunogenen Molekülen (Antigenen) in Kontakt kommt, und binden spezifisch an das Antigen, das ihre Bildung induziert hat. Sie sind deshalb ein Bestandteil des erworbenen Immunsystems.

Die fünf Immunglobulinklassen

Bei den meisten höher entwickelten Säugetieren kennt man fünf verschiedene Klassen von Immunglobulinmolekülen, nämlich IgG, IgA, IgM, IgD und IgE (Abb. 5.1). Sie unterscheiden sich voneinander in Größe, elektrischer Ladung, Zusammensetzung der Aminosäuren und in ihrem Kohlenhydrat-Anteil. Zusätzlich zu den Unterschieden zwischen den verschiedenen Klassen sind die Immunglobuline innerhalb jeder Klasse auch sehr heterogen. Elektrophoretisch zeigen die Immunglobuline ein sehr weites Spektrum, welches von der γ- bis zur α-Fraktion des normalen Serums reicht. Generell finden sich in der IgG-Klasse die größten elektrischen Ladungsunterschiede, die anderen Klassen haben eine geringere Mobilität in den langsamen β- und den schnellen γ-Banden (Abb. 5.2). Abb. 5.3 zeigt die Grundstruktur eines Immunglobulinmoleküls, die aus vier Polypeptidketten besteht.

Funktion der Antikörper

Grundsätzlich hat jedes Immunglobulinmolekül zwei Aufgaben; ein Teil des Moleküls bindet das Antigen, während ein anderer Teil die Bindung des Immunglobulins an das Wirtgewebe vermittelt, d. h. an verschiedene Zellen des Immunsystems, einige phagozytierende Zellen, und die erste Komponente (C1q) des klassischen Komplementsystems.

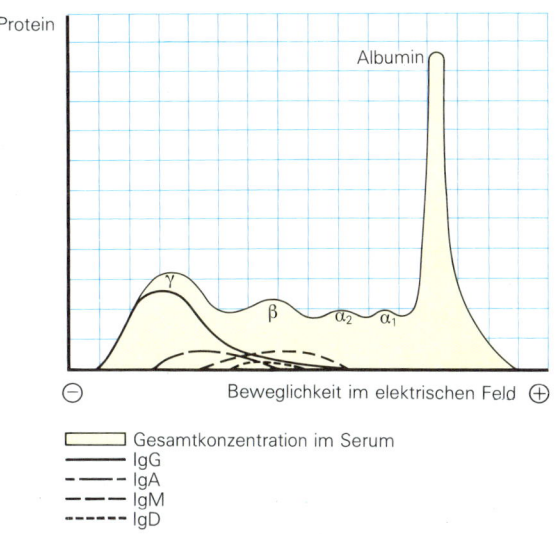

Abb. 5.**2 Elektrophoretische Verteilung der vier großen Immunglobulinklassen eines menschlichen Serums.** Die Serumproteine werden nach ihrer elektrischen Ladung und ihrer Wanderungsgeschwindigkeit im elektrischen Feld in α1-, α2-, β-, und γ-Fraktionen aufgetrennt (die IgE-Klasse hat eine ähnliche Mobilität wie IgD, kann wegen des geringen Serumspiegels jedoch nicht quantitativ dargestellt werden). IgG weist die größte Heterogenität in der Ladung auf, bei den anderen Klassen findet man eine stärker eingeschränkte Mobilität in den langsamen β- und schnellen γ-Banden. Nach Absorption mit Antigen zeigt sich ein deutlicher Rückgang dieser Fraktionen, was dafür spricht, daß sie an der Immunantwort beteiligt sind.

neue Nomenklatur	Abkürzung	alte Nomenklatur
Immunoglobulin G	IgG	γG-Globulin 7S γ-Globulin
Immunoglobulin A	IgA	γA-Globulin β2 A-Globulin
Immunoglobulin M	IgM	γM-Globulin 19S γ-Globulin γ-IM γ-Makroglobulin
Immunoglobulin D	IgD	γ-SJ
Immunoglobulin E	IgE	Reagin, IgND

Abb. 5.**1 Nomenklatur der fünf Molekülklassen der Immunglobuline.** Bei den meisten höheren Säugern lassen sich fünf Klassen unterscheiden.

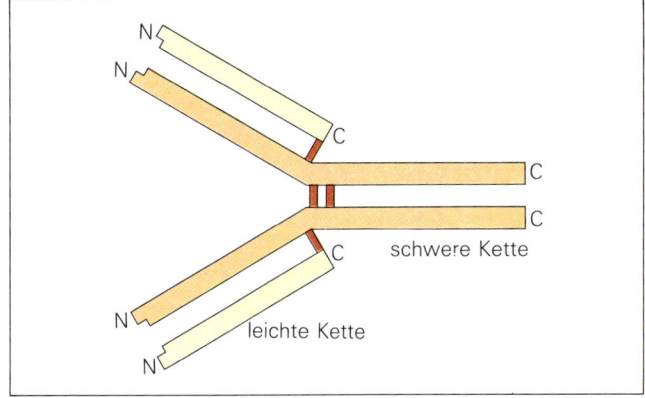

Abb. 5.**3 Die Grundstruktur der Immunglobuline.** Das Gerüst besteht aus zwei identischen leichten Polypeptidketten und zwei identischen schweren Polypeptidketten, die durch Disulfidbrücken (rot) miteinander verbunden sind. Beachte die Position der amino(N)- und carboxy(C)terminalen Enden der Peptidketten.

Immunglobulinklassen und Subklassen

Die Grundstruktur aller Immunglobulinmoleküle ist eine Einheit aus zwei identischen leichten Polypeptidketten und zwei identischen schweren Polypeptidketten, die untereinander durch Disulfidbrücken verbunden sind. Die Klasse und Subklasse eines Immunglobulinmoleküls ist durch den Typ ihrer schweren Kette festgelegt. So sind die vier IgG-Subklassen beim Menschen (IgG 1, IgG 2, IgG 3 und IgG 4) durch ihre schweren Ketten definiert, die γ 1, γ 2, γ 3 und γ 4 genannt werden, und sich nur unwesentlich voneinander unterscheiden; alle sind erkennbar γ-Schwerketten. Die Unterschiede zwischen den verschiedenen Subklassen innerhalb einer Immunglobulinklasse sind noch geringer als die zwischen den Klassen; IgG 1 ist näher mit IgG 2, -3 oder -4 verwandt, als mit IgA, IgM, IgD oder IgE.

Die vier Subklassen des menschlichen IgG stehen ungefähr im Verhältnis 66:23:7:4 zueinander. Man kennt zwei Subklassen des menschlichen IgA (IgA 1 und IgA 2), bei den anderen Klassen wurden noch keine Subklassen eindeutig identifiziert. Die Immunglobulinsubklassen scheinen erst nach der Differenzierung der verschiedenen Spezies aufgetreten zu sein; deshalb können die menschlichen Subklassen nicht mit z. B. den vier Subklassen des IgG der Maus verglichen werden.

Verteilung und physikochemische Eigenschaften der Immunglobuline

IgG ist das Hauptimmunglobulin im normalen menschlichen Serum und macht 70–75% des gesamten Immunglobulinpools aus. IgG ist ein monomeres Protein mit einem Sedimentationskoeffizient von 7 S und einem Molekulargewicht von 146 000. Wegen der etwas schwereren γ3-Kette sind IgG 3-Proteine etwas größer als die der anderen Subklassen. Die IgG-Klasse findet sich im intra- und extravaskulären Pool gleichmäßig verteilt; sie ist der wichtigste Antikörper der sekundären Immunantwort und ist außerdem die Klasse, zu der alle Antitoxine gehören.

IgM stellt etwa 10% des gesamten Immunglobulinpools. Das Molekül hat eine pentamere Struktur, in welcher die einzelne Schwerkette ein Molekulargewicht von etwa 65 000, und das ganze Molekül ein Molekulargewicht von 970 000 besitzen. Dieses Protein findet sich hauptsächlich im intravaskulären Pool und ist der vorherrschende „frühe" Antikörper gegen infektiöse Organismen, die eine komplexe antigene Struktur aufweisen.

IgA repräsentiert 15–20% des menschlichen Immunglobulinpools im Serum. Beim Menschen kommt IgA zu mehr als 80% als Monomer in der vierkettigen Grundstruktur vor, bei den meisten Säugern findet man IgA im Serum meist in der polymeren Form, am häufigsten als Dimer. IgA ist das vorherrschende Immunglobulin in seromukösen Sekreten wie Speichel, Tracheobronchialsekret, Kolostrum, Milz und urogenitalen Sekreten. Sekretorisches IgA (sIgA) liegt in jeder Subklasse hauptsächlich in der 11-S-dimeren Form vor und hat ein Molekulargewicht von 385 000. SIgA findet sich in großer Menge in seromukösen Sekreten; durch die Kombination mit einem anderen Protein – der sekretorischen Komponente – ist es vor Proteolyse geschützt.

IgD macht weniger als 1% des totalen Plasmaimmunglobulins aus, ist aber in großer Menge auf den Membranen vieler zirkulierender B-Lymphozyten vorhanden. Die genaue biologische Funktion dieser Klasse ist nicht bekannt, aber sie könnte eine Rolle bei der antigeninduzierten Differenzierung von Lymphozyten spielen.

IgE, als Serumprotein nur in Spuren nachweisbar, findet sich bei allen Individuen auf der Oberflächenmembran von Basophilen und Mastzellen. Diese Klasse ist wahrscheinlich bei der Immunität gegen Wurmparasiten beteiligt, aber in westlichen Ländern kennt man es mehr in Verbindung mit der Überempfindlichkeitsreaktion vom Soforttyp, wie Asthma und Heuschnupfen.

Alle Immunglobuline sind Glykoproteine, aber der Kohlenhydratanteil variiert zwischen 2–3% (bei IgG) und 12–14% (bei IgM, IgD und IgE). Die physikochemischen Eigenschaften der Immunglobuline sind in Abb. 5.4 aufgeführt. Die strukturellen Unterschiede

Immunoglobulin	IgG1	IgG2	IgG3	IgG4	IgM	IgA1	IgA2	sIgA	IgD	IgE
schwere Kette	γ_1	γ_2	γ_3	γ_3	μ	α_1	α_2	α_1 oder α_2	δ	ϵ
mittlere Serumkonzentration (mg/ml)	9	3	1	0,5	1,5	3,0	0,5	0,05	0,03	0,00005
Sedimentationskonstante	7S	7S	7S	7S	19S	7S	7S	11S	7S	8S
Molekulargewicht	146000	146000	170000	146000	970000	160000	160000	385000	184000	188000
Molekulargewicht der schweren Kette	51000	51000	60000	51000	65000	56000	52000	52–56000	69700	72500
Anzahl der Schwerkettendomänen	4	4	4	4	5	4	4	4	4	5
Kohlenhydratanteil (%)	2–3	2–3	2–3	2–3	12	7–11	7–11	7–11	9–14	12

Abb. 5.4 Physikochemische Eigenschaften der menschlichen Immunglobulinklassen. Jede Klasse besitzt einen charakteristischen Schwerkettentyp. So hat IgG γ-Ketten, IgM μ-Ketten, IgA α-Ketten, IgD δ-Ketten und IgE ε-Ketten. Eine Variation in der Schwerkettenstruktur innerhalb einer Klasse führt zur Bildung von Immunglobulinsubklassen; z. B. besteht das menschliche IgG aus vier Subklassen, d. h. es gibt vier verschiedene Typen von γ-Schwerketten. Die physikochemischen Eigenschaften der Immunglobuline sind bei den verschiedenen Klassen unterschiedlich. IgA kommt in einer dimeren Form vor (sIgA) und ist mit einer Proteinkette, dem sog. Sekretionsstück, assoziiert.

der verschiedenen Klassen weisen darauf hin, daß sie verschiedene Funktionen ausüben, zusätzlich zu ihrer Primärfunktion der Antigenbindung. Ungeachtet aller dieser Unterschiede besitzen alle Antikörper eine gemeinsame Grundstruktur.

Struktur der Antikörper

1962 schlug Rodney Porter für Immunglobulinmoleküle ein Grundmodell aus vier Ketten vor (Abb. 5.**3**), welches auf zwei verschiedenen Typen von Polypeptidketten basiert. Die kleinere (leichte) Polypeptidkette hat ein Molekulargewicht von 25 000 und ist bei allen Klassen von Immunglobulinen gleich, während die größere (schwere) Kette ein Molekulargewicht von 50 000–77 000 hat und in jeder Klasse oder Subklasse anders strukturiert ist. Die Polypeptidketten der Immunglobuline werden durch kovalente und nichtkovalente Kräfte zusammengehalten und bilden ein Gerüst von paarweise identischen schweren und leichten Ketten. IgG, IgD und IgE kommen nur als Monomere der 4-Ketten-Einheit vor, IgA findet man sowohl als monomere als auch polymere Form und IgM als ein Pentamer von fünf Viererketten, die miteinander verbunden sind.

Die leichten Ketten der meisten Vertebraten existieren in zwei verschiedenen Formen, der Kappa- ($\varkappa$-Typ) und Lambda-(λ-Typ)-Form. Sie werden aufgrund ihrer Antigeneigenschaften unterschieden – ein Antiserum gegen den einen Typ reagiert nicht mit dem anderen. Jeder der Leichtkettentypen ist mit jedem der Schwerkettentypen frei kombinierbar, in einem Molekül gehören aber beide Leichtketten zum selben Typ, und normalerweise werden keine Hybridmoleküle gebildet. Von Hilschmann, Craig u. a. wurde 1965 durch Sequenzanalyse ermittelt, daß Leichtketten desselben Typs aus zwei verschiedenen Regionen bestehen. Die eine Hälfte der Kette mit der Carboxylgruppe (ungefähr 107 Aminosäurereste) ist konstant – außer einigen bestimmten allotypischen und isotypischen Variationen (s. u.) – und wird die C_L-(constant light chain)-Region genannt, während die Kettenhälfte mit der endständigen Aminogruppe eine große Variabilität in der Sequenz zeigt und als V_L(variable light chain)-Region bekannt ist.

Das IgG-Molekül kann als typisches Beispiel für die Grundstruktur eines Antikörpers herangezogen werden. Wie in Abb. 5.**5** gezeigt, hat IgG innerhalb der leichten Ketten zwei Disulfidbrücken – eine in der variablen und eine in der konstanten Region. In ähnlicher Weise gibt es vier solcher Brücken in der schweren (γ-)Kette, welche doppelt so lang ist als eine Leichtkette. Jede Disulfidbrücke schließt eine Peptidschleife von 60–70 Aminosäureresten ein, und beim Vergleich der Aminosäuresequenzen dieser Schleifen stellt man einen verblüffenden Grad an Übereinstimmung fest. Das heißt im wesentlichen, daß jede Peptidkette des Immunglobulins aus einer Reihe von globulären Regionen mit einer sehr ähnlichen Sekundär- und Tertiärstruktur (Faltblatt) zusammengesetzt ist. Die Peptidschleifen innerhalb der Disulfidbrücken stellen den zentralen Anteil einer „Domäne" mit etwa 110 Aminosäureresten dar. In der leichten Kette entsprechen diese Domänen den V_L und C_L der variablen bzw. konstanten Regionen. In der schweren Kette heißt die

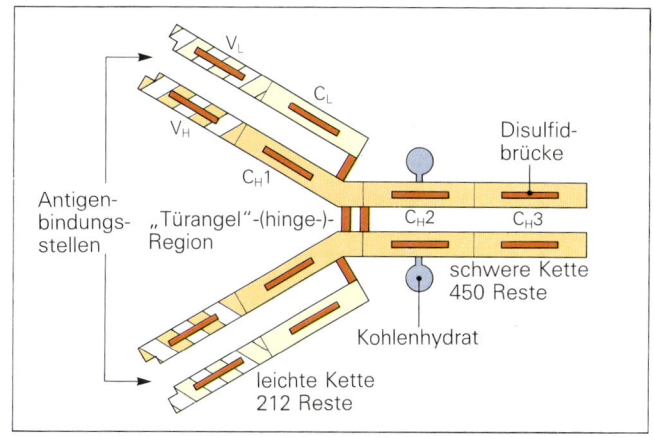

Abb. 5.5 Die Grundstruktur des IgG. Das aminoterminale Ende zeichnet sich durch eine Sequenzvariabilität (V) in den schweren (heavy: H) und leichten (L) Ketten aus, die als V_H- bzw. V_L-Regionen bezeichnet werden. Der Rest des Moleküls besitzt eine relativ konstante (C) Struktur. Der konstante Anteil der leichten Kette ist die C_L-Region. Der konstante Anteil der schweren Kette unterteilt sich strukturell in drei verschiedene Regionen: C_H1, C_H2 und C_H3. Diese globuläre Regionen, deren Ketten durch Disulfidbrücken in sich stabilisiert werden, sind die sog. „Domänen". Die Orte, an denen die Antikörper-Antigen-Bindung stattfindet, befinden sich in den variablen Domänen. Die „Türangel"(hinge)-Region ist ein (nicht sehr exakt definiertes) Segment der schweren Kette zwischen der C_H1- und C_H2-Domäne. Die Beweglichkeit in dieser Region erlaubt eine Änderung des Abstandes zwischen beiden Antigenbindungsorten, wodurch sie unabhängig voneinander verfügbar sind. Kohlenhydratanteile finden sich außen an den C_H2-Domänen.

N-terminale Region die V_H-Domäne, und in γ-, α- und δ-Ketten gibt es drei im konstanten Anteil der Kette, genannt C_H1, C_H2 und C_H3. μ- und ε-Ketten enthalten eine zusätzliche Domäne, die als C_H4 bezeichnet wird (tatsächlich ist die zusätzliche Domäne hinter C_H1 lokalisiert, und so ist die letzte Domäne in der Kette, der Einfachheit halber als $C\mu4$ bezeichnet, homolog mit $C\gamma3$). Für die Bezeichnung der Domänen der verschiedenen Klassen kann man eine spezifische Nomenklatur verwenden: z. B. $C\gamma1$, $C\gamma2$ und $C\gamma3$ für IgG, und $C\mu1$, $C\mu2$, $C\mu3$ und $C\mu4$ für IgM.

IgG: Obwohl die Vierkettenstruktur des menschlichen IgG 1, wie sie in Abb. 5.**5** dargestellt ist, ein nützliches Modell für alle Immunglobuline ist, gibt es in jeder Klasse Unterschiede im Detail. Sogar innerhalb des menschlichen IgG gibt es keine zwei Subklassen, die in der Anzahl und der Verteilung der Disulfidbrücken zwischen den Ketten identisch wären. Meist befinden sich die Brücken zwischen der leichten und der schweren Kette am Gelenk zwischen der variablen und der konstanten Region der schweren Ketten wie dies bei IgG 2, 3 und 4 der Fall ist. Die Anzahl der Verbindungen der schweren Ketten. untereinander kann zwei (IgG 1 und IgG 4), vier (IgG 2) oder 15 (IgG 3) betragen (Abb. 5.**6**).

Diese Art der Heterogenität kann ebenfalls bei IgG-Subklassen anderer Arten beobachtet werden (Abb. 5.**7**).

IgM: Die 4-Ketten-Grundstruktur bestehend aus 2 schweren und 2 leichten Ketten ist allen Immunglobu-

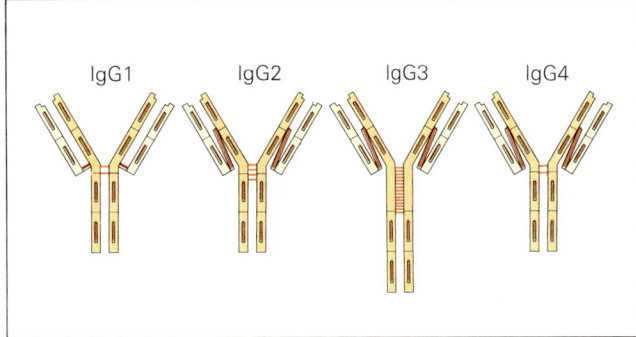

Abb. 5.6 Struktur der Polypeptidketten der vier menschlichen IgG-Subklassen. Anzahl und Anordnung der Disulfidgruppen zwischen den Ketten sind bei den einzelnen Subklassen unterschiedlich. Beim IgG1 geht die Brücke zwischen leichten und schweren Ketten zur „Hinge"-Region, bei den Subklassen IgG2, IgG3 und IgG4 sitzt die Brückenbindung an der Verbindungsstelle zwischen den variablen und den konstanten Regionen.

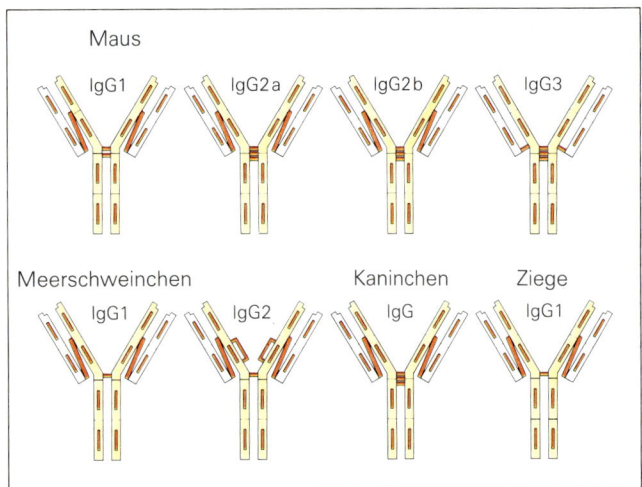

Abb. 5.7 Struktur der Polypeptidkette der IgG-Subklassen bei Meerschweinchen, Maus, Kaninchen und Ziege. Bei diesen Spezies variieren die verschiedenen IgG-Moleküle in der Molekularstruktur und in der Anzahl der Isotypen, die sie in ihren Genomen tragen (s. u.). Die Kette der γ-Domäne besitzt beim Kaninchen zwei Disulfidbindungen.

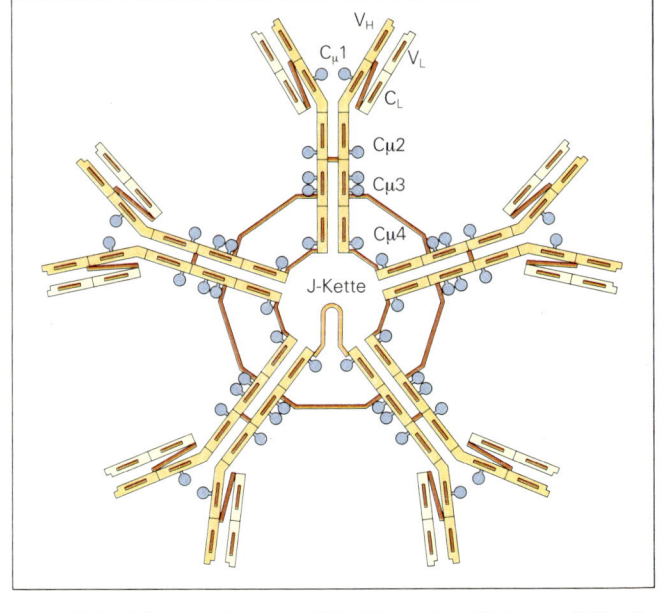

Abb. 5.8 Die pentamere Struktur der Polypeptidkette des menschlichen IgM. In den schweren Ketten des IgM werden die fünf Domänen durch Disulfidbrücken kreuzvernetzt, die über die Grenzen der Untereinheiten hinaus benachbarte $C_\mu 3$- und $C_\mu 4$-Domänen miteinander verbinden. Es sind auch die Kohlenhydratseitenketten und die mögliche Lokalisation der J-Kette eingezeichnet.

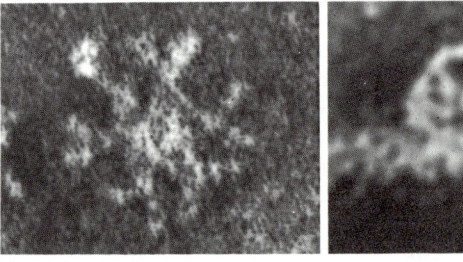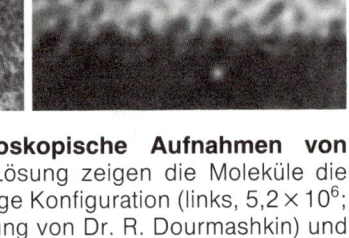

Abb. 5.9 Elektronenmikroskopische Aufnahmen von IgM-Molekülen. In freier Lösung zeigen die Moleküle die charakteristische sternförmige Konfiguration (links, $5,2 \times 10^6$; mit freundlicher Genehmigung von Dr. R. Dourmashkin) und ein „krabbenförmiges" Aussehen bei der Kreuzvernetzung mit einer einzelnen Geißel (rechts, $5,2 \times 10^6$, mit freundlicher Genehmigung von Dr. A. Feinstein).

linklassen gemeinsam, aber bei einigen Klassen kann das ganze Molekül ein Polymer dieser Grundstruktur darstellen. IgM ist ein Pentamer der Grundeinheit, welches in diesem Fall aus zwei μ-Schwerketten und zwei Leichtketten besteht (Abb. 5.8). Die μ-Ketten unterscheiden sich nicht nur in der Aminosäuresequenz von den γ-Ketten, sondern auch in der Anzahl der Domänen der konstanten Region. Die Untereinheiten werden durch Disulfidbrücken zwischen den C-μ-3-Domänen zusammengehalten, und das ganze Molekül besteht aus einer dicht gepackten zentralen Region mit ausstrahlenden Armen. Diese Struktur ist auf elektronenmikroskopischen Aufnahmen von IgM-Molekülen klar zu erkennen. Auf Aufnahmen von IgM-Antikörpern, die gerade an bakterielle Geißeln binden, sieht man Moleküle, die zwei Geißeln über Kreuz verbin-

den, und Moleküle, die wie eine Klammer konfiguriert sind (Abb. 5.9). Letzteres legt die Vermutung nahe, daß die Flexion bereits zwischen den C-μ-2- und C-μ-3-Domänen stattfindet, obwohl diese Region mit der IgG-„Türangel" (hinge) strukturell nicht homolog ist. Zwei andere Merkmale charakterisieren das IgM-Molekül: Ein Überschuß an Oligosaccharideinheiten, die mit der μ-Kette assoziiert sind, und eine zusätzliche Peptidkette, die man die J(joining)-Kette nennt; dieser wird eine Mithilfe beim Polymerisationsprozeß zugeschrieben, der vor der Sekretion durch die antikörperproduzierende Zelle stattfindet.

IgA: Polymeres Serum-IgA und alle sekretorischen IgA-Moleküle enthalten auch die J-Kette (dieses Peptid ist jedoch nicht mit IgG, IgD oder IgE assoziiert). Die Primärstruktur eines menschlichen IgA1-Moleküls

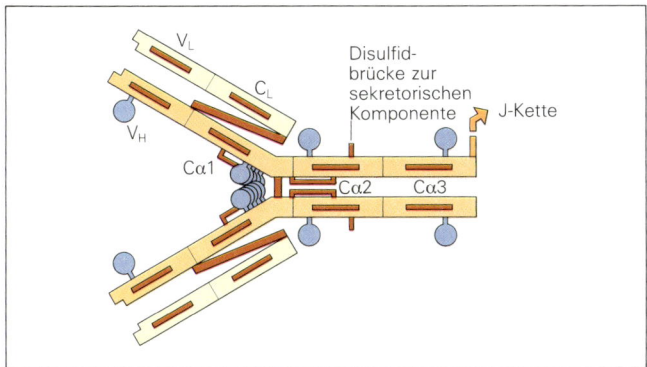

Abb. 5.10 Struktur der Polypeptidkette eines menschlichen IgA1. Die Abbildung zeigt Disulfidbrücken zwischen und innerhalb der Ketten und die mögliche Lokalisation von Kohlenhydratgruppen. Eine zusätzliche Disulfidbindung stabilisiert die Cα2-Domäne, und eine weitere Disulfidbindung besorgt die Kreuzvernetzung der J-Kette im polymeren IgA.

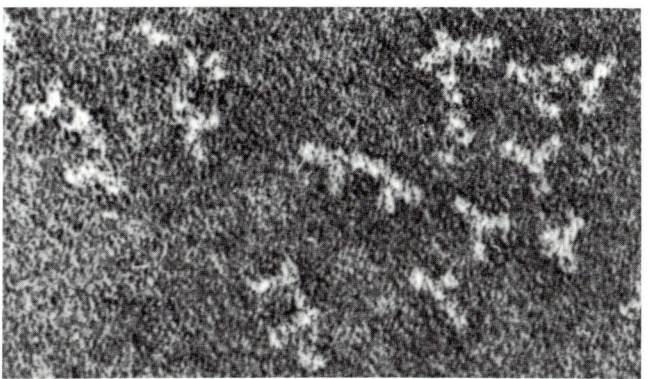

Abb. 5.11 Elektronenmikroskopische Aufnahme eines menschlichen dimeren IgA-Myeloproteins. Die Form eines doppelten Y läßt darauf schließen, daß die monomeren Untereinheiten über die C-terminale Cα3-Domäne end-zu-end gekoppelt sind. $1,6 \times 10^6$; mit freundlicher Genehmigung von Dr. R. Dourmashkin.

ist entschlüsselt: Die 472 Aminosäurereste der α-Kette sind in vier Domänen angeordnet (V_H, Cα1, Cα2 und Cα3) (Abb. 5.10). Eine Gemeinsamkeit mit IgM besteht in dem zusätzlichen C-terminalen Oktapeptid mit einem Cysteinrest, der sich kovalent an die J-Kette von polymeren Molekülen binden kann. Die C-α-1- und C-α-2-Domänen besitzen eine zusätzliche Disulfidbrücke innerhalb der Kette, und in jeder C-α-2-Domäne finden sich noch 2 Cysteinreste mit unbekannter Funktion. Elektronenmikroskopisch zeigen IgA-Dimere doppelt Y-konfigurierte Strukturen, welche darauf hinweisen, daß die monomeren Untereinheiten End-zu-End über die C-terminalen C-α-3-Regionen miteinander verbunden sind (Abb. 5.11). Sekretorisches IgA (sIgA) existiert hauptsächlich in der Form eines Moleküls, das bei 11 S sedimentiert und ein Molekulargewicht von 380 000 hat. Das gesamte Molekül besteht aus zwei 4-Ketten-Einheiten von IgA, einer sekretorischen Komponente (Molekulargewicht 70 000), und einer J-Kette (Molekulargewicht 15 000) (Abb. 5.12). Es ist nicht klar, wie die verschiedenen Peptidketten miteinander verbunden sind. Im Gegensatz zu der J-Kette wird die sekretorische Komponente nicht von den Plasmazellen synthetisiert, sondern von Epithelialzellen. IgA, dessen dimere Konfiguration durch eine J-Kette zustande kommt, wird von submukösen Plasmazellen sezerniert und bindet aktiv die sekretorische Komponente (SC), wenn es epitheliale Zellschichten durchdringt. Gebundenes SC kann sowohl den Transport von sekretorischem IgA in das Sekret erleichtern als auch das Immunglobulin vor proteolytischem Angriff schützen.

IgD: IgD liegt im Serum nur in Spuren vor (weniger als 1%). Das Protein ist anfälliger für die Proteolyse als IgG1, IgG2, IgA oder IgM und hat auch eine Tendenz zur spontanen Proteolyse. Abb. 5.13 zeigt in etwa die Struktur von IgD. Es scheint zwischen den δ-Ketten eine einzige Disulfidbrücke zu geben, und der Kohlenhydratanteil in den verschiedenen Oligosaccharideinheiten scheint hoch zu sein. Eine dieser Einheiten besitzt viel N-Acetylgalactosamin, ein Zucker, der auch im IgA1 vorkommt, aber sonst in keinem anderen bekannten Immunglobulin.

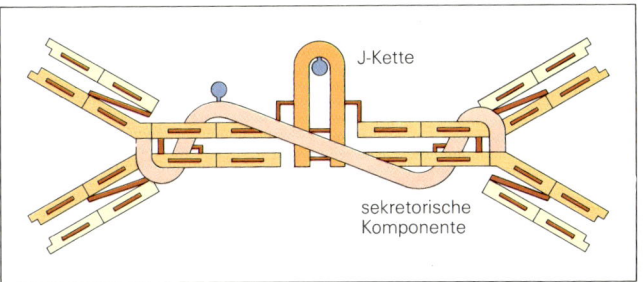

Abb. 5.12 Struktur des menschlichen sekretorischen IgA1 (sIgA1). Die sekretorische Komponente wickelt sich wahrscheinlich – wie in der Abbildung dargestellt – um das sIgA-Dimer, wobei sie durch Disulfidbindungen an die Cα2-Domäne jedes IgA-Monomers angeheftet ist. Der Einfachheit halber sind die Domänen nicht einzeln bezeichnet, ebenso wurde die zusätzliche Disulfidbindung zwischen der Cα2-Domäne und der „Hinge"-Region in der Zeichnung weggelassen.

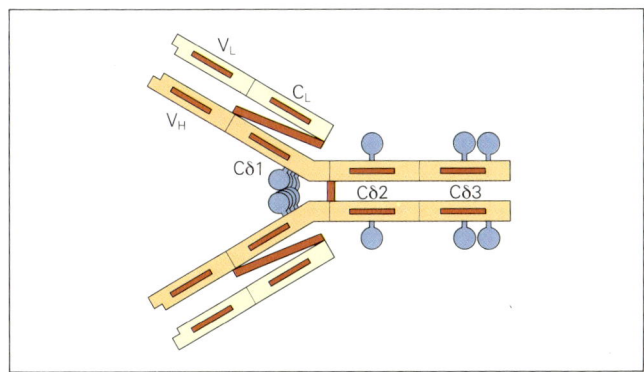

Abb. 5.13 Struktur der Polypeptidkette des menschlichen IgD. Die Abbildung zeigt die Disulfidbindungen innerhalb und zwischen den Ketten und die mögliche Lokalisation der Polysaccharidgruppen.

IgE: Trotz der niedrigen Serumkonzentration von IgE ist die komplette Aminosäurefrequenz des menschlichen Moleküls bekannt, die an einem IgE-Myelom-Protein studiert werden konnte. Das höhere Moleku-

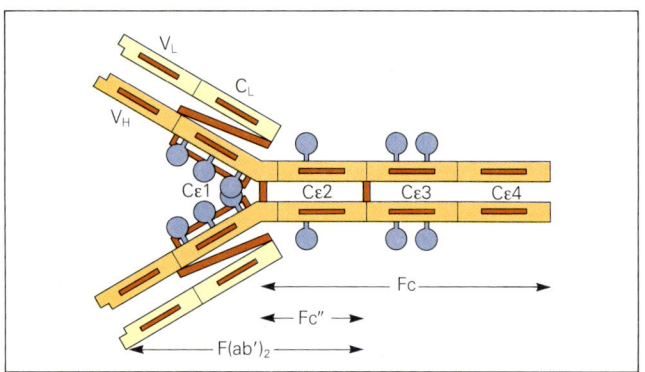

Abb. 5.14 Struktur der Polypeptidkette des menschlichen IgE. Dargestellt sind die vier Domänen der konstanten Region, die Disulfidbindungen innerhalb und zwischen den Ketten, und die Lokalisation der Oligosaccharidgruppen. Nach Aufspaltung durch Enzyme ergibt IgE die Fragmente F(ab')$_2$ (Fab = Fragment antigen binding), Fc (Fc = Fragment crystalline) und Fc''.

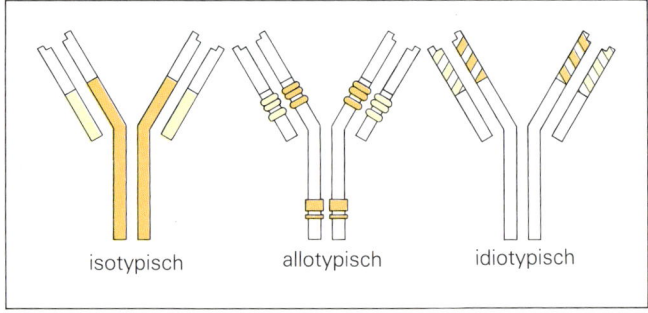

Abb. 5.15 Varianten der Antikörper. Die *isotypische* Variation entspricht den unterschiedlichen Klassen und Subklassen der verschiedenen schweren und leichten Ketten: Die Varianten sind bei *allen* gesunden Vertretern einer Spezies anzutreffen. Meist findet die *allotypische* Variation in der konstanten Region statt: Hier findet man *nicht alle* Varianten bei allen gesunden Individuen. Die *idiotypische* Variation betrifft nur die variable Region, wobei jedes einzelne Antikörpermolekül seinen spezifischen Idiotyp besitzt.

largewicht der ε-Kette (72500) weist darauf hin, daß die schwere Kette aus ungefähr 550 Aminosäureresten besteht, die über die vier Domänen des konstanten Abschnitts verteilt sind (Cε1, Cε2, Cε3 und Cε4). Beim Aufschluß von IgE durch das proteolytische Enzym Papain wird ein 5-S-Fragment mit dem Molekulargewicht 98000 freigesetzt. Dieses Fragment (Fc) enthält viele der IgE-spezifischen Determinanten des gesamten Moleküls und bindet sich an die Oberflächen von Mastzellen; es hat auch einige antigene Determinanten mit dem F(ab')$_2$-Fragment gemein, welches frei wird, wenn das Molekül durch ein anderes proteolytisches Enzym – Pepsin – aufgespalten wird. Ein weiteres Fragment wurde an der Überlappungsstelle dieser zwei Fragmente isoliert (Fc''); dieses Fragment bindet nicht an Mastzellen (Abb. 5.**14**).

Genetische Grundlage der Antikörperheterogenität

In neueren Arbeiten konnte gezeigt werden, daß die mRNA für ein Immunglobulinpolypeptid durch einen Zusammenschluß von mehreren mRNA-Teilstücken entsteht, die verschiedene Teile des Polypeptids kodieren. Z.B. verspleißen beim Entstehen einer mRNA einer leichten Kette zwei mRNA-Segmente miteinander – eines für die V-Domäne und eines für die C-Domäne. Das Segment der DNA, das die V-Gene kodiert, entsteht wiederum durch die Rekombination der Gene zweier Keimbahnen. (Dieses Thema wird in einem späteren Kapitel genauer behandelt.) Die Tatsache, daß ein einziges Polypeptid von mehreren Genen produziert wird, schafft Probleme bei der Analyse der genetischen Variabilität des einzelnen Polypeptids. Dennoch kann die Variabilität von Antikörpern in drei Typen unterteilt werden.

Isotypische Variation: Die Gene für die isotypischen Varianten sind bei *allen* gesunden Vertretern einer Spezies vorhanden. Z.B. sind die Gene für γ1-, γ2-, γ3-, γ4-, μ-, α1-, α2-, δ-, ε-, ϰ- und λ-Ketten alle im menschlichen Genom verankert und stellen deshalb Isotypen dar.

Allotypische Variation: Die allotypische Variation ist die genetische Variation innerhalb einer Spezies hinsichtlich der verschiedenen Allele eines gegebenen Genlokus. *Nicht alle* gesunden Mitglieder einer Spezies haben einen bestimmten Allotyp (vgl. allele Formen der Blutgruppen). Z.B. wird die Variante von IgG3, genannt G3m (b0) (ein Allotyp, der durch das Vorhandensein von Phenylalanin in Position 436 seiner Schwerkette charakterisiert ist), nicht bei allen Menschen gefunden, und ist deswegen ein Allotypus. Allotypen kommen meistens als Varianten der konstanten Abschnitte von Schwerketten vor.

Idiotypische Variation: Eine Variation in der variablen Domäne (besonders in den stark variablen Segmenten, die hypervariable Regionen genannt werden), führt zur Bildung von Idiotypen. Idiotypen sind gewöhnlich spezifisch für die individuellen Antikörperklone („private" Idiotypen), können aber auch auf mehreren Antikörperklonen auftreten (ubiquitäre, kreuzreagierende oder rekurrente Idiotypen). Die genaue genetische Basis der idiotypischen Variabilität ist nur teilweise aufgeklärt. Die verschiedenen Formen der genetischen Variabilität werden in Abb. 5.15 erläutert.

Effektorfunktionen der Antikörper

Wie wir schon festgestellt haben, ist die Primärfunktion eines Antikörpers die Bindung von Antigen; abgesehen von den Fällen, in denen Antikörper eine direkt neutralisierende Wirkung haben (z.B. bei bakteriellen Toxinen, bei Befall mit bestimmten Viren) würden solche Interaktionen grundsätzlich bedeutungslos sein, wenn nicht die sekundären „Effektor"funktionen in Gang gesetzt werden würden.

Die Aktivierung des Komplementsystems ist einer der wichtigsten Effektormechanismen von IgG1- und IgG3-Molekülen. Das Komplementsystem ist eine komplexe Gruppe von Serumproteinen, die Entzündungsreaktionen vermitteln. An Antigen gebunden, können IgM, IgG1 und IgG3 die Kaskade der Komplementenzyme aktivieren. IgG2 scheint weniger effektiv bei der Aktivierung von Komplement zu sein, während

Eigenschaften von menschlichen Immunglobulinen								
Immunglobulin	IgG1	IgG2	IgG3	IgG4	IgM	IgA	IgD	IgE
Komplementbindung	+ +	+	+ + +	–	+ + +	–	–	–
Plazentagängigkeit	+	±	+	+	–	–	–	–
Reaktivität mit Staphylokokkenprotein A	+	+	–	+	–	–	–	–

Abb. 5.**16   Die wichtigsten Eigenschaften der menschlichen Antikörperklassen und Subklassen.** Klassen und Subklassen zeigen Unterschiede in der Komplementbindung, hinsichtlich der Plazentagängigkeit, und in der Reaktion mit Staphylokokkenprotein A (Staphylokokkenprotein A ist ein Zellwandprotein der Staphylokokken, welches an die Fc-Region bestimmter Immunglobuline bindet und somit ein natürlicher Rezeptor für Antikörper ist). Diese Eigenschaften sind durch die Fc-Region bestimmt.

Fähigkeiten menschlicher Immunglobuline, an bestimmte Zellen zu binden								
Immunglobulin	IgG1	IgG2	IgG3	IgG4	IgM	IgA	IgD	IgE
mononukleäre Zellen	+	–	+	–	–	–	–	?
Neutrophile	+	–	+	+	–	+	–	–
Mastzellen und Basophile	–	–	–	?	–	–	–	+ + +
T- und B-Lymphozyten	+	+	+	+	+°	+°	–	+°
Thrombozyten	+	+	+	+	–	–	–	?

Abb. 5.**17   Fähigkeit menschlicher Immunglobuline, an bestimmte Zellen zu binden.** Die Bindungsfähigkeit ist nicht für alle Klassen und Subklassen gleich groß, in einigen Fällen unterliegt die Bindung an Lymphozyten einer Restriktion für eine Subpopulation dieser Zellen (+°).

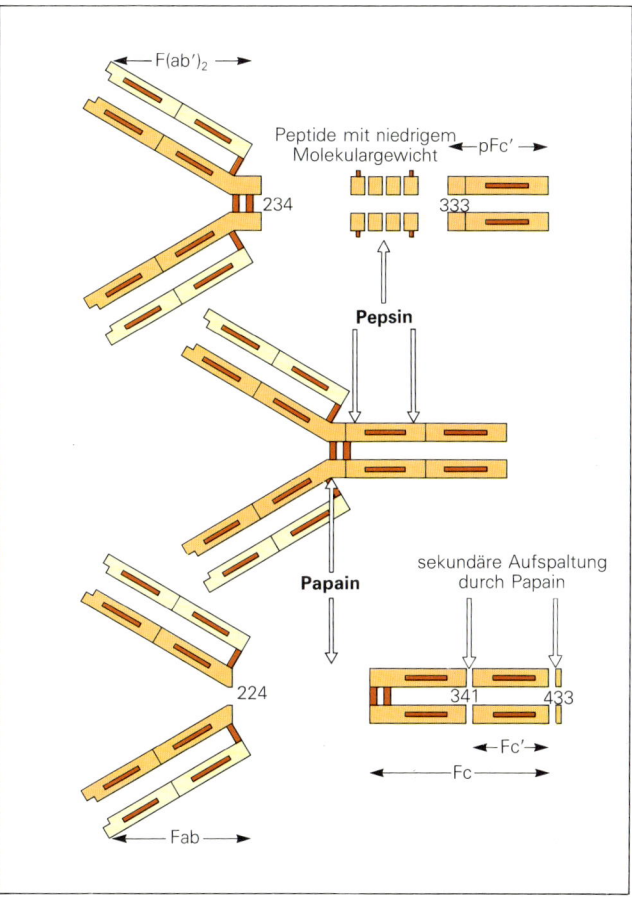

Abb. 5.**18   Enzymatische Spaltung von menschlichem IgG1.** Pepsin spaltet die schwere Kette an den Aminosäureresten 234 und 333, was die F(ab')₂- und pFc'-Fragmente ergibt. In weiteren Schritten wird das zentrale Fragment zu niedermolekularen Peptiden abgebaut. Papain spaltet das Molekül in der Hinge-Region (in Position 224) und setzt damit zwei Fab-Fragmente und das Fc-Fragment frei. Weitere Spaltung des Fc-Fragments bei 341 und 433 ergibt Fc'.

IgG 4, IgA, IgD und IgE in dieser Hinsicht vollkommen wirkungslos sind.

Beim Menschen können IgG-Moleküle aller Subklassen die Plazentaschranke überwinden und vermitteln dem Neugeborenen ein hohes Ausmaß an passiver Immunität. Bei anderen Spezies (z. B. beim Schwein) erreicht das mütterliche Immunglobulin das Neugeborene erst nach der Geburt in Form von IgG in der Muttermilch, welches selektiv den Gastrointestinaltrakt passieren kann (Abb. 5.**16**). Die Immunglobuline stehen mit verschiedenen Zelltypen in einem komplexen Wechselspiel (Abb. 5.**17**). Einige dieser Zusammenhänge sind noch umstritten, vor allem die Interaktion mit Lymphozyten, und eine weitere Klärung dürfte durch eine bessere Abgrenzung der verschiedenen Zellsubpopulationen erreicht werden.

Struktur und Funktion

Die pflanzliche Proteinase Papain spaltet das IgG-Molekül in der „Hinge"(Türangel)-Region zwischen den C-γ-1- und C-γ-2-Domänen auf, was zwei identische Fab-Fragmente und ein Fc-Fragment ergibt. Die durch Papain hergestellten Fragmente waren von enormem Wert bei der Untersuchung von Struktur und Funktion des Antikörpermoleküls. Man fand heraus, daß die Fab-Region für die Antigenbindung zuständig ist, während die Fc-Region Effektorfunktionen wie Komplementfixation, Monozytenbindung und plazentare Übertragung vermittelt.

Ein anderes nützliches Enzym für solche Untersuchungen ist Pepsin, welches zwei größere Fragmente produziert: Das F(ab')₂-Fragment, das die über die „Hinge"-Region miteinander verbundenen zwei Fab-Regionen breit umfaßt, und das pFc'-Fragment, welches der C-γ-3-Domäne des Moleküls entspricht. Papain spaltet auch, nach einer längeren Verdauungsphase, ein degradiertes Fragment von der C-γ-3-Region ab, das sog. Fc'-Fragment. Einige Hauptschritte des enzymatischen Aufschlusses werden in Abb. 5.**18** gezeigt. Auch von anderen Enzymen ist bekannt, daß sie Immunglobulinmoleküle aufspalten können. Die kurze Trypsinverdauung eines säurebehandelten Fc-Fragments legt die C-γ-2-Domäne frei, und die Isolation dieses Fragments ermöglichte ausführliche strukturelle und funk-

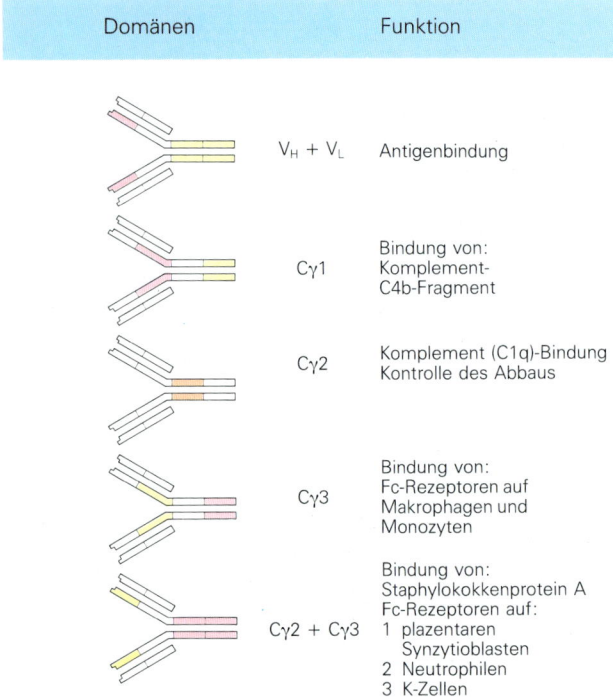

Domänen		Funktion

$V_H + V_L$ — Antigenbindung

$C\gamma 1$ — Bindung von:
Komplement-
C4b-Fragment

$C\gamma 2$ — Komplement (C1q)-Bindung
Kontrolle des Abbaus

$C\gamma 3$ — Bindung von:
Fc-Rezeptoren auf
Makrophagen und
Monozyten

$C\gamma 2 + C\gamma 3$ — Bindung von:
Staphylokokkenprotein A
Fc-Rezeptoren auf:
1 plazentaren
  Synzytioblasten
2 Neutrophilen
3 K-Zellen

Abb. 5.**19   Funktionen der IgG-Domänen.** Die relevanten Domänen sind farblich hervorgehoben.

tionelle Vergleichsuntersuchungen mit anderen Unterfragmenten, wie etwa pFc′.

Die Entdeckung der Immunglobulindomänen als funktionelle Untereinheiten führte Edelman 1970 zu der Vermutung, daß sich jede einzelne Untereinheit für eine ganz spezifische Funktion entwickelt hatte. Es gab bereits den klaren Beweis, daß die V_H- und V_L-Domänen miteinander die antigenbindende Oberfläche auf dem Antikörpermolekül bilden, und spätere kristallographische Arbeiten haben diese Vorhersage in weitem Umfang bestätigt. Edelman meinte, daß sich die anderen Domänen als die Mediatoren der anderen (Effektor-)Funktionen des Immunglobulins erweisen werden. Eine genaue Lokalisation dieser anderen Orte steht noch aus, aber es gibt gute Hinweise darauf, daß die Clq-Komplementkomponente mit der C-γ-2-Domäne (im Falle des IgG) interagiert, und daß sich in derselben Domäne ein Ort befindet, der die Abbaurate des gesamten Moleküls kontrolliert. Vieles deutet darauf hin, daß die Interaktionen mit Makrophagen und Monozyten über einen Ort in der C-γ-3-Domäne vermittelt werden, und vermutlich kommt der C-γ-2-Domäne eine unterstützende Funktion bei solchen Reaktionen zu. Ebenfalls weist einiges darauf hin, daß eine Interaktion mit anderen Zellstrukturen entweder über Orte stattfindet, die die beiden Fc-Domänen (Cγ2 und Cγ3) überspannen, oder daß ein gewisser Synergismus dieser zwei Domänen besteht. Die Funktionen der Domänen von IgG-Antikörper sind in Abb. 5.**19** aufgeführt.

Struktur und Antigenbindung

Die Analyse der Aminosäuresequenzen einer großen Anzahl von leichten und schweren Polypeptidketten zeigt, daß die Variabilität innerhalb ihrer V-Domänen nicht gleichmäßig über die ganze Länge dieser Regionen verteilt ist. Einige kurze Polypeptidsegmente weisen eine außerordentliche Variabilität auf und werden deshalb hypervariable Regionen genannt. Sowohl auf den ×- als auch auf den λ-Leichtketten finden sich solche hypervariablen Regionen in der Nähe der Positionen 30, 50 und 95 (Abb. 5.**20**). Es herrscht mittlerweile Übereinstimmung darüber, daß solche hypervariablen Regionen direkt an der Ausbildung des Antigenbindungsortes beteiligt sind. Sie tragen also zu der Komplementarität der Antikörperbindung bei und werden deshalb manchmal auch „Complementarity Determining Regions" (CDR), und die dazwischenliegenden Peptidsegmente als „Framework Regions" (FR; Rahmenregionen) bezeichnet. In den V-Regionen der schweren und leichten Ketten gibt es je drei CDR (CDR 1–CDR 3) und vier FR (FR 1–FR 4). Bei der Untersuchung auf homologe Sequenzen können variable Regionen von ×, λ- und schweren Ketten jeweils nach ihren „Framework"-Aminosäuresequenzen in Subgruppen unterteilt werden. Die Anzahl von solchermaßen erfaßbaren Subgruppen schwankt von Spezies zu Spezies: Beim Menschen gibt es 4 große ×-Ketten-Subgruppen, 5 λ-Ketten-Subgruppen und 3 Subgruppen der Schwerketten. Abb. 5.**21** zeigt die Prototyp-Sequenzen der Leichtkettensubgruppen.

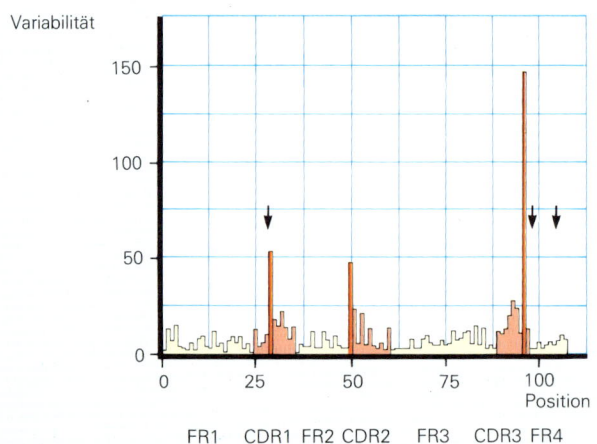

Abb. 5.**20   Variabilität der Aminosäuren in der variablen Region der leichten Ketten von Immunglobulinen.** Die Variabilität wird durch den Vergleich der Sequenzen vieler individueller Ketten errechnet; sie ist gleich dem Quotienten zwischen der Summe aller Aminosäuren an einer bestimmten Position und der Frequenz der häufigsten Aminosäure an derselben Position. In der V_L-Domäne sitzen drei Abschnitte mit sehr hoher Variabilität, die hypervariablen Regionen. Manchmal findet man bei der Sequenzanalyse zusätzliche Aminosäuren, die wegen der besseren Übersichtlichkeit in der Abbildung lediglich mit Pfeilen markiert sind. Hypervariable Regionen sind orange eingezeichnet (CDR), die am stärksten hypervariablen Positionen sind rot markiert. Die vier „Framework"-Regionen sind gelb dargestellt. Mit freundlicher Genehmigung von Prof. E. A. Kabat.

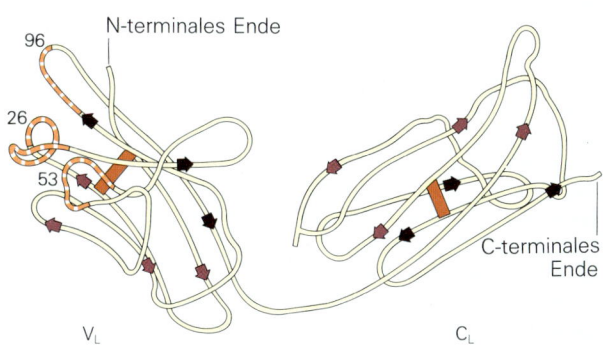

κ-Ketten

VκI	D	I		T	S	P	S		S		V	G	R	V	T	I		C
VκII		V	T	S	P	L		L	V		G		A			C		
VκIII		I	V	T	S	P		T	L	S		S	P	G			L	S C
VκIV	D	V		Q	S	P		L	A	V	S		g		A	T		C

λ-Ketten

VλI	Z	S		L	T	P	P	S		S		P	G				C	
VλII	Z	S		L		Q	P	S		S		S	P	G			T	S C
VλIII		Y		L		P	P	S		S	V		P	G			I	T C
VλIV		S		L	Q				V							I	C	
VλV	Z	S	A	L	T	Q	P	P	S		A	S	G	S		G Q S V	T	I S C
VλVI			L		P		S		S		S	P	G				S C	

Abb. 5.21 Prototyp-Sequenzen in der FR1-Region verschiedener Subgruppen der menschlichen x- und λV-Region. Die ersten 23 Aminosäurereste (N-terminal) der FR1-„Framework"-Sequenzen von Subgruppen der vier x- und sechs λ-Ketten sind hier aufgeführt, wobei Aminosäurereste, die bei keiner anderen Subgruppe in derselben Position innerhalb der Kette vorkommen, rot hervorgehoben sind. Leere Kästchen können irgendeinen Aminosäurerest darstellen. (Die Aminosäuren wurden nach dem Buchstabencode von Abb. 13.**22** bezeichnet.)

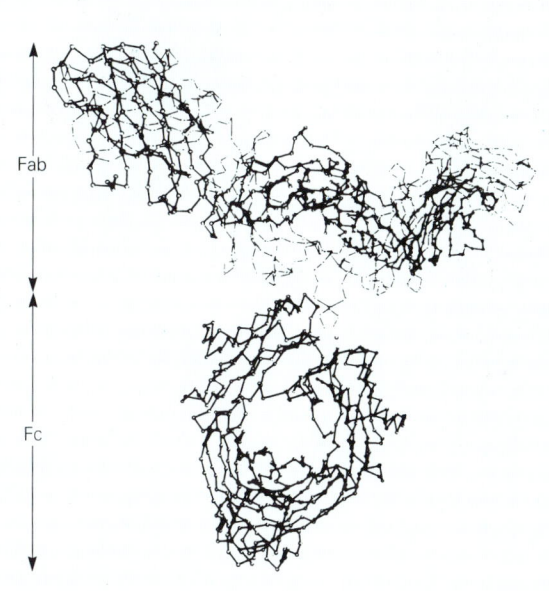

Fab

Fc

Abb. 5.23 Modell des α-Kohlenstoffskelettes des menschlichen IgG1. Dieses Modell basiert auf röntgenkristallographischen Untersuchungen, mit denen gezeigt werden konnte, daß sich die Polypeptide zu globulären Domänen falten und eine Y-förmige Struktur ergeben. Die antigenbindenden Oberflächen sitzen an den Enden der Arme der variablen Regionen der leichten und schweren Ketten. Das Modell zeigt deutlich die „Hinge"-Region zwischen den Fab- und Fc-Regionen, ebenso ist aus der Darstellung ersichtlich, daß zwischen den Cγ2-Domänen eine schwache, und zwischen den Cγ3-Domänen eine starke Interaktion herrscht. Mit freundlicher Genehmigung von Prof. R. Huber.

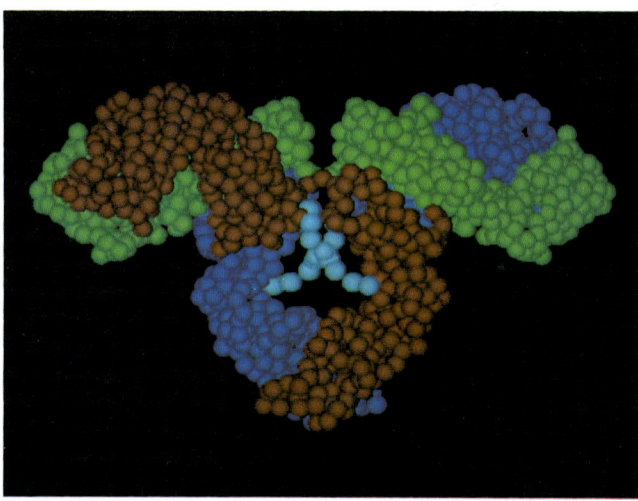

Abb. 5.24 Computergeneriertes Modell des IgG. Das Bild zeigt eine blaue und eine rote schwere Kette sowie 2 grüne leichte Ketten. Die Kohlenwasserstoffbindung am Fc-Anteil des Moleküls ist türkis dargestellt. Die Struktur des Immunglobulins wurde von David R. Davis u. Mitarb. entdeckt (Proc. Nat. Acad. Sci. USA, 1977; 74). Die Computergraphik entstand nach dem System von Richard J. Feldmann vom National Institute of Health.

Abb. 5.22 Die Faltstruktur der variablen und konstanten Domänen der leichten Kette. Das Grundgerüst der Domänen besteht aus zwei Lagen von Polypeptidketten; die eine Kette ist aus vier Segmenten (rote Pfeile), die andere aus drei Segmenten zusammengesetzt. Die Segmente der Schichten, die über Disulfidbindungen (rot) miteinander verbunden sind, verlaufen in gegensätzlichen Richtungen. Durch die Faltung der V_L-Domänen bilden die hypervariablen Regionen drei Schleifen, die räumlich nahe beieinanderliegen. Auf den hypervariablen Regionen ist je eine Molekülgruppe mit ihrer fortlaufenden Nummer dargestellt.

Im letzten Jahrzehnt konnte die dreidimensionale Struktur von Immunglobulinen mit Hilfe der Röntgenstrukturanalyse untersucht werden. Man fand eine gemeinsame Faltblattgrundstruktur der Immunglobulindomänen mit mehreren parallel zur Längsachse der Domäne angeordneten geraden Segmenten der Polypeptidkette. Diese parallelen Sektionen liegen in zwei entgegengesetzt verlaufenden Lagen angeordnet, zwischen denen viele hydrophobe Aminosäureseitenket-

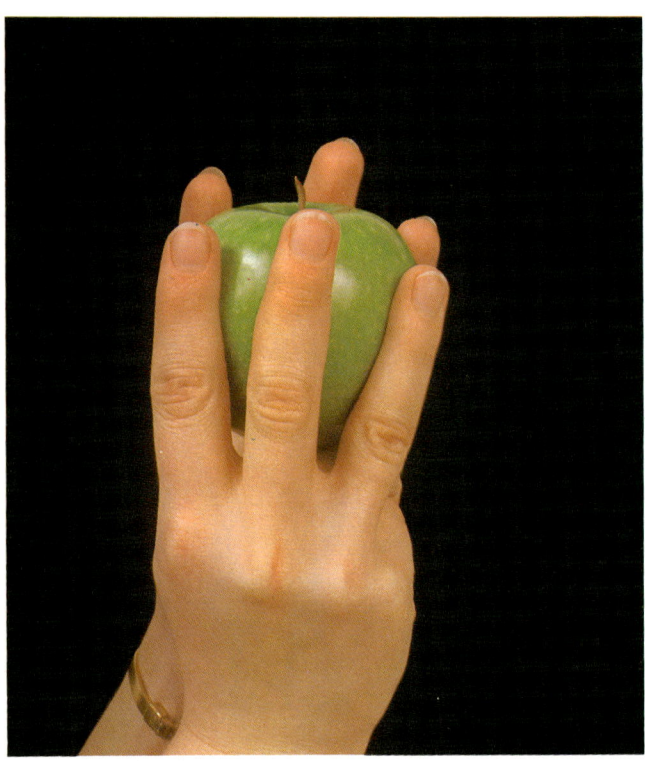

Abb. 5.25 Modell einer Antigen-Antikörper-Bindung. Der Apfel soll ein Antigen darstellen, das von hypervariablen Schleifen wie mit je drei Fingern zweier Hände (die Hände repräsentieren schwere und leichte Ketten) am Antigenbindungsort festgehalten wird. Denkt man sich noch den Apfelbaum dazu, bekommt man eine Vorstellung von der Vielzahl der antigenen Determinanten, die normalerweise auf der Oberfläche auch einfacher Mikroorganismen vorhanden sind.

ten sitzen. Die eine Schicht besteht aus vier, die andere aus drei Segmenten, und beide sind durch eine einzelne Disulfidbrücke verbunden (Abb. 5.22).

Homologe Domänen der leichten und schweren Ketten liegen paarweise auf den Fab-Regionen, ähnlich wie die C_H3-Domänen der schweren γ-Ketten; die Cγ-2-Domänen sind oft durch Kohlenstoffgruppen getrennt. Trotz ihrer strukturellen Ähnlichkeit gibt es bei den Domänen verblüffende Unterschiede hinsichtlich ihrer Interaktion. Z. B. assoziieren die variablen Domänen über ihre dreisegmentige Schicht, während es die konstanten Domänen über die viersegmentige Schicht tun. Ein weiterer Unterschied zwischen den konstanten und den variablen Domänen besteht in einer zusätzlichen Peptidschleife in den variablen Regionen. Die variablen Regionen der leichten und schweren Ketten sind so gefaltet, daß sie in räumliche Nähe zueinander kommen und dadurch die Oberflächenstruktur für die Antigenbindung herstellen. Wie in Abb. 5.22 dargestellt, finden sich diese Regionen im allgemeinen an den Faltstellen der Peptidkette. Mit der Röntgenkristallographie können Daten über die Struktur des gesamten IgG-Moleküls gewonnen werden, aus denen ein angenähertes α-Kohlenstoffskelett und mit Hilfe von Computern ein Atommodell dieser Klasse konstruiert werden können (Abb. 5.23 und 5.24). Solche Modelle zeigen die y-förmige Grundstruktur mit drei Armen, die auch schon elektronenmikroskopisch sichtbar gemacht werden konnten. Ein analoges Modell für die Antigen-Antikörper-Interaktion ist in Abb. 5.25 dargestellt.

6 Antigen-Antikörper-Reaktionen

Die Y-förmige Grundstruktur des Immunglobulinmoleküls ist bifunktionell: Die V-Domänen beschäftigen sich hauptsächlich mit der Antigenbindung, während die konstanten (C-)Domänen für die Interaktion zwischen Immunglobulin und Wirtgewebe zuständig sind. Obwohl die C-Domänen nicht direkt an der Bindung beteiligt sind, ermöglicht die Anordnung der C-Domänen und der „Hinge"-Region dem Molekül eine segmentale Flexibilität bei der Kombination mit den einzelnen antigenen Determinanten.

Antigen-Antikörper-Bindung

Bestimmte Segmente der V-Domäne haben besonders heterogene primäre Aminosäuresequenzen; durch die Röntgenkristallographie konnte gezeigt werden, daß bestimmte Aminosäuren in diesen hypervariablen Regionen mit dem Antigen in Kontakt treten (Abb. 6.1). Obwohl die restlichen „Framework"-Strukturen der V-Region nicht in direkten Kontakt mit dem Antigen kommen, sind sie wichtig für das Zustandekommen der Faltung der V-Domänen und damit der Aufrechterhaltung der Integrität der Bindungsorte. Die Bindung von Antigen an den Antikörper geschieht über die Ausbildung von vielen nichtkovalenten Bindungen zwischen dem Antigen und den Aminosäuren des Bindungsortes. Obwohl jede der dabei beteiligten Bindungskräfte (Kohlenstoffbrücken, elektrostatische und Van-der-Waals-Kräfte, hydrophobe Bindungen) für sich im Vergleich zu kovalenten Bindungskräften schwach ist, ergibt die Summe aller dieser Bindungen eine beachtliche Bindungsenergie. Die nichtkovalenten Kräfte sind ganz wesentlich abhängig vom Abstand (distance: d) zwischen den reagierenden Gruppen. Die Energie ist proportional $1/d^2$ bei elektrostatischen Kräften, und $1/d^7$ bei Van-derWaals-Kräften; das heißt, die beteiligten Gruppen müssen molekular eng beieinanderstehen, damit diese Kräfte wirksam werden können (Abb. 6.2). Daraus ergibt sich, daß eine antigene Determinante und der Antigenbindungsort komplementär zueinander passen müssen, damit eine Bindung zustande kommt; das heißt:
1. Es müssen sich die passenden Atomgruppen an den entsprechenden Orten des Antigens und des Antikörpers gegenüberstehen.
2. Die Form des Bindungsortes muß zum Antigen passen, damit gleichzeitig mehrere nichtkovalente Bindungen zustande kommen. Wenn Antigen und Bindungsort solcherart komplementär sind, ist die Bindungsenergie groß genug, um ein thermodynamisches Aufreißen der Bindung zu verhindern. Wenn sich jedoch die Elektronenwolken des Antigens und des Antikörpers zufällig überlappen, treten sterische Abstoßungskräfte auf, die umgekehrt proportional zur zwölften Potenz des Abstands zwischen den Wolken sind ($F\alpha 1/d^{12}$). Diese Kräfte prägen sehr wahrscheinlich entscheidend die Spezifität des Antikörpermoleküls für

ein bestimmtes Antigen und die Fähigkeit, zwischen Antigenen zu unterscheiden, weil jede Abweichung von der idealen komplementären Form einen Abfall der totalen Bindungsenergie durch erhöhte Absto-

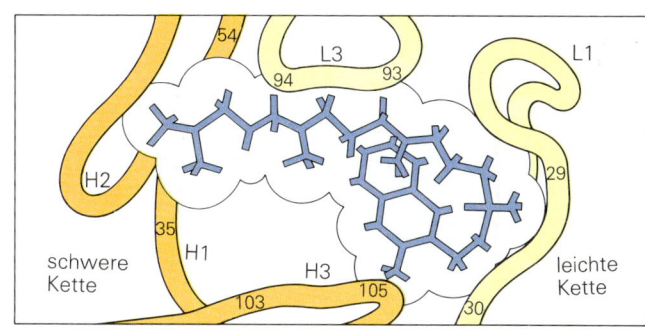

Abb. 6.1 Die Antikörperhaftstelle (Combining site). Das Antigenmolekül ist in der Combining site des Antikörpers wie in einer Tasche eingebettet. Das hier aufgeführte Beispiel zeigt die Bindung von menschlichem IgG (das Myelomprotein NEW) an γ-Hydroxy-Vitamin K. Der Kontakt mit dem Antigen wird über 10–12 Aminosäuren in den hypervariablen Regionen der schweren und leichten Ketten hergestellt. Die Zahlen bezeichnen die Aminosäuren, die in direktem Kontakt mit dem Antigen stehen.

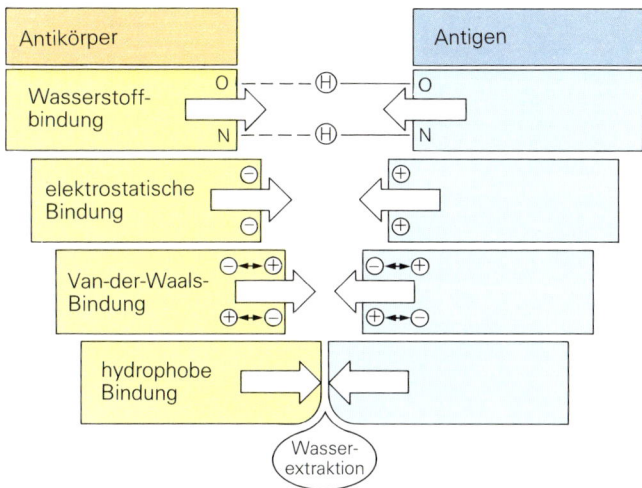

Abb. 6.2 Die intermolekularen Anziehungskräfte bei der Antigen-Antikörper-Bindung. Diese Kräfte können nur bei einer starken räumlichen Annäherung der interagierenden Gruppen wirksam werden. Die *Wasserstoffbindung* ist eine Brückenbildung zwischen den entsprechenden Atomen; *elektrostatische Kräfte* entstehen bei der gegenseitigen Anziehung von elektrisch entgegengesetzt geladenen Gruppen auf zwei Proteinseitenketten; *Van-der-Waals-Kräfte* resultieren aus der Interaktion zwischen Elektronenwolken (in diesem Fall oszillierende Dipole); *hydrophobe Bindungen* (die bis zu 50% der Antigen-Antikörper-Bindung ausmachen können) basieren auf einer Verdrängung von Wassermolekülen durch apolare, hydrophobe Gruppen. Der für eine Bindung optimale Abstand zwischen den interagierenden Gruppen ist bei den einzelnen Bindungstypen unterschiedlich.

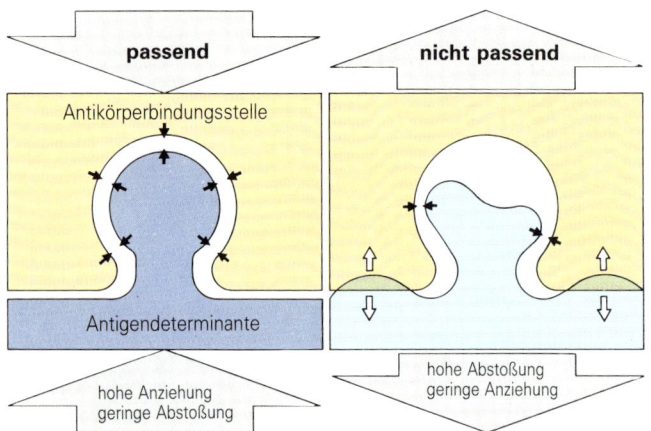

Abb. 6.3 Zusammenpassen von Antigen und Antikörper. Passen antigene Determinante und Haftstelle des Antikörpers gut zueinander, wird die zwischenmolekulare Anziehung auf Kosten der Abstoßung begünstigt. Anders herum dominieren bei einer schlechten Paßform die Abstoßungskräfte der sich überlappenden Elektronenwolken über die nur geringen Anziehungskräfte.

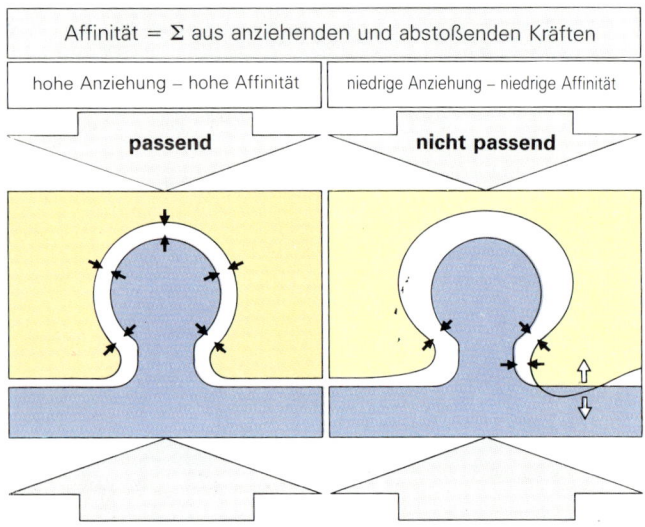

Abb. 6.4 Antikörperaffinität. Die Affinität eines Antikörpers zu einem Antigen resultiert aus dem Gleichgewicht zwischen anziehenden und abstoßenden Kräften. Eine hohe Affinität des Antikörpers zum Antigen setzt eine gute Paßform voraus, umgekehrt paßt ein niedrigaffiner Antikörper nur schlecht zu dem betreffenden Antigen.

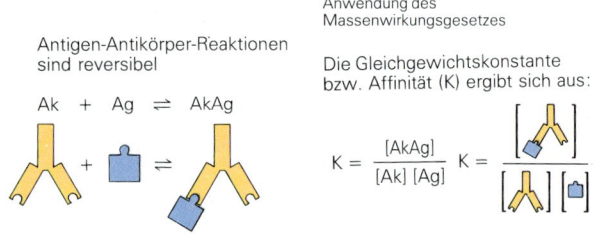

Abb. 6.5 Reversibilität der Antigen-Antikörper-Bindung und Berechnung der Antikörperaffinität. Jede Antigen-Antikörper-Reaktion ist reversibel und unterliegt dem Massenwirkungsgesetz, nach dem die Antikörperaffinität (abhängig von der Gleichgewichtskonstante K) im Zustand des Gleichgewichts berechnet werden kann (die Konzentrationen der Reaktionspartner stehen in eckigen Klammern).

ßungskräfte und erniedrigte Anziehungskräfte zur Folge hat. Beispiele für gutes und schlechtes Zusammenpassen von Antigen und Antikörper zeigt die Abb. 6.**3**.

Antikörperaffinität

Die Kraft einer einzelnen Antigen-Antikörper-Bindung nennt man die Antikörperaffinität, und diese ist – wie oben beschrieben – die Summe der anziehenden und abstoßenden Kräfte (Abb. 6.**4**). Die Interaktion des Antikörperbindungsortes mit einem Antigen kann thermodynamisch untersucht werden.

Um die Affinität eines einzelnen Bindungsortes zu messen, braucht man ein monovalentes Antigen oder sogar eine einzelne isolierte Antigendeterminante – ein Hapten. Da die nichtkovalenten Bindungen zwischen Antikörper und Hapten dissoziierbar sind, muß die Gesamtbindung zwischen Antigen und Antikörper auch reversibel sein; so kann man das Massenwirkungsgesetz auf die Reaktion anwenden und die Gleichgewichtskonstante K ermitteln. Dies ist die Affinitätskonstante (Abb. 6.**5**).

Affinität und Avidität

Da jede 4-polypeptidkettige Antikörpereinheit zwei Antigenbindungsorte hat, ist die Reaktion von Antikörpern mit Antigen potentiell multivalent. Darüber hinaus kann das Antigen selbst monovalent oder auch multivalent sein. Ein Hapten hat nur eine einzige antigene Determinante und kann so nur mit einem Antigenbindungsort reagieren – es ist deshalb monovalent. Viele Moleküle haben jedoch mehr als eine antigene Determinante. Mikroorganismen weisen auf ihren Oberflächen eine sehr große Anzahl von antigenen Determinanten auf, sie sind also alle multivalent. Wenn ein multivalentes Antigen sich mit mehr als einem Bindungsort des Antikörpers verbindet, ist die entstehende Bindungsenergie beträchtlich größer als die Summe der beteiligten Einzelbindungen, da alle Antigen-Antikörper-Bindungen gleichzeitig aufgebrochen werden müssen, wenn Antigen und Antikörper sich wieder trennen sollen.

Die Kraft, mit der ein multivalenter Antikörper ein multivalentes Antigen bindet, nennt man Avidität, in Unterscheidung zur Affinität, die sich auf die Bindung zwischen einzelnen antigenen Determinanten und dem entsprechenden Bindungsort bezieht. Die Avidität eines Antikörpers für sein Antigen hängt zwar von den Affinitäten der entsprechenden Bindungsorte für die Determinanten des Antigens ab, ist jedoch größer als die Summe aller dieser Affinitäten, wenn Antigen und Antikörper multivalent sind (Abb. 6.**6**). Unter physiologischen Verhältnissen spielt die Avidität wahrscheinlich eine wichtigere Rolle, da normalerweise vorkommende Antigene multivalent sind. Hapten-Antikörper-Reaktionen sind jedoch leichter zu messen und vermitteln einen besseren Einblick in die immunchemische Natur der Antigen-Antikörper-Reaktion.

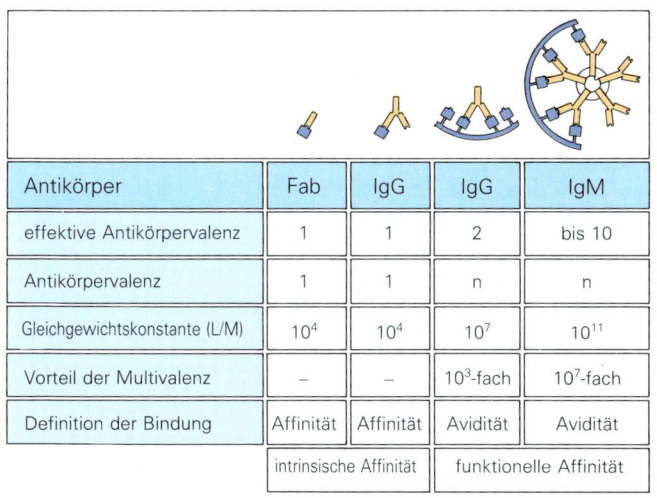

Antikörper	Fab	IgG	IgG	IgM
effektive Antikörpervalenz	1	1	2	bis 10
Antikörpervalenz	1	1	n	n
Gleichgewichtskonstante (L/M)	10^4	10^4	10^7	10^{11}
Vorteil der Multivalenz	–	–	10^3-fach	10^7-fach
Definition der Bindung	Affinität	Affinität	Avidität	Avidität
	intrinsische Affinität		funktionelle Affinität	

Abb. 6.6 Affinität und Avidität. Eine multivalente Bindung zwischen Antikörper und Antigen (Avidität oder funktionale Affinität) besitzt – wie die Ermittlung der Gleichgewichtskonstante zeigt – im Vergleich zu einer einfachen monovalenten Bindung (Affinität oder intrinsische Affinität, hier wurde 10^4 L/M als Referenzwert gewählt) eine beträchtlich höhere Stabilität. Dies wird manchmal als der „Bonuseffekt" der multivalenten Bindung bezeichnet. Die Bindungsenergie von IgG kann auf das 10^3fache ansteigen, wenn beide Valenzen (Combining sites) beteiligt sind, und sogar auf das 10^7fache bei der multivalenten Bindung von IgM an Antigen. Bei monovalenten Antigenen ist die Affinität für einen multivalenten Antikörper nicht höher als für einen monovalenten Antikörper (z. B. ein Fab-Fragment).

Antikörperspezifität

Antigen-Antikörper-Reaktionen können in einem hohen Grad spezifisch sein, d. h. die Bindungsorte von Antikörpern gegenüber Determinanten des einen Antigens sind nicht komplementär zu Determinanten eines anderen Antigens. Als Beispiel binden Masernantikörper nur an das Masernvirus und bewirken eine Immunität gegen diese Krankheit, binden aber nicht an ein nicht verwandtes Virus, wie etwa Polio, und können auch keine Schutzwirkung ausüben. Die Spezifität eines Antiserums resultiert aus der Summation der Einzeleffekte der verschiedenen beteiligten Antikörper, von denen jeder mit einem anderen Anteil des Antigenmoleküls, sogar mit verschiedenen Teilen derselben Determinanten, reagiert (Abb. 6.7). Wenn nun Antigen A und Antigen B einige gemeinsame Determinanten haben, wird ein Anteil der Antikörper gegen A auch mit B reagieren. Dies nennt man *Kreuzreaktivität*. Die Spezifität und Kreuzreaktivität eines Antiserums wird von den Eigenschaften der darin enthaltenen Antikörpermoleküle bestimmt.
Antikörper erkennen das Antigen in seiner Gesamtheit leichter als dessen chemische Zusammensetzung; daraus kann abgeleitet werden, daß Antikörper eher auf bestimmte, dreidimensionale Formationen von Elektronenwolken ausgerichtet sind als auf spezifische chemische Strukturen (Abb. 6.8). Dazu kommt, daß die Ladung eines Antigens und die Ladung der induzierten Antikörper häufig in einem umgekehrten Verhältnis zueinander stehen (Abb. 6.9). Antikörper können eine bemerkenswerte Spezifität zeigen und kleine Abwei-

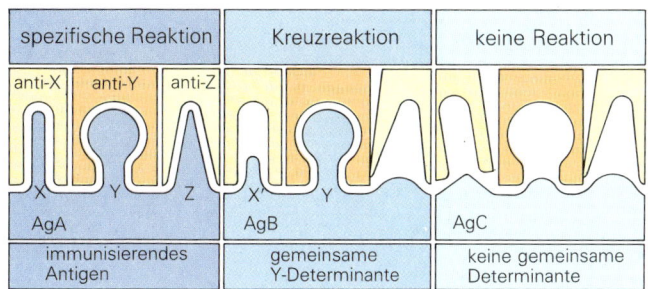

Abb. 6.7 Spezifität, Kreuzreaktivität und Nichtreaktivität. Die Spezifität eines Antiserums kommt dadurch zustande, daß eine Population bestimmter Antikörpermoleküle (anti-X, anti-Y und anti-Z) auf verschiedene Determinanten (XYZ) des Antigenmoleküls (AgA) trifft. Antigen A(AgA) und Antigen B(AgB) besitzen eine gemeinsame Determinante Y. Ein gegen AgA (anti-XYZ) gebildetes Antiserum reagiert nicht nur *spezifisch* mit AgA, sondern kann auch mit AgB *kreuzreagieren,* indem es die gemeinsame Determinante Y, und in gewissem Ausmaß auch die Determinante X' erkennt. Dieses Antiserum zeigt keine Reaktion mit AgC (keine gemeinsamen Determinanten).

Radikal (R)	Sulfonat	Arsonat	Carboxylat
	tetraedrisch	tetraedrisch	planar
ortho	+ +	–	–
meta	+ + +	+	±
para	±	–	–

Abb. 6.8 Spezifität und Kreuzreaktivität. Der Antikörper erkennt eher die antigene Gesamtstruktur als die chemische Zusammensetzung. Durch Immunisierung mit dem meta-Isomer von Aminobenzolsulfonat wird ein Antiserum gegen diese Substanz hergestellt. Dieses Antiserum wird mit den ortho- und para-Isomeren des Aminobenzolsulfonats, und ebenso mit den drei Isomeren (ortho, meta, para) zweier verschiedener, aber miteinander verwandter Antigene in Reaktion gebracht: Aminobenzolarsonat und Aminobenzolcarboxylat. Das Antiserum reagiert spezifisch mit der Sulfonatgruppe (die eine Tetraeder-Struktur besitzt) in meta-Stellung, und liefert eine (schwächere) Kreuzreaktion mit Sulfonat in ortho-Stellung. Ferner sind schwache Kreuzreaktionen möglich, wenn dieses Antiserum mit der tetraedrischen Arsonatgruppe oder der planaren Carboxylatgruppe in meta-Stellung zusammenkommt, nicht jedoch, wenn diese in ortho- oder para-Stellung vorliegen. Die Arsonatgruppe ist größer als das Sulfonat und besitzt ein zusätzliches H-Atom, das Carboxylat ist kleiner und planar. Daraus ist ersichtlich, daß die Gesamtkonfiguration des Antigens genauso wichtig ist wie seine chemische Zusammensetzung.

chungen in der Primärstruktur, in der Ladung, der räumlichen Konfiguration und der sterischen Anordnung des Antigens unterscheiden. Weitere Beispiele der Antikörperspezifität zeigen die Abb. 6.10–6.12.

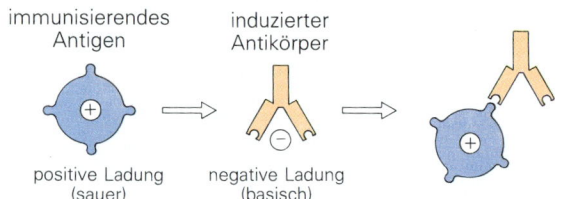

Abb. 6.9 Ladungsspezifität. Antigene induzieren die Bildung von entgegengesetzt geladenen Antikörpern, mit denen sie Komplexe bilden können.

Antiserum	Antigen	
	α-Helix	Kettenstruktur
	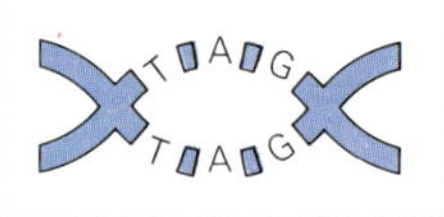	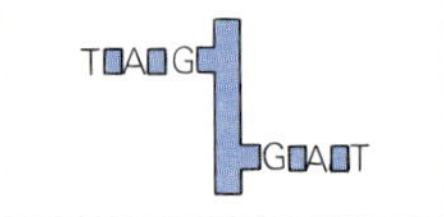
Anti-α-Helix	+ + +	−
Antiketten	−	+ + +

Abb. 6.10 Konfigurationsspezifität I. Der Antikörper kann zwischen einem Tripeptid in α-Helixform und dem gleichen Tripeptid, das nicht in der Helixform vorliegt, unterscheiden.

Antiserum	Antigen		
	p-Aminophenol α-Glucosid	p-Aminophenol β-Glucosid	p-Aminophenol β-Galactosid
	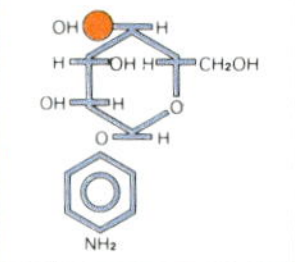	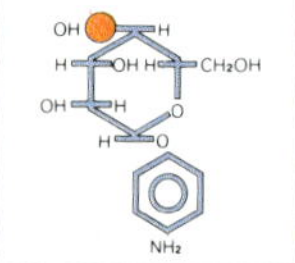	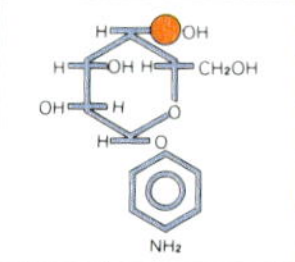
Anti-α-Glucosid	+ + +	+ +	−
Anti-β-Glucosid	+ +	+ + +	−
Anti-β-Galactosid	−	−	+ + +

Abb. 6.11 Konfigurationsspezifität II. Gegen jedes der drei sehr ähnlichen Antigene können Antikörper hergestellt werden: p-Aminophenol-α-glucosid, p-Aminophenol-β-glucosid, und p-Aminophenol-β-galactosid; jeder spezifische Antikörper kann mit den anderen beiden Antigenen kreuzreagieren.

Abb. 6.14 Polyfunktionale Bindungsorte – Spezifität als Populationsphänomen. Ein einzelnes Antigen (AgA) kann an Antigenrezeptoren (insbesondere Antikörpermoleküle) verschiedener B-Zellen binden, die nicht nur für A, sondern auch für andere Antigene (C, D, E, F usw.) spezifisch sind – d. h. die Rezeptoren besitzen polyfunktionale Bindungsorte.

Antiserum	Antigen		
	Lysozym	isoliertes „Schleifen"-Peptid	reduzierte „Schleife"
	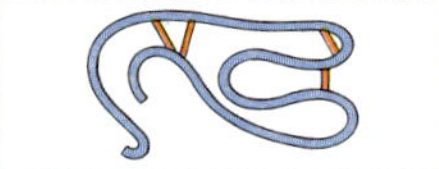	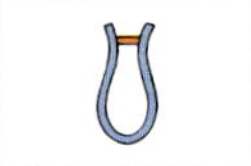	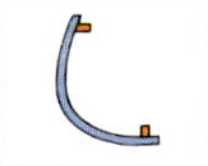
Antilysozym	+ +	+	−
Anti-„Schleifen"-Peptid	+	+ +	−

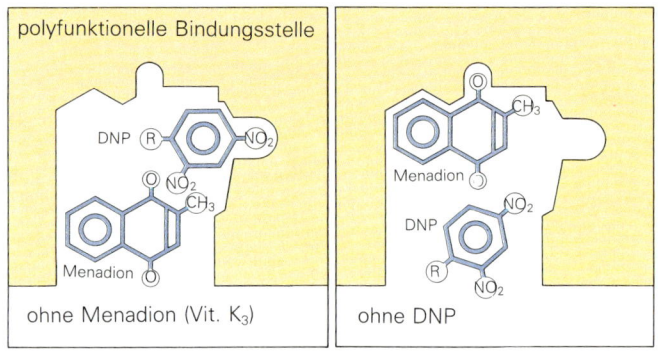

Abb. 6.12 Konfigurationsspezifität III. Durch die Bindung (rot) im Lysozymmolekül entsteht eine Schleife in der Peptidkette. Sowohl gegen das ganze Lysozym (Antilysozym) als auch gegen die isolierte Schleife (Anti-„Schleifen"-Peptid) können Antiseren hergestellt werden, die zwischen beiden Antigenen unterscheiden können. Kein Antiserum reagiert mit der isolierten Schleife, wenn diese in einer linearen, reduzierten Form vorliegt. Dies zeigt die Bedeutung der Tertiärstruktur für die Antikörperspezifität.

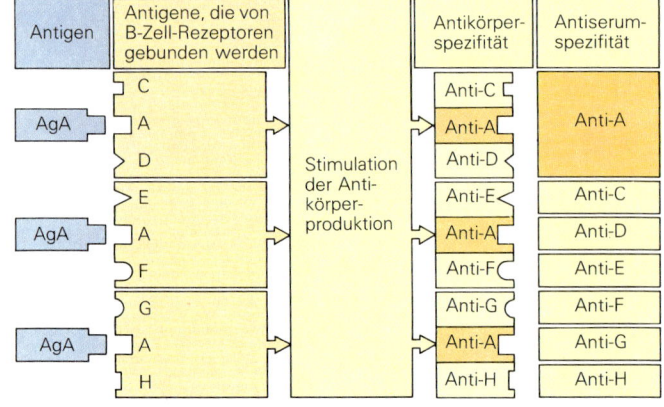

Abb. 6.13 Kompetitive Bindung. Die Combining site eines Antikörpers kann mehr als eine Antigendeterminante binden. Z. B. besitzt der Antikörper 460 zwei verschiedene Bindungsorte, die im Bindungsbereich 1,2–1,4 nm voneinander entfernt liegen. Der Antikörper bindet die Haptene Menadion und DNP kompetitiv, d. h. die Bindung des einen schließt die Bindung des anderen aus. Bindungsorte, die mehr als eine antigene Determinante spezifisch binden können, nennt man polyfunktionale Bindungsorte.

Jede durch AgA stimulierte B-Zelle bildet Antikörper, die nicht nur für AgA, sondern auch für andere Antigene spezifisch sind. Da jede einzelne stimulierte B-Zelle AgA-spezifisch ist, aber nicht jede Zelle auch spezifisch für die anderen Antigene ist, ist die Konzentration der AgA-Antikörper höher als die der Antikörper gegen andere Antigene.

Forschungen der letzten Jahre weisen darauf hin, daß ein Antikörpermolekül komplementär zu mehreren einander unähnlichen Antigenen sein kann. Die Bindung an diese Antigene ist kompetitiv, und es scheint, daß es innerhalb der Bindungsorte verschiedene, räumlich getrennte Positionen gibt (Abb. 6.**13**).

So gesehen wäre die Spezifität der verschiedenen Antikörperpopulationen gar nicht notwendig, da ja *alle* Antikörper die gleiche Spezifität aufweisen; wenn aber von einer großen Anzahl verschiedener polyfunktionaler Antikörper alle in der Lage wären, mit einem bestimmten Antigen A eine Bindung einzugehen, würde im Endeffekt die Reaktivität dieser Antikörper gegenüber A hoch sein, aber niedrig gegenüber allen anderen Antigenen. Dann wäre die Spezifität ein Populationsphänomen, also der Durchschnitt der Merkmale aller Antikörper in einem Antiserum (Abb. 6.**14**).

Physiologische Bedeutung von Antikörpern mit hoher und niedriger Affinität

Die Bestimmung der Affinität und Avidität von Antikörpern war ein beachtlicher Fortschritt in der Erforschung der Antigen-Antikörper-Bindung. Es wurde klar, daß die Bindungsaffinität nicht nur von theoretischem Interesse ist, da Affinität und Avidität die physiologischen und pathologischen Eigenschaften der Antikörper mitbestimmen. Ein hochaffiner Antikörper ist einem niedrigaffinen Antikörper in einer Reihe von biologischen Reaktionen überlegen (Abb. 6.**15**). Ebenso kann die Antikörperaffinität von immunpathologischer Bedeutung sein. Z. B. können im Tierexperiment Antigen-Antikörper-Komplexe, die niedrigaffine Antikörper enthalten, im Kreislauf persistieren, sich an der glomerulären Basalmembran der Niere niederschlagen und eine Nierenfunktionsstörung hervorrufen. Hochaffine Komplexe verschwinden eher aus dem Kreislauf, setzen sich lediglich im renalen Mesangium fest und stören die Funktion der Niere nur unwesentlich.

Bestimmung der Affinität und Avidität

Da die Affinität eines Antikörpers Einfluß auf seine Wirkung haben kann, ist es zu Forschungszwecken oft notwendig, diesen Parameter zu messen. Es gibt eine Anzahl von Methoden zur Bestimmung der Affinität und Avidität. In jedem Verfahren wird ein System benutzt, in dem sich Antikörper und Antigen in einem Gleichgewicht einstellen: $Ak + Ag \rightleftarrows AkAg$. Die Mengen von freiem und gebundenem Antigen können dann gemessen werden, ohne daß das Gleichgewicht gestört wird. Dies kann auf verschiedene Weise geschehen, etwa indem freies von gebundenem Antigen durch physikalische Methoden wie Dialyse, Gelfiltration, Zentrifugation und selektive Präzipitation getrennt wird oder durch Messung der Fluoreszenz des gebundenen Antigens oder Antikörpers. Die gewonnenen Daten können durch Anwendung des Massenwirkungs-

Hämagglutination
Hämolyse
Komplementbindung
passive kutane Anaphylaxie
Membranschädigung
Virusneutralisation
Schutz vor Bakterien
Enzyminaktivierung

Abb. 6.15 Biologische Reaktionen, in denen hochaffine Antikörper den niedrigaffinen Antikörpern überlegen sind.

gesetzes mit Hilfe der Affinitätskonstante K analysiert werden:

$$K = \frac{[AkAg]}{[Ak]\,[Ag]}$$

wobei [AkAg] die Konzentration des gebundenen Antigens ist, [Ag] die Konzentration des freien Antigens und [Ak] die Konzentration der freien Bindungsorte im Gleichgewicht. Wenn die Hälfte der Bindungsorte des Antigens besetzt ist, gilt [Ak] = [AkAg], und daraus folgt K=1/[Ag]. Mit anderen Worten braucht ein hochaffiner Antikörper nur eine geringe Antigenkonzentration, um die Hälfte der Bindungsorte des Antigens abzusättigen.

Heterogenität der Antikörperaffinität

Wenn Enzyme mit ihren Substraten reagieren, ist die Gleichgewichtskonstante (K-Wert) der Reaktion bei verschiedenen Substratkonzentrationen unveränderlich. Bei der Reaktion zwischen Antigen und Antiserum ist dies anders: K ändert sich mit der Antikörperkonzentration und spiegelt damit die Heterogenität einer normalen Antikörperpopulation wider. Lange Jahre hat man geglaubt, daß bei jeder Population von Antikörpern die Affinität einer Gaußschen (Normal-)Verteilung folgt (Abb. 6.**16**). Die durchschnittliche

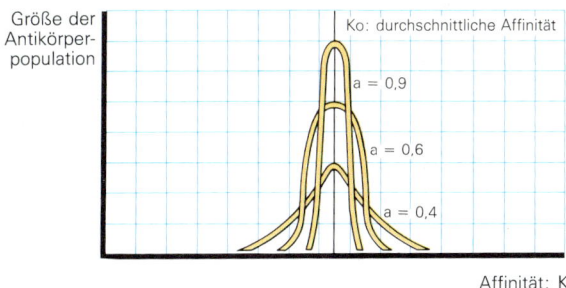

Abb. 6.16 Gaußsche Verteilung der Affinitäten. Man nahm an, daß die Heterogenität der Affinität durch eine Gaußsche Normalverteilung ausgedrückt werden kann (d. h. die Affinitäten sind um die durchschnittliche Affinität K_0 herum gleichmäßig verteilt). Der Wendepunkt der Kurve bezeichnet die durchschnittliche Affinität K_0. Unter der Voraussetzung, daß die Affinitäten der Gaußschen Verteilung folgen, drückt der Heterogenitätsindex (a) die Affinitätsverteilung bezüglich K_0 aus. Ein perfekt homogenes Antiserum hat also den Heterogenitätsindex 1 (dies ist der Fall bei monoklonalen Antikörpern).

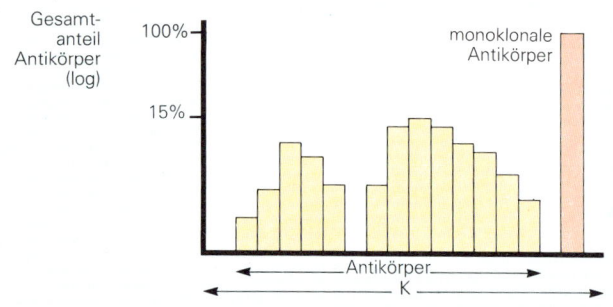

Abb. 6.17 Heterogenität der Affinität. Dieses Histogramm zeigt eine typische Verteilung von Antikörperaffinitäten (K) eines Antiserums für eine antigene Determinante im Vergleich zur exklusiven Affinität, mit der ein monoklonaler Antikörper seine antigene Determinante bindet. Beachte, daß die Verteilung der Antikörperaffinitäten nicht einer Normalverteilung entspricht.

Affinität (K_0) ist definiert als der reziproke Wert der Konzentration des freien Antigens im Gleichgewicht, wenn die Hälfte der Bindungsorte besetzt ist:

$$K_0 \equiv \frac{1}{[\text{Ag frei}]}$$

Bei der Ermittlung der Gleichgewichtskonstante für die Reaktion zwischen einem Antiserum und dem Antigen erhält man (bei verschiedenen Antigenkonzentrationen) eine Verteilung von K-Werten (Affinitäten), die nicht der Gaußschen Verteilung entspricht (Abb. 6.17). Diese Verteilung wirft Probleme bei der Feststellung der durchschnittlichen Affinität eines Antiserums auf. Diese Schwierigkeiten sind nicht weiter verwunderlich, wenn man bedenkt, daß sogar bei einem einfachen Hapten Antikörper gegen verschiedene Teile dieses Haptens gebildet werden können. Die Bindungsaffinität der Antikörper richtet sich nach der Anzahl und dem Typ der sekundären Bindungen zwischen Antigen und Antikörper, wie weiter oben ausgeführt wurde. Die Zahl der möglichen Antikörper, die gegen ein Antigen gebildet werden können, ist hoch, weil die dreidimensional strukturierten Antigene den antikörperproduzierenden Zellen viele verschiedene Konfigurationen bieten. Während die Affinität eines Antikörpers für seine primäre Funktion der Antigenbindung entscheidend ist, werden die anderen biologischen Eigenschaften eines Antikörpers weitgehend von der Zugehörigkeit zu einer Klasse und Subklasse bestimmt, was uns wieder zu dem zentralen Konzept des Antikörpers als bifunktionales Molekül zurückbringt.

7 Komplement

Die Existenz der Antikörper wurde zwischen 1880 und 1890 entdeckt, und bald darauf erkannte man, daß die Fähigkeit der Antikörper, körperfremdes Material zu inaktivieren, von einem weiteren Faktor abhängt, dem Komplement. Komplement besteht aus einer komplexen Serie von Proteinen, darunter viele Proteinasen. Dieses System von Enzymen ergänzt (to complement = ergänzen) nichtspezifisch die immunologisch spezifischen Effekte der Antikörper durch Opsonisierung und Lyse von Erythrozyten (in experimentellen Systemen) und Bakterien. Nach heutigem Kenntnisstand über die biologischen Aktivitäten des Komplements muß diese Minimaldefinition etwas erweitert werden. Besonders die niedermolekularen Peptide, die während des Ablaufs der Komplementkaskade (das ist die stufenweise Aktivierung von Komplementenzymen) freigesetzt werden, haben zusätzlich die Fähigkeit, Entzündungszellen zu beeinflussen, was mit dem Überbegriff „Zellaktivierung" bezeichnet wird. Das Komplementsystem übt drei lebenswichtige Funktionen aus (Abb. 7.1):
1. Zellaktivierung,
2. Zytolyse,
3. Opsonisierung: Durch die Anlagerung von Opsoninen, z. B. Komplementfaktoren, werden Zellen phagozytierbar.

Die Proteine des Komplementsystems bilden zwei miteinander in Beziehung stehende Enzymkaskaden: den klassischen und den alternativen Reaktionsweg (s. Abb. 7.6); beide führen zur Aufspaltung von C3, was das zentrale Ereignis in der Komplementkaskade darstellt. Schließlich kommt eine dritte Gruppe von Plasmaproteinen ins Spiel, der Membranangriffskomplex (oder auch membranattackierender Komplex genannt), der für die lytischen Läsionen in den Lipiddoppelschichten von körperfremden Membranen verantwortlich ist. Das Ergebnis ist der Tod des eingedrungenen Mikroorganismus.

Die Enzymkaskade wird durch Aktivierung von Enzymvorläufern in Gang gesetzt, welche sich wiederum an biologischen Membranen anlagern. Jeder Enzymvorläufer wird durch die vorhergehende Komplementkomponente (oder Komplex), eine hochspezialisierte Proteinase, aktiviert. Durch eine begrenzte Proteolyse wandelt sich der Enzymvorläufer unter Abspaltung eines kleinen Peptidfragmentes zu seiner katalytisch aktiven Form um. Das größere Fragment kann nun an die Membran binden und wird dadurch selbst zum nächsten aktiven Komplementenzym der Sequenz (Abb. 7.2).

Weil jedes einzelne Enzym viele Enzymvorläufer aktivieren kann, verstärkt sich das System mit jedem

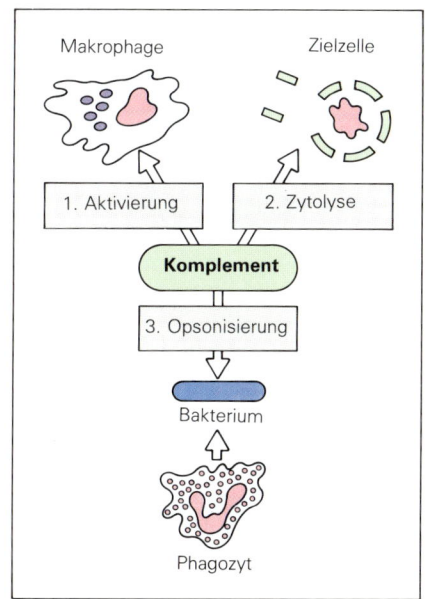

Abb. 7.1 **Die drei wichtigsten biologischen Aufgaben des Komplementsystems.** 1. Aktivierung des Immunsystems z. B. Makrophagen, 2. Zytolyse von Zielzellen und 3. Opsonisierung, wobei Komplement die Phagozytose von Antigenen, wie z. B. Bakterien, erleichtert.

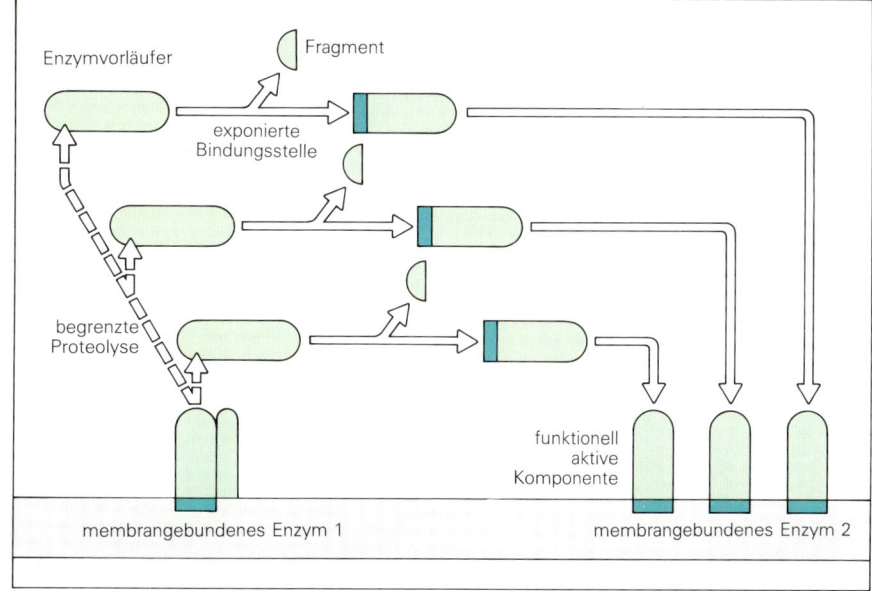

Abb. 7.2 **Enzymkaskaden des Komplementsystems.** Membranständige Enzyme (membrangebundenes Enzym 1) aktivieren durch begrenzte Proteolyse inaktive Enzymvorläufermoleküle. Ein kleines Fragment wird vom Enzymvorläufer abgespalten, und es wird vorübergehend eine Bindungsstelle auf der Membran freigelegt. Das größere Fragment bindet an die Membran und fungiert als das nächste aktive Enzym der Sequenz (membrangebundenes Enzym 2). Jedes einzelne Enzym kann viele Enzymvorläufer aktivieren, so daß eine sich selbst verstärkende Kaskade entsteht. In dieser und den folgenden Abbildungen sind Aktivierungsprozesse durch gestrichelte Pfeile symbolisiert.

Schritt selbst, und es entsteht eine Kaskade, ähnlich wie beim Blutgerinnungssystem oder bei der Fibrinolyse. Der Hauptunterschied ist, daß das Komplementsystem vornehmlich an eine Membran oder einen Immunkomplex gebunden ist und normalerweise lokal begrenzt abläuft.

Komplementproteine

Proteine des klassischen Reaktionswegs

Bevor die Komplementreaktionswege im Detail beschrieben werden, sollen die beteiligten Hauptkomponenten vorgestellt werden. Die Komponenten des klassischen Reaktionswegs sind von C1 bis C9 durchnumeriert, obwohl die wissenschaftlich korrekte Sequenz der Komponentenaktivierung (C1, 4, 2, 3, 5, 6, 7, 8, 9) mit der Reihenfolge ihrer ursprünglichen Entdeckung nicht ganz übereinstimmt. Trotzdem wird an diesem System noch festgehalten. Die meisten Komponenten sind β-Globuline mit einem Molekulargewicht von etwa 2000 K (K = 1000) und bestehen hauptsächlich aus einer oder zwei Peptidketten, die durch Disulfidbrücken verbunden sind. Die wichtigsten

Ausnahmen sind C4 (drei Peptidketten) und C1q. Es gibt einen Proteinaseinhibitor im klassischen Reaktionsweg, den spezifischen Inhibitor der Serinproteinasen C1s und C1r. Dieser Inhibitor wird später in Verbindung mit dem Angioödem besprochen. (C3b-Inaktivator wird später als Teil der Feed-back-Schleife getrennt besprochen.)

Die Komplementproteine bilden eine größere Fraktion der β-1- und β-2-Globuline. C3 ist im Plasma mengenmäßig am stärksten vertreten (1600–1800 mg/l), und die Bindung von C3 ist von der molaren Größenordnung gesehen die Hauptreaktion der Komplementsequenz (Abb. 7.3). Sie ist der Umwandlung von Fibrinogen zu Fibrin bei der Blutgerinnung analog. Fast alle Komplementkomponenten können von Monozyten oder Makrophagen in der Zellkultur gebildet werden, obwohl es immer noch strittig ist, ob diese Zellen die Hauptquelle des Komplements *in vivo* sind. Es scheint wahrscheinlich, daß diese Zellen Komplement zum eigenen Gebrauch in ihrer unmittelbaren Umgebung herstellen und daß der Hauptanteil der Plasmakomplementkomponenten aus den Parenchymzellen der Leber kommt. C1 ist eine Ausnahme; aus noch nicht vollständig geklärten Gründen wird es hauptsächlich im Epi-

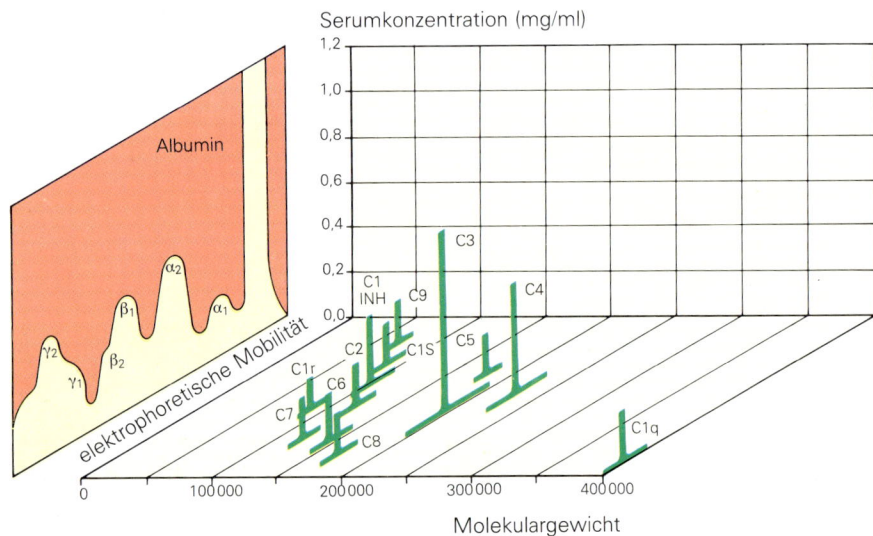

Abb. 7.**3** **Proteine des klassischen Komplementreaktionsweges.** Die Proteine sind die senkrechten Striche in einem dreidimensionalen Koordinatensystem, welches das Molekulargewicht (x), die Serumkonzentration (y) und die elektrophoretische Beweglichkeit (z) im Vergleich zu den Serumglobulinen (Gamma, Beta, Alpha und Albumin) berücksichtigt.

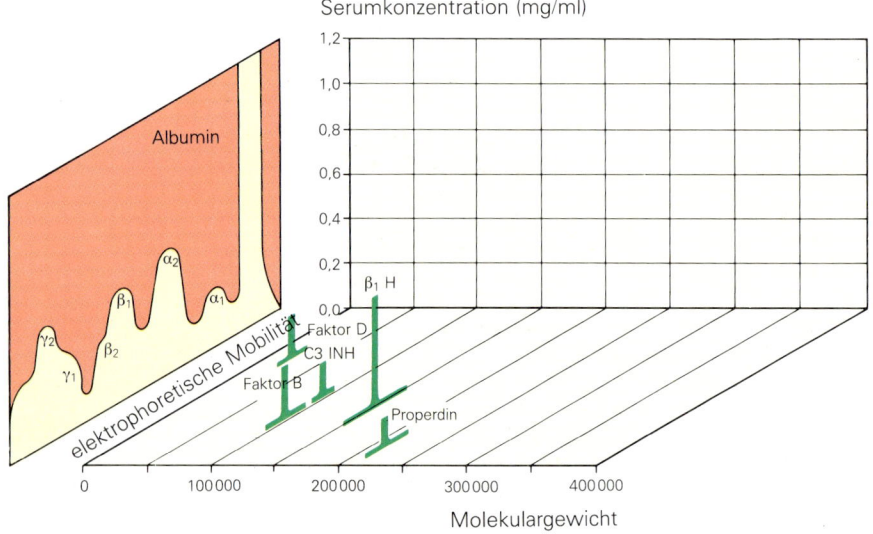

Abb. 7.**4** **Proteine des alternativen Komplementreaktionsweges.** Die Proteine sind wie in Abb. 7.**3** dargestellt. (C3-Inhibitor, C3-INH, wird auch C3-Inaktivator, C3-INA oder Faktor I genannt; β_1H wird auch als Faktor H bezeichnet).

thel des Gastrointestinal- und Urogenitaltraktes gebildet.

Proteine des alternativen Reaktionswegs

Die Proteine des alternativen Reaktionswegs (auch bekannt als die Komplement-feed-back-Schleife) beschreiten einen anderen Weg bei der Umwandlung von C3 zu C3b. Genau genommen ist C3b gleichzeitig ein Produkt wie auch ein Reaktionspartner der Feedback-Schleife, obwohl es nicht zu den Komponenten des alternativen Reaktionswegs zählt. Mit Ausnahme des Faktors D sind die Proteine β-Globuline mit einem hohen Molekulargewicht (100 K–200 K). Die zwei Inhibitorproteine ($\beta_1 H$ und C3 INH) sind ein integrierter Teil dieses Reaktionsweges und spielen eine Schlüsselrolle beim Abbau von C3 (Abb. 7.**4**).

Primitives Komplementsystem

Aus der Sicht der Evolution kann sich ein einfaches, nichtadaptives Komplementeffektorsystem zur Opsonisierung von pathogenen Mikroorganismen aus jedem einfachen Mechanismus entwickeln, der eine begrenzte Proteolyse von C3 zu C3b zustande bringt (Abb. 7.**5**). Das entstandene C3b kann das Zielpartikel umhüllen, welches dann der Immunadhärenz (oder Zytoadhärenz) durch phagozytierende Zellen mit Oberflächenrezeptoren für C3 zugänglich wird. Ein solcher Mechanismus kann während einer akuten Entzündung entstehen, da bekanntlich die üblichen Serin-Histidin-Proteinasen (Trypsin, Plasmin, Thrombin und Elastase)

ähnlich wie die natürlichen Komplement-C3-Konvertasen, eine begrenzte Proteolyse von C3 bewirken. Lediglich ein weiteres Protein ist in diesem primitiven Schema notwendig, und zwar Faktor B. Dieser stabilisiert und verstärkt die Reaktion, indem er sich mit C3b zu C3b,B verbindet; dieser Komplex kann in begrenztem Umfang C3 spalten. Der Faktor-B-Komplex wird seinerseits durch Serin-Histidin-Proteinasen aufgespalten, wobei ein 33 K-Fragment, Ba, verlorengeht. Das entstehende C3b,Bb besitzt eine starke C3-spaltende Aktivität und verstärkt die Reaktion durch positives Feed back und fördert somit das C3b-Coating von Mikroorganismen am Entzündungsort. Es scheint sich spezifisch für den Faktor B eine nicht inhibierbare Proteinase entwickelt zu haben (Faktor D). Ein Kontrollmechanismus ist notwendig, damit die Reaktion nicht bis zur Erschöpfung weiterläuft. Das Prinzip der Kontrolle ist die Begrenzung der funktionellen Aktivität des C3b-Moleküls (Kontrollort) und die Begrenzung der Bindung an Faktor B. Es erscheint wahrscheinlich, daß C3 und Faktor B in der Evolution vor den ersten Proteinen des klassischen Reaktionswegs aufgetreten sind. Offenbar ist C2 durch eine Genduplikation aus dem Faktor B entstanden, und C4 und C5 haben sich aus C3 entwickelt.

Vergleich des klassischen mit dem alternativen Reaktionsweg

Abb. 7.**6** vergleicht den klassischen und den alternativen Komplementreaktionsweg. Der alternative Reaktionsweg vermittelt die unspezifische „angeborene"

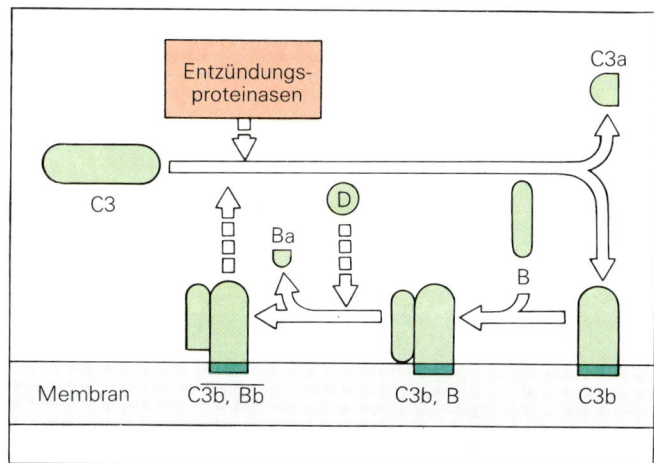

Abb. 7.**5** **Ein primitives Komplementsystem.** Die während einer Entzündung freigesetzten Proteinasen katalysieren die Umwandlung von C3 zu C3b und die Freisetzung von C3a (Anaphylatoxin). Danach verbindet sich Faktor B auf der Bakterienzellmembran mit C3b zu C3b,B. C3b,B besitzt nur eine schwache C3-spaltende Aktivität. Eine nichtinhibierbare Proteinase, Faktor D (oder andere Proteinasen), spaltet den C3b,B-Komplex proteolytisch unter Freisetzung von Ba; das entstehende C3b,Bb hat eine starke C3-spaltende Aktivität und verstärkt die Reaktion durch eine positive Rückkopplung (der Strich über einer Komplementkomponente bedeutet, daß sie sich in aktiviertem Zustand befindet). Die C3-Konversion wird durch einen Mechanismus begrenzt, der die Aktivität des C3b-Moleküls und seine Bindung an Faktor B kontrolliert.

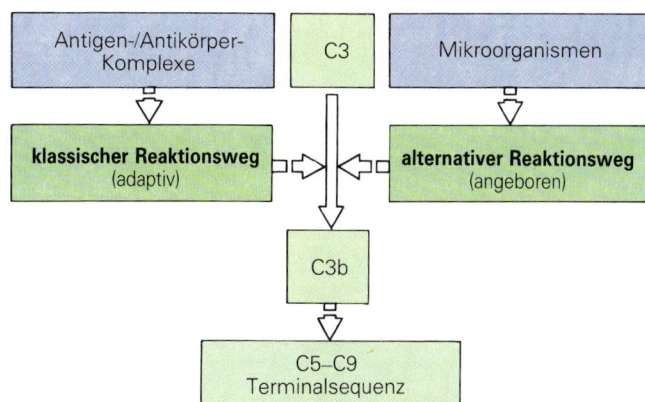

Abb. 7.**6** **Vergleich zwischen klassischem und alternativem Reaktionsweg.** Beide generieren eine C3-Konvertase, die C3 zu C3b umwandelt, was die zentrale Reaktion der Komplementkaskade darstellt. C3b aktiviert seinerseits die terminale lytische Komplementsequenz C5–C9. Die erste Stufe der klassischen Sequenz, die zur Bindung von C3 führt, ist die Komplexbindung eines Antigens mit seinem spezifischen Antikörper. Die C3-Bindung im alternativen Reaktionsweg setzt keine Antikörperkomplexe voraus, da sie durch die Zuckerkomponente in der Zellmembran des Mikroorganismus in Gang gesetzt werden kann. Der alternative Reaktionsweg vermittelt die unspezifische „angeborene" Immunität, während der klassische Weg wahrscheinlich ein entwicklungsgeschichtlich erst spät erworbener adaptiver Mechanismus ist.

Immunität, während der klassische Reaktionsweg einen erst später entwickelten Mechanismus repräsentiert, nämlich die spezifische „erworbene Immunität" und das „Gedächtnis".

Der erste Schritt, der zur C3-Komplementbindung in der klassischen Sequenz führt, ist die Anlagerung von Antigen an seinen spezifischen Antikörper (entweder IgG oder IgM). Die Bindung von C3 im alternativen Reaktionsweg setzt keinen angelagerten Antikörper voraus; die Zuckerkomponente in der Zellmembran des Mikroorganismus kann die Kaskade in Gang setzen. Der alternative Reaktionsweg kann bei der C3-Komplementbindung einspringen, wenn ausreichende Mengen von spezifischen Antikörpern nicht zur Verfügung stehen, z. B. im Frühstadium einer Erstinfektion. Obwohl die Phänomene des klassischen und alternativen Reaktionswegs *in vitro* getrennt voneinander betrachtet werden können, führt wahrscheinlich unter normalen physiologischen Verhältnissen die Aktivität des einen Reaktionswegs auch zur Aktivierung des anderen. Die zwei Reaktionswege werden nun besprochen, wobei mit dem klassischen Komplementreaktionsweg begonnen werden soll.

Klassischer Komplementreaktionsweg

Der klassische Reaktionsweg verläuft in 3 Stufen: Erkennung, enzymatische Aktivierung und Angriff auf die Membran mit folgendem Zelltod. Die Erkennungseinheit des Komplementsystems ist der C1-Komplex.

Bindung von C1 durch Immunglobulin

Der C1-Komplement-Protein-Komplex (der sich ausschließlich in der klassischen Komplementkaskade findet), leitet die C3-Konversion ein. C1 verbindet sich über die C1q-Subkomponente direkt mit Immunglobulin. Die beiden anderen Subkomponenten C1r und C1s binden nicht an Immunglobulin, sind aber bei der folgenden Aktivierung des klassischen Reaktionswegs beteiligt. Ob eine C1-Komplementbindung stattfindet oder nicht, hängt von mehreren Faktoren ab. Zum ersten können, sogar unter idealen Bedingungen, nur bestimmte Immunglobulinsubklassen C1 binden. Dazu gehören z. B. IgG1, IgG3 und IgM beim Menschen, IgG2a und IgM bei der Maus, IgG2 beim Meerschweinchen und IgG1 bei Wiederkäuern. Zum zweiten müssen bestimmte räumliche und strukturelle Voraussetzungen erfüllt sein, die man bisher nur zum Teil

kennt. In der graphischen Darstellung steigt die Menge des gebundenen C1 direkt proportional mit der Konzentration der zugegebenen erythrozytenkonjugierten IgM-Antikörper an (Steigung = 1), während für IgG der Anstieg von C1 dem Quadrat der verwendeten Antikörpermenge entspricht (Steigung = 2) (Abb. 7.7).

Aus dieser Beobachtung kann man schließen, daß sich ein einzelnes IgM-Molekül an C1 anlagern kann, während bei IgG mindestens zwei Moleküle benötigt werden.

Bezüglich der Anlagerung an die Komplementbindungsstellen des Immunglobulins ist das C1q-Molekül potentiell multivalent. Die Bindungsstellen befinden sich auf der C_H2-Domäne von IgG und wahrscheinlich auf der C_H4-Domäne von IgM. Die passende Peptidsequenz des Komplementbindungsortes entsteht möglicherweise nach der Komplexbindung mit dem Immunglobulin; oder die Bindungsorte sind ständig verfügbar, brauchen aber die Anlagerung von C1q in einer bestimmten geometrischen Anordnung, um die nötige Avidität zu erlangen. C1q ist ein 400 K-Protein aus 18 Peptidketten, die aus drei Untereinheiten von jeweils sechs Ketten bestehen. Jede der sechs Peptiduntereinheiten besteht aus einem Y-förmigen Helixpaar aus je drei Peptiden, die am Stamm miteinander verbunden sind, und in einem kugelförmigen Kopf enden. Die 80 Aminosäuren in jedem Dreikettenpeptid der Helix enthalten viele Gly-x-y-Sequenzen, wobei x und y Prolin, Isoleucin und Hydroxylysin sind; sie ähneln deshalb sehr stark den Kollagenfasern. Im Elektronenmikroskop sehen C1q-Moleküle in Form und Größenordnung etwa aus wie in Abb. 7.**8.** Man nimmt an, daß die globulären Enden die Stellen für die multivalente Anlagerung an die Komplementbindungsorte von Immunglobulin in Immunkomplexen sind.

Die C1-Komplementbindung kann durch Bindung von IgG an eine Reihe von Proteinantigenen in einer Lipiddoppelschicht, z. B. einem roten Blutkörperchen, demonstriert werden (Abb. 7.**9**). C1 bindet an die C_H2-Domäne von IgG, und die Untereinheiten werden wie im Plasma durch Ca^{++}-Ionen als Liganden zusammengehalten. Die Ultrastruktur von C1r und C1s ist heute bekannt. Sie sind chemisch ähnliche 83 K-Proteine, die sich hauptsächlich darin unterscheiden, daß C1r dimerisiert, während C1s monovalent an C1r bindet. Sie bilden einen tetrameren Komplex, der sich in Anwesenheit eines Ca^{++}-Ions an C1q bindet. Auf welche Weise C1r von C1q aktiviert wird, ist immer noch ein

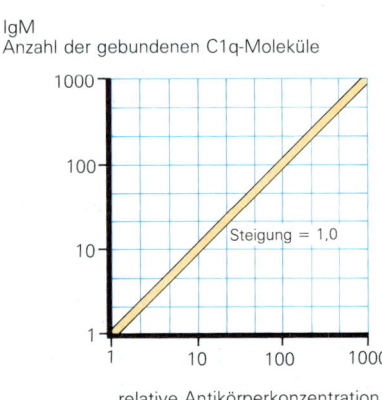

IgM
Anzahl der gebundenen C1q-Moleküle

Steigung = 1,0

relative Antikörperkonzentration

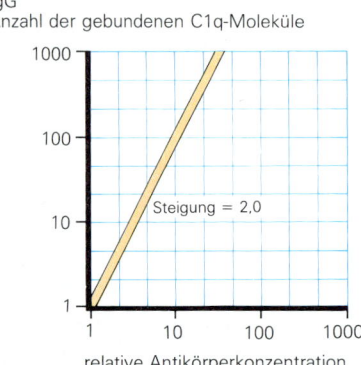

IgG
Anzahl der gebundenen C1q-Moleküle

Steigung = 2,0

relative Antikörperkonzentration

Abb. 7.7 C1q- und Antikörperbindung. Die Menge des an IgM gebundenen C1q steigt direkt proportional zur Antikörperkonzentration (Steigung = 1), während bei IgG die Menge des gebunden C1q mit dem Quadrat der Antikörperkonzentration zunimmt (Steigung = 2,0). Das bedeutet, daß zur Bindung von C1q ein einziges IgM-Molekül ausreicht, von IgG jedoch mindestens 2 Moleküle benötigt werden (die relative Antikörperkonzentration bezieht sich auf erythrozytengebundene Antikörper).

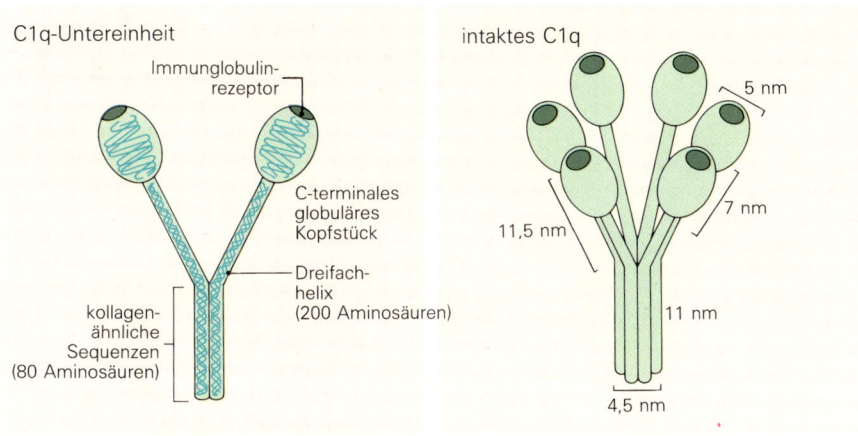

Abb. 7.8 Die Struktur von C1q.
18 Peptidketten bilden 3 Untereinheiten aus je 6 Ketten. Jede Untereinheit setzt sich aus Y-förmig angeordneten Strukturen zusammen, die je aus einer Dreifachhelix bestehen, an ihrem länglichen Stiel paarweise miteinander verbunden sind und nach oben in einen kugelförmigen Kopf auslaufen. Die Rezeptoren zur Anheftung an Immunglobulinkomplexe befinden sich im kugelförmigen Kopfteil.

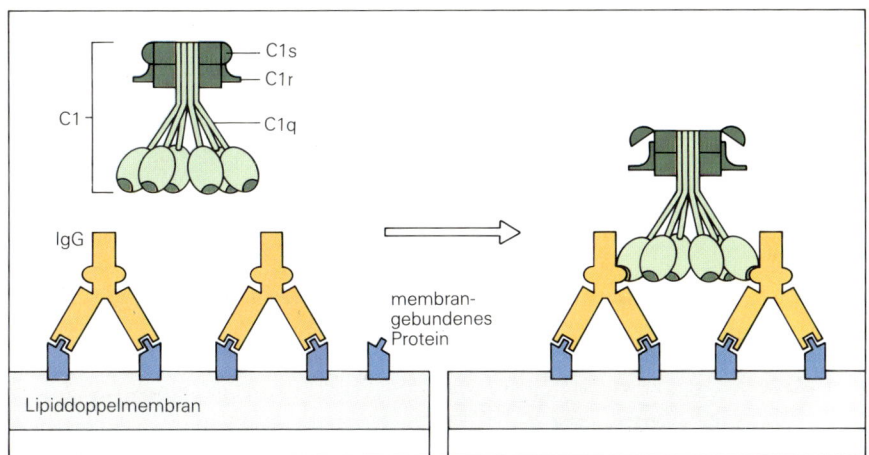

Abb. 7.9 C1qrs-Bindung. Ein Paar von IgG-Molekülen wird an ein repetitives Proteinantigen (membrangebundenes Protein), und C1 an die C_H2-Domäne von IgG gebunden. Die Aktivierung von C1r und C1s ist in der Abbildung schematisch dargestellt.

Geheimnis, da C1q, soweit bekannt, enzymatisch inaktiv ist. Man weiß immerhin, daß C1r und C1s in der Sequenz aktivieren, wenn sie noch an C1 gebunden sind, und daß beide Proteine nach Aktivierung typische, durch DFP (Diisopropylfluorphosphat) inhibierbare Serin-Histidin-Esterasen werden. Bei beiden Proteinen gibt es eine beachtliche Übereinstimmung in der Aminosäuresequenz und in der Funktion; höchstwahrscheinlich sind sie durch eine Genduplikation entstanden. Der aktive katalytische Ort ist ein 27 K-Peptid, welches dem korrespondierenden Peptid in Trypsin und Plasmin (beide sind auch Serin-Histiden-Esterasen) ähnelt. Dennoch unterscheiden sich C1r und C1s in der enzymatischen Spezifität. C1s ist das einzige Substrat für C1r, aber nur C1s – und nicht C1r – aktiviert C4 und C2, die nachfolgenden Komponenten in der klassischen Komplementsequenz. C1q, C1r und C1s sind am besten als ein ineinander greifendes Enzymsystem zu verstehen.

Bindung und Aktivierung von C4 und C2 durch den C$\overline{1}$qrs-Komplex

C$\overline{1}$s spaltet ein 6 K-Peptid (C4a) vom N-terminalen Ende der α-Kette von C4 ab, und es entsteht das größere Fragment C4b. Dies geschieht in der flüssigen Phase des Plasmas in der Nähe des katalytischen Ortes von C$\overline{1}$s, wobei eine labile reaktive Thioesterbindung auf C4b freigelegt wird. Die Reaktion ist effizient, aber die stabile Bindung der C4b-Moleküle an die Membran ist mit weniger als 10% nicht ausreichend. Die restlichen Moleküle binden in enger Nachbarschaft ihrer Aktivierungsorte entweder an den C$\overline{1}$qrs-Komplex oder an die benachbarten Membranen von Erythrozyten. C4b-Moleküle, die keine Bindung eingehen, gehen im Medium unter Verlust ihres aktiven Ortes zugrunde („Decay"). C$\overline{1}$s ist für freies intaktes C2 nur schwach proteolytisch, aber hochaktiv gegenüber C2, wenn dieses mit C4b-Molekülen in Anwesenheit von Magnesiumionen einen Komplex eingegangen ist. Diese Reaktion läuft nur ab, wenn sich die C4b- und C2-Komplexe in der Nähe von C$\overline{1}$s bilden. Das kleinere C2a-Fragment (30 K) geht im Medium verloren, und das größere C2b-Fragment (70 K) verbindet sich mit C4b zum C$\overline{4b2b}$-Enzym, dessen katalytischer Ort wahrscheinlich im C2b-Peptid liegt. Alles in allem ist die Bindung und Aktivierung von C2 nicht effizient. Das C$\overline{4b2b}$-Enzym ist instabil und verliert seine Wirksamkeit mit einer Halbwertszeit von 5 Minuten bei 37°C unter Abspaltung und Inaktivierung von C2b (Abb. 7.**10**).

Die Wirkung von C$\overline{1}$s auf C4 und C2 und die Ausbildung eines stabilen C$\overline{4b2b}$-Komplexes wird durch einen Proteinaseinhibitor (C1-Esterase-Inhibitor oder α-2-Neuraminoglykoprotein) begrenzt, der sich stöchiometrisch an C$\overline{1}$s und C$\overline{1}$r bindet. Diese Reaktion unterdrückt nicht so sehr die lokale Wirkung von C$\overline{1}$s an der Membran, ist aber sehr wichtig für die Beschränkung einer überschüssigen Aktivität von freiem C1 in der löslichen Phase; dieser Punkt wird später im Hinblick auf das hereditäre Angioödem

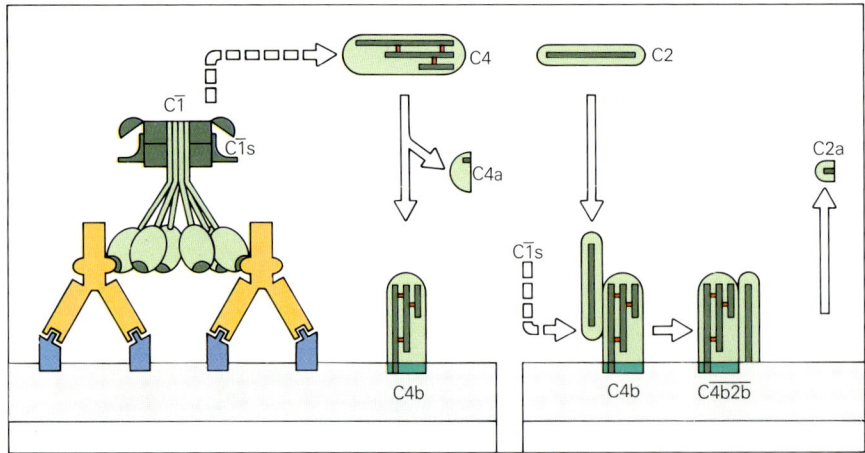

Abb. 7.10 Entstehung von C4b2b. Dieser Komplex ist die C3-Konvertase des klassischen Reaktionswegs. C1s spaltet C4 und setzt das Fragment C4a frei. Das entstandene C4b verbindet sich über eine naszierende Thioesterbindung mit der angrenzenden Membran. C2 aus dem Serum bildet mit C4b einen magnesiumabhängigen Komplex, wird darauf durch C1s gespalten und setzt C2a frei, was zur Bildung von C4b2b führt, der C3-Konvertase des klassischen Reaktionswegs. In der Zeichnung stellen die grünen Balken durch Disulfidbrücken (rot) vernetzte Peptide dar.

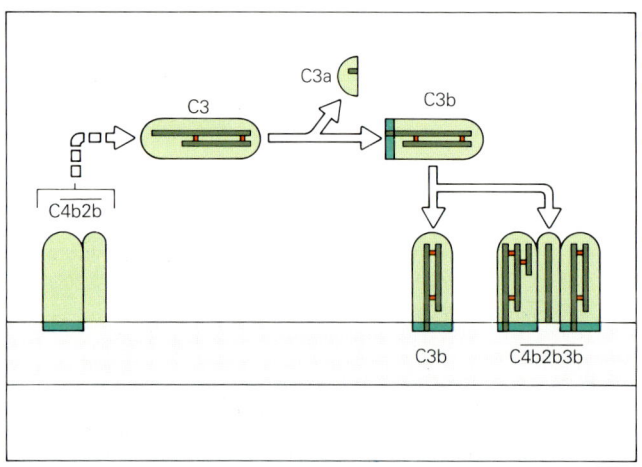

Abb. 7.11 Der C4b2b-Komplex bildet mit C3 den C4b2b3b-Komplex und ungebundenes C3b. Der C4b2b-Komplex spaltet C3-Moleküle durch Abkoppeln des C3a-Anaphylatoxins vom N-terminalen Ende des α-Peptids von C3. (Anaphylatoxine sind kleine Peptide, die bei der Komplementaktivierung frei werden und aus Mastzellen Histamin frei setzen; sie bewirken eine Kontraktion der glatten Muskulatur und können dadurch anaphylaktische Reaktionen nachahmen. Sie zeigen auch eine chemotaktische Aktivität für neutrophile polymorphe Zellen; C3a ist in dieser Hinsicht jedoch relativ schwach wirksam.) Über eine interne Thioesterbindung lagern sich C3b-Moleküle in der Nähe des C4b2b-Komplexes ab. Eines dieser Moleküle verbindet sich mit C4b2b zu C4b2b3b, der C5-Konvertase des klassischen Reaktionswegs.

besprochen. Membrangebundenes C4b wird vom C3b-Inaktivator lahmgelegt, indem dieser den Ankoppelungsort für C2 zerstört; der Mechanismus ist derselbe wie für C3b, wo die Bildung des C3b,B-Komplexes verhindert wird.

Vor kurzem gab es eine Änderung in der Nomenklatur dieses Teils des Komplementsystems. Früher wurde das größere Fragment von C2 C2a und das kleinere Fragment C2b genannt. Die Bezeichnung der Fragmente wurde vertauscht, um sie mit dem System der anderen Anteile des Reaktionswegs in Einklang zu bringen.

Aktion des C4b2b-Komplexes auf C3 und die Bildung von C4b2b3b

Der C4b2b-Komplex, oft auch „C3-Konvertase des klassischen Reaktionswegs" genannt, aktiviert C3-Moleküle durch Abspaltung eines 9 K-Peptids, des C3-Anaphylatoxins, vom N-terminalen Ende des C3-Peptids, wodurch eine naszierende reaktive Thioesterbindung auf dem größeren Fragment (C3b) entsteht. Auf diese Weise werden Gruppen von C3b-Molekülen aktiviert und in der Nähe des C4b2b-Komplexes gebunden (Abb. 7.**11**). Die Gesamtwirkung der Reaktion ist gering (weniger als 10%), aber da C3 in einer sehr hohen Konzentration vorliegt, kann jeder katalytische Ort einige hundert C3b-Moleküle binden. Ein einziges günstig gelegenes C3b-Molekül genügt, um sich mit C4b2b zum endgültigen proteolytischen Komplex der Komplementsequenz zu verbinden.

Aktion von C3b auf C5

C3b spaltet ein 15 K-Peptid, C5a, von der α-Kette von C5 ab und initiiert damit die Bindung von C5b und die Bildung des Membranangriffskomplexes (Abb. 7.**12**). In der klassischen Komplementsequenz werden keine weiteren Proteinasen produziert. Andere gebundene C3b-Moleküle, die nicht am C4b2b3b-Komplex beteiligt sind, bilden eine opsonisierende makromolekulare Hülle auf Erythrozyten oder anderen Zielpartikeln, wodurch diese der Immunadhärenz durch C3b-Rezeptoren auf phagozytierenden Zellen zugänglich gemacht

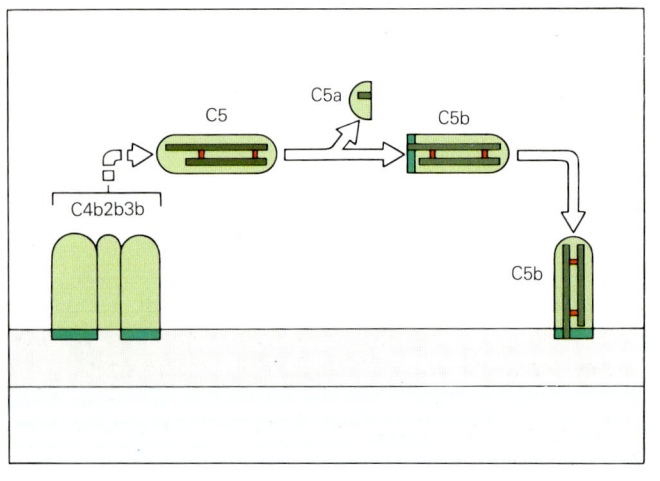

◀ **Abb. 7.12 C5-Bindung.** C4b2b3b spaltet C5a (ein 15K-Peptid) von der α-Kette des C5 ab. Mit der C5b-Fixierung beginnt die Bildung des Membranangriffskomplexes (s. u.). Das größere Fragment, C5b, bindet an die Membran.

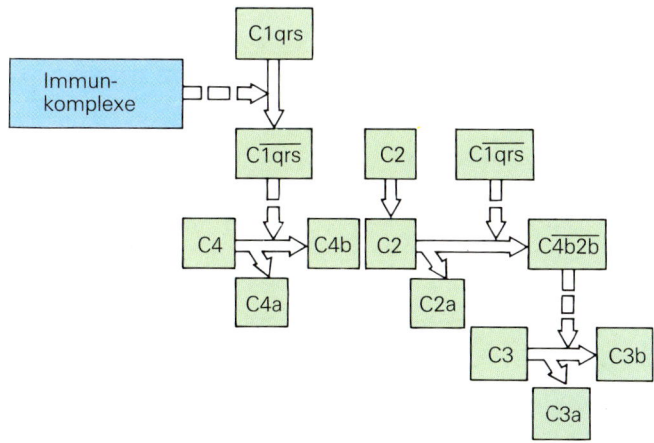

**Abb. 7.13 Der klassische Komplementreaktionsweg –
Zusammenfassung.** C1qrs wird durch Immunkomplexe
aktiviert und spaltet C4, wodurch C4a frei wird. Das größere
Fragment C4b bindet C2, welches von C1 gespalten wird,
woraus das kleinere Fragment C2a entsteht. Das größere
Fragment C2b bleibt an C4b gebunden und bildet so die C3-
Konvertase C4b2b, die C3 in C3a und C3b aufspaltet; dies ist
die umfangreichste Reaktion des klassischen Komplement-
weges.

werden. Der klassische Komplementreaktionsweg ist
in Abb. 7.13 zusammengefaßt.

C3b-(C4b-)Beschichtung („Coating") und Immunadhärenz

Die makromolekulare Beschichtung („Coating") von
Zielpartikeln mit C3b ist die biologische Hauptfunk-
tion des Komplements und der Höhepunkt der Enzymkaskade des klassischen Reaktionswegs und der Feed-
back-Schleife. C3b-Rezeptoren gibt es auf Neutrophilen, Eosinophilen, Monozyten und Makrophagen
(einschl. Kupfferscher Zellen und Alveolarmakrophagen). Sie finden sich auf Erythrozyten (den Rezeptor-
zellen der ursprünglichen Immunadhärenzreaktion)
von Primaten, auf Thrombozyten von vielen Nichtpri-
maten (ausgenommen Wiederkäuer), und auf B-Lymphozyten, wo sie auch als Rezeptoren für das EB-Virus
fungieren können.
C3b-umhüllte Partikel aller Art lagern sich begierig an
die oben erwähnten phagozytierenden Zellen an. Während die Fähigkeit von C3b zur Immunadhärenz außer
Frage steht, ist die Rolle des C3b-Coating bei der
Induktion der Phagozytose nicht unumstritten. Daß
C3b allein eine Phagozytose induzieren kann, scheint
bei vielen Bakterien geringer Virulenz der Fall zu sein,
vor allem bei solchen, an deren Endotoxin die vollständigen 0-somatischen Polysaccharidseitenketten fehlen
(die rauhen Formen), oder die keine anderen Schutz-
vorrichtungen gegen die Phagozytose – wie etwa eine
Kapsel – haben. Offenbar kann C3b allein keine Phagozytose von Erythrozyten durch Neutrophile und
Monozyten induzieren, was die Vermutung nahelegt,
daß schwach virulente Bakterien ein zusätzliches
(akzessorisches) Signal liefern müssen. Aktivierte
Makrophagen, die mehr C3b-Rezeptoren pro Oberflä-
cheneinheit besitzen als Monozyten, sind hinsichtlich
Immunadhärenz und Phagozytose aktiver; nach dem
gegenwärtigen Wissensstand scheint es, daß sie Zellen
verdauen können, die nur mit C3b beschichtet sind.

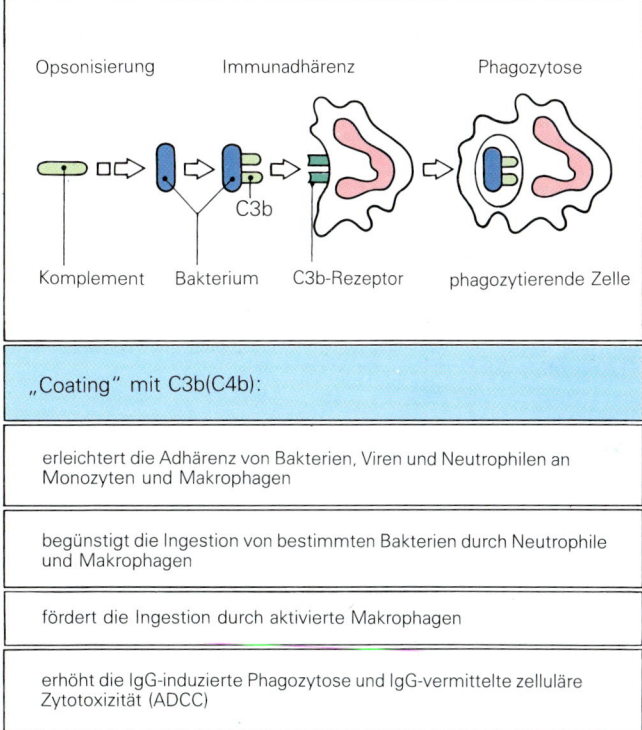

**Abb. 7.14 C3b-„Coating" („Beschichtung") und Immun-
adhärenz.** In der Zeichnung sind Opsonisierung, Immunadhärenz und Phagozytose dargestellt. Darunter sind die
Hauptfunktionen des Coatings durch C3b aufgeführt.

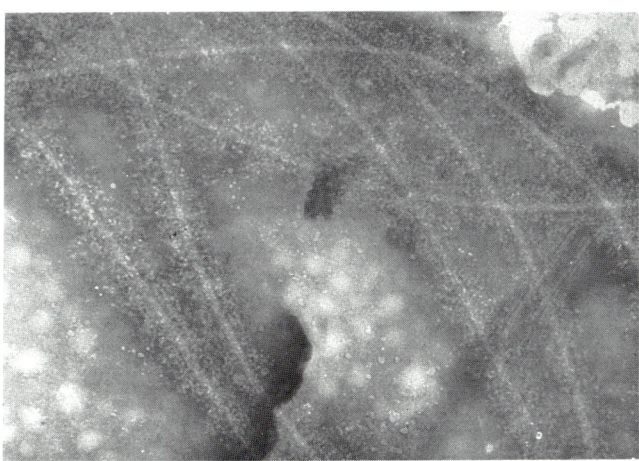

**Abb. 7.15 Elektronenmikroskopische Aufnahme C3-
beschichteter Geißeln von Salmonella.** Die Geißeln wurden mit geißelspezifischen Antikörpern und Komplement
inkubiert. Bei dem elektronendichten Material, das in einer
Ausdehnung von 30 nm beidseits jeder Geißel zu erkennen
ist, handelt es sich wahrscheinlich um C3b. Dies wird so
interpretiert, daß Komplementbindung durch Antikörper zu
einer starken makromolekularen Beschichtung derjenigen
biologischen Membranen führt, die Komplement angelagert
haben. 900000 ×, mit freundlicher Genehmigung von Drs. A.
Feinstein und E. Munn.

Eine weitere Verallgemeinerung kann über die Rolle
von C3b bei Effektorzellreaktionen gemacht werden.
Die C3b-Beschichtung auf Zielzellen verstärkt fast
immer die zytotoxische Aktivität einer Effektorzelle
gegen eine IgG-beschichtete Zielzelle. Die Effekte des
C3b-Coating sind in Abb. 7.14 zusammengefaßt. Abb.
7.15 zeigt C3b-beschichtete bakterielle Geißeln unter
dem Elektronenmikroskop.

Da die meisten Effektorzellen keine Rezeptoren für IgM haben, ist die Bindung von C3b an Zielpartikel wahrscheinlich ein kritischer Moment bei der Opsonisierung während der frühen IgM-Phase einer primären Immunantwort. Später, mit dem Auftreten von IgG-Antikörpern mit hoher Avidität, ist der verstärkende opsonisierende Effekt von C3b – obwohl vorhanden – nicht mehr so notwendig, da die multivalente Bindung von IgG an Fc-Rezeptoren allein schon eine Phagozytose induziert. C4b-Coating wirkt ähnlich wie C3b-Coating, ist aber weniger effektiv.

Bildung von Anaphylatoxin

C3a und C5a werden durch ihre Konvertaseenzyme vom N-terminalen Ende der α-Kette von C3 bzw. C5 abgespalten. Bei C3 wird eine 77-Aminosäure-Sequenz an einem Punkt abgespalten, wo ein carboxyterminales Arginin freigelegt wird; von C5 wird ein 74-Aminosäuren-Peptid abgetrennt und wiederum ein carboxyterminales Arginin exponiert (Abb. 7.**16**). Sowohl C3a als auch C5a haben „spasmogene" Eigenschaften, die entscheidend von der Anwesenheit des carboxyterminalen Arginins abhängen.

Biologische Effekte von C3a

C3a bewirkt eine leichte Muskelkontraktion in vielen tierischen Geweben, z.B. im Meerschweinchendünndarm und im Rattenuterus; intravenös oder intradermal verabreicht, führt es zu einer Kontraktion von Endothelzellen in postkapillären Venulen. Der Effekt an der Haut ist ein fast sofortiges Erythem und Ödem bei Konzentrationen von nur 10–100 mol. Einige der vaskulären Effekte sind indirekt und lassen sich auf

Freisetzung von Histamin aus Mastzellen zurückführen. C3a wird bald nach seiner Entstehung im Serum und in Gewebeflüssigkeiten durch Carboxypeptidase B inaktiviert, indem dieses Enzym die Arginingruppe rasch eliminiert. Der Verlust von Arginin zerstört alle biologischen Funktionen von C3a. Die gesamte Peptidsequenz von C3a ist bekannt, und alle biologischen Aktivitäten scheinen vom carboxyterminalen Oktapeptid auszugehen, welches das Arginin enthält.

Biologische Effekte von C5a

C5a ist pro Molekül 10- bis 20mal aktiver als C3a; seine Gesamtaktivität kann jedoch geringer sein, da nicht so viele C5a-Moleküle in der Komplementkaskade gebildet werden. C5a hat auch eine weiter gespannte biologische Aktivität als C3a. Die wichtigen Eigenschaften von C5a sind:
1. C5a ist der wichtigste chemotaktische Faktor für Neutrophile, der während der Komplementaktivierung freigesetzt wird. Die Neutrophilen lagern sich entlang der Gefäße ab, was zu einer Neutropenie im Blut führen kann.

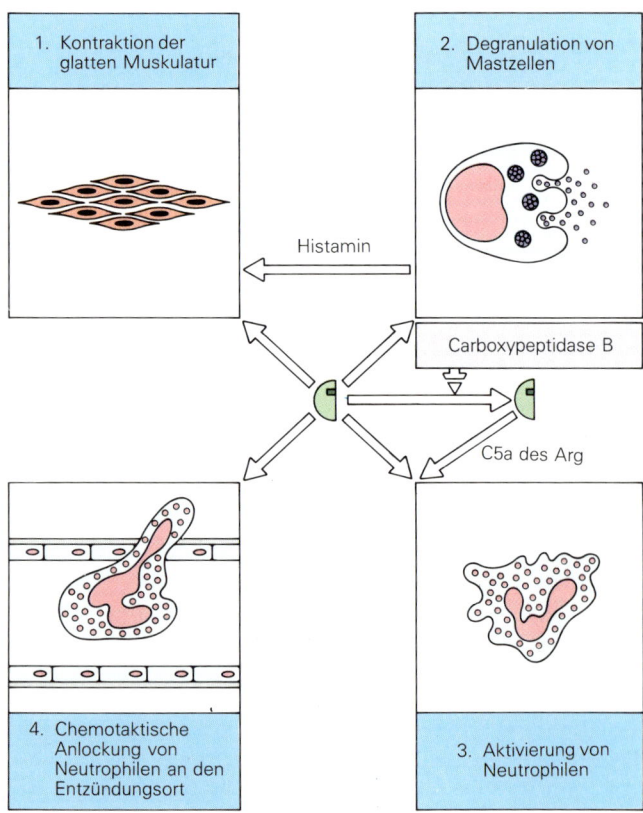

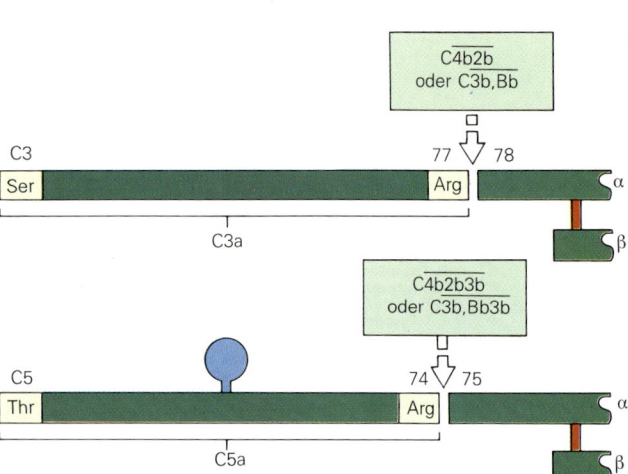

Abb. 7.**16 Bildung von Anaphylatoxin.** Es sind die N-terminalen Enden der C3- und C5-Alphaketten dargestellt. Die C3-Konvertase C4b2b (klassischer Reaktionsweg) bzw. C3b,Bb (alternativer Reaktionsweg) spaltet vom C3-Molekül ein 77-Aminosäure-Peptid, C3a, ab, wodurch ein carboxyterminales Arginin exponiert wird. Die C5-Konvertase C4b2b3b (klassischer Reaktionsweg) bzw. C3b,Bb3b (alternativer Reaktionsweg) spaltet vom C5 ein 74-Aminosäure-Peptid, C5a, ab, an dessen Carboxylende ebenfalls ein Argininmolekül sitzt. C5a besitzt einen Kohlenhydratanteil, der durch einen blauen Kreis symbolisiert ist.

Abb. 7.**17 Biologische Eigenschaften von C5a und C5 des Arg.** C5a bewirkt
1. eine Kontraktion der glatten Muskulatur,
2. eine Degranulation von Mastzellen,
3. eine Aktivierung von Neutrophilen und
4. eine Marginisierung und Chemotaxis von Neutrophilen. Das Histamin aus den degranulierten Mastzellen wirkt ebenfalls auf die glatte Muskulatur. Durch den Verlust des C-terminalen Argininrestes nach Spaltung durch die Carboxypeptidase B entsteht C5a des Arg, welches schwach zellaktivierende Eigenschaften besitzt.

2. C5a scheint Neutrophile zu aktivieren, indem es den bakteriziden „Oxydative burst" in Gang setzt, die Blutgerinnung fördert und die Aufnahme von Glucose erhöht.

3. Die Produktion von Leukotrienen – vor allem B4 – wird angeregt, wodurch die durch C5a induzierte Phase der erhöhten Permeabilität verlängert wird.

4. Die vaskuläre Permeabilität wird erhöht.

5. C5a verursacht eine Degranulation der Mastzellen, vor allem auf einer festen Oberfläche.

6. Es kommt zu einer Kontraktion der glatten Muskulatur. Ein weiterer wichtiger Punkt ist, daß C5a seine zellaktivierenden Eigenschaften auch als Desarginin-(desArg)-Peptid (wenn auch in einer abgeschwächten Form) beibehält, obwohl, wie bei C3a, die spasmogenen Eigenschaften verlorengehen (Abb. 7.**17**).

C5-9-Membranangriffskomplex

Nach der Bindung von C5b an biologische Membranen werden sequentiell vier weitere Proteine angehängt, nämlich C6, C7, C8 und C9 (Abb. 7.**18**). Im richtigen molaren Verhältnis zusammengesetzt, bilden sie den Membranangriffskomplex (membrane attack complex). Der C5b-C6-Komplex ist hydrophil, durch das Hinzukommen von C7 werden auf eine bisher ungeklärte Weise apolare Gruppen im C567-Komplex exponiert, die detergierende und phospholipidbindende Eigenschaften besitzen. Frei gelöst hat das naszierende C567 eine Halbwertszeit von etwa 0,1 Sekunden; es ist „kontagiös" in dem Sinne, daß es sich an jede Lipiddoppelschicht innerhalb seines effektiven Diffusionsradius anlagern kann, und eine „reaktive Lys" von zufällig anwesenden, unschuldigen Zellen auslöst. Nachdem es sich einmal an die Membran gebunden hat, ist C567 relativ stabil und kann mit C8 und C9 interagieren.

Durch die exponierten apolaren Gruppen bekommt C567 einen stark amphiphilen Charakter. Innerhalb eines Komplexes sind hydrophobe und hydrophile Gruppen gleichermaßen vorhanden, was die Neigung zur Polymerisation und zur Ausbildung kleiner Proteinmizellen erklärt. C5-8 polymerisieren zu C9 und bilden den röhrenförmigen Membranangriffskomplex, der durch die Membran hindurchgeht. Es handelt sich um einen hochgradig amphiphilen hohlen Zylinder mit 33 S und 1700 K von 15 nm Länge und 10 nm Durchmesser. Er sitzt bündig auf der Peptiddoppelschicht auf und zeigt mit seinem freien Ende nach außen.

Das Membranstück ist vermutlich aus Mizellen aufgebaut. Eine derartige Struktur kann die Lipiddoppelschicht genug durchdringen, um einen freien Austausch von Elektrolyten und Wasser durch die Membran zu ermöglichen. Der Einstrom von Na^+ und H_2O aufgrund des hohen kolloidosmotischen Druckes im Inneren kann unter Umständen zur Auflösung einer lebenden Zelle führen. Die Komplementmizellen scheinen aber auch per se, ohne Mithilfe der Osmose, in der Lage zu sein, die viralen Hüllmembranen mundgerecht zu zerstückeln. Der Membranangriffskomplex sieht unter dem Elektronenmikroskop aus wie in Abb. 7.**19**.

Alternativer Reaktionsweg

Die Aktivierung von C3 ist die gemeinsame Schaltstelle für die Komponenten des alternativen Reaktionswegs bei einer Immunreaktion, wie z. B. bei der Phagozytose oder einer Entzündung.

Die aktivierten Enzyme des alternativen Reaktionswegs werden auf der Membran der Zielzelle zusammengesetzt – gewöhnlich ohne Beteiligung von Antikörpern – und spalten ein C3b-Fragment von C3 ab, was den ersten Schritt der Membranangriffssequenz darstellt. Eine einfache C3b-Rückkopplungsschleife –

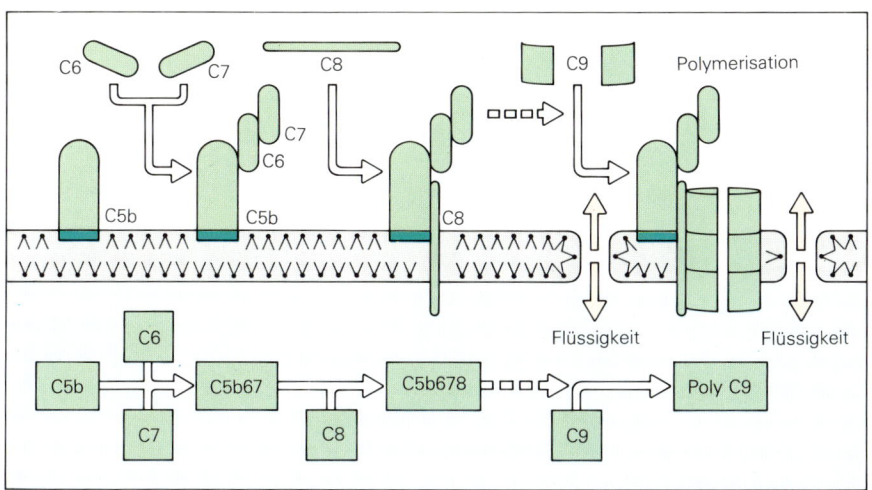

Abb. 7.18 Entstehung des C5-9-Membranangriffskomplexes. Nach Bindung von C5b an die Membran lagern sich C6 und C7 an und bilden den stabilen C5b67-Komplex, der zusammen mit C8 C5b678 ergibt. Diese Einheit ist beim Eindringen in die Membran beteiligt und polymerisiert C9 zu röhrenförmigen Gebilden, die durch die Membran hindurchgehen. Zusammen mit C5b678 bilden diese Röhren den Membranangriffskomplex (membrane attack complex: MAC). Der Membrandefekt führt zum freien Austausch von Flüssigkeit und zur Zellyse.

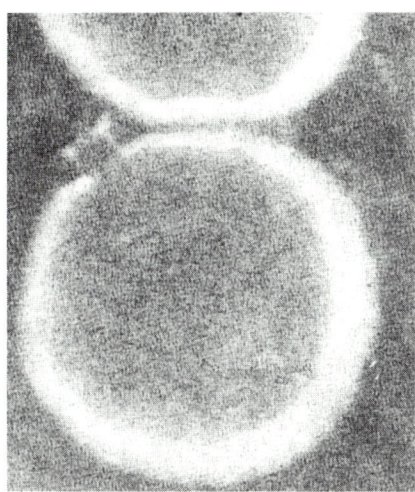

Abb. 7.19 Elektronenmikroskopische Aufnahme des Membranangriffskomplexes. Die kaminförmige Läsion besteht aus C(5b-9)-Komplex, der in die lecithinhaltige Liposomenmembran integriert ist. 234000 ×. Mit freundlicher Genehmigung von Prof. J. Tranum-Jensen und Dr. S. Bhakdi.

das primitive Komplementsystem – wurde bereits vorgestellt, und wir vermuteten bereits, daß dieses der Ursprung des Komplementsystems sein könnte, während der klassische Reaktionsweg sich erst später entwickelt hat. Das zentrale Kontrollelement eines solchen Reaktionswegs ist ein Mechanismus, der die Bindung von C3b an den Faktor B verhindert, weil dadurch die Bildung von $\overline{C3b,Bb}$, die katalytisch aktive C3-Konvertase der Rückkopplungsschleife, blockiert wird. Dies geschieht über den Faktor H (früher β1H), der mit Faktor B um die Bindung an C3b konkurriert, und kann ggf. zu einer Inaktivierung von C3 führen (Abb. 7.**20**).

Die Faktoren H und B scheinen einen gemeinsamen Bindungsort auf C3b zu haben, und welcher von beiden bevorzugt an C3b gebunden wird, hängt von der Art der Oberfläche ab, an der C3b sitzt. Bestimmte Oberflächen, gewöhnlich Polysaccharide, werden auch „Aktivator"oberflächen genannt; auf eine bisher ungeklärte Weise fördern sie die Aufnahme des Faktors B in die Kette von C3b, wobei gleichzeitig Faktor H verdrängt wird. Unter diesen Umständen ist die Bindung des Faktor H gehemmt, und folglich ersetzt Faktor B den Faktor H auf dem gemeinsamen Bindungsort. Bei einem Krankheitsbild, der paroxysmalen nächtlichen Hämoglobinurie (PNH), stellen die roten Blutkörperchen des Patienten die Aktivatoroberfläche dar, und es kommt zur Komplementbildung über den alternativen Weg und zur Lyse durch die terminalen Komplementkomponenten. Wenn Faktor H aus dem Spiel ist, ist C3b (man stellt sich vor, daß C3b kontinuierlich über einen „Überlaufmechanismus" freigesetzt wird, wobei möglicherweise proteolytische Enzyme in der Gewebsflüssigkeit eine Rolle spielen) in der Lage,

sich mit dem Faktor B zum Komplex C3bB zu verbinden, welcher dem enzymatischen Aufschluß durch Faktor D zugänglich ist. Das kleinere (33K) Ba-Fragment geht verloren, und es entsteht das $\overline{C3b,Bb}$-Enzym. $\overline{C3b,Bb}$ ist eine C3-Konvertase, welche weiteres C3b an die Aktivatoroberfläche bindet; auf diese Weise werden mehr D-Bindungsorte exponiert, und der Rückkopplungskreis geht weiter. Theoretisch gibt es keine Bremse in diesem System, wenn der Einfluß von Faktor H wegfällt, und tatsächlich führten die Inkubation eines Serums mit Zymosan oder Inulin (beides Aktivatorpolysaccharide) oder die i. v. Injektion von Inulin bei Versuchstieren zu einer Konversion großer Mengen von C3 zu C3b. Ein anderer Kontrollpunkt in der Verstärkerschleife ist die Stabilität der $\overline{C3b,Bb}$-Konvertase. Normalerweise zerfällt diese nach dem Verlust von Bb mit einer Halbwertszeit von ungefähr 5 Minu-

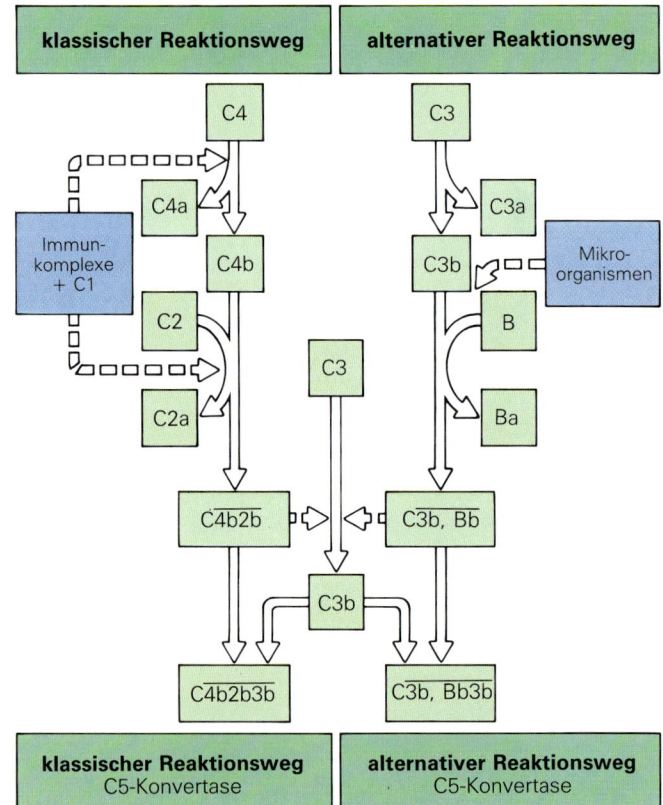

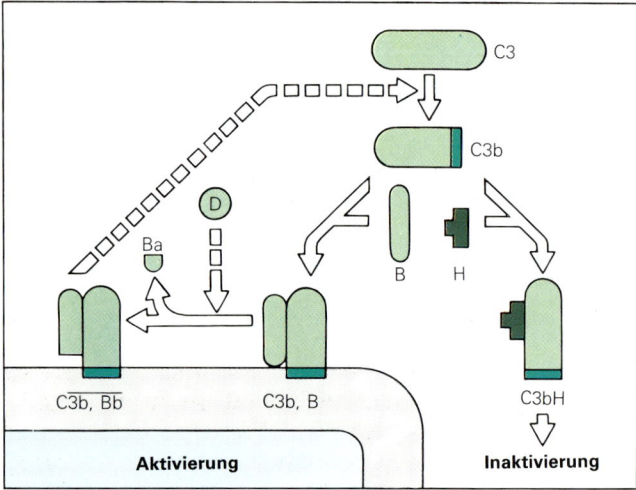

Abb. 7.20   Der Alternativweg. C3b und Faktor B verbinden sich zu C3b,B, welches durch Einwirkung des Enzyms Faktor D – unter Abspaltung eines kleinen Fragmentes Ba – zu einer aktiven C3-Konvertase, $\overline{C3b,Bb}$ wird; $\overline{C3b,Bb}$ wandelt weitere C3 Moleküle zu C3b um, die sich wiederum an Faktor B binden, wodurch der Rückkopplungszyklus aufrechterhalten wird. C3b beginnt Faktor B anzulagern, sobald es an die Oberfläche eines Aktivators gebunden ist. In der flüssigen Phase oder an einer nichtaktivierenden Oberfläche bindet C3b vornehmlich an Faktor H und verhindert dadurch die Bildung von C3b,B.

Abb. 7.21   Gemeinsamkeiten des klassischen und alternativen Reaktionswegs. Beide Reaktionswege generieren eine C3-Konvertase: $\overline{C4b2b}$ (klassischer Reaktionsweg) und $\overline{C3b,Bb}$ (Alternativweg). In der klassischen Sequenz spaltet das durch Antikörperkomplexe aktivierte C1 von den Komponenten C4 und C2 die kleinen Fragmente C4a und C2a ab; die größeren Teilstücke bilden $\overline{C4b2b}$. Im Alternativweg wird Faktor B vom bereits vorhandenen C3b gebunden und spaltet das kleine Fragment Ba ab. Das größere Fragment Bb verbleibt im $\overline{C3b,Bb}$-Komplex. Dieser setzt weiteres C3 um, wodurch der Rückkopplungszyklus aufrechterhalten wird. Aktivierende Oberflächen (z. B. auf Mikroorganismen) begünstigen den Zusammenschluß von Faktor B und C3b und aktivieren dadurch den Alternativweg. Die C3-Konvertase beider Reaktionswege kann weiteres C3b binden und somit die Enzyme für die Bildung von C5, der folgenden Komponente des Komplementsystems, bereitstellen: die C5-Konvertase des klassischen Reaktionswegs $\overline{C4b2b3b}$ und die C5-Konvertase des Alternativwegs $\overline{C3b,Bb3b}$.

ten. Wenn aber Properdin (P) an C$\overline{3b,Bb}$ gebunden wird und so C$\overline{3b,BbP}$ entsteht, wird die Halbwertszeit auf 30 Minuten verlängert und so die Wirkung der C3-Konvertase im alternativen Reaktionsweg potenziert. Der alternative Reaktionsweg wurde ursprünglich der Properdinreaktionsweg genannt, weil gereinigtes Properdin offenbar eine Komplementaktivierung über diesen Mechanismus hervorrufen kann. Bei einigen Krankheiten ist der Properdinspiegel erhöht. Die analoge Wirkungsweise des klassischen und des alternativen Reaktionswegs zeigt Abb. 7.**21**.

Abbau von C 3b

C3b, aus der löslichen Phase der oben beschriebenen Reaktion, oder C3b, das an eine nichtaktivierende Oberfläche, z. B. eines Schaferythrozyten, fixiert ist, kann an Faktor H gebunden werden. Dies verändert die α-Kette von C3b so, daß sie durch das Enzym C3b-Inaktivator aufgespalten werden kann. Dieses Enzym wurde ursprünglich KAF, dann C3bINA, und nun Faktor I genannt. Die α-Kette mißt 117K in der Länge und spaltet sich in eine 68K- und eine 43K-Fraktion, wobei ein 3K-Fragment verlorengeht. In diesem Stadium verliert C3b seine hämolytische und immunadhärente Aktivität. Die weitere Einwirkung eines nicht weiter charakterisierten trypsinähnlichen Enzyms im Plasma bricht die α-Kette auf und hinterläßt ein 29K-Fragment, C3d, auf dem roten Blutkörperchen. Das inaktive Hauptfragment C3c wird vom retikuloendothelialen System beseitigt (Abb. 7.**22**).

Cobra-Venom-Faktor (CVF) und C 3-nephritischer Faktor (C 3neF)

Der C$\overline{3b,Bb}$-Komplex kann auf mehrere Arten „unphysiologisch" stabilisiert werden, wodurch die C3-Konversion experimentell steuerbar wird. Am einfachsten (zumindest im Prinzip) kann man eingreifen, indem man den Faktor H, den kompetitiven Widersacher von Faktor B, entfernt, oder den Faktor I beseitigt, der C3b abbaut. Beide Inhibitoren können *in vitro* durch Präzipitation mit dem entsprechenden F (ab′)2-Antikörper aus dem Serum entfernt werden, und in beiden Fällen bildet sich in Anwesenheit von Properdin ein in der flüssigen Phase stabiles C$\overline{3b,Bb}$, was zu einer exzessiven Umwandlung von C3 zu C3b führt. Dieses Phänomen kann auch *in vivo* bei einer Gruppe von Patienten mit dem sehr seltenen Mangel an Faktor I beobachtet werden, was sich klinisch als eine schwere C3-Hypokomplementämie mit pyogenen Infektionen äußert. Die unphysiologische Stabilisierung von C$\overline{3b,Bb}$ kommt bei zwei anderen pathologischen Zuständen vor. Kobragift enthält, neben seinen vielen Toxinen und Enzymen, das Cobra-C3b. Dieses scheint gegen die Faktoren H und I des Menschen resistent zu sein, und der C3b$_{(Cobra)}$, Bb$_{(Mensch)}$-Komplex, der entsteht, wenn Cobra-C3b (Cobra-Venom-Faktor) zum menschlichen Serum dazugegeben wird, stellt ein höchst stabiles Enzym dar. Der Komplex bildet sich auch, wenn Tieren gereinigter CVF eingespritzt wird. Hier hat die stabile Konvertase eine Halbwertszeit von 37 Stunden und bewirkt eine massive Umwandlung von C3 zu C3b unter Erschöpfung der Rückkoppelungs-

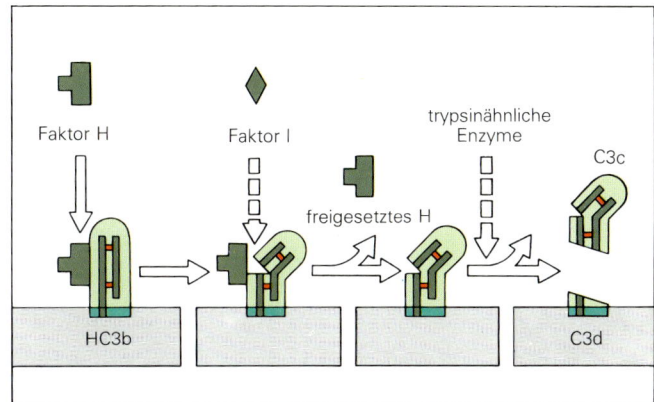

Abb. 7.**22**   **Inaktivierung von C3b.** Sitzt C3b an einer nichtaktivierenden Oberfläche, kann es Faktor H binden, der einem Inaktivatorenzym – Faktor I – die Aufspaltung der α-Kette von C3b ermöglicht. Nach Ausschleusen des Faktor H ist C3b tryptischen Enzymen ausgesetzt, welche die α-Kette aufbrechen und in ein inaktives Hauptfragment C3c und das oberflächengebundene kleinere C3d umwandeln.

schleife und Bildung von C5-Konvertase des alternativen Reaktionswegs, wodurch C5-9 verbraucht werden. Es ist immer noch der effektivste Weg, um einen experimentellen Komplementmangel *in vitro* zu erzeugen.

Ein ähnlicher Effekt kann klinisch durch den nephritischen Faktor (ne F) hervorgerufen werden. Der nephritische Faktor (bzw. Faktoren) ist ein ungewöhnlicher Autoantikörper aus der IgG3-Subklasse gegen den C$\overline{3b,Bb}$-Enzymkomplex. Möglicherweise stabilisiert er den Komplex, indem er den Austausch von Faktor B durch Faktor H verhindert. Die klinischen Folgen dieser Stabilisierung sind eine deutliche C3-Hypokomplementämie ohne Infektion. Nephritische Faktoren dieses klassischen Typs findet man im Plasma von Patienten mit mesangiokapillärer Glomerulonephritis vom Typ II.

Auswirkung des Mangels an C 3-9 auf die adaptive Immunantwort

Über mehrere Jahre wurden verschiedene Ansichten über die Rolle des Komplementes bei der Immunantwort diskutiert, und es gab einander widersprechende Beobachtungen *in vivo* und *in vitro*. Es hatte den Anschein, daß ein C3-9-Mangel auf irgendeine Weise die IgG-, jedoch nicht die IgM-Antwort auf thymusabhängige Antigene *in vivo* stört.

Einige der Unstimmigkeiten konnten beseitigt werden, seit man erkannt hat, daß während der IgM-Phase einer primären Immunantwort die Anlagerung von Antigen an dendritische Zellen der Keimzentren durch eine vorangegangene Dekomplementierung mit CVF blockiert werden kann, was auf die Bedeutung der C3-9-Bindung hinweist. Bleibt die Antigenanlagerung aus, kann die Ausbildung eines B-Zell-Gedächtnisses auf thymusabhängige Antigene und auf IgG-Antworten quantitativ (wenn auch nicht vollständig) behindert sein. Noch nicht völlig erklärbar ist, warum eigenartigerweise Patienten mit homozygotem Mangel an C3

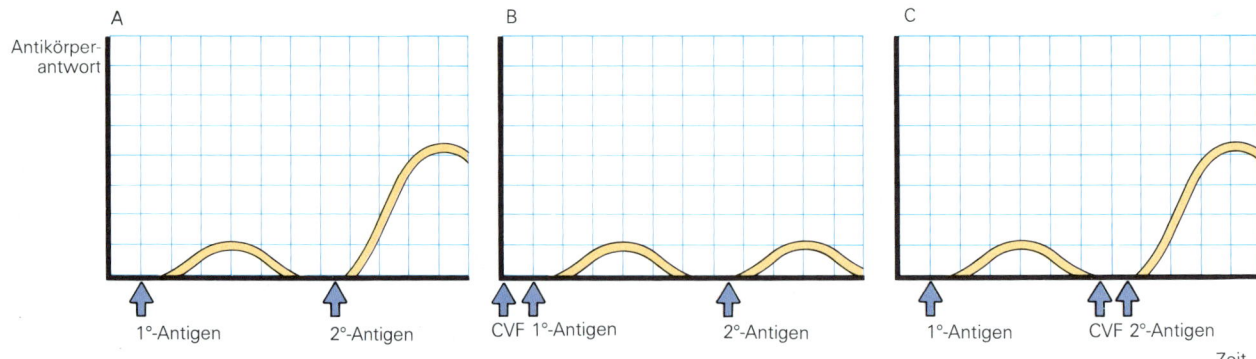

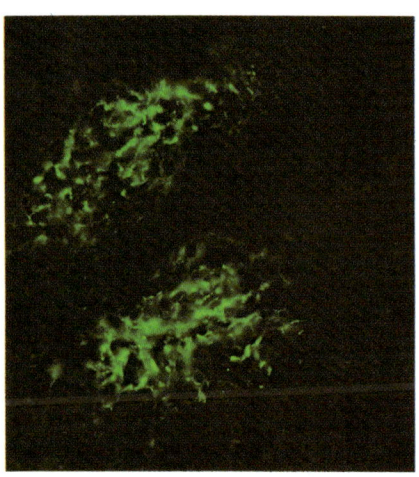

Abb. 7.**23   Auswirkung eines Komplementmangels auf die IgG-Antwort.** Die Erst(1°)- und die Booster(2°)-Injektion eines Antigens führen zu einer klassischen primären bzw. sekundären Immunantwort (A). Wurde dem Tier vor der ersten Immunantwort mit Cobra-Venom-Faktor (CVF) Komplement entzogen, entwickelt sich kein Immungedächtnis, so daß eine nachfolgende Antigenbelastung wiederum eine Primärantwort (B) hervorruft. Diese Wirkung des CFV beobachtet man nur, wenn das Komplement vor der Primärantwort entzogen wurde – geschieht dies erst danach, ist die Ausbildung einer normalen Sekundärantwort (C)

nicht beeinträchtigt. Dies hängt vermutlich damit zusammen, daß bei Abwesenheit von Komplement nur sehr wenige Antiköper-Antigen-Komplexe in den Keimzentren vorhanden sind. Die Immunfluoreszenzaufnahme zeigt Antigen in den Keimzentren einer Mäusemilz (24 Stunden nach Injektion von 1 mg aggregiertem menschlichen IgG, das hier als Antigen fungiert), welches hauptsächlich an dendritische Zellen gebunden ist. Diese Anreicherung beobachtet man nicht bei Mäusen, denen Komplement entzogen wurde. Mit freundlicher Genehmigung von Prof. John Holborow.

eine fast normale IgG-Antikörperantwort zustande bringen. Eine mögliche Erklärung ist, daß der erste Zyklus der Antigenanlagerung und des Gedächtnisses, um optimal abzulaufen, zwar von IgM und C3 abhängig ist, mit dem Auftreten von kleinen Mengen an IgG-Antikörpern diese Abhängigkeit jedoch umgangen wird, und sich mit der Zeit eine normale IgG-Antwort aufbaut (Abb. 7.**23**). C3-9 wird eine Beteiligung bei der Entstehung und Funktion von Gedächtniszellen nach einer primären intravenösen Immunisierung mit thymusabhängigen Antigenen zugeschrieben.

Angeborener Komplementmangel und die Auswirkungen beim Menschen

Die große Mehrzahl der Mangelsyndrome wird autosomal-rezessiv vererbt, und das totale Fehlen eines Komplementproteins ist meist durch das Fehlen eines funktionellen Strukturgens (z. B. eines Null-Strukturgens) verursacht.

Wichtige Punkte sind:

1. Die hohe Assoziation zwischen Komplementmangel und immunkomplexähnlichen oder Lupus-erythematodes-ähnlichen Störungen. Dieser Zusammenhang beruht möglicherweise auf einem Versagen der komplementabhängigen Mechanismen zur Eliminierung von Immunkomplexen.

2. Die relativ große Anzahl von Patienten (in familiärer Häufung) mit C2-Mangel. Das Gen für den C2-Mangel steht im deutlichen sog. Koppelungsungleich-

gewicht bezüglich der HLA-Haplotypen A 10, BW 18, Bfs und Dw2.

3. Das vollständige Fehlen von C3 (bei der homozygoten C3-Defizienz) und das fast vollständige Fehlen von C3 (bei der C3bINA-Defizienz) gehen mit schweren lebensbedrohlichen Infektionen einher, vor allem Pneumokokken- oder Meningokokkenseptikämien, Meningitis und Peritonitis.

4. Die hohe Assoziation des C5-, C6-, C7- und C8-Mangels mit disseminierten Meningokokken- und Gonokokkeninfektionen. Offenbar hängt dies damit zusammen, daß die Komplementlyse von Neisserien ein wichtiger Schutzmechanismus gegen die Dissemination dieser Organismen von lokalen Infektionsherden wie Nasopharynx, Uretra und Vagina ist. Es gibt keinen Zusammenhang zwischen Neutropenie und disseminierten Neisserieninfektionen, was darauf hinweist, daß die Phagozytose durch Neutrophile keine wesentliche Rolle spielt. In einem *In-vitro*-Gemisch aus Neisserien mit Komplement und Neutrophilen ist die bakterizide Wirkung gegen Neisseria ausschließlich vom Komplement und seiner Fähigkeit, die Schritte C5–9 auszuführen, abhängig, und nicht von der Anwesenheit von Neutrophilen.

In Abb. 7.**24** sind die seltenen angeborenen Komplementdefizienzen beim Menschen aufgeführt.

Komponente	Zusammenhang mit folgenden Erkrankungen
C1–C4 (klassischer Reaktionsweg)	lupusähnliche Syndrome mit Glomerulonephritis, Arthralgie, Vaskulitis
C3	disseminierte Infektionen, vor allem mit pyogenen Bakterien
C5–C8 (lytischer Reaktionsweg)	disseminierte Neisseria-Infekte, rheumatoide Syndrome
C9	keine
C1-Inhibitor	hereditäres Angioödem

Abb. 7.24 Angeborene Komplementdefizienzen beim Menschen. Der Mangel an Komplementkomponenten steht im Zusammenhang mit bestimmten Krankheitsbildern.

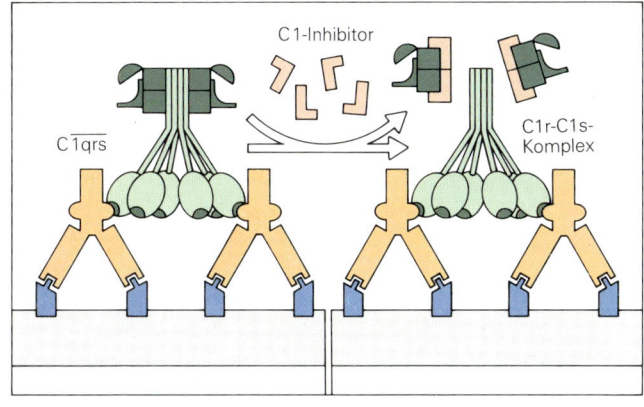

Abb. 7.25 Abbau von C1. C1-Inhibitor bindet an die C$\overline{1}$r- und C$\overline{1}$s-Komponenten von C$\overline{1}$qrs und spaltet von C1q ein Paar von C1r-C1s-Komplexen ab, die nun inaktiviert sind.

Inhibition von C1 und hereditäres Angioödem (Syn.: angioneurotisches Ödem)

C$\overline{1}$-Inhibitor (α_2-Neuraminoglykoprotein oder C1INH) ist der einzige natürliche Inhibitor von C$\overline{1}$r und C$\overline{1}$s. C$\overline{1}$r und C$\overline{1}$s sind insofern außergewöhnliche Proteinasen, da sie nicht durch α_2-Makroglobulin, α_1-Antitrypsin oder Antithrombin III gehemmt werden. C$\overline{1}$-Inhibitor verbindet sich stöchiometrisch mit je einem Molekül C$\overline{1}$r und C$\overline{1}$s im C$\overline{1}$qrs-Komplex und spaltet dabei ein Paar von C1r-C1s-Komplexen von C1q ab. C$\overline{1}$-Inhibitor ist irreversibel an den Komplex gebunden, der dann abgebaut wird (Abb. 7.25). C$\overline{1}$-Inhibitor hemmt stöchiometrisch auch Plasmin, Kallikrein, aktivierten Hageman-Faktor und Faktor XIa, und man kann annehmen, daß ein wesentlicher Teil seines *In-vivo*-Abbaus über diese Proteinasen abläuft. Wenn diese Annahme richtig ist, kann damit zum Großteil die Klinik des hereditären Angioödems erklärt werden. Die Krankheit äußert sich in vereinzelten Attacken von tiefen Gewebsödemen, die häufig perioral beginnen und sich auf Nacken und Gesicht ausbreiten und manchmal auch im Darm auftreten. Der Erbgang ist autosomal-dominant, und so treten Erkrankungsfälle in jeder Generation auf. Die Patienten weisen einen heterozygoten Mangel an C$\overline{1}$-Inhibitor auf, wobei offensichtlich ein Strukturgen normal ist. Der Blutspiegel von C$\overline{1}$-Inhibitor beträgt weniger als 35% des Normalwertes und fällt während eines Angioödemschubs auf Null. Die Erklärung dafür, daß die Blutspiegel der Patienten unter dem zu erwartenden Wert von 50% liegen, kann aus dem Abbaumechanismus des C1-Inhibitors durch Koppelung an aktive Proteinasen abgeleitet werden. Wenn der größere Teil seines natürlichen Abbaus diesen Weg geht, wird der Plasmaspiegel ein Gleichgewicht zwischen diesem Abbau und der Aufbaurate zweier Strukturgene darstellen. Wenn nur ein Strukturgen funktioniert, wird der Plasmaspiegel weit unter 50% liegen, da das System unter erschwerten Bedingungen mit der halben Syntheserate arbeitet.

Der Zusammenhang zwischen C1-Inhibitor-Mangel und Angioödem wird noch nicht ganz verstanden. Im Erkrankungsschub fallen C4 und C2 bis auf Null ab, und es erscheint freies C1 im Plasma. Es wird kein C$\overline{4b2b}$-Enzym gebildet und nur wenig C3 verbraucht, wahrscheinlich weil C1 auf C4 und C2 nur in der flüssigen Phase einwirken kann. Man glaubt, daß das Angioödem verursachende Peptid sich von C2 ableitet, und jüngste Erkenntnisse weisen darauf hin, daß es sich um ein abnormes Spaltprodukt von C2 handelt, das unter dem Einfluß von C1 und der nachfolgenden Einwirkung von Plasmin auf C2b entsteht. Während der Behandlung des hereditären Angioödems mit Danazol steigen sowohl C1-Inhibitor als auch Plasminogen an; daraus kann geschlossen werden, daß der Verbrauch von C1-Inhibitor und die Aktivierung von Plasminogen zu Plasmin miteinander gekoppelt sind (Abb. 7.26).

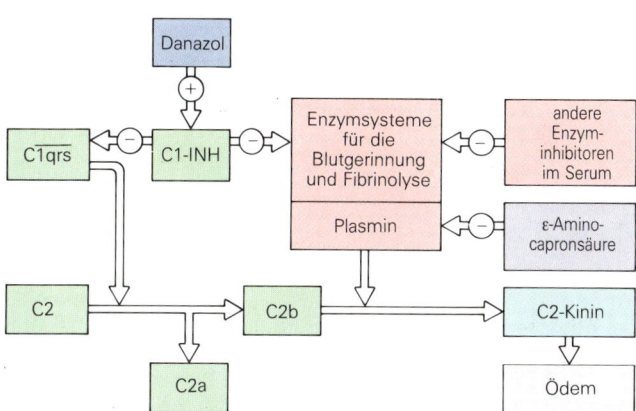

Abb. 7.26 Molekulare Vorgänge beim Angioödem. Im klassischen Reaktionsweg wird C2b durch Plasmin in das abnorme Peptidfragment C2-Kinin umgewandelt, welches für das Ödem verantwortlich ist. Bei Patienten mit hereditärem Angioödem erschöpfen sich die geringen Vorräte an C$\overline{1}$-Inhibitor durch Bindung an die Proteinasen des Blutgerinnungs- und fibrinolytischen Systems, Faktor XI und XII (die anderen Inhibitoren dieser Systeme sind in normaler Menge im Serum vorhanden). Da nur C1-INH C$\overline{1}$r und C$\overline{1}$s inaktivieren kann, führt seine Abwesenheit zur unkontrollierten Produktion von C2b, dem Substrat für die Bildung von C2-Kinin. Die Behandlung dieser Krankheit zielt entweder auf eine Erhöhung des C1-INH-Spiegels (durch Gabe von Danazol) oder eine Verringerung der Plasminaktivität (mit ϵ-Aminocapronsäure).

Komplement und MHC

Die Lokalisation eines Strukturgens für eine bestimmte Komplementkomponente kann aus der Frequenz der Rekombination zwischen Komplementmarkern und HLA-Markern, und aus dem Koppelungsungleichgewicht zwischen Komplement- und HLA-Allelen (z. B. Faktor B und HLA-B) ermittelt werden. Im Prinzip können allele Variation oder Polymorphismus einer Komplementkomponente anhand von Unterschieden in der elektrischen Ladung (die bei der einzelnen Komponente konstant und reproduzierbar ist) mittels Hochspannungselektrophorese oder mit der Isoelektrofokussierung dargestellt werden. Mit Hilfe der allelen Marker kann in Familienstudien eine Zuordnung zum HLA getroffen werden. Zusätzlich kann die Verbindung zum HLA in den Fällen studiert werden, in denen ein Nullkomplementallel exprimiert wird, was sich in einer Familie als eine Komplementdefizienz äußert. Mit keiner dieser beiden Techniken konnte bisher eine Rekombination zwischen C2, Faktor B, C4 und HLA-B überzeugend nachgewiesen werden. Es scheint deshalb höchst wahrscheinlich, daß der Gen-Cluster für diese Komplementproteine nahe dem HLA-B-Locus liegt. Im Gegensatz dazu sind die Komplementkomponenten C3, C5, C6, C7 und C8 nicht mit dem HLA verbunden.

Ein eher kurioses genetisches Phänomen kann bei der Erblichkeit von C4 beobachtet werden. C4 wird durch Tandemgene kodiert, und der größte Teil der Bevölkerung besitzt zwei Isotypen von C4. Sie sind keine Allotypen, da sie von benachbarten Loci kodiert werden, und müssen durch ein ungleiches Crossing-over entstanden sein. Deswegen haben die meisten Individuen sowohl C4-(schnelle) als auch C4-(langsame) Isotypen. Darüber hinaus kann C4 auf normalen zirkulierenden Erythrozyten der Blutgruppen nach Chido und Rogers nachgewiesen werden, die nach ihrer Reaktion mit seltenen Alloantisera von entweder Chido- oder Rogers-negativen Individuen definiert und benannt werden. Chido + ist fast sicher der langsame Isotyp von C4 und Rogers + der schnelle Isotyp, während Chido- oder Rogers-negative Individuen den entsprechenden Isotyp und das korrespondierende Tandemgen nicht aufweisen (Abb. 7.27). Die wichtigsten Funktionen von Komplement und dessen Rolle bei der akuten Entzündungsreaktion sind in Abb. 7.28 zusammengefaßt.

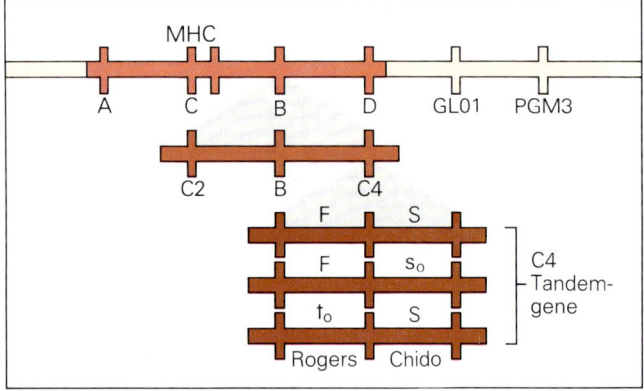

Abb. 7.27 Komplement und der Haupthistokompatibilitätskomplex (major histocompatibility complex: MHC). In der rot dargestellten MHC-Region des Chromosoms sind die Positionen der A, C, B und D-Allele markiert. Ebenso sind Allele eingezeichnet, die außerhalb dieser Region liegen: Diese Gene kodieren für die Enzyme Glyoxylase (GLO 1) und Phosphoglucomutase (PGM 3). Die Vergrößerung der B-Allel-Region zeigt, daß sie Gene enthält, die für C2, Faktor B und C4 kodieren. In der C4-Region findet sich ein Satz von Tandemgenen. Es kommen zwei Isotypen von jedem Gen vor: Aus einem „schnellen" (fast) Typ (F) entsteht die Rogers-Blutgruppe durch Bindung an Erythrozyten und ein „langsamer" (slow) Typ (S) ist mit der Chido-Blutgruppe assoziiert; f_0 und s_0 sind Gene ohne Funktion.

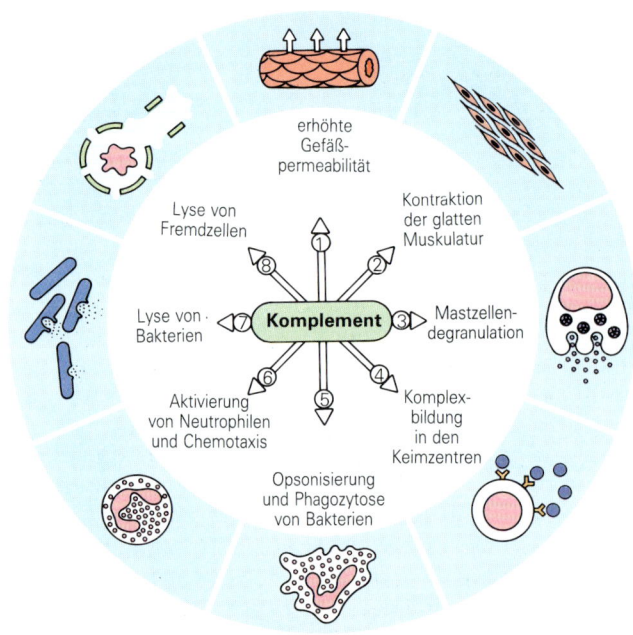

Abb. 7.28 Zusammenfassung der Funktionen des Komplements und seiner Beteiligung bei der akuten Entzündungsreaktion. Es werden verschiedene Entzündungskomponenten induziert: Eine erhöhte Gefäßpermeabilität (1) als Wirkung von C3a und C5a auf die glatte Muskulatur (2) und die Mastzellen (3) bewirkt den Austritt von Plasmaprotein. C3 ermöglicht die Ablagerung von Komplexen in Keimzentren (4) und die Opsonisierung und Phagozytose von Bakterien (5). Neutrophile, die durch Chemotaxis (6) zum Entzündungsort gelockt werden, phagozytieren die opsonisierten Mikroorganismen. Der Membranangriffskomplex, C5-9, ist für die Lyse von Bakterien (7) und anderen Zellen verantwortlich, die als fremd erkannt wurden (8).

8 Antikörperantwort

Beim ersten Kontakt eines Individuums mit einem Antigen erkennen die Zellen des Immunsystems das Antigen und reagieren entweder mit einer Immunantwort oder sie entwickeln eine Toleranz. Die Immunreaktion kann den Weg der zellvermittelten Immunität nehmen oder die Bildung von Antikörpern induzieren, die gegen das Antigen gerichtet sind. Ob die Immunantwort zellvermittelt oder über Antikörper abläuft, hängt von der Weise ab, in der das Antigen den Lymphozyten präsentiert wird: Viele Immunreaktionen zeigen beide Arten der Immunantwort. Beim zweiten und jedem weiteren Kontakt mit dem Antigen ist der Typ der Antwort zwar weitgehend durch den ersten Antigenkontakt geprägt, unterscheidet sich aber quantitativ und qualitativ von der Erstantwort.

Primäre und sekundäre Antikörperantworten

Nach dem ersten Kontakt mit einem Antigen (z. B. Schaferythrozyten, die einer Maus eingespritzt wurden), kommt es zuerst zu einer Latenzphase, in der keine Antikörper nachgewiesen werden können (lag-Phase). Darauf folgt eine Phase, in welcher der Antikörpertiter logarithmisch bis zu einem Plateau ansteigt, und schließlich kommt es zu einem Abfall der Antikörper, die auf natürliche Weise abgebaut oder an Antigen gebunden werden und aus dem Kreislauf verschwinden (Abb. 8.1). Die Analyse der Antworten nach primärem und sekundärem Antigenkontakt zeigt, daß es vier Hauptunterschiede gibt:
1. Zeitlicher Verlauf. Die Sekundärantwort hat eine kürzere Latenzphase (lag-Phase), die Plateau-Phase und der Abfall sind verlängert.
2. Antikörpertiter. Das Plateau der Antikörpertiter ist bei der Sekundärantwort viel höher, typischerweise um das 10fache oder mehr als bei der Primärantwort.
3. Antikörperklasse. IgM-Antikörper bilden einen Großteil der Primärantwort, während die Sekundärantwort fast vollständig aus IgG besteht.
4. Antikörperaffinität. Die Affinität der Antikörper in der Sekundärantwort ist gewöhnlich viel größer. Man führt dies auf eine „Affinitätsreifung" zurück.
Die Merkmale der primären und sekundären Antikörperantwort sind in Abb. 8.2 gegenübergestellt.

Bestimmung der antikörperbildenden Zellen – Hämolyse-Plaque-Test

Bei der Untersuchung der Antikörperantwort interessiert die Höhe des Antikörpertiters und die Anzahl der antikörperbildenden Zellen (AFC). Die Standardmethode zur Darstellung der antikörperbildenden Zellen ist der Hämolyse-Plaque-Test. In diesem Test werden die zu untersuchenden Zellen (gewöhnlich Milzzellen) mit sensibilisierten Erythrozyten (Erythrozyten, die

chemisch antigenbeschichtet wurden) in einem festen Medium oder auf Testplatten suspendiert. Die Platten werden inkubiert, wobei die von den Testzellen sezernierten Antikörper in das umgebende Medium diffundieren. Wenn der Antikörper die richtige Spezifität

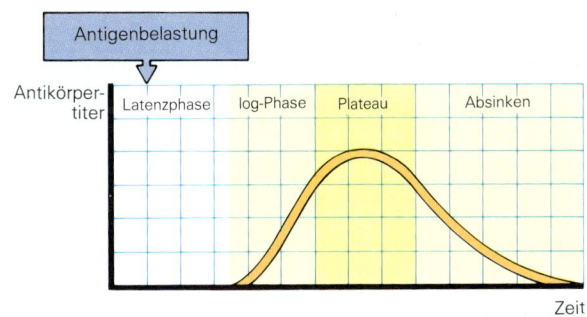

Abb. 8.1 Die vier Phasen einer primären Antikörperantwort. Nach der Belastung mit einem Antigen verläuft die Antikörperantwort in vier Phasen:
1. eine lag-Phase, in der keine Antikörper nachzuweisen sind,
2. eine log-Phase, in welcher der Antikörpertiter logarithmisch ansteigt,
3. eine Plateau-Phase, in der sich der Antikörpertiter stabilisiert,
4. eine Abklingphase, in welcher die Antikörper ausgeschieden oder abgebaut werden.
Der zeitliche Verlauf und der Höchsttiter hängen von der Art der Antigenbelastung und vom betroffenen Individuum ab.

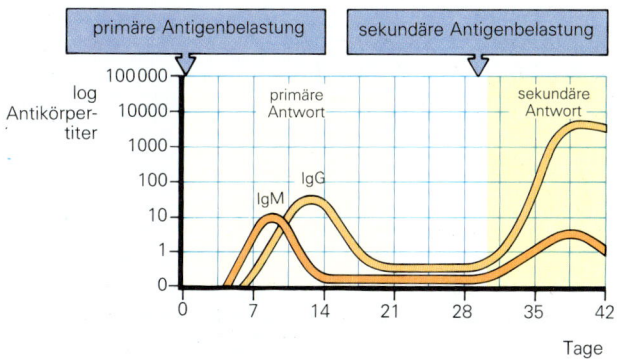

Abb. 8.2 Primäre und sekundäre Antikörperantwort. Bei einer typischen Immunantwort auf eine zweite Konfrontation mit dem Antigen zeigen die Antikörper im Gegensatz zur Antikörperantwort nach einem primären Antigenkontakt folgendes Verhalten:
1. früheres Auftreten und längere Persistenz,
2. höherer Titer,
3. Vorherrschen von IgG.
Bei der Primärantwort tritt zuerst IgM, dann erst IgG auf.

aufweist und das Antigen an den Erythrozyten bindet, bewirkt eine nachfolgende Zugabe von Komplement (ein Enzymsystem, welches Zellen lysiert, die an Antikörper bestimmter Klassen gebunden sind) eine Lyse der Erythrozyten. Die Zone der lysierten Erythrozyten

um die antikörperbindenden Zellen erscheint als eine durchsichtige Plaque, daher der Name „plaque forming cells" (PFC) für antikörpersezernierende Zellen (Abb. 8.3).

Mit Hilfe des Plaque-Tests kann die Anzahl der antikörperbildenden Zellen in der Milz eines immunisierten Tieres mit dem Titer der Serumantikörper verglichen werden, da der Anstieg von antikörperbildenden Zellen in der Milz dem Anstieg der Antikörpertiter im Serum etwa um einen Tag vorausgeht. Die Latenzphase bis zum Auftreten von IgG-sezernierenden Zellen ist länger als bei IgM-Antikörpern (Abb. 8.4).

Haptene und Carrier

Für eine optimale sekundäre Antwort auf eine antigene Determinante (z. B. ein Hapten, das nicht für sich allein immunogen ist) muß normalerweise bei der primären und sekundären Impfung mit demselben Antigen immunisiert werden. Es genügt nicht, daß die Antigene eine gemeinsame antigene Determinante besitzen, die von den B-Zellen erkannt wird; die Determinante muß darüber hinaus an dasselbe Carrier-Molekül angelagert sein. Dies nennt man den Carrier-Effekt. (Ein Carrier ist ein Molekül, welches ein angelagertes Hapten dazu befähigt, eine Antikörperproduktion zu stimulieren.) Das heißt, daß die bei der Antikörperantwort beteiligten Zellen mindestens zwei Bestandteile des Antigens erkennen müssen (Abb. 8.5).

Eine Antwort auf ein Hapten-Carrier-Konjugat kann auch zustande kommen, wenn das Tier schon früher Kontakt mit dem Carrier allein gehabt hat, oder Milzzellen eines Spenders erhält, der auf diesen Carrier geprägt ist (Abb. 8.6). Ferner kann durch Entfernen der T-Zellen aus den Milzzellen des Carrier-geprägten

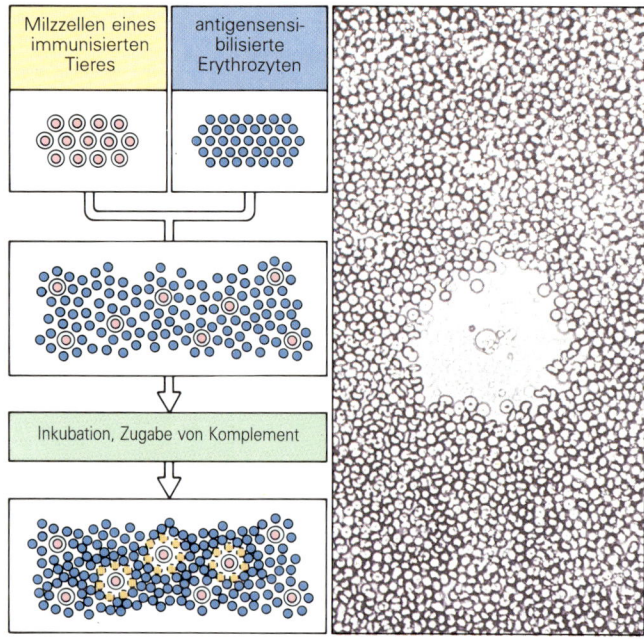

Abb. 8.**3   Der Hämolyse-Plaque-Test.** Antikörperbildende Zellen werden getestet, indem Milzzellen eines immunisierten Tieres mit antigensensibilisierten Erythrozyten in einem festen Medium zusammengebracht werden. Nach der Inkubation sind die Erythrozyten in der Umgebung von antikörpersezernierenden Zellen mit einer Antikörperschicht umhüllt. Sie können dann durch Komplement lysiert werden; rings um die es antikörpersezernierenden Zellen entsteht eine durchsichtige Plaque von lysierten Zellen (Abb. rechts).

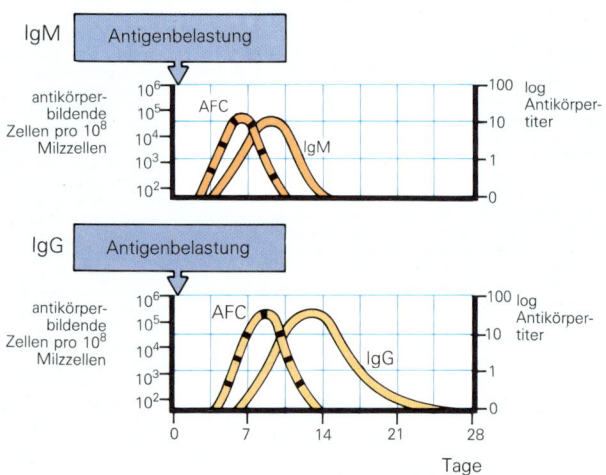

Abb. 8.**4   Kinetik der IgM- und IgG-Antikörperbildung.** Nach Belastung mit Antigen wird die Konzentration von spezifischen Serumantikörpern mit der Anzahl spezifischer antikörperbildender Zellen (antibody forming cells: AFC) pro 10^8 Mäusemilzzellen verglichen. Das Auftreten von antikörperbildenden Zellen geht dem Anstieg des Antikörperspiegels im Serum etwa um einen Tag voraus. IgM wird früher gebildet als IgG.

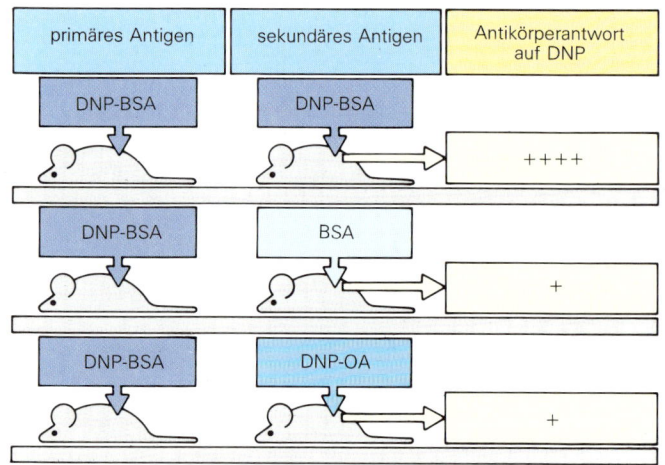

Abb. 8.**5   Der Carrier-Effekt.** Drei Gruppen von Mäusen wurden mit dinitrophenyliertem, bovinen Serumalbumin (DNP-BSA) als primärem Antigen immunisiert und erhielten danach als sekundäre Antigenbelastung entweder DNP-BSA, BSA oder DNP-OA (dinitrophenyliertes Ovalbumin). Im Anschluß daran wurde die Antikörperantwort auf das DNP-Hapten gemessen. Die optimale Antikörperantwort auf DNP lieferten diejenigen Tiere, die zweimal mit demselben Antigen immunisiert worden waren. BSA dient als spezifischer Carrier für die Antikörperantwort auf DNP.

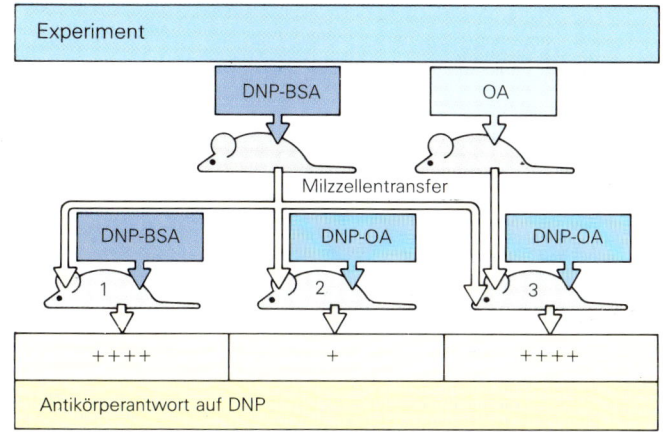

Abb. 8.6 Prägung auf die Trägersubstanz (Carrier priming). Drei Gruppen von bestrahlten Mäusen wurden mit antigengeprägten Milzzellen (d. h. Milzzellen, die bereits Kontakt mit dem Antigen hatten) rekonstituiert und mit demselben Antigen belastet. Gruppe 1 erhielt DNP-BSA-geprägte Zellen und lieferte bei Belastung mit DNP-BSA eine starke Antikörperantwort gegen DNP. Gruppe 2 wurde mit DNP-BSA-geprägten Zellen rekonstituiert und mit DNP-OA belastet. In dieser Gruppe gab es nur eine schwache Antikörperantwort, was die Bedeutung des Carriers zeigt. Gruppe 3 erhielt Zellen, die sowohl auf DNP-BSA als auch auf OA geprägt worden waren: Nach Belastung mit DNP-OA konnte in dieser Gruppe eine starke Antwort gegen DNP beobachtet werden; dieser Versuch demonstriert, daß die Immunisierung gegen die Carrier-Komponente durch den passiven Transfer carrier-geprägter Milzzellen ersetzt werden kann.

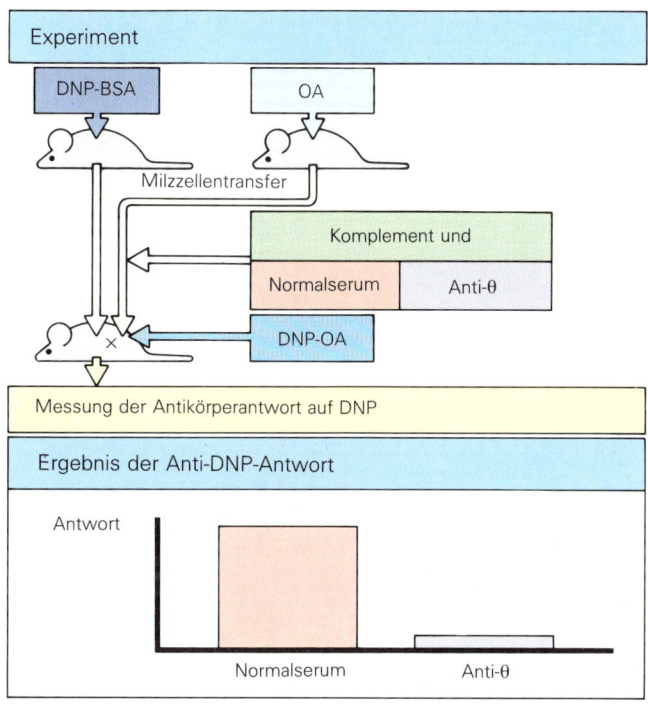

Abb. 8.7 Erkennung des Carriers (OA) durch T-Zellen. Wird eine bestrahlte Maus mit OA-Carrier- und DNP-BSA-geprägten Milzzellen rekonstituiert, liefert eine nachfolgende Belastung mit DNP-OA eine normale Antikörperantwort gegen DNP. Eine Vorbehandlung der OA-immunen Zellen mit Normalserum und Komplement beeinflußt diese Antwort nicht. Durch eine Behandlung der OA-geprägten Zellen mit Anti-T-Zell-Serum (Anti-θ) und Komplement werden die T-Zellen zerstört, und die Anti-DNP-Antwort bleibt aus. Dies zeigt, daß die haptengeprägten B-Zellen die Hilfe von T-Zellen benötigen, die den Carrier erkennen.

Spenders gezeigt werden, daß T-Zellen die Carrier-Determinanten auf dem Antigen erkennen und den B-Zellen (die das Hapten erkennen) Hilfestellung leisten (Abb. 8.7). In diesen beiden Experimenten wurden antigengeprägte Zellen bestrahlten Mäusen eingespritzt, um ihre immunologische Aktivität zu testen – die bestrahlten Mäuse spielen in diesem Falle die Rolle von „lebenden Reagenzgläsern". Eine genauere Analyse der T-Zellen, die für diesen Helfereffekt bei der Maus verantwortlich sind, zeigt, daß sie Ly-1-Oberflächenmarker tragen, nicht jedoch Ly-2- oder Ly-3-Marker; es handelt sich also um Ly1$^+$-23$^-$-Zellen.

Aus diesen Ergebnissen wurde ein Schema der Zellinteraktionen während der Antikörperantwort abgeleitet, das in Abb. 8.8 dargestellt ist. Man stellt sich vor, daß ein Antigen, wenn es in den Körper eindringt, von antigenpräsentierenden Zellen begleitet wird, die es den T-Helfer-Zellen und B-Zellen in einer hochimmunogenen Form präsentieren. Die T-Zellen erkennen andere Determinanten auf dem Antigen als die B-Zellen, aber sie unterstützen die entsprechenden B-Zellen bei ihrer Ausdifferenzierung und Teilung zu antikörperbildenden Zellen. Daraus entstand das Konzept, daß zwei Typen von Signalen zur Aktivierung von B-Zellen notwendig sind:

1. Das Antigen interagiert mit Immunoglobulinrezeptoren von B-Zellen und vernetzt sie untereinander;
2. Ein zweites Signal (oder mehrere Signale) kommt von T-Helfer-Zellen. Für ein optimales Wachstum und Differenzierung von B-Zellen ist eine Vielzahl von T-Zell-Stimuli notwendig.

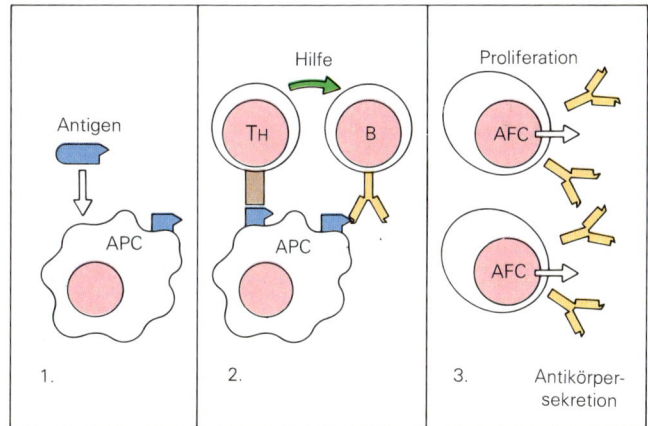

Abb. 8.8 Die Immunantwort im Überblick.
1. Das Antigen trifft auf antigenpräsentierende Zellen (APC); Teile des Antigens bleiben an der Oberfläche der APC hängen.
2. T-Helferzellen (T$_H$) erkennen das Antigen über ihre Oberflächenrezeptoren und unterstützen B-Zellen (B), die das Antigen ebenfalls über Oberflächenrezeptoren (Immunglobulin) erkennen.
3. Die B-Zellen werden zur Proliferation angeregt und teilen sich zu antikörperbildenden Zellen (antibody forming cells: AFC), welche Antikörper sezernieren.

T-abhängige und T-unabhängige Antigene

Nach dem bisher Gesagten hängt die Immunantwort auf bestimmte Antigene davon ab, daß diese von T- und B-Zellen erkannt werden. Solche Antigene nennt man T-abhängig (T-dependent: T dep). Außerdem gibt es eine kleine Anzahl von Antigenen, die ohne die Hilfe von T-Zellen die Bildung von Antikörpern durch B-Zellen anregen können und deshalb T-unabhängige Antigene heißen (T-independent: T ind). Die T-unabhängigen Antigene weisen eine Anzahl von gemeinsamen Eigenschaften auf: Sie sind große polymere Moleküle mit repetitiven antigenen Determinanten, und viele von ihnen können – in hohen Konzentrationen – B-Zell-Klone aktivieren, die nicht spezifisch für das Antigen sind; es findet also eine *polyklonale* B-Zell-Aktivierung statt. In niedrigen Konzentrationen aktivieren sie nur diejenigen B-Zellen, die spezifische Antigenrezeptoren tragen. Viele der T-ind-Antigene sind besonders widerstandsfähig. Einige Eigenschaften der gebräuchlichen T-unabhängigen Antigene sind in Abb. 8.**9** aufgezählt. Die primäre Antikörperantwort auf T-unabhängige Antigene verläuft *in vitro* grundsätzlich schwächer als auf T-abhängige Antigene und erreicht ihr Maximum etwas eher (Abb. 8.**10**).

Antigen	Polymerisation	polyklonale Aktivierung	Resistenz gegen Spaltung
Lipopolysaccharide (LPS)	+	+++	+
Ficoll	+++	−	+++
Dextran	++	+	++
Levan	++	+	++
Poly-D-Aminosäuren	+++	−	+++
polymeres bakterielles Flagellin	++	++	+

Abb. 8.**9 T-unabhängige Antigene.** Es sind die Hauptmerkmale einiger wichtiger T-unabhängiger Antigene aufgezählt (beachte, daß Poly-L-Aminosäuren und *monomeres* bakterielles Flagellin T-abhängige Antigene sind).

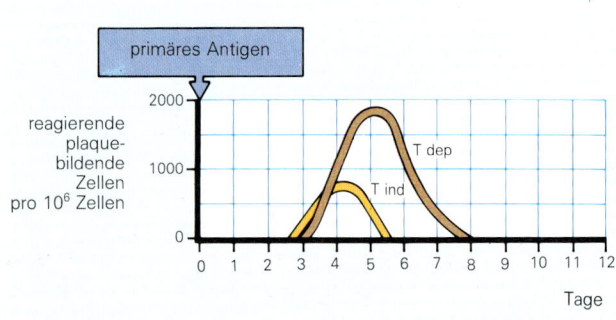

Abb. 8.**10 Immunantwort auf T-abhängige und T-unabhängige Antigene (in vitro) im Vergleich.** Dargestellt ist die primäre Antwort im Hämolyse-Plaque-Test auf ein T-abhängiges und ein T-unabhängiges Antigen. Die Antwort auf T-unabhängige Antigene ist schwächer und erreicht schneller ihren Höhepunkt.

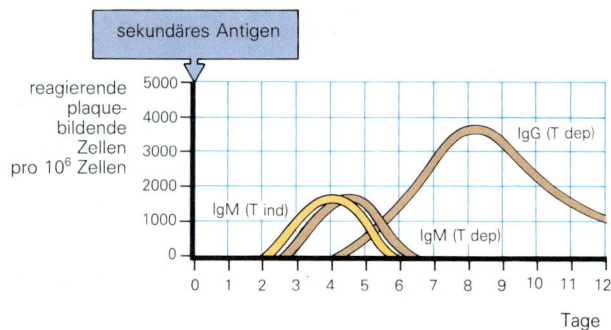

Abb. 8.**11 Sekundäre Immunantwort auf T-abhängige und T-unabhängige Antigene (in vitro) im Vergleich.** Die IgM-PFC-Antwort ist bei T-abhängigen und T-unabhängigen Antigenen ähnlich, eine IgG-PFC-Antwort liefern jedoch nur T-abhängige Antigene.

Auch die Sekundärantwort auf T-unabhängige und T-abhängige Antigene verläuft *in vitro* unterschiedlich. Die Sekundärantwort auf T-unabhängige Antigene ähnelt der Primärantwort, indem sie schwach ist und sich fast vollständig auf die IgM-Produktion beschränkt, während die Sekundärantwort auf T-abhängige Antigene wesentlich stärker ist und früher einsetzt (Abb. 8.**11**). So scheint es, daß T-unabhängige Antigene normalerweise keine Antwort mit Umschalten auf IgG und einer Erhöhung der Affinität hervorrufen, wie das bei T-abhängigen Antigenen der Fall ist. Auch die Ausbildung des Gedächtnisses ist relativ schwach. Der Mechanismus, mit dem T-unabhängige Antigene B-Zellen ohne die Mithilfe von T-Helfer-Zellen anregen, wird später besprochen.

Reifung der Affinität

Es wurde schon erwähnt, daß die in einer Sekundärantwort auf ein T-abhängiges Antigen gebildeten Antikörper eine höhere durchschnittliche Affinität aufweisen als Antikörper der Primärantwort. Da ja die einzelnen Lymphozyten die Spezifität ihrer Antigenrezeptoren nicht ändern, ist es offensichtlich, daß die Reifung der Affinität über die selektive Expansion von Klonen hochaffiner antikörperproduzierender Zellen abläuft. Dies geht mit dem Umschalten von IgM auf IgG einher, da bei der IgM-Antwort keine Reifung der Affinität stattfindet. Außerdem ist der Grad der Affinitätsreifung von der Höhe der Antigendosis abhängig. Hohe Antigendosen bewirken eine schlechte Reifung und eine geringere Affinität als niedrige Antigendosen (Abb. 8.**12**). Dafür gibt es eine plausible Hypothese: In Anwesenheit niedriger Antigenkonzentrationen binden sich nur B-Zellen mit hochaffinen Rezeptoren an das Antigen und werden zur Teilung und Differenzierung angeregt. Ist das Antigen in hohen Konzentrationen vorhanden, werden auch niedrigaffine B-Zellen mit einbezogen (Abb. 8.**13**).

Antigenpräsentation

Das letzte Kapitel befaßte sich mit den Vorgängen, die bei der Entstehung einer Antikörperantwort ablaufen und der Tatsache, daß für eine Antwort auf T-abhän-

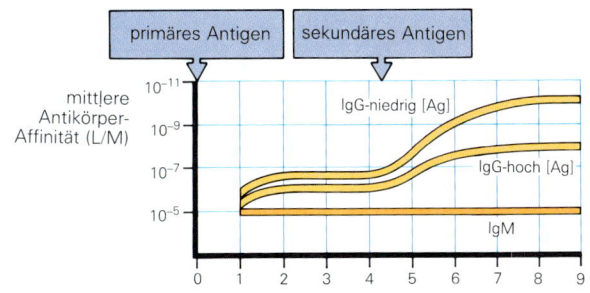

Abb. 8.12 Reifung der Affinität. Dargestellt ist die mittlere Affinität der IgM- und IgG-Antikörperantwort nach primärer und sekundärer Belastung mit einem T-abhängigen Antigen. Die Affinität der IgM-Antwort ist durchweg konstant. Die Affinitätsreifung der IgG-Antwort hängt von der Antigendosis ab. Niedrige Antigendosen bewirken eine höhere Affinität des Immunglobulins als hohe Dosen.

gige Antigene normalerweise sowohl B- als auch T-Zellen benötigt werden; die meisten Antigene, mit denen sich das Immunsystem auseinandersetzt, sind T-abhängig. Ein ganz wichtiges Stadium der Immunantwort wurde bisher nur kurz gestreift. Es ist die Art und Weise, in der ein Antigen, mit dem sich das Immunsystem auseinandersetzt, den Lymphozyten präsentiert wird. *In vivo* sind die Verhältnisse durch die strukturelle Organisation des lymphatischen Gewebes kompliziert. Von der Peripherie wandert ein Antigen über die Lymphwege zu den lokalen Lymphknoten. Das Antigen bewegt sich entweder frei in der Lösung oder wird auf der Oberfläche der antigenpräsentierenden Zellen transportiert. Ist der Lymphknoten erreicht, wandern die Antigene selektiv zu verschiedenen Orten und können dort verschiedene Populationen der Lymphozyten stimulieren. Einige Antigene verbleiben über längere Zeit im Lymphknoten und sind so ein konstanter antigener Stimulus, während andere ziemlich schnell abgebaut werden oder über die efferenten Lymphwege verschwinden (Abb. 8.**14** und 8.**15**). Für die Antikör-

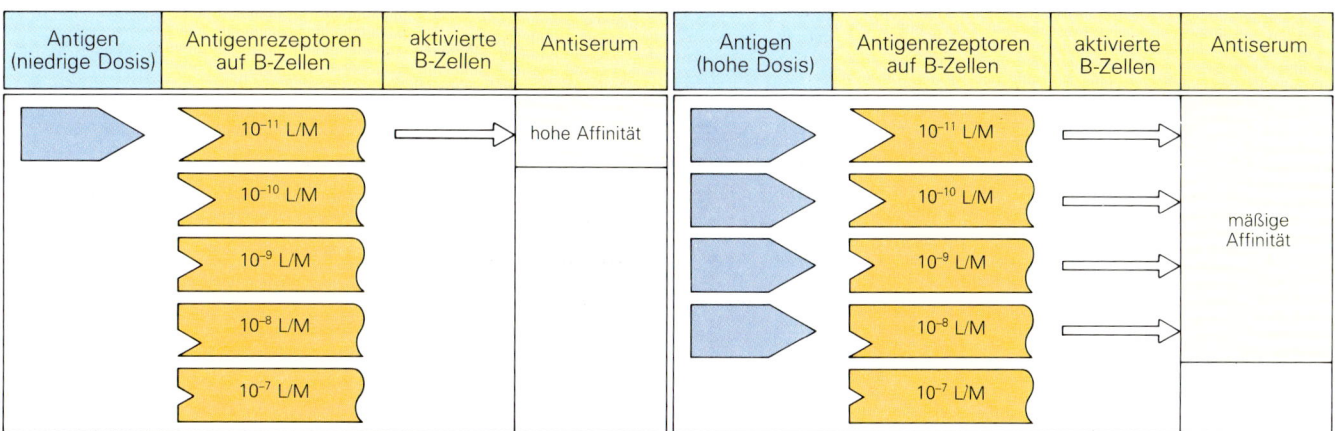

Abb. 8.13 Vermutete Mechanismen der Affinitätsreifung. Niedrige Antigendosen (links) erfassen nur B-Zellen mit hochaffinen Rezeptoren. Durch hohe Antigendosen (rechts) werden mehr B-Zell-Klone einbezogen, wodurch die Antikörperantwort eine niedrigere Durchschnittsaffinität bekommt.

Areal	antigenpräsentierende Zellen	Antigen	Persistenz
subkapsulärer (Marginal-)Sinus	Marginalzonenmakrophagen	Polysaccharide Ficoll (T ind)	+ + + +
Follikel und B-Zell-Areale	dendritische Zellen	Antigen/Antikörper-Komplexe mit Komplementbindung	+ + +
Mark	klassische Makrophagen	Mehrzahl der Antigene	+
T-Zell-Areale	interdigitierende Zellen	hautsensibilisierende Antigene	+ +

Abb. 8.14 Antigen und Lymphknoten. Die linke Zeichnung zeigt einen schematisierten Lymphknoten mit afferenten und efferenten Lymphbahnen, Follikeln, dem B-Zell-Areal in der äußeren Rindenschicht und das T-Zell-Areal im Parakortex. Hauptsächlich in diesen Arealen halten sich die verschiedenen antigenpräsentierenden Zellen auf, wobei die Übergänge fließend sein können. Die verschiedenen antigenpräsentierenden Zellen sind selektiv für bestimmte Antigentypen zuständig, die unterschiedlich lange auf der Oberfläche der Zellen persistieren. Antigen/Antikörper-Komplexe werden vorzugsweise von follikulären dendritischen Zellen

über deren C3- und Fc-Rezeptoren aufgenommen und können dort über Monate oder Jahre persistieren, während Antigene auf rezirkulierenden (klassischen) Makrophagen des Lymphknotenmarkes dort nur für wenige Tage oder Wochen verbleiben. Rezirkulierende „verschleierte" (veiled) Zellen (Langerhans-Zellen), die wahrscheinlich aus der Haut kommen, verändern ihr Äußeres und werden im Lymphknoten zu interdigitierenden Zellen. Die Entwicklung dieser und der dendritischen Zellen verläuft über einen langen Zeitraum und in engem Kontakt mit Lymphozyten. Die Persistenz der verschiedenen Antigene variiert von Spezies zu Spezies.

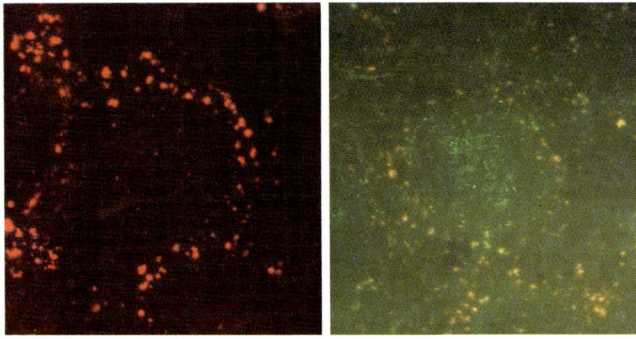

Abb. 8.**15** **Antigen in der Milz.** T-unabhängige Antigene (hier TRITC-Ficoll) finden sich bevorzugt auf Marginalzonenmakrophagen (rot, links), während sich T-abhängige Antigene (FITC-Antigen-Antikörper-Komplexe) auf follikulären dendritischen Zellen (grün, rechts) aufhalten. Mit freundlicher Genehmigung von Professor T. Humphrey.

perproduktion relevante antigenpräsentierende Zellen sind hauptsächlich follikuläre dendritische Zellen, Makrophagen und Marginalzonenmakrophagen. Langerhans-Zellen der Haut scheinen mehr bei Überempfindlichkeitsreaktionen vom verzögerten Typ beteiligt zu sein und werden an anderer Stelle besprochen (s. „Überempfindlichkeit – Typ IV-„Reaktion"). Offenbar ist die Präsentation von Antigen an reagierende Lymphozyten MHC-restringiert (wie die Abtötung von virusinfizierten Zielzellen durch zytotoxische T-Zellen, s. Kap. „MHC"), d. h., daß reagierende B-Zellen Antigen auf der Makrophagenoberfläche nur erkennen, wenn sowohl die B-Zelle als auch der Makrophage die gleichen Determinanten der H-2I-Region (bei der Maus) oder deren Äquivalent (bei anderen Spezies) aufweisen (Abb. 8.**16**). Der T-Zell-Rezeptor für Antigen wird im Kap. „Zellvermittelte Immunität" beschrieben.

Es gab einige Zweifel darüber, in welcher genauen Form das Antigen den T-Zellen präsentiert wird. Offenbar ist das Antigen auf den antigenpräsentierenden Makrophagen weitgehend zerstückelt und liegt in Form kleiner, hoch immunogener Peptide vor. Diese Peptide werden in Verbindung mit Genprodukten der H-2I-Region (oder deren Äquivalent) erkannt; es ist aber nicht bekannt, ob das Antigen mit den MHC-Produkten eng verknüpft ist oder ob die T-Zelle Antigen und MHC unabhängig voneinander erkennt (duale Erkennung). Entfernt man ein Oberflächenantigen vom Makrophagen, wird es nicht aus einem intrazellulären Antigenpool ersetzt. Dies stimmt mit der Ansicht überein, daß die Phagozytose von Antigenen und die Antigenpräsentation zwei verschiedene Dinge sind. Einigen Makrophagen fehlen offenbar Produkte der MHC-I-Region, weswegen sie in ihrer Phagozytosefähigkeit eingeschränkt sind.

Mechanismen der Zellkooperation

Die Antigenspezifität einer Immunantwort kommt dadurch zustande, daß Klone von Lymphozyten (mit den passenden Antigenrezeptoren) expandieren (Abb. 8.**17**). Es wählt also das Antigen die einzelnen Lymphozyten aus, die sich mit ihm auseinandersetzen werden. Wie schon früher gezeigt wurde, reicht die Bindung eines Antigens an bestimmte Lymphozyten nicht

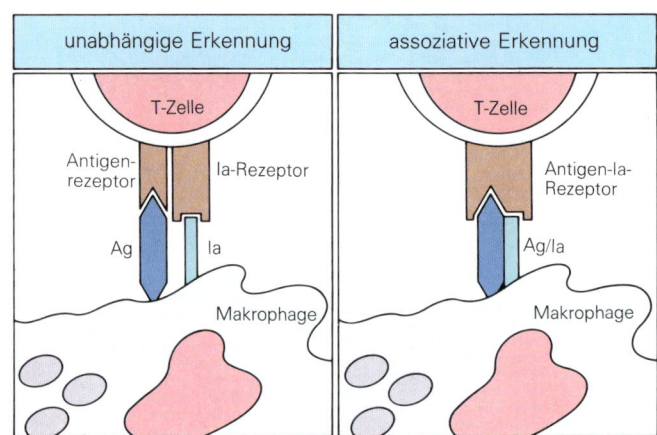

Abb. 8.**16** **Antigenpräsentation durch Makrophagen.** Die Präsentation von Antigen an T-Zellen durch Makrophagen unterliegt der MHC-Restriktion. Es ist nicht genau bekannt, ob die T-Zelle Antigen und MHC-Determinanten getrennt (links) oder die Kombination der Determinanten (rechts) erkennt, wobei bei der MHC-Antigenkombination der Makrophage den Lymphozyten als „verändertes Selbst" erscheint. Rezeptoren auf Lymphozyten sind für die Erkennung von MHC-Produkten auf den Makrophagen sowie für die MHC-Restriktion bei der Antigenpräsentation zuständig. Die MHC-Restriktion ist sehr exakt und wird durch die „Edukation" der Lymphozyten bestimmt, die während ihrer Entwicklung im Thymus durch den Kontakt mit Zellen, die „Selbst"-MHC-Antigene tragen, lernen, zwischen „Selbst" und „Nicht-Selbst" zu unterscheiden.

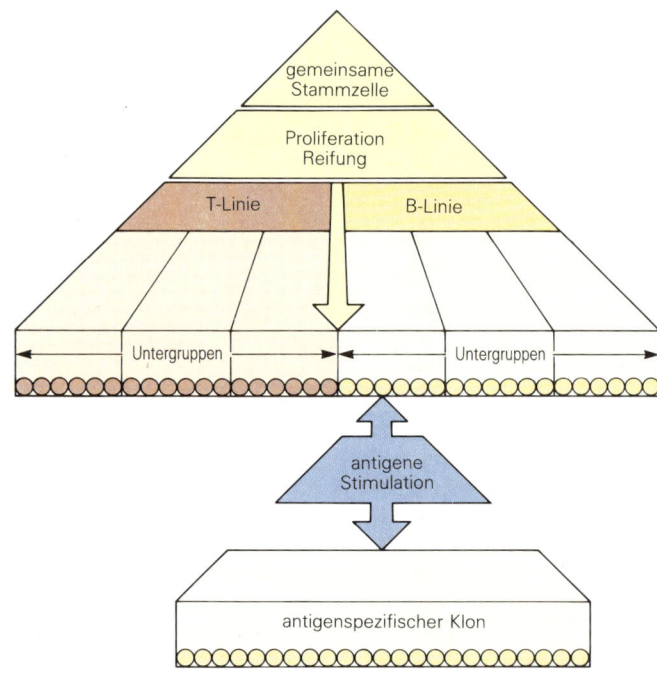

Abb. 8.**17** **Klonale Expansion.** T- und B-Zellen sind die Nachkommen einer gemeinsamen Stammzelle. Bereits vor dem Kontakt mit Antigenen besitzen B- und T-Zellen das gesamte Repertoire für die Bildung von Zellen mit verschiedenen Antigenbindungsspezifitäten. Ein Antigenkontakt induziert die selektive Expansion von antigenspezifischen Klonen.

immer aus, eine Immunantwort hervorzurufen. B-Zellen, die auf ein T-dep-Antigen reagieren, brauchen für eine optimale Immunantwort die Hilfe von F-Zellen, und in diesen Fällen wird das T-dep-Antigen über zwei verschiedene Antigendeterminanten erkannt. Dadurch kann das Immunsystem fremde Antigene spezifischer unterscheiden, als wenn nur eine antigene Determinante erkannt werden würde. Natürlich ist eine gute Zusammenarbeit zwischen den Lymphozyten bei der Erkennung der einzelnen Determinanten sehr wichtig. Von Experimenten mit T-ind-Antigenen erhoffte man sich ein besseres Verständnis des Mechanismus der B-Zell-Aktivierung, wobei den Zellen, die durch T-ind- und T-dep-Antigene aktiviert werden, abgesehen von der unterschiedlichen Spezifität ihrer Antigenrezeptoren eine grundsätzliche Ähnlichkeit unterstellt wird, die allerdings nicht bewiesen ist. Es wurde der Vorschlag gemacht, daß T-ind-Antigene die potentielle Fähigkeit besitzen, sämtliche notwendigen aktivierenden Signale an B-Zellen zu vermitteln. Die Eigenschaften der T-ind-Antigene lassen eine ganze Reihe von Möglichkeiten zu, wie das „zweite Signal" übermittelt werden könnte (Abb. 8.**18**):

1. Da T-ind-Antigene polymer sind, können sie die Antigenrezeptoren von B-Zellen kreuzvernetzen.
2. Die meisten T-ind-Antigene haben mitogene Eigenschaften, und das zweite Signal könnte über den Mitogenrezeptor der B-Zelle laufen. Nach dieser Vorstellung dient der Antigenrezeptor dazu, das Mitogen auf die Oberfläche der entsprechenden B-Zelle zu dirigieren.

Allerdings konnten Mitogenrezeptoren auf B-Zellen noch nicht nachgewiesen werden, und möglicherweise ist der Effekt auf das IL-1 aus Makrophagen zurückzuführen.

3. Eine dritte – wenn auch unwahrscheinliche – Möglichkeit ist, daß einige der T-ind-Antigene eine Komplementbindung über den klassischen oder alternativen Reaktionsweg bewirken. Da B-Zellen Komplementrezeptoren besitzen, könnte das zweite Signal diesen Weg nehmen.

Diese Hypothesen schließen sich gegenseitig nicht aus, und möglicherweise gelten verschiedene Mechanismen für verschiedene Antigene oder B-Zellen.

Die Diskussion darüber, auf welche Weise T-Zellen B-Zellen aktivieren, ist noch nicht zu Ende. Man weiß, daß einige Formen der Interaktion durch antigenspezifische T-Zell-Helferfaktoren vermittelt werden können. Diese Faktoren werden von den T-Zellen gebildet und induzieren eine Aktivierung von B-Zellen (Abb. 8.**19**). Es gibt auch überzeugende Hinweise darauf, daß einige Formen der T-Zell-Hilfe einen direkten Zell-zu-Zell-Kontakt erfordern.

Bei allen bisher erwähnten Mechanismen der B-Zell-Aktivierung scheint es zu einem Zustand der Gleichgültigkeit (Toleranz) der B-Zelle gegenüber einem Antigen zu kommen, wenn der adäquate Induktionsreiz ausbleibt. Aber auch eine exzessive mitogene Reizüberflutung oder eine überschießende Quervernetzung von Rezeptoren können offenbar in vielen Fällen zu einem Ausbleiben der Reaktion führen. In ähnlicher Weise kann sich eine spezifische Toleranz einer B-Zelle gegenüber einem T-abhängigen Antigen entwickeln, wenn die Hilfe von T-Zellen fehlt.

T-Zell-Faktoren

Man kennt antigenspezifische T-Helfer-Faktoren aus Versuchen mit Systemen, in denen die antigenstimulie-

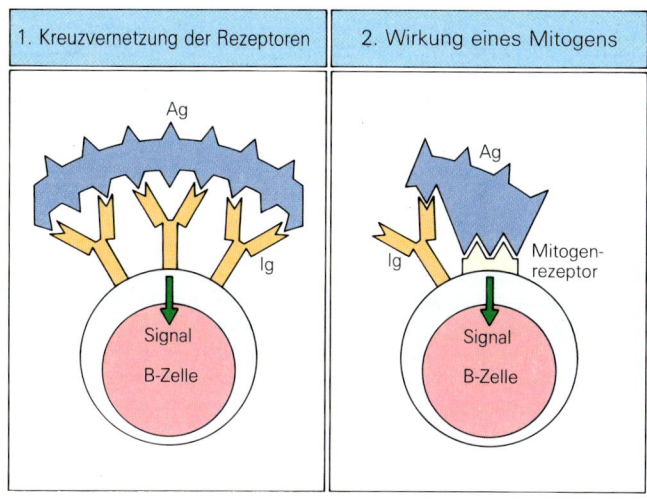

Abb. 8.18   Zwei mögliche Mechanismen der B-Zell-Aktivierung durch T-unabhängige Antigene:
1. Das Oberflächenimmunglobulin von B-Zellen (Ig) wird durch polymere Antigene (Ag) kreuzvernetzt.
2. Potentiell mitogen wirksame Antigene werden über das Oberflächenimmunglobulin aktiv an die B-Zelle gebunden und übermitteln das Aktivierungssignal über einen hypothetischen Mitogenrezeptor auf die B-Zelle.

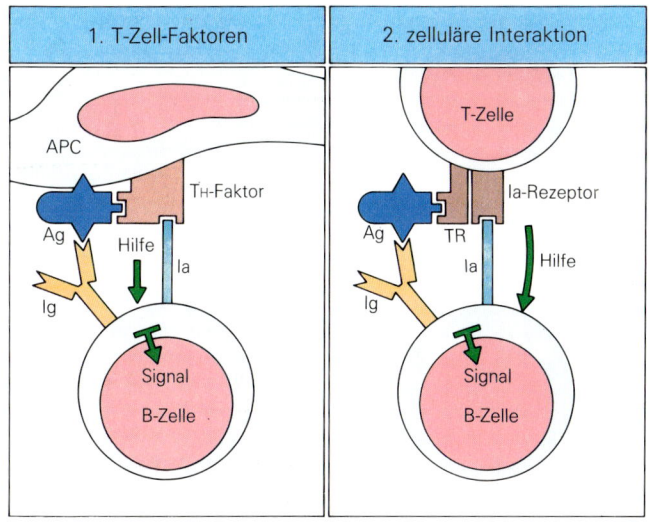

Abb. 8.19   Zwei mögliche Mechanismen der antigenspezifischen B-Zell-Aktivierung durch T-abhängige Antigene:
1. Eine Aktivierung wird ausgelöst, wenn carrier-spezifische Helferfaktoren (TH) und Ia-Moleküle an das Antigen (Ag) binden und gleichzeitig der Antigenrezeptor der B-Zelle ein Signal aussendet.
2. T- und B-Zelle binden Antigen über ihre Rezeptoren (TR und Ig) und geben ihre Hilfe direkt an die B-Zelle weiter. Dafür sind ein direkter Zellkontakt und die Erkennung von Ia Voraussetzung.

renden TH-Zellen von B-(Ziel-)Zellen durch eine Membran getrennt sind, die zwar Moleküle, aber keine Zellen durchläßt (Abb. 8.**20**). Für einige Typen der Antikörperantwort kann demonstriert werden (mit Zellen von Mäusen oder Menschen), daß eine Trennung von B- und T-Zellen deren Zusammenarbeit nicht stört, daß es aber ein ideales Verhältnis von T- zu B-Zellen gibt, welches eine maximale Antwort ermög-

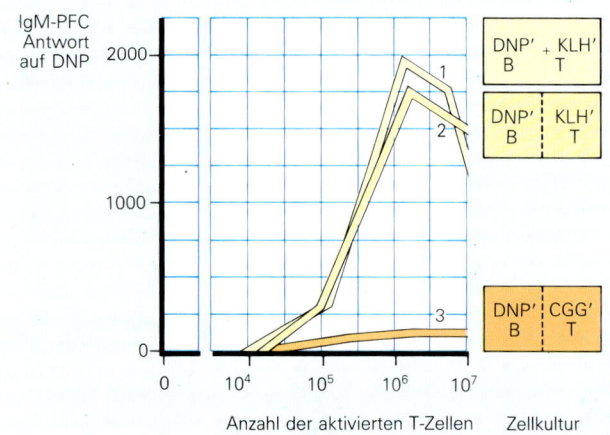

Abb. 8.20   Antigeninduzierte T-Zell-Helferfaktoren. DNP-geprägte (DNP) B-Zellen wurden in der Zellkultur inkubiert mit:
1. KLH-geprägten T-Zellen;
2. KLH-geprägten T-Zellen, die mit einer proteinpermeablen Membran von B-Zellen abgetrennt wurden,
3. mit Hühnergammaglobulin (chicken Gamma Globulin: CGG)-geprägten T-Zellen, die in ähnlicher Weise von B-Zellen gereinigt worden waren. Alle Zellkulturen enthielten KLH-DNP. Die Hilfe an die B-Zelle wurde mit dem Hämolyse-Plaque-Test gemessen. Die Reaktion der B-Zellen hängt von der Anzahl der aktivierten T-Zellen ab, die ursprünglich in die Kultur eingebracht wurden. Auch wenn ein direkter Zellkontakt verhindert wird, bleibt die Antwort unverändert (2), was auf die Anwesenheit von Helferfaktoren hindeutet. Der Effekt ist antigenspezifisch: CGG-geprägte T-Zellen können KLH-geprägte T-Zellen nicht ersetzen (3). Der Rückgang der Antwort ist wahrscheinlich auf T-Suppressor-Zellen zurückzuführen.

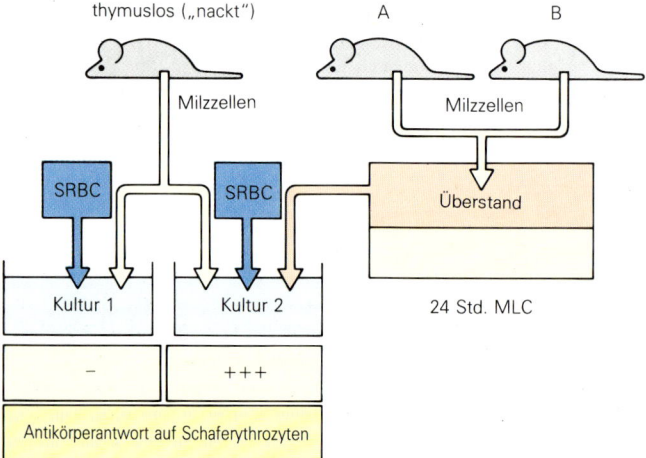

Abb. 8.21   Unspezifische T-Zell-Helferfaktoren. Mit den Milzzellen einer Maus, die keine T-Zellen besitzt (Nacktmaus) werden zwei Zellkulturen angesetzt.
1. Einer Kultur werden Schaferythrozyten (SRBC) zugesetzt, ein T-abhängiges Antigen also, gegen das die Milzzellen keine Antikörperantwort liefern können.
2. Der zweiten Kultur werden SRBC und der Überstand einer gemischten Lymphozyten-Kultur (MLC) zugesetzt; der Überstand wurde aus Milzzellen (von zwei verschiedenen Mäusestämmen) gewonnen, die über 24 Stunden inkubiert wurden; er stimuliert die Milzzellen zur Bildung von Antikörpern gegen die Schaferythrozyten. Es kann gefolgert werden, daß der Überstand unspezifische T-Zell-Helferfaktoren enthält.

licht. Anfänglich glaubte man, daß die T-Helfer-Faktoren keiner genetischen Restriktion unterliegen (um z. B. Ia-Antigene auf ihren Zielzellen zu erkennen), aber nach neueren Untersuchungen scheint dies – wie bei den T-Helfer-Zellen selbst – doch der Fall zu sein. Es gibt auch T-Zell-Helferfaktoren, die nicht antigenspezifisch sind. Diese Faktoren werden während der T-Zell-Aktivierung freigesetzt und wirken auf alle Klone von B-Zellen. Die Faktoren können im Überstand von gemischten Lymphozytenkulturen (mixed lymphocyte cultures: MLC) von allogenen Zellen nachgewiesen werden. In diesem System werden T-Zellen durch den Kontakt mit allogenen Lymphozyten stimuliert (Abb. 8.21).

In Abb. 8.21 haben die stimulierten Zellen in der MLC an einer zellvermittelten Immunantwort teilgenommen. Die entstehenden T-Zell-Faktoren sind nicht antigenspezifisch, d. h., eine T-Zelle, die durch ein Antigen X stimuliert ist, produziert Faktoren, die einer B-Zelle helfen können, Antikörper gegen das Antigen Y zu bilden. Die antigenunspezifischen Faktoren verstärken die Antwort auf nur einige Antigene, andere Antigene erfordern zusätzliche antigenspezifische Hilfe, damit eine Antikörperantwort in Gang kommt. Z. B. wird die Antikörperbildung gegen ganz bestimmte Antigene wie etwa Schaferythrozyten allein durch unspezifische Faktoren verstärkt, während dies bei der Antwort auf die meisten Proteinantigene nicht der Fall ist.

Obwohl die Faktoren *in vitro* keine Antigenspezifität haben, können sie *in vivo* durchaus eine Art funktioneller „Antigenspezifität" aufweisen, die mit der lokalen Organisation des lymphatischen Gewebes zusammenhängt. So ist es denkbar, daß bestimmte B-Zell-Klone selektiv stimuliert werden, weil sie sich in räumlicher Nähe zu den T-Zellen befinden, die unspezifische Faktoren freisetzen. Diese Situation könnte in einem Lymphknoten gegeben sein, der durch ein Antigen stimuliert ist.

Wir kennen bereits die direkte Interaktion des Helferfaktors mit den B-Zellen; es gibt aber auch eine Affinität der Faktoren zu Makrophagen und anderen antigenpräsentierenden Zellen. Wahrscheinlich binden sich diese Faktoren zuerst an die antigenpräsentierende Zelle, bevor sie auf die Zielzelle selbst einwirken (Abb. 8.22). Vermutlich beruht die hemmende Wirkung von Suppressor-T-Zellen auf einer Ausschüttung von antigenspezifischen T-Suppressorfaktoren, analog zu den Helferfaktoren. Einige der hier beschriebenen Faktoren tragen Determinanten der H-2I-Region bei der Maus oder deren Äquivalent beim Menschen: Ihre Merkmale sind in Abb. 8.23 zusammengefaßt. Die Natur der nichtspezifischen Faktoren konnte kürzlich teilweise aufgeklärt werden. Früher hat man diese Faktoren nach ihren Wirkungen in verschiedenen Testsystemen definiert, so daß ein und derselbe Faktor mit mehreren biologischen Funktionen unter verschiedenen Namen auftreten konnte. Man kann die Faktoren in 4 Gruppen einteilen, deren Eigenschaften in Abb. 8.24 aufgeführt sind.

Adjuvantien

Adjuvantien sind Substanzen, die nichtspezifisch die Immunantwort auf ein Antigen verstärken. Unter

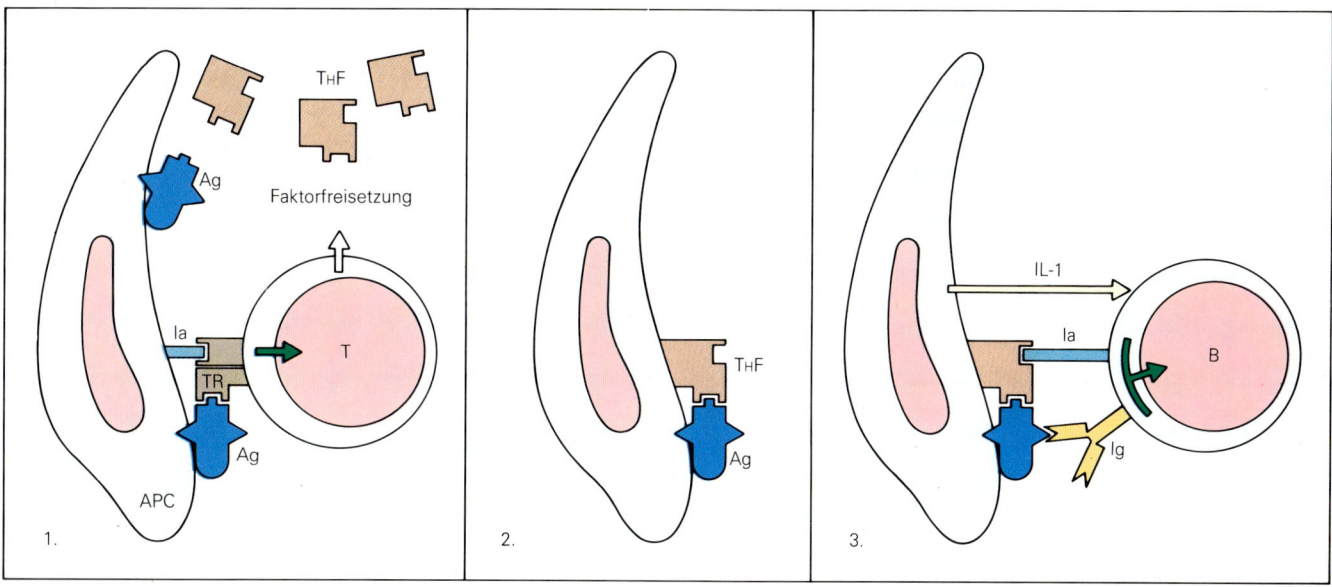

Abb. 8.22   Aufgaben der T-Zell-Helferfaktoren.
1. Bei der Begegnung mit einem Antigen (Ag) auf der APC
erkennen T-Zellen das Antigen über ihre Rezeptoren (TR)
und setzen antigenspezifische Helferfaktoren (THF) frei.
2. Die Faktoren binden an den APC-Antigen-Komplex.

3. Trifft eine B-Zelle auf die APC, wird sie durch die Matrix
des Antigens und des T-Helfer-Faktors stimuliert, möglicherweise auch durch Interleukin 1 (IL-1) aus der aktivierten APC
(falls es sich um einen Makrophagen handelt). Man nimmt an,
daß diese Interaktion der MHC-Restriktion unterliegt.

	GRF	Helfer-faktor	Suppressor-faktor
Ursprung	Makrophage	Ly1+-T-Zelle	Ly23+-T-Zelle
Ziel	Ly1+ Ly123+-T-Zelle	B-Zelle	T-Zelle
Effekt	induziert TH-Zellen	induziert B-Zellen	supprimiert T-Zellen
Ag-Spezifität	2	+	+
MG	55000–75000	55000–80000	55000–80000
Serologie v/k	–	+	+
MHC I	I-A	I-A (I-J)	I-J
MHC-Restriktion	+	+ oder –	+ oder –

**Abb. 8.23   Merkmale von Faktoren, die Determinanten
der I-Region tragen.** Bei den drei hier aufgeführten Faktoren
handelt es sich um den genetisch restringierten Faktor (GRF)
aus Makrophagen, den Helferfaktor aus TH-Zellen (die den
Ly1-Marker tragen), und den Suppressorfaktor aus Ts-Zellen
(welche den Ly2-, Ly3-Marker tragen). In der Spalte Serologie v/k ist ihre Reaktivität mit Antiseren aufgeführt. Mit diesen
Antiseren können offenbar variable und konstante Regionen
(nicht zu verwechseln mit den V- und C-Regionen des
Immunglobulins, obwohl Analogien bestehen) auf T-Zell-Faktoren, nicht jedoch auf Makrophagenfaktoren untersucht werden. Die Faktoren besitzen auch gemeinsame Determinanten
mit Molekülen der MHC-1-Subregion. Die MHC-Restriktion
bezieht sich darauf, daß Zellen, die über diese Faktoren
interagieren, bezüglich ihrer Oberflächen-MHC-Moleküle
zueinander passen müssen.

	Ursprung	Ziel	Effekt
Interleukin 1 (LAF)	Makrophagen und andere Zellen	T- und B-Zellen	fördert Vermehrung und Aktivierung
Interleukin 2 (TCGF)	Ly1+, 23--T-Zelle in Anwesenheit von Makrophagen	T-Zellen	Proliferation von aktivierten T-Zellen
TRF	Ly1+, 23--T-Zelle in Anwesenheit von Makrophagen	B-Zellen	B-Zell-Differenzierung
BCGF	Ly1+, 23--T-Zelle in Anwesenheit von Makrophagen	B-Zellen	synergistisch mit IL-1 bei der B-Zell-Aktivierung

Abb. 8.24   Nicht antigenspezifische Faktoren. Interleukin 1 (lymphozytenaktivierender Faktor: LAF) ist beim Erstkontakt der Lymphozyten mit dem Antigen beteiligt. Interleukin 2 (T-Zell-Wachstumsfaktor: TCGF) ist für das langfristige
Heranwachsen aktivierter T-Zellen notwendig. T-Zell-„re-
placing-factor" (TRF) wird für die optimale Differenzierung
von B-Zellen bei der Reaktion auf ein Antigen benötigt. B-
Zell-Wachstumsfaktor (BCGF) wirkt als Signal für die Aktivierung von B-Zellen. Bei TRF und BCGF handelt es sich
eigentlich um Molekülgruppen und nicht um genau definierte
einzelne Entitäten.

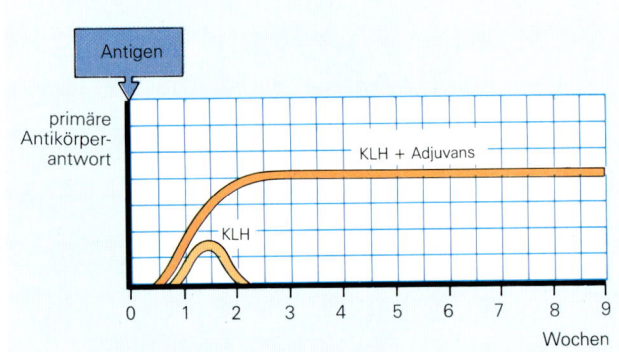

Abb. 8.**25 Wirkung eines Adjuvans auf die Antikörperantwort nach Injektion eines Antigens (KLH).** Mit Adjuvans ist die Reaktion stärker und hält länger an.

bestimmten Umständen wird die Art der Antwort vollkommen verändert (Toleranz oder Immunität), wenn
das Antigen an ein Adjuvans gekoppelt ist. Z. B. kann
die Toleranz gegenüber einer großen Anzahl von kör-
pereigenen (Selbst-)Antigenen durchbrochen werden,
wenn diese dem Wirtstier zusammen mit dem entsprechenden Adjuvans injiziert werden. Die gebräuchlichsten Adjuvantien sind Wasser-in-Öl-Emulsionen, in
denen das Antigen in der wäßrigen Phase vorliegt
(z. B. Freundsches inkomplettes Adjuvans). Durch die

Zugabe eines mikrobiellen Antigens können die adjuvanten Eigenschaften noch weiter verstärkt werden
(z. B. hitzeinaktiviertes Mycobacterium tuberculosis in
Freundschem kompletten Adjuvans). Die Antikörperantwort auf ein Antigen ist in Gegenwart eines Adjuvans stärker und verlängert, und häufig sind andere
Klassen beteiligt als bei der Antwort ohne Adjuvans
(Abb. 8.**25**).
Über die Wirkungsweise der Adjuvantien gibt es verschiedene Vorstellungen. Zum ersten ist das Antigen in
der Emulsion widerstandsfähig gegen Dispersion und
kann so als Depot für eine verlängerte Antigenstimulation dienen. Zum zweiten werden Makrophagen durch
mikrobielle Stoffe aktiviert, was zu einer Bildung von
antigenunspezifischen Faktoren und Verstärkung der
Antwort führt. Drittens induziert das Antigen möglicherweise ohne die sonst notwendigen T-Zell-Signale
direkt die Differenzierung von B-Zellen einschließlich
des Umschaltens auf andere Ig-Klassen („switch").
Zusammengefaßt ist die Antikörperantwort ein
Zusammenwirken von B-Zellen, T-Zellen und antigenpräsentierenden Zellen, die entweder direkt miteinander oder unter Zwischenschaltung von antigenspezifischen und -unspezifischen Faktoren zusammenwirken.
Das Zusammenspiel zwischen den Zellen schließt noch
MHC-Produkte und andere Genprodukte ein. Ist diese
Koordination irgendwo gestört, kann sich eine Toleranz ausbilden.

9 Entstehung der Antikörperdiversität

Antikörper sind außerordentlich vielfältig; sie verfügen über genügend verschiedene Bindungsstellen (Combining sites), um die Millionen von antigenen Formen in der Umwelt zu erkennen, und darüber hinaus hat jede einzelne Antikörperklasse noch eine jeweils unterschiedliche Effektorregion; so kann z. B. IgE an die Fc-Rezeptoren von Mastzellen binden, während sich IgG in ähnlicher Weise an Phagozyten anlagert. Man vermutet, daß ein Individuum mehr Formen von Antikörpern produziert als alle anderen Proteine des Körpers zusammengenommen. Anders ausgedrückt, produzieren wir mehr Typen von Antikörpern, als wir Gene in unserem Genom haben. Wie kann eine solche Vielfalt zustande kommen? Die Ideen über das Zustandekommen von Antikörpern haben sich im Laufe der Jahre beträchtlich verändert, und es ist erstaunlich, wie nahe Ehrlich der Wahrheit kam, als er zu Anfang dieses Jahrhunderts seine Seitenkettentheorie aufstellte (Abb. 9.1). Seine Vorstellung der antigeninduzierten Selektion ist nicht sehr weit von unserer heutigen Betrachtungsweise der klonalen Selektion entfernt, mit dem Unterschied, daß er mehrere verschiedene Rezeptoren auf derselben Zelle vermutet hat.

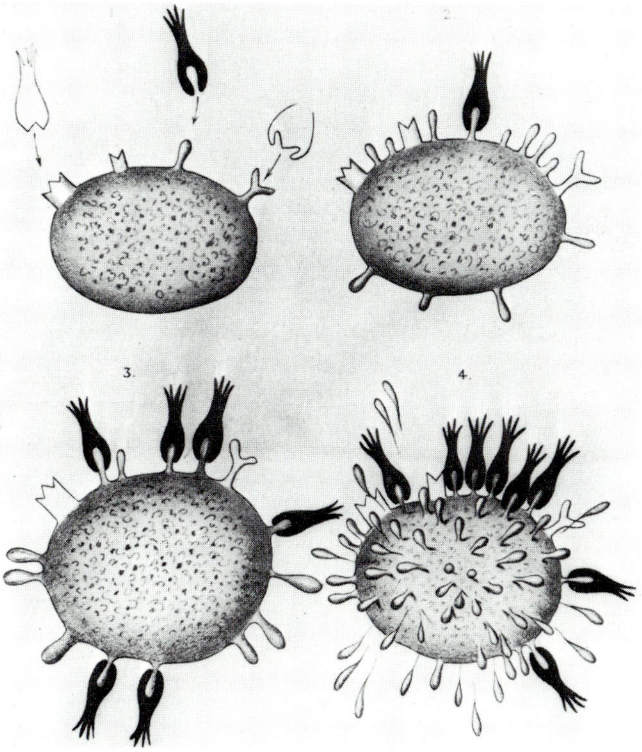

Theorien über die Antikörperbildung

Nach Ehrlich wurde die Lage komplizierter. Das Problem war, daß viele neue organische Chemikalien synthetisiert wurden, und trotzdem – wie Landsteiner aufzeigte – das Immunsystem auf jeden neuen Stoff mit der Bildung von spezifischen Antikörpern reagieren konnte. Man konnte sich einfach nicht vorstellen, daß das Immunsystem über die natürliche Selektion Gene für alle diese Antikörper gegen neue, künstliche Substanzen in sich gespeichert haben könnte. Dies führte

Abb. 9.1 Die Seitenkettentheorie von Ehrlich. Ehrlich vermutete, daß die Kopplung eines Antigens an einen präformierten B-Zell-Rezeptor (Antikörper waren damals noch nicht bekannt) die Zelle dazu anregt, mehr dieser Rezeptoren zu produzieren und zu sezernieren. Obwohl er glaubte, daß eine Zelle mehrere Typen von Antikörpern für verschiedene Antigene produzieren kann, hatte Ehrlich damals schon die Theorie der klonalen Selektion und die Idee, daß das Immunsystem bereits vor dem Kontakt mit einem Antigen Rezeptoren bilden kann, vorweggenommen.

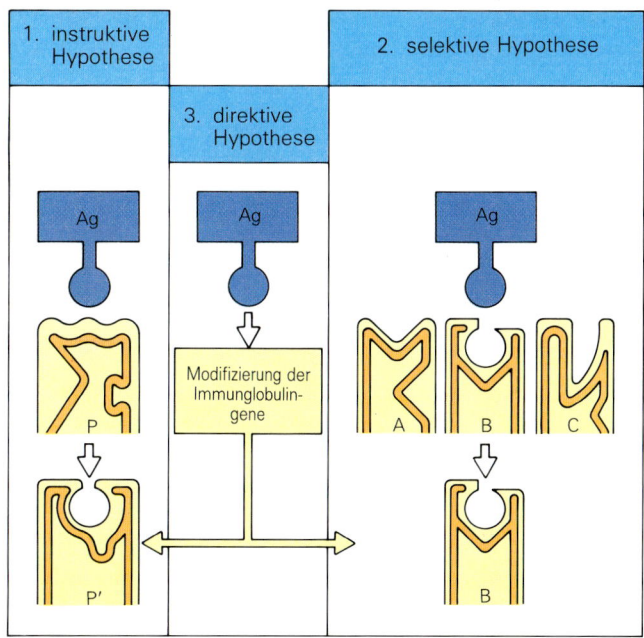

Abb. 9.2 Historische Vermutungen über die Bildung von Antikörpern. Es gab drei Haupttheorien zur Erklärung der Antikörpervielfalt. In der instruktiven Hypothese (1) nimmt ein pluripotentes Immunglobulinmolekül (P) nach dem Kontakt mit einem Antigen eine Gestalt an, die komplementär zu diesem Antigen ist (P'). In der selektiven Theorie (2) stößt das Antigen auf viele verschiedene präformierte Immunglobuline (A, B, C), von denen nur eines zu ihm paßt. Nur diejenigen Zellen, die diesen Antikörpertyp produzieren, können auf den antigenen Reiz reagieren. Die instruktive Theorie wurde aufgegeben, nachdem man heute weiß, daß Änderungen in der Proteinstruktur nicht zu Änderungen der DNA führen können, was notwendig wäre, um die veränderte Struktur von P' während der klonalen Proliferation aufrechtzuerhalten. Die direktive Hypothese (3) besagte ebenfalls, daß das Antigen die Moleküle, die es erkennen, selbst generiert, vermutete jedoch, daß dies direkt auf der Ebene der DNA geschieht. Diese Hypothese wurde ebenfalls zugunsten der selektiven Theorie verlassen.

zur Entwicklung der instruktiven Theorie; diese besagt, daß der Kontakt mit einem Antigen dazu führt, daß ein flexibles Antikörpermolekül einen komplementären Bindungsbereich ausbildet (Abb. 9.**2**).

Mit dem spektakulären Fortschritt der Molekularbiologie in den fünfziger und sechziger Jahren wurde die instruktive Theorie unhaltbar. Der Kreis schloß sich, und selektive Theorien wurden wieder favorisiert, vor allem durch Jerne und Burnett, die unabhängig voneinander die Idee der klonalen Selektion vertraten: Jeder Lymphozyt produziert nur einen Typ von Immunglobulin, und das Antigen selektiert und stimuliert Zellen, die diesen Immunoglobulintyp tragen.

Das Problem der Vielfalt (Diversität) der Antikörper ist damit nicht geklärt. Am einfachsten ist der Vorschlag, daß es für jede Antikörperspezifität ein eigenes Gen gibt (Abb. 9.**3**). Dies stellt uns aber sofort vor ein Problem: Betrachten wir die Struktur einer leichten Kette, ist die eine Hälfte der Kette in der Aminosäuresequenz variabel, die andere Hälfte aber konstant. Ähnlich verhält es sich mit schweren Ketten: Ein Viertel der Kette ist variabel, während der Rest konstant ist. Wenn so viele verschiedene Gene beteiligt sind, wie ist es dann möglich, in den konstanten Regionen diese Beständigkeit in den Sequenzen aufrechtzuerhalten? Dreyer und Bennett boten einen Lösungsvorschlag für dieses Problem an, indem sie vorschlugen, daß die konstante und die variable Portion der Ketten von verschiedenen Genen kodiert werden, wobei eines

oder nur wenige Gene die konstante Region und viele Gene die variable Region kodieren. Die Keimbahntheorie sollte nun also nur noch für die multiplen variablen Regionen gelten! Eine zweite Lösung des Problems der Diversität bot die Idee der somatischen Mutation. Relativ wenige Keimbahngene wären der Ausgangspunkt für viele mutierte Gene, die während der gesamten Lebensdauer des Individuums auftreten. Darüber hinaus wurde noch vorgeschlagen, daß eine Anzahl von Gensegmenten über Rekombination ein vollständiges V-Gen liefern könnte.

Variabilität von Immunglobulinen

Immunglobuline sind aus schweren und leichten Ketten zusammengesetzt, wobei die leichten Ketten entweder $\varkappa$ oder λ genannt werden. Da praktisch jede leichte Kette mit jeder schweren Kette kombinierbar ist, ist die Anzahl der möglichen Haftstellen (Combining sites) das Produkt aus der Anzahl der schweren und der leichten Ketten. Ein Teil der Variabilität der Immunglobulinstruktur leitet sich von der Interaktion zwischen diesen einzelnen Polypeptidketten ab. Wenn es z. B. 10^4 verschiedene leichte Ketten gibt, von denen jede eine Bindung mit einer der 10^4 verschiedenen schweren Ketten eingehen kann, können theoretisch 10^8 verschiedene Antikörperspezifitäten entstehen: Für jede der Ketten existieren verschiedene Mechanismen der Variation, da sie auf verschiedenen Chromosomen kodiert werden (Abb. 9.**4**).

Polymorphe Formen der Immunglobuline leiten sich von der Variation in vielen Teilen des Moleküls ab (Abb. 9.**5**). Es ist die idiotypische Variabilität, die zur Entstehung des Antigenhaftortes beiträgt, und mit der wir uns zuerst befassen wollen. Kabat u. Wu haben die Aminosäuresequenzen von vielen leichten und schweren Ketten analysiert. Beim Vergleich der variablen Regionen der leichten Ketten aus Myelomen wurde deutlich, daß die Variabilität der Aminosäuresequenz auf drei hypervariable Regionen konzentriert war, die von relativ gleichbleibenden Rahmen(framework)resten umgeben werden. (Ein Myelom ist ein monoklo-

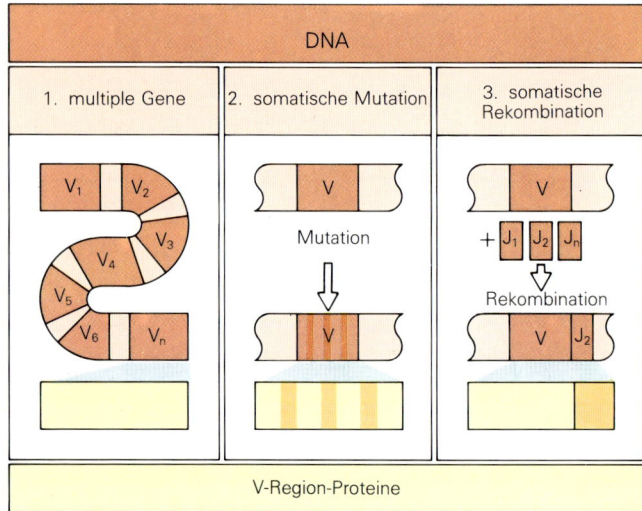

Abb. 9.3 Entstehung der Antikörperdiversität. Es stehen drei Mechanismen zur Diskussion, mit denen das Immunsystem verschiedene V-Regionen auf den H- und L-Ketten der Immunglobuline generieren könnte.
1. Multiple Gene. Sehr viele verschiedene Gene (Vl–Vn) kodieren jeweils für eine V-Region-Domäne.
2. Somatische Mutation. Ein primordiales V-Gen mutiert während der Ontogenese der B-Zelle und produziert so verschiedene Gene in verschiedenen B-Zell-Klonen.
3. Somatische Rekombination. Mehrere Gensegmente (J$_1$–Jn) rekombinieren und fügen sich zum Hauptstück des V-Region-Gens zusammen. Dies geschieht während der Ontogenese der B-Zelle und führt zur Bildung eines Proteins, welches Elemente enthält, die von verschiedenen Gensegmenten kodiert sind. Heute weiß man, daß alle drei Mechanismen bei der Entstehung der Antikörpervielfalt beteiligt sind.

Peptide	Maus	Mensch
IgH	12	14
λ	16	22
κ	6	2
MHC	17	6
β$_2$-Mikroglobulin	2	15

Abb. 9.4 Verteilung der Chromosomen auf Immunglobulinen und MHC-Genen. Die Zahlen beziehen sich auf das Chromosom, auf welchem die Gene für das aufgeführte Peptid gefunden wurden. Beachte, daß sowohl bei der Maus als auch beim Menschen die Gene für schwere Ketten und für die beiden verschiedenen leichten Ketten auf drei verschiedenen Chromosomen lokalisiert sind und daß alle auf anderen Chromosomen sitzen als die Gene, welche die Proteine des MHC bilden.

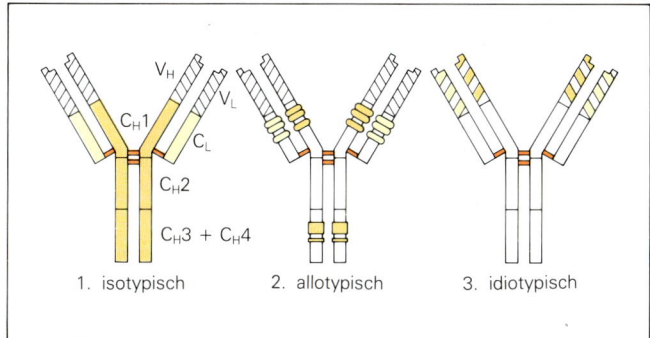

Abb. 9.**5** **Variabilität der Immunglobulinstruktur.** Alle Immunglobuline haben die gleiche vierkettige Grundstruktur. Bei der Variabilität lassen sich drei Typen unterscheiden:
1. Die isotypische Variation der Keimbahn findet bei allen Vertretern einer Spezies statt und betrifft die schweren (μ, δ, γ, ϵ, α) und leichten ($\varkappa$, λ) Ketten sowie die „Framework"-Subgruppen der V-Region.
2. Die allotypische Variation bezieht sich auf die allele Variabilität innerhalb einer Spezies.
3. Die idiotypische Variation meint die Diversität am Bindungsort, und betrifft insbesondere die hypervariablen Segmente des Bindungsortes (Paratop) des Antikörpers.

naler antikörperproduzierender B-Zell-Tumor.) Diese hypervariablen Regionen erwiesen sich als die Stellen, die Kontakt mit dem Antigen aufnehmen (complementarity determining regions: CDR). Bei der Maus besitzen weniger als 5% der Antikörper leichte λ-Ketten, und die Diversität ist entsprechend geringer. Von 19 leichten λ1-Ketten, deren Sequenzen untersucht wurden, erwiesen sich 12 als identisch, die anderen 7 wichen nur in einigen wenigen Resten voneinander und von der prototypischen Sequenz ab (Abb. 9.**6**).
Die Variabilität in der schweren Kette ist in ähnlicher Weise auf drei hypervariable Regionen konzentriert, wobei es noch eine Hintergrundvariabilität auf jeder Seite der CDRs gibt (Abb. 9.**7**). Die Gruppierung der Rahmenregionen (frameworks) der schweren Ketten ergibt sich aufgrund der Ähnlichkeit – und in einigen Fällen Identität – der Sequenzen (Abb. 9.**8**).

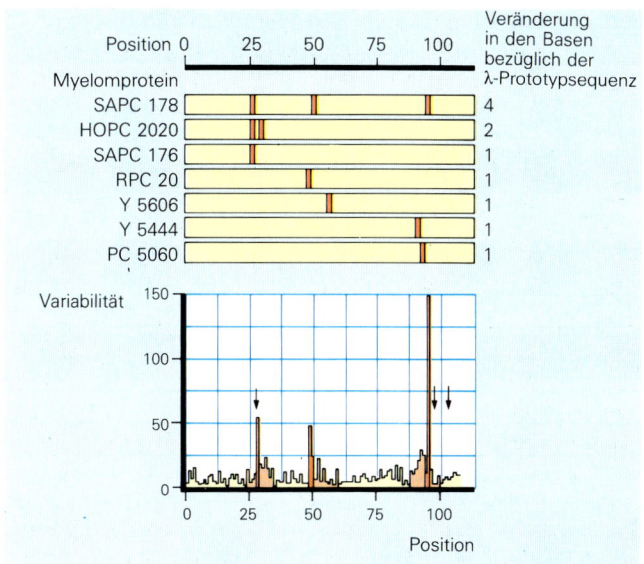

Abb. 9.**6** **Variabilität der λ-Leichtketten.** Es sind die Aminosäuresequenzen von sieben L1-Myeloproteinen aufgeführt. Die gelben Positionen sind identisch mit der prototypischen Sequenz (MOPC 104 E), die abweichenden Positionen sind rot eingezeichnet. Rechts steht die Anzahl der Basenänderungen in der DNA, die für die entsprechende Änderung der Aminosäurestruktur benötigt werden. Das Diagramm (unten) von Kabat u. Wu über die Variabilität der leichten Ketten wird im Kap. „Antikörperstruktur und Funktion" näher erläutert.

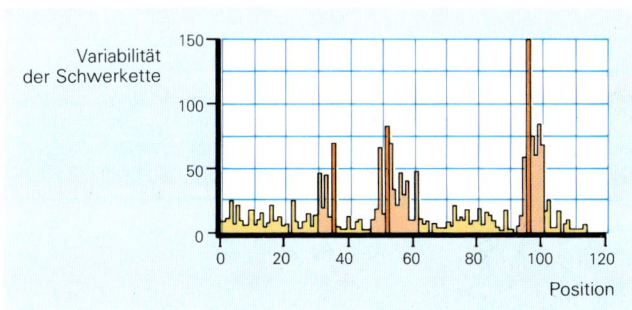

Abb. 9.**7** **Variabilität der schweren Ketten.** Nach diesem Diagramm von Kabat und Wu ist die Variabilität auf drei Stellen der variablen Region der schweren Ketten konzentriert.

	framework	CDR-1	framework	CDR-2

Position: 1 · 10 · 20 · 30 · 35 36 · 40 · 50 52 53 · 65

TE I: E V Q L V E S G G G L V Q P G G S L R L S C A A S G F T F S T S A V Y W V R Q A P G K G L E W V G W R Y E G S S L T H Y A V S V Q G

BRO: Y Y N M N | V T | S A I G | T A G D Q Y | D | K

TUR: L | R V L S S | S G | L N A | N L | F | A

POM: L | S | M S | A | K | N G N D K | D | N

TIL: L | Y V M S | Z | A I Z G L | V S Z S | B | K

MU: K | T R G G L E | A | Z | L V F S V T | K F Y T E | L N

WAS: L | S | D M | A | K | Q E A | N S | F | D T | N

Abb. 9.**8** **Menschliche schwere Ketten der V$_H$III-Gruppe.** Die 65-N-terminalen Aminosäuren von sechs menschlichen Myelomen aus der V$_H$III-Gruppe sind schematisch mit der Prototypsequenz TEI verglichen. Mit der TEI-Sequenz identische Aminosäuren sind gelb, abweichende rot dargestellt. Der Großteil der Unterschiede innerhalb einer Gruppe findet sich in den hypervariablen Regionen CDR-1 und CDR-2.

Genrekombination bei leichten Ketten

Mit der Entwicklung von rekombinanten DNA-Techniken in den siebziger Jahren wurde es möglich, die antikörperkodierenden Gene zu analysieren. Wegen seiner geringeren Heterogenität wurde zuerst das $\lambda 1$-System untersucht, wobei Restriktions-Endonukleasen zur Verdauung der DNA verwendet wurden. Es zeigte sich, daß konstante und variable Regionen nicht nur von zwei getrennten Segmenten auf der DNA kodiert werden, sondern auch, daß diese Gensegmente in Zellen, die keine Antikörper produzieren, auf dem Chromosom räumlich weit auseinanderliegen; in antikörperbildenden Zellen sind diese Segmente viel enger

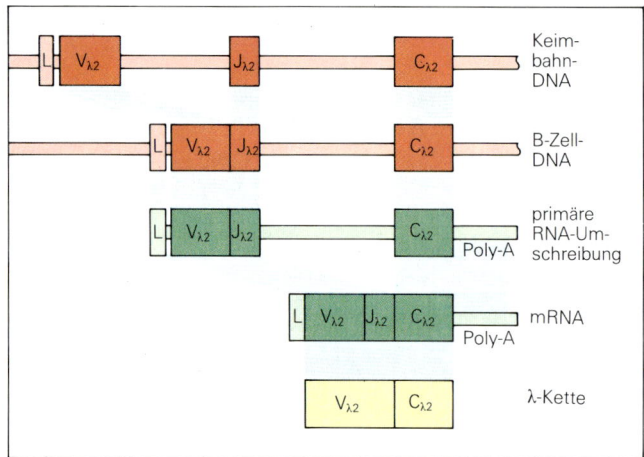

Abb. 9.9   Entstehung der λ-Kette bei der Maus. Während der B-Zell-Differenzierung rekombiniert eines der V_λ-Keimbahngene ($V_{\lambda 2}$) mit seinem J-Segment und bildet eine VJ-Kombination. Als Signalgeber geht dem V-Gen eine entsprechende Leitsequenz voraus (L). Das rearrangierte Gen wird komplett mit Intronen (DNA zwischen den Genen), Exonen (die das Protein kodieren), und dem Poly-A-Ende in ein primäres RNA-Transkript umgeschrieben. Dieses spleißt unter Verlust der Introne zu einer Boten-RNA(mRNA), die wiederum in ein Protein übersetzt wird. Exone sind in der Abbildung dunkler dargestellt als Introne. Rot = DNA, grün = RNA, gelb = Immunglobulinpeptide. Das λ_2-Gen ist nur eines von mehreren verschiedenen λ-Genen, die sich in Tandemanordnung auf demselben Chromosom befinden.

benachbart. Sogar in einem voll differenzierten B-Lymphozyten stehen diese zwei Gensegmente nicht in direktem Kontakt, sondern liegen etwa 1500 Basenpaare weit auseinander. Zwischen den V- und C-Segmenten – verbunden mit dem V-Segment auf dem rearrangierten Chromosom – liegt eine besonders kurze DNA-Sektion, das J-Segment. Im Prinzip kodiert das V-Segment die V-Region der leichten Kette bis einschließlich zur Aminosäure 95, und das Gen des J-Segmentes kodiert den Rest der V-Region (Abb. 9.9). Im λ-Leichtkettensystem der Maus gibt es vier C-Gene (jedes mit seinem eigenen J-Gen), und 2 V-Gene. Jedem V-Segment geht eine Signal- oder Leitsequenz voraus, die eine kurze hydrophobe Sequenz kodiert, die während der Translation für den Transport des Antikörpermoleküls durch die Membran des endoplasmatischen Retikulums zuständig ist. Nach der Synthese der Kette wird die Leitsequenz abgespalten. Beachte, daß die J-Segmente, die einen Teil der V-Domänen darstellen, etwas ganz anderes sind als die J-Ketten im IgM und dimeren IgA.

Das $\varkappa$-Kettensystem ist heterogener, da es mehrere V-Segment-Gene aufweist, aber nur ein Gen für die konstante Region (Abb. 9.10). In einer embryonalen oder nichtlymphatischen Zelle sind die V-Segmentgene (von denen es etwa 350 gibt) auf dem Chromosom wiederum in einigem Abstand vom C-Gen angeordnet. Bei der Maus sind diese V-Segment-Gene zu Sets organisiert, wobei ein Set etwa 7 Gene enthält. Dazwischen und näher zum C-Gen befinden sich 5 J-Gene (eines der J-Gene ist ein Pseudogen und wird nie exprimiert). Während der Differenzierung der lymphatischen Zellen findet ein Rearrangement der DNA statt, so daß eines der V-Segmentgene an ein J-Segment-Gen gehängt wird. Die Anzahl der möglichen variablen Regionen auf $\varkappa$-Ketten beträgt ungefähr 1400 (350 × 4). Zwischen den J-Segment-Genen und den Genen für die C-Region besteht eine Lücke, das Intron. Das ganze DNA-Stück (einschl. der Introne), vom Leitsegment bis zum Ende des C-Gens, wird dann auf heterogene nukleäre RNA transkribiert. Durch

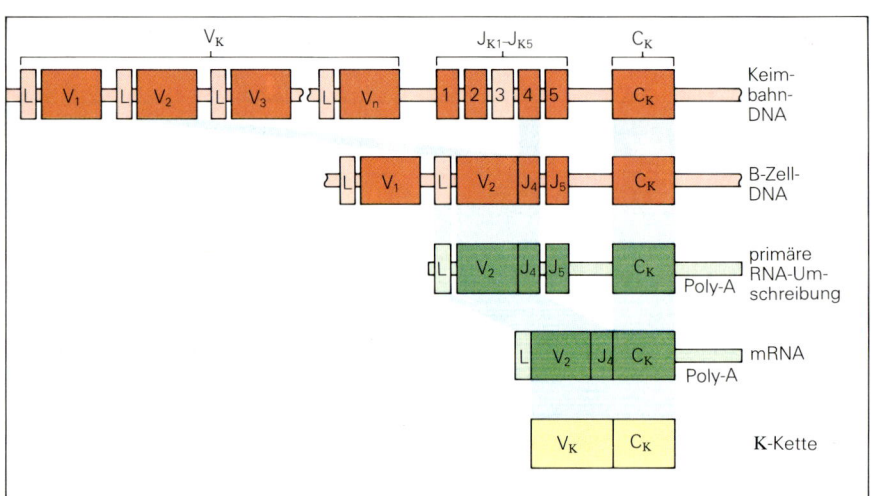

Abb. 9.10   Entstehung der $\varkappa$-Kette bei der Maus. Während der Entwicklung des B-Zell-Vorläufers rekombiniert eines von mehreren $V_\varkappa$-Genen auf der Keimbahn-DNA (V_1–V_n) und plaziert sich gegenüber eines $J_\varkappa$-Segments ($J_{\varkappa 1}$–$J_{\varkappa 5}$). Jedem V-Gen geht eine Leitsequenz voraus (L). Die B-Zelle schreibt ein DNA-Segment in ein primäres RNA-Transkript um, welches eine lange Zwischensequenz aus zusätzlichen J-Segmenten und Intronen enthält. Dieses Transkript wird durch Zusammenspleißen der Exone zu einer mRNA verarbeitet und durch Ribosomen in $\varkappa$-Ketten übersetzt. (Beachte, daß dem J3-Gen die nötigen Basensequenzen zur Rekombination fehlen, und es deshalb eigentlich ein Intron ist.) Das dargestellte Rearrangement ist nur eine von vielen möglichen Rekombinationen.

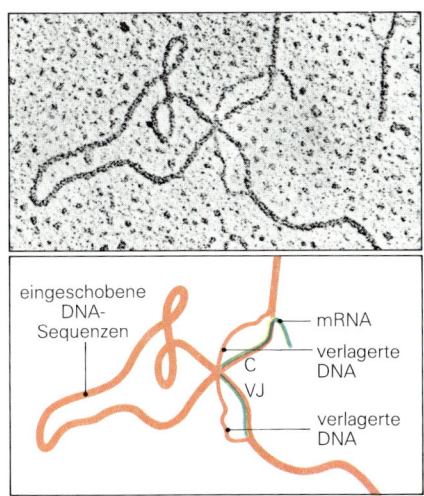

eingeschobene
DNA-
Sequenzen

mRNA
verlagerte
DNA
verlagerte
DNA

Abb. 9.11 Heteroduplexanalyse einer κ-VC-Region. Die mRNA für ein κ-Gen wird mit denaturierter einzelsträngiger Keimbahn-DNA aus einem Plasmozytom (ein Plasmazelltumor) inkubiert; es entsteht das oben abgebildete Heteroduplexgebilde (elektronenmikroskopische Aufnahme). In dieser aktiven B-Zelle sitzt ein großes Intron in der DNA zwischen VJ und C, jedoch kein Intron zwischen V und J.

Spleißen der RNA werden die Introne entfernt, und zurück bleibt die Boten-RNA für die Translation zu Protein. Dieses Aussspleißen der Introne kann durch eine Heteroduplexanalyse sichtbar gemacht werden, indem die mRNA mit denaturierter einsträngiger DNA aus antikörperbildenden Zellen vermischt und nach dem Abkühlen elektronenmikroskopisch dargestellt wird. V- und C-Regionen hybridisieren leicht miteinander und enthüllen das zwischen ihnen liegende Intron (Abb. 9.11).

Genrekombination bei schweren Ketten

Die schwere Kette wird ebenfalls durch Gene des V- und J-Segments kodiert. Eine zusätzliche Diversität wird durch ein drittes Gensegment eingebracht, nämlich das D-Segmentgen (Abb. 9.12).
In der Familie der dextranbindenden monoklonalen Antikörper endet das Gensegment für die V_H-Domäne am Kodon 99, während das Gensegment für das J_H-Segment am Kodon 102 beginnt. Dazwischen liegen 2 Kodons, die weder zu V- noch zu J-Segmenten gehö-

ren; diese bilden das zusätzliche D(Diversität)-Segment. Diese Sektion variiert sehr stark hinsichtlich der Sequenzen und der Anzahl der Kodons. Dextranbindende Antikörper enthalten in dieser Sektion zwei Aminosäuren, phosphorylcholinbindende Antikörper bis zu acht Aminosäuren, bei Antikörpern gegen Levan fehlt diese Sektion vollständig. Bis jetzt wurden 12 Keimbahn-D-Segmente identifiziert, mit insgesamt 100 bis 200 verschiedenen V_H-Segmenten und vier funktionellen J-Segmenten. Die Kombination von V, D und J-Segmenten in der schweren Kette bestimmt die dritte CDR, die einen wesentlichen Teil der Antigenbindungsstelle ausmacht. Tatsächlich sind in einigen Systemen, wie in der Familie der Antidextranantikörper, die Unterschiede zwischen den Antikörpern fast alle in dieser Region lokalisiert.

Rekombinationssequenzen

Ein Schlüsselereignis bei der Entstehung eines funktionellen Gens für die variablen Regionen der leichten und schweren Ketten ist die Rekombination von Gensegmenten. Der genaue Mechanismus dieser Rekombination ist unbekannt, es wurden aber bereits spezifische Basensequenzen identifiziert, die offenbar ein Signal für die Synthese liefern (Abb. 9.13). Auf der J-Seite („flußabwärts") eines jeden V- und D-Segment-Gens (in Richtung J-Gen) finden sich zwei weitere Signalsequenzen, die beide hoch konserviert sind. Die erste besteht aus 7 Nukleotiden, ein Heptamer CACAGTG (bzw. die entsprechenden Analoga), gefolgt von einer unkonservierten Spacer-Sequenz und von einem Nonamer ACAAAAACC (oder den entsprechenden Analoga). Allen D- und J-Segmenten der Keimbahn gehen zwei Signalsequenzen unmittelbar voraus, zuerst ein Nonamer und dann ein Heptamer, wiederum durch eine zwischengeschaltete unkonservierte Sequenz voneinander getrennt. Die einem V_L^-, V_H^- oder D-Segment folgenden heptameren und nonameren Sequenzen sind komplementär zu denjenigen, die den J_L^-, D- oder J_H-Segmenten vorausgehen und mit denen sie rekombinieren. Alle funktionellen V_K^-, J_λ und D-Spacer bestehen aus 12 Basenpaaren, während alle funktionellen V_λ^-, V_H^- und J_H-Spacer 22–24 Basenpaare haben. Dies führte zur Vermutung, daß die Rekombination durch ein Rekombinaseenzym zustande kommen könnte, welches zwei DNA-bindende Proteine besitzt, von denen eines das Heptamer und Nonamer über einen 12-Basenpaar-Spacer, und

Abb. 9.12 VDJ-Rekombination bei der Maus. Aus drei Genloci der schweren Kette wird das Exon (VDJ-Gen) kombiniert, welches die V_H-Domäne kodiert. Eines von mehreren hundert V-Genen rekombiniert mit einem der zwölf D-Segmente und einem der vier J-Segmente; daraus entsteht ein funktionelles VDJ-Gen in der B-Zelle. Das abgebildete Rearrangement ist nur eine von vielen tausend Möglichkeiten.

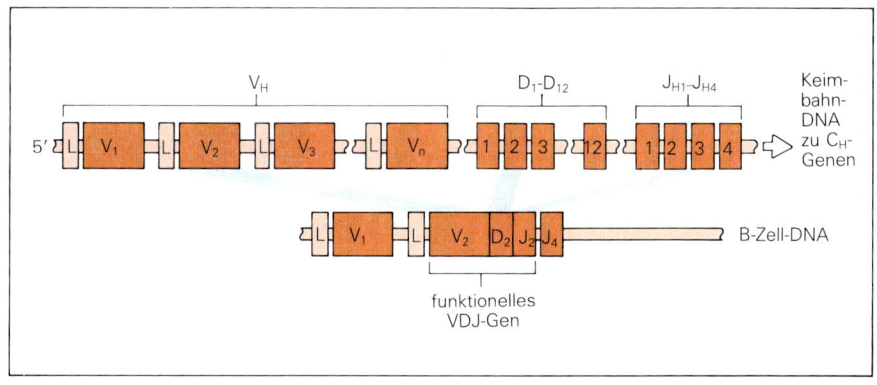

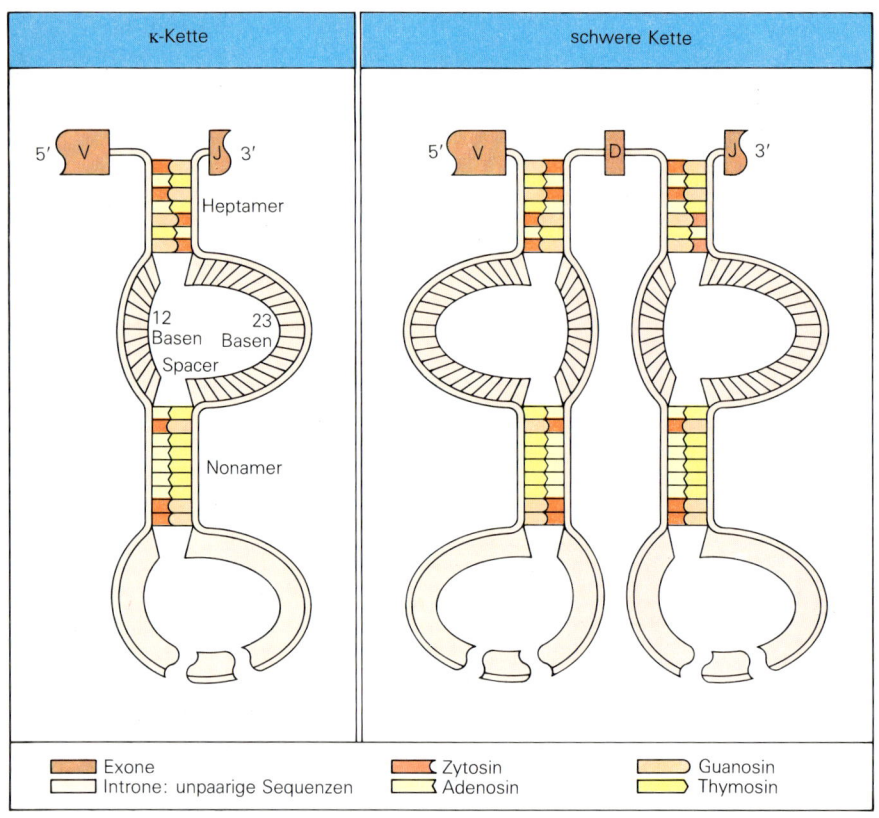

| κ-Kette | schwere Kette |

Legende:
- Exone
- Introne: unpaarige Sequenzen
- Zytosin
- Adenosin
- Guanosin
- Thymosin

Abb. 9.13 Rekombinationssequenzen. Das Schema zeigt die Sequenzen der Introne, die den V- und J-Genen (κ-leichte Ketten) sowie den V-, J-, und D-Genen (schwere Ketten) benachbart und an deren Rekombination beteiligt sind. Das Spleißen von VJ und VDJ wird durch die Basensequenzen der Introne erleichtert, die an das 3′-Ende von V und D anschließen, und ihre entsprechenden Partnerbasen vor dem 5′-Ende von J und D finden. Durch eine Paarung dieser Basensequenzen werden die Exone angehängt. Die einzelnen Basenpaarungen können manchmal etwas von diesem Schema abweichen, das Grundmuster Heptamer/Spacer/Nonamer bleibt jedoch konstant. Vermutlich wird der Zusammenschluß durch ähnliche Enzyme vermittelt, die auch an der Reparatur von DNA beteiligt sind.

das andere über einen 23-Basenpaar-Spacer erkennt. Als Alternative könnte die Basenpaarung direkt zwischen Heptameren und Nonameren stattfinden, und das rekombinierende Enzym (oder die Enzyme) erkennt dann die gepaarte Gesamtstruktur.

Zusätzliche Diversität

Variable Rekombination

Als ob die durch einfache Rekombination entstehende Diversität nicht schon genug wäre, kann der genaue Ort, an dem sich V- und J-Segmentgene verbinden, etwas variieren. Der 95. Rest der leichten κ-Kette wird vom letzten Kodon des V-Segmentgens, der 96. Rest häufig vom ersten J_K-Triplett kodiert. Manchmal aber wird die 96. Aminosäure von einem zusammengesetz-

ten Triplett kodiert, welches von der zweiten und dritten Base (oder dritten allein) des ersten J_K-Tripletts gebildet wird, während die anderen Basen des Tripletts aus zusätzlichen Basen des Introns 3′ aus dem V-Segmentgen entstehen (Abb. 9.**14**). Dies führt zu Variationen der Aminosäuresequenz an dieser Stelle. Damit eine funktionierende leichte Kette entsteht, muß natürlich das richtige Leseraster erhalten sein; die Gensegmente können sich jedoch auch außer der Reihe verbinden, wodurch funktionslose Lymphozyten gebildet werden.

Eine ähnliche Ungenauigkeit geschieht bei der Verbindung der D- und J_H-Segment-Gene des Schwerkettenchromosoms, und kann sich sogar bis über 10 Nukleotide erstrecken (Abb. 9.**15**). Außerdem wurde der Vorschlag gemacht, daß sich auch ohne Matrix einige wenige Nukleotide zwischen D und J_H und zwischen V_H und D schieben können.

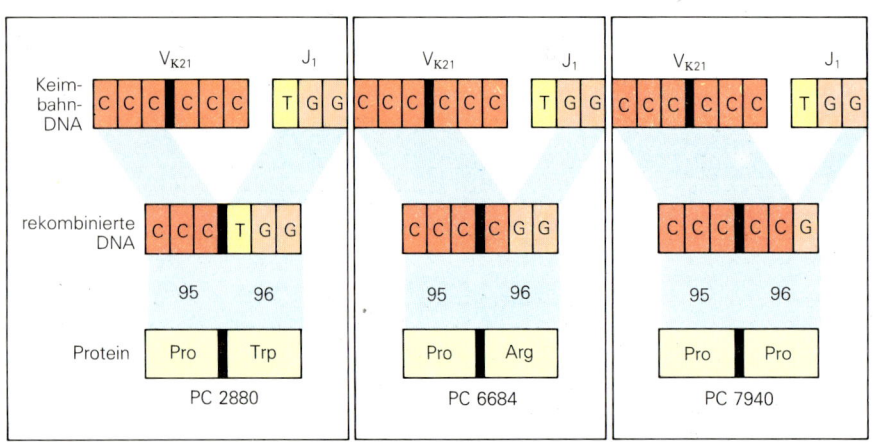

Abb. 9.14 Diversität der schweren Kette durch variable Rekombination. Aus den gleichen V_{K21}- und J_1-Sequenzen der Keimbahngene entstehen in den Proteinen PC 2880, PC 6684 und PC 7940 durch variable Rekombination drei verschiedene Aminosäuresequenzen. PC 2880 hat an den Positionen 95 und 96 Prolin und Tryptophan, was durch eine Rekombination am Ende des CCC-Kodons bedingt ist. Findet die Rekombination an der nächstgelegenen Base statt, entsteht in PC 6684 Prolin und Arginin, zwei Basen hinter dem V_{K21}-Ende führt die Rekombination zur Bildung von Prolin und Prolin in PC 7940.

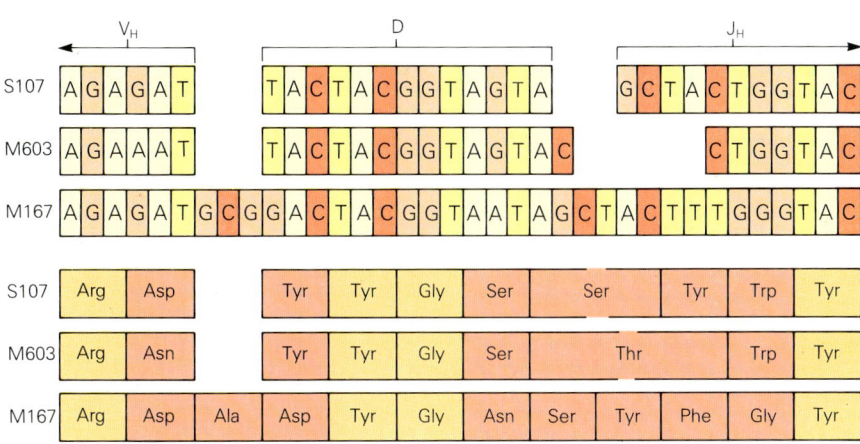

Abb. 9.15 Diversität der leichten Kette durch variable Rekombination. Die Abbildung zeigt die DNA-Sequenzen (oben) und die Aminosäuresequenzen (unten) von drei schweren Ketten des Anti-Phosphorylcholins. Die variable Rekombination zwischen den Keimbahnregionen V, D und J bedingt eine Variation (rot) in den Aminosäuresequenzen. In einigen Fällen (z. B. bei M 167) sind zusätzliche Kodons eingeschoben, die jedoch das Leseraster insgesamt nicht verändern.

Somatische Mutation

Die Idee, daß somatische Mutationen während der Lebenszeit eines Individuums die Diversität von Antikörpern erhöhen, wurde über viele Jahre sehr kontrovers diskutiert. Wie wir früher gesehen haben (s. Abb. 9.**6**), sind die meisten V_λ-Sequenzen, abgesehen von einigen Variationen in den CDR, identisch, und ergeben insgesamt 8 Sequenzen; da aber nur ein $V_{\lambda1}$-Gensegment pro haploidem Genom gefunden wurde, welches der allgemeinen Prototypsequenz entspricht, müssen alle abweichenden Sequenzen durch eine somatische Mutation generiert worden sein. Alle Varianten könnten durch einfachen Basenaustausch entstanden sein. Ähnliche somatische Mutanten wurden in leichten K-Ketten und in schweren Ketten gefunden.

Die Familie der phosphorylcholinbindenden Antikörper ist sehr genau untersucht worden, und 19 V_H-Segmente von phosphorylcholinbindenden Antikörpern konnten vollständig aufgeschlüsselt werden. 10 von ihnen haben eine identische Sequenz, während die anderen 9 in einem bis 8 Aminosäureresten differieren.

Das Keimbahngenom (aus Spermien) wurde darauf untersucht, ob jede einzelne dieser Sequenzen durch eine eigene DNA-Sequenz kodiert wird. Tatsächlich konnte nur DNA gefunden werden, die für die Prototyphauptsequenz kodiert, was zeigt, daß die anderen Sequenzen durch somatische Mutation entstanden sein müssen (Abb. 9.**16**). Erstaunlicherweise gehörten alle mutierten Formen ausschließlich zur IgA- und IgG-Klasse, was nahelegt, daß die Mutation mit dem Umschalten von einer Immunglobulinklasse auf die andere („switch") im Zusammenhang steht. Wahrscheinlich werden die somatischen Varianten mit der besseren Paßform für das Antigen bevorzugt, und sicherlich haben die phosphorylcholinbindenden somatischen Varianten eine größere Affinität als die keimbahnkodierten Antikörper.

Einiges deutet darauf hin, daß die DNA-Region, welche die variable Region kodiert, besonders mutationsanfällig ist. Z. B. zeigt die Analyse der Nukleotidsequenzen zweier Antikörper gegen Phosphorylcholin (T 15-Idiotyp) eine hohe Mutationsrate gegenüber der

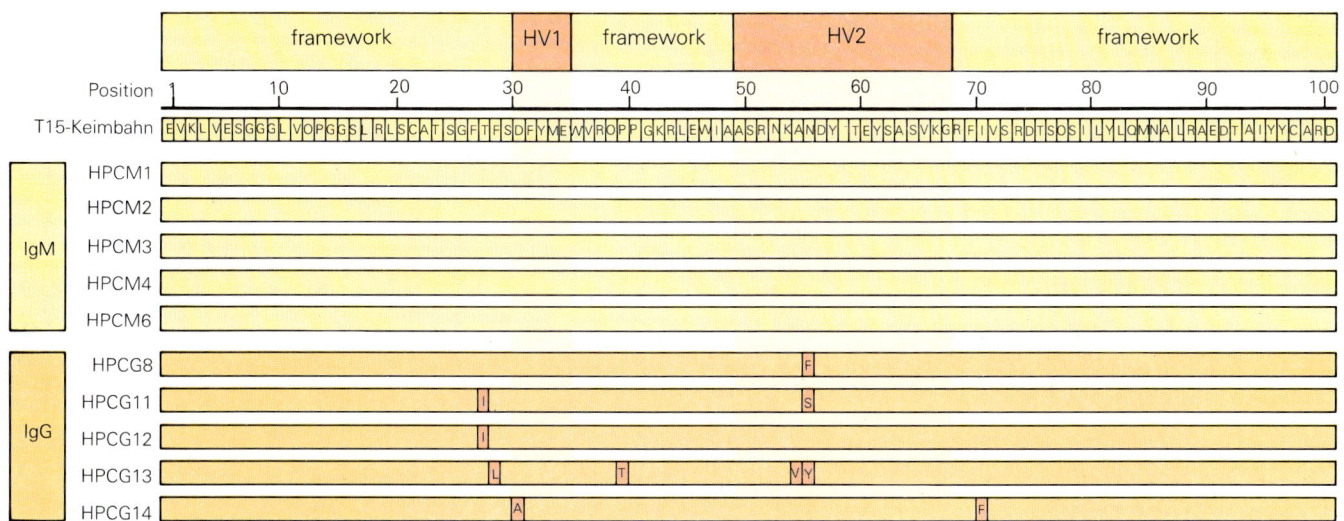

Abb. 9.16 Somatische Mutation. Die Aminosäuresequenzen von fünf IgM- und fünf IgG-V_H-Regionen von Hybridoma-Anti-Phosphorylcholinantikörpern sind der primären Aminosäurestruktur der Keimbahn-DNA von T15 gegenübergestellt, die durch Sequenzanalyse der DNA von Spermienzellen ermittelt worden ist. Positionen, die mit der Keimbahn übereinstimmen, sind gelb dargestellt; abweichende Aminosäuren sind rot hervorgehoben. Hypervariable Areale sind mit HV1 bzw. HV2 gekennzeichnet. Mutationen fanden nur in den IgG-Molekülen statt, und zwar sowohl in den hypervariablen als auch in den Framework-Segmenten.

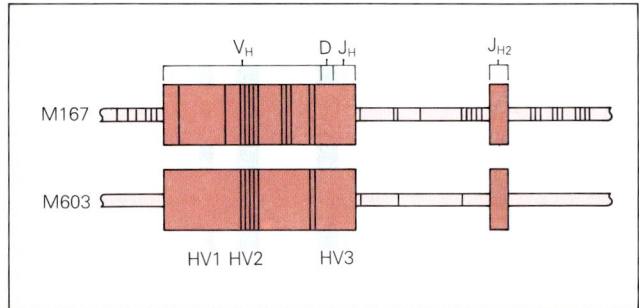

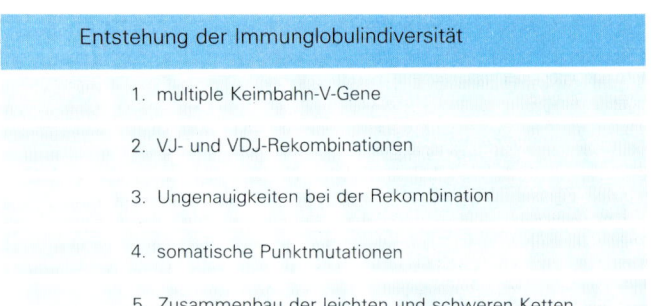

Abb. 9.17 Mutationen in der DNA zweier V$_H$,T15-Gene. Die Abbildung zeigt die DNA zweier Anti-Phosphorylcholinantikörper mit dem T15-Idiotyp (die schwarzen Striche bezeichnen die Positionen, in denen das Genom durch Mutation von der Keimbahnsequenz abweicht). In den Introns und Exonen beider Gene, und hauptsächlich in der zweiten hypervariablen Region HV2, haben zahlreiche Mutationen stattgefunden. Im Gegensatz dazu finden sich keine Mutationen in den Genen, welche die konstanten Regionen kodieren.

Abb. 9.18 Fünf Mechanismen für die Entstehung der Antikörperdiversität. Da jeder der Mechanismen mit den anderen kombinierbar ist, multipliziert sich das Potential für eine Diversität mit jedem Schritt während der Bildung von Immunglobulin.

Keimbahnsequenz (3,8% der Basen im Protein M167 sind mutiert). Diese Mutationen kommen im Intron und Exon der Region vor, was zeigt, daß die ganze DNA-Region besonders mutationsfreudig ist, im Gegensatz zu den benachbarten DNA-Regionen, wo keine Mutationen gefunden wurden (Abb. 9.17).

Die Antikörperdiversität entsteht also auf verschiedenen Ebenen. Zuerst rekombinieren Gene der verschiedenen variablen Regionen mit J- und D-Segmenten. Darüber hinaus erzeugt die Ungenauigkeit der Rekombination eine zusätzliche Variation. Auf dieser Ebene sind die Strukturen der ersten und zweiten hypervariablen Regionen gänzlich durch Keimbahngene kodiert, während die dritte CDR größtenteils durch Rekombination entsteht. Zusätzlich ergeben Punktmutationen in der gesamten variablen Region feine Unterschiede in der Spezifität. Da praktisch jede leichte Kette mit jeder schweren Kette ein Paar bilden kann, wird durch die Zahl der möglichen Kombinationen von schweren

mit leichten Ketten die Diversität enorm erhöht (Abb. 9.18).

Gene der konstanten Region der schweren Ketten

Alle verschiedenen Klassen der Immunglobuline benutzen dasselbe Set von Genen für die variable Region. Verändert sich die Klasse, muß nur innerhalb der konstanten Region der schweren Kette umgeschaltet werden. Dies weiß man, weil verschiedene Immunglobulinklassen gemeinsame Subgruppen in der variablen Schwerkettenregion aufweisen, und durch die Analyse von Doppelmyelomen, bei denen zwei verschiedene monoklonale Antikörper gleichzeitig im Serum gefunden werden. Bei der Sequenzanalyse von IgM- und IgG-Antikörpern eines Patienten mit einem multiplen Myelom konnte nachgewiesen werden, daß sie identische leichte Ketten und V$_H$-Regionen hatten, lediglich die konstanten Regionen waren von μ nach γ umgeschaltet. Häufig findet man auf der Lymphozytenoberfläche gleichzeitig IgM und IgD. Bei der Beschichtung dieser Rezeptoren mit Antigen („capping") zeigte sich, daß IgM und IgD dieselbe Antigenspezifität aufweisen, was auf eine Ähnlichkeit in den V$_H$-Regionen der beiden Klassen hinweist (Abb. 9.19).

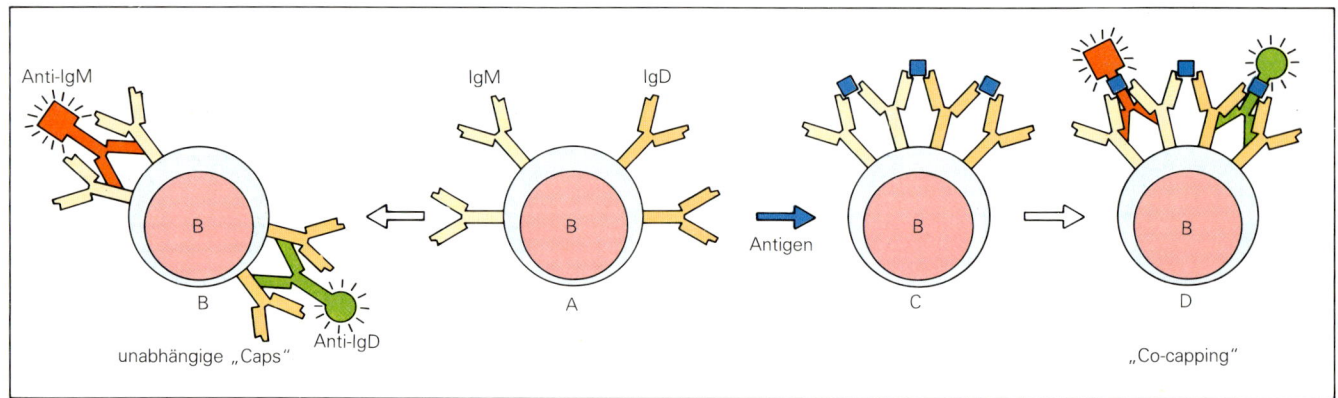

Abb. 9.19 Gleichzeitige Beschichtung von IgM und IgD mit Antigen („Cocapping"). Einige B-Zellen tragen auf ihrer Oberfläche sowohl IgM- als auch IgD-Antikörper (A). Dies kann demonstriert werden, indem die Zellen mit rhodaminiertem Anti-IgM (rot) und fluoreszeinmarkiertem IgD (grün) behandelt werden; die konjugierten Antikörper aggregieren getrennt mit IgM und IgD auf der Oberfläche und erscheinen auf der Zelle als rote bzw. grüne Hauben (B). Wird der Versuch wiederholt, nachdem die Zellen zuerst mit Antigen

(blau) behandelt worden sind (C), und erst dann Anti-IgM und Anti-IgD zugesetzt wurde, bilden rotes Anti-IgM und grünes Anti-IgD eine gemeinsame Haube auf der Zelle. IgM und IgD wurden also auf der Zelloberfläche durch Antigen kreuzvernetzt (D). Dies kann nur der Fall sein, wenn IgM und IgD dieselbe Antigenbindungsspezifität besitzen; der Versuch beweist, daß verschiedene konstante Regionen (μ und δ) mit einer gemeinsamen V-Region verbunden sein können.

Alle Gene der konstanten Region sind „flußabwärts" von den J-Segment-Genen angeordnet (Abb. 9.**20**). In der anderen Richtung (5′), zum μ-Gen hin, folgt eine Umschaltsequenz (S), die sich bei jedem 5′-Gen der konstanten Region, außer δ, wiederholt. Diese S-Region ist ein Rekombinationsort, der die Klassenumschaltung auf die anderen Gene der konstanten Regionen vermittelt (Abb. 9.**21**). Die Umschaltung von einer Klasse auf die andere ist bei der Reifung der Immunantwort wichtig und könnte, wie schon erwähnt, mit der somatischen Mutation in Zusammenhang stehen. Zuerst wird eine vollständige DNA-Sektion, bestehend aus der rekombinierten V_H-Region mit δ- und μ-konstanten Regionen, transkribiert, dann entstehen durch Aufspleißen zwei Messenger-RNA-Moleküle, die dieselbe V_H-Region, aber als konstante Regionen entweder μ oder δ haben. Man glaubt, daß manchmal auch viel größere DNA-Stücke zusammen transkribiert werden, wobei durch Aufspleißen verschiedene Immunglobulinklassen mit gemeinsamen V_H-Regionen entstehen. Dies wurde bei Zellen beobachtet, die gleichzeitig

IgM und IgE produzieren. Das Umschalten von einer Klasse auf die andere wird offenbar häufiger durch eine Rekombination zwischen S-Rekombinationsorten vermittelt, wobei sich ein DNA-Stück ausklinkt, und andere Gene der C-Region näher an das VDJ-Gen kommen (Abb. 9.**22**). (Als weitere Möglichkeit wurde ein Austausch zwischen Schwesterchromatiden vorgeschlagen.)

Membranständiges und sekretorisches Immunglobulin

Immunglobulin, das von einer Zelle auf der Membran gebildet wird und als Antigenrezeptor dient, unterscheidet sich vom sezernierten Immunglobulin lediglich in einem Aminosäurenstreifen auf dem C-terminalen Ende der schweren Ketten.

Membranständige Immunglobuline sind größer als ihre sezernierten Gegenstücke, und ihre zusätzlichen Aminosäuren durchdringen die Zellmembran, wodurch das Molekül verankert wird. Ein Beispiel ist das Membran-

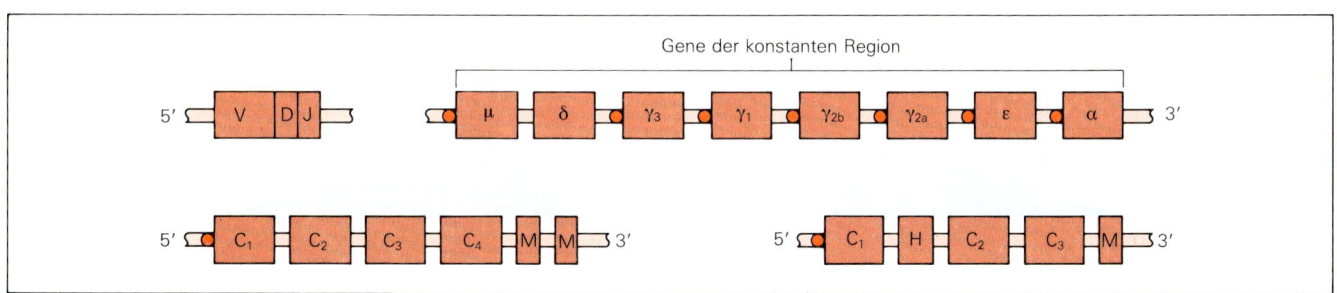

Abb. 9.20 Gene der konstanten Region bei der Maus. Die Gene der konstanten Region bei der Maus sind 6,5 Kilobasen „flußabwärts" des rekombinierten VDJ-Segments angeordnet. Jedes C-Gen (außer dem für δ) beginnt mit einer Umschaltsequenz (rote Kreise), die mit einer Sequenz am 5′-Ende des μ-Gens korrespondiert. Dadurch kann jedes einzelne C-Gen mit VDJ rekombinieren. δ-Gene scheinen dieselbe Umschaltsequenz wie μ zu benützen, beim Prozes-

sieren der RNA während der Bildung von IgD geht das μ-Gen allerdings verloren. In den C-Genen (für μ und $γ_{2a}$ vergrößert dargestellt) sind die Exone jeder Domäne (C1, C2 usw.) durch Introne getrennt. Bei den γ-Genen kodiert ein eigenes Exon die Hinge-Region (H), und alle Gene besitzen eines oder mehrere Exone, welche das membrangebundene Immunglobulin (M) kodieren. Während der Bildung der RNA gehen alle Introne verloren.

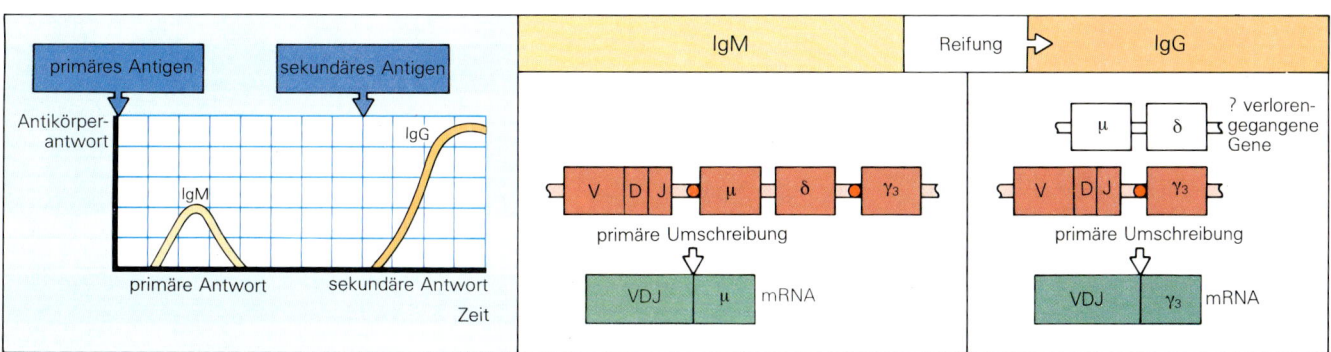

Abb. 9.21 Reifung der Immunantwort und Umschalten („switch") auf eine andere Ig-Klasse. Wie in der Abbildung dargestellt, besteht die Antikörperantwort nach einer ersten Injektion des Antigens hauptsächlich aus IgM, während nach einer zweiten antigenen Belastung zum größten Teil IgG gebildet wird. Der zugrunde liegende zelluläre Mechanismus für dieses Umschalten von einer Klasse auf eine andere ist rechts dargestellt. Bei der Primärantwort wird die VDJ-Region mit einem μ-Gen transkribiert, und nach Ausschleusen der

Introne während des Prozessierens wird mRNA für sekretorisches IgM gebildet. Während der Reifung, an der T-Zell-Hilfe und möglicherweise auch die Aktivierung eines Mutationsmechanismus für das VDJ-Segment beteiligt sind, kommt ein anderes C-Gen (in diesem Beispiel $C_γ3$) ins Spiel, um das μ-Gen an seiner Switch-Region (rot) abzulösen. Die μ- und δ-Gene gehen wahrscheinlich verloren; über Transkription wird mRNA für IgG3 hergestellt.

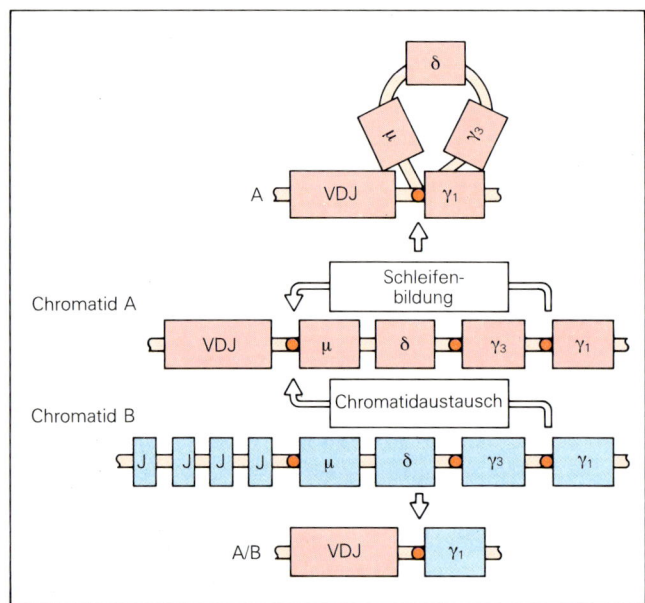

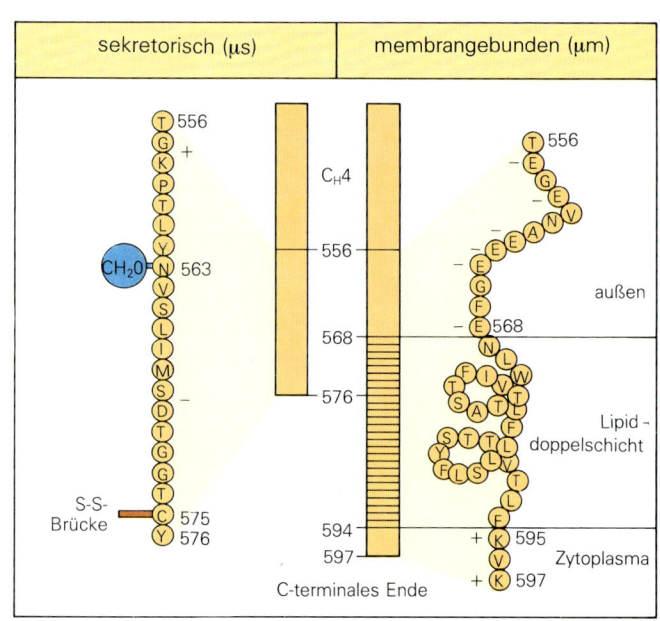

Abb. 9.22   Verlust von Genen: zwei Hypothesen. Es gibt zwei hypothetische Erklärungen für den Verlust von Genen während des Umschaltens auf eine andere Ig-Klasse (hier wurde als Beispiel der „switch" von IgM nach IgG1 gewählt). A und B sind Chromatide auf dem Chromosomenabschnitt für die Immunglobulingene. Das Chromatid A enthält das rearrangierte VDJ-Segment. Eine Vorstellung ist, daß ein Abschnitt der C-Gene (μ, δ, γ3) eine Schleife bildet („looping out"). Nach einer anderen Hypothese findet ein Austausch von Chromatiden statt, wobei wegen der Ähnlichkeit der Umschaltsequenzen eine ungleiche somatische Rekombination zwischen mütterlichen und väterlichen Chromatiden ermöglicht wird. Das A-Chromatid rekombiniert mit einem anderen Abschnitt des nicht rearrangierten B-Chromatids. Die „verlorengegangenen" zwischengeschalteten C-Gene finden sich auf dem anderen, nichtfunktionellen Chromatid (B) wieder, welches nun zwei Kopien mehrerer C-Gene (nicht rearrangierte V, D, J, γ3, γ1 usw.) enthält.

Abb. 9.23   Membranständiges und sekretorisches IgM bei der Maus. Das Schema zeigt die C-terminalen Aminosäuresequenzen von sekretorischen bzw. membrangebundenen IgM-Molekülen. Bis zum 556. Rest sind beide Moleküle identisch. Sekretorisches IgM besitzt zwanzig weitere Reste. An Position 563 (Asparagin) hängt ein Kohlenstoffrest, 557 ist ein Cystin, welches an der Bildung von Disulfidbrükken innerhalb der Kette beteiligt ist. Membran-IgM setzt sich nach 556 mit 41 weiteren Aminosäureresten fort. Zwischen 568 und 595 liegt ein Streifen aus 26 hydrophoben Resten; die diesem Stück beidseits benachbarten Sequenzen enthalten elektrisch geladene Reste. Es wurde vorgeschlagen, daß dieses hydrophobe Stück die Form einer doppelt gewundenen Alphahelix hat und den transmembranen Anteil des Moleküls darstellt. Ein kurzes, positiv geladenes Stück liegt innerhalb des Zytoplasmas.

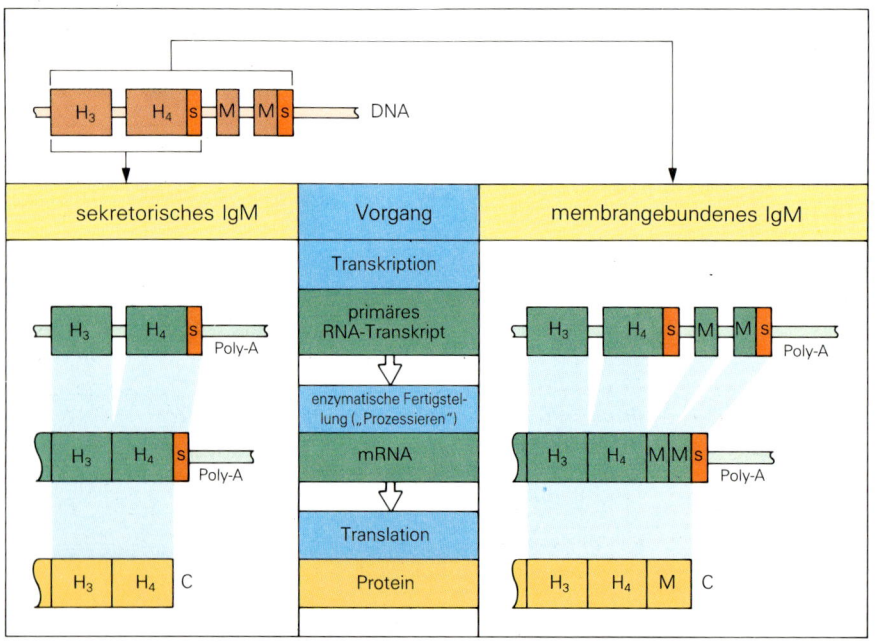

Abb. 9.24   Membranständiges und sekretorisches IgM. Das Schema zeigt einen Ausschnitt aus der DNA, über die IgM kodiert wird. H$_3$ und H$_4$ sind die Exone für die μ3- und μ4-Domänen, M ist das intramembranöse Segment des Membran-IgM. Stoppsequenzen (s) für die Translation finden sich jeweils am Ende von H$_4$ und des zweiten Membransegments. Die DNA kann auf zweierlei Weise umgeschrieben werden. Stoppt die Transkription nach H$_4$, besitzt das prozessierte Transkript ein Poly-A-Ende und produziert eine mRNA für sekretorisches IgM. Läuft die Transkription weiter bis zu den Membransegmenten, werden die Kodons für die terminalen Aminosäuren und das Stoppsignal von H$_4$ übersprungen, und es entsteht ein Protein mit einem anderen C-Ende.

Abb. 9.25 Die Bildung von Immunglobulinen: Fakten und Hypothesen im Überblick. Die hier zusammengefaßten Entwicklungsschritte können zu unterschiedlichen Endprodukten führen. B-Zell-Vorläufer versuchen die Rekombination eines VJ aus Keimbahngenen (links). Entsteht ein funktionelles VJ, wird es umgeschrieben und in eine leichte Kette übersetzt (Y). Ist eine funktionelle Rekombination zustande gekommen, verhindert ein Rückkopplungsmechanismus (−) weitere Rearrangements. Erweist sich das VJ als nicht funktionell (N), unternimmt die Zelle einen weiteren Versuch. Ist die Zelle erschöpft, stößt sie ihren Vorrat an Keimbahngensegmenten ab. Bei der Herstellung der schweren Ketten läuft ein ähnlicher Vorgang ab (rechts), und die frühe B-Zelle exprimiert IgMm ± IgDm. Dies geschieht ohne antigene Stimulation (O). Nach einer primären antigenen Stimulation (1°) wird aufgrund einer veränderten Transkription sekretorisches IgM freigesetzt. Bei einer sekundären antigenen Stimulation (2°) mit Hilfe von T-Zellen wird nach einem DNA-Rearrangement auf eine andere Klasse umgeschaltet (switch), wobei V_H und V_L möglicherweise mutieren. Als Endprodukte entstehen Zellen, die IgG, IgA oder IgE tragen bzw. sezernieren.

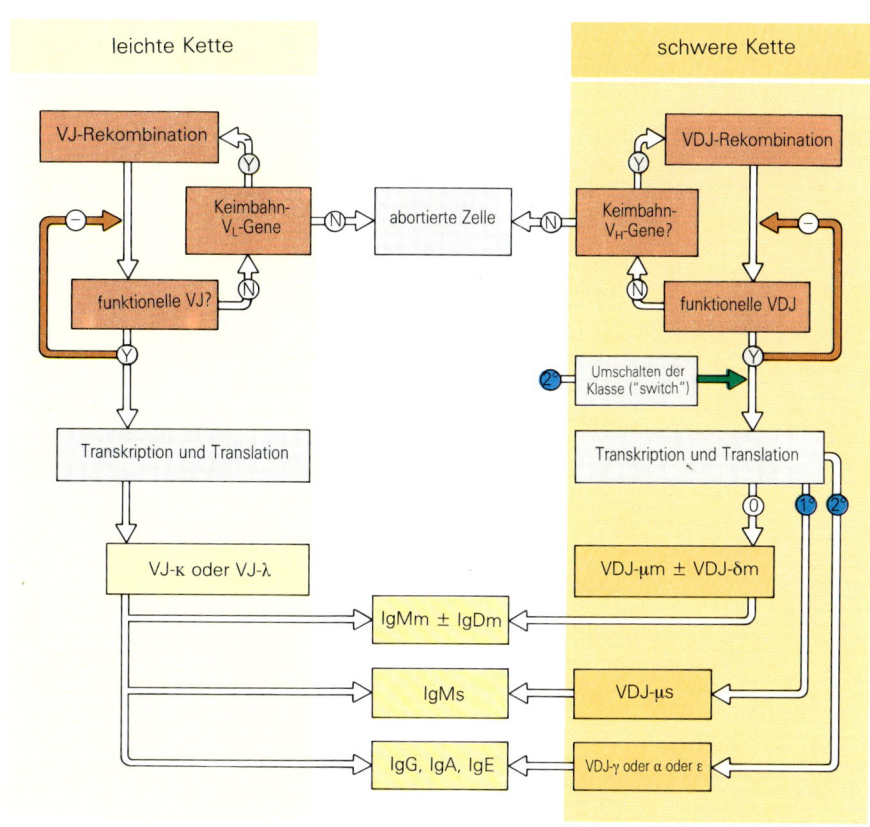

IgM, wo eine Sektion von hydrophoben (lipophilen) Aminosäuren von zwei hydrophilen Resten flankiert wird, die sich auf der Membran gegenübersitzen (Abb. 9.23). Die hydrophilen Reste liegen auf jeder Seite der Membran, und die Sektion der hydrophoben Reste bildet wahrscheinlich einen Streifen in Form einer α-Helix innerhalb der Membran. Membranimmunglobuline bilden keine Polymere der 4-Ketten-Grundeinheit. Die beiden Formen der Immunglobuline entstehen durch verschiedene Transkription der Keimbahngene der Region C, die auf zwei verschiedene Arten umgeschrieben werden können (Abb. 9.24). Man vermutet, daß die Poly-A-Sequenz wichtig für die Entscheidung ist, welche RNA-Transkription ablaufen soll; wie dies kontrolliert wird, ist jedoch noch nicht genau bekannt. Offenbar ist der Mechanismus, mit dem die Zelle reguliert, welches Immunglobulin produziert werden soll, sehr kompliziert. Der erste Schritt ist die VJ- und VDJ-Rekombination zur Herstellung von leichten und schweren Kettengenen der variablen Region. Man nimmt an, daß sich dies wiederholt, bis ein funktionelles Gen rekombiniert ist, oder bis das genetische Material aufgebraucht und die Zelle erschöpft ist. Wenn die V-Regionen dieser Zelle determiniert sind, verbleiben sie danach im wesentlichen unverändert (außer einigen somatischen Mutationen). Die C_H-Gene können aber noch auf die Produktion eines anderen Isotyps umschalten, und bei entsprechender Aktivierung der Zelle kann sekretorisches Immunglobulin gebildet werden.

Eine Zusammenstellung von bekannten Tatsachen und Hypothesen zeigt die Abb. 9.25

Bildung von Immunglobulin

Die bisher besprochenen Vorgänge betreffen die Rekombination in der DNA von B-Zellen und die Transkription von RNA. Vor der Synthese des Antikörperproteins steht notwendigerweise ein Aufspleißen der Introne aus der primären RNA-Umschreibung. Man hat gefunden, daß am Anfang und am Ende eines jeden Introns bestimmte RNA-Basensequenzen sitzen, die man vielleicht mit den beiden Steckerenden eines Verlängerungskabels vergleichen könnte („donor and acceptor junctions"). Man glaubt, daß die „Steckerenden" untereinander und auch mit den Ribonukleoproteinen im Zellkern Kontakt aufnehmen, dadurch die Introne entfernt werden, und durch den Zusammenschluß der beiden Enden die mRNA gebildet werden kann (Abb. 9.26). Natürlich ist es wichtig, daß dies sehr genau abläuft, damit das Leseraster der mRNA unbeschädigt bleibt. Die Translation der mRNA für Immunglobuline läuft über die Membranen des endoplasmatischen Retikulums, und schließlich werden die H- und L-Ketten zusammengebaut (Abb. 9.27). Zelluläres und sekretorisches Immunglobulin werden auf verschiedene Weise an den richtigen Wirkungsort transportiert. Welche Mechanismen dabei beteiligt sind, ist gegenwärtig unbekannt.

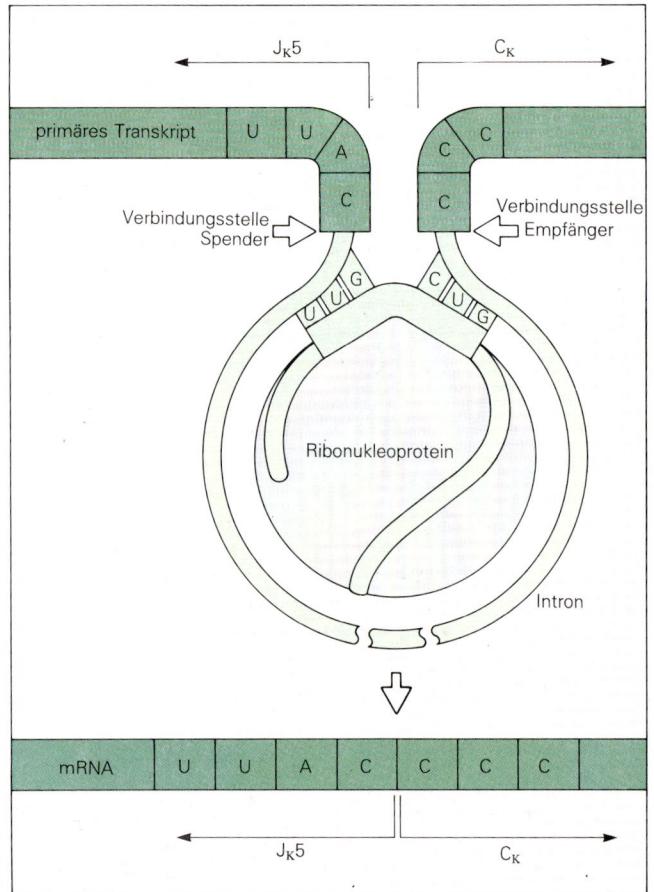

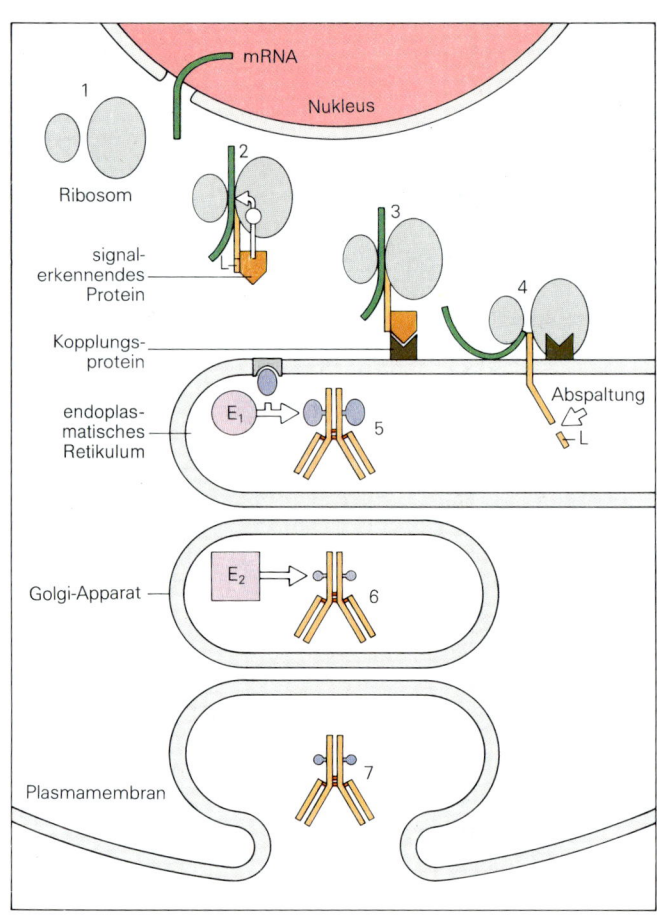

Abb. 9.26 Modifikation („Prozessieren") des primären RNA-Transkripts. Als Beispiel wurde das Verbindungsstück zwischen J_K5 und C_K gewählt. Es sind die Basen an beiden Enden des „Steckers" aufgeführt, wo die beiden Exone zusammenkommen. Das Leseraster im Verbindungsstück wird durch Basenpaarung mit einem kleinen RNA-Stück zusammen mit einem Ribonukleoproteinpartikel in der richtigen Lage gehalten. Dieses Partikel kappt die RNA-Stränge an den Verbindungsstellen und vereinigt die Enden unter Ausschleusung des Introns. Dieses Schema basiert auf Mechanismen, die an anderen Transkriptionssystemen von Eukaryonten erforscht worden sind.

Abb. 9.27 Die Bildung von sekretorischem Immunglobulin. Boten-RNA für eine sekretorische schwere Kette tritt aus dem Zellkern in das Zytoplasma über, wo sie von einem Ribosom gebunden wird (1). Die Leitsequenz (L) wird übersetzt, und es lagert sich ein Signalerkennungsprotein (SRP) an, welches eine weitere Translation blockiert (2). Der Ribosom-SRP-Komplex wandert zum endoplasmatischen Retikulum (ER), wo SRP an ein Kopplungsprotein bindet (3). Nun kann die Translation stattfinden, und die entstehende Kette tritt durch die Membran hindurch in das ER (4). Nach Verlust der Leitsequenz vereinigt sich die Kette mit anderen H- und L-Ketten zu einer Untereinheit des Immunglobulins (5). Durch Enzyme (E_1) werden Kohlenhydrate angefügt, während sich das ER zum Golgi-Apparat (6) zusammenschnürt. Im Golgi-Apparat werden die Kohlenhydrate durch weitere Enzyme (E_2) modifiziert, bevor das fertige Molekül über eine umgekehrte Pinozytose (7) nach außen sezerniert wird.

10 Steuerung der Immunantwort

Ist eine Immunantwort einmal eingeleitet, sind die daran beteiligten Komponenten (z. B. B-Zellen) zu einer immensen Vermehrung fähig. Dies kann nicht nur bei der klassischen Sekundärantwort beobachtet werden, sondern, sogar noch stärker, beim experimentellen Transfer von Lymphozyten auf bestrahlte Empfänger. Mit solchen Experimenten kann gezeigt werden, daß ein Klon von B-Zellen sich unbegrenzt vermehrt, wenn man ihm die Gelegenheit dazu gibt (Abb. 10.1). Daraus ist ersichtlich, daß eine Immunantwort unter normalen Verhältnissen einer genauen und spezifischen Kontrolle unterliegen muß. Darüber hinaus muß diese Kontrolle nicht nur für das Antigen, sondern auch für den Typ der hervorgerufenen Immunantwort spezifisch sein. Es gibt mehrere Möglichkeiten der Immunantwort, wie z. B. die T-Zell-vermittelte Zytotoxizität, oder eine Antikörperantwort mittels eines oder mehrerer der verschiedenen Isotypen. Über die Kontrolle der humoralen Immunität weiß man mehr als über die Regulation der zellulären Antwort.
Bei einer Immunantwort ist der primäre Regulator das Antigen, aber ebenso wichtig ist die Kontrolle durch intrinsische Komponenten des Immunsystems. Darüber hinaus kann das Antigen selbst zwei verschiedene Typen der Antwort induzieren, nämlich entweder eine Immunität gegen dieses Antigen oder eine Toleranz; grundsätzlich gelten diese beiden Möglichkeiten für jedes Antigen. Ob ein Antigen eine Immunität oder eine Toleranz hervorruft, hängt zum größten Teil von der Art und Weise ab, wie es sich zum ersten Mal mit dem Immunsystem des Individuums auseinandersetzt.

Regulatorischer Effekt von Antikörpern

Der einfachste und am längsten bekannte Regulationsmechanismus der humoralen Immunität ist die Selbstbeschränkung der Antikörperproduktion durch die zirkulierenden Antikörper selbst. Dies kann durch das prompte Ansteigen der Syntheserate von Antikörpern

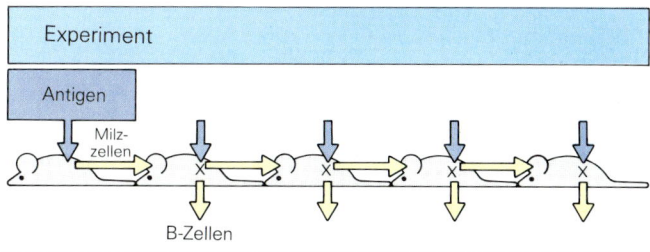
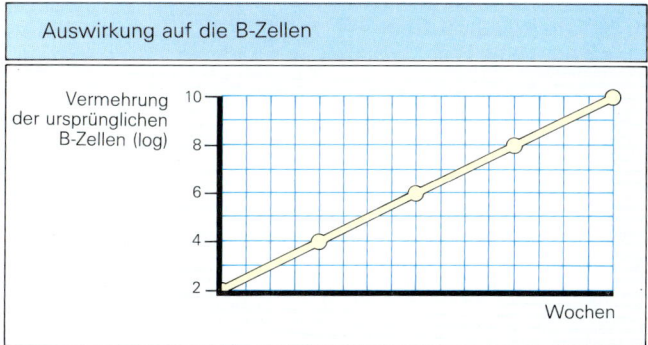
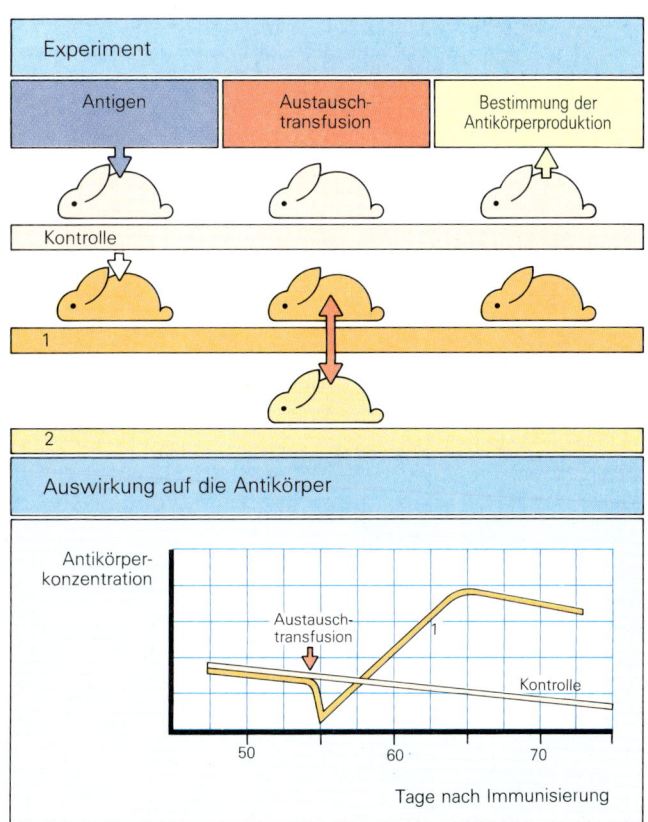

Abb. 10.**1 Vermehrungspotential eines B-Zell-Klons.** 5×10^6 Milzzellen einer mit einem Antigen immunisierten Maus wurden auf bestrahlte Empfängermäuse (x) übertragen, denen anschließend das Antigen injiziert wurde. Einige der Empfängertiere bildeten homogene Antikörper, was darauf hinweist, daß ein einziger Klon übertragen wurde. Wie in der Abbildung dargestellt, konnten auch nach weiteren drei Übertragungen identische B-Zellen desselben Klons nachgewiesen werden. Bei jedem Transfer stieg die Anzahl der Zellen aus einem Klon auf das Hundertfache an; eine einzelne B-Zelle muß demnach die Fähigkeit besitzen, mindestens 10^{10} Zellen hervorzubringen.

Abb. 10.**2 Selbstregulation der Antikörperbildung.** Zwei Kaninchen (Kontrolle, 1) wurden mit Antigen beimpft. Um die Antikörperkonzentration im Serum herabzusetzen, wurde zwischen Kaninchen (1) und dem nichtimmunisierten Kaninchen (2) ein Serumaustausch durchgeführt. Danach wurde die Antikörperproduktion beim Kontrolltier und beim transfundierten Kaninchen gemessen. Bei künstlich verringerter Antikörpermenge (1) werden mehr spezifische Antikörper nachgebildet als dies ohne die Austauschtransfusion der Fall gewesen wäre. Durch die Transfusion wird die Menge des Antigens nicht verringert, da es vom lymphatischen Gewebe festgehalten wird.

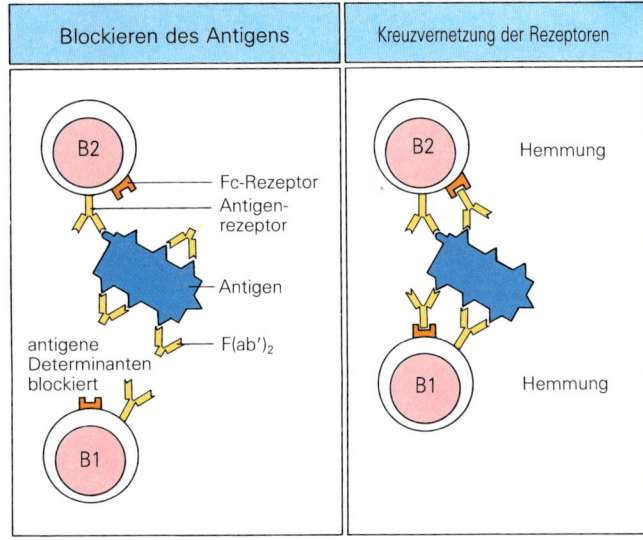

| Blockieren des Antigens | Kreuzvernetzung der Rezeptoren |

Fc-Rezeptor
Antigen-rezeptor
Antigen
antigene Determinanten blockiert
F(ab')₂
Hemmung
Hemmung

Abb. 10.3 Die antikörperabhängige Steuerung von B-Zellen – zwei Feedback-Mechanismen zur Unterdrückung der Antikörperantwort.
Blockade des Antigens. Hohe Dosen von Antikörpern (oder ihrer $F(ab')_2$-Fragmente) blockieren die Interaktion zwischen einer antigenen Determinante (Epitop) und den entsprechenden B-Zell-Rezeptoren, die dann außerstande sind, das Antigen (B_1) zu erkennen. (Dieser Mechanismus der Rezeptorblockade verhindert auch die Prägung von B-Zellen). B-Zellen mit Rezeptoren für andere Epitope sind nicht betroffen (B_2).
Kreuzvernetzung von Rezeptoren. Geringe Antikörperdosen – nicht jedoch $F(ab')_2$ – ermöglichen eine Kreuzvernetzung zwischen den F_c-Rezeptoren einer B-Zelle und ihren Antigenrezeptoren. Dadurch wird die Antikörpersynthese verhindert, nicht jedoch die Prägung der B-Zelle. Dieser Effekt ist nicht determinantenspezifisch.

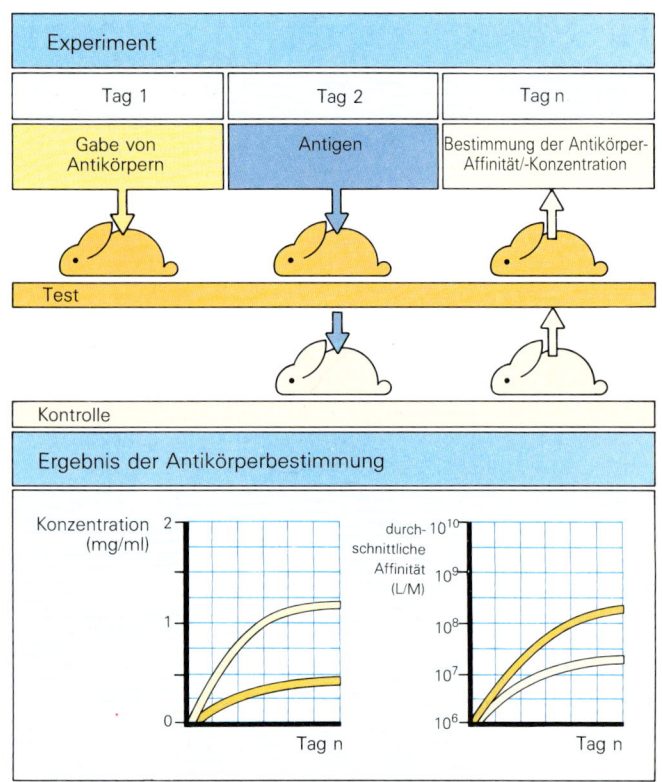

Abb. 10.4 Auswirkung eines passiven Antikörpertransfers auf die Affinität und Konzentration von sekretorischen Antikörpern. Einem von zwei Kaninchen wurden am Tag 1 Antikörper injiziert (passiver Antikörper). Am Tag 2 wurden beide Tiere mit einem Antigen immunisiert und später (am Tag 11) Affinität und Konzentration der antigenspezifischen Antikörper gemessen. Durch passiv zugeführte Antikörper wird die Konzentration der neugebildeten Antikörper erniedrigt, deren Affinität jedoch erhöht.

demonstriert werden, die bei einem Kaninchen eintritt, das über einen längeren Zeitraum immunisiert worden ist, und dessen Antikörper durch einen Serumaustausch entfernt worden sind (Abb. 10.2). Man kennt zwei Wege, wie Antikörper die Produktion weiterer Antikörper unterdrücken können. Der eine ist die einfache Anlagerung an das Antigen, wodurch es für die Antigenrezeptoren der zuständigen B-Zellen kompetitiv blockiert ist. Wie man vermuten kann, hängt dieser Mechanismus nur von der Konzentration des Antikörpers und seiner Affinität zu den zellulären Rezeptoren ab und ist vom Fc-Teil des Antikörpers unabhängig. Trotzdem zeigt sich in vielen Fällen ein Fc-abhängiger suppressiver Effekt von Antikörpern. Experimente *in vitro* (dadurch wurde das Problem umgangen, daß $F(ab')_2$-Fragmente *in vivo* so schnell eliminiert werden) ergaben, daß der Fc-abhängige Effekt mit der *produktiven* Antwort von T-abhängigen B-Zellen interferiert, jedoch die *Prägung* (priming) von T- und B-Zellen unbeeinflußt läßt. So wurde postuliert, daß das ganze Antikörpermolekül die B-Zell-Differenzierung hemmt, indem es den Antigenrezeptor mit dem Fc-Rezeptor kreuzvernetzt (Abb. 10.3). Auf der anderen Seite zeigt das $F(ab')_2$-Fragment in geringen Konzentrationen (in denen der ganze Antikörper schon wirksam ist) keinen Effekt, entfaltet aber bei höheren Konzentrationen eine blockierende

Aktivität, die bei T- und B-Zellen die Prägung und die produktive Antwort hemmen kann. Unterschwellige Antikörperdosen, die nicht ausreichen, die Produktion von Antikörpern vollständig zu unterbinden, erhöhen deren durchschnittliche Affinität (Abb. 10.4). Aus diesem Grund ist das Antikörper-Feedback ein wichtiger Faktor bei der Reifung der Affinität: Man nimmt an, daß dieser Mechanismus auf einer Konkurrenz zwischen dem freien Antikörper und dem Antigenrezeptor der B-Zelle beruht. Der Antikörper bindet an das stimulierende Antigen und vermindert so die Konzentration des freien Antigens; folglich binden nur B-Zellen mit hoch affinen Rezeptoren an das Antigen und werden zur Teilung und Reifung angeregt.

Regulatorischer Effekt von Immunkomplexen

Wir haben im vorangegangenen Kapitel gesehen, daß Antikörper über den Fc-abhängigen Mechanismus B-Zellen erst dann beeinflussen können, nachdem sie mit dem Antigen einen Immunkomplex gebildet haben. So ist es nicht verwunderlich, daß vorbestehende Immunkomplexe oft die Aktivierung von B-Zellen unterdrücken. Manchmal jedoch können sie die Immunantwort verstärken. Dies geschieht insbesondere dann, wenn das Verhältnis von Antigen zu Antikörper hoch ist.

Dieser verstärkende Effekt ist auch Fc-abhängig, und könnte über eine Unterstützung der Bindung des Antigens an bestimmte antigenpräsentierende Zellen (APC) laufen. Dazu paßt auch die Tatsache, daß sich komplexgebundenes Antigen bevorzugt in Keimzentren aufhält (wo einige APC vorkommen).

Die postulierten Mechanismen für die Wirkungsweise von Immunkomplexen sind in Abb. 10.5 dargestellt. Im ganzen Zusammenhang kann man leicht einsehen, daß der früh erscheinende Antikörper die Immunantwort verstärkt, um sie später zu hemmen, wenn die Antikörperkonzentration das Maß übersteigt, das zur Neutralisierung von Antigen erforderlich ist. Die Wirkung von Antikörpern und Komplexen wird stark vom Isotyp des Antikörpers beeinflußt. Im allgemeinen haben IgM-Antikörper die größte Tendenz, eine Antwort zu verstärken, während IgG öfter suppressiv wirkt. (Es gibt interessante Unterschiede zwischen den IgG-Isotypen, die aber in diesem Zusammenhang nicht behandelt werden sollen.)

Idiotypische Steuerung

Die variablen und hypervariablen Regionen eines Antikörpers können als antigene Determinanten dienen. Mit der experimentellen Induktion von antiidiotypischen Antikörpern kann gezeigt werden, daß es Lymphozyten gibt, welche Haftstellen von Antikörpern und Rezeptoren auf anderen Lymphozyten erkennen und darauf reagieren können. Es gibt also regulatorische Interaktionen zwischen Zellen und Antikörpern des Immunsystems, die über ihre Antigenhaftstellen vermittelt werden. Um die Diskussion über dieses Thema zu erleichtern, wollen wir zuerst die Strukturen definieren, die bei diesen regulatorischen Interaktionen beteiligt sind (Abb. 10.6). Die antigene Konstitution der V-Region eines Immunglobulins nennt man seinen Idiotyp. Die antigenen Determinanten, aus denen der Idiotyp besteht, heißen Idiotope. Der Teil der V-Region, der seinen spezifischen Bindungsort bildet, ist das Paratop. Einige Idiotope finden sich innerhalb des Paratops, andere außerhalb.

Antiimmunglobulinseren enthalten normalerweise keine hohen Konzentrationen von Antikörpern gegen einen bestimmten Idiotyp (Anti-Idiotyp). Das kommt daher, daß ein normales Immunglobulin, welches zur Immunisierung verwendet wird, in seiner V-Region zu heterogen ist, um einen bestimmten Anti-Idiotyp zu induzieren. Verwendet man allerdings ein Myelomprotein oder homogene Antikörper, kann man ein antiidiotypisches Serum herstellen, das mit einem oder mehreren Idiotopen der V-Region des immunisierenden Antikörpers reagiert (Abb. 10.7).

Man kann zwischen solchen Anti-Idiotypen unterscheiden, die gegen Idiotope innerhalb der Haftstelle und solchen, die gegen Idiotope außerhalb der Haftstelle gerichtet sind: Nur diejenigen, die sich an die Haftstelle für das Antigen anlagern, hemmen die Interaktion zwischen dieser Haftstelle und dem Hapten (Abb. 10.8). So wird klar, daß ein Anti-Idiotyp das originale Antigen ersetzen kann (Abb. 10.9). Wie das Antigen kann der Anti-Idiotyp die Immunantwort entweder stimulieren oder unterdrücken. Die Regulation hängt von vielen Faktoren ab, von denen die meisten unbe-

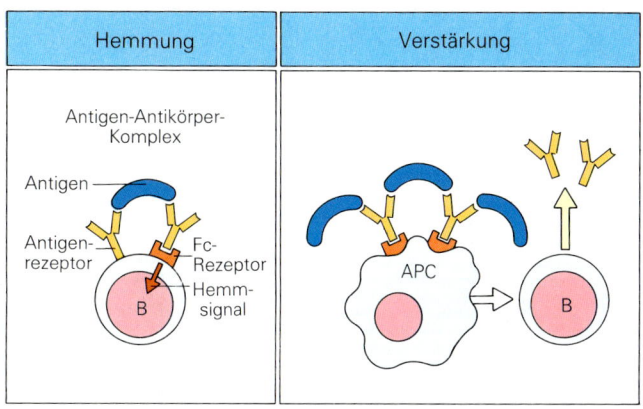

Abb. 10.5 Die regulative Wirkung von Immunkomplexen – Hemmung und Verstärkung.
Hemmung. Nach Kreuzvernetzung des F_c-Rezeptors der B-Zelle mit seinem Antigen (über einen Antigen-Antikörper-Komplex) empfängt die B-Zelle ein Signal, das die Einleitung der Phase der Antikörperproduktion verhindert.
Verstärkung. Ein über F_c-Rezeptoren an eine antigenpräsentierende Zelle (APC) gebundener Antikörper unterstützt die Präsentation eines Antigens an eine B-Zelle. (Komplexe können auch Komplement aktivieren und auf eine analoge Weise über ihre C3b-Rezeptoren an APC binden.)

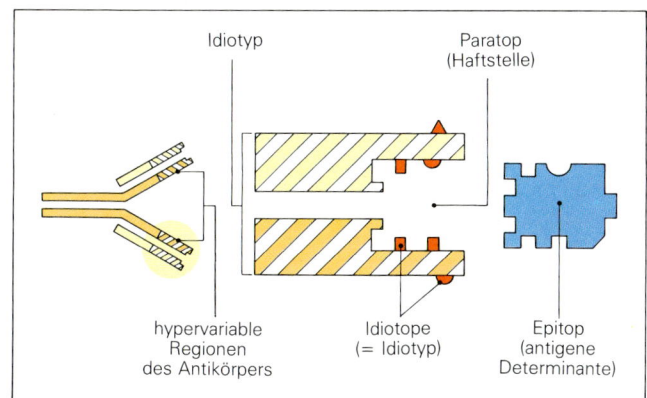

Abb. 10.6 Terminologie der variablen Domäne des Antikörpers. Determinanten, aus denen die V-Region des Antikörpers besteht, heißen Idiotope. Einige Idiotope befinden sich am Bindungsort (Combining site), der in diesem Fall Paratop genannt wird. Der vollständige Satz der Determinanten einer V-Region ist der Idiotyp des Antikörpermoleküls. Die Determinanten auf einem Antigen werden als Epitope bezeichnet.

kannt sind. Es soll nur festgehalten werden, daß Anti-Idiotypen – anders als Antigene – eine Fc-Region haben, und so mit Fc-Rezeptoren in Verbindung treten können, wie in Abb. 10.5 dargestellt ist.

Ausgehend davon, daß solche Interaktionen zwischen Idiotypen und Anti-Idiotypen möglich sind, hat Jerne ein Konzept entwickelt, wie die Aufrechterhaltung der immunologischen Homöostase über ein Netzwerk mit vielfältigen Verknüpfungen funktionieren könnte (Abb. 10.10). Das sehr allgemein gehaltene Konzept wird zur Zeit detailliert untersucht. Der Beweis für die Existenz eines solchen Netzwerkes ist hauptsächlich indirekt geführt; er wird im nächsten Kapitel besprochen.

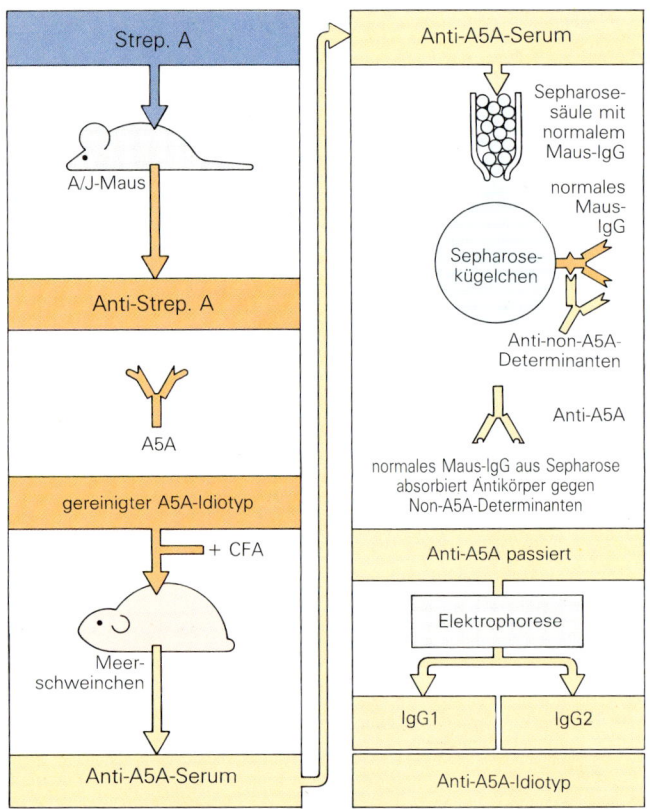

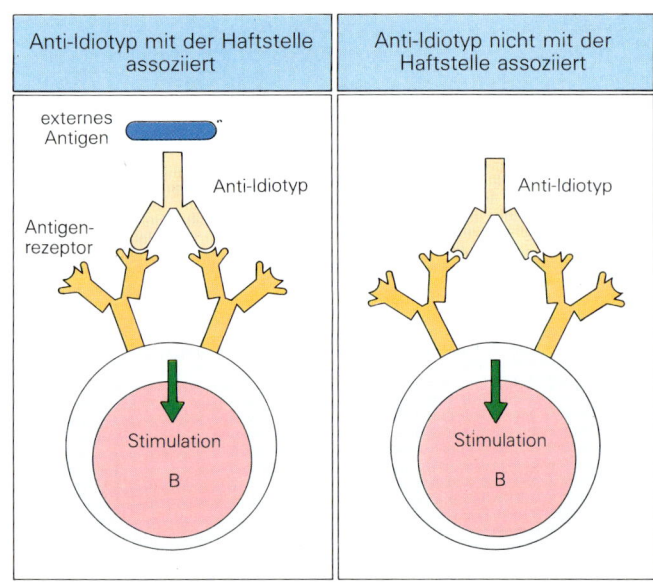

Abb. 10.9 Assoziation des Anti-Idiotyps mit dem Bindungsort. Ein mit dem Bindungsort assoziierter Anti-Idiotyp ahmt das externe (ursprüngliche) Antigen nach und führt zu einer Kreuzvernetzung der Antigenrezeptoren der B-Zelle. Dadurch wird ein stimulierendes Signal an die B-Zelle ausgesandt. Anti-Idiotypen, die nicht mit dem Bindungsort assoziiert sind, können ebenfalls die Antigenrezeptoren der B-Zelle kreuzvernetzen und ein stimulierendes Signal auslösen.

Abb. 10.7 Entstehung eines heterologen Anti-Idiotypen. Nach Immunisierung mit dem Kohlenhydratanteil von Streptokokken der Gruppe A (Strep. A) bilden Mäuse vom Stamm A/J hauptsächlich einen Antikörper-Idiotyp: A5A. Dieser wird in gereinigter Form zusammen mit komplettem Freundschem Adjuvans (CFA) einem Meerschweinchen injiziert, welches gegenüber den Determinanten der konstanten Region im Immunglobulin der Maus tolerant ist. Das gebildete Anti-A5A-Serum wird mit Hilfe eines normalen Maus-IgG in einer Sepharosesäule gewonnen. Normales IgG enthält einen vernachlässigbaren A5A-Idiotypanteil, deshalb bindet es an Nicht-A5A-Determinanten, während Anti-A5A die Säule passieren kann. Die antiidiotypischen Antikörper können anschließend elektrophoretisch in verschiedene Subklassen aufgetrennt werden.

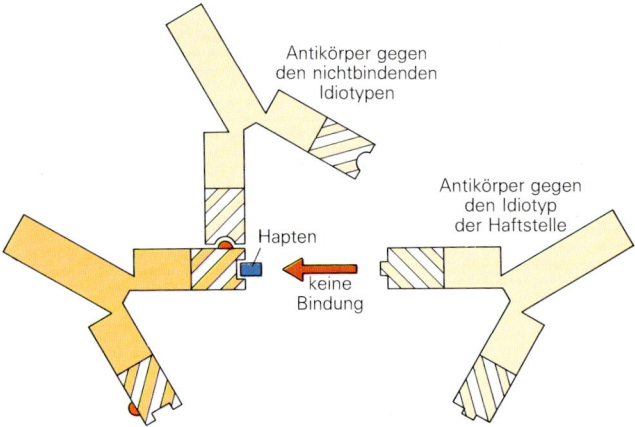

Abb. 10.8 Unterscheidung zwischen Idiotopen innerhalb und außerhalb des Antikörperbindungsortes. Das Antiserum gegen einen Idiotyp kann einige Antikörper enthalten, die gegen die Idiotope des Bindungsortes gerichtet sind (die also spezifisch für die mit dem Bindungsort assoziierten antigenen Determinanten sind). Diese können durch ein Hapten aus der Bindung verdrängt werden. Die Antikörper gegen andere Idiotope werden durch Haptene nicht beeinflußt.

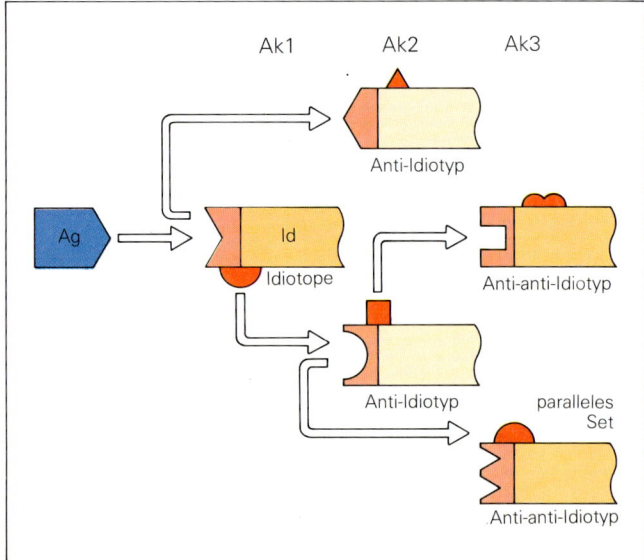

Abb. 10.10 Die Netzwerktheorie von Jerne. Durch ein Antigen (Ag) wird die Produktion von Antikörpern (Id) angeregt, die verschiedene Idiotypen (orange und rot) tragen. Id stimuliert Anti-Idiotypen, die die Produktion von Id steuern. Die Anti-Idiotypen werden wiederum von Anti-anti-Idiotypen kontrolliert. Die bei dieser Erkennungskette beteiligten Antikörper werden manchmal als Ak1, Ak2, Ak3 usw. bezeichnet. Der obere Anti-Id in der Abbildung trägt ein Idiotop, das in der Form dem (externen) Antigen entspricht; ein solches Idiotop ist das „innere Bild" des Antigens. Einige Antikörper besitzen die gleichen Idiotope wie der originäre Idiotyp (Id), nicht jedoch die gleichen Paratope. Solche parallelen Antikörper werden paarweise gesteuert. Diese Theorie beinhaltet keinerlei Voraussage über das Ausmaß oder die Richtung (Stimulation oder Hemmung) der regulativen Beeinflussung.

Bedeutung der idiotypischen Interaktionen für die Immunregulation

Die Wirkung von antiidiotypischen Seren auf die entsprechenden Idiotypen bei der Immunantwort hat verblüffende Erkenntnisse erbracht. Abhängig von den experimentellen Voraussetzungen kann man mit Hilfe von antiidiotypischen Seren entweder eine Verstärkung oder eine Suppression der Antikörperantwort erzielen. Einige der klarsten experimentellen Studien über Idiotyp/Anti-Idiotyp-Interaktionen wurden an Mäusen durchgeführt. So produzieren z. B. einige Mäusestämme, wenn sie mit dem Antigen Phosphorylcholin (PC) geimpft werden, Antikörper von überwiegend einem Idiotyp, nämlich T15. Idiotypische Interaktionen können studiert werden, indem z. B. Mäuse mit Anti-T15-Antikörpern geimpft werden, und dann die Antikörperantwort auf PC beobachtet wird. Injiziert man erwachsenen Tieren hohe Dosen von Anti-T15, folgt darauf eine vorübergehende Suppression der Antikörperantwort auf PC. Dies beruht offenbar auf einer zeitweisen Hemmung von B-Zellen, die den Idiotyp T15 tragen. Andererseits bewirkt die Verabreichung desselben Antikörpers an Neugeborene eine langanhaltende Inaktivierung der T15-Klone (Abb. 10.**11**).

Zusätzlich zum suppressiven Effekt des Anti-Idiotypen kann es auch zu einer Prägung („priming") kommen.

Ein Beispiel dafür ist die Antikörperreaktion auf Streptokokken-A-Kohlenhydrat. Der Hauptidiotyp gegen dieses Antigen, der im Serum von Mäusen vom A-Stamm über 50% des Anti-Strep. A ausmacht, ist der A5A-Idiotyp. In Meerschweinchen hergestelltes Anti-A5A kann in sehr kleinen Dosen (10–100 ng) die Antwort auf A5A in Gang setzen oder auch supprimieren. Die verschiedenen Isotypen der antiidiotypischen Antikörper haben verschiedene Wirkungen. Der IgG1-Isotyp wirkt prägend auf den A5A-Klon, so daß darauf eine größere Fraktion der Gesamtantikörper gegen Strep. A entsteht, während der IgG2-Isotyp den A5A-Idiotyp spezifisch supprimiert und andere Idiotypen nicht beeinflußt (Abb. 10.**12**). Die Suppression ist langdauernd und wird durch eine idiotypabhängige Suppressor-T-Zelle aufrechterhalten, was damit nachgewiesen werden konnte, daß mit T-Zellen die Suppression auf Empfängertiere übertragen wird. Wichtig sowohl für die Netzwerktheorie als auch für das Wesen der T-Zell-Erkennung ist die Tatsache, daß einige Anti-Idiotypen auch Rezeptoren auf Helfer-T-Zellen erkennen (Abb. 10.**13**).

Obwohl die Anti-Idiotypen in den besprochenen Experimenten auf künstliche Weise zustande gekommen sind, gibt es immer mehr Hinweise darauf, daß antiidiotypische Antikörper auch im Verlauf einer natürlichen Immunantwort gebildet werden, und im Serum zusammen mit ihren spezifischen Idiotypen – haupt-

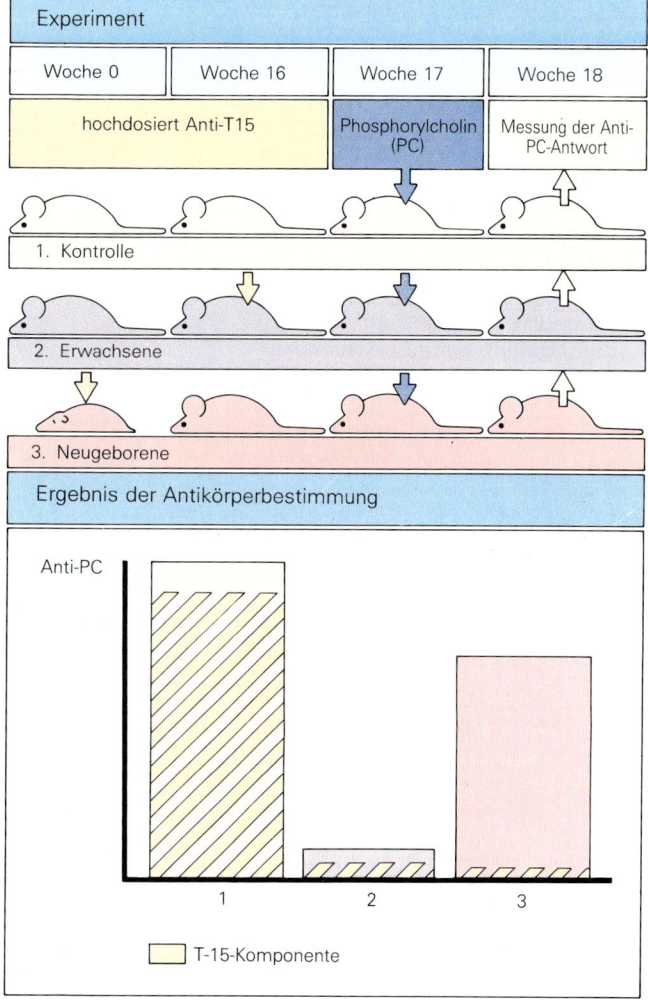

Abb. 10.11 Antiidiotypische Unterdrückung der Antikörperantwort. Zum Zeitpunkt 0 wurde einem neugeborenen Tier hochdosiert Anti-T15 (T15 ist der Idiotyp, der hauptsächlich gegen das Antigen Phosphorylcholin – PC – gebildet wird) verabreicht, und nach 16 Wochen wurde die erwachsene Maus in ähnlicher Weise behandelt. In der 17. Woche wurden die beiden mit Anti-T15-vorbehandelten Mäuse und ein Kontrolltier mit PC immunisiert und eine Woche später die vorhandenen Antikörper gegen PC (Gesamt-Anti-PC und T15-Anti-PC-Idiotyp) bestimmt. Das Säulendiagramm zeigt die ermittelten Mengenverhältnisse. Normalerweise beträgt der Anteil von T15 an der gesamten Antikörperantwort auf dieses Antigen (Kontrolle) 90%. Die Verabreichung von hohen Anti-T15-Dosen führt beim erwachsenen Tier zu einer vorübergehenden, beim neugeborenen Tier zu einer langanhaltenden Unterdrückung der T15-Komponente in der Antikörperantwort auf PC. Da aber T15 durch andere Idiotypen teilweise ersetzt wird, ist die Gesamtreaktion auf PC nicht so stark beeinträchtigt.

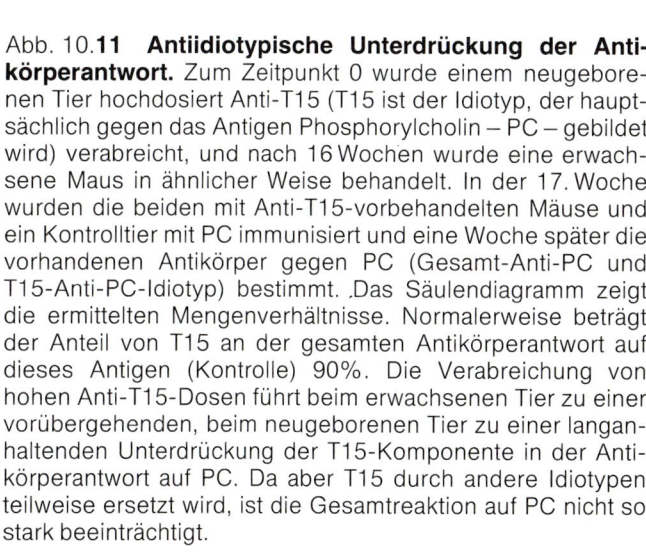

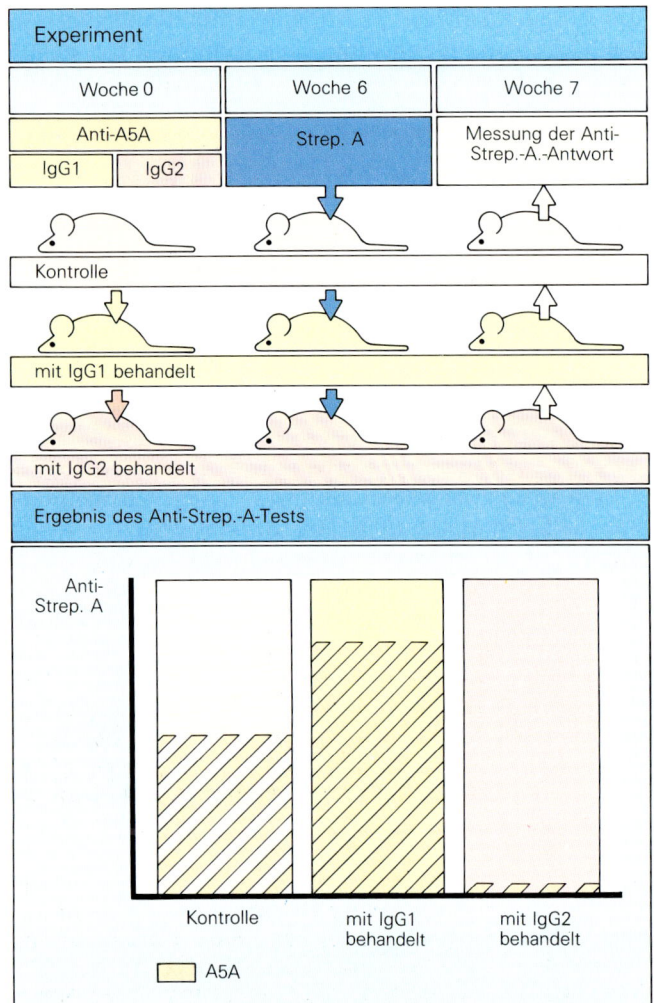

Abb. 10.**12 Hemmende und fördernde Einflüsse verschiedener Isotypen eines antiidiotypischen Serums auf die Induktion von Idiotypen.** Bei diesem Experiment bekam zum Zeitpunkt 0 eine Gruppe von Mäusen 0,1 mg IgG 1-Anti-A5A, eine weitere Gruppe erhielt IgG 2-Anti-A5A, die dritte Gruppe (Kontrolle) blieb unbehandelt. Nach sechs Wochen wurden alle drei Gruppen mit Streptokokken-A-KH immunisiert und eine Woche später die Antikörperantwort auf Strep. A untersucht. Das Diagramm zeigt die Ergebnisse der Antikörperbestimmung. Normalerweise ist der A5A-Idiotyp zu 50% an der Antikörperantwort auf Strep.-A-Antigen beteiligt. Der IgG 1-Anti-Idiotyp induziert den A5A-Klon, so daß überwiegend dieser Antikörper produziert wird, während der IgG 2-Anti-Idiotyp den A5A-Klon supprimiert, dessen Konzentration dann entsprechend gering ist. Die Gesamtmenge der Strep.-A-Antikörper wird durch die Vorbehandlung mit verschiedenen Anti-Idiotypen nicht merklich beeinflußt.

sächlich in Form von Immunkomplexen – vorliegen (Abb. 10.**14**). Es wurde vorgeschlagen, daß die antiidiotpyische Regulation für die wellenförmige Antikörperproduktion verantwortlich ist, die bei einigen Immunantworten beobachtet wird, was aber schwierig zu beweisen ist. Die Ansicht, daß die idiotypische Regulation bei der physiologischen Immunantwort wichtig ist, wird durch die Beobachtung gestützt, daß die Menge der Antiidiotypen, die im Experiment eine Immunantwort steuern, ähnlich der normalerweise tatsächlich im Serum vorhandenen Menge ist.

Die bis hierher besprochenen Erkenntnisse wurden von den Wirkungen der antiidiotypischen Antikörper

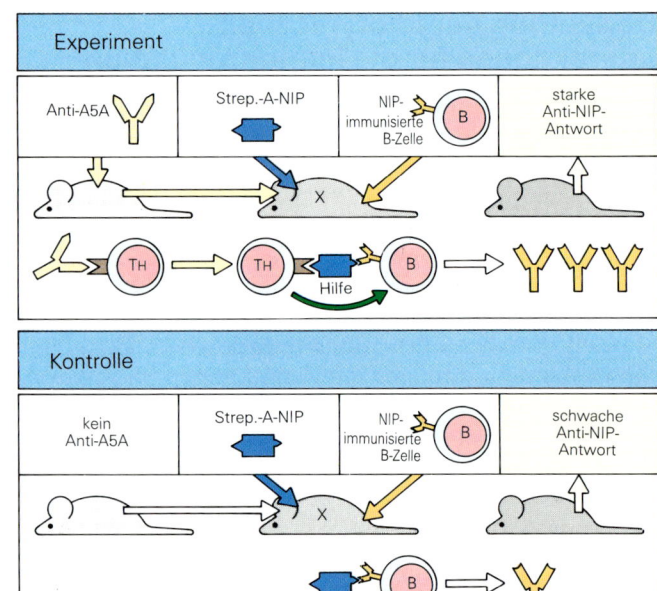

Abb. 10.**13 Erkennung von Helfer-T-Zellrezeptoren durch Anti-Idiotypen.** Geringe Mengen von Anti-A5A prägen Helfer-T-Zellen (TH) erwachsener Mäuse. Werden diese TH-Zellen zusammen mit einer immunisierenden Dosis Strep. A, das an das Hapten NIP (Nitrophenylacetat) konjugiert ist, auf eine bestrahlte Maus übertragen, so entsteht eine starke Antikörperantwort, wenn gleichzeitig NIP-immunisierte B-Zellen übertragen worden sind. In diesem Fall dient das Strep.-A-Antigen als Carrier für NIP. Eine Maus, die keine anti-idiotyp-geprägten Helfer-T-Zellen erhalten hat, liefert eine wesentlich schwächere Immunantwort auf das NIP-Hapten.

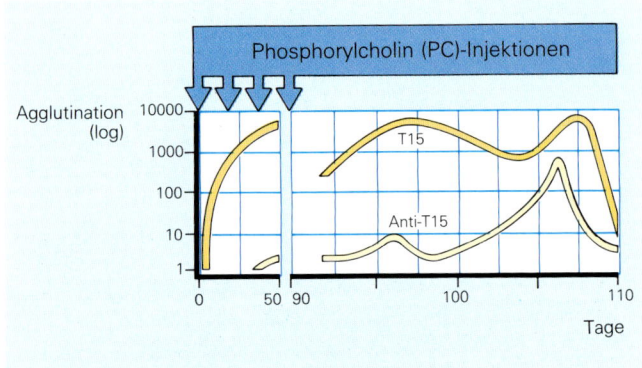

Abb. 10.**14 Bildung von Anti-Idiotypen während der Antwort auf ein Antigen.** Über 90 Tage wurden Mäuse wiederholt mit Pneumokokkenvakzine (welche die Phosphorylcholindeterminante enthält) immunisiert. Das so entstandene Antiserum wurde auf T 15 (Anti-PC)- und Anti-T 15-Antikörper untersucht. Während der Anti-PC-Antwort wird ein Anti-Idiotyp produziert. Die Bildung von T 15 und Anti-T 15 verläuft in synchronen Wellen, was wahrscheinlich auf einen Feedback-Mechanismus zurückzuführen ist.

abgeleitet. Von den regulativen Zellen, also z. B. Helfer- und Suppressor-T-Zellen, weiß man, daß sie eher idiotyp- als antigenspezifisch sind und somit die Expression verschiedener Idiotypen in einer Immunantwort kontrollieren. Indem man geprägte (primed) T- und B-Zellen auf bestrahlte Empfänger überträgt, kann man zeigen, daß die Entwicklung einer normalen

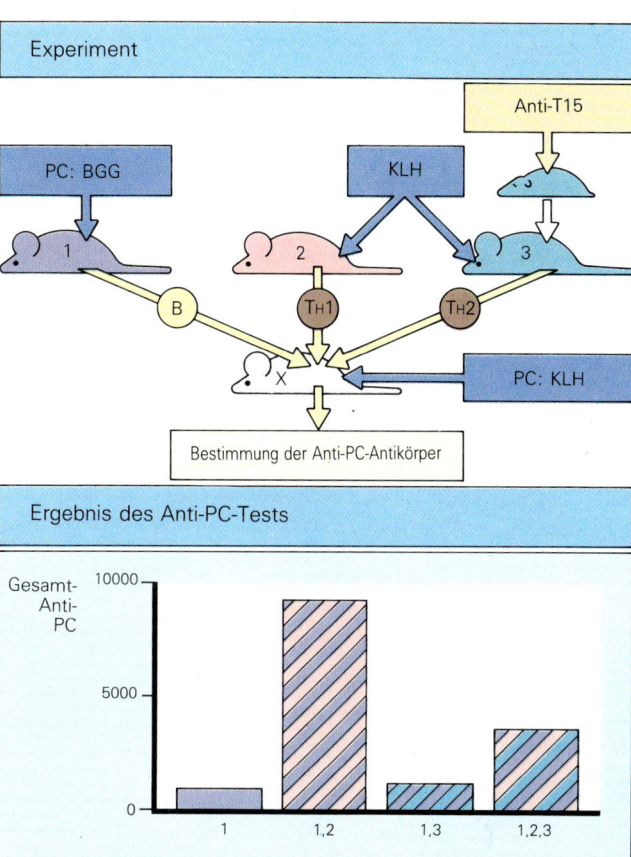

Abb. 10.15 Antigenspezifische und idiotypspezifische Helfer-T-Zellen als Voraussetzung für eine normale Antikörperantwort. Bestrahlte Mäuse (x) wurden mit verschieden kombinierten T- und B-Zellen rekonstituiert (Milzzellentransfer):
(1) B-Zellen einer Maus, die mit einem Konjugat aus Phosphorylcholin und bovinem Gammaglobulin (PC-BGG) immunisiert wurde,
(2) Helfer-T-Zellen von einer mit „keyhole limpet haemocyanin" (KLH) immunisierten Maus. Diese Mäuse besitzen normalerweise Tʜ-Zellen, welche B-Zellen mit dem T15-Idiotyp zur Vermehrung anregen.
(3) Helfer-T-Zellen von einer mit KLH immunisierten Maus, deren T15-tragenden Lymphozyten jedoch kurz nach der Geburt mit Anit-T15-Antikörpern supprimiert worden sind.
Nach Belastung mit PC-KLH-Konjugat wurde die Anti-PC-Antwort der Empfängermäuse gemessen. Das Ergebnis der Antikörperbestimmung (als Anzahl der plaquebildenden Zellen pro Milz) ist im Balkendiagramm dargestellt und gibt die Menge der Antikörper gegen PC nach der jeweiligen Vorbehandlung wieder. Wurde die Empfängermaus mit PC-spezifischen B-Zellen rekonstituiert (1), entstehen ohne T-Zell-Hilfe nur sehr wenige Anti-PC-Antikörper. Werden Helfer-T-Zellen dazugegeben, die auf die KLH-Determinante sensibilisiert sind (2), bringen die B-Zellen eine normale Antikörperantwort zustande − die meisten dieser Antikörper tragen nämlich den T15-Idiotyp. Stammen die Helfer-T-Zellen von einer Maus, die bezüglich T15 supprimiert worden war (3), ist

die Antwort auf T15 ebenfalls supprimiert. Milzzellen von der Maus Nr. 2 können, wahrscheinlich über T15-spezifische Helfer-T-Zellen, die Immunantwort teilweise wiederherstellen. In diesem System stellt T15 über 80% des gesamten Antikörperpools; wird T15 supprimiert, kann es nur geringfügig durch andere Idiotypen kompensiert werden, wie das Beispiel der Maus Nr. 3 zeigt.

Immunantwort sowohl antigenspezifische Tʜ-Zellen als auch idiotypspezifische Tʜ-Zellen erfordert (Abb. 10.**15**). Die antigenspezifischen Tʜ-Zellen helfen den B-Zellen, Antikörper gegen Determinanten des Antigens zu bilden, während die idiotypspezifischen Tʜ-Zellen bestimmte, den Idiotyp tragende B-Zell-Klone verstärken. In diesem Schema unterliegen die antigenspezifischen Tʜ-Zellen der MHC-Restriktion, während dies bei den idiotypspezifischen Tʜ-Zellen nicht der Fall ist (Abb. 10.**16**).

Eine weitere Voraussage der Netzwerktheorie in ihrer ursprünglichen Form war, daß das Netzwerk vielfach verästelt ist, und jede idiotypproduzierende Zelle von mehreren Anti-Idiotypen kontrolliert wird. Dies würde bedeuten, daß das ganze Netzwerk in seiner Kontrollfunktion von allen anderen Anteilen abhängt. Andere Untersucher wiederum (Urbain 1979) kommen zu dem Ergebnis, daß die Verzweigungen des Netzwerks weniger umfangreich sind als ursprünglich angenommen (Abb. 10.**17**).

Man merkte, daß die Anzahl der gegen einen bestimmten Idiotyp produzierten Anti-Idiotypen beschränkt war, und daß bei der Bildung von Anti-anti-Idiotypen ein beträchtlicher Anteil von ihnen dem ursprünglichen Idiotyp entsprechen müßte. Das bedeutet, daß ein großer Teil der Antikörper wahrscheinlich bestimmte Idiotypen trägt, die eigens der Kontrolle dienen.

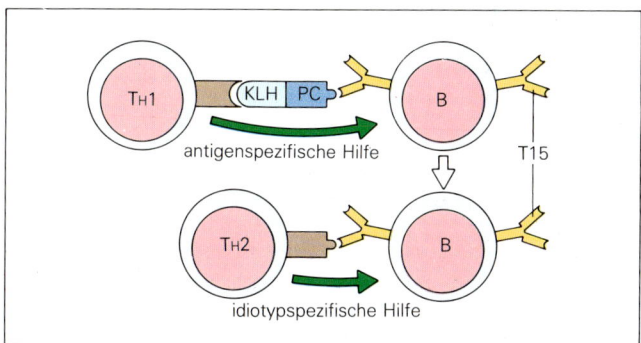

Abb. 10.16 Antigenspezifische und idiotypspezifische Helfer-T-Zellen. Es wurden zwei verschiedene T-Zell-Typen postuliert:
Antigenspezifische T-Zell-Hilfe. Tʜ1 ist die klassische T-Helferzelle: Ihre Rezeptoren erkennen sowohl das Antigen KLH als auch MHC-Antigene (Ia) auf antigenpräsentierenden Zellen (nicht abgebildet). Tʜ1 unterstützt B-Zellen, die Rezeptoren für das PC-Hapten am Antigen besitzen. Tʜ1 ist für eine Immunantwort obligatorisch, und weil sie im Verlauf einer B-Zell-Antwort mit Ia-Antigenen auf der APC interagieren muß, unterliegt sie der MHC-Restriktion.
Idiotypspezifische T-Zell-Hilfe. Tʜ2 ist die idiotypspezifische Helfer-T-Zelle. Sie besitzt einen Rezeptor für den Idiotyp T15 auf der B-Zelle. Die Aktion der einzelnen Zellen sowie die klonale Vermehrung der T15-tragenden B-Zellen werden von Tʜ2 unterstützt. Diese Helferzelle unterliegt nicht der MHC-Restriktion.

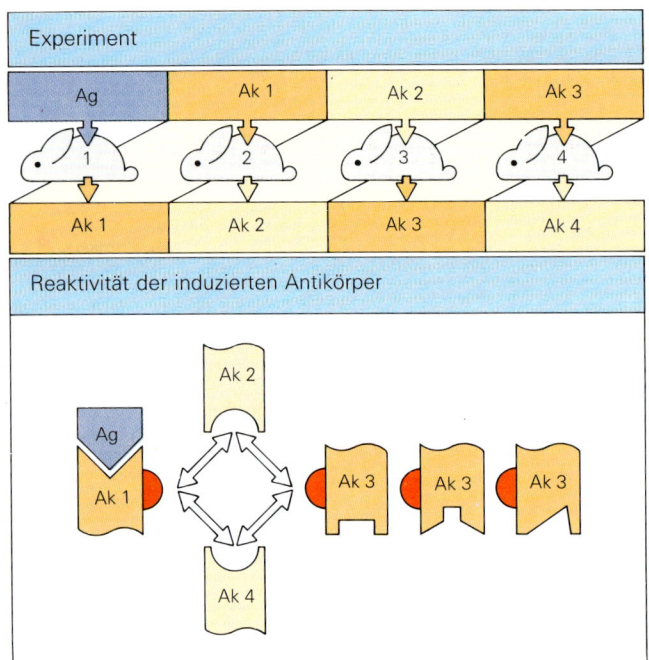

Abb. 10.17 Grenzen der Kontrolle durch das idiotypische Netzwerk. Nach der Impfung mit Streptokokkenvakzine (Ag) wurde von dem Kaninchen (1) ein monoklonaler Antikörper (Ak 1) gebildet. Dieser wurde in gereinigter Form zur Immunisierung eines anderen Kaninchens (2) verwendet, welches daraufhin einen antiidiotypischen Antikörper (Ak 2) produzierte. Mit diesem Anti-Idiotyp wurde ein drittes Kaninchen beimpft usw. Es wurde dann die Reaktivität jedes Antikörpers mit dem Antigen und mit den anderen Antikörpern getestet. Mit dem Antigen reagiert lediglich Ak 1. Das Reaktionsmuster der anderen Antikörper untereinander zeigt eine alternierende Spezifität, d. h. bei fortlaufender Numerierung der Antikörper reagieren die geraden Zahlen miteinander, nicht jedoch mit den ungeraden Zahlen. In dem hier dargestellten Mechanismus besitzt Ak 1 ein nicht mit dem Bindungsort assoziiertes Idiotop (rot), das sich auch auf Ak 3 findet und durch Ak 2 erkannt wird. Dieses einfache Kontrollnetz ist nicht verzweigt und entspricht wahrscheinlich eher den physiologischen Verhältnissen als das ursprünglich von Jerne postulierte Modell.

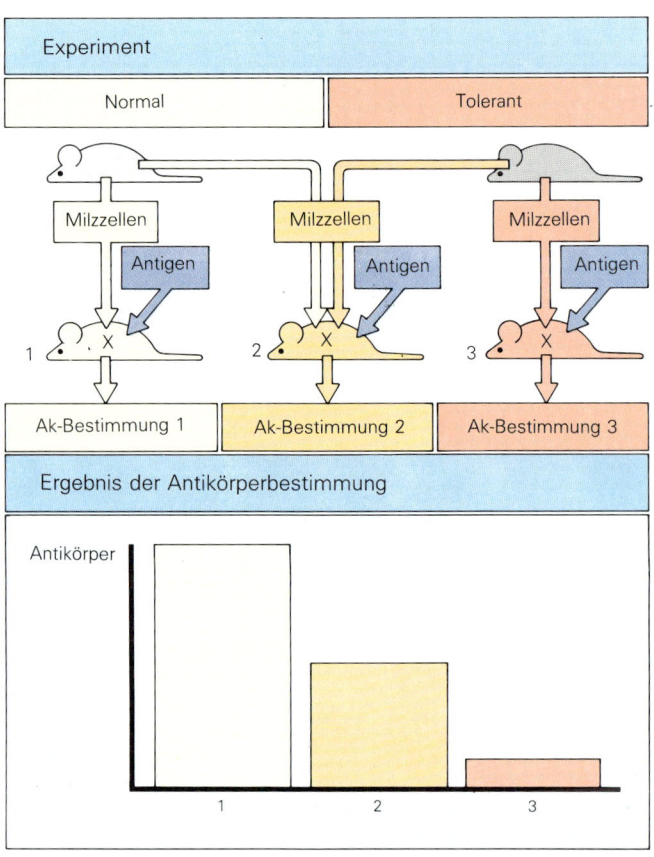

Abb. 10.18 Experimentelle Darstellung von Suppressorzellen. Drei röntgenbestrahlte Mäuse (1, 2, 3) wurden rekonstituiert mit:
1. Zellen einer normalen Maus;
2. Zellen einer normalen Maus und zusätzlich mit Zellen einer Maus, die auf das Antigen Schaferythrozyten eine Toleranz entwickelt hat;
3. Zellen der toleranten Maus allein.
Alle drei Mäuse wurden daraufhin mit dem Antigen immunisiert und anschließend die neugebildeten Antikörper bestimmt. Maus 1 entwickelte eine normale, Maus 3 eine schwache Immunantwort, während die Reaktion der Maus 2 etwa in der Mitte zwischen beiden Werten lag. Damit wird deutlich, daß die Zellen der toleranten Maus die Immunantwort normaler Zellen supprimieren können.

Die Netzwerktheorie verursacht immer noch beträchtliche Kontroversen, aber es gibt gute Hinweise darauf, daß idiotypische Interaktionen die Immunantwort modulieren können, obwohl die relative Bedeutung dieser Interaktionen im Ruhezustand und im immunologisch aktiven Zustand noch nicht endgültig geklärt ist. Der antigene Stimulus scheint den Aktivierungsgrad des Immunsystems zu bestimmen, während die idiotypische Regulation die Antikörperantwort gezielt auf ein bestimmtes Spektrum von Idiotypen hinführt. Im Ruhezustand, bevor das Antigen mit dem Immunsystem in Kontakt gekommen ist, könnte die Idiotyp/Anti-Idiotyp-Regulation für die Ausgangslage zuständig sein, die darüber entscheidet, auf welche Art und Weise das Immunsystem mit dem Antigen umgehen wird.

Regulation durch zelluläre Mechanismen – Suppressor-T-Zellen

Einige Lymphozyten besitzen entweder selbst eine Effektorfunktion (z. B. zytotoxische T-Zellen) oder sie „instruieren" nichtspezifische Zellen, damit diese die Effektorfunktionen übernehmen können (z. B. B-Zellen, welche Polymorphe und Makrophagen über Antikörper instruieren, und T-Zellen, welche Makrophagen aktivieren), während andere lediglich Regulationsfunktionen für andere Lymphozyten besitzen. Von diesen ist die Helfer-T-Zelle am besten bekannt. Neben den Helferzellen gibt es T-Zellen, die eine Immunwort spezifisch unterdrücken können: T-Suppressor-(Ts-)Zellen. Diese können bei der Induktion einer immunologischen Toleranz aktiv werden und zeigen in Zelltransferexperimenten eine supprimierende Wirkung auf normale Immunzellen (Abb. 10.18). Die Aktivität der T-Suppressor-Zelle kann auch während einer normalen Immunantwort beobachtet werden,

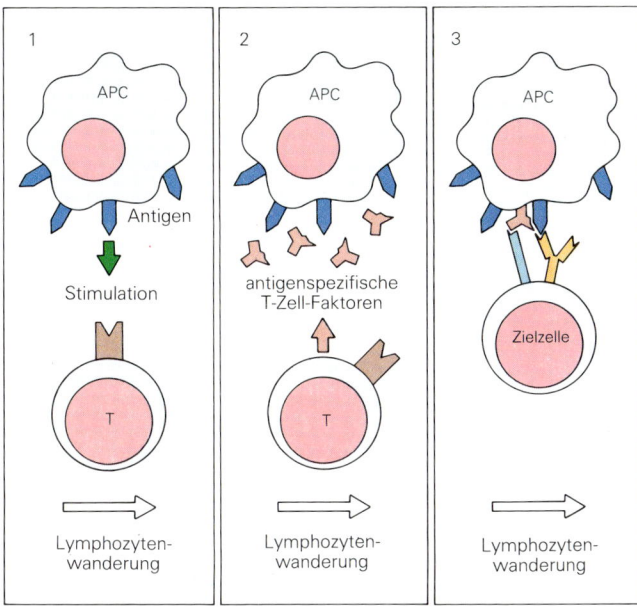

Abb. 10.19 Hypothetische Wirkungsweise von antigenspezifischen T-Zell-Faktoren in vivo.
1. Während der Passage durch lymphatisches Gewebe werden T-Zellen (TH oder Ts) durch Antigen auf den antigenpräsentierenden Zellen zur Bildung von antigenspezifischen Faktoren angeregt – abhängig vom Typ der T-Zelle sind es Helfer- oder Suppressorfaktoren.
2. Diese Faktoren binden über die APC an das Antigen.
3. Zu einem späteren Zeitpunkt können Zielzellen (B oder T) im Gewebe sowohl das Antigen als auch antigenspezifische Faktoren auf der APC erkennen und werden dadurch in eine entsprechende Reaktionsbereitschaft versetzt.

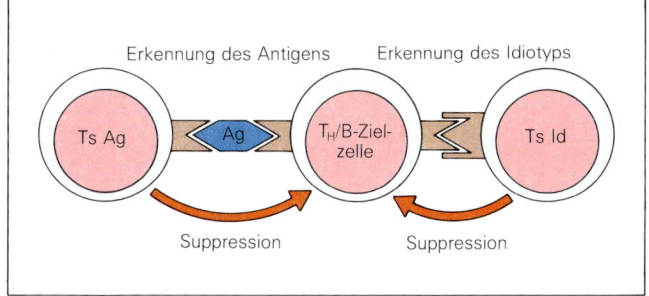

Abb. 10.20 Zwei Typen von Suppressor-T-Zellen. Die antigenspezifische Suppressor-T-Zelle (Ts Ag) bindet an das Antigen und interagiert über eine Antigenbrücke mit den Zielzellen (B oder TH). Alternativ können idiotypspezifische Suppressor-T-Zellen (TsId) direkt an die Rezeptoren der Zielzellen binden und benötigen für die Suppression kein Antigen.

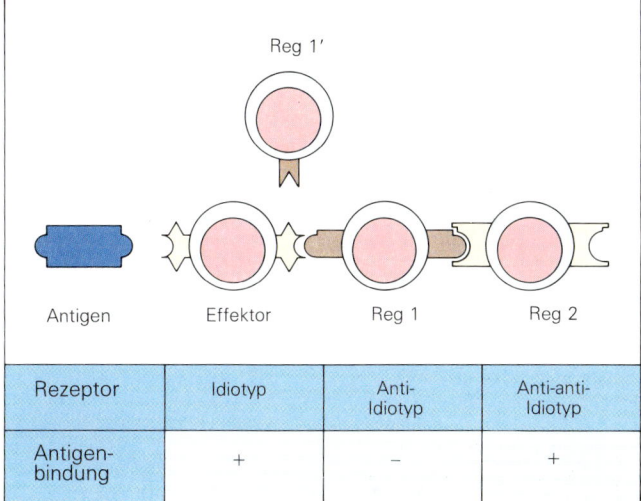

Rezeptor	Idiotyp	Anti-Idiotyp	Anti-anti-Idiotyp
Antigenbindung	+	–	+

Abb. 10.21 Steuerung über eine Regelkette. Effektorzellen (z. B. T-Zellen) werden durch ein Antigen stimuliert und über ihre Antigenrezeptoren durch Regulatorzellen (Reg 1, Reg 1′) gesteuert. Diese Zellen unterliegen wiederum selbst der Steuerung durch andere Zellen (z. B. Reg 2), mit denen sie über Oberflächenrezeptoren in Verbindung stehen. In dieser schematischen Darstellung trägt die Effektorzelle den Idiotyp, Reg 1 und Reg 1′ sind antiidiotypische Zellen (Reg 1 besitzt einen bindungsortassoziierten Anti-Idiotyp, der Anti-Idiotyp von Reg 1′ ist nicht bindungsortassoziiert), und Reg 2 trägt den Anti-anti-Idiotyp, der auch direkt an das Antigen binden kann. Die Kette kann sich verzweigen, wenn die Regulatorzellen (z. B. Reg 1′) Idiotypen außerhalb des Bindungsortes erkennen.

was bedeutet, daß sie eine kontinuierliche Rolle bei der Immunregulation spielt.

Die Wirkungsweise der Suppressor-T-Zellen ist nicht sicher geklärt. Ähnlich wie Helferzellen können sie *in vitro* spezifische Faktoren freisetzen. Da es aber normalerweise nicht gelingt, diese Faktoren im Serum zu finden, bedeutet dies, daß sie ihre Wirkung nur über einen sehr kurzen Zeitraum entfalten. Sie werden oft auf Makrophagen gefunden; man kann sich das ganz gut so erklären, daß Lymphozyten (Ts oder TH) auf ihrer Wanderung durch das lymphatische Gewebe ihre Faktoren als Botenstoffe auf antigenpräsentierenden Zellen deponieren, wo sie mithelfen, die nächsten vorbeikommenden Lymphozyten entsprechender Spezifität zu aktivieren oder zu supprimieren (Abb. 10.19). Das Gleichgewicht zwischen Helfer- und Suppressorfaktoren auf jeder einzelnen APC entscheidet darüber, ob andere Lymphozyten aktiviert werden oder nicht. T-Suppressor-Zellen wirken entweder auf T-Helfer- oder auf B-Zellen, und die Rezeptoren der Ts-Zellen erkennen entweder das Antigen oder den Idiotyp. Bei der Antigenerkennung dient das Antigen als Brücke zwischen der Ts-Zelle und ihrer Zielzelle; erst dann kann der Regulationsmechanismus in Gang kommen. Soll ein Idiotyp erkannt werden, können die Ts-Zellen durch Bindung an die Rezeptoren ihres Ziels eine direkte Suppression bewirken (Abb. 10.20). Bei dieser Erweiterung der ursprünglichen Netzwerktheorie wird den Ts-Zellen eine größere Wirkung zugeschrieben als den antiidiotypischen Antikörpern. Eine Regelkette

aus idiotypspezifischen Ts-Zellen ist in Abb. 10.21 dargestellt.

Zelluläre Regelmechanismen

In verschiedenen Experimenten konnte aufgezeigt werden, daß es eine Interaktion zwischen Ts-, TH- und B-Zellen gibt. Daraus entstanden verschiedene Modelle über die Immunregulation, wobei es keineswegs sicher ist, welche von ihnen *in vivo* tatsächlich von Bedeutung sind. Aus theoretischen Überlegungen muß man annehmen, daß das in Gang gesetzte Immunsystem die Bestrebung hat, in einem stabilen Zustand der Toleranz oder Immunität – mit den dazwischenliegenden Varianten – zu gelangen. Es wurde der Vorschlag gemacht, daß dies durch einen (oder mehrere) Interak-

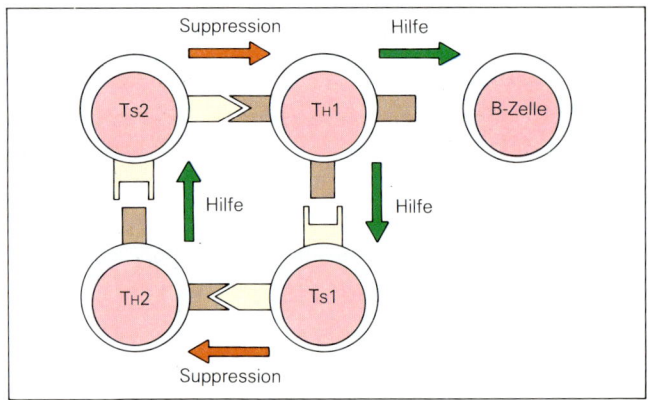

Abb. 10.22 Steuerung über einen Regelkreis. Nach diesem Modell sind zwei stabile Zustände denkbar:
1. Wenn Tн1 und Ts1 aktiv sind, wird die B-Zelle unterstützt und Tн2 supprimiert, wodurch die Ts2-Zelle keine Hilfe erhält, oder
2. Tн2 und Ts2 sind aktiv, wodurch die Aktivität von Tн1 und Ts1 und damit die B-Zell-Hilfe unterdrückt wird.
Wesentlich ist, daß die Interaktionen zwischen Helfer- und Suppressor-T-Zellen ausschließlich auf die entsprechende Zielzelle gerichtet sind; in diesem Modell muß es also einen Mechanismus geben, der die richtige Flußrichtung innerhalb des Regelkreises gewährleistet, d. h. Tн1 muß Ts1 unterstützen, nicht aber Ts2.

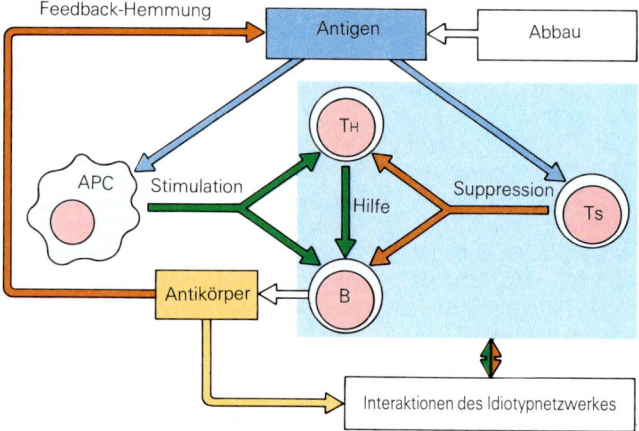

Abb. 10.23 Steuerung der Immunantwort – Zusammenfassung. Die Abbildung zeigt ein Minimalmodell der Immunregulation, das die Rückkopplungshemmung der Antikörper auf das Antigen und über das idiotypische Netzwerk berücksichtigt. Helfer-T- und B-Zellen bekommen von der APC Antigen präsentiert und werden durch sie stimuliert. Außerdem unterstützt die aktivierte Helfer-T-Zelle die entsprechende spezifische B-Zelle bei der Bildung von Antikörpern. Auch Suppressor-T-Zellen werden durch Antigen stimuliert und beeinflussen Helfer-T-Zellen und B-Zellen. Bei der Steuerung der Immunantwort interagieren Antikörper und idiotypspezifische T-Zellen mit antigenspezifischen Zellen (blauer Kasten). Der stimulierende Einfluß von Antigen auf das Immunsystem verringert sich durch die Bildung von Immunkomplexen mit Antikörpern und durch den natürlichen Katabolismus.

tions-Regelkreise zwischen Helferzellen und Suppressorzellen bewerkstelligt wird. Wesentlich für einen solchen Mechanismus ist, daß eine Zelle, die dem Regelkreis unterliegt, die auf sie direkt einwirkenden Impulse nicht unmittelbar beeinflussen darf. In einem Regelkreis dieser Art kehrt sich die Richtung der Aktion um, sobald ein bestimmter Sollwert erreicht ist („flip-flop"). Ein Schema dieses Mechanismus ist in Abb. 10.22 dargestellt.

Die Interaktionen zwischen Zellen und Antikörpern bei der Steuerung der Immunantwort sind außerordentlich komplex, und man weiß nur über die gröbsten Grundzüge genauer Bescheid. Ein minimales Modell, das die bisher diskutierten Elemente darstellt, zeigt die Abb. 10.23.

Funktion des MHC bei der Regulation

Eben wurde besprochen, wie einige Lymphozyten (z. B. Tн-Zellen) Antigen nur in Verbindung mit MHC-Produkten erkennen. Eine Folge davon ist, daß diese Lymphozyten Antigen in freier Form ignorieren müssen, und es nur erkennen, wenn es durch spezielle antigenpräsentierende Zellen dargeboten wird. Auf diese Weise werden die Lymphozyten dazu gebracht, von der Botschaft Kenntnis zu nehmen, die andere Lymphozyten auf den APC hinterlassen haben. Diese antigenpräsentierenden Zellen scheinen sich von den eigentlichen Makrophagen zu unterscheiden, welche einen Teil der Effektorseite der Antwort darstellen. Der besprochene Mechanismus kann nicht nur die Quantität, sondern auch die Qualität der Immunantwort steuern. Dies ist der Inhalt des nächsten Kapitels.

Steuerung der Art der Antwort

Es gibt gute Gründe dafür, daß bei verschiedenen Infektionen das Immunsystem auf eine unterschiedliche Weise reagiert. Z. B. können zytotoxische Zellen bei vielen Virusinfektionen etwas ausrichten, komplementbindende Antikörper bei akuten bakteriellen Infektionen, und die Makrophagenaktivierung ist bei denjenigen Organismen sinnvoll, die normalerweise der mikrobiziden Wirkung der Makrophagen widerstehen. Auf welche Weise zwischen den verschiedenen Möglichkeiten ausgewählt wird, ist unbekannt. Die Entdeckung, daß die einzelnen Typen der APC nicht gleichmäßig auf alle Regionen des Körpers verteilt sind, bietet zum Teil eine Erklärung. Z. B. scheinen die Langerhans-Zellen in der Haut auf die Vermittlung der Allergie vom verzögerten Typ spezialisiert zu sein, was dazu führt, daß Antigene bei intrakutaner Applikation bevorzugt eine Antwort dieser Art hervorrufen. B-Zellen werden wahrscheinlich von dendritischen Zellen aus den Lymphfollikeln zur Antikörperbildung angeregt.

Es ist auch wahrscheinlich, daß die Art der Antwort in einem hohen Ausmaß von bestimmten physikalischen oder chemischen Eigenschaften des Antigens oder des infizierten Organismus abhängt, also keine immunologische Spezifität voraussetzt. Obwohl diese Eigenschaften des Antigens entweder suppressiv oder stimulierend sein können, hat es sich eingebürgert, sie als „adjuvante Eigenschaften" des Antigens in einen Topf zu werfen. Es ist bekannt, daß verschiedene Adjuvantien, wenn sie in Verbindung mit demselben Antigen injiziert werden, verschiedene Arten der Antwort begünstigen. Nach bisherigen Beobachtungen wird die Wirkung der Adjuvantien über APCs vermittelt.

Z. B. hat man gefunden, daß wenn Lipide an Proteinantigene gekoppelt werden, diese eher eine verzögerte Allergie induzieren als eine Antikörperproduktion, und sich innerhalb des lymphatischen Gewebes lieber in den T-abhängigen Arealen als in den B-abhängigen Arealen aufhalten. Dies weist darauf hin, daß lipophile Antigene unter die Zuständigkeit eines anderen Sets von APCs fallen, die auf ihre eigene Art der Immunantwort programmiert sind.

Was macht eine APC mit dem richtigen Typ von Lymphozyten, um eine bestimmte Art der Immunantwort hervorzubringen? Es wurde vorgeschlagen, daß dies über MHC-Produkte oder andere Moleküle der zellulären Interaktion geschieht. Bereits bekannte Beispiele sind die Beteiligung von H-2K und D bei der zytotoxischen Antwort, ferner die I-A-Subregion mit Helferzellaktivierung bei Ia-Restriktion und I-J bei der Suppression (Abb. 10.24). Wahrscheinlich gibt es noch mehr solcher Beispiele. Für einen Kreislauf wie in Abb. 10.22 wären ebenfalls Moleküle der zellulären Interaktion notwendig.

Nichtspezifische Steuerung

Wir haben uns bisher mit der spezifischen (antigen- bzw. idiotypspezifischen) Steuerung beschäftigt, und so ist es unschwer zu erraten, daß es auch Regulationsmechanismen geben muß, die nicht antigenspezifisch sind. Z. B. setzen bestimmte aktivierte T-Zellen einen Faktor frei, der früher „T-cell-growth-factor" (TCGF) genannt wurde, heute Interleukin 2 (IL2) heißt, und einen nichtspezifischen verstärkenden Effekt auf die Proliferation von anderen T-Zellen ausübt. Sowohl Helfer- als auch zytotoxische T-Zellen werden von ihm beeinflußt. Es ist aber wichtig zu wissen, daß Interleukin 2 die Proliferation nur derjenigen Zellen steigert, die bereits durch Antigen oder auf andere Weise zur blastoiden Transformation angeregt worden sind (Abb. 10.25). Weniger gut charakterisiert sind Interleukin 1 (früher: lymphozytenaktivierender Faktor – LAF) aus Makrophagen und der „T-cell-replacing-factor", die beide einen Einfluß auf B-Zellen haben. Die Steuerung kann zwar antigenunspezifisch sein, vermag aber doch spezifisch die Art der Antwort beeinflussen. Z. B. wurden Faktoren beschrieben, welche die Bildung des Gesamt-IgE oder des Gesamt-IgG selektiv unterdrücken. Bestimmte Formen der Zellkooperation benötigen Antigen als Brücke, um nichtspezifische Signale auf spezifische Zellen überzuleiten. Dies zeigt die Abb. 10.26, aus der auch hervorgeht, welche Unsicherheit über den Mechanismus der Signalübermittlung herrscht, und die deswegen drei mögliche Mechanismen anbietet.

Unterscheiden zwischen „Selbst" und „Nicht-Selbst"

Obwohl die immunologische Toleranz an anderer Stelle ausführlich beschrieben wird, sollte hier trotzdem kurz das komplexe Spektrum der Regulationsme-

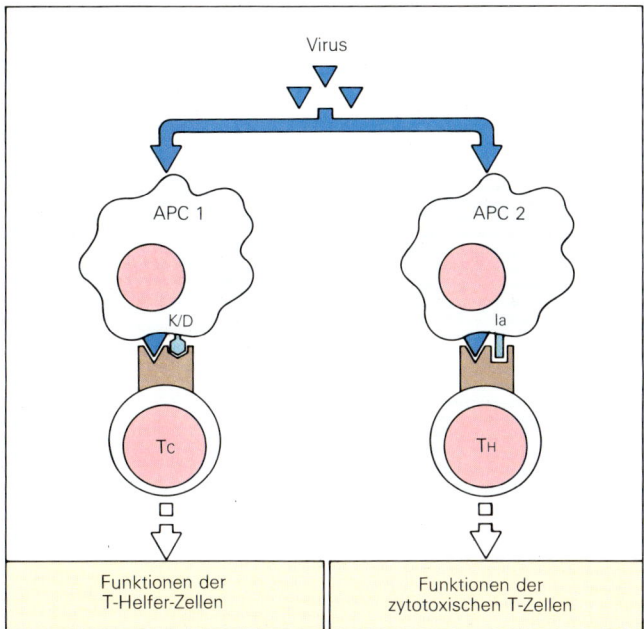

Abb. 10.24 Bahnung der Immunantwort durch antigenpräsentierende Zellen. Ein antigener Stimulus, in diesem Fall ein Virus, kann zwei verschiedene Zellklassen aktivieren. Zytotoxische T-Zellen (Tc) werden aktiviert, wenn sie das Virus auf der APC (APC 1) in Verbindung mit K- oder D-MHC-Antigen (Maus) antreffen; in Verbindung mit Ia-Antigenen (APC 2) werden Helfer-T-Zellen aktiviert. Im Anschluß daran sind einige der Helfer-T-Zellen an zytotoxischen Reaktionen beteiligt, während andere die Antikörperbildung unterstützen.

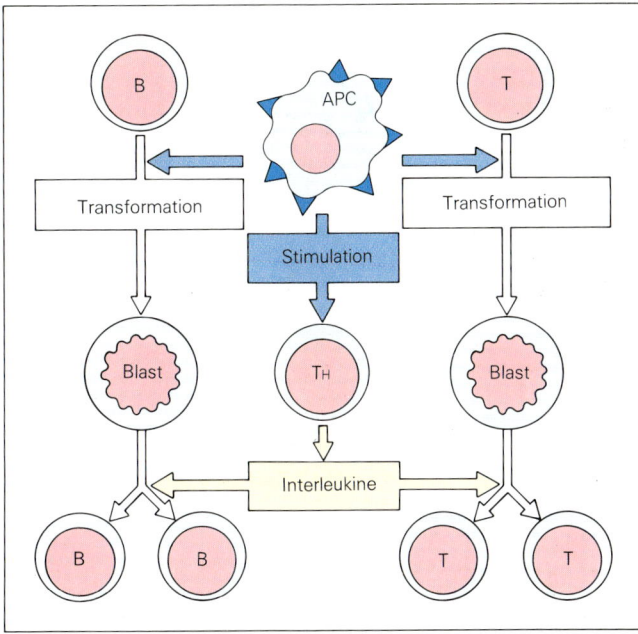

Abb. 10.25 Nichtspezifische Verstärkung einer Immunantwort durch Interleukine. T- und B-Zellen transformieren sich zu Blastzellen, wenn ihnen Antigen präsentiert wird. Helfer-T-Zellen werden zur Freisetzung von Interleukinen stimuliert, die eine bereits angelaufene blastoide Transformation von Zellen verstärken.

chanismen angerissen werden, die entweder zu einer vollständigen Immunität oder einer totalen Toleranz führen. Die eingeschlagene Richtung entscheidet, ob

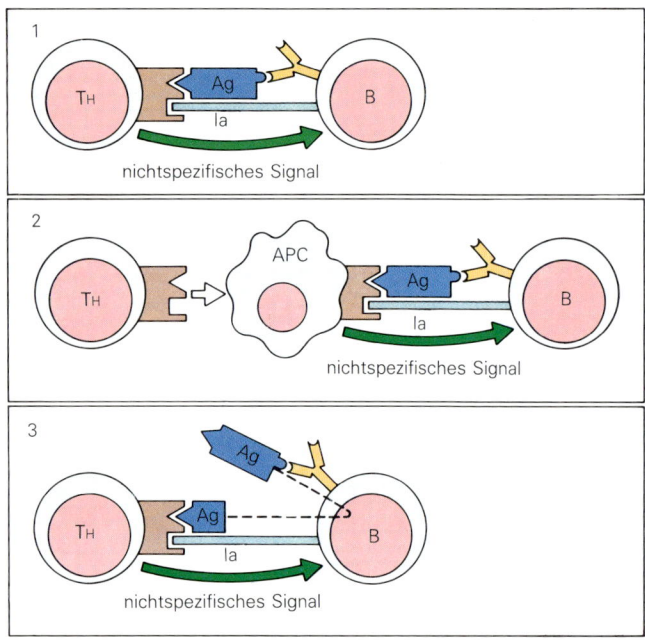

Abb. 10.26 Drei mögliche Mechanismen für die Kooperation zwischen T- und B-Zellen. Abgebildet ist je eine Helfer-T-Zelle, die wie in Abb. 10.24 auf das Antigen in Verbindung mit einem MHC-Molekül (Ia) auf einer antigenpräsentierenden Zelle sensibilisiert ist. Eine solche Helfer-T-Zelle hat verschiedene Möglichkeiten zur B-Zell-Hilfe, indem sie
1. direkt das Antigen als Brücke benutzt oder
2. ihre Rezeptoren als „Helferfaktoren" freisetzt, die sich an die APC anlagern und eine Brücke zur B-Zelle bilden.
3. Eine dritte Möglichkeit ist die, daß sich die B-Zelle das Antigen einverleibt und einen Teil davon zusammen mit dem Ia-Molekül wieder exprimiert.
In jedem Fall müßte die B-Zelle ein nichtspezifisches Signal empfangen, welches sie auch an andere B-Zellen weitergibt. Obwohl Antigen und MHC-Rezeptoren hier als funktionelle Einheit dargestellt sind, ist ihre physikalische Zuordnung zueinander unbekannt. Die Zusammenarbeit zwischen T- und B-Zellen unterliegt der Restriktion der I-Region. Das bedeutet, daß T- und B-Zellen und/oder T-Zelle und APC denselben MHC-Typ aufweisen müssen. Suppressor-T-Zellen arbeiten möglicherweise nach einem ähnlichen Prinzip, mit dem Unterschied allerdings, daß die T-Zell-Rezeptoren („Suppressorfaktoren") nicht immer auf die duale Erkennung MHC plus Antigen angewiesen sind.

ein Antigen als „Selbst" akzeptiert oder als „Nicht-Selbst" abgestoßen wird. Für eine solche Unterscheidung muß eine Anzahl von Informationen verarbeitet werden. An erster Stelle steht der Zeitfaktor: Antigene werden als Selbst akzeptiert, wenn sie lange genug persistieren. In der Embryonalentwicklung reicht es aus, daß das Antigen während der gesamten Reifung des Immunsystems anwesend ist. Eine Toleranz wird dann durch den einfachen Umstand erworben, daß Lymphozyten in einem unreifen Stadium zur Toleranzentwicklung fähig sind und erst später ihre Immunkompetenz entwickeln.
Beim Erwachsenen kann ein solcher Mechanismus jedoch nicht ausreichen, weil mit reifen Lymphozyten eine Toleranz nur durch bestimmte Antigene (wie etwa fremde Immunglobuline) und in Abwesenheit von adjuvanten Stimuli induziert werden kann. Somit ist

die adjuvante Wirkung – wenn auch noch wenig erforscht – ein entscheidender Faktor für die Weichenstellung, ob eine Toleranz oder Immunität entsteht. Die meisten Antigene besitzen ein ausreichendes adjuvantes Potential, um eine Primärantwort hervorzurufen. Aber sogar diese Antigene können eventuell eine Toleranz induzieren, wenn sie in ausreichender Menge und oft genug über einen langen Zeitraum injiziert werden, während nur intermittierend über denselben Zeitraum verabreichte Dosen die Immunantwort potenzieren können.
Auf welche Weise das System so viele Informationen unterscheiden und in den richtigen zeitlichen Ablauf integrieren kann, ist schwer zu durchblicken und erfordert noch viel Detailwissen über die Wirkungsweise der immunologischen Regelmechanismen.

11 Zellvermittelte Immunität

Der Ausdruck „zellvermittelte Immunität" (im angelsächsischen Schrifttum wird oft die Abkürzung CMI für „cell mediated immunity" gebraucht) wurde ursprünglich für diejenigen lokalen Reaktionen auf Organismen – gewöhnlich intrazelluläre Pathogene – geprägt, die in erster Linie durch Lymphozyten und Phagozyten, und weniger durch Antikörper (humorale Immunität), hervorgerufen werden. Mittlerweile wird dieser Ausdruck in einem allgemeineren Sinn für jede Immunantwort gebraucht, bei der Antikörper eine untergeordnete Rolle spielen.

Zellvermittelte und antikörpervermittelte Reaktionen können jedoch nicht vollkommen voneinander getrennt betrachtet werden. Bei der Entstehung von Antikörperreaktionen sind Zellen beteiligt, und der Antikörper dient in einigen zellvermittelten Reaktionen als wesentliches Verbindungsglied. Darüber hinaus ist keine zellvermittelte Reaktion zu erwarten, wenn Antikörper, die zelluläre Reaktionen auf verschiedenartige Weise beeinflussen können, vollkommen fehlen. Z. B. können sich während einer Immunantwort Antigen-Antikörper-Komplexe bilden, was zu einer Freisetzung von chemotaktischen Molekülen, Aggregation von Zellen und lokaler Entzündung führt. Antikörper können Antigendeterminanten blockieren, welche andernfalls von Zellen erkannt worden wären, oder solche Determinanten von den Zellmembranen der Zielzellen ablösen („stripping") bzw. verändern. Sie können auch bei der Kopplung von Antigenen an T-Zellen über deren Fc-Rezeptoren beteiligt sein, was die Reaktion der Zellen beeinflußt.

Die verschiedenen Aspekte der zellvermittelten Immunität sind in Abb. 11.1 zusammengefaßt, welche die wichtigsten Funktionen der Zellen illustriert; einzelne Zellen können mehr als eine Funktion erfüllen. In der Zeichnung sind sekundäre zelluläre Effekte, wie etwa die Reaktion vom verzögerten Typ oder die Granulombildung, nicht mit aufgeführt.

Erkennen von Antigen durch T-Zellen

Die Spezifität von T-Zell-Klonen hat alle bestehenden Zweifel an der Antigenspezifität der individuellen T-Zellen zerstreut. Die Spezifität ist jedoch eine andere als die von Antikörpern; diese können Antigene auseinanderhalten, die von T-Zellen nicht unterschieden werden, und umgekehrt.

Helfer- und zytotoxische T-Zellen binden kein freies Antigen: Sie scheinen Antigen nur in Verbindung mit MHC-Produkten zu erkennen, die auf Zellmembranen exprimiert werden. Die Tatsache, daß Antigen nur zusammen mit „Selbst"-MHC-Produkten erkannt werden kann, hat zu zwei Hypothesen geführt:
1. Die *Hypothese der dualen Rezeptoren* besagt, daß MHC-Produkte einerseits und das Antigen andererseits von 2 verschiedenen Rezeptormolekülen auf der Lymphozytenoberfläche erkannt werden. Einige Auto-

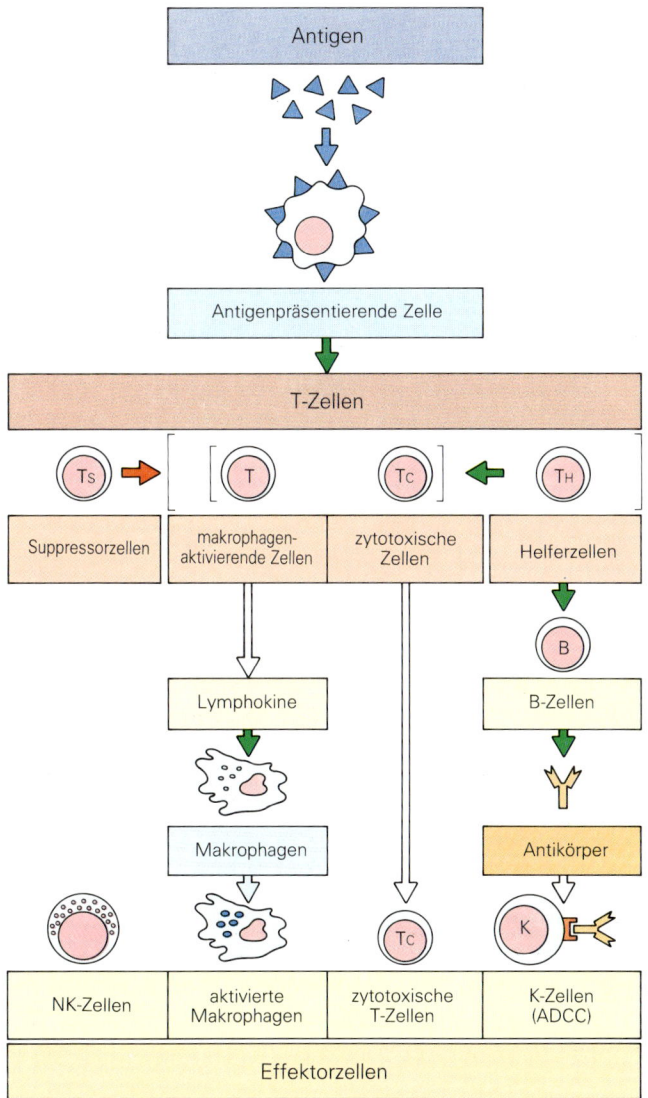

Abb. 11.**1** **Übersicht über die zellvermittelte Immunität.** Die zellvermittelte Immunantwort setzt ein, nachdem das Antigen präsentiert und T-Zellen aktiviert worden sind. Das Ausmaß der Reaktion wird durch Helfer- und Suppressorzellen beeinflußt. Bestimmte T-Zellen (makrophagenaktivierende Zellen) bilden Lymphokine, welche die phagozytierenden und bakteriziden Eigenschaften der Makrophagen verstärken. Zytotoxische T-Zellen werden durch Antigen aktiviert und erhalten Hilfe von Helfer-T-Zellen. Helferzellen arbeiten auch bei der Bildung von Antikörpern mit B-Zellen zusammen. Zellen mit Fc-Rezeptoren (z. B. K-Zellen) können sich mit Antikörpern „bewaffnen". NK-Zellen gehen unspezifisch gegen zelluläre Ziele vor.

ren fügen dieser Hypothese noch die Vermutung hinzu, daß der spezielle Rezeptor zur Antigenerkennung so lange nicht exprimiert wird, bis die MHC-Erkennung erfolgt ist („Flasher"-Hypothese). Dies könnte das Unvermögen der Zellen erklären, freies Antigen zu binden.

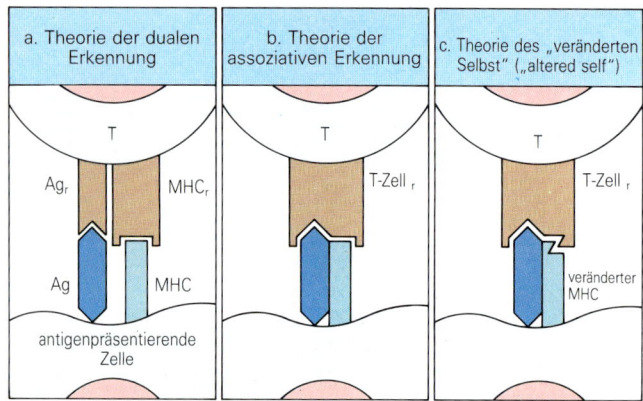

Abb. 11.**2** **Antigenerkennung durch T-Zellen I.** T-Zellen erkennen ein Antigen in Verbindung mit Molekülen des „Selbst"-MHC. Dies kann auf dreierlei Weise geschehen:
a) Die T-Zelle erkennt das Antigen mit einem Rezeptor (Ag$_r$), und den „Selbst"-MHC mit einem anderen Rezeptor (MHC).
b) Ein einziger Rezeptor (T-Zell$_r$) erkennt gleichzeitig Antigen und „Selbst"-MHC.
c) Eine Modifikation von Hypothese (b) besagt, daß das Antigen den „Selbst"-MHC in irgendeiner Weise verändert und daß die T-Zelle dann das „veränderte Selbst" („altered self") erkennt. Diese Idee basiert auf der Beobachtung, daß T-Zellen einen „Nicht-Selbst"-MHC auf fremden Zellen leicht erkennen und sehr effektiv darauf reagieren.

2. Die *Hypothese der assoziativen Erkennung* besagt, daß Antigen möglicherweise durch eigens darauf spezialisierte antigenpräsentierende Zellen verändert wird, mit den MHC-Produkten eine Verbindung eingeht und dann von einem einzelnen T-Zell-Rezeptor erkannt werden kann. Eine Modifikation dieser Hypothese ist die *Hypothese des „veränderten Selbst"* („altered self"), wonach der „Selbst"-MHC auf den antigenpräsentierenden Zellen durch die Anwesenheit von Antigen irgendwie verändert wird. Man stellt sich vor, daß ein einzelner T-Zell-Rezeptor sowohl Antigen als auch das „veränderte Selbst" erkennt.
Diese Hypothesen sind in Abb. 11.**2** dargestellt. Es gibt selbstverständlich andere theoretische Möglichkeiten, welche die Aspekte der beiden Hypothesen miteinander kombinieren. Aus Gründen der Übersichtlichkeit sollen im folgenden MHC und die Funktionen der Antigenerkennung gesondert betrachtet werden. Suppressor-T-Zellen sind in der Lage, freies Antigen zu binden, und es gibt zahlreiche Anhaltspunkte dafür, daß sie Stoffe absondern, welche die Antigenbindung ermöglichen (beschrieben im Kap. 10).

MHC-Restriktion

Fast alle T-Zellen erkennen ihr Antigen über die MHC-Produkte auf den Zelloberflächen, jedoch sprechen nicht alle T-Zellen auf dieselben MHC-Produkte an: Jede T-Zelle „beschränkt" sich auf Glykopeptide entweder der Klasse 1 oder der Klasse 2. Z. B. erkennen gewöhnlich zytotoxische T-Zellen Antigene in Verbindung mit MHC-Produkten der Klasse 1, die auf allen kernhaltigen Zellen exprimiert werden, während Helfer-T-Zellen und die meisten T-Zellen, die *in vitro* auf einen antigenen Reiz hin proliferieren, Antigene in Verbindung mit Produkten der Klasse 2 erkennen,

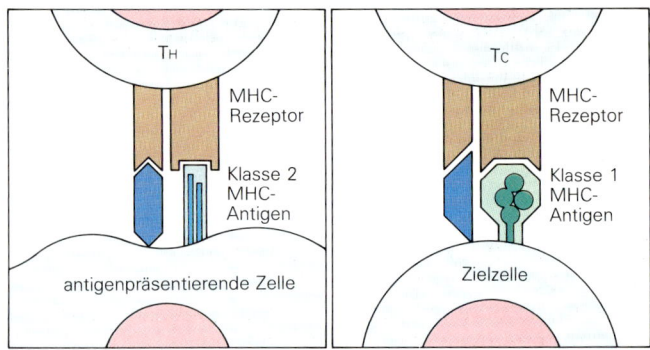

Abb. 11.**3** **Antigenerkennung durch T-Zellen II.** Helfer-T-Zellen und zytotoxische T-Zellen erkennen Antigen in Verbindung mit verschiedenen Typen von MHC-Molekülen, die auf verschiedenen Zelltypen exprimiert werden. T$_H$-Zellen erkennen Antigen in Verbindung mit Klasse-2-Molekülen, T$_C$-Zellen brauchen dafür Moleküle der Klasse 1. Vermutlich besitzen T-Zell-Rezeptoren verschiedene Molekularstrukturen; in der Abbildung sind sie deshalb unterschiedlich dargestellt.

welche meistens auf antigenpräsentierenden Zellen und auf einigen Lymphozyten exprimiert werden (Abb. 11.**3**).
Es gibt mehrere Arten, diese MHC-Restriktion experimentell zu demonstrieren. So werden zytotoxische T-Zellen, die in der Lage sind, virusinfizierte autologe Zellen abzutöten, solche Zellen nicht angreifen, die zwar mit demselben Virus infiziert sind, jedoch nicht gleichzeitig die identischen Glykopeptide der Klasse 1 exprimieren, sogar wenn die Produkte der Klasse 2 gleich sind. Darüber hinaus können Antikörper gegen Glykopeptide der Klasse 1, jedoch nicht der Klasse 2, die Abtötung infizierter autologer Zellen blockieren. Umgekehrte Verhältnisse erzielt man bei Versuchen mit proliferierenden oder Helfer-T-Zellen. Der Zusammenhang zwischen Funktion der T-Zellen und der Klasse von MHC-Glykopeptiden, welche restriktiv auf diese Funktion einwirken, ist vom Standpunkt der Evolution „sinnvoll". Zytotoxische T-Zellen sind nämlich dafür zuständig, virusinfizierte Zellen abzutöten, in welchem Gewebe sie sich auch aufhalten mögen. Sie müssen das Antigen vor einem Hintergrund „sehen", der allen Geweben gemeinsam ist. Auf der anderen Seite sind Proliferation oder Unterstützung der Antikörperproduktion regulatorische „Entscheidungen" innerhalb des lymphatischen Systems, die durch MHC-Produkte eingeschränkt (restringiert) sind und welche einzig und allein diesem System und spezialisierten antigenpräsentierenden Zellen vorbehalten sind (darauf wird später noch eingegangen). Einige Ausnahmen in diesem Verhältnis zwischen Funktion und MHC-Restriktion sollen nachstehend erwähnt werden.

T-Zell-Rezeptoren für MHC-Glykopeptide

Menschliche T-Zellen können in zwei große Untergruppen unterteilt werden, die sich in ihren Zellmembranglykoproteinen unterscheiden, welche man mittlerweile mit Hilfe monoklonaler Antikörper definieren kann. Die T4$^+$-Subpopulation exprimiert ein 62-kD-(Kilodalton-)Glykoprotein (T4), während es bei der T8$^+$-Subpopulation ein 76-kD-Glykoprotein ist (T8). Es gibt eine sehr enge Korrelation zwischen:

T-Zell-Funktion	Phänotyp des T-Zell-Klones	Antikörper		
		Anti-T3	Anti-T4	Anti-T8
Zytotoxizität	T4	↓	↓	−
	T8	↓	−	↓
Antigen-proliferation	T4	↓	−	−
	T8	↓	−	−
IL-2-induzierte Proliferation	T4	↑	−	−
	T8	↑	−	−

Abb. 11.**4 Oberflächenantigene auf T-Zellen.** In der Tabelle sind einige Wirkungen von Antikörpern gegen drei Oberflächenantigene von T-Zellen (T3, T4 und T8) auf verschiedene T-Zell-Funktionen aufgeführt. Es wurden zwei Zellklone verwendet: Ein Klon exprimiert das T4-Antigen (und erkennt Antigen in Verbindung mit MHC-Klasse-2-Molekülen), der andere Klon exprimiert das T8-Antigen (und erkennt Antigen in Verbindung mit MHC-Molekülen der Klasse 1). Die Wirkung des Antiserums auf die Reaktivität (im Vergleich zur Kontrolle, die ohne Antikörper durchgeführt wurde) ist als Anstieg (↑), Abfall (↓), bzw. keine Veränderung (−) eingetragen. Anti-T4 und Anti-T8 vermindern die Zytotoxizität von T-Zellen, die das entsprechende Oberflächenantigen tragen, beeinflussen jedoch nicht die T-Zell-Proliferation, die durch Antigen oder IL-2 induziert wird. Anti-T3 erkennt ein auf allen reifen T-Zellen vorhandenes 20-KD-Protein und blockiert Funktionen, die eine antigene Zellstimulation erfordern (Zytotoxizität und Antigenproliferation), erhöht aber die Bereitschaft zur IL-2-induzierten Proliferation (vermutlich weil die Zelle vermehrt IL-2-Rezeptoren exprimiert). Die Ergebnisse sprechen dafür, daß T3 mit dem Antigenrezeptor der T-Zelle assoziiert ist und daß T4 und T8 der MHC-Restriktion unterliegen.

1. Expression von T4 und Restriktion auf die Klasse 2,
2. Expression von T8 und Restriktion auf die Klasse 1.
Dies hat zu der Vermutung geführt, daß T4 und T8 die Rezeptoren für die Klasse 2 bzw. Klasse 1 der MHC-Glykopeptide sind. Diese Hypothese wird durch die Beobachtung gestützt, daß monoklonale Antikörper gegen T4 die Aktivität von Klasse-2-restringierten, zytotoxischen T-Zellen gegenüber den adäquaten Zielzellen blockieren, während Antikörper gegen T8 die Funktion von Klasse-1-restringierten Zellen blockieren. In Abb. 11.**4** wird gezeigt, daß T4 und T8 die Rezeptoren für MHC-Glykopeptide der Klasse 2 bzw. 1 sind und daß ein drittes Glykoprotein, T3, einen Teil des Antigenrezeptors darstellt; darauf soll im nächsten Kapitel näher eingegangen werden.

T-Zell-Rezeptoren für Antigen

Die Annahme erscheint logisch, daß ein Molekül, welches für die Antigenspezifität der T-Zellen zuständig ist, einen konstanten Anteil, gleichsam einen „Rahmen" („framework"), und eine variable Region besitzen muß (Abb. 11.**5**).
Monoklonale Antikörper, die eine Spezifität für das T3-Glykoprotein auf T-Zell-Membranen aufweisen, erkennen alle reifen T-Lymphozyten. Diese Antikörper bewirken außerdem:

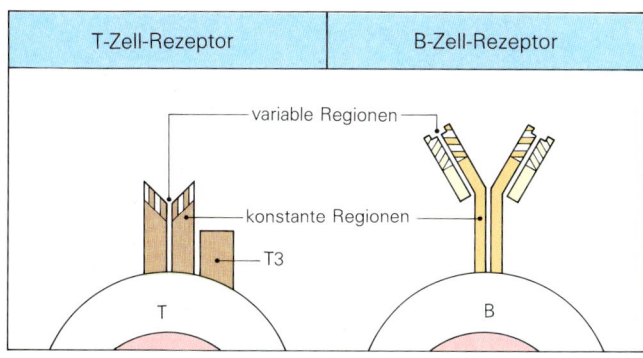

Abb. 11.**5 Analyse der Oberflächenproteine von Antigenrezeptoren auf T-Zellen.** Ähnlich wie bei B-Zellen, die Immunglobulin als Antigenrezeptor besitzen, weisen die Rezeptoren von T-Zellen einen konstanten und einen variablen (antigenbindenden) Anteil auf. Früher wurde vermutet, daß die Struktur der T-Zelle einige Immunglobulingene enthält, es wurde jedoch nie Immunglobulin auf T-Zellen entdeckt. Ein zytophiler Antikörper kann fälschlicherweise als T-Zell-eigenes Oberflächenprotein identifiziert werden, wenn er an die Fc-Rezeptoren der T-Zelle gebunden ist, oder mit homologen Molekülen, wie MHC-Glykoproteinen oder β_2-Mikroglobulin, kreuzreagiert. Neueste Ergebnisse weisen darauf hin, daß der Antigenrezeptor der T-Zelle aus zwei Ketten besteht, die den Idiotyp tragen (wahrscheinlich den Antigenbindungsort) und mit dem T3-Molekül assoziiert sind.

1. Blockade der Induktion und der Effektorphasen der T-Zell-Antwort,
2. Blockade der T-Zell-Proliferation trotz Kontakt mit löslichem Antigen,
3. Blockade der Zytotoxizität von Klasse 1- und Klasse 2-restringierten Zellen,
4. Verstärkung der Reaktivität auf IL-2,
5. Mitogenität für T-Zellen in der Ruhephase.
Diese Befunde vereinbaren sich mit der Möglichkeit, daß T3-Antikörper sich mit dem konstanten Anteil der T-Zell-Antigenrezeptoren verbinden. Am einfachsten läßt sich die Antigenspezifität der Rezeptoren mit Hilfe der Immunglobulin-VH-Gene erklären. Enthält jedoch der T-Zell-Antigenrezeptor Immunglobulin? Es gab zahlreiche Versuche, auf der T-Zell-Membran immunglobulinähnliche Moleküle nachzuweisen; dabei wurden mit Fluorescein oder [125]J markierte Antikörper gegen verschiedene Anteile der Immunglobulinketten verwendet, oder die Immunpräzipitation von Extrakten aus T-Zell-Membranoberflächen, die mit [125]J markiert waren. Solche Untersuchungen sind mehreren Fehlerquellen ausgesetzt. Falschpositive Ergebnisse können sich ergeben durch:
1. Kontamination von T-Zell-Präparationen mit Immunglobulinen anderer Herkunft,
2. die Anwesenheit von anderen Molekülen mit immunglobulinhomologen Segmenten (z. B. Thy-1, β_2-Mikroglobulin, MHC-Glykopeptide) auf den T-Zell-Membranen.
Eine weitere Komplikation ist die Tatsache, daß die meisten T-Zellen kein freies Antigen binden und deswegen im Ruhezustand oder ohne Interaktion mit „Selbst"-MHC-Produkten ihren antigenspezifischen Rezeptor nicht exprimieren.
Es konnte nun gezeigt werden, daß der T-Zell-Antigenrezeptor strukturelle Homologien mit Immunglo-

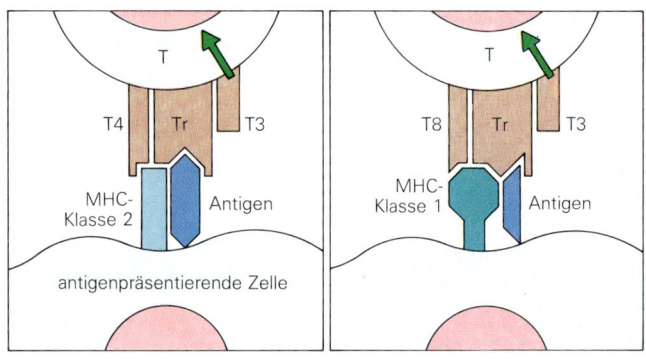

Abb. 11.6 Hypothese über die Antigenerkennung durch T-Zellen. Es wird die Existenz eines Moleküls – T4 – diskutiert, mit dessen Hilfe Zellen, die der MHC-Klasse-2-Restriktion unterliegen (z. B. TH), MHC-Antigene der Klasse 2 erkennen können. Der T-Zell-Rezeptor Tr erkennt das MHC-Protein und das Antigen. Das Aktivierungssignal wird über das mit dem T-Zell-Rezeptor assoziierte T3-Peptid an die T-Zelle weitergeleitet. Klasse-1-restringierte Zellen erkennen über ein anderes Molekül – T8 – MHC-Antigene der Klasse 1. Auch hier erkennt der Zellrezeptor Tr MHC und Antigen. Beide MHC-Klassen bestehen aus vier globulären Domänen, und wahrscheinlich erkennen die T4- und T8-Moleküle andere Domänen als der T-Zell-Rezeptor.

bulindomänen aufweist. Auch er hat eine V- und eine C-Region, wird aber von Genen kodiert, die vollkommen unabhängig von den Immunglobulingenen sind. Abb. 11.6 zeigt die Funktion von Antigenrezeptoren sowie eine Hypothese über die MHC-Restriktion.

Genanordnung und Struktur der T-Zell-Rezeptoren

Der T-Zell-Rezeptor besteht aus zwei über Disulfidbrücken verbundenen Polypeptiden, genannt α und β; beide haben ein Molekulargewicht von 40–50 kD. Für die Gensegmente der β-Ketten bei der Maus sind Genklone verfügbar. Die Genanordnung ist der des Immunglobulins sehr ähnlich, und deswegen wird dieselbe Nomenklatur verwendet. Die Region enthält eine Anzahl von VT-Sequenzen und DT-Segmenten. Darauf folgen Tandemanordnungen von JT-Genen (6 funktionelle und 1 Pseudogen) sowie ein CT-Gen. Die Tandemanordnung dieser JT- und CT-Gene ähnelt den Tandemallelen der λ-Leichtketten. Das CT-Gen besteht aus 4 Exonen, von denen eines einem IgG-Gen der konstanten Domäne ähnelt, das nächste kodiert eine kurze scharnierartige Sektion (ähnlich der Türangel- oder „hinge"-Region), während das dritte und vierte Exon die transmembranen und intrazytoplasmatischen Anteile kodieren. Die V-, J- und D-Segmente haben flankierende Sequenzen, ähnlich wie die analogen Immunglobulinsegmente, so daß auch in ähnlicher Weise Rekombinationen stattfinden können (s. Abb. 9.13). Es gibt Hinweise darauf, daß die α-Kette strukturell ähnlich wie die β-Kette aufgebaut ist.

Immunglobulinidiotypen

Es herrscht immer noch Uneinigkeit darüber, ob T-Zellen Immunglobulinidiotypen besitzen. Befunde, die auf ihre Anwesenheit hindeuten, sind äußerst schwierig zu interpretieren. Z. B. ist THY-1, ein Oberflächenprotein, das sich auf allen T-Zellen finden läßt, den

variablen Antikörperdomänen (V) homolog, und Anti-Idiotypen können allerhand seltsame „Kreuzreaktionen" zeigen. Man stelle sich beispielsweise einen Anti-Idiotyp vor, der das Antigen imitiert, mit welchem das Immunglobulin, das den Idiotyp trägt, spezifisch reagiert. Dieser Anti-Idiotyp könnte theoretisch am selben Antigenrezeptor der T-Zelle gebunden sein, sogar wenn dieser T-Zell-Rezeptor eine vollkommen andere Molekularstruktur als das Immunglobulin besitzen würde. Das heißt, daß Anti-Idiotypen eine bestimmte äußere Form des Rezeptors erkennen, der auf verschiedenen Molekültypen auftreten kann.

Antigenpräsentierende Zellen

B-Zellen und einige T-Zellen, insbesondere T-Helfer-Zellen, sind nicht in der Lage, freies Antigen zu erkennen; um erkannt zu werden, muß es zusammen mit MHC-Produkten der Klasse 2 präsentiert werden. Diese Funktion wird von Zellen übernommen, die antigenpräsentierende Zellen genannt werden.
Einige Zellen der Monozyten-Makrophagen-Reihe exprimieren Glykopeptide der Klasse 2 (Ia-Antigene) und können als antigenpräsentierende Zellen für T-Zellen oder B-Zellen fungieren. Andere Zelltypen, z. B. Zellen des Gefäßendothels, können ebenfalls Funktionen von antigenpräsentierenden Zellen übernehmen, und es konnte vor kurzem gezeigt werden, daß bestimmte Stimuli *in vitro* eine Expression von Glykopeptiden der Klasse 2 auf Zellen (wie z. B. Schilddrüsenfollikel) hervorrufen, bei denen dieses Phänomen normalerweise nicht beobachtet werden kann. Trotzdem ist noch nicht klar, ob dies automatisch mit der antigenpräsentierenden Funktion korreliert.
Dendritische Zellen, die sich in Blut, Lymphe und anderen Geweben finden, sind nichtphagozytierende, Fc-Rezeptor-negative Zellen, die in einem großen Ausmaß Glykopeptide der Klasse 2 exprimieren. Ihre Verwandtschaft mit der Monozyten-Makrophagen-Reihe ist zweifelhaft. In einigen *In-vitro-* und *In-vivo-*Systemen haben sie gezeigt, daß sie den T-Zellen sehr wirkungsvoll Antigen präsentieren können. Sie könnten Verwandte der sehr stark Ia-positiven Langerhans-Zellen in der Haut sein. Hier soll daran erinnert werden, daß auch andere Zelltypen, möglicherweise Varianten der Makrophagenreihe, bei der Antigenpräsentation gegenüber B-Zellen beteiligt sein könnten. Diese Zellen exprimieren wahrscheinlich keine Glykopeptide der Klasse 2, und deswegen präsentieren sie wohl auch kein Antigen an T-Zellen. Z. B. halten sich einige T-unabhängige Antigene in der Randzone von Makrophagen auf, welche möglicherweise bei der Induktion von T-unabhängigen Antikörperreaktionen beteiligt sind. Ia-(Klasse-2-)negative follikuläre dendritische Zellen (nicht zu verwechseln mit Ia-positiven dendritischen Zellen, die weiter oben besprochen worden sind) exprimieren Rezeptoren für Fc und Komplement C3 und scheinen über diese Rezeptoren Immunkomplexe aufzunehmen und diese dem B-Zell-Gedächtnis zuzuführen (T-abhängig). Die entscheidenden Eigenschaften dieser verschiedenen antigenpräsentierenden Zellen sind in Abb. 11.7 aufgelistet.

antigenpräsentierende Zelle		Merkmale			
		Phagozytose	Fc/C3-Rezeptoren	Expression von Klasse-2-MHC	Präsentation an
Makrophagen der Marginalzone		+	+	–	B
follikuläre dendritische Zellen		–	+	–	B
dendritische Zellen		–	–	+	T
Monozyten/Makrophagen		+	+	+/–	T + B
Langerhans-Zellen		–	+	+	T

Abb. 11.**7 Die wichtigsten Merkmale verschiedener antigenpräsentierender Zellen.** Diejenigen Zellen, die den T-Zellen Antigen präsentieren, besitzen MHC-Moleküle der Klasse 2. B-Zellen sind bei der Erkennung von Antigen nicht auf den MHC angewiesen, werden aber durch freies oder über Fc- und C3-Rezeptoren an antigenpräsentierende Zellen gebundenes Antigen stimuliert.

Aktivierung von T-Zellen durch antigenpräsentierende Zellen

Die Proliferation von T-Zellen wird durch das bereits besprochene Erkennen von Antigen und MHC-Determinanten in Gang gesetzt, benötigt aber auch einen Kontakt zwischen den antigenpräsentierenden Zellen und Lymphozyten, der über Interleukine hergestellt wird. Dieser Vorgang läuft in drei Schritten ab, die in Abb. 11.**8** schematisch dargestellt sind.

Von Makrophagen weiß man, daß sie IL-1 freisetzen können; ob dendritische Zellen dazu in der Lage sind, ist noch unbekannt. Die Vermehrung von T-Zell-Linien wird durch den dritten Schritt dieser Sequenz ermöglicht, in dem antigenspezifische Zellen durch das entsprechende Antigen und IL-2 zur kontinuierlichen Teilung angeregt werden.

Zellvermittelte Zytotoxizität

Bestimmte Subpopulationen von lymphatischen und, unter bestimmten Umständen, myeloischen Zellen können Zielzellen lysieren, wenn sie eng genug an sie gebunden sind. Diese Bindung kann zustande kommen durch:
1. MHC-restringierte T-Zell-Rezeptoren (zytotoxische T-Zellen),
2. Determinanten, die von NK-Zellen erkannt werden,
3. Antikörper/Fc-Rezeptoren (K-Zellen, antikörperabhängige zellvermittelte Zytotoxizität),
4. Lektine (im experimentellen Modell).
Diese Möglichkeiten zeigt Abb. 11.**9**. Es gibt noch andere zellvermittelte zytotoxische Mechanismen, die mit der Sekretion von zytotoxischen Molekülen oder der Aktivierung von Makrophagen einhergehen; diese werden später abgehandelt.
Nun sollen die ersten drei Typen der (physiologischen) zellvermittelten Zytotoxizität beschrieben werden. Wohlgemerkt handelt es sich um *funktionelle* Kategorien, die nicht ausschließlich einem bestimmten morphologischen Zelltyp zuzuordnen sind.

MHC-restringierte zytotoxische T-Zellen

Zytotoxische T-Zellen binden an Zielzellen, welche die entsprechenden MHC-Produkte und Antigene tragen. Zu dieser Bindung ist kein Antikörper notwendig. Die beteiligten T-Zellen sind oft T8-positiv (beim Menschen) und MHC – Klasse 1 restringiert. Nach der Bindung ändert sich die Membranpermeabilität der Zielzellen, wodurch sie aufquellen und platzen. Die

Abb. 11.**8 Aktivierung von T-Zellen durch antigenpräsentierende Zellen.** Die Aktivierung von T-Zellen verläuft wahrscheinlich in drei Phasen. Nach der Bindung der T-Zelle an die antigenpräsentierende Zelle induziert ein unbekannter T-Zell-Faktor (?) die Bildung von IL-1 (1) in der antigenpräsentierenden Zelle. Zusammen mit der Stimulation durch das Antigen führt dies zur Ausbildung von IL-2-Rezeptoren auf der T-Zelle (3, wahrscheinlich handelt es sich hierbei um eine andere Untergruppe als bei der Induktion von IL-1); außerdem werden T-Zellen zur Freisetzung von IL-2 (2) angeregt, was die Proliferation der antigenaktivierten Zellen induziert (3).

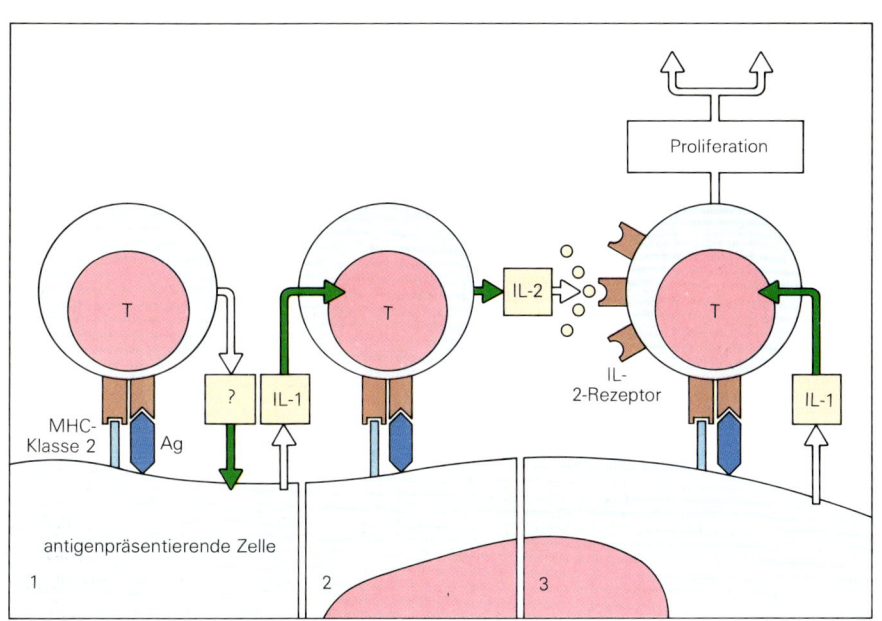

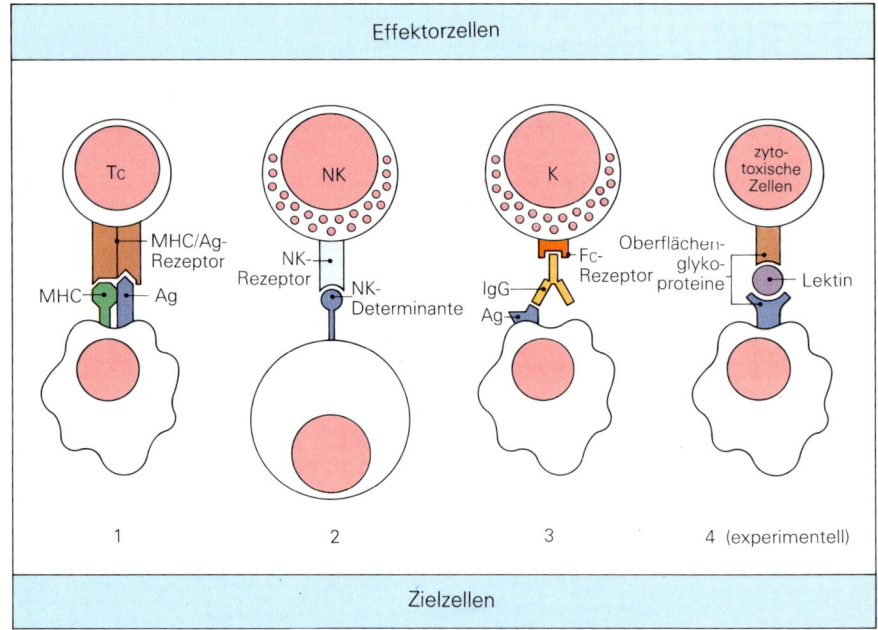

Effektorzellen

Zielzellen

Abb. 11.**9 Zellvermittelte Zytotoxizität.** Bei der zellvermittelten Zytotoxizität lassen sich vier verschiedene Arten der Zellbindung unterscheiden.
1. Zytotoxische T-Zellen (Tc) binden ihre Zielzellen, indem sie Determinanten des Antigens und des MHC erkennen.
2. NK-Zellen erkennen Determinanten auf neoplastisch veränderten Zellen.
3. K-Zellen erkennen den Fc-Anteil eines an die Oberfläche der Zielzelle gebundenen IgG-Antikörpers.
4. Glykoproteine auf der Oberfläche von Effektor- und Zielzellen können experimentell durch Lektine kreuzvernetzt werden.

T-Zellen überleben die Lyse der Zielzellen und können sich anderen Zielen zuwenden. Wahrscheinlich ist die Elimination von virusinfizierten Zielzellen die Hauptaufgabe der zytotoxischen T-Zellen.

Natürliche Killerzellen

Natürliche Killer(NK)-Zellen werden so genannt, weil sie in normalen Individuen gefunden werden, welche offenbar keinen Kontakt mit dem entsprechenden Antigen gehabt haben. Sie können ein ganzes Spektrum von veränderten, virusinfizierten oder embryonalen Zellen *in vitro* abtöten, ohne daß Antikörper beteiligt sein müssen.

Eigenschaften der NK-Zellen

Wichtig ist die Unterscheidung zwischen der *funktionellen* Eigenschaft des „natural killing" und der *Morphologie* der Zelltypen, die diese Funktion ausüben, wobei eine klare Zuordnung gegenwärtig noch nicht möglich ist. In Anwesenheit von großen granulären Lymphozyten (large granular lymphocytes: LGL) ist die NK-Aktivität normalerweise erhöht (Abb. 11.**10**). Sie exprimieren einige Marker, die auch auf T-Lymphozyten gefunden werden (OKT3, OKT4, OKT8 beim Menschen und THY 1 bei der Maus), können aber auch Determinanten exprimieren, die sonst öfter bei anderen Zelltypen gefunden werden, wie etwa OKM1 (ein Monozyten/Granulozyten-Marker). Sie exprimieren auch Fc-Rezeptoren, sind im Gewebe aber anders verteilt als Makrophagen (s. Kap. „Tumorimmunität") (Abb. 11.**11**).
NK-Zellen sind heterogen, und die verschiedenen Klone unterscheiden sich voneinander sowohl in ihrer Sensitivität gegenüber den Steuerfunktionen von Interferon und Interleukinen als wahrscheinlich auch im Spektrum der Zielzellen, die sie lysieren.

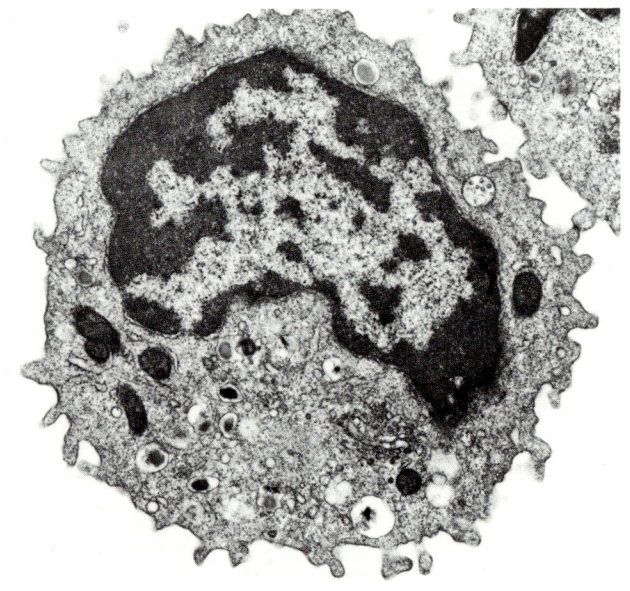

	NK-Zellen	Makrophagen
Thymus	–	–
Milz	+++	+++
Knochenmark	±	+++
Peritonealexsudat	+++	+++
Lymphknoten	±	++
Ductus thoracicus	–	–
Blut	+++	+++

Abb. 11.**10 Ein großer granulärer Lymphozyt (LGL).** LGL lassen sich durch Dichtegradientenzentrifugation isolieren; sie enthalten den Großteil der NK-Effektoraktivität im Serum.

Abb. 11.**11 Verteilung von NK-Zellen und zytolytischen Makrophagen im lymphatischen Gewebe.** Durch die verschiedene Organverteilung wird deutlich, daß es sich um zwei verschiedene Zelltypen handelt, obwohl beide Fc-Rezeptoren besitzen.

So herrscht noch keine Klarheit darüber, ob NK-Zellen:

1. eine eigene Zellinie darstellen, möglicherweise mit einer klonal festgelegten Vielfalt von Rezeptoren,

2. von mehreren verschiedenen Zellinien abstammen oder

3. eine funktionelle Gruppe sind, die sich aus mehreren Zelltypen zusammensetzt.

Verhältnis von NK-Zellen zu K-Zellen und zytotoxischen T-Zellen

Bestimmte große granuläre Lymphozyten binden auf der einen Seite an NK-empfängliche Zielzellen mit Hilfe ihrer NK-Rezeptoren, und auf der anderen Seite mittels ihrer Fc-Rezeptoren an NK-unempfängliche Zellen, die mit Antikörpern beladen sind. Beobachtungen an Einzelzellen haben gezeigt, daß beides Zielzellen sind, die lysiert werden können. So könnten K- und NK-Aktivitäten Eigenschaften ein und derselben Zellart sein. Es gibt auch Beobachtungen, wonach einige MHC-restringierte zytotoxische T-Zell-Linien eine NK-Aktivität zeigen.

Mechanismus der durch NK-Zellen vermittelten Lyse

Es werden drei verschiedene Phasen angenommen:

1. Bindung an die Zielzelle,

2. eine Ca^{++}-abhängige Phase mit vesikulärer Sekretion, welche die Zielzelle so verändert, daß sie für die Lyse „programmiert" wird,

3. eine Spätphase, die unabhängig von den NK-Zellen ist, und während der die „programmierte" Zelle lysiert wird.

Ein löslicher zytotoxischer Faktor, der bei einem ähnlichen Spektrum von Zielzellen wirksam ist wie die NK-Zellen selbst, wurde im Überstand von NK-Zellsuspensionen gefunden. Daraus ergibt sich die Möglichkeit, daß zwei Rezeptoren auf den Zielzellen beteiligt sind – einer für die NK-Zellen und ein anderer für den NK-zytotoxischen Faktor.

Antikörperabhängige zellvermittelte Zytotoxizität

Zellen mit zytotoxischem Potential, die auch Fc-Rezeptoren für IgG besitzen, sind in der Lage, Zielzellen, die mit Antikörpern der entsprechenden Klasse beladen sind, zu binden und zu lysieren (Abb. 11.**12**). Am besten untersucht sind Modelle mit Antikörpern gegen virale Antigene, die an der Zellmembran von Zielzellen exprimiert werden, gegen Tumoren oder MHC-assoziierte Determinanten, gegen membrangebundene Haptene wie TNP oder gegen Membranen von kernhaltigen (Vogel-)Erythrozyten.

Die Zellen, welche in diesen Modellen die größte Aktivität in der ADCC-Reaktion (antibody-dependent cell-mediated cytotoxicity: ADCC) zeigen, sind nicht genau definiert, und ihre Herkunft ist nicht geklärt. Sie können, wie schon erwähnt, den NK-Zellen ähneln, und beide Funktionen können von denselben, d. h. den „klassischen" K-Zellen erfüllt werden. Ebenso können Monozyten, und – was allerdings umstritten ist – auch polymorphkernige Zellen gegen antikörperbeladene Tumorzellen aktiv werden. Myeloische Zellen (Monozyten und Eosinophile) sind sicherlich wichtige Effektorzellen bei der Zerstörung von antikörperbeschichteten Schistosomulae (s. Kap. „Immunität gegen Protozoen und Würmer"). In diesem System (welches auch auf andere Parasiten übertragen werden kann) scheinen die anaphylaktoiden Antikörperklassen am wichtigsten zu sein (IgE bei allen Spezies, IgG bei Mäusen, und IgG2a bei Ratten). Dies legt die Vermutung nahe, daß IgE zuerst die Ausschüttung von eosinophilen chemotaktischen Faktoren aus Mastzellen bewirkt, und dann die ankommenden Eosinophilen an das Ziel bindet (Abb. 11.**13**).

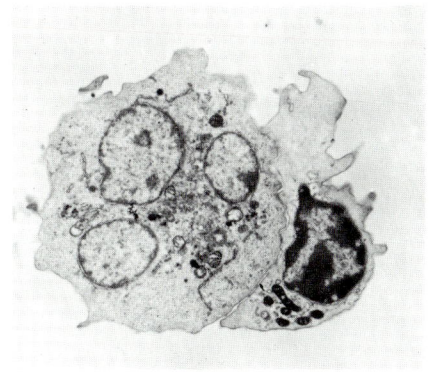
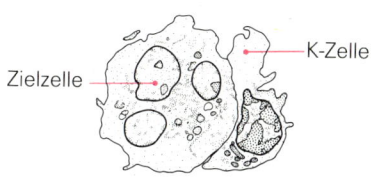

Abb. 11.12 Elektronenmikroskopische Aufnahme einer K-Zelle mit Zielzelle. 2500 ×. Mit freundlicher Genehmigung von P. Penfold.

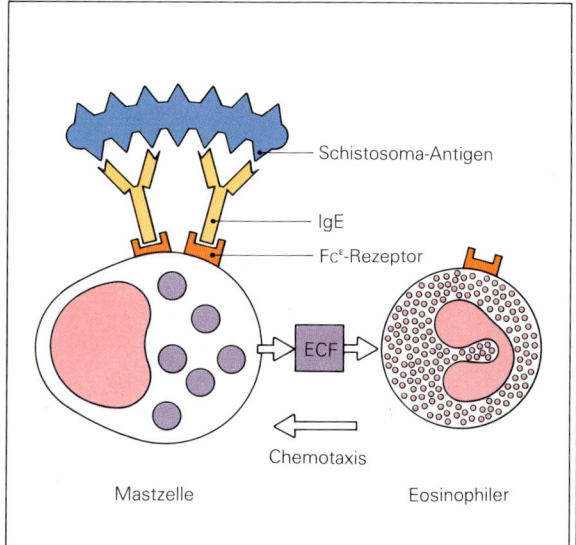
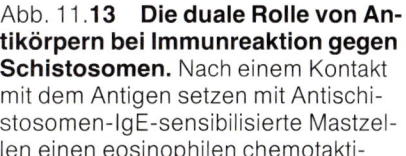

Abb. 11.13 Die duale Rolle von Antikörpern bei Immunreaktion gegen Schistosomen. Nach einem Kontakt mit dem Antigen setzen mit Antischistosomen-IgE-sensibilisierte Mastzellen einen eosinophilen chemotaktischen Faktor (ECF) frei (links). Die angelockten Eosinophilen lagern sich über ihre Fc-Rezeptoren an den antikörperbeschichteten Wurm an und sind wichtige Effektorzellen bei der Zerstörung des Parasiten (rechts).

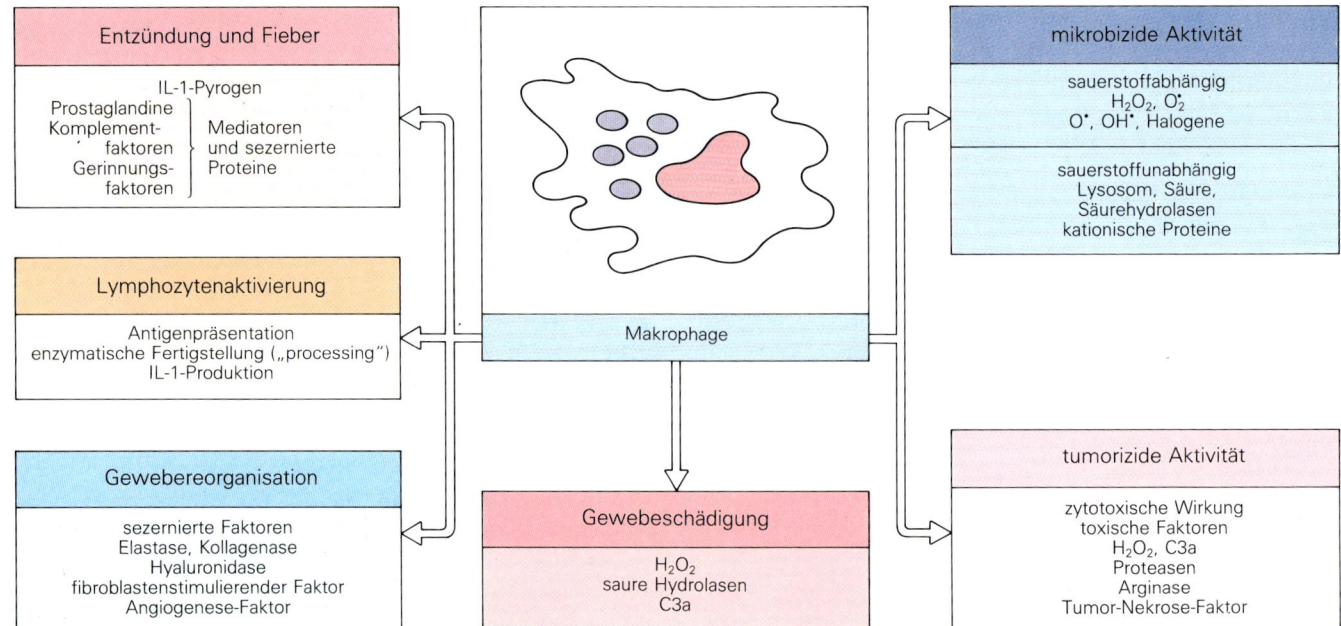

Entzündung und Fieber		mikrobizide Aktivität

Abb. 11.**14   Die zentrale Rolle von Makrophagen.** Makrophagen und ihre hier aufgeführten Produkte spielen eine wichtige Rolle bei der Induktion einer Entzündung und den verschiedenen Phasen der Organheilung (links); darüber hinaus können sie Effektorfunktionen wahrnehmen (rechts). Als Folge der Effektoraktivität kann eine Gewebsschädigung wie bei Überempfindlichkeitsreaktionen vom verzögerten Typ entstehen.

Der Abtötungsmechanismus dieser myeloischen ADCC-Effektor-Zellen unterscheidet sich wahrscheinlich von dem der NK/K-Zell-Gruppe.

Die zentrale Rolle der Makrophagen

Makrophagen spielen eine zentrale Rolle in der zellvermittelten Immunität. Zusätzlich zu ihrer Steuerfunktion übernehmen sie in der Anfangsphase der Immunantwort die Aufgaben von antigenpräsentierenden Zellen, in der Effektorphase wirken sie als antitumoröse, mikrobizide und Entzündungszellen (Abb. 11.**14**).

Aktivierung von Makrophagen durch Mediatoren aus T-Lymphozyten

Viele der Makrophagenfunktionen werden durch einen Vorgang verstärkt, den man „Aktivierung" nennt. Die Zerstörung von intrazellulären Parasiten und – *in vitro* – einiger Tumorzellen erfordert eine Aktivierung von Makrophagen durch Lymphozyten (Abb. 11.**15**). Dies kann durch den klassischen Versuch mit BCG (attenuiertes Mycobacterium tuberculosis, das bei der Tbc-Impfung verwendet wird) und Listeria monocytogenes demonstriert werden (Abb. 11.**16**). Aus diesen Experimenten wurde der Schluß gezogen, daß die Aktivierung von Makrophagen durch einen antigenspezifischen Mechanismus ausgelöst wird, der zu einer verstärkten mikrobiziden Aktivität führt, die sich nicht spezifisch auf dieses eine Antigen beschränkt. Man wußte, daß die Antigenspezifität eine Eigenschaft von Lymphozyten ist, und die listerizide Aktivität eine Eigenschaft der Makrophagen. Der nächste Schritt war der *In-vitro*-Nachweis, daß immune Lymphozyten (z. B. von BCG-immunen Mäusen) nach Inkubation mit dem entsprechenden Antigen (PPD) Mediatoren

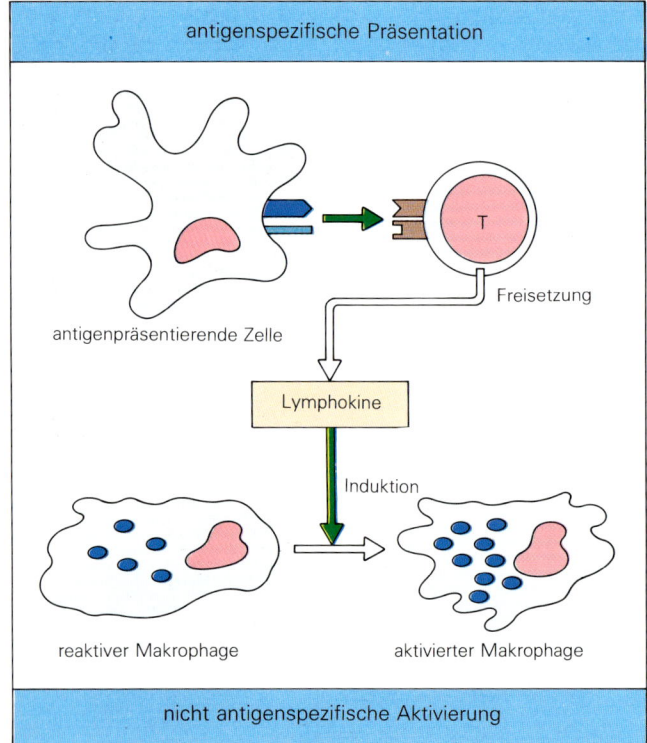

Abb. 11.**15   Makrophagenaktivierung I.** Bekommen T-Zellen Antigen präsentiert, setzen sie bestimmte Faktoren – genannt Lymphokine – frei. Diese Lymphokine wirken primär auf Makrophagen und versetzen diese in einen höheren Aktivierungszustand. Die T-Zell-Aktivierung ist antigenspezifisch, die anschließende Aktivierung von Makrophagen geschieht unabhängig vom Antigen. So können Lymphokine, die als Antwort auf die Antigene eines Mikroorganismus freigesetzt wurden, zur Zerstörung eines ganz anderen Mikroorganismus führen, der sich zufällig im aktivierten Makrophagen aufhält.

freisetzen, welche nichtspezifisch die Fähigkeit von Makrophagen erhöhen, solche Mikroorganismen (und auch andere, die nicht mit ihnen verwandt sind) abzutöten. Wie noch näher ausgeführt werden wird, ist die Makrophagenaktivierung ein komplexes Phänomen, und die Fähigkeit, einen bestimmten Mikroorganismus verstärkt angreifen zu können, muß sich *nicht* auf alle anderen Mikroorganismen erstrecken. Die Abb. 11.**17** zeigt mit Leishmania enrietti infizierte Makrophagen, die mit und ohne Lymphozytenmediatoren inkubiert worden sind und den Unterschied zwischen aktivierten und nichtaktivierten Zellen demonstrieren.

Lymphokine

Aufgrund der oben beschriebenen Experimente wird heute eine Modellvorstellung anerkannt, nach der antigenaktivierte T-Zellen Mediatoren freisetzen, die dann Makrophagen aktivieren: Daraus ergibt sich eine Anzahl von Fragen:
1. Welche Lymphozyten können Lymphokine freisetzen?
2. Wie viele Lymphokine gibt es?
3. Hängt der Effekt von Lymphokinen vom Reifungsgrad des Makrophagen ab, auf den sie einwirken?
4. Können verschiedene Funktionen aktivierter Makrophagen isoliert voneinander auftreten?
5. In welcher Beziehung steht diese Aktivierung zur immunpathologischen zellvermittelten Immunität (s. Kap. „Überempfindlichkeit – Typ-IV-Reaktion")?
Einige der Antworten auf diese Fragen werden zeigen, daß die Makrophagenaktivierung nicht nach einem starren Schema abläuft, sondern daß verschiedene Wege beschritten werden.

Ursprungszellen und Eigenschaften der Lymphokine

Mediatoren, die von Lymphozyten abstammen und Makrophagenfunktionen modifizieren (Lymphokine), werden sowohl von B- als auch von T-Zellen abgegeben. Dabei zeigen Zelltransferexperimente, daß hauptsächlich die T-Zellen für die oben beschriebenen klassischen zellvermittelten Reaktionen verantwortlich sind, während den Lymphokinen von B-Zellen wenig Bedeutung zukommt. Den Lymphokinen sind viele Aktivitäten zugeschrieben worden, aber nur wenige von ihnen können einzelnen Molekülen eindeutig zugeordnet werden. Einige der besser charakterisierten Eigenschaften sind in Abb. 11.**18** aufgeführt.
Meist wurden bei Untersuchungen an Lymphokinen die Faktoren anhand ihrer Aktivität in verschiedenen biologischen Systemen identifiziert, ohne daß die verantwortlichen Moleküle isoliert worden wären; in vielen Fällen enthalten die Zellüberstände, in denen sich die Mediatoren befinden, eine große Anzahl von verschiedenen Lymphokinen. Aus diesen Gründen kann man nicht immer differenzieren, ob eine Aktivität einem einzelnen oder mehreren Molekülen zuzuordnen ist oder ob die Lymphokine sich in ihrer Wirkung überlappen. Z. B. konnte kürzlich nachgewiesen werden, daß ein makrophagenaktivierender Faktor (MAF) nichts anderes als das von Lymphozyten produzierte Interferon (IFNγ) ist.

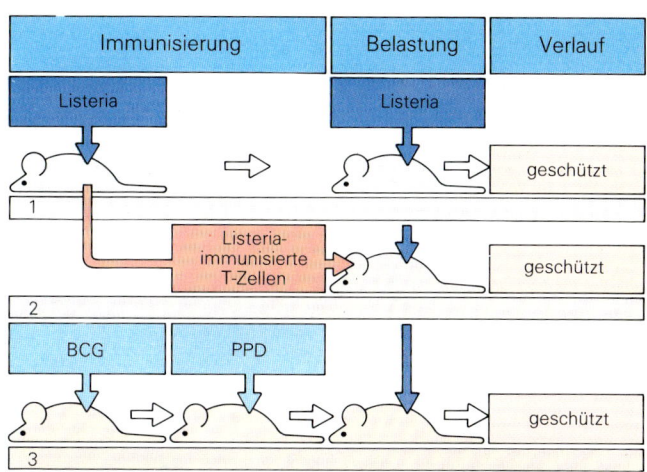

Abb. 11.16 Makrophagenaktivierung II. Mit Listerien immunisierte Tiere sind gegen eine nachfolgende Belastung mit lebenden Bakterien geschützt (1). Da diese Immunität mit T-Zellen immunisierter Tiere übertragen werden kann, handelt es sich um eine Leistung dieser Zellen (2). Ein Schutz kann aber auch durch eine Impfung mit BCG und PPD (ein BCG-Antigen) einige Stunden vor der Belastung mit Listerien erzielt werden. Eine antigenspezifische Immunisierung von T-Zellen kann demnach antigenunabhängige Immunmechanismen (Makrophagen) aktivieren.

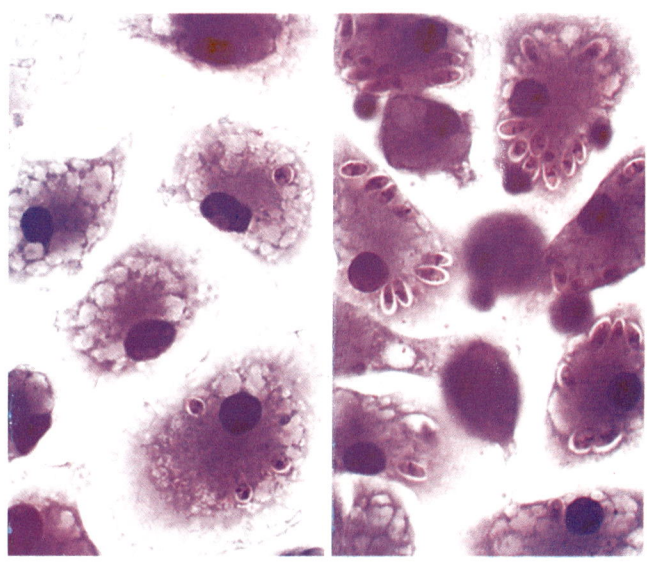

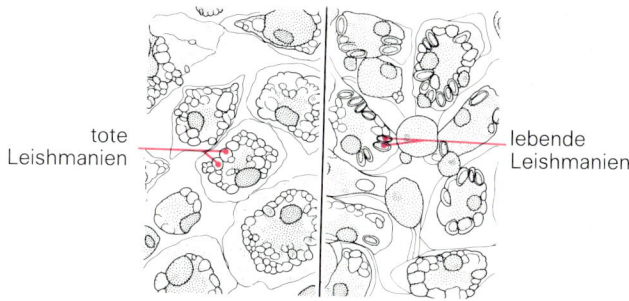

Abb. 11.17 Abtötung von Leishmanien durch aktivierte Makrophagen. Lymphokine begünstigen die Zerstörung von Leishmania enrietti durch einen Makrophagen (aus einer C57-Maus). Die linke Aufnahme zeigt parasitenhaltige Makrophagen, die 48 Std. mit einem Lymphokin (makrophagenaktivierendem Faktor) inkubiert wurden. Im Gegensatz dazu sind in der Kontrollkultur (rechts), die ohne Lymphokin angesetzt wurde, noch lebende Leishmanien zu erkennen. Giemsa-Färbung, 800 ×. Mit freundlicher Genehmigung von Dr. J. Mauel.

1. Regulation von anderen Lymphozyten (nicht antigenspezifische Faktoren)	
Interleukin 2	(IL-2)
Interleukin 3	(IL-3)
Interferone α + γ	(IFN)
löslicher Suppressor (soluble immune response suppressor)	(SIRS)
Inhibitor der DNA-Synthese	(IDS)
allogeneischer Effektorfaktor	(AEF)
T-Zell-„replacing faktor"	(TRF)

2. Regulation von anderen Lymphozyten (antigenspezifische Faktoren)	
antigenspezifische Helferfaktoren	(THF)
antigenspezifische Suppressorfaktoren	(TSF)

3. Induktion einer Entzündung und mononukleäre Zellinfiltration	
hautreaktiver Faktor (skin reactive factor)	(SRF)

4. Modulation der Phagozytenfunktion	
makrophagenmigrationsinhibierender Faktor	(MIF)
makrophagenaktivierender Faktor	(MAF)
leukozytenmigrationsinhibierender Faktor	(LIF)
chemotaktischer Faktor	(CF)
Interferone (α + γ)	(IFN)
koloniestimulierender Faktor	(CSF)
Makrophagenfusionsfaktor	(MFF)

5. Regulation in anderen Geweben	
koloniestimulierender Faktor	(CSF)
osteoklastenaktivierender Faktor	(OAF)

6. Zerstörung von nichtleukozytären Zielzellen	
Lymphotoxine (heterogen)	(LT)

Abb. 11.18 Vollständige Zusammenstellung der Lymphokine und ihrer Eigenschaften. Zwischen den Lymphokinen können Überlappungen vorkommen; so ist z. B. die MAF-Aktivität teilweise auf IFNγ zurückzuführen. Ebenso ist nicht jede Gruppe vollständig homogen: TRF ist beispielsweise eine Mischung aus Lymphokinen, die sowohl die Proliferation von B-Zellen als auch die Reifung der antikörperbildenden Plasmazellen unterstützen. (Gegenwärtig stehen nur IFNγ, IL-2 und der koloniestimulierende Faktor CSF in hochgereinigter Form zur Verfügung.)

Da es ganz eindeutig viele Lymphokine gibt, von denen jedes eine bestimmte Funktion hat, ist es wichtig zu wissen, ob sie alle zusammen freigesetzt werden und als eine Einheit wirken, oder ob verschiedene Lymphokine unter verschiedenen Umständen und von verschiedenen T-Zell-Subpopulationen abgegeben werden. Um diese Fragen beantworten zu können, wurden Versuche mit klonierten T-Zellen (d. h. mit Nachkommen einer einzelnen T-Zelle oder Hybriden einer normalen T-Zelle mit einer „unsterblichen" T-Zelle) durchgeführt. Ein solches Vorgehen ist allerdings unphysiologisch, und es ist möglich, daß auf diese Weise selektiv und künstlich die Sekretion einiger Mediatoren induziert oder supprimiert wird. Auf jeden Fall ist die Interpretation der Befunde schwierig und nicht eindeutig. Einige Autoren verneinen jede Beziehung zwischen Zellphänotypus, MHC-Restriktion, Funktion (z. B. zytotoxisch oder nicht zytotoxisch) und der Art des sezernierten Lymphokins. Andere äußern die Vermutung, daß zytotoxische (Klasse-1-MHC-restringierte) Zellen die Eigenschaft haben, makrophagenaktivierenden Faktor und Interferon freizusetzen, während Klasse-2-restringierte T-Zellen einen koloniestimulierenden Faktor und Interleukin 2 freisetzen. Ebenfalls ist noch nicht klar, ob verschiedene T-Zellen verschiedene Zusammensetzungen von Lymphokinen sezernieren.

Aktivierung von Makrophagen als komplexes Geschehen

Die Makrophagenaktivierung ist ein komplexes Phänomen, und die verschiedenen Effektorfunktionen können unabhängig voneinander wirksam werden. So ist es möglich, murine Makrophagen so zu aktivieren, daß sie eine erhöhte Fähigkeit gewinnen, Listerien abzutöten, ohne Tumorzellen oder Mykobakterien vermehrt anzugreifen. Für diese Komplexität gibt es zwei Gründe. Zum ersten ist die Monozyten-Makrophagen-

Reihe sehr heterogen, und Zellen aus verschiedenen Geweben unterscheiden sich in wichtigen Merkmalen wie Expression von MHC-Glykopeptiden der Klasse 2, Fc-Rezeptoren, Reaktivität auf Lymphokine und Pro-

Merkmal		Entzündung	Zusatz von Lymphokinen in vitro
Zellvolumen		↑	↑
Wachstum		↑	↑
Pinozytose		↑	?
Phagozytose	über Fc-Rezeptor	↑	?
	über C3-Rezeptor	↑	?
Sekretion von O₂-Metaboliten (O₂⁻ und H₂O₂)		↑	↑
Sekretion von neutralen Proteasen	Plasminogenaktivierung	↑	↑
	Kollagenase	↑	↑
Hydrolase aus Lysosomen		↑	↓?
Plasmamembran-5'-Nukleotidase		↓	↓

Abb. 11.19 Veränderungen bei Makrophagen während einer Entzündung und nach Zugabe von Lymphokinen. Einige der Veränderungen sind wahrscheinlich auf eine Rekrutierung von Makrophagen zurückzuführen. Reine Lymphokineffekte sind schwer von Entzündungs- und Umgebungseinflüssen (Kulturplatten, synthetische Medien) zu trennen. Die hier aufgeführten Beobachtungen wurden an Peritonealmakrophagen der Maus gemacht. Die Abnahme der Plasmamembran-5'-Nukleotidase wurde eigens erwähnt, um deutlich zu machen, daß die Aktivierung eine gewisse Spezifität besitzt und nicht zu einem allgemeinen Anstieg aller Faktoren führt.

duktion von Peroxidase. Die meisten Autoren neigen trotzdem zu der Ansicht, daß es nur eine einzige Reihe von Makrophagen gibt und daß die Unterschiede auf Umwelt- und Entwicklungseinflüssen beruhen.

Zum zweiten, wie im letzten Kapitel schon angedeutet, hängt es nicht nur vom bestehenden Funktions- und Reifungszustand des Makrophagen ab, welche Anteile aktiviert werden, sondern auch von der Zusammensetzung der Lymphokine und Entzündungsstimuli, die auf ihn einwirken. Abb. 11.**19** zeigt einige Veränderungen, die sowohl durch eine Entzündung allein als auch durch Behandlung mit Lymphokinen *in vitro* induziert werden können.

Man nimmt an, daß die Aktivierung in aufeinander folgenden Schritten abläuft und dazu eine Sequenz von Stimuli benötigt wird, wie z. B. Lymphokine, Endotoxin, verschiedene Mediatoren und Entzündungssubstanzen (*in vitro* sind Plastik- oder Glasoberflächen und Gewebekulturmedien wichtig). Die verschiedenen Effektorfunktionen können in jedem Stadium aktiv werden. Man hat auch gefunden, daß aktivierte Makrophagen inaktiviert werden können. Es wurde vermutet, daß Prostaglandin E einen solchen Effekt ausüben könnte.

Abb. 11.**20** zeigt ein Schema der Aktivierung der tumoriziden Funktionen von murinen Peritonealma-

krophagen. Die Bindung an Tumorzellen geschieht über einen Rezeptor für einen (unbekannten) Anteil der Tumormembran oder über Fc-Rezeptoren und Antikörper. Bei der Zerstörung von Tumorzellen gibt es wahrscheinlich langsame und schnelle Mechanismen.

Wo fremdes antigenes Material nicht abgebaut werden kann, häufen sich T-Zellen an und setzen Lymphokine frei. Dies führt zur Aggregation und Proliferation von Makrophagen, und es bildet sich eine typische noduläre Masse, das Granulom, welches aus mehrkernigen Riesenzellen, Epitheloidzellen und aktivierten Makrophagen besteht. Das Granulom kapselt den Infektionsherd ab (Abb. 11.**21**). Experimentell kann ein Granulom mit einem löslichen Antigen, das kovalent an ein unlösliches Partikel, wie z. B. Sepharosekügelchen gebunden ist, induziert werden. Antigenbeschichtete Kügelchen rufen in entsprechend immunisierten Mäusen T-Zell-abhängige Granulome hervor, während dies mit nichtbeschichteten Kügelchen nicht gelingt (Abb. 11.**22**). Explantierte Granulome setzen *in vitro* Mediatoren frei, und zwar vor allem Lymphokine mit makrophagenaktivierenden und chemotaktischen Eigenschaften. So spielen die T-Zellen bei der Granulombildung eine doppelte Rolle, indem sie sowohl die Akkumulation als auch die Aktivierung von Phagozy-

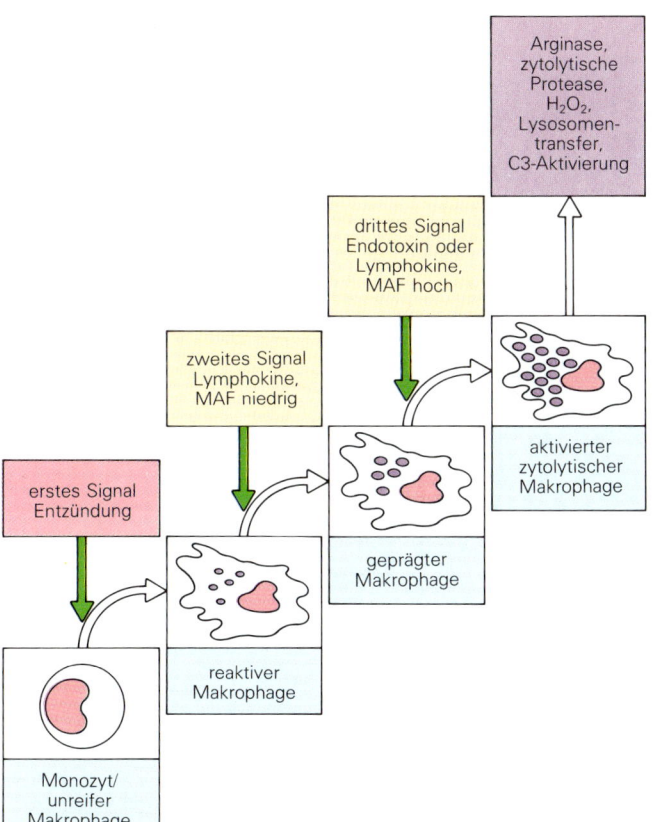

Abb. 11.20 Eine Hypothese, wie die Aktivierung von Peritonealmakrophagen der Maus Tumorzellen zerstören könnte. Es wird angenommen, daß die Makrophagenaktivierung in verschiedenen Schritten abläuft. Dieses Schema zeigt einige Ähnlichkeit mit der in Abb. 11.**8** gezeigten Drei-Schritt-Aktivierung von T-Zellen.

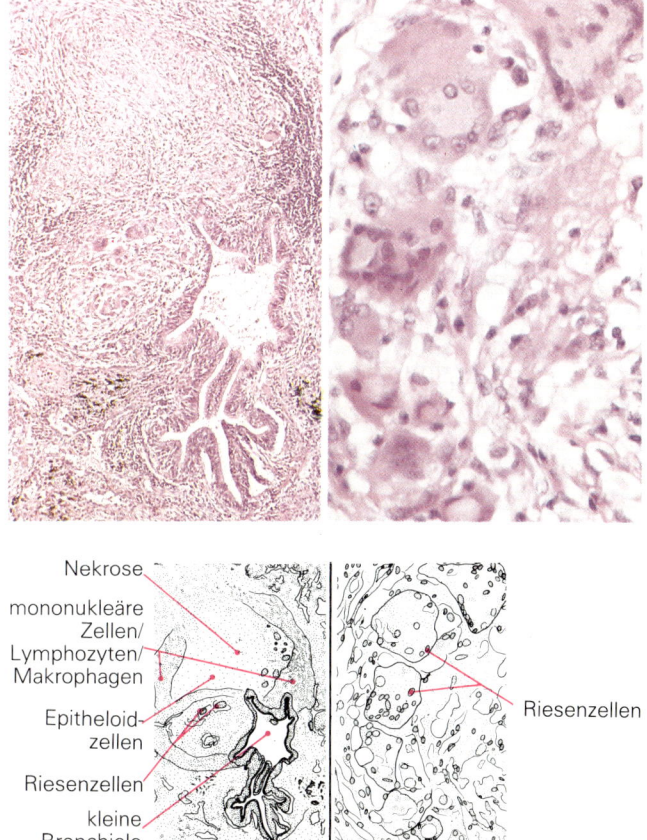

Abb. 11.21 Granulomatöse Reaktion bei Lungentuberkulose. Die zentrale Verkäsung ist von einem Wall aus Epitheloidzellen und mononukleären Zellen umgeben. Ebenso sind vielkernige Riesenzellen zu erkennen (links, 170 ×). Rechts eine stärkere Vergrößerung der Riesenzellen (270 ×). Hämatoxylin- und Eosinfärbung. Mit freundlicher Genehmigung von Dr. G. Boyd.

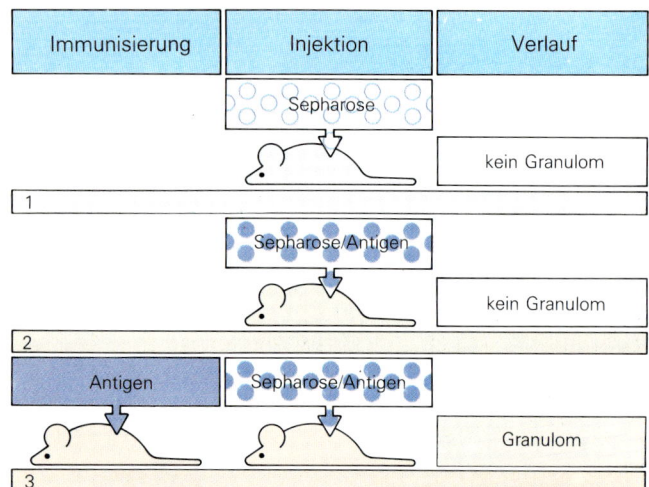

Abb. 11.22 Künstliche Erzeugung eines Granuloms. Die Injektion von Sepharosekügelchen mit oder ohne Antigen (1 und 2) ruft bei der Maus keine lokale granulomatöse Reaktion hervor. Eine Reaktion ist zu beobachten, wenn das Tier zuvor gegen das Antigen sensibilisiert wurde (3). Granulomatöses Gewebe und aus der Maus Nr. 3 gewonnene Sepharose/-Antigen-Kügelchen setzen *in vitro* Faktoren frei, welche chemotaktisch und aktivierend auf Makrophagen wirken.

ten bewirken. Solche Granulome sind charakteristisch für Infektionen mit Organismen, welche zumindest zum Teil intrazellulär vorkommen (z. B. Mycobacterium tuberculosis, Mycobacterium leprae, Leishmania, Listeria monocytogenes) oder welche groß und widerstandsfähig sind (Schistosomeneier). In ihnen werden die Organismen durch aktivierte Makrophagen festgehalten und zerstört, ebenso können sie auch Bestandteil der Immunpathologie der entsprechenden Erkrankung werden. Die Analyse des Serotyps von T-Zellen in granulomatösen Herden zeigt, daß $T4^+$-Zellen sich im Zentrum der Reaktion befinden, während sich $T8^+$-Zellen in der Peripherie aufhalten, was bedeutet, daß $T4^+$-Zellen von besonderer Bedeutung für die Antigenerkennung und für die Akkumulation anderer Lymphozyten und Makrophagen sind (Abb. 11.23). Unter

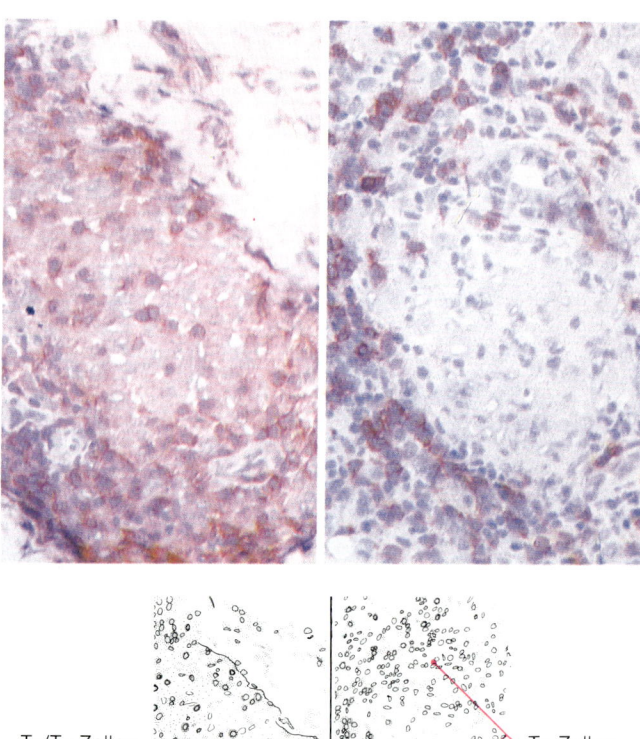

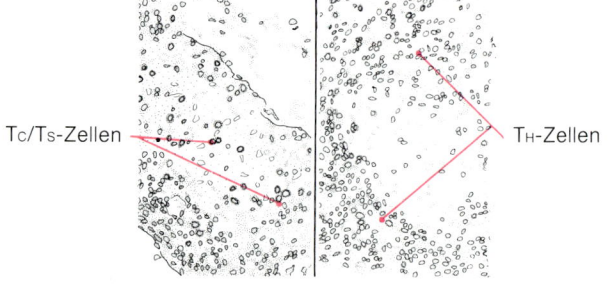

Tc/Ts-Zellen   TH-Zellen

Abb. 11.23 Färbung eines Granuloms mit OKT4 und OKT8. Abgebildet ist ein Hautgranulom eines Patienten mit tuberkuloider Borderline-Lepra. Das Präparat ist mit an Peroxidase gekoppelten Antikörpern gegen Leu 3 (T4-Äquivalent) (links), und gegen Leu 2 (T8-Äquivalent, rechts) rot gefärbt. Leu-3-Helfer-T-Zellen finden sich über die gesamte Läsion verteilt, während die Leu-2-zytotoxischen Suppressor-T-Zellen hauptsächlich an der Peripherie sitzen. Mit freundlicher Genehmigung von Drs. R. L. Modlin und T. H. Rea.

dem Einfluß von Suppressor-T-Zellen kann bei der Maus die Aktivität von T-Zell-abhängigen Granulomen nachlassen.

12 Immuntoleranz

Immuntoleranz ist die erworbene Nichtreaktivität gegen bestimmte Antigene (in diesem Zusammenhang werden sie Tolerogene genannt) und ist somit das Gegenteil von Immunität. Die Bedeutung der Toleranz gegen Selbst-Antigene wurde schon sehr früh von Ehrlich erkannt; sie ist wesentlich für das normale Funktionieren des Immunsystems. In den zwanziger Jahren wurde entdeckt, daß bei Tieren eine Toleranz auf Nicht-Selbst-Antigene induziert werden kann. Z. B. hat man beobachtet, daß ausreichend hohe Dosen von Diphtherietoxoid die Immunantwort abschwächen, während diese normalerweise durch kleinere Antigendosen verstärkt wird.

Ein großer Schritt vorwärts im Verstehen der Mechanismen der Toleranzinduktion war 1945 die Entdeckung, daß zweieiige Kälberzwillinge (die sich aus 2 befruchteten Eiern entwickelt hatten und deshalb nicht identisch waren) eine gegenseitige Toleranz auf die Gewebeantigene des anderen entwickeln, wenn während der Embryonalzeit über eine gemeinsame Plazenta ein Blutaustausch stattgefunden hat (Abb. 12.1). Diese nichtidentischen Tiere müßten erwartungsgemäß Gewebetransplantate des anderen Zwillings abstoßen; weil sie aber embryonales Blut ausgetauscht hatten, erwiesen sie sich hinsichtlich ihres hämatopoetischen Gewebes als stabile Chimären (= aus unterschiedlichen Gewebetypen zusammengesetzt), und konnten gegenseitig Hauttransplantate austauschen. Dieses Phänomen wurde experimentell durch Billingham,

Brent u. Medawar untersucht, die neugeborenen Mäusen Milzzellen erwachsener Mäuse eines anderen Stammes injizierten.

Als reife Tiere waren die Empfängermäuse auf Hauttransplantate des Spenderstammes tolerant, stießen jedoch Transplantate von nichtverwandten Stämmen ab (Abb. 12.2 und 12.3).

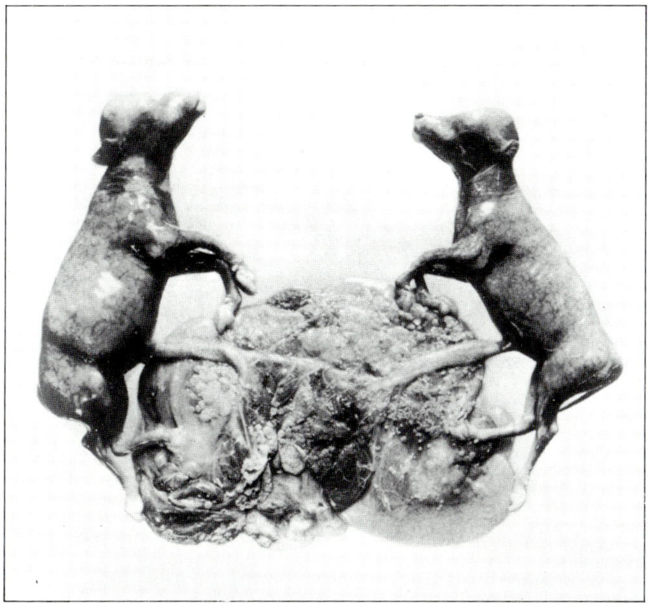

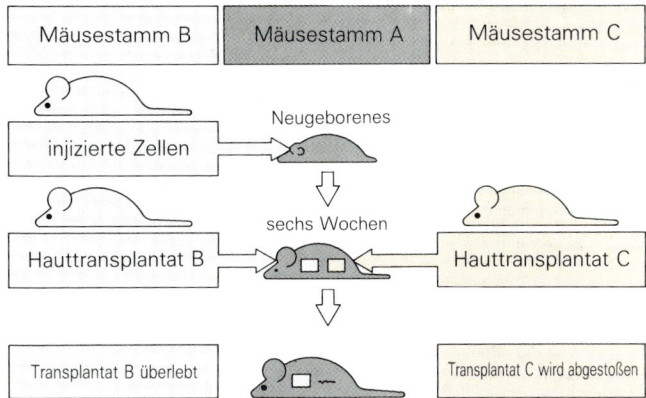

Abb. 12.2 Die Transplantationsexperimente an Neugeborenen von Billingham, Brent und Medawar. Die Injektion von Milzzellen eines anderen Zuchtstammes induziert bei der neugeborenen Maus eine spezifische Toleranz gegenüber Hauttransplantaten dieses Gewebetyps. Normalerweise stoßen Mäuse vom Stamm A Transplantate von einem Tier des Stamms B ab. Erhalten neugeborene Stamm-A-Mäuse Zellen eines Spenders vom Stamm B, wird 6 Wochen später ein Hauttransplantat von einem B-Spender toleriert, Transplantate von einem anderen Spender (C) jedoch abgestoßen.

Abb. 12.1 Dizygote Kälberzwillinge mit gemeinsamer Plazenta. Durch die Vereinigung beider Plazenten kommt es zu einem Austausch von Erythrozyten während der Fetalentwicklung. Nach der Trennung behält jedes Tier lebenslang Zellen des anderen Zwillings und besitzt dadurch eine Toleranz gegenüber Transplantaten dieses Gewebetyps.

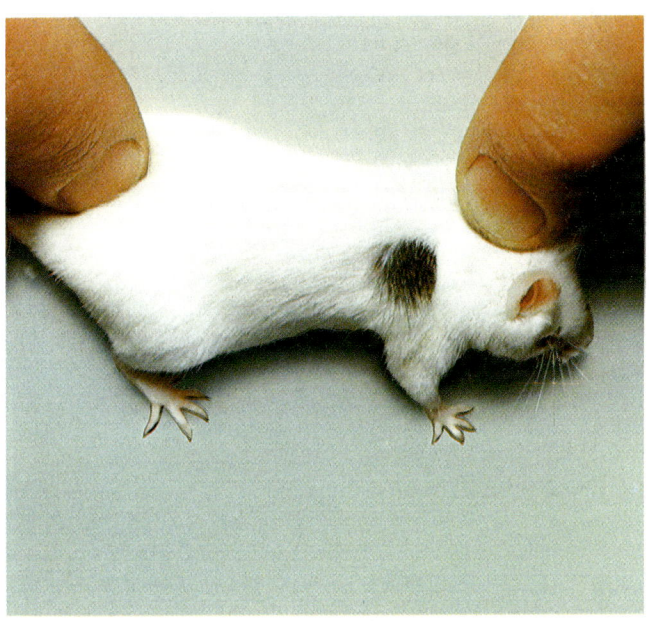

Abb. 12.3 45 Tage nach der Übertragung auf eine tolerante weiße Maus ist das braune Hauttransplantat reizlos eingewachsen.

Die historische Entwicklung des Toleranzkonzeptes kann unter drei Überschriften zusammengefaßt werden:

1. Hohe Antigendosen führen beim Erwachsenen zu einer spezifischen Reaktionslosigkeit: Die beobachteten Antigene waren
1924: Protein (Diphtherietoxoid),
1927: Polysaccharide (Pneumokokken),
1929: einfache Chemikalien (Neoarsphenamine).
2. Kontakt mit einem Antigen während der Embryonalentwicklung führt zu einer spezifischen Reaktionslosigkeit.
1945: stabiler hämatopoetischer Chimärismus bei dizygoten Kälberzwillingen (s. Abb. 12.1),
1949: natürlicher oder künstlicher Antigenkontakt (mit Nicht-Selbst) während des Embryonallebens resultiert in einer Toleranz (wie für „Selbst"),
1951: gegenseitig ausgetauschte Hauttransplantate überleben auf chimären Kälberzwillingen,
1953: Chimärismus bei neugeborenen Mäusen, die als erwachsene Tiere gegenseitige Hauttransplantate nicht abstoßen,
1959: Entdeckung, daß es während der Reifung von Lymphozyten ein Stadium gibt, in dem ein Antigenkontakt die Entwicklung des Lymphozyten so beeinflußt, daß er seine Immunfunktionen einbüßt – d. h. der Lymphozyt wird auf dieses Antigen tolerant.
3. In den frühen sechziger Jahren erkannte man, daß Toleranz und Immunität bei neugeborenen wie erwachsenen Tieren mit jeder Art von Antigen induziert werden kann – ob eine Immunität oder Toleranz entsteht, hängt von der Dosis ab. Ein einzelner Mechanismus, der für die Entstehung und Aufrechterhaltung des Zustandes der Toleranz verantwortlich wäre, ist noch nicht entdeckt worden, obwohl in vielen Untersuchungen wichtige Aspekte dieses Phänomens geklärt werden konnten. Dieses Kapitel soll die Ergebnisse einiger Untersuchungen auf diesem Gebiet darstellen.

Wege zur Ausbildung einer Toleranz

Um 1960 wurde deutlich, daß es mehrere Wege zur Entwicklung einer immunologischen Toleranz gibt. Neuere Ergebnisse zeigen, daß sowohl B-Zellen als auch T-Zellen unter bestimmten Umständen tolerant werden können, und zwar unabhängig voneinander und auf unterschiedliche Weise.

Dieses Kapitel untersucht die verschiedenen Wege, auf denen B- und T-Zellen *in vivo* und *in vitro* tolerant werden können. B- und T-Zellen unterscheiden sich nicht nur darin, auf welche Weise sie eine Toleranz ausbilden, sondern haben während ihrer klonalen Ontogenese auch eine unterschiedliche Bereitschaft zur Entwicklung einer Toleranz. Bei unreifen B-Zellen führt der Kontakt mit einem Antigen oft zu einer Toleranz; während ihrer folgenden Entwicklung zu reifen B-Zellen und später zu antikörperbildenden Zellen (antibody forming cells: AFC) werden sie jedoch zunehmend resistent gegen eine Toleranzbildung. Im Gegensatz dazu sind T-Zellen bezüglich einer Toleranz keinen so großen Schwankungen während ihrer Ontogenese unterworfen. Während der Fetalentwicklung des Immunsystems und in den ersten Lebenswochen ist noch keine Zelle des Immunsystems ausgereift, und deshalb ist das ganze Immunsystem eines Tieres in dieser Entwicklungsphase für eine Toleranzinduktion besonders empfänglich.

Heute weiß man, daß grundsätzlich unterschiedliche Mechanismen der Toleranzentwicklung in ähnlicher Weise auf das Immunsystem einwirken können; es können auch mehrere Mechanismen gleichzeitig in ein und demselben Tier wirksam werden.

Wege zur Ausbildung der Toleranz von B-Zellen

Hier sollen vier Wege zur Entwicklung einer Toleranz von B-Zell-Funktionen beschrieben werden (Abb. 12.4).

Klonaler Entwicklungsabbruch

Unreife B-Zellen sind beim ersten Antigenkontakt besonders empfänglich für eine Toleranzentwicklung, wenn das Antigen in geringen Konzentrationen vorliegt. Unter diesen Umständen wird die normale Reifung der B-Zelle unterbrochen, so daß sie auf eine spätere Antigenbelastung nicht mehr normal reagieren kann.

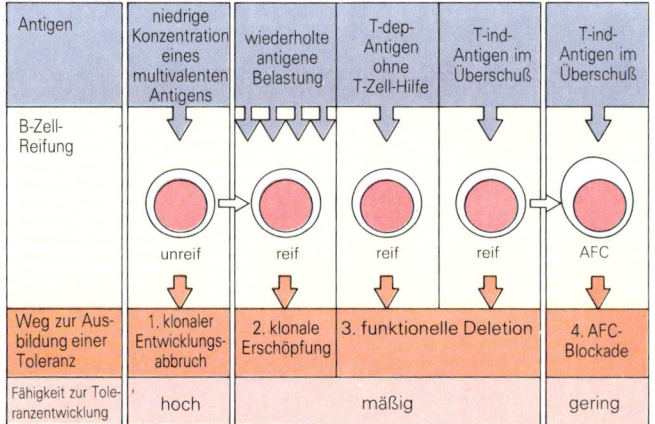

Abb. 12.4 Wege zur Entwicklung einer B-Zell-Toleranz. Mit fortschreitender Reifung zu einer antikörperbildenden Zelle verliert die unreife B-Zelle zunehmend die Fähigkeit, eine Toleranz zu entwickeln. Gleichzeitig muß sich die Art und Weise, wie ein Antigen präsentiert wird, verändern, damit eine Toleranz zustande kommt.
Welcher Toleranztyp induziert wird, hängt demnach vom Reifungsgrad der Zelle, vom Antigen und von der Art der Antigenpräsentation an das Immunsystem ab.
1. Klonaler Entwicklungsabbruch. Niedrige Konzentrationen eines multivalenten Antigens können dazu führen, daß die Vermehrung des unreifen Klons abbricht. Die unreife B-Zelle entwickelt leicht eine Toleranz.
2. Klonale Erschöpfung. Durch die wiederholte Belastung mit einem T-Zell-unabhängigen (T-ind-)Antigen können alle reifen funktionellen B-Zell-Klone verbraucht werden. Die reife B-Zelle zeigt nur eine mäßige Bereitschaft zur Toleranzbildung.
3. Funktionelle Deletion. Fehlende T-Zell-Hilfe bei gleichzeitiger Anwesenheit von T-dep-Antigen (T-Zell-abhängigem Antigen), Suppressor-T-Zellen, oder ein Überschuß an T-ind-Antigen behindern die reife B-Zelle in der Ausübung ihrer normalen Funktion.
4. AFC-Blockade. Ein Überschuß an T-ind-Antigen stört die Sekretion von Antikörpern durch die AFC (antikörperbildende Zellen). AFC entwickeln nur schwer eine Toleranz.

Klonale Erschöpfung

Wiederholte Konfrontation mit einem bestimmten T-unabhängigen (T-ind-)Antigen in immunisierenden Dosen kann zu einer klonalen Erschöpfung führen. Bei dieser Form der Toleranz differenzieren sich alle reifen B-Zellen, die auf das Antigen antworten können, zu kurzlebigen antikörperproduzierenden Zellen (Endstadium der B-Zell-Differenzierung). Wenn alle reifen reaktionsfähigen B-Zellen diese terminale Differenzierung durchmachen, bleiben keine Zellen für die Antwort auf eine nachfolgende Antigenbelastung übrig.

Funktionelle Deletion

1. T-abhängige (T-dep-)Antigene. Diese Antigene können nur mit Hilfe spezifischer T-Zellen eine normale Antwort der B-Zellen hervorrufen. Bei einer normalen Antwort auf T-abhängige Antigene muß die B-Zelle an eine Determinante des Antigens binden und erhält die spezifische T-Hilfe über eine andere Determinante. Wenn keine T-Zell-Hilfe zur Verfügung steht, kann die B-Zelle keine normale Antwort liefern; es kommt somit zu einer funktionellen Deletion.
2. T-unabhängige (T-ind-)Antigene. Diese sind Polymere von einem hohen Molekulargewicht mit repetitiven antigenen Determinanten, die mit den B-Zellen vielfache Bindungen eingehen können, so daß auf die T-Zell-Hilfe verzichtet werden kann. Wird jedoch einer B-Zelle T-unabhängiges Antigen im Überschuß oder in einer nichtimmunogenen Form dargeboten, kann die B-Zelle ihre Funktion nicht erfüllen und liefert keine normale Immunantwort.

Blockade der antikörperbildenden Zellen

Obwohl es bei antikörperbildenden Zellen (AFC) sehr schwierig ist, eine Toleranzentwicklung hervorzurufen, können sehr hohe Dosen von T-unabhängigen Antigenen manchmal zu einer effektiven Toleranz führen. Unter diesen Umständen scheint die große Antigenmenge die Oberflächenrezeptoren der Zelle zu blockieren und so die Antikörpersekretion zu stören.

Wege zur Ausbildung der Toleranz von T-Zellen

Oberflächlich betrachtet sind die Wege zur Ausbildung einer T-Zell-Toleranz ähnlich wie bei den B-Zellen. Z.B. spricht einiges dafür, daß unreife T-Zellen, in ähnlicher Weise wie oben besprochen, klonal ausgeschaltet werden können. Während alle B-Zell-Klone die gleiche zelluläre Funktion haben – nämlich die Antikörpersynthese –, gibt es bei den T-Zellen verschiedene Untergruppen, die völlig verschiedene Funktionen ausüben. T-Helfer (TH)-, „T-delayed hypersensitivity"(TD)- und T-zytotoxische (Tc-)Untergruppen werden unter verschiedenen Bedingungen inaktiviert, was zu einer Toleranzentwicklung hinsichtlich nur einer der T-Zell-Funktionen führen kann. So entwickeln z.B. Vorläufer der Tc-Zellen von Mäusen durch Kontakt mit Mäuse-H-2K- und D-Antigenen eine Toleranz, während dies bei TH-Zellen nur mit Antigenen der I-Region vorkommt. Die T-Zell-Subpopulationen können natürlich nur gegen diejenigen antigenen Determinanten tolerant werden, die sie normalerweise erkennen.

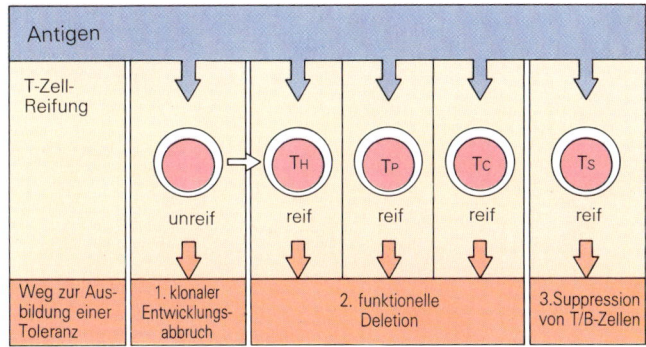

Abb. 12.**5** **Wege zur Entwicklung einer T-Zell-Toleranz.** Das Entwicklungsstadium hat bei den T-Zellen keinen Einfluß auf die Ausbildung einer Toleranz. Damit eine Toleranz zustande kommt, müssen für jede T-Zell-Subgruppe individuell unterschiedliche Voraussetzungen erfüllt sein, auf die hier nicht näher eingegangen werden soll. Eine Toleranz kann entstehen durch:
1. Klonalen Entwicklungsabbruch. Die klonale Vermehrung unreifer T-Zellen kann, ähnlich wie bei B-Zellen, vorzeitig abbrechen.
2. Funktionelle Deletion. Liegt eine Deletion einer einzigen Untergruppe reifer T-Zellen (TH, TD oder TC) vor, betrifft dies nicht die gesamte Gruppe der T-Zellen, sondern äußert sich lediglich im Verlust der betreffenden Teilfunktion.
3. T-Suppression. Suppressor-T-Zellen unterdrücken aktiv die Aktion von B-Zellen oder anderen T-Zell-Untergruppen.

nen. Eine andere T-Zell-Subpopulation ist für die Entwicklung und Aufrechterhaltung der Toleranz besonders wichtig: die T-Suppressor-Zelle (Ts).

Suppressor-T-Zellen

Diese T-Zell-Subpopulation besitzt die Fähigkeit, die Funktion von B-Zellen oder von anderen T-Zell-Subpopulationen zu unterdrücken. Obwohl auch vermutet wurde, daß sie über die Ausschaltung von T- oder B-Zell-Klonen wirken, ist es wahrscheinlicher, daß sie T- und B-Zellen direkt supprimieren. T-Suppressor-Zellen sind antigenspezifisch und können experimentell unter Einhaltung eines bestimmten Injektionsschemas generiert werden. Die Wirkung der Ts-Zellen kann in solchen experimentellen Systemen durch einen Toleranztransfer von T-Zellen eines Spenders auf einen Empfänger demonstriert werden. In diesem Fall ist die Toleranz zeitlich begrenzt und nur durch die kontinuierliche Anwesenheit von Ts-Zellen aufrechtzuerhalten. Mit solchen Transferexperimenten kann eine sozusagen „infektiöse Toleranz" erzeugt werden. Die Wege zur Ausbildung einer T-Zell-Toleranz sind in Abb. 12.**5** zusammengefaßt.

Allgemeine Merkmale der T-Zell- und B-Zell-Toleranz

B- und T-Zellen unterscheiden sich in ihrer Fähigkeit, in vivo eine Toleranz auszubilden. Die Unterschiede liegen darin, wieviel Zeit für die Induktion benötigt wird, wie lange die Toleranz anhält und wie hoch der Antigenspiegel sein muß (Abb. 12.**6**).

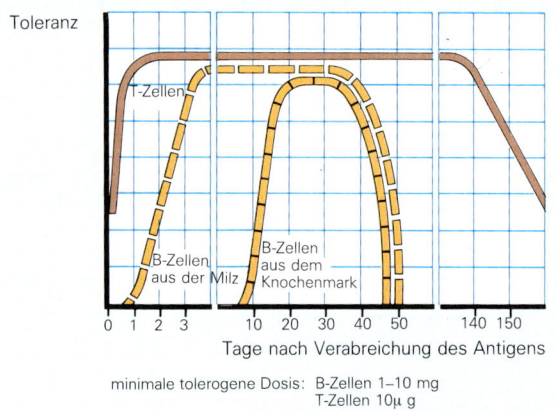

minimale tolerogene Dosis: B-Zellen 1–10 mg
T-Zellen 10µ g

Abb. 12.6 Relative Bereitschaft zur Toleranzentwicklung von T- und B-Zellen in vivo. Nach Verabreichung einer tolerogenen Dosis eines Antigens (menschliches Immunglobulin – ein T-abhängiges Antigen) wurde bei einer Maus die Dauer der Toleranz gemessen. Die Toleranz der T-Zellen entwickelt sich schneller und hält länger an als die B-Zell-Toleranz. Dies gilt für B-Zellen aus der Milz und aus dem Knochenmark, wobei Milzzellen wesentlich rascher tolerant werden können. T-Zellen brauchen im allgemeinen weit geringere Antigendosen für eine Toleranz: T-Zellen benötigen 10 µg, B-Zellen benötigen 1–10 mg, also das Tausendfache.

Induktionszeit

T-Zellen aus Milz und Thymus entwickeln eine Toleranz innerhalb von Stunden nach Belastung mit einem T-abhängigen Antigen. B-Zellen aus der Milz Erwachsener brauchen bei solchen Antigenen vier Tage, bei B-Zellen aus dem Knochenmark kann es bis zu 15 Tagen dauern. T-unabhängige Antigene dagegen werden von B-Zellen schneller toleriert. Dies könnte mit der größeren Avidität dieser multivalenten Antigene zu B-Zellen zusammenhängen, oder damit, daß einzelne B-Zell-Klassen eine besondere Vorliebe für solche Antigene besitzen.

Antigendosis

Obwohl reifende B-Zellen ihre Bereitschaft zur Toleranzentwicklung im Laufe der Zeit verändern, brauchen B-Zellen im Vergleich zu T-Zellen gewöhnlich 100- bis 1000mal mehr Antigen, damit eine Toleranz zustande kommt. Der hohe Antigenbedarf von B-Zellen vermindert sich, wenn bei der Bindung zwischen B-Zelle und Tolerogen eine hohe Avidität besteht, wie dies bei hochaffinen B-Zell-Rezeptoren oder multivalenten Antigenen der Fall ist. Obwohl ursprünglich beobachtet wurde, daß eine Toleranz am besten mit hohen Dosen von Antigen induziert wird (man nennt dies „High-zone"-Toleranz), haben nachfolgende Untersuchungen ergeben, daß einige schwachimmunogene Antigene auch eine Toleranz induzieren, wenn sie in kleinen Mengen gegeben werden; diese liegen typischerweise um einige Größenordnungen unter der Dosis für eine „High-zone"-Toleranz. Diese Form der Toleranz wird wahrscheinlich von den T-Suppressor-Zellen aufrechterhalten, die auf eine viel niedrigere Antigendosis ansprechen als die T-Helfer-Zellen. Eine Toleranz dieses Typs (genannt „Low-zone"-Toleranz)

ist nur partiell und betrifft nur einige der Immunozyten.

Antigenpersistenz

Grundsätzlich scheint die kontinuierliche Anwesenheit des Antigens Voraussetzung für eine Toleranz zu sein. Deshalb hält die Toleranz gegen Antigene, die langsam abgebaut werden (wie etwa ein D-Aminosäure-Polymer) nach einer einzigen Injektion insgesamt länger an (bis zu einem Jahr bei der Maus) als eine Toleranz gegen Antigene, die schnell katabolisiert werden. Das unterschiedliche Schicksal der Antigene im Körper ist Hauptgrund dafür, daß *In-vivo* und *In-vitro*-Untersuchungen oft zu verschiedenen Ergebnissen kommen.

Spezifität

Aus Experimenten weiß man, daß eine Toleranz gegen bestimmte antigene Determinanten entsteht, und nicht gegen die Antigene als solche (Abb. 12.7). Dies kann zur Ausbildung einer Toleranz auf eine Vielzahl von verschiedenen Antigenen führen, wenn diese auch nur eine einzige gemeinsame antigene Determinante aufweisen, die für T-Zellen tolerogen ist. Aufrechterhalten wird diese Toleranz durch einen der oben beschriebenen Mechanismen.

Dauer

Die Persistenz eines Antigens spielt eine Hauptrolle bei der Aufrechterhaltung der Toleranz. Die Dauer der Toleranz kann ermittelt werden, indem Zellen toleranter Tiere auf Empfänger übertragen werden, deren Immunsystem durch Röntgenbestrahlung funktionslos gemacht worden ist. Aus solchen Untersuchungen weiß man, daß die T-Zell-Toleranz länger anhält als die der B-Zellen. Ist die Toleranz Folge einer klonalen Deletion, hängt die Erholungszeit von der Regeneration reifer Lymphozyten aus der Stammzellenpopulation ab. Ist allerdings die Toleranz durch eine Blockade von antikörperbildenden Zellen bedingt (ein Beispiel ist die Toleranz nach Verabreichung von Lipopolysacchariden in hohen Dosen), führt eine Übertragung der toleranten Zellen in antigenfreies Milieu zu einem raschen Verlust der Toleranz.

Andere Versuche zur Dauer einer Toleranz können durchgeführt werden, indem man ein Tier experimentell thymektomiert, es dann gegen ein bestimmtes Antigen tolerant macht und die Abnahme der Toleranz im Vergleich mit einem ähnlich behandelten, nichtthymektomierten Tier beobachtet. Bei T-unabhängigen Antigenen (wie Levan) fand man, daß thymektomierte Individuen sich nach demselben Muster von der Toleranz „erholen" wie die nichtthymektomierten Tiere (Abb. 12.8). Sowohl die Immunität als auch die Toleranz gegen T-unabhängige Antigene sind Funktionen der B-Zellen, und deswegen hat ein fehlender Thymus keinen Einfluß auf die Ausbildung oder Abnahme der Toleranz.

Unvollständige Toleranz

Die Toleranz gegen ein Antigen muß nicht notwendigerweise vollständig sein und kann sich darin äußern, daß lediglich einige Merkmale der Immunantwort fehlen.

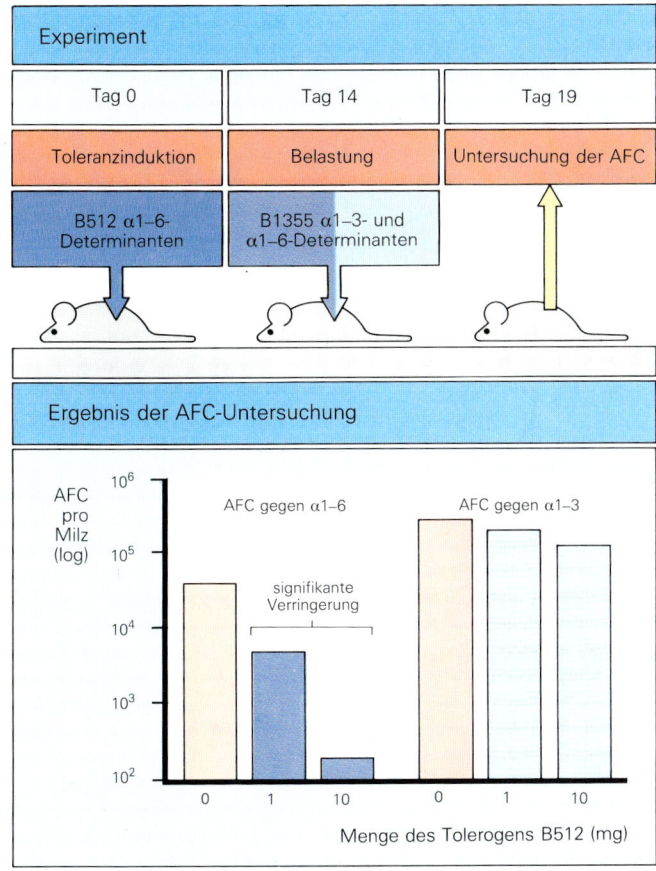

Abb. 12.7   Spezifische Toleranz gegenüber einer einzigen von mehreren Determinanten auf demselben Antigen. Bei diesem Experiment wurde als Tolerogen das Dextran-B512-Polysaccharid verwendet, welches eine 1-6-Glycosyl-Determinante besitzt. Der Versuch wurde an drei Gruppen von Mäusen durchgeführt: Gruppe 1 erhielt kein Tolerogen (Kontrolle), Gruppe 2 erhielt 1 mg und die dritte Gruppe 10 mg. Am Tag 14 wurde allen Mäusen eine immunogene Dosis eines anderen Polysaccharides – Dextran B1355 – verabreicht, das außer der α1-6-Determinante noch eine α1-3-Determinante aufweist. Am Tag 19 wurden die Antikörper gegen diese Determinanten bestimmt, indem die AFC jeder Milz ausgezählt wurden. Die linke Hälfte des Säulendiagramms zeigt die Antikörperantwort gegen die α1-6-Determinante: Die Antwort ist signifikant vermindert, und außerdem nimmt die Toleranz mit Erhöhung der tolerogenen Dosis zu. Die Antwort auf die α1-3-Determinante (rechts) zeigt keine signifikante Erniedrigung.

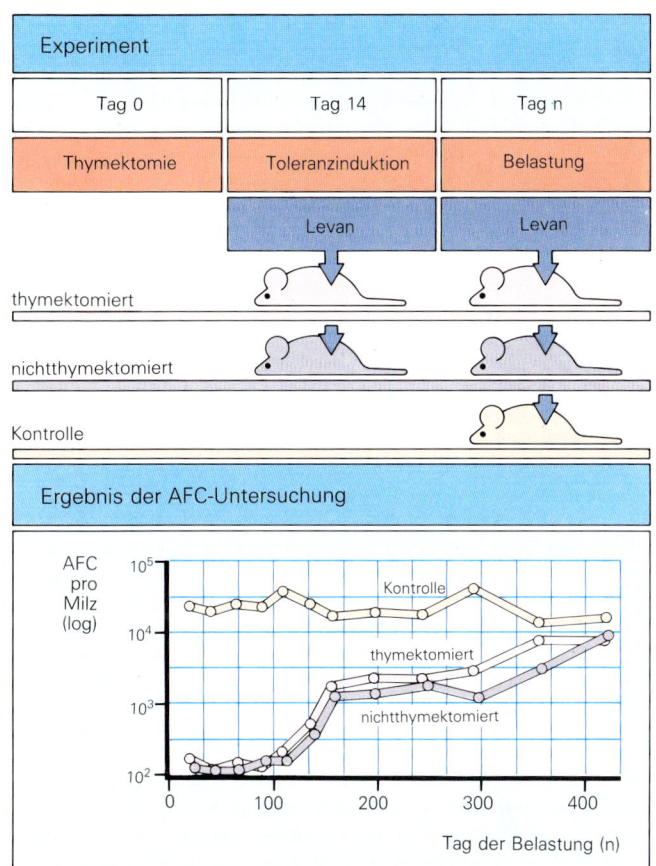

Abb. 12.8   Dauer einer Toleranz – die Toleranz gegenüber Levan nimmt bei thymektomierten und nichtthymektomierten Tieren in ähnlichem Ausmaß ab. Am Tag 0 wurde eine (von drei) Gruppe von Mäusen thymektomiert. Am Tag 14 wurde bei der thymektomierten und nichtthymektomierten Gruppe eine Toleranz gegenüber Levan induziert. Später (am Tag 11) wurde diesen beiden Gruppen und einer Kontrollgruppe eine immunogene Dosis Levan verabreicht. In der Abbildung sind Stärke der Antikörperantwort (AFC pro Milz) und Tag der Belastung mit Levan eingetragen. Die Antikörperantwort fällt um so stärker aus, je größer das zeitliche Intervall zwischen Toleranzausbildung und Antigenbelastung ist. Diese Rückbildung der Toleranz verläuft bei den nichtthymektomierten Tieren ähnlich wie bei den thymektomierten, was darauf hinweist, daß T-Zellen keinen Einfluß auf die Toleranz gegenüber diesem Antigen ausüben.

Affinität und Isotypenreifung

Unter normalen Umständen führt eine zweite Antigenbelastung zu einer Verlagerung der produzierten Antikörperisotypen von IgM nach IgG und zu einer Erhöhung der Affinität. Nach Induktion einer Toleranz kann die normale Reifung der Antikörperantwort gestört sein, so daß eine zweite Antigenbelastung mit einem veränderten Spektrum von Immunglobulinisotypen und Antikörpern von niedriger Affinität beantwortet wird. Dies kann mit der schnelleren Toleranzentwicklung bei den hochaffinen B-Zellen, einer Blockade von antikörperbildenden Zellen eines bestimmten Isotyps und/oder mit der selektiven Wirkung von Suppressor-T-Zellen zusammenhängen. Die Bereitschaft von B-Zell-Isotypen zur Entwicklung einer Toleranz nimmt in folgender Reihenfolge ab:
$B^\varepsilon > B^\gamma > B^\mu$ (für T-unabhängige Antigene) und $B^{\gamma^2} > B^{\gamma^1}$ (für einige T-abhängige Antigene).

Humorale und zellvermittelte Antwort

Bestimmte Populationen von Lymphozyten (B-Zellen oder T-Zell-Subgruppen) entwickeln eine Toleranz gegen Antigene bevorzugt dann, wenn diese in einer bestimmten Form oder Dosis vorliegen. So ist es beispielsweise möglich, daß ein Antigen zwar eine Antikörper(humorale)-Antwort hervorruft, daß es aber nicht zu einer Sensibilisierung nach intrakutaner Verabreichung (T-Zell-vermittelte Antwort) kommt. In

Ebene	Phänomen	Ursache
Affinität und Isotypen	Antikörpersekretion quantitativ und hinsichtlich der Affinitätsreifung gestört, selektive Toleranzentwicklung der isotypischen B-Vorläuferzellen	bevorzugte Toleranzentwicklung bei hochaffinen B-Zellen, AFC-Blockade, Ts-Zellen, Reihenfolge der Empfänglichkeit $B^\epsilon > B^\gamma < B^\mu$ T-ind-Ag $B^\mu/B^{\gamma2} > B^{\gamma1}$ (einige T-dep-Ag)
humorale/ CMI-Antworten	selektive Supression einer Form der Antwort	regulatorische Zellinteraktionen, u. a. abhängig von der kritischen Dosis oder der chemischen Vorbehandlung des Antigens
Determinanten	verschiedene Determinanten auf einem Antigen können unabhängig voneinander eine Toleranz entwickeln	Größe und Dichte der Determinanten Affinität des B-Zell-Rezeptors
Gewebespezifität	gegen hämatopoetische Zellen tolerante Tiere können ein Hauttransplantat desselben Spenders abstoßen	epidermale Alloantigene werden von hämatopoetischen Zellen nicht exprimiert

Abb. 12.9 Unvollständige Toleranz. Die verschiedenen Typen der inkompletten Toleranz können unabhängig voneinander auftreten und unterschiedliche Auswirkungen zeigen.

diesem Fall sind die für die verzögerte Überempfindlichkeitsreaktion verantwortlichen T_D-Zellen (s. „Überempfindlichkeit Typ IV-Reaktion") tolerant, die T_H- und B-Zellen jedoch nicht. Diese Unterschiede sind wohl den zellulären Bestandteilen der Immunantwort zuzuschreiben. Deren Wirkung wird durch Faktoren wie Höhe der Antigendosis, Veränderung der chemischen Struktur und Art der Präsentation beeinflußt.

Determinanten

Es wurde bereits besprochen, daß die Toleranz gegen eine Determinante auf einem Antigen unabhängig von allen anderen Determinanten auf diesem Antigen indu-

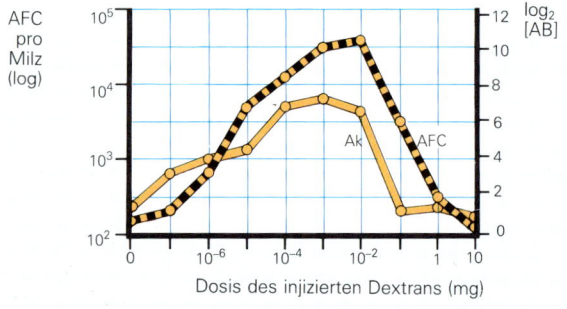

Abb. 12.10 Dosisabhängigkeit der Immunreaktion auf das T-unabhängige Antigen Dextran B512. Nach Immunisierung verschiedener Gruppen von Mäusen mit unterschiedlichen Dosen von Dextran wurden die neugebildeten Antikörper (Ak) und antikörperbildenden Zellen (AFC) in jeder Milz bestimmt und die ermittelte Anzahl in Beziehung zur Antigendosis gebracht. Die zur Toleranzinduktion benötigte Dextrandosis scheint bei der Antikörperbestimmung niedriger zu sein als bei der Auszählung der AFC (Hämolyse-Plaque-Test). Dies hängt mit der peripheren Neutralisation von Antikörpern durch höhere Antigendosen zusammen. Der Hämoylse-Plaque-Test erfaßt die Toleranz auf der Ebene der B-Zellen.

ziert werden kann (s. Abb. 12.7). Dabei scheinen Größe und Dichte der Determinante oder Unterschiede in der Affinität des B-Zell-Rezeptors eine Rolle zu spielen (s. Kap. „Antikörperantwort").

Gewebespezifität

Es kann vorkommen, daß ein Tier (Stamm A) durch neonatale Injektionen von hämatopoetischen Zellen gegen die *Gewebeantigene* eines anderen Stammes (B) tolerant wird, nicht jedoch gegen *Hautzellen* des Stammes B. Dies kommt daher, daß der Empfänger (A) auf den Hautzellen des Stammes B fremde Alloantigene erkennt, die nicht auf den hämatopoetischen Zellen des Stammes B exprimiert werden, gegen die das Tier des Stammes A tolerant geworden ist. Die verschiedenen Typen der unvollständigen Toleranz sind in Abb. 12.9 zusammengefaßt.

Mechanismen der Toleranzinduktion

Antigeninduzierte Toleranz

Dieses Kapitel beschäftigt sich mit Experimenten, mit denen Mechanismen der antigeninduzierten Toleranz untersucht wurden.

B-Zell-Toleranz: B-Zellen können gegen eine Vielzahl von T-unabhängigen Antigenen tolerant gemacht werden. Grundsätzlich werden diese Antigene *in vivo* langsam metabolisiert und rufen dadurch eine relativ langanhaltende Toleranz hervor. Die Antwort von B-Zellen auf T-unabhängige Antigene hängt von der Dosis des injizierten Antigens ab (Abb. 12.10).

Trotz ihrer höheren Avidität für B-Zellen müssen T-unabhängige Antigene in größeren Mengen vorliegen als T-abhängige Antigene, um als effektive Tolerogene zu wirken. T-Zellen spielen keine Rolle bei der Toleranz auf T-unabhängige Antigene, daher können auch thymuslose Nacktmäuse eine Toleranz gegen diese Antigene entwickeln. Es konnte auch gezeigt werden, daß humorale Faktoren bei der Entwicklung dieser Form der Toleranz nicht beteiligt sind, da ein Serumtransfer von supprimierten auf normale Mäuse keine Toleranz überträgt (Abb. 12.11). Die Abwesenheit von humoralen Faktoren bei der Toleranzinduktion reifer B-Zell-Klone weist auf eine klonale Deletion oder AFC-Blockade hin. Der hohe Bedarf an Antigen unterstützt diese Vermutung. Tatsächlich kann erwartet werden, daß bei den hohen Antigendosen, wie sie in einigen Experimenten (wie in Abb. 12.10) verwendet werden, eine AFC-Blockade stattfindet. Toleranz durch B-Zell-Deletion unterscheidet sich von der Toleranz durch AFC-Blockade hinsichtlich der benötigten Dosis und des Ausmaßes der Antikörpersuppression, wobei es schwieriger ist, voll differenzierte AFC zu supprimieren. AFC-Blockade und die Deletion von B-Zell-Klonen sind zwei getrennte Vorgänge (Abb. 12.12).

Im Vergleich zu reifen B-Zellen sind neonatale B-Zellen viel empfänglicher für eine Toleranzinduktion. Die für eine B-Zell-Toleranz benötigten Antigenspiegel liegen bei Neugeborenen ungefähr um das Hundertfache niedriger als die Spiegel bei Erwachsenen (Abb. 12.13). Die Ausbildung einer B-Zell-Toleranz für T-abhängige Antigene ist beim Erwachsenen schwieri-

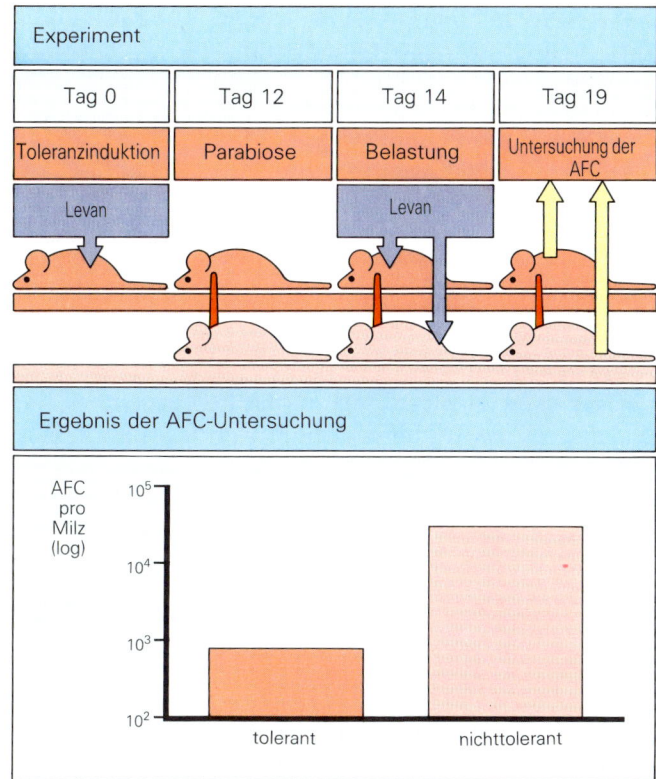

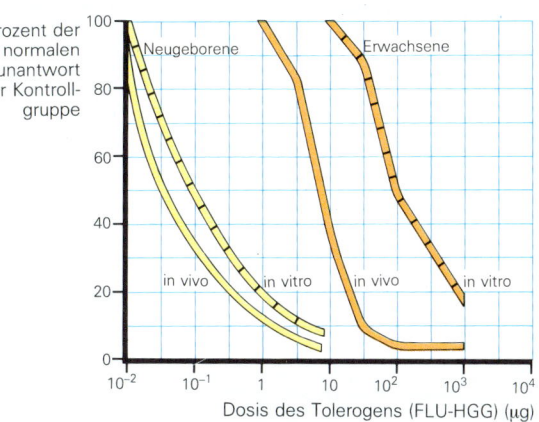

Abb. 12.13 Suszeptibilität neonataler B-Zellen für eine Toleranz gegenüber einem T-unabhängigen Antigen (FLU-HGG) in vivo und in vitro. Die gemessene Antikörperantwort ist im prozentualen Vergleich zur normalen Immunantwort (= 100%) angegeben. Beim Neugeborenen läßt sich bereits mit einem Hundertstel der Erwachsenendosis eine Toleranz induzieren, da B-Zellen in einem frühen Stadium ihrer klonalen Ontogenese relativ leicht tolerant werden. Eine Toleranz von B-Zellen läßt sich in vivo einfacher herstellen als in vitro, was wahrscheinlich mit der besseren Antigenpräsentation im lymphatischen Gewebe zusammenhängt.

Abb. 12.11 Die Toleranz auf ein T-unabhängiges Antigen (Levan) wird nicht durch einen humoralen Faktor induziert. Am Tag 0 wurde bei einer Maus eine Toleranz gegenüber Levan induziert. 12 Tage später wurde dieses Tier an den Blutkreislauf einer unbehandelten Maus angeschlossen (Parabiose). Am Tag 14 wurden beide Tiere mit Levan belastet und am Tag 19 eine AFC-Bestimmung durchgeführt. Da die nichttolerante Maus eine normale Immunantwort liefert, kann an der Toleranzinduktion bei der ersten Maus kein löslicher übertragbarer Faktor beteiligt gewesen sein.

	funktionelle B-Zell-Deletion	AFC-Blockade
	Deletion	hemmt Ak-Sekretion
minimale tolerogene Dosen (mg) — Dextran (5×10^5 MG)	1	0,01
minimale tolerogene Dosen (mg) — Levan (6×10^3 MG)	10	inaktiv
Empfänglichkeit des Isotyps	IgG > IgM	IgM > IgG
erzielbare Toleranz	vollständig	teilweise

Abb. 12.12 Unterschiede zwischen klonaler B-Zell-Deletion und AFC-Blockade. Die Bindung eines T-unabhängigen Antigens an B-Zell-Rezeptoren kann zu einer funktionellen Deletion des B-Zell-Klons führen. Auf der anderen Seite vermindert die Bindung von Antigen an AFC die Bildung von Antikörpern durch Beeinträchtigung der Antikörpersekretion. Diese beiden Mechanismen der Toleranzinduktion unterscheiden sich in verschiedenen Merkmalen, wie z. B. in der minimalen effektiven Dosis und Molekulargewicht der Tolerogene, in der Reaktionsbereitschaft der verschiedenen beteiligten Antikörperklassen und in der Qualität der induzierten Toleranz.

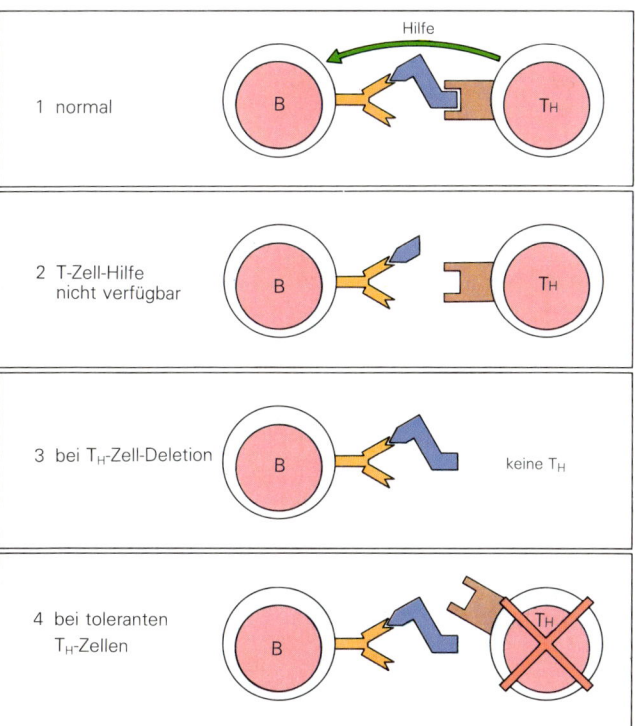

Abb. 12.14 Induktion einer B-Zell-Toleranz auf T-abhängige Antigene beim Erwachsenen. Normalerweise wird die T-Zell-Hilfe über eine Antigenbrücke an die empfängliche B-Zelle weitergeleitet, wodurch die Antikörperbildung aktiviert wird (1). Der Trick bei der Toleranzinduktion beim Erwachsenen ist, diese T-Zell-Hilfe an die B-Zelle zu unterbinden. Wenn die Helfer-T-Zelle das Antigen (z. B. ein aufgespaltenes Globulin) nicht erkennt, bleibt die Zellhilfe aus (2); die Folge ist eine Deletion der T-Zellen, wie z. B. bei der thymuslosen (nackten) Maus (3), oder die Helfer-T-Zellen werden tolerant und können die B-Zell-Klone nicht mehr aktivieren (4).

ger zu untersuchen, da T-Helfer-Zellen normalerweise ihre Zellhilfe über Determinanten des Antigens (Carrier-Determinanten) an die B-Zellen vermitteln. Eine Toleranz für diese Antigene kann nur entstehen, wo dieser Mechanismus umgangen wird, z. B. wenn die Tiere keine T-Zellen besitzen (z. B. nackte Mäuse) oder wenn die T-Zellen gegen die Carrier-Determinanten bereits tolerant sind (Abb. 12.**14**).

T-Zell-Toleranz: Eine Toleranz reifer T-Zellen entsteht entweder durch funktionelle Deletion von T-Zellen oder nach Induktion von Suppressor-T-Zellen. Auf einige Unterscheidungsmerkmale dieser beiden Typen der Toleranz wurde schon kurz eingegangen.

Folgende Punkte sind wesentlich:

1. Eine Deletion von T-Helfer-Zellen findet rascher statt als die Bildung von T-Suppressor-Zellen.

2. Die Deletion von T-Helfer-Zellen kann durch Stimuli induziert werden, welche die Ts-Zellen unbeeinflußt lassen (z. B. durch das Medikament Cyclophosphamid, dessen Wirkung später besprochen wird).

3. Eine Toleranz durch Deletion von T-Helfer-Zellen kann nicht mit Zellen eines toleranten Tieres auf einen Empfänger übertragen werden (s. Abb. 12.**11**).

4. Eine Toleranz durch Deletion von T-Helfer-Zellen persistiert auch nach Verlust von T-Suppressor-Zellen. Diese Punkte sind in Abb. 12.**15** zusammengefaßt.

In der Praxis wird die Deletion von T-Zell-Klassen bei einigen Transplantationsphänomenen deutlich, die nicht mit der Anwesenheit von Ts-Zellen erklärt werden können:

1. Bei neonatal erzeugten Chimären, die gegen einen H-2-Haplotyp eines Spenders vollständig tolerant sind, finden sich keine T-Zellen, die das Spendergewebe als fremd erkennen würden; es finden sich auch keine Ts-Zellen, obwohl die Chimären in ständigem Kontakt mit potentiell antigenen Zellen waren.

2. Erhalten bestrahlte F_1-Mäuse Zellen beider Elternlinien (die Mäuse werden nun Strahlenchimären), gibt es keine Unverträglichkeitsreaktion der Spenderzellen untereinander, wie es normalerweise der Fall sein müßte, sondern es entstehen stabile Chimären. Da keine Ts-Zellen vorhanden sind, schließt man daraus, daß die Toleranz durch Deletion der zytotoxischen T-Spenderzellen verursacht ist. Diese würden sonst Zellen der anderen elterlichen Linie an den allotypischen Markern erkennen und zerstören.

3. Obwohl eine neonatal induzierte Toleranz durch eine immunologische Beendigung des Chimärismus durchbrochen werden kann, geschieht dies nicht bei thymektomierten Tieren, da diese keine neuen reifen T-Zellen produzieren können, die mit dem fremden Gewebetyp reagieren würden. Trotz einer Behandlung, die normalerweise die neonatal induzierte Toleranz beenden würde, stoßen solche thymektomierten Tiere Gewebstransplantate vom Typ ihrer früheren Spender nicht ab. Abb. 12.**16** zeigt anhand von Transplantationsmodellen die Bedeutung der T-Zell-Deletion.

T-Zellen werden, besonders im Erwachsenenalter, viel leichter tolerant als B-Zellen. Darüber hinaus scheint es, daß es im Anfangsstadium der Toleranz einen Unterschied zwischen T-Zell- und B-Zell-Deletion gibt, insbesondere hinsichtlich der Dosis und Form des benötigten Antigens. Z. B. werden T-Zellen auf die monomere Form des Proteins Flagellin tolerant, während B-Zellen dafür polymerisiertes Flagellin benötigen. So scheint es, daß eine Kreuzvernetzung der T-Zell-Rezeptoren mit hohen Dosen multivalenten Antigens für die Toleranzinduktion gar nicht notwendig ist; daraus folgt, daß die T-Zell-Toleranz durch ein einziges Signal, das die T-Zelle erreicht, induziert werden kann. Dennoch ist es fast unmöglich, eine Toleranz von T_H-Zellen *in vitro* zustande zu bringen, während dies in ähnlichen Systemen mit B-Zellen sehr gut gelingt.

Nicht selten wird eine Toleranz durch Ts-Zellen aufrechterhalten. Dies ist grundsätzlich dann der Fall, wenn die Suppression im Erwachsenenalter generiert wurde. Sie unterscheidet sich von der normalen, neonatal entstehenden Zelltoleranz, die Folge einer T_H-Zell-Deletion ist. Offenbar wirken Ts-Zellen unter verschiedenen Bedingungen auf unterschiedliche Weise. Manchmal greifen sie in die T/B-Kooperation ein, in anderen Fällen beeinflussen sie direkt die Funktion der T_H-, Tc- und anderer Ts-Populationen. Einige Antigene sind so immunogen, daß sie nur dann eine Toleranz induzieren können, wenn sie zusammen mit potenten immunsuppressiven Maßnahmen, wie Bestrahlung oder Cyclophosphamid, verabreicht werden. Für diese Formen der Suppression sind Ts-Zellen zuständig (Abb. 12.**17**).

Hinweise auf eine klonale Deletion bei antigeninduzierter T-Zell-Toleranz (1)

Suppressor-T-Zellen scheinen aus folgenden Gründen keine Rolle zu spielen:

die T_H-Deletion setzt bereits vor dem Auftreten von Ts-Zellen ein

wird auch bei supprimierten (z. B. mit Cyclophosphamid) Ts-Zellen beobachtet

Toleranz wird in vivo durch normale Lymphozyten (Parabiose) durchbrochen

Toleranz persistiert nach Verlust von Ts-Zellen

Abb. 12.15 Klonale Deletion bei der antigeninduzierten T-Zell-Toleranz ohne Beteiligung von Suppressor-T-Zellen. Diese experimentellen Befunde sprechen dafür, daß die Toleranz durch eine Deletion von T-Zellen zustande kommt, und nicht durch Induktion von Suppressor-T-Zellen.

Hinweise auf ein klonale Deletion bei antigeninduzierter T-Zell-Toleranz (2)

im Transplantationsmodell:

vollständig H-2-tolerante neugeborene Chimären besitzen keine Anti-Spender-T-Zellen und -Ts-Zellen

Strahlenchimären besitzen gegenseitig tolerante Spenderzellen, jedoch keine Ts-Zellen

durch Thymektomie wird der Verlust der Toleranz bei Beendigung des Chimärismus verhindert; die Wiederherstellung der Immunität erfordert also eine Neurekrutierung

Abb. 12.16 Klonale Deletion bei der antigeninduzierten T-Zell-Toleranz im Transplantationsmodell. Die bei diesen Experimenten beobachtete Toleranz kann nicht durch Suppressor-T-Zellen induziert worden sein, folglich muß eine Deletion von T-Zell-Klonen vorliegen.

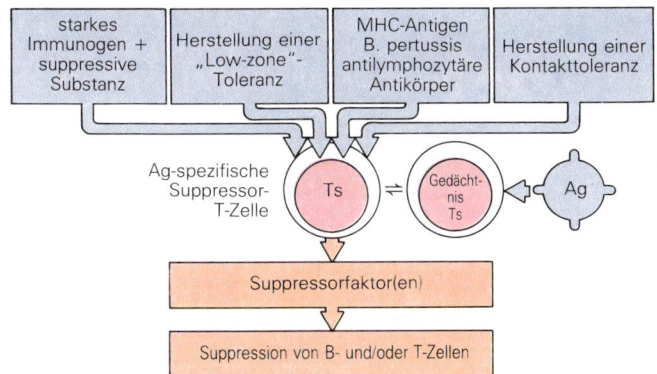

Abb. 12.17 Toleranzinduktion beim Erwachsenen unter Beteiligung von Suppressor-T-Zellen. Durch eine spezielle Präsentation von Antigen können spezifische Suppressor-T-Zellen induziert werden. Dies kann geschehen durch: Kombination eines potenten Immunogens mit einem Suppressivum (z. B. Cyclophosphamid); niedrige Dosierung des Tolerogens, die zur Ausbildung einer „Low-zone"-Toleranz führt; Unterdrückung der Immunität gegen MHC-Antigene durch Verabreichung des Antigens zusammen mit einem Mikroorganismus (z. B. B. pertussis) und einem Antilymphozytenserum. Bei der Hyposensibilisierung gegen bestimmte Kontaktallergene werden selektiv Ts-Zellen aktiviert, wenn das Antigen so appliziert wird, daß es keine Hautsensibilisierung hervorruft. Ts-Zellen können – auf gleiche Weise wie andere T-Zell-Typen – zu Gedächtniszellen werden und bei einem weiteren Antigenkontakt reaktiviert werden. Suppressorzellen setzen Faktoren frei, welche die Aktivität von B-Zellen und anderen T-Zellen hemmen.

Toleranz durch immunsuppressive Medikamente

Immunsuppressive Substanzen können allein keine antigenspezifische Toleranz erzeugen, solange sie auf alle empfänglichen Klone gleichstark einwirken. Bestimmte immunsuppressive Medikamente wie Cyclosporin A wirken bevorzugt auf bestimmte Lymphozytensubpopulationen: Cyclosporin A z. B. wirkt hauptsächlich auf T-Zellen. Wenn immunsuppressive Substanzen antigenspezifisch wirken sollen, muß bei der Toleranzentwicklung ein antigenspezifisches Element miteinbezogen werden, so daß die Substanzen als Kofaktoren bei der Tolerogenese wirken können. Ein Experiment, in dem Cyclophosphamid eine antigeninduzierte Toleranz unterstützt, wird in Abb. 12.**18** beschrieben. Dabei wird deutlich, daß diese Substanzen immunsuppressiv wirken, indem sie

1. entweder die Schwelle für eine Toleranzinduktion herabsetzen
2. oder die durch Antigen angestoßene Differenzierungsvorgänge in den Zellen blockieren.

Das gewöhnlich verwendete Immunsuppressivum Cyclophosphamid wirkt sowohl auf T- als auch auf B-Zellen. Es erhöht die Sensitivität von B-Zellen für eine normale Toleranzentwicklung. Wahrscheinlich können mit Cyclophosphamid behandelte B-Zellen ihre Immunglobulinrezeptoren (für Antigen) auf der Zelloberfläche nicht mehr in ausreichendem Umfang erneuern. Bemerkenswert ist, daß neonatale B-Zellen ebenfalls ihre Oberflächenrezeptoren nicht regenerieren können, wenn sie Kontakt mit einem Antigen hatten, oder ein „Capping" vorausging. Als „Capping"

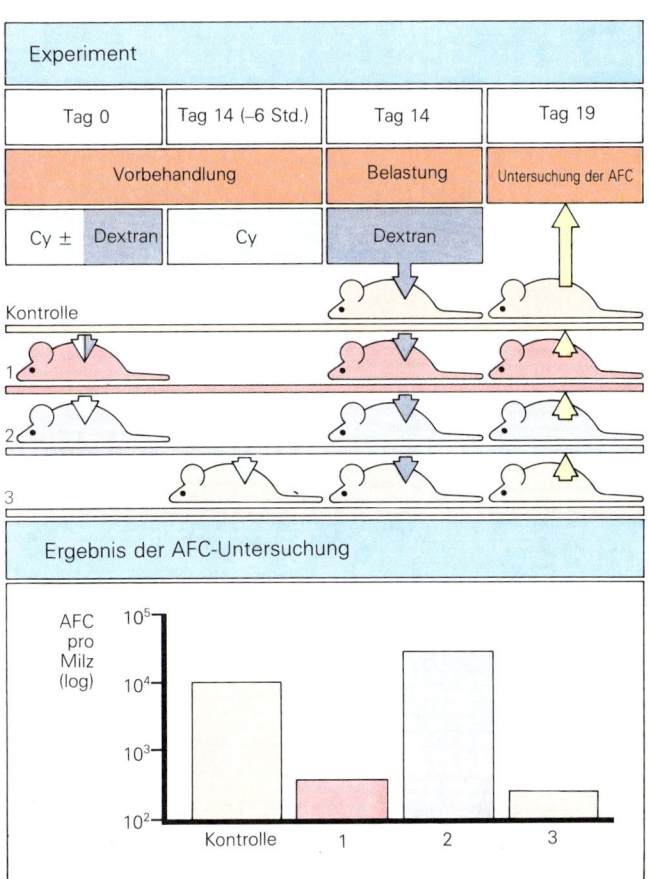

Abb. 12.18 Verstärkung einer antigeninduzierten Toleranz durch Cyclophosphamid (Cy). Bei diesem Experiment diente eine Gruppe von Mäusen als Kontrolle, drei weitere Gruppen wurden folgendermaßen vorbehandelt: (1) Cyclophosphamid und eine normalerweise immunogene Dosis eines Antigens (Dextran) am Tag 0, (2) nur Cyclophosphamid am Tag 0, (3) nur Cyclophosphamid sechs Stunden vor der Belastung mit Antigen am Tag 14. Das Diagramm zeigt die Ergebnisse des Hämolyse-Plaque-Tests am Tag 19. Wird Cyclophosphamid zusammen mit dem Antigen gegeben, resultiert daraus eine langdauernde antigenspezifische Toleranz; wird es dagegen unmittelbar vor der Antigenbelastung verabreicht, kommt es vorübergehend zu einer allgemeinen Verminderung der Immunreaktivität.

oder „Haubenbildung" bezeichnet man in diesem Fall die Aggregation von Oberflächenimmunglobulin, nachdem es mit Anti-Immunglobulin umhüllt wurde. Die so gebildete „Haube" wird in die Zelle integriert, wodurch die Membran ihre Immunglobulinrezeptoren verliert (Abb. 12.**19**).

Antikörperinduzierte Toleranz

Die Haftstelle („Combining site") eines Antikörpers kann selbst als Antigen wirken und die Bildung von spezifischen Antikörpern induzieren. Solche gegen die Haftstellen (Idiotypen) anderer Antikörper gerichteten Antikörper heißen antiidiotypische Antikörper (s. Kap. „Steuerung der Immunantwort"). Diese Antikörper binden spezifisch an diejenigen Idiotypen, die ihre Bildung induziert haben; binden sie an Idiotypen der Zelloberfläche, und kommt es zu einer Kreuzvernetzung der Immunglobulinrezeptoren auf der Oberfläche, ahmen sie damit die Wirkung eines Antigens nach und können somit eine spezifische Toleranz erzeugen (oder unter entsprechenden Umständen eine Immunität). Diese antiidiotypischen Antikörper wirken nur auf Zellen, die den entsprechenden Idiotyp tragen.

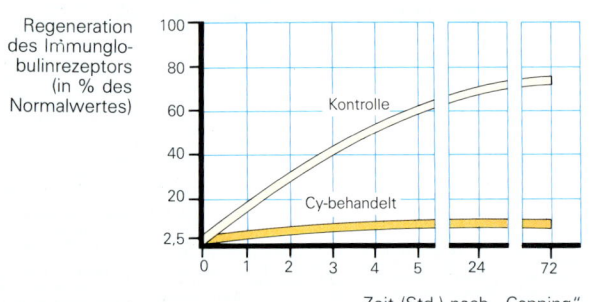

Abb. 12.19 Wirkung von Cyclophosphamid auf die Regenerationsfähigkeit der Immunglobulinrezeptoren von B-Zellen. B-Zellen wurden in Anwesenheit (Cy-behandelt) und Abwesenheit (Kontrolle) von Cyclophosphamid mit Anti-Immunglobulin beschichtet („Capping"). Cy-behandelte Zellen brauchen sehr lange, um ihre Rezeptoren zu regenerieren.

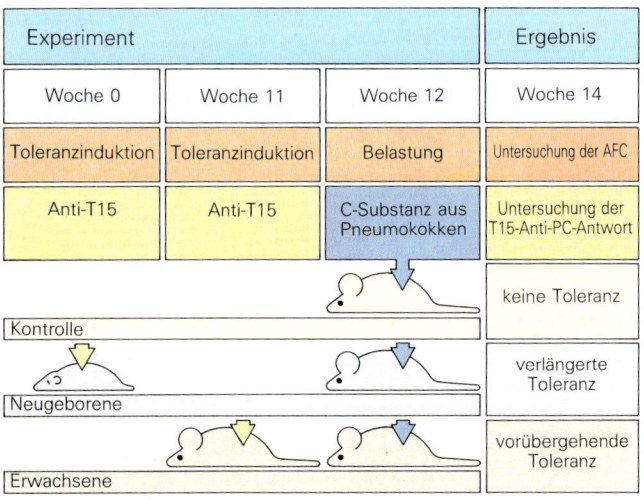

Abb. 12.20 Antiidiotypische Induktion einer passiven Toleranz. Für dieses Experiment wurden drei Gruppen von BALB/c-Mäusen verwendet: zwei Gruppen erwachsener und eine Gruppe neugeborener Tiere. BALB/c-Mäuse produzieren normalerweise einen Antikörper mit dem T-15-Idiotyp gegen die Phosphorylcholin-(PC)-Determinante der antigenen C-Substanz von Pneumokokken. In der ersten Woche (Woche 0) bekamen die Neugeborenen Antikörper gegen den T-15-Idiotyp (Anti-T15). In ähnlicher Weise wurde in der Woche 11 eine Gruppe erwachsener Tiere behandelt. In der 12. Woche wurden alle Mäuse mit Pneumokokken-C-Substanz belastet und in der 14. Woche wurden die Anti-PC-Antikörper des T-15-Idiotyps bestimmt. Die Vorbehandlung mit dem Anti-Idiotyp führt beim Neugeborenen zu einer längerdauernden Toleranz bezüglich der T15-Anti-PC-Antwort, während beim erwachsenen Tier die Toleranz nur vorübergehend ist. Als Ursache für die verlängerte Toleranz wird ein Abbruch der klonalen Vermehrung angenommen, während die vorübergehende Toleranz des erwachsenen Tieres einer AFC-Blockade und der Erschöpfung von B-Zellen zugeschrieben wird. In diesem Beispiel wurde die Toleranz passiv induziert, da Anti-T15 nicht aktiv gebildet, sondern durch Injektion passiv übertragen wurde.

Einige Tiere antworten auf bestimmte Antigene mit Antikörpern, die zum größten Teil einen bestimmten Idiotyp tragen. Wird dieser Idiotyp über eine Blockade der Zelloberflächenrezeptoren durch Anti-Idiotypen supprimiert, kann sich der Charakter der Immunantwort auf das Antigen grundlegend verändern. In diesem Fall ist die Toleranz auf das Antigen unvollständig, und es sind gegen dieses Antigen noch Antikörper mit einem anderen Idiotyp vorhanden. Wird einem Neugeborenen ein Anti-Idiotyp verabreicht, ist die Immunantwort des betreffenden Idiotyps ernsthaft gestört, und es kommt zu einer verlängerten Toleranz. Die Wirkung von Anti-Idiotypen auf erwachsene und neugeborene Mäuse ist in Abb. 12.20 dargestellt.

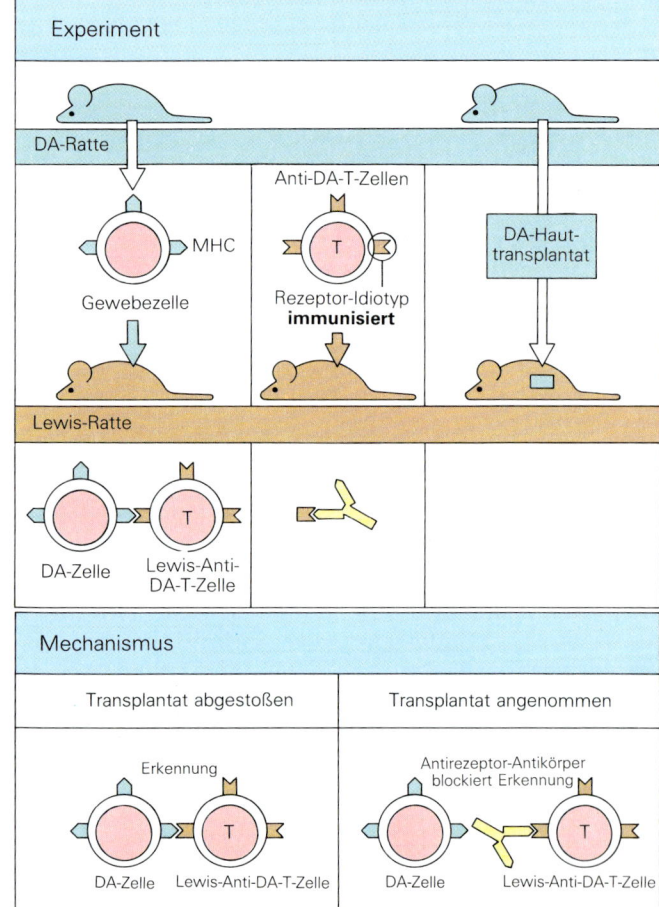

Abb. 12.21 Aktive Toleranzentwicklung durch Anti-Idiotypen. In diesem Experiment wurden Gewebetansplantate von DA-Ratten auf Ratten vom Stamm Lewis übertragen. Die T-Zellen (T_H und T_C) der Lewis-Ratten erkennen die MHC-Antigene auf den DA-Zellen über ihre Anti-DA-Rezeptoren (Anti-DA-Idiotyp). Werden diese Rezeptoren isoliert und den Lewis-Ratten in einer immunogenen Form verabreicht, kommt es zur Bildung von Antikörpern gegen den Rezeptor-Idiotyp. Besitzt eine Lewis-Ratte solche Rezeptorantikörper, akzeptiert sie Hauttransplantate von einer DA-Ratte. Bei einer normalen Abstoßungsreaktion würden die T-Zellen einer Lewis-Ratte über ihren Anti-DA-Rezeptor-Idiotyp Gewebsantigene vom DA-Typ erkennen und mit einer Immunreaktion beantworten. In der vorliegenden experimentellen Situation können die T-Zellen der Lewis-Ratten die DA-Zellen nicht erkennen, weil diese durch Antikörper gegen den Rezeptor-Idiotyp blockiert sind; weil das transplantierte DA-Gewebe nicht als fremd erkannt wird, findet keine Abstoßungsreaktion statt.

Unter anderen Voraussetzungen können Tiere dazu gebracht werden, von sich aus Anti-Idiotypen (Auto-anti-Idiotypen) zu generieren, was zu einer Toleranz durch Blockade des eigenen Idiotyps führt. Befindet sich der Idiotyp auf einem Rezeptor, der für die Erkennung fremder Gewebeantigene zuständig ist, führt die Blockade dieses Rezeptoridiotyps zu einer Toleranz gegenüber Transplantaten dieses Gewebetyps (Abb. 12.**21**). Ein ähnlicher Mechanismus liegt dem sog. passiven Enhancement zugrunde: Alloantiseren gegen Antideterminanten der H-2I-Region eines fremden Gewebes interferieren mit der Gewebeabstoßungsreaktion des Empfängertieres. Die Anti-I-Region-Antikörper binden an die I-Region-Determinanten des Spenders; dadurch sind diese Determinanten blockiert und können von den T$_H$-Zellen des Empfängers nicht mehr erkannt werden (Abb. 12.**22**).

Selbsttoleranz

Die Grundpfeiler des Immunsystems sind auf der einen Seite die Toleranz gegen eigenes Gewebe, und auf der anderen Seite das Fehlen einer Toleranz gegen fremde Antigene, was zu einer entsprechenden Immunantwort führt. Eine inadäquate Antwort kann sich entweder in einer Nichtreaktivität gegen fremde Antigene oder auch in einer überschießenden Reaktion äußern. Die ursprüngliche Hypothese von Burnet und Fenner über die Toleranz gegenüber Selbstantigenen postulierte, daß alle Anti-Selbstlymphozyten vor Eintritt der Reifung eliminiert werden würden. Diese Ansicht ist nicht mehr haltbar, seit Anti-Selbst-B-Zellen in normalen erwachsenen Tieren gefunden wurden. Heute glaubt man, daß Anti-Selbst-B-Zellen normalerweise vorhanden sind, jedoch nicht aktiv werden, weil die gleichzeitige Erkennung der Selbstantigene durch T$_H$-Zellen ausbleibt (funktionelle Deletion).

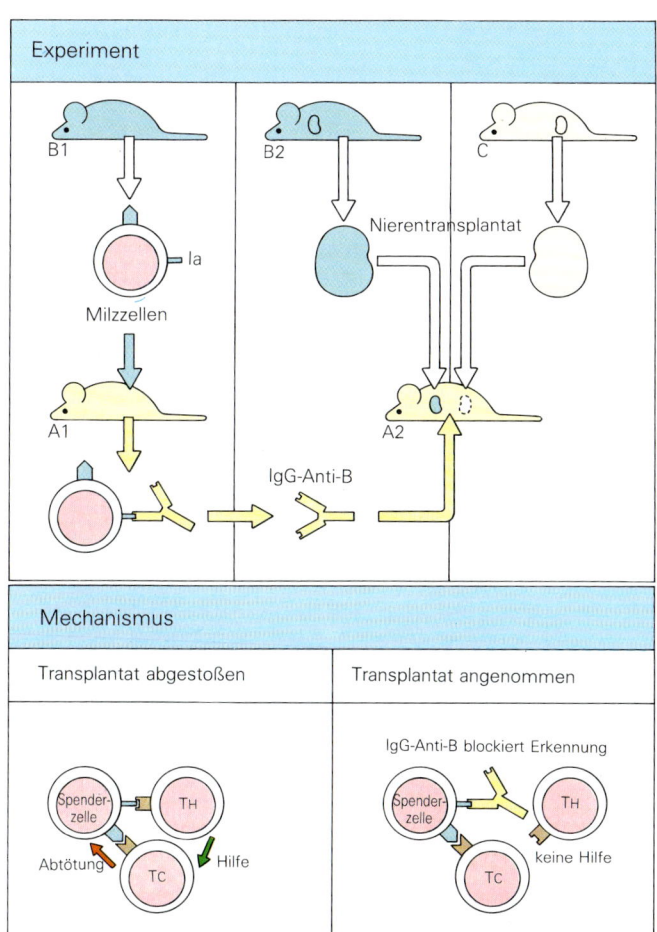

Abb. 12.**22** **Verbesserung des Transplantationserfolges durch spenderspezifische Alloantisera.** Nach Übertragung von Milzzellen einer B-Maus (B 1) auf eine A-Maus (A 1) entsteht ein Antiserum gegen I a-Antigene der fremden Zellen. Die gebildeten Antikörper (IgG-Anti B) werden auf eine andere Maus vom Stamm A (A 2) übertragen. Wird die Niere eines anderen Individuums vom Stamm B (B 2) auf die Maus A 2 übertragen, überlebt das Transplantat; das Nierentransplantat eines Spenders vom Stamm C wird von der A 2-Maus abgestoßen. Unter normalen Umständen erkennen T$_H$-Zellen des Empfängers die Antigene des übertragenen Gewebes und helfen den Tc-Zellen, die fremden Zellen abzutöten. In diesem Experiment unterbindet das Alloantiserum die Erkennung des Transplantates durch T$_H$-Zellen und damit die Tc-Zell-Hilfe.

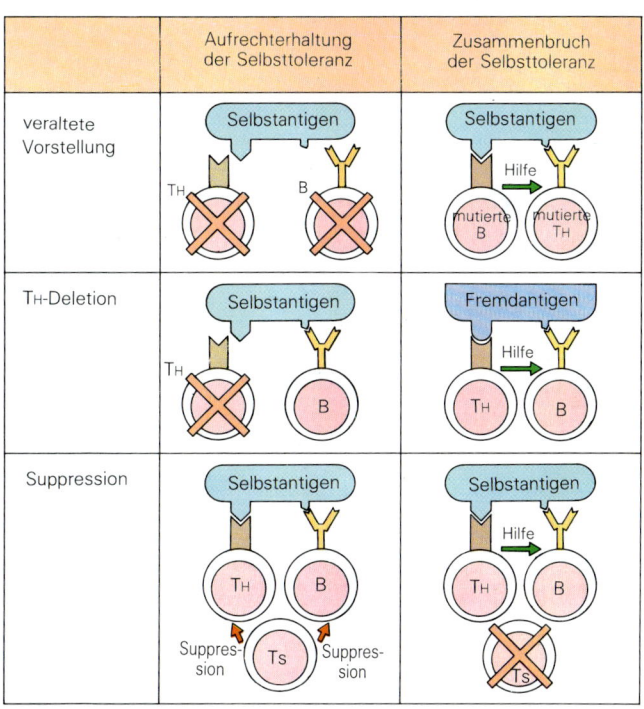

Abb. 12.**23** **Selbsttoleranz: drei Erklärungen.**
Historisch: Die ursprüngliche Annahme von Burnet u. Fenner, alle „Selbst"-Antigene könnten beim Neugeborenen die Beseitigung von Anti-„Selbst"-T- und B-Lymphozyten-Klonen induzieren, ist nicht mehr haltbar. Nach dieser Vorstellung würden mutierte Klone von Anti-„Selbst"-Lymphozyten zur Autoimmunität durch Verlust der Selbsttoleranz führen.
T$_H$-Deletion: Nach dieser Theorie können B-Zell-Klone auf bestimmte Antigene nicht reagieren, weil aufgrund einer klonalen Deletion von Anti-„Selbst"-T$_H$-Zellen die T-Zell-Hilfe ausbleibt. Ein fremdes Antigen könnte diese Toleranz unterlaufen, indem es als Brücke fungiert und eine B-Zelle mit einer T$_H$-Zelle (einer anderen Spezifität) kreuzvernetzt, d. h. den verlorengegangen T$_H$-Klon ersetzt. Eine andere Möglichkeit wäre, daß ein Adjuvans oder B-Zell-Mitogen die T-Zell-Hilfe überflüssig machen.
Suppression: Dieser Vorschlag postuliert eine dauernde Hemmung von T$_H$- und B-Zellen durch Suppressor-T-Zellen. Ein Verlust der T$_S$-Zellen würde die Aufhebung der Toleranz bedeuten. Dieser Mechanismus würde auch dann funktionieren, wenn Autoantikörper entstehen, weil die klonale Deletion versagt hat.

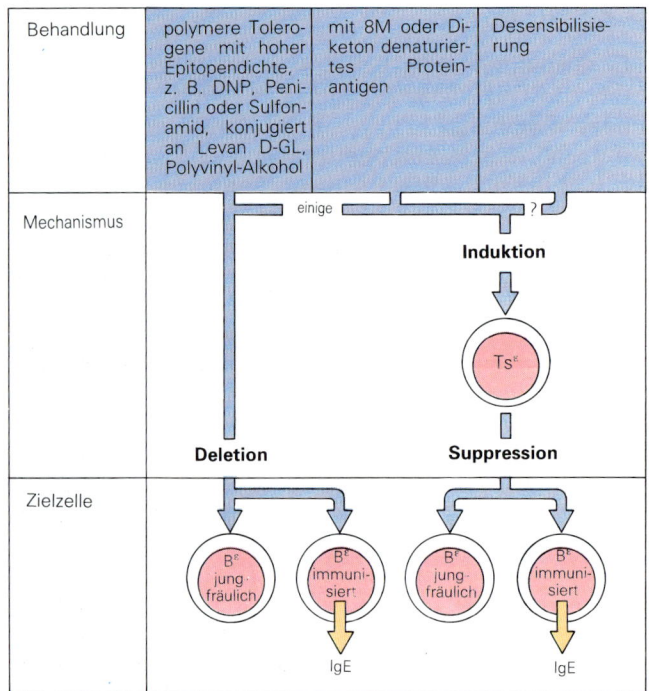

Abb. 12.24 Immunsuppression der allergischen Reaktion. Die allergische Reaktion ist eine überschießende IgE-Antwort auf ein Antigen (Allergen). Eine Behandlung zielt entweder auf die Beseitigung der B-Zellen ab, die das spezifische IgE produzieren, oder auf die Induktion von IgE-spezifischen Suppressor-T-Zellen. Die links dargestellte Deletion bezieht sich sowohl auf neugebildete („jungfräuliche") IgE-produzierende B-Zellen (B^ε) als auch auf solche B-Zellen, die bereits Kontakt mit dem Allergen gehabt haben. Einige der aufgeführten Substanzen – wie auch denaturiertes Proteinantigen – können Suppressor-T-Zellen induzieren, die B^ε-Zellen spezifisch supprimieren. Eine andere Möglichkeit zur Desensibilisierung eines Allergikers (gegen spezifische Antigene) ist die vorsichtige Gewöhnung an ein Allergen, wobei die Gefahr von anaphylaktischen Reaktionen besteht. Eine Desensibilisierung funktioniert ebenfalls über die Bildung von Suppressor-T-Zellen. Die hier aufgeführten Mechanismen basieren ausschließlich auf Beobachtungen aus Tierversuchen.

In dieser Theorie nimmt das Ts-Zell-System eine Hilfsfunktion bei der Aufrechterhaltung der Selbsttoleranz wahr, wobei der primäre Mechanismus in der Deletion der Anti-Selbst-T_H-Zellen besteht. Man weiß zwar, daß Ts-Zellen eine Toleranz bewirken können; wie wesentlich dieser Mechanismus ist, hängt von seinem Stellenwert für die T_H-Zell-Deletion ab – die beiden Mechanismen schließen einander nicht aus.

Es scheint, daß das Immunsystem sich hauptsächlich auf die T_H-Zell-Deletion verläßt (die von der Neonatalperiode ab wirksam ist), und erst in zweiter Linie auf Ts-Zellen, die insbesondere für Selbst-Antigene zuständig sind, welche im späteren Leben auftauchen (z. B. Antigene, die erstmals in der Pubertät auftreten). Ts-Zellen sind wahrscheinlich auch an der Steuerung einer normalen Immunantwort beteiligt. Die drei möglichen Mechanismen zur Aufrechterhaltung der Selbsttoleranz sind in Abb. 12.23 aufgeführt.

Toleranz aus therapeutischer Sicht

Manchmal möchte man bei einem Patienten eine Toleranz gegen transplantiertes Gewebe erreichen oder eine Überempfindlichkeitsreaktion abbremsen. Eine Unterdrückung der Transplantatabstoßung kann entweder durch Nachahmung einer Selbsttoleranz (z. B. durch Toleranzinduktion während der Perinatalperiode) oder durch Aktivierung der Ts-Population erreicht werden. Leider ist eine perinatale Toleranzinduktion (die am vielversprechendsten wäre) bei erwachsenen Transplantatempfängern nicht durchführbar. Eine Unterdrückung von allergischen Reaktionen (s. Kap. „Überempfindlichkeit – Typ-I-Reaktion") zielt in erster Linie darauf ab, daß bei der B-Zell-Antwort Antikörper eines anderen Isotyps produziert werden („Switch"); eine Blockade auf der Ebene, daß der sensibilisierte Stoff gar nicht als solcher erkannt wird, spielt eine untergeordnete Rolle (Abb. 12.24). Ein besseres Verständnis der Umschaltvorgänge von einem Isotyp auf den anderen wird solche Leiden einem therapeutischen Zugriff besser zugänglich machen.

13 Genetische Kontrolle der Immunität

Es gibt viele Möglichkeiten, wie genetische Faktoren an der Entstehung einer Immunantwort beteiligt sein können. In der zweiten Hälfte des 19. Jahrhunderts bemerkte Jacobi, daß genetische Faktoren die Bereitschaft zur Krankheit beeinflussen. Die Beobachtung, daß es ein familiär gehäuftes Auftreten der Diphtherie gibt, führte zu der Vermutung, daß Resistenz oder Empfänglichkeit eines Individuums gegenüber dem infektiösen Agens, Corynebacterium diphtheriae, ein angeborenes Merkmal sein könnte. Diese Vermutung wurde durch die Entdeckung unterstützt, daß Meerschweinchen von verschiedenen Stämmen unterschiedliche Resistenzmuster gegen Diphtherie aufweisen, und daß diese Merkmale angeboren sind. Fjord-Scheibel zeigte 1943, daß die Bildung von Diphtherieantitoxin durch ein Gen kontrolliert wird, das nach den Mendelschen Regeln dominant vererbt wird; es gelang ihm, selektiv Stämme von „high responders" und „low responders" zu züchten. Mit diesem Versuch konnte erstmals die Dominanz des Merkmals einer hohen spezifischen Reaktionsbereitschaft gezeigt werden: 90% der Nachkommen der beiden High-responder-Stämme produzierten bereits in der ersten Generation Antitoxin, während es fünf Inzuchtgenerationen dauerte, bis 90% der Nachkommen als „Non-responder" herausgezüchtet werden konnten.

In den 20er und 30er Jahren bemerkte Webster in einem Bestand ausgezüchteter Schweizer Mäuse eine veränderte Empfänglichkeit gegenüber einer Infektion durch Bacillus enteritidis.

Durch selektive Inzucht konnte Webster zwei Linien herauszüchten: einen bakterienresistenten (BR) und einen bakterienempfänglichen (suszeptiblen, BS) Mäusestamm. In weiterführenden Versuchen wurden diese beiden Linien hinsichtlich ihrer Empfänglichkeit für Virusinfektionen weitergezüchtet, und so entstanden weitere Linien, die entweder empfänglich (BSVS und BRVS) oder resistent (BSVR und BRVR) gegen diese viralen Infektionen waren: Die BSVS-Linie war also hoch empfänglich für bakterielle und virale Infektionen. Diese Zuchtexperimente zeigten wieder einmal, daß die Reaktionsbereitschaft auf eine Infektion („responsiveness") ein dominantes Merkmal ist, weil F_1-Hybridmäuse aus den elterlichen Linien BSVR und BRVS resistent gegen bakterielle und virale Infektionen waren. Diese Experimente legten den Grundstein für weitergehende Untersuchungen über die Rolle von Immunantwortgenen.

Gene, die die Immunantwort kontrollieren

Durch die Verwendung von ingezüchteten Tieren und hoch gereinigten Antigenen mit einer genau definierten Zusammensetzung wurde die genetische Steuerung der Immunreaktion einer differenzierteren Analyse zugänglich. So konnte man für die Untersuchungen anstatt komplexer Antigene wie Bakterien oder Erythrozyten andere Substanzen verwenden, z.B. kleine Proteine wie Insulin oder synthetische Polypeptide wie Poly-L-Lysin (PLL) oder (T,G)-A--L, (H,G)-A--L und (P,G)-A--L. Diese Substanzen haben ein Skelett aus kopolymerisiertem Alanin-Lysin, an dem Reste von Glutaminsäure und Tyrosin, Histidin oder Phenylalanin hängen.

Benacerraf u. Mitarb. fanden, daß ausgezüchtete Meerschweinchen entweder eine Überempfindlichkeitsreaktion vom verzögerten Typ und auch Antikörper gegen das Antigen DNP-PLL entwickeln, oder aber weder mit einer verzögerten Reaktion, noch mit Antikörpern antworten. Durch selektive Inzucht konnte gezeigt werden, daß eine solche Reaktionsbereitschaft vererbt wird, und zwar als dominantes Merkmal über ein einziges Gen. Wurde DNP-PLL an ein anderes Antigen angehängt, z.B. Ovalbumin, induzierte das so entstandene Immunogen zwar Antikörper gegen DNP-PLL im Non-Responder-Stamm, rief aber keine verzögerte Reaktion hervor.

An den MHC gekoppelte Immunantwortgene

In den sechziger Jahren griffen McDevitt und Chinitz die Beobachtung von John Humphrey auf, daß Sandy-Lop-Kaninchen sich von Himalaya-Kaninchen bezüglich ihrer Immunantwort auf synthetische Aminosäurenkopolymere unterscheiden. Mit ingezüchteten Mäusestämmen und dem Antigen (T,G)-A--L wiesen McDevitt u. Mitarb. nach, daß die Antwort auf (T,G)-A--L der Kontrolle eines einzelnen autosomal dominanten Gens oder einer Gengruppe unterliegt. Sie nannten dieses Gen „immune response 1" (Ir-1) und fanden, daß es zum Haupthistokompatibilitätskomplex (H-2) der Maus gehört (Abb. 13.**1**).

Mit Hilfe eines anderen synthetischen Antigens, (H,G)-A--LL, konnte durch Genkartierung das Ir-1-Gen auf der I-A-Subregion des MHC der Maus lokalisiert werden (Abb. 13.**2**). Nach diesem ersten Nachweis eines MHC-gekoppelten Immunantwortgens wurde eine ganze Menge von T-abhängigen Antigenen gefunden, die der Kontrolle von Genen unterliegen, die sich in diesem Teil des MHC befinden. Zu diesen Antigenen gehören verzweigte und unverzweigte synthetische Aminosäurekopolymere, andere Antigene wie z.B. Alloantigene, das männliche Antigen H-Y und Proteinantigene wie Insulin, Hühnereilysozym, Cytochrom C und Myoglobin. Bemerkenswert ist, daß ein Stamm „high responder" für das eine Antigen und „low responder" für ein anderes Antigen hervorbringt, während dies bei anderen Stämmen genau umgekehrt sein kann (Abb. 13.**3**). Das bedeutet, daß die MHC-gekoppelten Ir-Gene auf eine antigenspezifische Weise arbeiten. Jedoch sind nicht alle Immunantwortgene an den MHC gekoppelt. Die meisten der MHC-unabhängigen Immunantwortgene scheinen nicht das Ausmaß

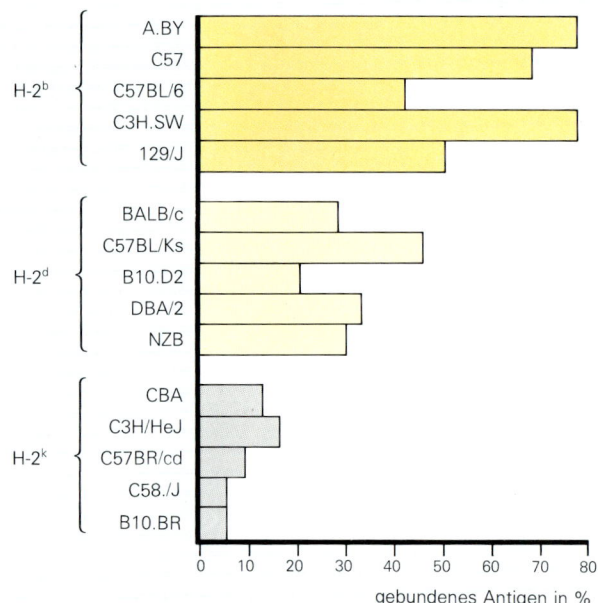

Abb. 13.1   Unterschiedliche Antikörperreaktionen auf (T, G)-A--L bei den verschiedenen Zuchtstämmen. Fünfzehn verschiedene Zuchtlinien von Mäusen bekamen eine standardisierte Dosis des synthetischen Antigens (T,G)-A--L. Die Antikörperantwort ist in der Abbildung als die Antigenbindungskapazität des jeweiligen Antiserums ausgedrückt. Tiere mit dem H-2^b-Haplotyp liefern eine starke Antwort (high responders), diejenigen mit dem Haplotyp H-2^k eine schwache (low responders), H-2^d nimmt eine Mittelstellung ein. Die Stärke der Reaktion korreliert nicht in allen Fällen mit dem Haplotyp, was darauf hinweist, daß die Immunantwort nicht nur von den H-2-Genen kontrolliert wird.

der Antigenspezifität zu haben, wie man sie bei den MHC-gekoppelten Ir-Genen findet. Wahrscheinlich spielen Ir-Gene eine Rolle bei der Entscheidung, auf welcher Ebene eine Antwort auf ein T-abhängiges Antigen ablaufen soll. Wenn ein Ir-Gen die Erkennung eines gegebenen Epitops auf einem Antigen kontrollieren kann, bieten Antigene mit einer hohen antigenen Komplexität viele Determinanten, die der Ir-Genkontrolle unterliegen. Berzofski konnte mit seinen Untersuchungen an Myoglobin von Pottwalen zeigen, daß die einzelnen Determinanten auf einem Molekül von verschiedenen Ir-Genen kontrolliert werden (Abb. 13.**4**).

Aktionsebene der Immunantwortgene

Die MHC-gekoppelte Steuerung der Ir-Gene ist sehr spezifisch, und in vielen Fällen beeinflußt die Änderung einer einzigen Aminosäure die Reaktionsbereitschaft. Z. B. zeigt die Abb. 13.**3**, daß H-2^b-Mäuse „high responder" auf (T,G)-A--L, jedoch nicht auf (H,G)-A--L sind, während H-2^k-Mäuse genau anders reagieren, nämlich als „high responder" auf (H,G)-A--L, nicht jedoch auf (T,G)-A--L. Sowohl H-2^k- als auch H-2^b-Mäuse reagieren jedoch auf (P,G)-A--L. Diese Reaktionsmuster würden wir aufgrund der Antikörperspezifität nicht erwarten, da es eine grundsätzliche Kreuzreaktivität zwischen den Antikörpern gegen (H,G)-A--L, (T,G)-A--L und (P,G)-A--L gibt. Dies

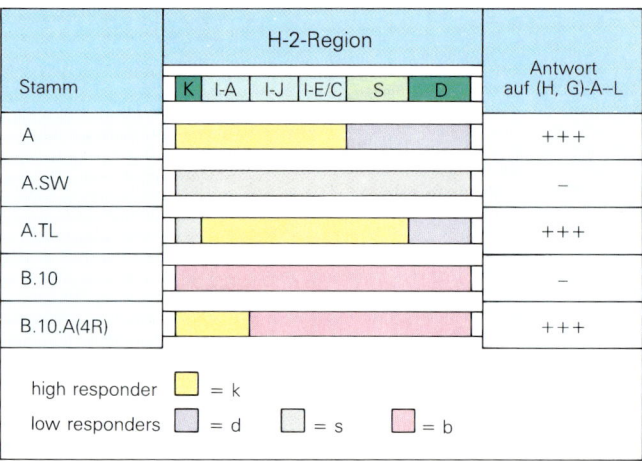

Abb. 13.2   Genkartierung der bei der Immunantwort auf (H, G)-A--L beteiligten Ir-Gene. Es sind die H-2-Regionen von fünf Mäusestämmen dargestellt; drei Stämme zeigen eine starke Reaktion auf (H,G)-A--L (high responders), zwei Stämme eine schwache (low responders). Die einzige Gemeinsamkeit der drei High-Responder-Stämme besteht im gleichen Aufbau der H-2^k-I-A-Region, woraus geschlossen werden kann, daß die I-A-Region die Immunantwort auf dieses Antigen kontrolliert. Die verschiedenen Haplotypen sind in verschiedenen Farben dargestellt.

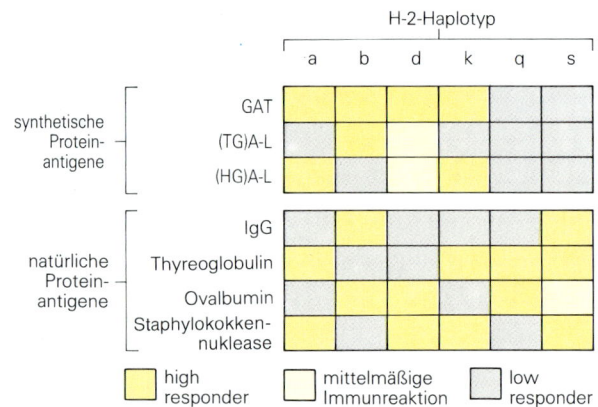

Abb. 13.3   „High-responder" und „low-responder"-Haplotypen. Die Abbildung zeigt die Immunantwort von sechs ingezüchteten Mäusestämmen mit unterschiedlichen Haplotypen auf sieben verschiedene Antigene. Das Reaktionsmuster ist recht unsystematisch, da sich der Ausdruck „high responder" lediglich auf die Reaktion auf ein bestimmtes Antigen bezieht, während die Antwort auf ein anderes Antigen schwach ausfallen kann. Sogar eng miteinander verwandte Antigene, wie (T,G)-A--L und (H,G)-A--L rufen beim H-2^a-Stamm eine andere Reaktion hervor als bei H-2^b.

führte zu dem Vorschlag, daß MHC-gekoppelte Ir-Gene ihre Kontrolle auf der Ebene der T-Zell-Erkennung eines Antigens ausüben und nicht auf der B-Zell-Ebene. Abb. 13.**5** zeigt die möglichen Ebenen, auf denen Ir-Gene ihre Kontrollfunktionen ausüben.

Antigenpräsentation und T/B-Kooperation

Bei der Analyse der Ebenen, auf denen Ir-Gene ihre Kontrolle über zelluläre Interaktionen ausüben, hat sich das Augenmerk auf die Ir-Gene gerichtet, die die

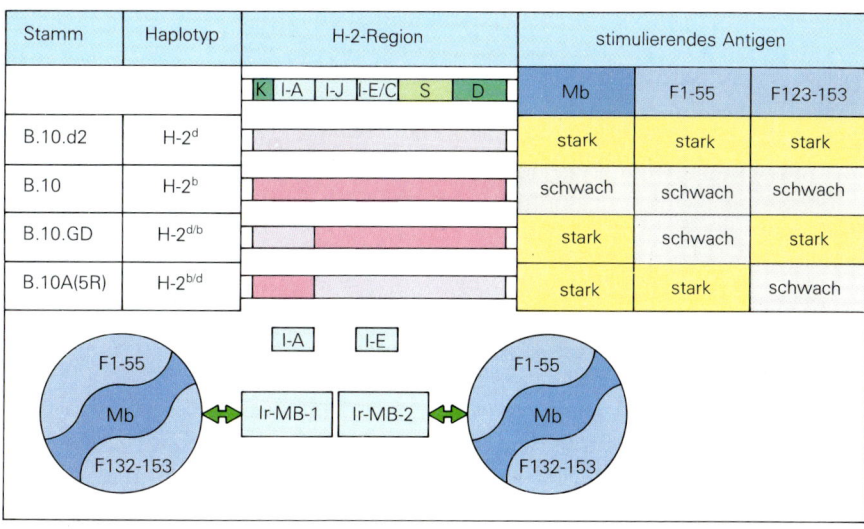

Stamm	Haplotyp	H-2-Region						stimulierendes Antigen		
		K	I-A	I-J	I-E/C	S	D	Mb	F1-55	F123-153
B.10.d2	H-2^d							stark	stark	stark
B.10	H-2^b							schwach	schwach	schwach
B.10.GD	H-2$^{d/b}$							stark	schwach	stark
B.10A(5R)	H-2$^{b/d}$							stark	stark	schwach

Abb. 13.**4   Genetische Kontrolle der Immunantwort auf Myoglobin.** Mäuse von vier verschiedenen Stämmen wurden mit Myoglobin (Mb) immunisiert. Die Stämme unterschieden sich genetisch lediglich im H-2-Locus: H-2^d (blau), H-2^b (rot) und Rekombinanten von b und d (blau und rot). Die Milzzellen der immunisierten Tiere wurden in Kulturen eingesät, die entweder das ganze Mb-Antigen oder Mb-Fragmente enthielten (die Aminosäuren f1-55 bzw. f132–153). Die Stämme wurden aufgrund ihrer Immunantwort (stark oder schwach) eingeteilt. Als Parameter für die Immunreaktion wurde die Proliferation von T-Zellen bestimmt. H-2^d-Mäuse zeigen eine starke, H-2^b-Mäuse eine schwache Antwort auf das Gesamtantigen und auf die Antigenfragmente. B,10,GD-Mäuse besitzen eine High-responder-I-A-Region und liefern eine starke Antwort auf das Gesamtantigen und auf f132–153, während B10,A(5R)-Mäuse mit ihrer High-responder-I-E-/C-Region auf f1-55, nicht jedoch auf f132–153 reagieren. Das bedeutet, daß ein Gen in I-A-(Ir-MB-1) die Antwort auf f132–153 kontrolliert, während ein Gen in I-E/C(Ir-MB-2) für die Antwort auf f1–55 bei der H-2^d-Maus zuständig ist. Diese Gene fehlen bei der H-2^b-Maus. Diese Schlußfolgerungen sind im unteren Teil der Abbildung zusammengefaßt.

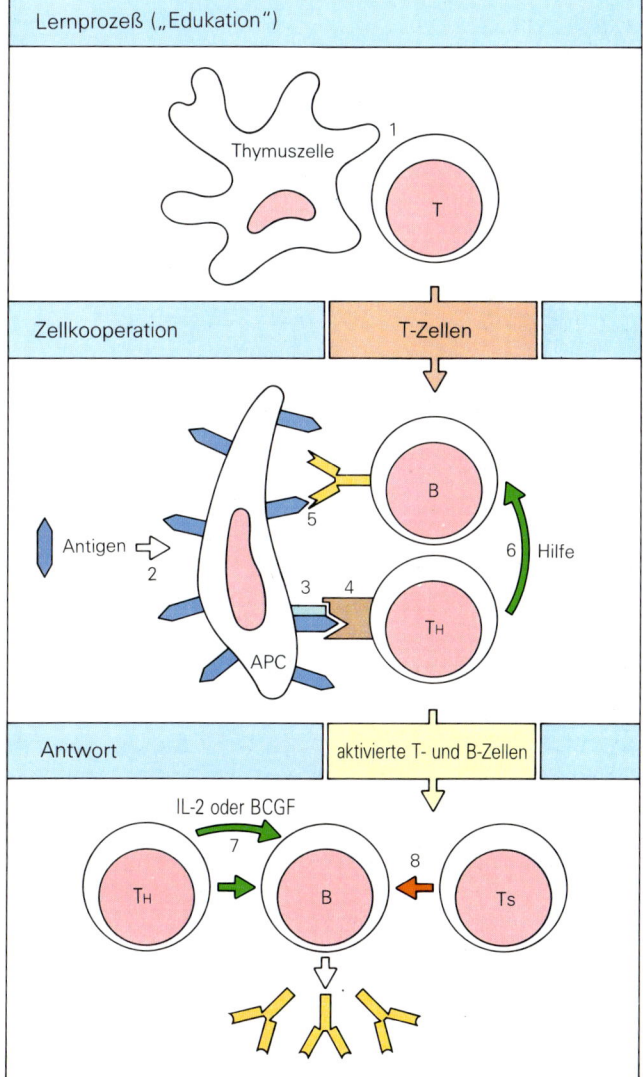

Abb. 13.**5   Aktionsebenen der Ir-Gene.** Die Immunantwort kann von einer ganzen Reihe von Genen beeinflußt werden; dies geschieht meistens über folgende Mechanismen:
„Edukation". Während ihrer Entwicklung im Thymus lernen T-Zellen zwischen „Selbst" und „Nicht-Selbst" zu unterscheiden (1).
Zelluläre Kooperation. In seiner Auseinandersetzung mit dem Immunsystem stößt ein Antigen zuerst auf antigenpräsentierende Zellen (2), die es in Verbindung mit MHC-Klasse-2-Molekülen den T$_H$-Zellen (3) darbieten. T- und B-Zellen müssen die richtigen Rezeptoren besitzen, damit sie das Antigen erkennen (4 und 5). Die Kooperation zwischen T- und B-Zellen ist am besten, wenn sie denselben Haplotyp besitzen (6).
Immunantwort. Nach ihrer Aktivierung proliferieren B- und T-Zellen; dafür werden Lymphokine von T-Zellen (IL-2) (7) und Makrophagen benötigt. Wie stark die Immunantwort ausfällt, hängt auch davon ab, ob das Antigen Ts-Zellen (8) induziert, was wiederum vom Repertoire der Ts-Zellen und den Umständen der Antigenpräsentation abhängt.

Antigenpräsentation zwischen Makrophagen und T-Zellen kontrollieren, ebenso auf die Ir-Gene für die Steuerung der T/B-Kooperation. Rosenthal u. Shevach wiesen eindeutig nach, daß beim Meerschweinchen eine proliferative T-Zell-Antwort auf ein Antigen nur stattfinden kann, wenn T-Zellen und APC (antigenpräsentierende Zellen) von Tieren aus der gleichen Zuchtlinie stammen (Abb. 13.**6**).

In ähnlicher Weise konnte für die T/B-Zusammenarbeit gezeigt werden, daß eine Kompatibilität der MHC-I-Region vorhanden sein muß, damit bei der Maus eine Immunantwort auf Hapten-Carrier-Konjugate ablaufen kann.

Carrier-erkennende T-Zellen arbeiten mit haptenerkennenden B-Zellen zusammen, wenn beide vom selben H-2-Typ sind; Abb. 13.**7** zeigt die Verhältnisse *in vivo*. Dies wurde auch *in vitro* an einer T-abhängigen Antikörperantwort demonstriert, bei der die Reaktionsbereitschaft in einer makrophagendepletierten Population nur durch die Gabe von Makrophagen eines Responder-Genotyps (isoliert durch Adhärenz an eine Plastikoberfläche) wiederhergestellt werden konnte. Bei der Antwort auf TNP-(TG)A-L ist die Fähigkeit zur Wiederherstellung einer Immunantwort eine Leistung der I-A-Subregion des Maus-MHC. An

F$_1$-Tieren kann gezeigt werden, daß die genetische Restriktion von T-Zellen auf eine der beiden elterlichen Linien beschränkt ist. In Abb. 13.**8** wird dies auf elegante Weise *in vitro* demonstriert. Dieses Phänomen kann auch *in vivo* nachvollzogen werden. Es wurde bereits gezeigt, daß Zellen von F$_1$-Hybridmäusen eine verzögerte Überempfindlichkeit nur auf eine der beiden elterlichen Linien übertragen können, wenn die F$_1$-Maus nur mit antigenbehandelten APC dieser einen elterlichen Linie geimpft wurde. Mit Hilfe von T-Zell-*Linien* oder *Klonen* konnte diese Restriktion der Erkennung zwischen APC und T-Zellen in ihrem gesamten Umfang nachvollzogen werden. Interessanterweise konnten Sredni u. Schwarz mit Hilfe solcher T-Zell-Klone demonstrieren, daß F$_1$-Tiere auch solche T-Zellen besitzen, die einer Restriktion von individuellen Elementen der F$_1$-APC unterliegen, d. h. Elementen, die in keiner der beiden elterlichen Linien vorkommen.

Zytotoxische T-Zellen

Die Notwendigkeit der MHC-Kompatibilität wurde auch für die Aktivität von spezifischen zytotoxischen T-Zellen beobachtet, die gegen virusmodifizierte Zellen gerichtet sind, gegen chemisch modifizierte Selbstanti-

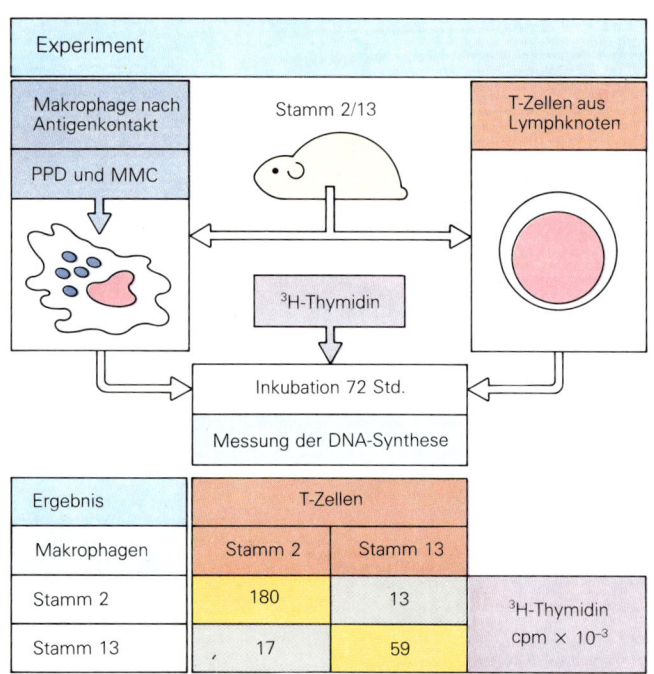

Abb. 13.6 Genetische Restriktion bei der Kooperation zwischen Makrophagen und T-Zellen. Von mit einem Antigen immunisierten Stamm-2- und Stamm-13-Meerschweinchen wurden die Peritonealmakrophagen und T-Zellen gewonnen. Die Makrophagen wurden mit Antigen (PPD) und Mitomycin C (MMC – ein Proliferationshemmer) versetzt. Die antigenbehandelten Makrophagen wurden zusammen mit den T-Zellen inkubiert, und anschließend wurde die DNA-Synthese der T-Zellen über die Einbaurate von ^{3}H-Thymidin gemessen. Die Meßergebnisse sind in der Tabelle aufgeführt. Die Lymphozyten beider Stämme liefern eine gute Immunantwort, wenn das Antigen auf syngenen Makrophagen präsentiert wird, und eine nur schwache Antwort, wenn dies auf allogenen Makrophagen geschieht.

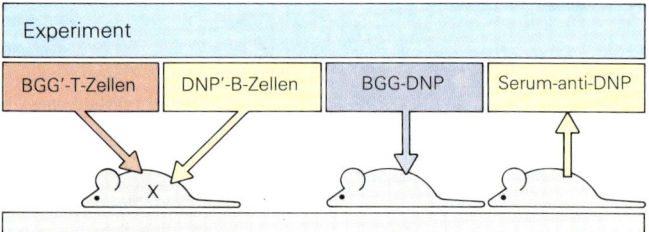

Ergebnis				
Experiment	T-Zellen	B-Zellen	Empfänger	Antwort
1	C	C	C×D	+
2	D	D	C×D	+
3	C	D	C×D	–
4	D	C	C×D	–
5	C×D	D	C×D	+

Abb. 13.7 Genetische Restriktion bei der Kooperation zwischen T- und B-Zellen. Bestrahlte Mäuse (X) wurden mit BGG'(bovines Gammaglobulin)-geprägten T-Zellen und DNP'(das Hapten Dinitrophenyl)-geprägten B-Zellen rekonstituiert. Nach Belastung mit BGG-DNP wurde die Anti-DNP-Antwort gemessen. Bei diesem Experiment wurden B- und T-Zellen von den Mäusestämmen C und D verschieden kombiniert, als Empfänger wurden Hybridtiere beider Stämme (C×D) verwendet. Ergebnisse: T-Zellen vom Stamm C kooperieren mit B-Zellen vom Stamm C (1), ebenfalls kooperieren T- und B-Zellen vom Stamm D miteinander (2). T-Zellen vom Stamm C können jedoch nicht mit B-Zellen des Stammes D kooperieren und umgekehrt (3 und 4). Es kommt eine Immunantwort zustande, wenn T- und B-Zellen einen gemeinsamen Haplotyp besitzen, wie der Versuch (5) zeigt, bei dem T-Zellen von Hybridmäusen (C×D) verwendet wurden.

gene sowie gegen eine Vielzahl von „Minor"-Histokompatibilitäts-Antigenen einschließlich des männlichen H-Y-Antigens, dessen Expression von Genen auf dem Y-Chromosom determiniert ist. Die erforderliche Kompatibilität bezieht sich primär auf die H-2 K- oder H-2 D-Regionen des Maus-MHC (also Antigene der Klasse 1). So können spezifische zytotoxische T-Zellen virusinfizierte Zellen oder TNP-modifizierte Zielzellen nur dann lysieren, wenn sie zu den Zielen der H-2 K- oder H-2 D-Regionen passen (Abb. 13.**9**). Auf welche Weise Virusproteine mit MHC-Produkten der Klasse 1 assoziiert sind, wurde durch Präzipitation der Oberflächenproteine virusinfizierter Zellen mit spezifischen Antiseren untersucht. In einigen Fällen fand man, daß Antikörper, die spezifisch für Produkte der Klasse 1 sind, nicht nur MHC-Oberflächenantigene, sondern auch Virusproteine präzipitieren; d. h. daß die Antigene der Klasse 1 mit den Virusantigenen der Membran in engem Kontakt stehen. Bemerkenswert ist, daß die Anwesenheit eines Virus in diesen Zellen den β_2-Mikroglobulin-abhängigen Transport der Klasse-1-MHC-Antigene in den Golgi-Apparat verändert. Der Mechanismus der MHC-Restriktion von zytotoxischen Zellen konnte mit Hilfe von knochenmarksbestrahlten Chimären weitgehend erforscht werden (Abb. 13.**10**). Es zeigte sich, daß eine Maus vom elterlichen Typ A nach Rekonstitution mit $F_1(A \times B)$-Knochenmark solche Zellen entwickelt, die nur auf virusinfizierte Zellen vom elterlichen Typ A zytolytisch antworten, nicht jedoch auf Zellen vom Typ B, die mit demselben Virus infiziert sind. Dieses Experiment zeigt die entscheidende Rolle der Umgebung, in welcher die T-Zelle reift. Die edukative Funktion des Thymus zeigt sich auch bei der Transplantation von Thymusgewebe des elterlichen Typs B oder A auf thymektomierte und letal bestrahlte F_1-Mäuse, die mit T-Zell-freiem Knochenmark rekonstituiert worden sind: T-Zellen solcher Mäuse unterliegen der MHC-Restriktion vom Typ des elterlichen Thymus. Diese Experimente machen deutlich, daß die MHC-Restriktion der reifen T-Zellen das Ergebnis eines Lernprozesses ist.

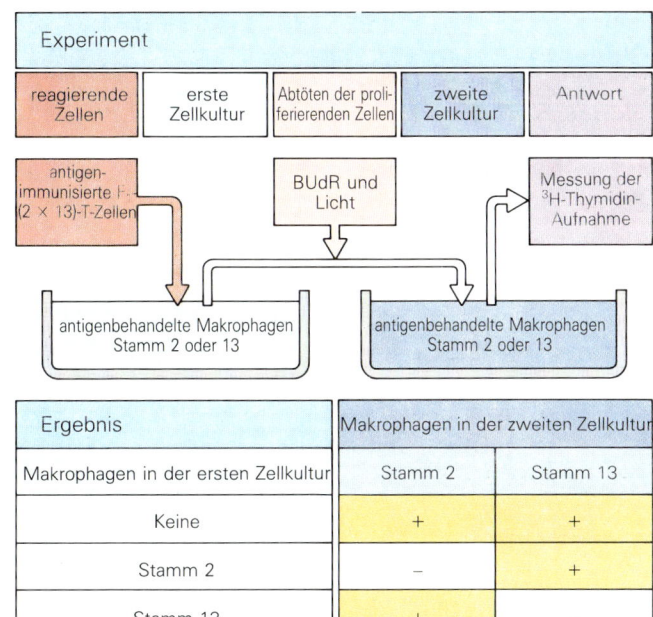

Abb. 13.8 Zwei Typen der genetischen Restriktion von T-Zellen bei F_1-Nachkommen. T-Zellen (reaktive Zellen) eines F_1(Stamm 2 × Stamm 13)-Meerschweinchens wurden in eine antigenbehandelte Makrophagenkultur (antigenpräsentierende Zellen vom Stamm 2 bzw. 13) eingesät. Die geernteten T-Zellen wurden mit Bromdeoxyuridin (BUdR) und Licht behandelt, wodurch die reaktiven, proliferierenden Zellen abgetötet wurden. Die überlebenden, nichtreaktiven Zellen wurden wiederum mit antigenbehandelten Makrophagen inkubiert. Im ^{3}H-Thymin-Test erwiesen sich allein diejenigen F_1-Zellen als reaktiv, die der ersten Zellkulturpassage nicht unterzogen worden waren. Wurden die T-Zellen mit Stamm-2-Makrophagen vorinkubiert, blieb nach Beseitigung der proliferierenden Zellen eine Reaktion aus, wenn das Antigen in der zweiten Kultur von Stamm-2-Makrophagen präsentiert wurde; die Reaktion auf das von Stamm-13-Zellen präsentierte Antigen blieb unbeeinflußt. Dies bedeutet, daß die F_1-Tiere über zwei genetisch unterschiedlich ausgestattete Typen von T-Zellen verfügen. Jeder Typ reagiert auf ein Antigen nur dann, wenn es in Verbindung mit dem richtigen elterlichen Haplotyp dargeboten wird.

Abb. 13.9 Genetische Restriktion der zytotoxischen Zellen. Die zytotoxischen Zellen von virusinfizierten, erwachsenen Mäusen verschiedener Zuchtlinien wurden auf ihre Fähigkeit untersucht, virusinfizierte Zielzellen verschiedener H-2-Haplotypen (k, s und d) abzutöten. Der Stamm A, TL besitzt die Haplotypen H-2K^s, H-2I^k und H-2D^d, und kann Zellen, die mit dem Virus der lymphozytären Choriomeningitis (LCM) infiziert sind, nur dann abtöten, wenn diese Zielzellen gemeinsame H-2K^s- oder H2D^d-Haplotypen aufweisen. Identität im H-2I-Locus bewirkt keine Zytotoxizität. Die Zytotoxizität wird meistens vom H-2D-Locus bestimmt. Abweichend davon wird die Zytotoxizität bei Sendaivirusinfizierten A,TL-Mäusen vom H-2K-Locus determiniert. Bei der Infektion von CBA-Mäusen mit LCM wird die Bedeutung der genetischen Restriktion deutlich; der Infektionsversuch von A/J-Mäusen mit LCM bestätigt, daß die Zytotoxizität gegen dieses Antigen am stärksten bei H-2D-restringierten Zielzellen zum Tragen kommt. Man nimmt an, daß verschiedene Viren eine Vorliebe für bestimmte H-2K- oder H-2D-MHC-Moleküle haben und damit zum Ziel für zytotoxische Zellen werden.

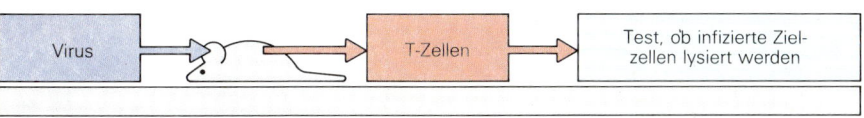

Virus	Mäusestamm	H-2-Region				% Lyse der infizierten Zielzellen vom Haplotyp		
		K	I	S	D	H-2^s	H-2^k	H-2^d
LCM	A.TL					25	1	64
Sendai	A.TL					63	4	24
LCM	CBA					2	34	1
LCM	A/J					0	30	64

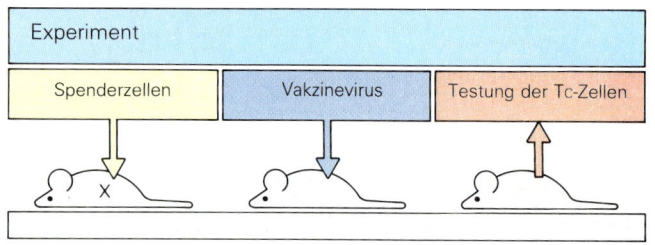

Ergebnisse			Zytotoxizität gegen:	
Experiment	Spenderzellen	Empfänger	A-Vaccinia	B-Vaccinia
1	B(KM)	A	–	–
2	AxB(KM)	A	+	–
3	AxB(KM)	B	–	+
4	AxB (Milz)	A	+	+
5	AxB (Milz)	B	+	+

Abb. 13.10 „Edukation" der zytotoxischen T-Zellen. Bestrahlte (X) Mäuse wurden mit Spenderzellen (aus Knochenmark oder Milz) rekonstituiert. So entstanden Chimären, deren Lymphozyten dem Spendertyp und das übrige Gewebe dem Empfängertyp angehören. Die Tiere wurden mit Vacciniavirus belastet, und die entnommenen Milzzellen bezüglich der Zytotoxizität gegen vacciniainfizierte Typ-A- und Typ-B-Zellen (A-Vaccinia und B-Vaccinia) getestet. Spenderzellen und Empfängertiere wurden in fünf Experimenten verschieden kombiniert. Versuch 1 zeigt, daß Knochenmarkzellen (KM) vom Typ B, die in einer Typ-A-Maus gereift sind, keine Fähigkeit haben, infizierte Zielzellen zu töten. In den Versuchen 2 und 3 können mit Typ-A- und Typ-B-Knochenmarkzellen (AxB) rekonstituierte Mäuse infizierte Zielzellen nur dann abtöten, wenn diese dem Empfängertyp angehören. Reife AxB-Milzzellen töten infizierte A- und infizierte B-Zellen (Versuche 4 und 5). Dies wird so erklärt, daß unreife Stammzellen (KM) erst lernen müssen, Antigene nur in Verbindung mit dem MHC-Haplotyp des Empfängers zu erkennen, während reife Zellen (Milz) diese Schulung bereits hinter sich gebracht haben. In den meisten Fällen erfordert der Prozeß der „Edukation", daß Spender und Empfänger mindestens einen gemeinsamen I-Region-Haplotyp besitzen.

Früher glaubte man, daß zytotoxische T-Zellen nur der Restriktion der MHC-Antigene der Klasse 1 unterliegen, was sich jedoch als nicht ganz richtig erwies, als Tc-Zellen isoliert worden sind, die auf Antigene der Klasse 2 restringiert sind (s. Kap. „Zellvermittelte Immunität"). Immer noch unklar ist, inwieweit dies für *In-vivo*-Verhältnisse gilt. Untersuchungen über die Feinspezifität von zytotoxischen T-Zellen wurden dadurch sehr erleichtert, daß man Mäuse verwendete, deren H-2K-Antigene von mutierten Allelen kodiert werden. Z. B. wurden Mutanten, die spontan im Wildtyp-C57BL/6-Mäusestamm (H-2K^b) auftraten, auf struktureller und funktioneller Ebene sehr genau untersucht. Diese Mäuse wurden „bm-Serie" und ihre Haplotypen „H-2K^{bm}" genannt (Abb. 13.**11**). Die H-2K-Glykoproteine der Mäusemutanten H-2K^{bm1} kön-

nen serologisch kaum vom Wildtyp unterschieden werden. Trotzdem sind zytotoxische T-Zellen in der Lage, bei virusinfizierten Zielzellen zu unterscheiden, ob sie zu H-2K^b oder zu H-2K^{bm1} gehören.

Antigenerkennung durch T- und B-Zellen

T- und B-Zellen besitzen verschiedene Rezeptoren für Antigen, und es scheint, daß sie ein unterschiedliches Repertoire von Antigenen erkennen. Dies kann bei der Antwort auf Hapten-Carrier-Konjugate demonstriert werden. Z. B. kann ein Antikörper, der eine hohe Affinität für DNP besitzt, mit dem ähnlichen Hapten TNP reagieren; es wurde sogar geschätzt, daß ungefähr 80% der Anti-DNP-Antikörper auch TNP binden können. Auf der anderen Seite sind Effektor-T-Zellen, die

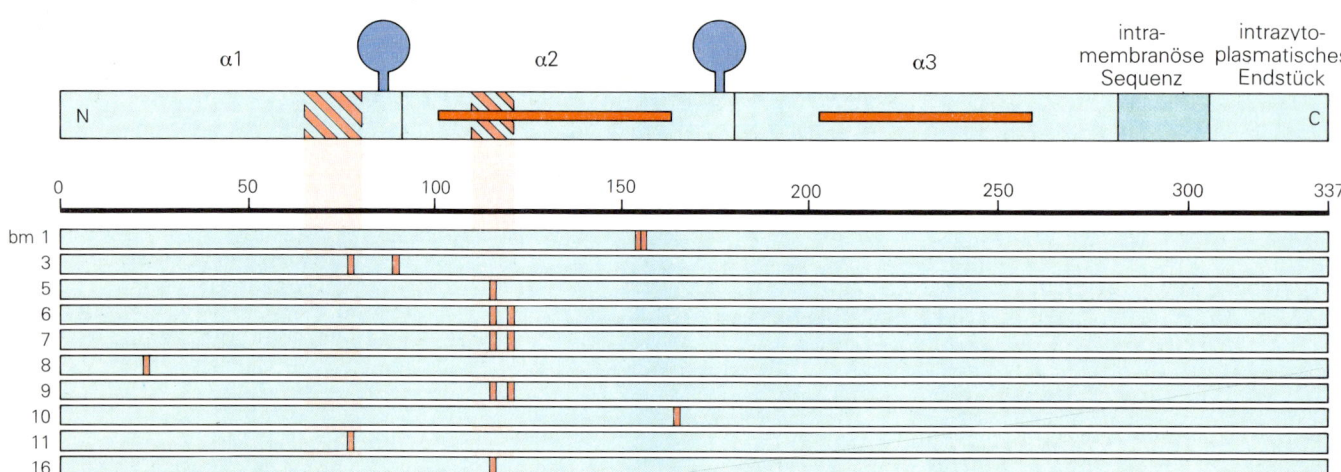

Abb. 13.11   Mutation im MHC. In dieser Darstellung (oben) eines H-2K-Moleküls sind die Kohlenhydratanteile blau, die Disulfidbindungen innerhalb der Domänen rot, und die vermuteten allotypischen Orte schraffiert wiedergegeben. Mit Hilfe von Hauttransplantationen bei einer großen Anzahl von Mäusen derselben Zuchtlinie (H-2^b) konnten Mutationen im H-2K-Locus bei Tieren der sog. bm-Serie identifiziert werden. Bei 10 Tieren fanden die Mutationen in den α1- und β2-Domänen des H-2K-Locus statt. MHC-Gene scheinen demnach die höchste Mutationsrate von allen bisher untersuchten Keimbahngenen aufzuweisen.

Abb. 13.12 Antigenerkennung durch B- und T-Zellen. Es wurden mehrere Tiere mit dem an Mykobakterien gekoppelten Hapten 2,4DNP (Myc-2,4DNP) immunisiert und anschließend die Reaktionen der T- und B-Zellen auf vier miteinander verwandte Antigene getestet. Myc-4NP und Myc-2,4,6 TNP werden sowohl von T-Zellen als auch von B-Zellen erkannt. Da Myc-2,6-DNP nur eine sehr schwache Reaktion der T- und B-Zellen hervorruft, scheint die 4-NP-Gruppe eine wesentliche Funktion für die Erkennung auszuüben. Wird zwischen den Carrier und das 2,4-DNP-Hapten ein

Antigen	Myc-2, 4 DNP	Myc-4NP	Myc-2, 4, 6 TNP	Myc-2, 6 DNP	Myc-Spacer 2, 4 DNP
T-Zell-Antwort	++++	+++	+++	schwach	–
B-Zell-Antwort	+++	+++	+++	schwach	++++

Ala-Gly-Gly-Molekül als Abstandhalter eingeschoben, ermöglicht dies die Bindung von Antikörpern; T-Zellen bleiben dagegen unbeeinflußt.

durch TNP-modifizierte Stimulatorzellen sensibilisiert und deswegen für TNP-modifizierte Zellen zytotoxisch sind, nicht in der Lage, mit DNP-modifizierten Zielzellen kreuzzureagieren und umgekehrt; dies deutet auf Unterschiede im Repertoire der B- und T-Zellen hin. Weitere Beispiele zeigt die Abb. 13.12. Daraus ergibt sich die Möglichkeit, daß das Ausbleiben einer Immunantwort bei einem Tier durch eine Lücke im antigenerkennenden Repertoire der B- oder T-Zellen begründet ist (Abb. 13.13). Darüber hinaus können T-Helfer- und T-Suppressor-Zellen unterschiedliche Determinanten auf einem Antigen erkennen, wie dies bei der gut untersuchten Immunantwort auf Hühnereilysozym (HEL) gesehen wird.

Immunantwort auf HEL

In einer Immunantwort entscheiden viele Faktoren über den Ausgang einer Konfrontation mit einem Antigen. Auf welcher Ebene die Antwort abläuft, hängt davon ab, wie die APC das Antigen verarbeiten und präsentieren können, und inwieweit T-Helfer-Zellen in der Lage sind, die Carrier-Determinanten zu erkennen; die Ausgangslage der T-Suppressor-Zell-Aktivität hat einen Einfluß auf die Menge, den Allotyp, und vielleicht auch den Idiotyp der gebildeten Antikörper. Ein Modell dafür ist HEL mit seinen Peptiden N-C, LII und LIII. Die Antwort auf HEL unterliegt der Kontrolle von Ir-Genen; bei empfänglichen Tieren beobachtet man nach Gabe von N-C-Peptid oder LII-Peptid eine Proliferation von T-Zellen und Bildung von T$_H$-Zellen gegen HEL. Immunisiert man mit intaktem HEL, zeigt sich, daß die T$_H$-Aktivität hauptsächlich durch Epitope auf dem LII-Peptid angeregt wird (Abb. 13.14). Mäuse vom H2^b-Haplotyp reagieren nicht nach diesem Muster, was auf eine Lücke in ihrem funktionellen T-Zell-Repertoire hinweist. In Untersuchungen von Sercarz u. Mitarb. konnte diese Nichtreaktivität bestimmter Mäusestämme auf HEL einer überschießenden antigenspezifischen T-Suppression zugeordnet werden. Diese T-Suppressorzellen werden durch die N-C-Peptidregion des HEL generiert. Nach einer Impfung mit N-C-Peptid entwickeln Responder-Stämme einige T$_H$ gegen HEL, wogegen Non-responder-Stämme T$_S$ bilden. Diese verschiedenen Reaktionsmu-

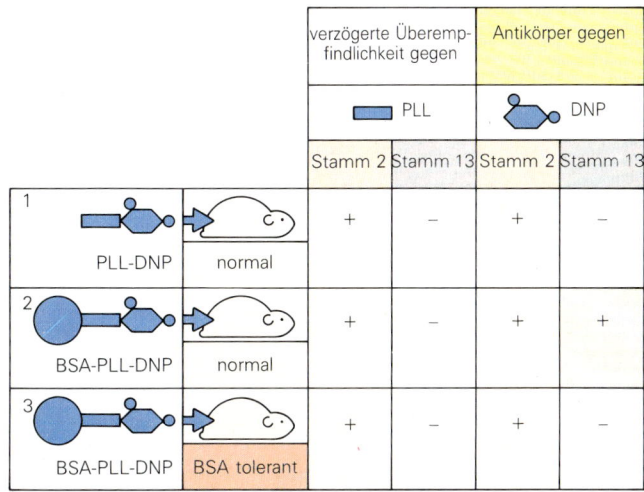

Abb. 13.13 Lücken im Repertoire der T-Zell-Antwort. Meerschweinchen vom Stamm 2 und 13 wurden mit den aufgeführten Antigenen immunisiert; die T$_D$-Zell-Antwort wurde über die verzögerte Überempfindlichkeitsreaktion auf Poly-L-Lysin (PLL) gemessen, als Meßgröße für die T$_H$-Zell-Antwort wurde die Fähigkeit der T-Zellen verwendet, B-Zellen bei der Bildung von Antikörpern gegen DNP zu unterstützen. Ergebnisse:
1. Auf PLL oder DNP reagieren nur Tiere vom Stamm 2, während die T-Zellen vom Stamm 13 diese Antigene offenbar nicht im funktionellen Repertoire haben.
2. Die Antikörperreaktion kann wiederhergestellt werden, wenn PLL-DNP den T$_H$-Zellen zusammen mit BSA als Carrier angeboten wird.
3. In diesem Versuch wird die Bedeutung des BSA bestätigt: Besteht eine Toleranz gegenüber dem Carrier BSA, werden die T$_H$-Zellen durch BSA-PLL-DNP nicht stimuliert. Es ist nicht sicher, ob diese Lücken im Repertoire der T-Zellen auf der Ebene der Edukation, der Präsentation oder der Antigenrezeptoren entstehen.

ster in einem Mäusestamm geben ein Beispiel für eine selektive Induktion von entweder T$_H$ oder T$_S$.

Kreuzreaktive Idiotypen

Eine weitere interessante Tatsache ist, daß nach Impfung mit HEL 70–95% der gebildeten Antikörper

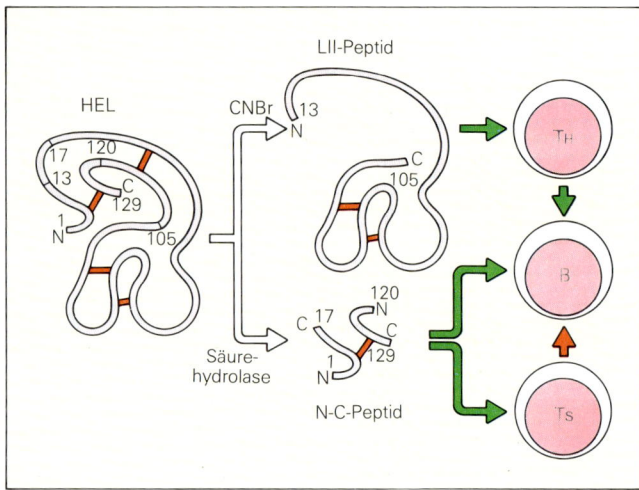

Abb. 13.14 Immunantwort auf Hühnereilysozym (HEL).
Die Disulfidbrücken in der HEL-Struktur sind rot eingezeichnet, die Zahlen bezeichnen bestimmte Aminosäuren. Durch Säurehydrolyse kann von dem Molekül ein N-C-Peptid, mit CNBr ein anderes großes Peptid, LII, abgespalten werden. Das LII-Peptid wird von TH-Zellen erkannt und veranlaßt sie zur B-Zell-Hilfe. B-Zellen erkennen eine Determinante auf dem N-C-Peptid. Ts-Zellen erkennen ebenfalls das N-C-Peptid, so daß die Antikörperantwort ein Gleichgewicht zwischen Hilfe und Suppression darstellt (H-2ᵃ-„high-responder" besitzen T-Zellen, die LII erkennen, jedoch keine Ts-Zellen, die N-C erkennen; H-2ᵇ-„low-responder" weisen viele Ts- und wenig TH-Zellen auf).

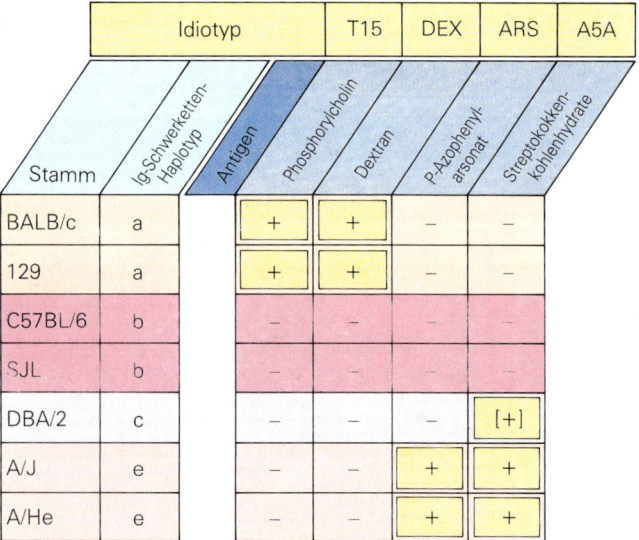

Idiotyp		T15	DEX	ARS	A5A
Stamm	Ig-Schwerketten-Haplotyp	Antigen → Phosphorylcholin	Dextran	p-Azophenyl-arsonat	Streptokokken-kohlenhydrate
BALB/c	a	+	+	−	−
129	a	+	+	−	−
C57BL/6	b	−	−	−	−
SJL	b	−	−	−	−
DBA/2	c	−	−	−	[+]
A/J	e	−	−	+	+
A/He	e	−	−	+	+

Abb. 13.15 Kreuzreaktive Idiotypen. Die vier wichtigsten Idiotypen für die vier aufgeführten Antigene sind bei verschiedenen Mäusestämmen offenbar an den Locus der Ig-Schwerkette gekoppelt. Im allgemeinen ist jeder Idiotyp jeweils nur bei Mäusen desselben Schwerkettenhaplotyps vorhanden. Manchmal findet sich derselbe Idiotyp jedoch auch auf den Haplotypen anderer Stämme, wie z.B. der A5A-Idiotyp bei DBA/2. Der A5A-Idiotyp ist geringer ausgeprägt als bei Igᵉ-Stämmen, und man nimmt an, daß entweder
a) die Form des A5A-Idiotyps aus einer anderen Proteinsequenz entstanden ist als beim A/J-Stamm, oder daß
b) die Aminosäuresequenz durch Mutation und Rekombination von einem anderen Keimbahngen generiert wurde als bei den Stämmen vom Igᵉ-Haplotyp.

gegen das NC-Peptid gerichtet sind; bei empfänglichen Tieren ist dies also der prädominante Idiotyp des Antikörpers. Man kann bei der Antwort auf viele Antigene solche vorherrschenden Idiotypen finden, die kreuzreaktive Idiotypen genannt werden. Abb. 13.**15** zeigt das Verteilungsmuster von Reaktionen auf einfache Antigene, wobei deutlich wird, daß die Expression eines bestimmten Idiotyps mit dem Haplotyp der Ig-schweren Kette zusammenhängt. Die Ehe zwischen Haplotyp und Idiotyp ist jedoch nicht monogam: Kreuzreaktive Idiotypen finden sich auf Antikörpern, die gegen verschiedene Epitope gerichtet sind. Mit anderen Worten muß ein kreuzreaktiver Idiotyp auf einem Antikörper nicht unbedingt einer identischen Aminosäuresequenz auf dem Antigenbindungsort entsprechen. Bestimmte kreuzreaktive Idiotypen kommen nur bei bestimmten Stämmen vor, die somit eine genetische Disposition besitzen, bestimmte Antikörper herzustellen, und die damit sozusagen ein erweitertes Repertoire haben; es handelt sich hier also um das Gegenteil der vorher besprochenen Lücke im Repertoire. Die Funktion der kreuzreaktiven Idiotypen ist unklar; vielleicht sind sie bei der Immunregulation die Verbindungsstellen zwischen idiotypspezifischen T-Helfer- oder T-Suppressor-Zellen und den Rezeptoren auf B-Zell-Immunglobulin oder Antikörpermolekülen.

Immunantwortgene außerhalb des MHC

Die Immunantwort auf die meisten Antigene wird von mehreren Genen (polygen) kontrolliert. Eine hohe oder niedrigere Reaktionsbereitschaft gegen ein komplexes Antigen entsteht auf vielerlei Weise unter Mitwirkung von Makrophagen, T- oder B-Zellen. Biozzi bemerkte, daß innerhalb einer Kolonie von ausgezüchteten Mäusen einige Tiere auf erythrozytäre Antigene stark mit einer Antikörperproduktion reagierten, während andere Tiere nur eine schwache Reaktion auf die Antigene zeigten. Durch eine selektive Weiterzüchtung entstanden nach 20 Generationen zwei Inzuchtlinien: Die eine Linie bestand aus „high responders" gegen Erythrozytenantigene, die anderen reagierten auf solche Antigene nur schwach (low responders). Die Unterschiede zwischen den beiden Zuchtstämmen lassen sich auf mindestens 10 Gene zurückführen, von denen einige die Funktionen von Makrophagen betreffen. Die „high responders" unter den Biozzi-Mäusen behalten das Antigen länger auf der Oberfläche der antigenpräsentierenden Zelle als die „low responders". Bei den „low responders" scheint die Stärke der Makrophagen darin zu liegen, besonders effektiv das Antigen aufzunehmen und in ihren Lysosomen zu verdauen (Abb. 13.**16**). Diese hohe lysosomale Aktivität macht die Low-responder-Mäuse auch unempfindlicher gegen intrazelluläre Parasiten.
Resistenz oder Empfänglichkeit gegen Leishmania donovani, Salmonella typhimurium und Mycobacterium bovis hängen offenbar mit einem Genlocus auf dem Chromosom 1 der Maus zusammen. Die Gene Lsh, Ity und Bcg, über die eine immunologische Reaktivität gegen die entsprechenden Erreger vererbt wird, könnten somit identisch sein. Die Resistenz gegen Leishmania donovani scheint von der Makrophagenfunktion abhängig zu sein.

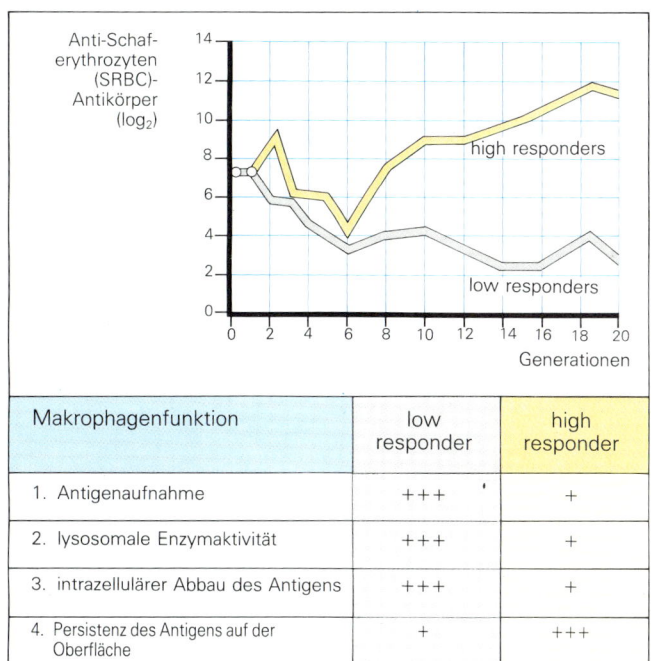

Makrophagenfunktion	low responder	high responder
1. Antigenaufnahme	+++	+
2. lysosomale Enzymaktivität	+++	+
3. intrazellulärer Abbau des Antigens	+++	+
4. Persistenz des Antigens auf der Oberfläche	+	+++

Abb. 13.16 Makrophagenfunktion bei Mäusen mit starker und schwacher Immunreaktion („high responder" und „low responder"). Mäuse mit einer starken Immunreaktion gegen Schaferythrozyten (ein komplexes Antigen mit zahlreichen Determinanten) wurden über 20 Generationen ingezüchtet, so daß eine Zuchtlinie von „high responders" entstand. Analog dazu wurden Tiere mit einer besonders schwachen Immunantwort auf Schaferythrozyten für die Inzuchtlinie der „low responder" selektiert. Diese beiden Zuchtstämme sind als „Biozzi-Mäuse" bekannt. Wie die Tabelle zeigt, wird das Antigen in den Makrophagen der „low responders" schneller verarbeitet als in den Makrophagen der „high responders".

Man weiß, daß der MHC eine Rolle bei viralen und einigen bakteriellen Infektionen spielt, die Resistenz gegen einige Parasiten und Bakterien jedoch ist entweder vollständig oder zumindest teilweise an Gene gebunden, die nicht zum H-2-Lokus gehören.

Genetisch immundefiziente Mäusestämme

B-Zell-Defekte

CBA/N-Mäuse weisen einen X-chromosomalen B-Zell-Defekt auf, wodurch sie auf bestimmte T-unabhängige Antigene wie TNP-Ficoll stumm bleiben. Durch einen Defekt in der B-Zell-Reifung fehlt diesen Mäusen eine Untergruppe der B-Zellen, die alle drei Lyb-Antigene (spezifische B-Zell-Oberflächenmarker) tragen. B-Zellen mit Lyb 3, 5,7 Alloantigenen sind zuständig für die Antwort auf TNP-Ficoll. CBA/N-Mäusen fehlt auch eine klonierbare B-Zellpopulation (Abb. 13.17). Interessanterweise können Patienten mit Wiscott-Aldrich-Syndrom (eine X-chromosomale Krankheit) auf einige Polysaccharidantigene ebenfalls nicht reagieren, was wahrscheinlich auch auf das Fehlen einer B-Zell-Subgruppe zurückzuführen ist. Die Unfähigkeit, auf ein bestimmtes Antigen zu reagieren, könnte also in einigen Fällen nicht nur durch zuviel Ts oder zu wenig TH

		CBA/N	normal
Antikörperantwort	poly I:C	–	+
	poly I:C-BSA	+	+
Milzzellen (B)-Koloniebildung aus 5×10⁴ Zellen	spontan	0	49
	LPS	0	248
Lyb5-positive Milzzellen		0%	30%

Abb. 13.17 Genetische Defekte bei CBA/N-Mäusen. Antikörperantwort. CBA/N-Mäuse reagieren nicht auf das T-unabhängige Antigen Poly I:C, können es aber erkennen, wenn es an einen T-abhängigen Carrier wie BSA gekoppelt ist. **Kolonienbildung von Milzzellen.** CBA/N-Milzzellen (5×10^4) bilden weder spontan noch nach Stimulation mit LPS Kolonien in der Zellkultur. Ihnen fehlt eine B-Zell-Untergruppe mit dem allogenen Lyb5-Marker.

bedingt sein, sondern durch ein Fehlen der zuständigen B-Zell-Subpopulation. Einige Beobachtungen weisen darauf hin, daß B-Zellen auf einige unspezifische T-Zell-Faktoren reagieren. In entsprechend stimulierten Milzzellkulturen von Mäusen wurde ein T-Zell-„replacing factor" (TRF) gefunden. TRF fügt sich nicht in das bekannte Muster der MHC-gesteuerten Interaktion zwischen T- und B-Zellen. Kürzlich wurde ein Mäusestamm DBA/2Ha beschrieben, der nicht auf TRF reagiert, weil die B-Zellen keinen Rezeptor für diesen Faktor haben. Diese Störung ist an das X-Chromosom gebunden (Abb. 13.18). Eine funktionelle B-Zell-Anomalie findet sich auch im Mäusestamm C3H/Hej. Diese Mäuse reagieren nur auf die Lipoproteine von LPS, nicht jedoch auf einen Extrakt von Lipid A. Wegen dieses Defektes ist die Produktion von B-Zell-Vorläufern bei der Reaktion auf LPS auf

	♂ Antwort			♀ Antwort		
BALB/c	X	Y	+	X	X	+
DBA/2Ha			–			–
BALB/c(♀)×DBA/2Ha(♂)	X		+	X		+
DBA/2Ha(♀)×BALB/c(♂)		Y	–		X	+

Abb. 13.18 TRF-Rezeptordefekt bei DBA/2Ha-Mäusen. Es wurde bei männlichen und weiblichen Mäusen die Immunantwort auf den T-Zell-Replacing-Faktor (TRF) untersucht. Männliche (XY) und weibliche (XX) BALB/c-Mäuse reagieren auf den Faktor, bei DBA/2Ha-Mäusen sind weder männliche noch weibliche Tiere reaktiv. Daraufhin wurden beide Stämme gekreuzt und die Reaktivität der Nachkommen getestet. Alle F₁-Tiere einer BALB/c-Mutter und eines DBA/2Ha-Vaters sind immunreaktiv, im umgekehrten Falle nur die weiblichen Jungtiere. Dies bedeutet, daß ein Gen auf dem DBA/2HaX-Chromosom defekt sein muß. Die Tiere mit einem normalen BALB/c X-Chromosom können eine Immunreaktion zustande bringen.

ein Tausendstel eingeschränkt. Dies wird dem Fehlen eines entsprechenden Rezeptors für LPS auf der Oberfläche der C3H/Hej-B-Zellen angelastet.

Modelle für Autoimmunerkrankungen

Es gibt einige Tiermodelle, die teilweise menschlichen Autoimmunerkrankungen ähneln. Das „Obese Strain"-Huhn (Fetthuhn) ist vielleicht das beste Tiermodell für die Hashimoto-Thyreoiditis des Menschen (s. Kap. „Autoimmunität und Autoimmunerkrankung"), und bei einem Rattenstamm wurde eine Erkrankung beschrieben, die dem juvenilen Diabetes entspricht.

Die bei der Maus spontan entstehenden Autoimmunerkrankungen sind vielleicht die am besten studierten Modelle. NZB, NZB × NZW F_1, und MRL/Ipr-Mäuse sind Tiermodelle für die Coombs-positive hämolytische Anämie, den systemischen Lupus erythematodes und

Defekt	betroffene Stämme
Thymusepithel	NZB × NZW (F_1)
Thymushormonspiegel	NZB
T-Zell-Vorläufer	NZB
T-Zell-Immunregulation	NZB, MRL/Ipr
IL-2-Spiegel	MRL/Ipr
Ausbildung einer unspezifischen Suppression	NZB × NZW (F_1)
Toleranzinduktion	NZB, NZB × NZW (F_1)
B-Zellen	NZB
DNA-Reparatur	NZB

Abb. 13.**19 Defekte bei genetisch autoimmunen Mäusen.**

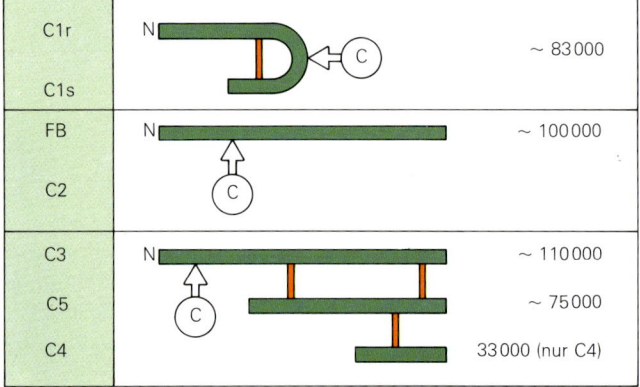

Abb. 13.**20 Molekülfamilien: Komplement.** Es sind drei Familien von Komplementmolekülen, ihr ungefähres Molekulargewicht und ihre Aufspaltungsstellen (C) dargestellt. Moleküle derselben Familie werden durch Spaltung an identischen Stellen aktiviert; die strukturelle Homologie deutet darauf hin, daß sie durch Genduplikation entstanden sind. Die Serinesterase FB ist wahrscheinlich mit C1r und C1s verwandt. Vermutlich bilden C6 und C7 eine andere Familie.

die rheumatoide Arthritis. Diese Tiere leiden unter verschiedenen Erkrankungen und Regulationsstörungen, die durch das spontane Auftreten einer Autoimmunität hervorgerufen werden (Abb. 13.**19**). Dennoch konnte bislang nicht ein einziger schlüssiger Beweis für die genetische Natur dieser Erkrankungen geführt werden; bei Kreuzungsversuchen zwischen ingezüchteten NZB-Mäusen mit Nachkommen normaler Eltern konnte klar gezeigt werden, daß es keine direkte Verbindung zwischen der Krankheit und dem MHC gibt.

Entwicklung der Gene des Immunsystems

Obwohl fast alle vielzelligen Tiere mehr oder weniger die Fähigkeit haben, Selbst und Nicht-Selbst zu unterscheiden, hat sich das Immunsystem der Vertebraten offenbar schneller entwickelt als die Abwehrsysteme der Wirbellosen. Die Entwicklung ging von den verschiedenen Gruppen der Immunmoleküle aus, nämlich den Immunglobulinen, dem Komplementsystem und den MHC-Antigenen. Im Kapitel „Komplement" wurde gesagt, daß sich das Komplementsystem des klassischen Reaktionswegs aus einem primitiveren System (dem „Archäokomplementsystem") entwickelt hatte, als Antigen-Antikörper-Reaktionen notwendig wurden, um Entzündungsreaktionen zu aktivieren. Diese Idee basiert darauf, daß der klassische und alternative Reaktionsweg, sowie deren Komponenten einander ähnlich sind (Abb. 13.**20**). Die Komponenten scheinen durch Verdoppelung und anschließender Divergenz der beiden Kopien entstanden zu sein. Divergente Proteinpaare können auf demselben Chromosom liegen, wie dies bei C2 und Faktor B der Fall ist, oder sie können auf verschiedenen Chromosomen liegen, wie bei C3 und C4.

Bei den Immunglobulinen zeigt sich eine andere Art der Genduplikation. Hier vermutet man, daß die Duplikation eines einzelnen Gens in einer primordialen Domäne zur Entwicklung der ersten Immunglobulinkette geführt hat, und daß weitere Duplikationen der verschiedenen Chromosomen schwere Ketten, K-Ketten und λ-Ketten hervorgebracht haben. Dies ermöglichte den schweren und leichten Ketten, sich unabhängig voneinander zu entwickeln, was den Vorteil einer größeren Diversität der Antigenbindungsorte mit sich bringt. Die Vielzahl der verschiedenen Gene, die bei der Bildung der variablen und konstanten Regionen beteiligt sind, sind gute Beispiele für Genreplikation und Diversifikation im großen Stil. Das Gen der primordialen Urdomänen hatte wahrscheinlich Erkennungsfunktionen, da β2-Mikroglobulin (welches in den Aminosäuren und der Struktur eine Homologie mit Immunglobulindomänen aufweist) mit allen MHC-Antigenen der Klasse 1, dem anderen Arm des Immunerkennungssystems, assoziiert ist (s. Kap. „MHC", Abb. 4.**23**). Die Vorteile der großen Diversität von Immunglobulinen sind leicht einzusehen; weniger einleuchtend ist, wozu der enorme Polymorphismus und die Diversität der MHC-Genprodukte gut sein sollen. Auch hier sind die verschiedenen MHC-Antigenklassen wahrscheinlich durch Genduplikation entstanden (Abb. 13.**21**). Sogar zwischen den verschiedenen Spezies gibt es keine Unterschiede in der Gesamtstruktur und der Moleküllänge der MHC-Klasse-1-Moleküle,

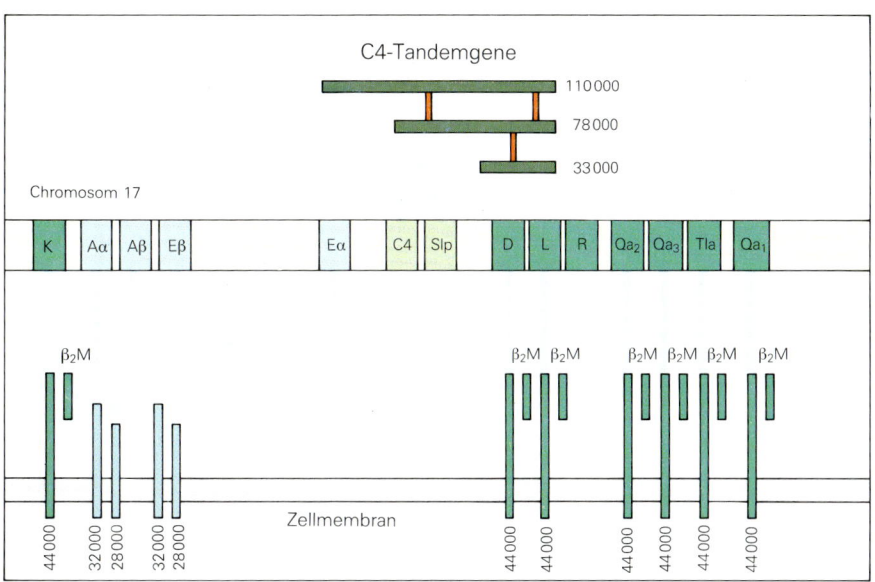

Abb. 13.21 Produkte der H-2-Loci. Mit dem H-2-Komplex sind bestimmte Molekülgruppen assoziiert. Die Zeichnung zeigt das Chromosom 17, welches die H-2- und Qa-Loci enthält. Die entsprechenden Genprodukte sitzen in der Zellmembran. Klasse-1-Moleküle (K, D, L, R, Qa, Tla) sind Peptide mit einem MG von 44K und sind mit dem β_2-Mikroglobulin (β_2M, einem auf dem Chromosom 2 kodierten Protein mit einem MG von 12 K) assoziiert. Klasse-2-Moleküle (I-A, I-E) bestehen aus zwei Peptiden, die beide durch die Membran hindurchgehen. Zu den Klasse-3-Molekülen (diese Bezeichnung wird für MHC-assoziierte Komplementkomponenten verwendet) gehören die Tandemallele für C4 (Ss, Slp), FB und C2 (nicht dargestellt).

während die Aminosäuresequenzen viele Änderungen durchgemacht haben (Abb. 13.**22**).

Das Ausmaß der Diversifikation des MHC kann mit Hilfe der vorher erwähnten bm-Mutanten abgeschätzt werden. Die beobachtete Mutationsrate des MHC ist höher als bei allen anderen bisher untersuchten Genen. Sollte – wie früher vermutet wurde – der Antigenrezeptor der T-Zelle von Genen des MHC kodiert werden, würde ein Polymorphismus innerhalb dieser Region in Analogie mit der Diversität der Immunglobulingene ganz sinnvoll sein; dies ist jedoch nicht der Fall. Wozu also dann der Polymorphismus im MHC? Obgleich MHC-Gene nicht den Antigenrezeptor der T-Zelle bilden, sind sie doch mit der T-Zell-vermittelten Erkennung verknüpft. Darin könnte der Sinn der Diversität von MHC-Produkten liegen: Einzelne

MHC-Proteine sind vielleicht besser als andere dafür geeignet, bestimmte Antigene den T-Zellen zu präsentieren, da nach der Theorie der dualen Erkennung die T-Zellen eine Kombination von MHC und Antigen erkennen. Dabei gibt es zwei Möglichkeiten: (a) Eine bestimmte MHC/Ag-Kombination wird von T-Zellen effektiver erkannt, oder (b) ein bestimmtes MHC-Protein kann sich besser an bestimmte Antigene anlagern (Abb. 13.**23**). Ähnlich könnte man den Polymorphismus der MHC-Antigene der Klasse 1 erklären. Eine andere Theorie sieht die Vorteile des MHC-Polymorphismus auf der Ebene der Gesamtpopulation. Der Gedanke ist der, daß bei einem polymorphen MHC die Systeme zur Erkennung von Selbst und Nicht-Selbst auf unterschiedlichen Molekularstrukturen bei den einzelnen Individuen basieren. D. h., daß

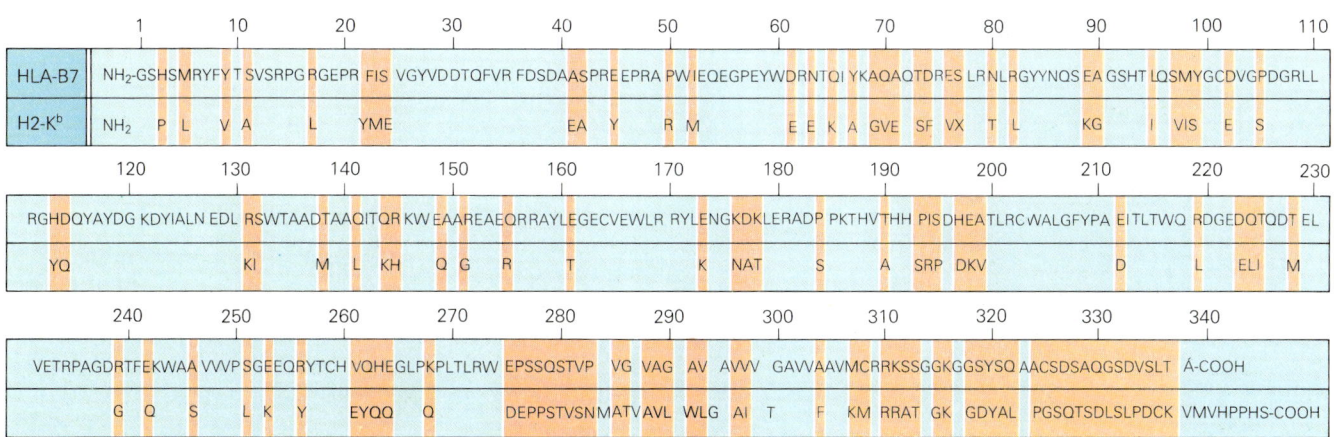

Abb. 13.22 Vergleich zwischen HLA und H-2-Klasse-1-Molekülen. Es sind die Aminosäuresequenzen von HLA-B7 und H-2K^b aufgeführt. Die einzelnen Aminosäuren sind mit jeweils einem einzigen Buchstaben bezeichnet, das NH$_2$-terminale Ende befindet sich jeweils links. Abweichende Aminosäuren sind rot hervorgehoben. Zwischen den Molekülen besteht ein hoher Grad an struktureller Übereinstimmung: Die Veränderung einiger kleiner Teilstücke der Sequenzen würde eine vollkommene Homologie ergeben. Der extrazel-

luläre N-Anteil des Moleküls scheint stärker der evolutionären Entwicklung unterworfen worden zu sein als das C-terminale Ende.

(Die Aminosäuren sind durch Buchstaben nach folgendem Code symbolisiert: A,Ala; B,Asx; C,Cys; D,Asp; E,Glu; F,Phe; G,Gly; H,His; I,Ile; K,Lys; L,Leu; M,Met; N,Asn; P,Pro; Q,Gln; R,Arg; S,Ser; T,Thr; V,Val; W,Trp; Y,Tyr; Z,PCA.)

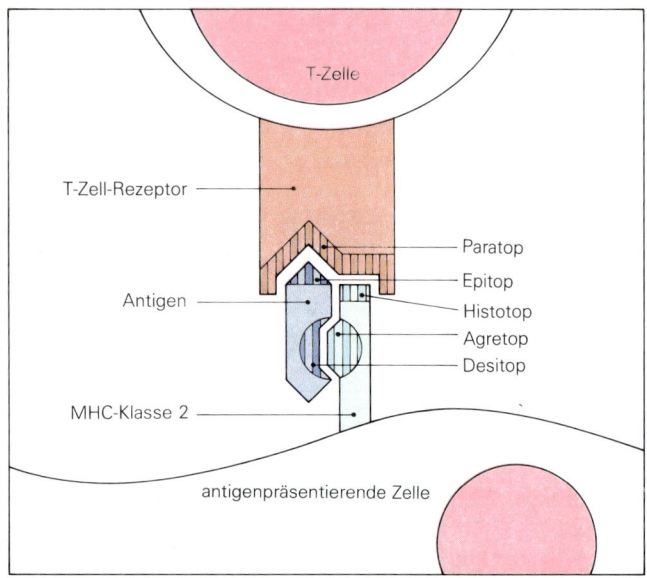

Abb. 13.**23   Eine Hypothese über die Antigenpräsentation.** T-Zellen erkennen Antigene in Verbindung mit MHC-Antigenen der Klasse 2. Der Vorteil des Polymorphismus der verschiedenen MHC-Klasse-2-Antigene könnte darin liegen, daß durch die verschieden gestalteten Agretope (das sind die Ansatzstücke, mit dem das MHC-Antigen an das sog. Desetop des Antigens bindet) einige Antigene bevorzugt werden, und so eine spezifischere Bindung zustande kommt.

es kein „perfektes Pathogen" geben kann, weil ein Erreger das Immunsystem des einen Individuums zwar überwinden kann, bei einem anderen jedoch scheitert (s. Kap. „MHC"). Abb. 13.**24** zeigt schematisch den Polymorphismus des Immunsystems.

Diese große Moleküldiversität des MHC und anderer Systeme kann auch zur stammesgeschichtlichen und demographischen Zuordnung eines Individuums herangezogen werden. Daraus ergeben sich für die Immunologie Berührungspunkte mit anderen wissenschaftlichen Disziplinen.

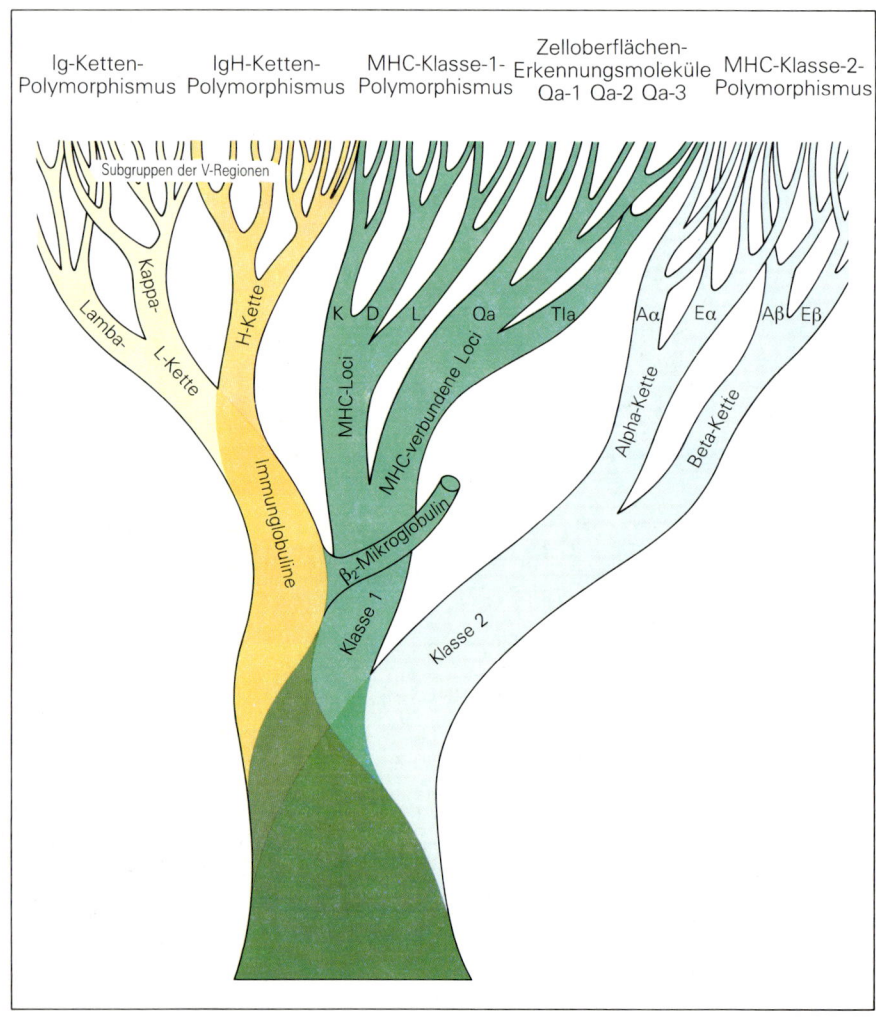

Abb. 13.**24   Polymorphismus der Moleküle der Immunerkennung.** Die Graphik soll einen Überblick über die verschiedenen Moleküle der Immunerkennung und der zellulären Interaktion vermitteln. β_2-Mikroglobulin ist mit Klasse-1-Molekülen des MHC assoziiert; ebenso gibt es eine Verbindung zwischen α- und β-Ketten, die gemeinsam die Moleküle der Klasse 2 bilden (selbstverständlich gibt es auch eine Assoziation zwischen schweren und leichten Ketten des Ig). Durch den enormen Polymorphismus ist sichergestellt, daß es in einer ausgezüchteten Population keine zwei Individuen mit identischem Immunsystem gibt.

14 Entwicklung des Immunsystems

Ein wirksames Immunsystem erfordert das Zusammenspiel von vielen zellulären und humoralen Komponenten, die sich in den verschiedenen Stadien der fetalen und frühen Lebensperiode entwickeln. Viele Zellen der Immunantwort leiten sich von undifferenzierten hämatopoetischen Stammzellen ab. Wahrscheinlich differenzieren sie sich unter dem Einfluß verschiedener Faktoren ihres Lebensmilieus („Microenvironment") zu den verschiedenen Zellinien (Abb. 14.1). Bei Vögeln entstehen die Stammzellen aus Blutinseln im Dottersack und im Embryo, und später im Knochen-

mark. Beim erwachsenen Säuger gilt das Knochenmark als der Bildungsort für Stammzellen und die meisten anderen (vielleicht alle) Zellen, die bei der Immunantwort beteiligt sind.

Lymphatische Zellen

Lymphozyten entstehen in den primären lymphatischen Organen: T-Zellen im Thymus und B-Zellen in der Bursa fabricii (Vogel) bzw. deren Äquivalent beim Säuger. Sie wandern dann in das sekundäre lymphati-

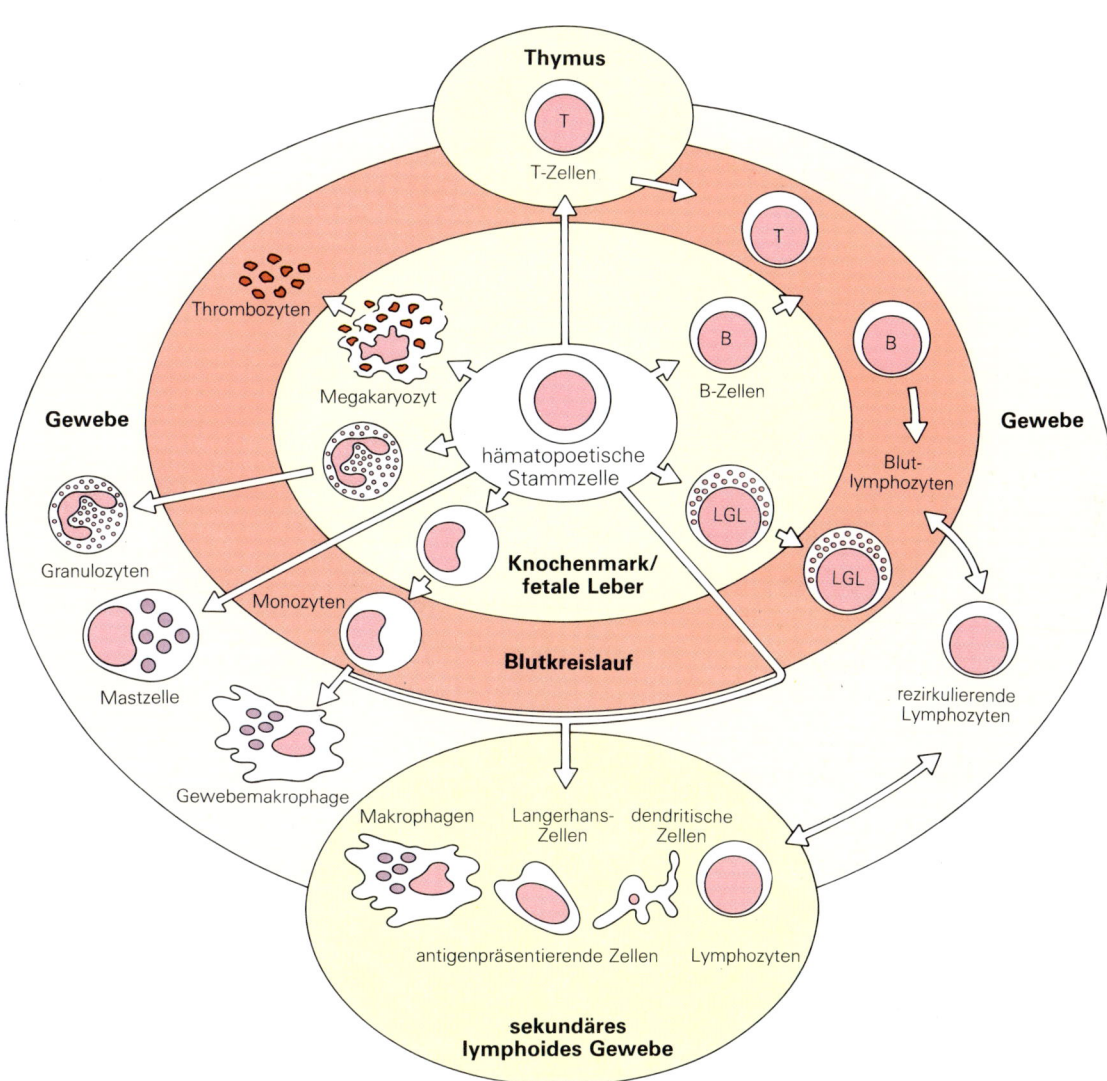

Abb. 14.1 Ursprung der Zellen des Immunsystems. Alle Immunzellen entstehen aus der hämatopoetischen Stammzelle. Megakaryozyten reifen zu Thrombozyten und treten in die Blutbahn über, Granulozyten erreichen das Körpergewebe über den Kreislauf. Mastzellen finden sich in allen Geweben. Die Reifung von B-Zellen findet in der fetalen Leber und bei Säugetieren im Knochenmark statt, während T-Zellen im Thymus heranreifen. Die Herkunft der großen granulären Lymphozyten (large granular lymphocytes: LGL) ist nicht sicher geklärt. Lymphozyten und Monozyten (die sich zu Makrophagen entwickeln) können über das sekundäre lymphatische Gewebe rezirkulieren. Langerhans-Zellen und dendritische Zellen sind die antigenpräsentierenden Zellen im sekundären lymphatischen Gewebe.

sche Gewebe aus, wo sie auf Antigene reagieren können.

T-Zellen

Der Thymus entwickelt sich aus der dritten (bei einigen Spezies auch aus der vierten) Kiementasche als eine Ausstülpung des Entoderms des Verdauungskanals und wird dann von lymphoiden Stammzellen aus dem Blut besiedelt. Es scheinen nur wenige Stammzellen notwendig zu sein, um das Repertoire der reifen T-Zellen mit ihren verschiedenen Antigenbindungsspezifitäten entstehen zu lassen. Die Einwanderung von Stammzellen in den Thymus geschieht nicht zufällig.

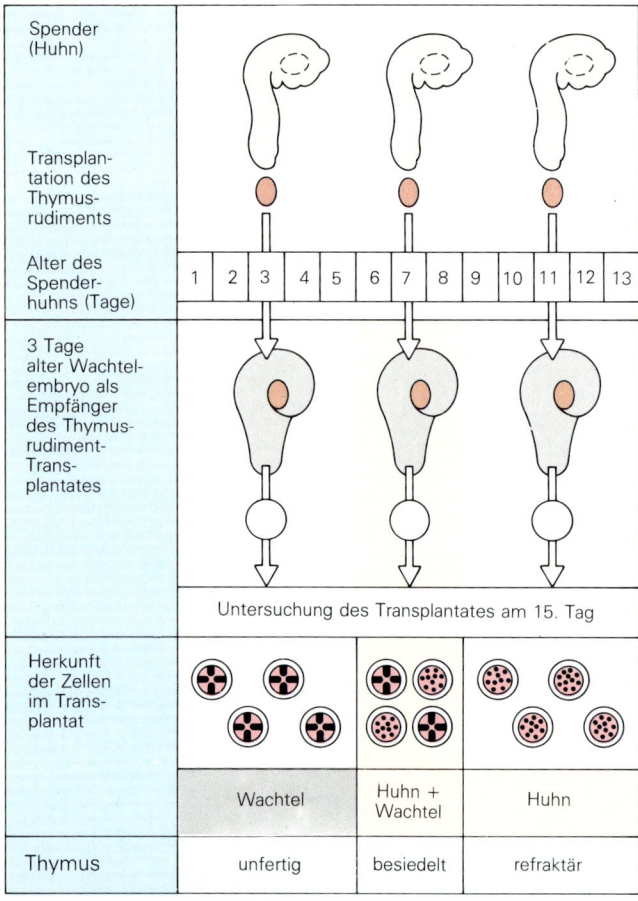

Abb. 14.2 Kolonisierung des Hühnerthymus durch Stammzellen. Die Thymusrudimente von Hühnerembryonen unterschiedlichen Alters wurden auf drei Tage alte Wachtelembryonen übertragen und später darauf untersucht, welche Zellen sich darin angesiedelt haben. Wachtelzellen unterscheiden sich von Hühnerzellen durch eine dichtere Chromatinstruktur in der ruhenden Zelle. Wurde das Transplantat nach weniger als sechs Tagen untersucht, konnten keine Hühnerzellen im Thymus gefunden werden (a). Nach 8 Tagen war das Thymustransplantat bereits mit Hühnerlymphozyten besiedelt (c). Transplantate, die zwischen dem 6. und 8. Tag übertragen wurden, enthielten sowohl Hühnerzellen als auch Wachtelzellen (b). Dies kann so interpretiert werden, daß der Hühnerthymus vor dem 6. Tag noch zu unfertig ist, T-Zell-Vorläufer aufzunehmen. Es folgt darauf eine kurze Periode von 2 Tagen, in der die Kolonisierung stattfinden kann, und gleich darauf wird das Organ gegen eine weitere Besiedlung refraktär. Weitere Untersuchungen deuten darauf hin, daß es mehrere solcher „Fenster" in der späteren Embryonalentwicklung gibt.

Bei Vögeln lassen sich zwei, vielleicht auch drei Schübe beobachten. Dies konnte anhand von Chimären zwischen Hühnern und Wachteln gezeigt werden (Abb. 14.2). Die Einwanderung von Stammzellen erklärt man sich durch Lockstoffe, die vom Thymus freigesetzt werden. Nachdem die Stammzellen den Thymus erreicht haben, beginnen sie sich unter dem Einfluß des epithelialen Milieus zu Thymozyten zu differenzieren. Ob die Stammzellen bereits vor dem Erreichen des Thymus dazu prädisponiert sind, sich zu T-Zellen zu entwickeln, ist noch strittig.

Die Thymozyten organisieren sich in gut abgegrenzten Läppchen, bei denen eine Rinde und ein Mark unterschieden werden kann (s. Kap. „Das lymphatische System"). Wichtig für die weitere Entwicklung der T-Lymphozyten sind epitheliale Zellen und aus dem Knochenmark stammende dendritische Zellen, die viel MHC-Klasse-2-Antigene enthalten (Abb. 14.3). Kortikale Zellen stellen 85–90% der Thymozyten, während der Rest medulläre Zellen sind. Funktion und Zelloberflächenmarker der kortikalen Thymozyten weisen darauf hin, daß diese weniger reif sind als die medullären Thymozyten. Kortikale Zellen sind *in vivo* auf hohe Dosen von Steroiden empfindlicher, was dazu paßt, daß diese Zellpopulation während der Schwangerschaft abnimmt. Einige kortikale Zellen wandern in die Medulla ein, um dort zu reifen, während andere direkt in den Blutkreislauf eintreten. Diese zirkulierenden Thymuszellen (T-Lymphozyten) wandern in das sekundäre lymphatische Gewebe und nehmen dort ihre Funktion auf.

Bei der Erforschung der T-Zell-Differenzierung im Thymus und in der Peripherie waren T-Zell-Marker, wozu Enzyme, Oberflächenglykoproteine und Rezeptoren gehören, sehr hilfreich. Während der Differenzierung gehen einige Marker verloren und andere kommen hinzu. Z. B. findet sich Tdt (terminale Desoxyribonucleotidyltransferase) auf Stammzellen (oder Prä-T-Zellen) und kortikalen Zellen, jedoch nicht auf medullären und peripheren Lymphozyten. Der klassische Marker einer menschlichen T-Zelle – der Rezeptor für Schaferythrozyten – entwickelt sich zu einem frühen Zeitpunkt der Differenzierung, ist aber auch auf reifen T-Zellen vorhanden. Wie diese Rezeptoren ist auch das T3-Glykoprotein in einer verhältnismäßig frühen Differenzierungsphase vorhanden und bleibt während der Reifung erhalten. Es ist wahrscheinlich, daß das T3-Oberflächenglykoprotein an der Antigenerkennung durch T-Zellen und deren anschließenden Aktivierung beteiligt ist. Auf T-Zellen, die T3 exprimieren, finden sich gleichzeitig zwei andere Marker, nämlich T4 und T8, von denen jedoch einer während der weiteren Differenzierung des Thymus verlorengeht. Mit dem irreversiblen Verlust von T4 oder T8 übernimmt jede Zelle eine bestimmte Funktion im sekundären lymphatischen Gewebe (Abb. 14.4). Ähnliche Differenzierungsvorgänge finden sich im Thymus der Maus (s. Kap. „Zellen der Immunantwort"). Spezielle Hormone oder Faktoren können für die Entwicklung von T-Zellen im Thymus und deren weiteres Schicksal im sekundären lymphatischen Gewebe von Bedeutung sein. In Abb. 14.5 sind die Eigenschaften einiger der besser untersuchten Substanzen aufgelistet. Es erscheint wahrscheinlich, daß die einzelnen Hormone oder Faktoren während verschiedener Stadien

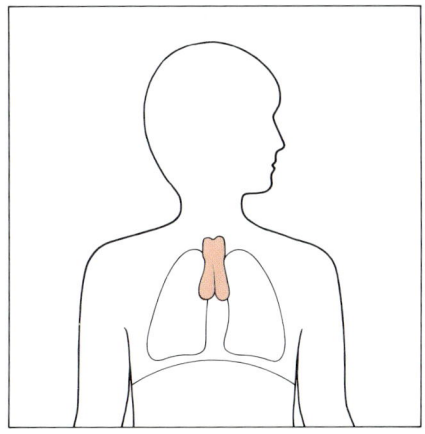

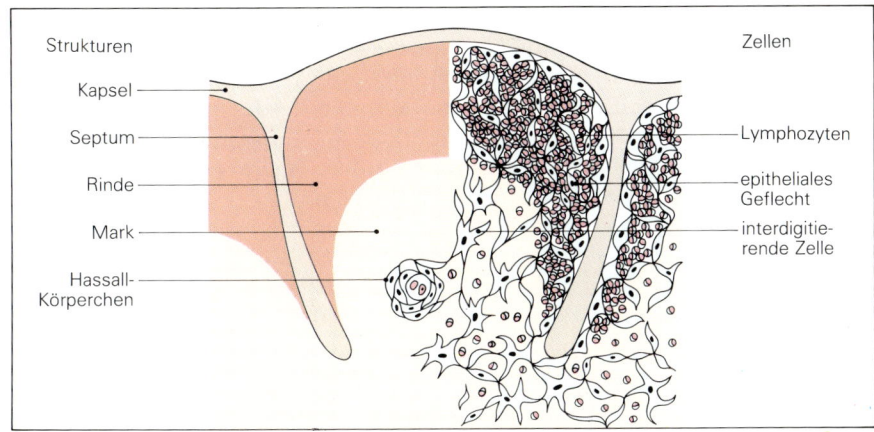

Abb. 14.3 Struktur eines Thymus-läppchens. Der Thymus ist von einer Kapsel umgeben, von der aus bindegewebige Septen in das Innere ausstrahlen und einzelne Läppchen unterteilen. Der Kortex besteht aus einem Geflecht von epithelialen Zellen, die bis in die Medulla reichen und als Stützgerüst für die dicht gepackt liegenden Lymphozyten dienen. Das Mark (Medulla) enthält weniger Lymphozyten, dafür mehr aus dem Knochenmark stammende interdigitierende Zellen. Beachte die enge Nachbarschaft zwischen den reifenden Lymphozyten und den epithelialen und interdigitierenden Zellen. Die sog. „Hassallschen Körperchen" sind Strukturen, deren Funktion – falls es überhaupt eine gibt – unbekannt ist.

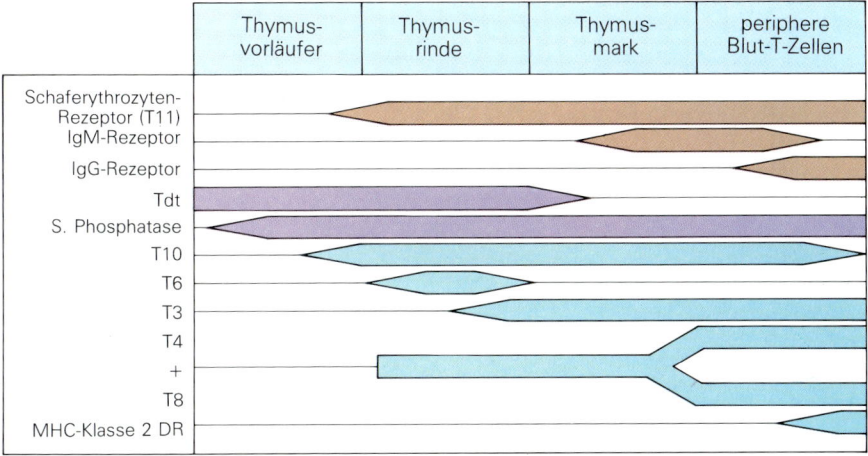

Abb. 14.4 Differenzierung der menschlichen T-Zellen. Die Graphik zeigt die Entwicklung der bisher identifizierten Marker auf menschlichen T-Zellen: Rezeptoren (braun), Enzyme (violett) und Oberflächenantigene (türkis). Das Schicksal der Zellen vor der Besiedlung des Thymus ist weniger gut bekannt. IgM-Rezeptoren finden sich auf einigen medullären und auf vielen peripheren T-Zellen, IgG-Rezeptoren nur auf einigen peripheren T-Zellen. Diese Rezeptoren scheinen für die antikörpervermittelte Immunregulation von Bedeutung zu sein. Das Enzym Tdt (terminale Desoxynucleotidyltransferase) findet sich in den T-Zell-Vorläufern (Thymusstammzellen) und den kortikalen, nicht jedoch medullären und peripheren Zellen. Das lysosomale Enzym saure Phosphatase (s. Kap. „Zellen der Immunantwort") läßt sich in T-Zellen während ihrer gesamten Differenzierung nachweisen, außerdem wurden auch einige Oberflächenglykoproteine entdeckt. Der Rezeptor für Schaferythrozyten – T 11 – erscheint als eines der ersten Oberflächenantigene auf menschlichen T-Zellen und bleibt auch auf reifen Zellen erhalten. T 6 scheint sich auf kortikale Thymozyten zu beschränken. Reife periphere T-Zellen besitzen entweder den T4-Marker (Helferzellen) oder den T 8-Marker (zytotoxische und Suppressorzellen); Thymozyten weisen ursprünglich beide Marker auf und verlieren einen davon während ihrer weiteren Entwicklung. T 3 ist wahrscheinlich mit dem T-Zell-Antigenrezeptor assoziiert. DR findet sich auf aktivierten reifen T-Zellen.

Abb. 14.5 Thymushormone und Thymusfaktoren. Außer FTS wurden alle Substanzen ursprünglich aus dem Rinderthymus extrahiert. FTS wurde im Schweineserum gefunden, konnte jedoch als Thymusfaktor identifiziert werden. Das 74-Aminosäurenprotein Ubiquitin – MG 8457 – hat ähnliche Eigenschaften wie die anderen Faktoren und wurde deshalb anfänglich als Thymushormon angesehen; wie sich später herausstellte, findet sich diese Substanz nicht nur im Thymus, sondern auch in anderen tierischen und pflanzlichen Geweben, auch in Bakterien und Hefen. Mit einem Stern (*) bezeichnete Stoffe können synthetisch hergestellt werden.

Bezeichnung	Zusammensetzung	Kommentar
Thymosin (Fraktion 5)*	α-, β- und γ-Polypeptide α-1-aufgeschlüsselt: 28 Aminosäuren MG 3108	z. T. aus Thymusepithelzellen
Thymopoietin 1 und 2	aufgeschlüsselt: 49 Aminosäuren MG 5562	ausschließlich im Thymus hergestellt, Aktivität im Pentapeptid (TP-5)*
Thymic humoral factor (THF)	31 Aminosäuren MG 3220	teilweise aufgeschlüsselt
Thymostimulin (TP-1)	Peptidgruppen	am wenigsten erforscht
Facteur thymique sérique (FTS)*	9 Aminosäuren	im Serum, verschwindet nach Thymektomie

der Entwicklung auf die T-Zellen einwirken. Während einige die Zellreifung im Thymus induzieren, wirken andere in der Peripherie (echte Hormonwirkung). Sie wurden in Epithelzellen des Thymus gefunden, wie auch im Kreislauf, wo sie mit zunehmendem Alter und Atrophie des Thymus immer weniger werden. Viele Faktoren oder Hormone des Thymus konnten mittlerweile analysiert und synthetisiert werden. Einige endogen produzierte, pharmakologisch wirksame Substanzen zeigen ähnliche Wirkungen wie thymische Faktoren oder Hormone (z. B. zyklisches AMP und Adrenalin); was ihre genaue physiologische Aufgabe ist, muß noch geklärt werden. Diese Faktoren bewirken *in vitro* eine Reifung der T-Lymphozyten, wie durch Markeranalysen und funktionelle Tests gezeigt werden konnte.

B-Zellen

Beim Vogel findet die Lymphopoese der primären B-Zellen in einem speziellen lymphoepithelialen Organ statt, der Bursa fabricii. Die Anlage der Bursa entsteht aus einer Ausstülpung des hinteren Entoderms und wird von Stammzellen aus dem Blutkreislauf durchsetzt. Untersuchungen an Hühner/Wachteln-Chimären ergaben, daß die Eintrittspforte zwischen dem zehnten und vierzehnten Lebenstag geöffnet ist (s. Kap. „Evolution der Immunität"). Pyroninophile Zellen – die vermutlichen Stammzellen – stehen in engem Kontakt mit epithelialen Zellen. Mit Proliferation der Bursazellen entstehen in jedem Bursafollikel Kortex und Medulla, und wie die Thymusläppchen wird jeder Follikel von einer – oder einigen wenigen – Stammzellen besiedelt (Abb. 14.**6**).

Säuger besitzen kein eigenes Organ für die Lymphopoese von B-Zellen; diese Zellen entwickeln sich direkt aus den lymphoiden Stammzellen im blutbildenden Gewebe der fetalen Leber (Abb. 14.**7**), und zwar in der achten bis neunten Entwicklungswoche beim Menschen, und etwa ab dem vierzehnten Tag bei der Maus. Die Funktion der fetalen Leber als Produktionsstätte für B-Zellen nimmt allmählich ab und wird vom Knochenmark übernommen. Beim erwachsenen Tier findet auch die Bildung der anderen hämatopoetischen Stammzellen im Knochenmark statt. Das Milieu in der fetalen Leber scheint einen wichtigen Einfluß auf die Differenzierung von B-Zellen zu haben. Charakteristische Marker der B-Lymphozyten-Reihe sind Immunglobuline, die als Antigenrezeptoren auf der Zelloberfläche fungieren. Nach Proliferation und Differenzierung der Stammzellen (wahrscheinlich unter Exprimierung von Tdt) und nach folgendem Rearrangement der Immunglobulingene (s. Kap. „Entstehung der Antikörperdiversität") erscheinen B-Zell-Vorläufer, die neue schwere Ketten in das Zytoplasma exprimieren (Abb. 14.**8**). Zu diesem Zeitpunkt ist die allele Exklusion von mütterlichen oder väterlichen Immunglobulingenen bereits abgeschlossen. Aus den proliferierenden B-Zell-Vorläufern entstehen wahrscheinlich auch die kleineren Prä-B-Zellen in der fetalen Milz. Mit der Synthese der leichten Ketten, die entweder vom K- oder λ-Typ (jedoch nicht beide zugleich) sein können, legt die Zelle ihre Oberflächen-(surface)immunglobuline (sIg) fest. Jede B-Zelle ist von nun an für den Rest ihres Lebens für diese spezifische sIg-Antigenbindung zuständig. Eine B-Zelle bildet also nur jeweils einen spezifischen Antikörper, und dies ist auch die Basis für die klonale Selektionstheorie über die Entstehung von Antikörpern. Nach ihrer Bildung in der fetalen Leber wandern die B-Zellen an ihren Arbeitsplatz, das sekundäre lymphatische Gewebe. Die ersten Besiedler der fetalen Lymphknoten (beim Menschen nach 17 Wochen) sind sIgM-positiv und tragen auch einen T-Zell-Marker (T1–69 KD) (Ly1- und sIgM-positiv bei der Maus). Auch in erwachsenen Lymphknoten findet sich dieser B-Zell-Phänotyp in geringen Mengen in den

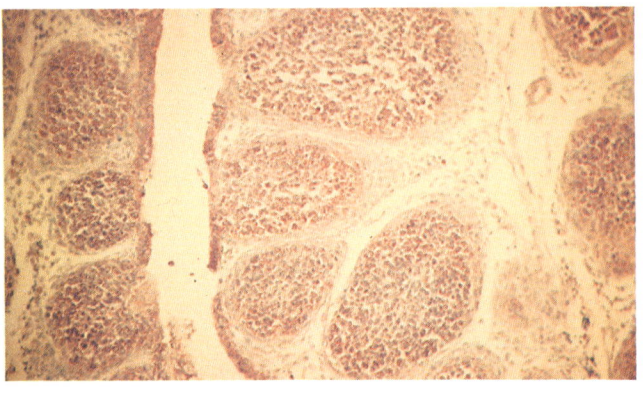

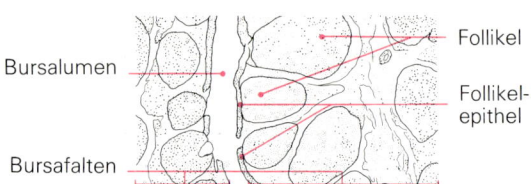

Abb. 14.**6** **Schnitt durch einen Bursafollikel mit reifenden B-Lymphozyten.** Wie die fetale Leber ist die Bursa ein Organ der Blutbildung und der Myelopoese. HE-Färbung, 50 ×.

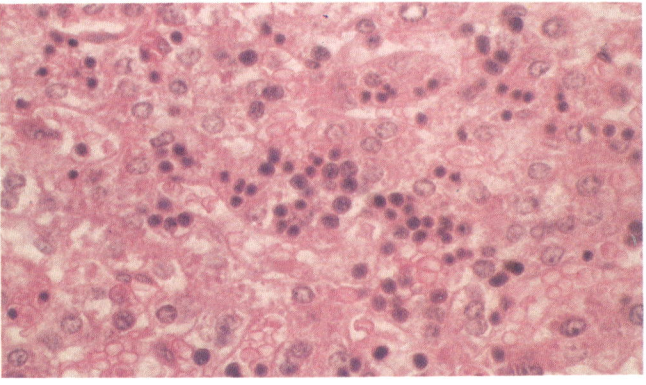

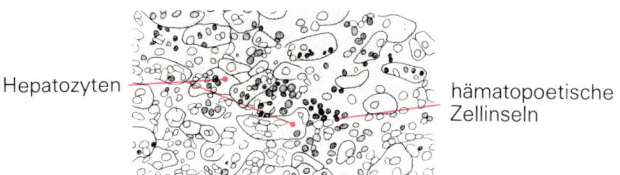

Abb. 14.**7** **Schnitt durch eine fetale Leber mit blutbildenden Zellinseln.** Dieses Präparat enthält Vorläuferzellen der B-Lymphozyten. HE-Färbung.

Abb. 14.8 Differenzierung von B-Zellen: die Exprimierung von Immunglobulinen. B-Zellen differenzieren sich aus lymphoiden Stammzellen zu Plasmazellen. Lediglich die letzte Entwicklungsstufe ist antigenabhängig. Der gelbe Kreis bezeichnet die Lokalisation der Immunglobuline. Im Verlauf der Differenzierung der Stammzellen zu B-Zell-Vorläufern findet ein Rearrangement der antikörperkodierenden Gene statt. B-Zell-Vorläufer exprimieren nur zytoplasmatische μ-Ketten. Auf der Oberfläche von unreifen B-Zellen wird IgM exprimiert, die anderen Ig-Klassen werden von reifen B-Zellen gebildet. Auf einen antigenen Reiz hin proliferiert die B-Zelle und entwickelt sich zu einer Plasmazelle. Die Abbildung zeigt die Verteilung der Tdt-, Ia- und DR-Antigene sowie die Rezeptoren (R) von IgG und C3 für Fc.

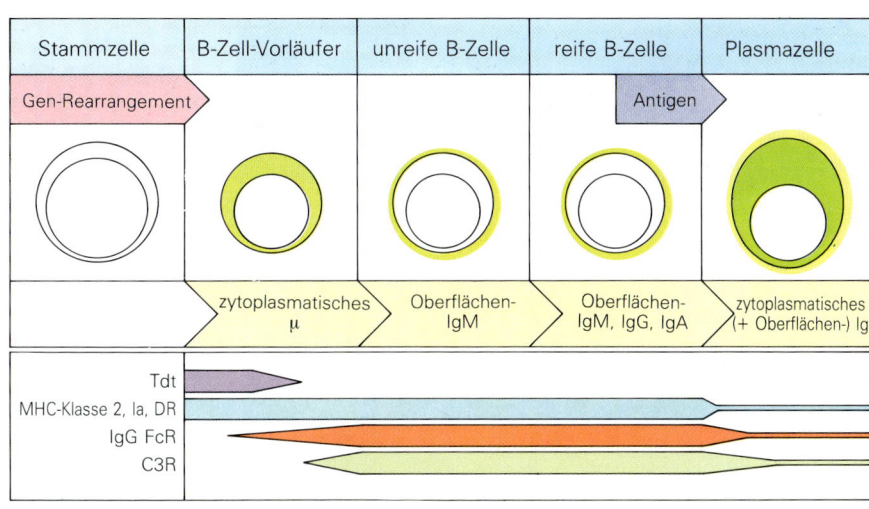

sekundären Follikeln. Nach ihrer Reifung können sich die B-Zellen auf eine Antigenstimulation hin zu antikörperbildenden Plasmazellen entwickeln. In diesem Stadium findet sich auf der Oberfläche gewöhnlich kein Ig mehr, da seine Funktion als Rezeptor beendet ist. Unreife B-Zellen entwickeln Fc-Rezeptoren für IgG und C3-Rezeptoren, deren Menge während der Differenzierungsvorgänge abnimmt. Die Antwort von unreifen B-Zellen auf ein Antigen unterscheidet sich von der Antwort reifer B-Zellen. Eine Behandlung mit Anti-Ig-Antikörpern oder Antigen führt sowohl bei reifen als auch bei unreifen B-Zellen zu einem Verlust des Oberflächen-Ig durch Haubenbildung („Capping") und Endozytose. Wird das Anti-Ig durch Auswaschen entfernt, kann das Oberflächen-Ig nur von den reifen B-Zellen in der Zellkultur resynthetisiert werden (Abb. 14.9). Wegen dieser Instabilität des Oberflächen-Ig können unreife B-Zellen leicht ausgeschaltet werden, was zu einer zentralen Toleranz führt.

Entwicklung der Klassendiversität

Die bunte Palette bei der Antikörperantwort – die Klassendiversität – ermöglicht dem Immunsystem, auf die Vielzahl der Nicht-Selbst-Antigene, mit denen es konfrontiert wird, auf eine den Umständen am besten angepaßte Weise fertig zu werden. Reife Plasmazellen bilden nur eine Klasse von Antikörpern; unreife B-Zellen, die anfänglich nur IgM bilden, werden auf die benötigte Klasse umgeschaltet, bevor sie sich endgültig zur Plasmazelle differenzieren. Abb. 14.10 zeigt ein Modell für einen solchen „Switch" innerhalb eines Klones. Einige Nachkommen der unreifen B-Zellen synthetisieren Antikörper anderer Ig-Klassen, nämlich IgG und IgA. Eine weitere Differenzierung führt zur Synthese von Oberflächen-IgD; dies ist eine Antikörperklasse, die sich fast ausschließlich auf B-Zell-Membranen findet. Alle drei Klassen des Oberflächen-Ig auf derselben Zelle haben die gleiche Antigenspezifität, d. h. sie exprimieren die gleichen V-Region-Gene. An diesem Punkt der klonalen Differenzierung stellt das Antigen die Weichen, ob die Zelle eine vollausgebildete Plasmazelle und/oder eine Gedächtniszelle

wird. Wirbeltiere, die in keimfreier Umgebung aufwachsen, exprimieren trotz fehlender Antigenbelastung eine ähnliche Sequenz des sIg auf ihren B-Zellen; deswegen ist es wahrscheinlich, daß die Klassendiversität sich unabhängig von äußeren Antigeneinflüssen entwickelt. Außerdem hängt das Umschalten von einer Klasse auf eine andere wahrscheinlich nicht von den

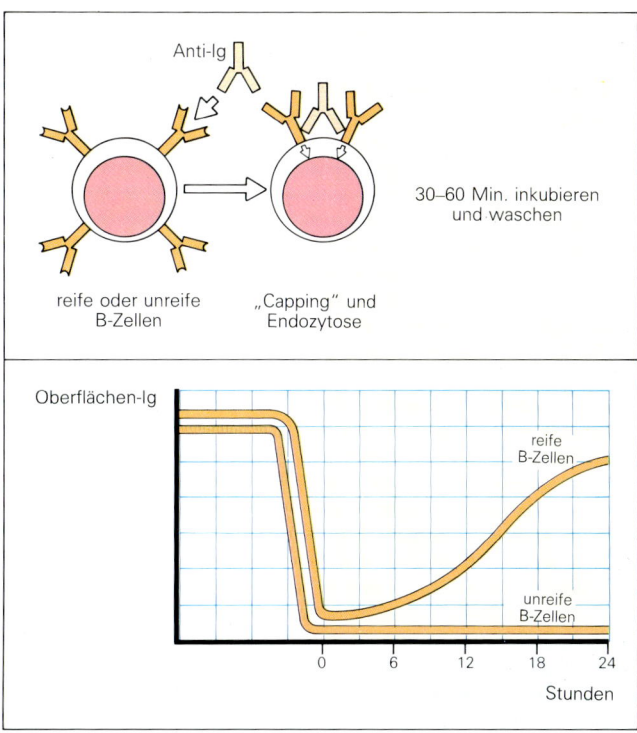

Abb. 14.9 Differenzierung von B-Zellen: sIg auf reifen und unreifen B-Zellen. Reife und unreife B-Zellen wurden 30–60 Min. lang (bei 37 °C) mit Antikörpern gegen ihr Oberflächenimmunglobulin (Anti-Ig) inkubiert; dadurch werden die Oberflächenimmunglobuline von einer Antikörperhaube überzogen („Capping") und durch Endozytose ins Innere der Zelle aufgenommen. Anschließend wurde das Anti-Ig wieder von der Zelle abgewaschen. Reife B-Zellen resynthetisieren ihr Oberflächenimmunglobulin innerhalb von 24 Stunden, während unreife B-Zellen dazu nicht in der Lage sind.

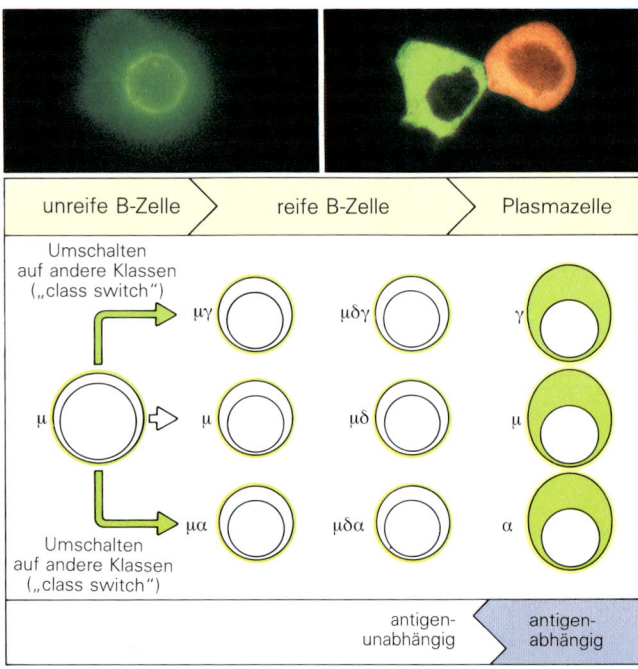

Abb. 14.10 Differenzierung von B-Zellen: Diversität der Klassen. Unreife B-Zellen bilden nur IgM; reife B-Zellen können mehr als einen Oberflächenantikörper exprimieren, da nach dem Umschalten auf eine andere Klasse („class switch") RNA und Oberflächenimmunglobulin erhalten bleiben. Während der klonalen Reifung wird auch IgD exprimiert. Eine Reifung findet auch in Abwesenheit von Antigen statt, die Entwicklung zu Plasmazellen (die eine kleine Zelloberfläche und viel zytoplasmatisches Immunglobulin aufweisen) erfordert jedoch die Beteiligung von Antigen und (normalerweise) die Mithilfe von T-Zellen. Die Aufnahmen zeigen eine B-Zelle mit angefärbtem Oberflächen-IgM (grün, links) und Plasmazellen mit zytoplasmatischem IgM und IgG (grün und rot, rechts). IgM ist mit fluoreszierenden Anti-μ-Ketten, und IgG mit rhodaminmarkierten Anti-γ-Ketten gefärbt.

T-Zellen ab, obwohl diese beim Switch von IgA zu IgE eine wichtige Rolle spielen können. Vermutlich hat die Umschaltung bereits stattgefunden, bevor die B-Zelle zur Plasmazelle reift. Finden sich verschiedene IgG-Klassen gleichzeitig auf der Oberfläche einer einzelnen Zelle, hängt dies wahrscheinlich mit der Persistenz der verschiedenen Antikörper und der Anwesenheit von langlebiger Messenger-RNA der verschiedenen Klassen im Innern der Zelle zusammen. Die Reihenfolge des Erscheinens der verschiedenen Immunglobulinklassen auf der Zelloberfläche entspricht dem Auftreten von Serumimmunglobulin im menschlichen Fetus und Neugeborenen. Abb. 14.**11** zeigt, daß IgM vor der Geburt synthetisiert wird, während IgG und IgA perinatal erscheinen. Die Serumspiegel von Erwachsenen werden von IgG erst nach einem bis zwei Lebensjahren erreicht, bei IgA dauert es sogar noch länger.

Entwicklung der Antikörperdiversität

In der Natur kommen Zehntausende von antigenen Formen vor, gegen die Antikörper gebildet werden. Eine B-Zelle kann nur einen einzigen antigenspezifischen Antikörper hervorbringen, deshalb müssen sich aus den B-Lymphozyten-Stammzellen viele B-Zellen mit spezifischen Antikörperrezeptoren entwickeln. Es müssen also eine Menge V_H- und V_L-Gene auf den verschiedenen Zellen exprimiert werden. Man glaubt, daß antigenspezifische B-Zellen in einer vorprogrammierten Reihenfolge auftreten (wahrscheinlich von den Keimbahngenen ausgehend) und daß die spätere Spezifität durch die verschiedenen Gene der hypervariablen Region, zusammen mit den Diversitätsgenen, festgelegt wird. Abb. 14.**12** zeigt die Reihenfolge des Auftre-

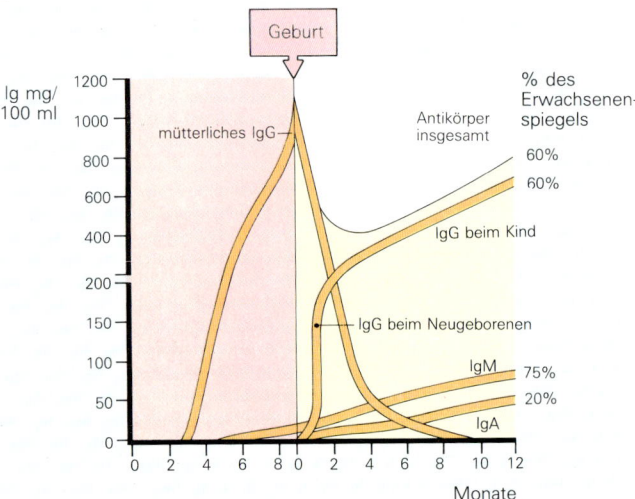

Abb. 14.11 Immunglobuline im Serum von Feten und Neugeborenen. IgG im Fetus und im Neugeborenen stammt ausschließlich von der Mutter. Das mütterliche IgG verschwindet, wenn der Säugling im Alter von 9 Monaten eigenes IgG synthetisiert. IgM und IgA werden von Anfang an vom Neugeborenen gebildet, da diese Klassen die Plazenta nicht passieren können. Mit 12 Monaten produziert der Säugling 60% IgG, 75% IgM und 20% IgA (jeweils im Vergleich zum Serumspiegel von Erwachsenen).

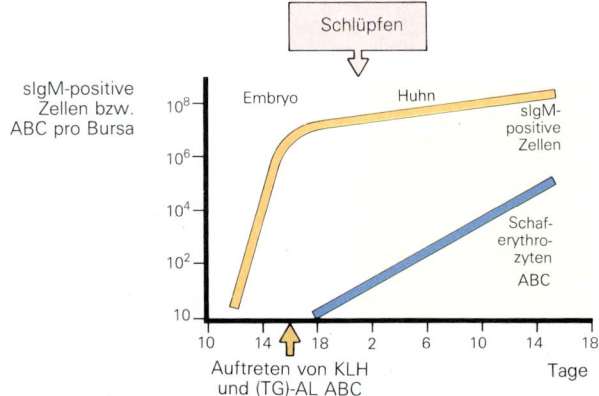

Abb. 14.12 Reihenfolge des Auftretens von B-Zellen und antigenbindenden Zellen (ABC) in der Bursa fabricii des Vogels. Die ersten Oberflächen-IgM-tragenden Zellen (sIgM-positiv) lassen sich am 12. Tag der Embryonalentwicklung nachweisen und vermehren sich exponentiell mit einer Generationsdauer von etwa 10 Stunden. Mit dem Schlüpfen verändert sich die Wachstumsrate abrupt, und gleichzeitig beginnt die Besiedlung der Peripherie. Etwa am 16. Tag sind Zellen vorhanden, die KLH und (T,G)-A--L binden können. Schaferythrozyten werden ab dem 18. Tag gebunden; die dafür zuständigen Zellen weisen eine deutlich andere Vermehrungsrate auf als die übrige sIgM-positive Population. Das zeitliche Auftreten der sIgM-positiven und der antigenbindenden Zellen korreliert mit der embryonalen Bildung von B-Zellen für verschiedene Antikörperspezifitäten.

Alter (Tage)	Brucella	SRBC	DRBC	KLH	SSS₁₁₁
0	4,7	0	0	0	0
1	5,3	0	0	0	0
2		0	0		
3	7,3	2,9	0	0	0
4		5,4	0		
7			0,6	0	0
10–11			3,0	7,7	0
14–15			4,3	10,4	16%
20–22					70%
28					88%

Abb. 14.13 Entwicklung der Immunreaktivität („Responsiveness"). Neugeborene Ratten verschiedenen Lebensalters wurden mit folgenden Antigenen immunisiert: Brucella abortis, Schaferythrozyten (SRBC), Eselerythrozyten (DRBC), „keyhole limpet haemocyanin" (KLH) und Typ-III-Pneumokokkenpolysaccharid (SSS₁₁₁); anschließend wurde die Antikörperantwort gemessen. Die Antikörpertiter gegen die ersten vier Antigene sind als $\log_2$ angegeben. Die Immunantwort auf SSS₁₁₁ ist durch den Prozentsatz der reagierenden Tiere ausgedrückt. Leere Kästchen bedeuten, daß keine Meßwerte vorliegen.

tens von antigenbindenden Zellen in der Bursa fabricii des Huhnes; es wurden Zellen mit einer Spezifität für KLH (keyhole limpet haemocyanin), (T,G)-A--L und für Schaferythrozyten untersucht. Bei Hühnern von verschiedenen Stämmen wurde die gleiche zeitliche Sequenz gefunden; zuerst werden sIgM-positive B-Zellen gebildet, die in der Bursa proliferieren. Auch bei der neugeborenen Ratte zeigt die Antikörperantwort eine bestimmte zeitliche Abfolge, was über das Auftreten von Serumantikörpern gegen verschiedene Antigene festgestellt werden kann (Abb. 14.13). Die Produktion von Antikörpern – im Unterschied zur Antigenerkennung durch B-Zellen – ist abhängig von T-Zellen und Makrophagen.

Entwicklung von mononukleären Phagozyten und antigenpräsentierenden Zellen

Mononukleäre Phagozyten entwickeln sich aus hämatopoetischem fetalen Gewebe in der Leber, der Milz und im Knochenmark; beim Erwachsenen findet die Bildung nur im Knochenmark statt. Die Monoblasten entwickeln sich zu Promonozyten und schließlich zu Blutmonozyten, die wahrscheinlich eine Reserve für gewebeständige Makrophagen bilden. Das retikuloendotheliale System besitzt schon recht früh in der fetalen Entwicklung die Fähigkeit zur Phagozytose; die antigenpräsentierende Funktion entwickelt sich etwas später. Z. B. bringen neugeborene Ratten keine normale

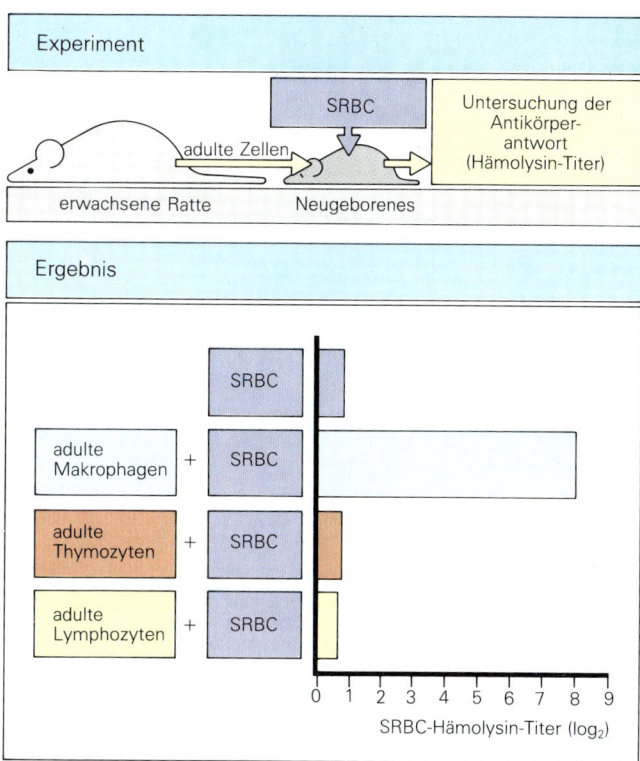

Abb. 14.14 Ausbildung der Makrophagenfunktion: Verarbeitung („Processing") und Präsentation des Antigens. Bei diesem Versuch erhielten neugeborene Ratten Schaferythrozyten zusammen mit Makrophagen, Thymozyten oder Lymphozyten von erwachsenen Tieren derselben Zuchtlinie. Die Abbildung zeigt die jeweilige Antikörperantwort. Neugeborene Ratten zeigen keine Immunreaktion auf Schaferythrozyten (SRBC), reagieren jedoch, wenn das Antigen zusammen mit Makrophagen erwachsener Tiere verabreicht wird. Dieser Effekt kann weder mit reifen Thymozyten noch mit reifen Lymphozyten erreicht werden. Die Funktion der Antigenpräsentation ist bei Makrophagen neugeborener Tiere noch nicht entwickelt und kann nicht von anderen Zellen übernommen werden.

Antikörperantwort auf Schaferythrozyten zustande, wenn ihnen nicht gleichzeitig adulte Makrophagen injiziert werden (Abb. 14.14).

Komplementsystem

Das Komplementsystem spielt eine Rolle bei der Abwehr gegen Mikroorganismen und ist besonders wichtig bei der Vermittlung von Antigen-Antikörper-Reaktionen. Es besteht aus mindestens 20 verschiedenen Plasmaproteinen, welche in der fetalen Entwicklung noch vor den zirkulierenden IgM-Antikörpern auftreten (Abb. 14.15). Neugeborene haben 50–60% des Serumspiegels von Erwachsenen. Das zeitlich frühere Auftreten von Komplementkomponenten vor der IgM-Synthese spiegelt wahrscheinlich die Tatsache wider, daß Komplement und phagozytierende Zellen phylogenetisch älter sind als Antikörper. Hier wird die Phylogenese ontogenetisch nachvollzogen.

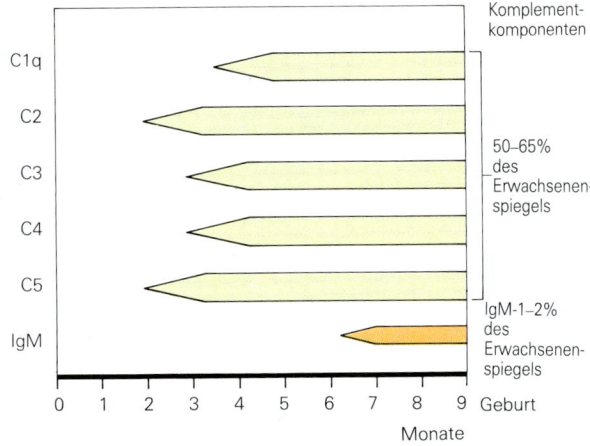

Abb. 14.**15   Entwicklung des Komplementsystems.** Die Graphik zeigt, ab welchem Zeitpunkt die einzelnen Komponenten des Komplementsystems im menschlichen fetalen Gewebe nachgewiesen werden können. Die meisten Komplementkomponenten erreichen zum Zeitpunkt der Geburt über 50% des Spiegels von Erwachsenen. Endogenes Immunglobulin wird erst später gebildet.

Funktionelle Entwicklung der Neutrophilen

Polymorphnukleäre Neutrophile (PMN) sind myeloische Zellen, die sich aus hämatopoetischen Stammzellen entwickeln (wie andere hämatopoetische Zellreihen). Die Myelopoese in der fetalen Leber beginnt beim Menschen in der 6. Gestationswoche und wird später in der Milz und im Knochenmark weitergeführt. Nach der Geburt übernimmt das normale Knochenmark die Bildung der myeloischen Zellen. Die Stammzellen entwickeln sich zu Myeloblasten, Myelozyten und schließlich zu neutrophilen, basophilen und eosinophilen Blutzellen. Mißt man die Funktion der Neutrophilen an ihrer Fähigkeit zur Phagozytose und Chemotaxis, ist sie in der Fetalperiode weniger ausgeprägt als im Erwachsenenalter. Dies kann zum Teil mit der erniedrigten Fähigkeit des fetalen Serums zur Opsonisierung zusammenhängen (wenn zur Messung adulte neutrophile Phagozyten verwendet werden), sowie mit der geringer ausgebildeten Fähigkeit der fetalen PMN zur Phagozytose.

Zusammengefaßt haben wir die Entwicklung vieler funktioneller Komponenten des Immunsystems während der fetalen und neonatalen Periode kennengelernt. Bei einigen Säugetieren spielt das mütterliche IgG, das über die Plazenta oder die Muttermilch auf das Neugeborene übertragen wird, eine wesentliche Rolle bei der Überbrückung der Zeit, in der der Säugling seine volle immunologische Reife noch nicht erreicht hat.

15 Evolution der Immunität

Die Fortschritte in der vergleichenden Immunbiologie – die sich mit Immunreaktionen der verschiedenen phylogenetischen Gruppen beschäftigt – haben einen Einblick in die Evolution des Immunsystems ermöglicht. In diesem Kapitel wollen wir die wesentlichen Merkmale der Immunsysteme verschiedener Gattungen betrachten. Nach dem bisherigen Kenntnisstand der phylogenetischen Forschung kann man noch nicht im Detail nachvollziehen, wie sich die komplexen Immunsysteme der höheren Tiere aus ihren primitiven Vorläufern entwickelt haben. Es gibt jedoch gewisse gemeinsame Grundmuster der Immunantwort, die im Verlauf der stammesgeschichtlichen Entwicklung immer komplexer wurde und bei den Vertebraten ihre differenzierteste Form erreicht hat.

Die vergleichende Immunbiologie hat die Ansicht widerlegt, daß poikilotherme (wechselwarme) Wirbeltiere und Wirbellose keine Fähigkeit zur Immunantwort besitzen.

Abb. 15.1 zeigt einen vereinfachten Stammbaum des Tierreiches mit den Immunpotentialen der wichtigsten Vertebraten und wirbellosen Stämme. Man sieht, daß eine spezifische Immunkompetenz nicht den homoiothermen („warmblütigen") Vertebraten vorbehalten ist.

Zölomaten unterteilt man aufgrund ihrer embryologischen Unterschiede in zwei große Evolutionslinien. Die Linie der Protostomen, zu denen Mollusken, Anneliden und Arthropoden gehören, hat sich früh in der Evolution von den Deuterostomen getrennt, aus denen die Echinodermaten, Tunikaten und Vertebraten hervorgingen. Es ist ein bißchen paradox, daß Immunbiologen bis vor kurzem dazu neigten, ihre Forschungen auf die Protostomen zu konzentrieren, um etwas über die Ursprünge der Immunität von Vertebraten zu erfahren.

Immunsystem der Wirbellosen

Die Aussage in Abb. 15.1, daß einige Wirbellose Immunozyten besitzen, die funktionelle Ähnlichkeiten mit T- und B-Lymphozyten aufweisen, ist spekulativ, kann aber dennoch ein hilfreicher Zugang zu den evolutionären Ursprüngen der immunologisch aktiven Zellen der Vertebraten sein.

Immunozyten

Bei den Wirbellosen findet man eine ganze Reihe verschiedener Typen von Immunozyten, angefangen von den primitiven Amöbozyten der Azölomaten über die Blutleukozyten (Hämatozyten) und Zölomozyten bei Mollusken, Anneliden und Arthropoden (und auch bei primitiven Deuterostomen), bis hin zu den lymphozytenähnlichen Zellen, die zuerst in einigen Echinodermaten und Tunikaten gefunden wurden. Das Bestreben, sich zu einem Gewebe zu organisieren, war bei den Phagozyten und anderen Zellen des Kreislaufs

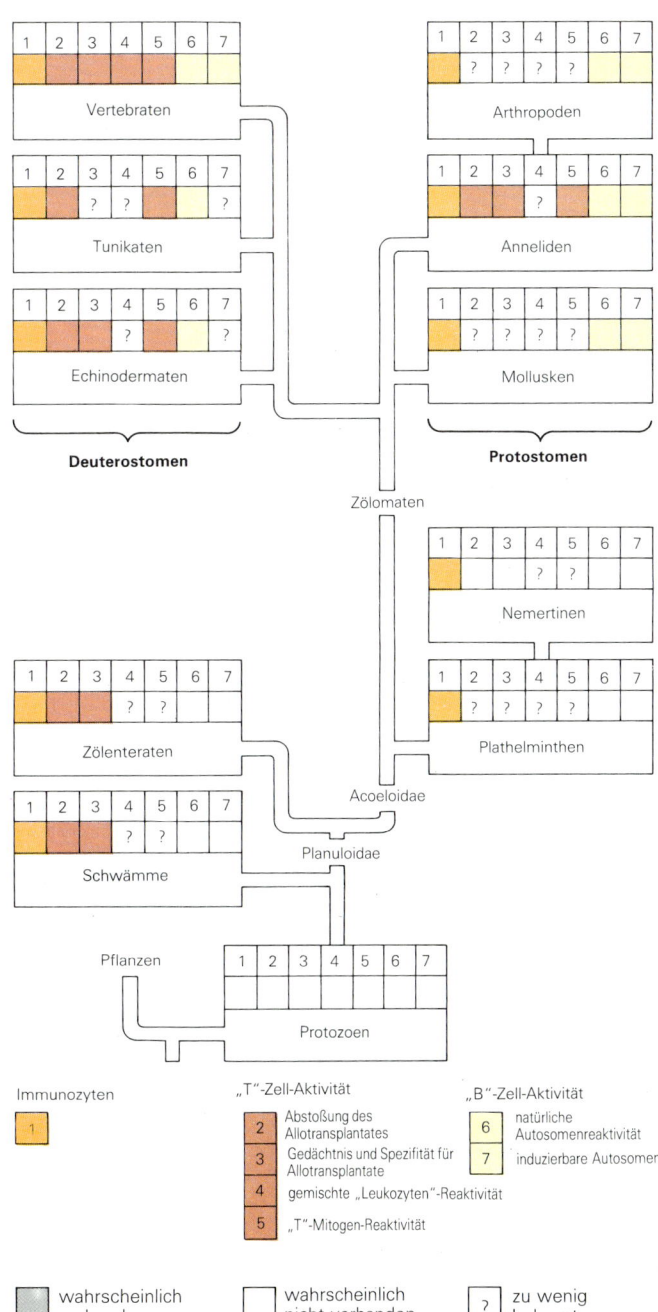

Abb. 15.1 Leistungen des Immunsystems bei Wirbeltieren und Avertebraten. Die numerierten Kästchen bezeichnen die Aktivität von Immunozyten (1), „T"-Zellen (2–5) und Antisomen (6–7). Antisomen beeinflussen „B"-Zellen und wirken ähnlich wie die Opsonine der Wirbeltiere (z. B. Antikörper und Komplement C 3b). Alle Aktivitäten sind bei Wirbeltieren und Wirbellosen vergleichbar, werden aber nicht notwendigerweise vom selben Zelltyp ausgeführt; es besteht also keine morphologische Identität der Zellen, sondern lediglich eine funktionelle Analogie. Deshalb sind „T"-, „B"-Zellen und „Leukozyten" in Anführungszeichen gesetzt.

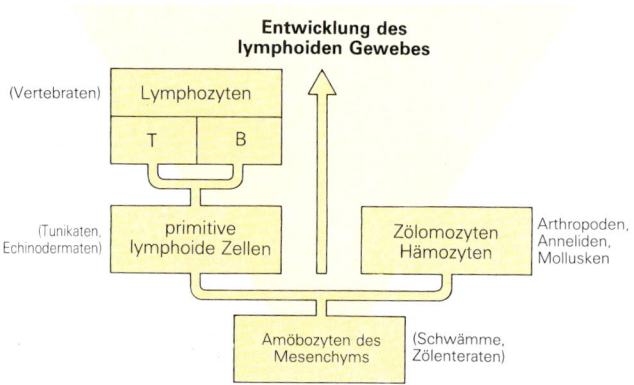

Entwicklung des
lymphoiden Gewebes

(Vertebraten)   Lymphozyten

T   B

(Tunikaten,   primitive   Zölomozyten   Arthropoden,
Echinodermaten)   lymphoide Zellen   Hämozyten   Anneliden,
Mollusken

Amöbozyten des   (Schwämme,
Mesenchyms   Zölenteraten)

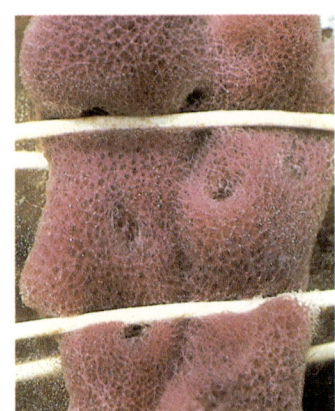
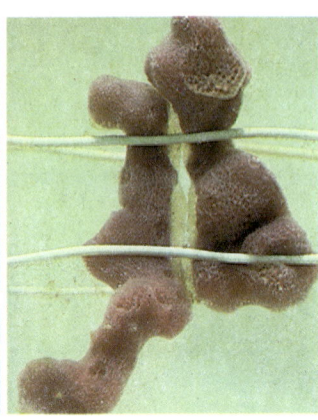

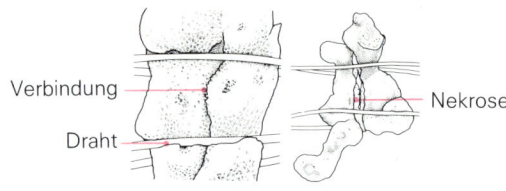

Verbindung

Draht

Nekrose

Abb. 15.2 Evolution der Immunozyten. Die primitive
Abwehrzelle der Azölomaten (z. B. Schwämme, Zölenteraten) ist die amöboide Mesenchymzelle. Daraus haben sich
die Zölomozyten und Hämatozyten der Arthropoden, Anneliden und Mollusken entwickelt. Eine abzweigende Entwick-
lungslinie der Amöbozyten führt zu den primitiven lymphoiden Zellen der Tunikaten und Echinodermaten. Daraus entwickelten sich die T- und B-Lymphozyten der Vertebraten.
Mit den Zölomaten begann die Entwicklung eines einfachen
„lymphoiden" Gewebes, das sich zum multipotenten
Immungewebe der Wirbeltiere (mit T- und B-Lymphozyten)
differenzierte.

**Abb. 15.3 Zellvermittelte Immunität bei Schwämmen:
allogene Inkompatibilität und isogene Kompatibilität.**
Intakte Teilstücke von zwei Schwämmen (Callyspongia) aus
verschiedenen Kolonien (rechts) bzw. derselben Kolonie
(links) wurden mit einem Vinyldraht miteinander verbunden
und an denselben Kreislauf angeschlossen (Parabiose).
Während die Verbindung bei den isogenen (aus derselben
Kolonie stammenden) Parabionten stabil bleibt (links, 0,5 ×),
führt die Inkompatibilität der allogenen (aus verschiedenen
Kolonien stammenden) Parabionten zu einer zytotoxischen
Interaktion: Nach 7–9 Tagen (bei 24°–27°C) ist eine deutliche Nekrose des weichen Gewebes zu erkennen (rechts,
0,25 ×). Mit freundlicher Genehmigung von Dr. W. H. Hildemann.

schon früh in der Evolution vorhanden. Dieses
Gewebe wird hier „lymphoid" genannt, um damit aus-
zudrücken, daß es – besonders bei den niederen Formen – nicht exakt dem lymphatischen Gewebe der
Vertebraten entspricht (Abb. 15.2). Die immunologische Potenz der Leukozyten von Protostomen ist
genauer untersucht worden als die der primitiven Amöbozyten von Azölomaten. Z. B. fand man, daß Zölomozyten von Anneliden *in vitro* eine Transplantationsimmunität übertragen und auf entsprechende T-Zell-
Mitogene reagieren können.

„Lymphoides" Gewebe

Bereits auf der Ebene der Protostomen vollzieht sich
die Entwicklung der Immunozyten innerhalb von speziell dafür strukturierten Zellansammlungen (Beispiele
sind die Blutdrüsen von Regenwürmern, die milzähnli-
chen Gebilde bestimmter Molluskenarten und die
hämatopoetischen Gewebe einiger Arthropoden).
Auch in den hämatopoetischen Zentren von Deuterostomen finden sich Ansammlungen von Immunozyten,
wie im Axialorgan der Echinodermaten und in den
Kiemenlymphknoten von Tunikaten. Außerdem findet
man bei diesen Tieren Immunozyten, die sowohl morphologisch als auch funktionell den Lymphozyten der
Vertebraten ähneln (z. B. sind Lymphozyten von Tunikaten durch Mitogene stimulierbar und können unter
Umständen eine gemischte Lymphozytenreaktion zeigen). Bei den Wirbeltieren erfährt das lymphoide
System eine weitere Differenzierung, es entstehen
T- und B-Zell-Untergruppen und eine ganze Vielfalt
von lymphatischen Geweben, die verschiedene spezielle Immunfunktionen übernehmen.

Zellvermittelte Immunität

Es gibt immer noch Lücken in unserem Wissen über
die Immunevolution der Wirbellosen. Immerhin

konnte bei Parazoen (Schwämmen), Zölenteraten,
Anneliden und Echinodermaten eine primordiale zellvermittelte Immunität nachgewiesen werden, die durch
eine zytotoxische Reaktivität nach Belastung mit
Fremdantigenen und durch ein spezifisch induzierbares
Gedächtnis charakterisiert ist (definiert als veränderte
Reaktionslage auf einen zweiten Kontakt mit den gleichen Alloantigenen). Eine allogene Inkompatibilität,
jedoch mit Überleben des Isotransplantats, konnte
neulich bei Callyspongia, einem tropischen Schwamm,
gezeigt werden (Abb. 15.3). Bei diesem Schwamm und
dem Zölenteraten Montipora führt eine zweite Transplantation, die innerhalb weniger Wochen nach einer
primären Reaktion durchgeführt wird („second-set
graft"), zu einer beschleunigten Abstoßung, während
eine dritte Übertragung nach längerer Zeit („third-
party graft") oft toleriert wird. Es ist nicht geklärt, ob
bei diesen kolonienbildenden Wirbellosen ein solches
Kurzzeitgedächtnis und die alloimmune Abstoßung die
primordiale Funktion eines T-Äquivalents darstellen,
oder ob es sich lediglich um die Fähigkeit handelt, die
Spezifität der Kolonie aufrechtzuerhalten.
Eine alloimmune Abstoßung konnte bei Nemertinen,
Mollusken und Arthropoden bislang nicht beobachtet
werden, wahrscheinlich weil die Individuen der untersuchten Spezies ähnliche Histokompatibilitätsantigene
exprimieren. In Experimenten mit Xenotransplantaten
konnte bei diesen Stämmen (wie auch bei Anneliden)
gezeigt werden, daß sie körperfremdes Material elimi-

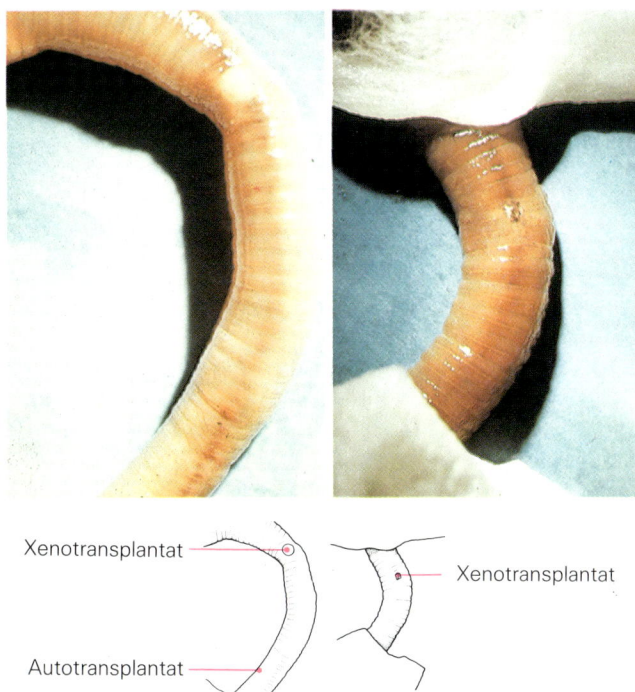

Xenotransplantat

Xenotransplantat

Autotransplantat

Abb. 15.4 Transplantationsimmunität bei Anneliden: Transplantatabstoßung beim Regenwurm (Lumbricus). Ein Hautschlauchstück wurde von *Eisenia* auf *Lumbricus* übertragen. 20 Tage später (bei 15°C) ist das Xenotransplantat stark abgeblaßt, geschwollen und ödematisiert (links); das Autotransplantat ist beim selben Wurm komplikationslos eingewachsen. Nach 50 Tagen ist das Xenotransplantat vollständig zerstört und hat eine Kollagennarbe mit totem Pigment hinterlassen (rechts). Bei diesen Würmern ist die Abstoßungsreaktion durch Zölomozyten verursacht. Mit freundlicher Genehmigung von Dr. E. L. Cooper.

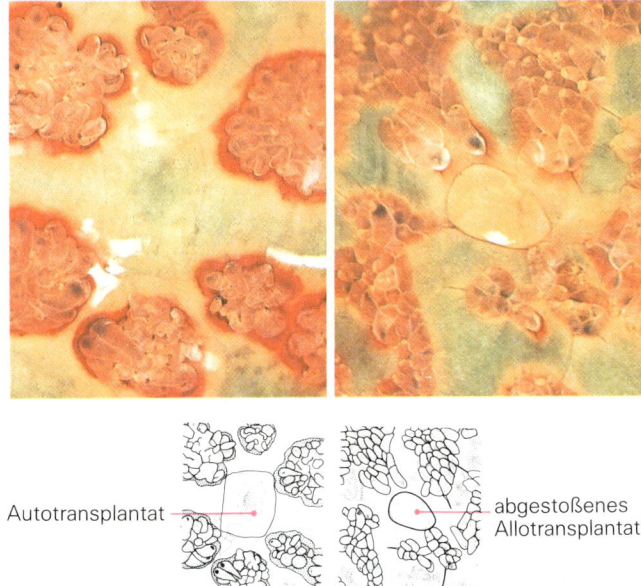

Autotransplantat

abgestoßenes Allotransplantat

Abb. 15.5 Transplantationsimmunität bei Echinodermaten: Allotransplantatabstoßung bei Dermasterias. Ein Autotransplantat ist 300 Tage nach der Übertragung in tadellosem Zustand (links). Das nach 287 Tagen (bei 14°–16°C) abgestoßene Allotransplantat ist blaß und eingeschrumpft (rechts). Bei der Abstoßung sind lymphozytenähnliche und phagozytierende Zellen beteiligt. 4×. Mit freundlicher Genehmigung von Dr. W. H. Hildemann.

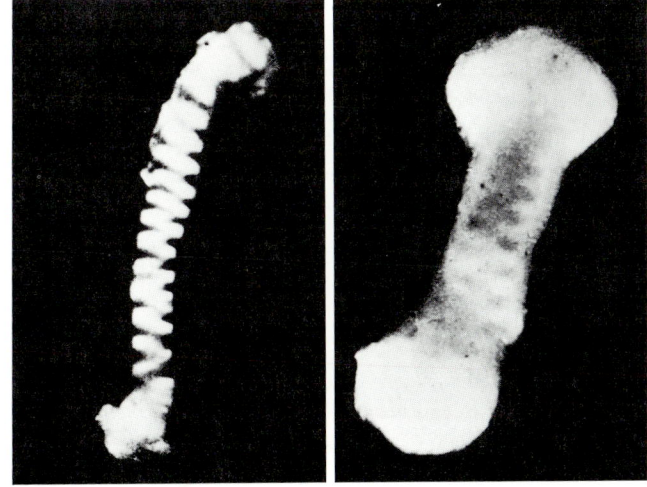

Abb. 15.6 Verkapselung von xenogenem Material bei Insekten. Die Sehne der Maus (links) wurde in das Hämozöl einer Kakerlake (Periplaneta americana) eingepflanzt. Nach 24 Stunden (rechts) ist die Sehne vollständig verkapselt (durch die Kapsel ist die Streifung der Sehne zu erkennen). 10×. Mit freundlicher Genehmigung von Dr. M. T. Scott.

nieren können: Fremde Transplantate werden abgestoßen, autologe Transplantate überleben dagegen unbegrenzt (Abb. 15.4). Auch Echinodermaten und Tunikaten stoßen Allotransplantate des Hautschlauchs ab (Abb. 15.5). Anneliden und Echinodermaten haben bei zweiten und dritten Transplantationen gezeigt, daß sie ein alloimmunes Kurzzeitgedächtnis haben; ob es sich um eine spezifische oder nichtspezifische Verstärkung der zellvermittelten Immunität handelt, ist bei diesen Tieren noch nicht geklärt.

Nichtspezifische Abwehr

Wichtige nichtspezifische Abwehrmechanismen bei allen Wirbellosen sind Phagozytose (Aufnahme kleiner Partikel) und Abkapselung (Abgrenzen größerer Partikel) durch amöboide Zellen (Abb. 15.6). Bei vielen Wirbellosen wird die Phagozytose durch Umhüllen des Antigens mit humoralen Faktoren (z. B. Agglutinine und Bakterizidine) verstärkt, die auch in den Körperflüssigkeiten nichtimmunisierter Tiere vorhanden sind. Wegen ihrer Rolle bei der Antigenbeseitigung haben diese Faktoren eine oberflächliche Ähnlichkeit mit den Opsoninen der Vertebraten (z. B. Antikörper) und wurden „Antisomen" genannt. Es konnten jedoch bisher keine Immunglobulinmoleküle bei wirbellosen Tieren gefunden werden. Zur Zeit wird erforscht, inwieweit die Konfrontation mit einem Antigen bei den Wirbellosen humorale Faktoren induzieren kann. Bei allen Protostomenstämmen konnten Antisomen induziert werden; erst kürzlich fand man, daß bei den Arthropoden die humorale Immunität ein wichtiger Schutzmechanismus ist.

Bei einigen wirbellosen Spezies, z. B. beim Pfeilschwanzkrebs (ein Arthropode) und bei sipinkuloiden Würmern (Anneliden) wurden hämolymphatische Faktoren gefunden, die den Komponenten des Komplementsystems der Säugetiere ähneln und die *ohne* die Mitwirkung von Antikörpern aktiviert werden können.

Nicht nur bei diesen Protostomen, sondern auch beim Seestern (ein Echinodermate) konnte ein C3-Proaktivator nachgewiesen werden. Gene für terminale Komplementkomponenten scheinen also schon früh in der Evolution aufgetreten zu sein.

Um die Ursprünge der T- und B-Lymphozyten-Funktionen und die Evolution der Histokompatibilitätsantigene und Immunglobuline besser verstehen zu können, muß die molekulare und genetische Basis für die Nicht-Selbst-Erkennung durch Immunozyten der Wirbellosen noch näher erforscht werden.

Immunität der Vertebraten

Verglichen mit der immensen Formenvielfalt bei den wirbellosen Stämmen, sind die Vertebraten eine relativ homogene Gruppe; sie gehören alle zu den Chordaten. Es ist deshalb anzunehmen, daß sich die zellulären und molekularen Komponenten der Immunität bei den Vertebraten aus gemeinsamen Grundstrukturen entwickelt haben; auf einer höheren Entwicklungsstufe dieses gemeinsamen Grundmusters übernehmen die Komponenten des Immunsystems arbeitsteilige Aufgaben, die von lymphatischen Geweben, T- und B-Zel-

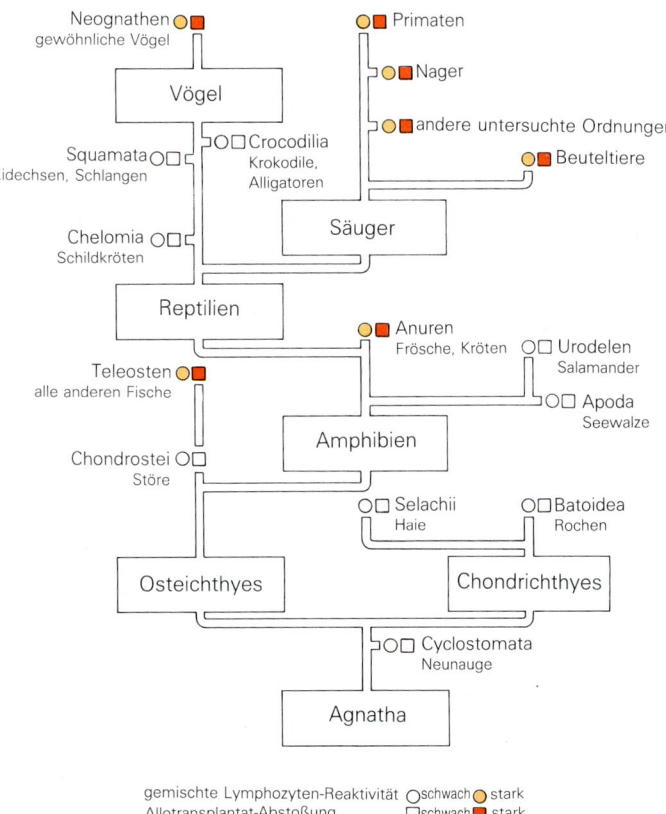

gemischte Lymphozyten-Reaktivität ○schwach ●stark
Allotransplantat-Abstoßung □schwach ■stark

Abb. 15.7 Immunologischer Stammbaum der Vertebraten. Der Stammbaum zeigt die Entwicklungsgeschichte der akuten Allotransplantatsabstoßung und der gemischten Lymphozytenreaktion (mixed lymphocyte reactivity: MLR) bei Wirbeltieren. Beide Funktionen des MHC finden sich bei Anuren, Teleosten, Vögeln und Säugetieren, nicht jedoch bei deren Vorfahren. Dafür gibt es zwei mögliche Erklärungen: Entweder hat sich der MHC bei jeder der vier Gattungen unabhängig voneinander entwickelt, oder das ursprünglich gemeinsame System ist bei den niederen Tieren wieder verlorengegangen.

len, Histokompatibilitätsantigenen, Immunglobulinen u. a. ausgeführt werden.

T- und B-Zell-Funktionen

Abb. 15.7 zeigt einen Stammbaum der Vertebraten in Beziehung zu ihrer experimentell ermittelten Immunreaktivität (*in vivo* und *in vitro*) auf allogene Zellen („T-Zell-Funktionen"). Transplantatabstoßung und eine starke gemischte Lymphozytenreaktion sind zwei der Merkmale, mit denen sich Individuen voneinander abgrenzen, die sich in ihrem Haupthistokompatibilitätskomplex (MHC) unterscheiden. Diese Merkmale findet man bei „höheren" Amphibien (Anuren), „höheren" Fischen (Teleosten), Vögeln („höhere" Reptilien?) und Säugern, nicht jedoch bei „primitiven" Amphibien (Urodelen und Apoda), „primitiven Fischen" (z. B. Agnatha, Chondrichthyes und Chondrostei) und Reptilien; dies legt nahe, daß die Entstehung des MHC ein Ereignis ist, das während der Phylogenese der Vertebraten unabhängig voneinander viermal aufgetreten ist und eine konvergente Genevolution genommen hat. Bei einigen der „primitiven" Formen gibt es wahrscheinlich auch Komponenten des MHC, allerdings mit einem minimalen Allelenpolymorphismus.

Funktionelle Äquivalente von T- und B-Zellen, ein spezifisches immunologisches Gedächtnis und Immunglobuline findet man bei allen Vertebraten, sogar bei agnathen Fischen, deren lymphoides Gewebe sehr wenig strukturiert ist und die wahrscheinlich keinen Thymus besitzen (Abb. 15.8). Ein viel größeres Spektrum von B-Zell-Funktionen und Anfänge einer Diversität von Immunglobulinklassen weisen anure Amphibien auf. In diesen Tetrapoden findet man auch zum erstenmal alle lymphoiden Gewebe, einschließlich Knochenmark, „Lymphknoten" und Darmlymphknötchen (Abb. 15.9). Anure Amphibien haben im Vergleich zu Fischen und Urodelen ein komplizierteres Immunsystem; es hat die physiologischen und morphologischen Veränderungen mitgemacht (z. B. verbesserter Blutkreislauf), die für das Überleben von Fröschen

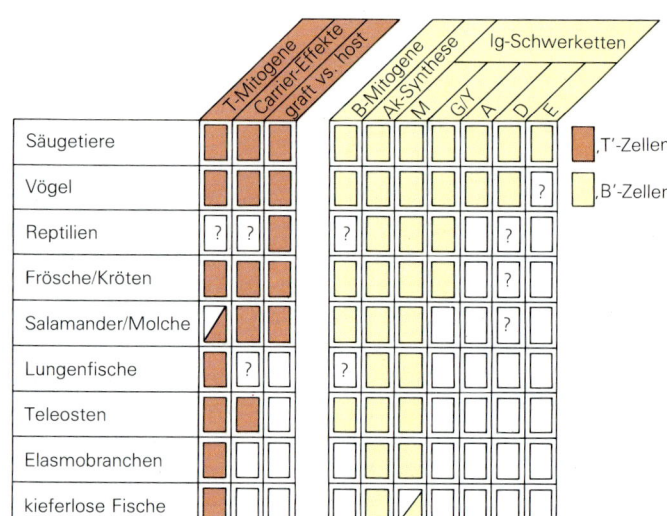

Abb. 15.8 Evolution der Funktion von T- und B-Zellen und der Immunglobulinklassen (Ig-Schwerketten) bei Wirbeltieren.

und Kröten außerhalb des Wassers notwendig waren. Man findet Immunglobulin und eine Diversität des lymphoiden Gewebes bei Reptilien, weiß aber nicht, wo diese (und andere) wechselwarmen Tiere ihre B-äquivalenten Lymphozyten bilden. Bei Vögeln dagegen ist die Bildungsstätte von B-Lymphozyten gut bekannt; es ist ein Organ in der Kloake, die Bursa fabricii (s. Abb. 15.**27**). Keimzentren wurden zwar zuerst im peripheren lymphoiden Gewebe von Vögeln entdeckt, die (strukturell und funktionell) komplexeren Systeme besitzen aber zweifellos die Säugetiere.

Mit Ausnahme der agnathen Fische, die vielleicht nur die terminalen Komplementkomponenten besitzen, können alle Vertebraten sowohl den klassischen (antikörpervermittelten) als auch den alternativen Reaktionsweg der Komplementkaskade vollziehen. Demnach sind die Gene für das Komplementsystem und das 2H-2L-Immunglobulinmolekül in der Evolution etwa gleichzeitig aufgetreten. Grundlegende Eigenschaften des Komplements (Thermolabilität, Bedarf an Ca^{++}, Mg^{++}) von Säugetieren finden sich auch im Komplement von Fischen und Amphibien, wenn auch die Grenzen des für die Aktivität benötigten Temperaturbereichs bei den Kaltblütlern weiter gesteckt sind (eine Aktivität besteht noch bei 4°C) und die Hitzeinaktivierung bereits bei niedrigeren Temperaturen eintritt (z. B. im Serum von Xenopus ist nach 40minütiger Erhitzung auf 45°C keine Komplementaktivität mehr nachweisbar). Für den Antikörpernachweis bei erwachsenen Amphibien kann *in vitro* Meerschweinchenkomplement verwendet werden, während die Komplementbindungsreaktion bei den meisten Fischarten nur mit isologem Serum oder dem Serum einer nahe verwandten Spezies gelingt.

Morphologie des lymphoiden Gewebes bei niederen Vertebraten

Thymus

Zur Darstellung der allgemeinen histologischen Eigenschaften von lymphoidem Gewebe der wechselwarmen Vertebraten sollen zwei anure Amphibienspezies besprochen werden: Der Leopardfrosch, Rana pipiens, und der Krallenfrosch, Xenopus laevis. Der Thymus des adulten Frosches liegt direkt unter der Haut hinter dem Mittelohr (Abb. 15.**10**). Die Ablösung des Thymus vom pharyngealen Epithel findet früh in der Entwicklung statt (wie bei den meisten anderen Vertebraten, außer den teleosten Fischen). Vieles spricht dafür, daß der Thymus von Kaltblütlern, ebenso wie sein Gegenstück bei den Warmblütlern, Lymphozyten hervorbringt, die T-Zell-Funktionen erfüllen. Abb. 15.**11** zeigt die Ultrastruktur der Thymuslymphozyten und ihrer benachbarten (Edukations-?) epithelialen Zellen. Außerdem finden sich in der Medulla des Thymus noch verschiedene andere Zelltypen. Auch myoide Zellen können im Thymus von Säugern, Reptilien und verschiedenen Amphibien nachgewiesen werden. Ihre Bedeutung besteht wahrscheinlich in der Unterstützung der Zirkulation von Gewebsflüssigkeit innerhalb des Thymus, möglicherweise sind sie auch als Lieferanten von Selbstantigenen an der Entwicklung der Selbsttoleranz und MHC-Restriktion von T-Lymphozyten beteiligt.

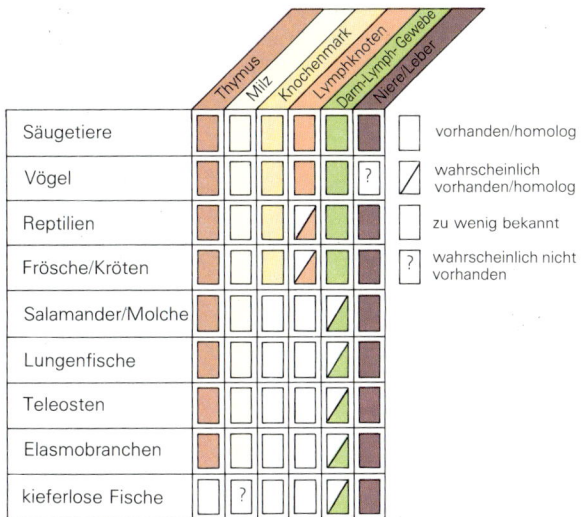

	Thymus	Milz	Knochenmark	Lymphknoten	Darm-Lymph-Gewebe	Nieren/Leber
Säugetiere	■	□	■	■	■	■
Vögel	■	□	■	■	?	■
Reptilien	■	□	■	◩	■	■
Frösche/Kröten	■	□	■	◩	■	■
Salamander/Molche	■	□	□		◩	■
Lungenfische	■	□	□		■	■
Teleosten	■	□	□		□	■
Elasmobranchen	■	□	□		◩	■
kieferlose Fische	□	?	□		◩	■

Legende: □ vorhanden/homolog; ◩ wahrscheinlich vorhanden/homolog; □ zu wenig bekannt; ? wahrscheinlich nicht vorhanden

Abb. 15.9 Evolution des lymphoiden Gewebes bei Wirbeltieren.

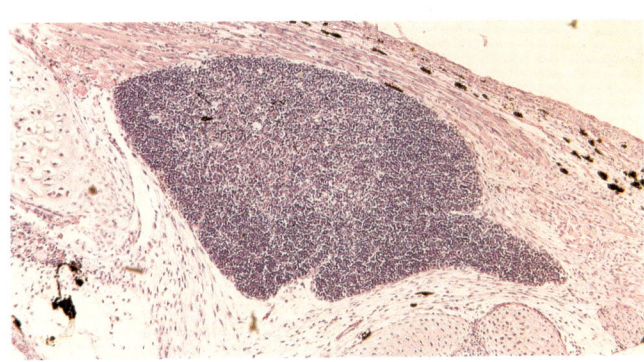

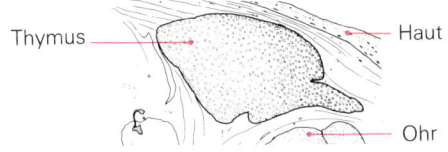

Thymus — Haut — Ohr

Abb. 15.10   Schnitt durch den Thymus eines erwachsenen Leopardfrosches (Rana pipiens). Der Thymus liegt direkt unter der Haut und ist in eine äußere Rinden(Kortex)- und eine hellere, zentrale Markzone (Medulla) unterteilt. In der Rinde findet eine lebhafte Lymphozytenproliferation statt. Die Medulla enthält weniger Lymphozyten, dagegen zahlreiche epitheliale und andere Zellen, wie Hassallsche Körperchen und Myoidzellen. Das Organ ist von einer dicken bindegewebigen Kapsel umgeben, von der Septen in das Parenchym ausstrahlen. HE-Färbung, 20×.

Milz

Bei allen Gnathen ist die Milz ein größeres, peripheres, lymphoides Organ. Zusammen mit „Lymphknoten" und den Nieren ist sie beim Einfangen von Antigenen beteiligt, beherbergt proliferierende Lymphozyten nach deren Stimulation durch Antigen und sorgt dafür, daß diese Zellen und deren Produkte bei entsprechendem Bedarf freigesetzt werden. Bei Xenopus teilt sich die Milz in zwei Zonen auf: in die thymusabhängige perifolliuläre rote Pulpa und in die thymusunabhängigen Follikel der weißen Pulpa (Abb. 15.**12**). Blutgefäße treten durch die weiße Pulpa in die Milz ein und teilen sich dort in Kapillaren, die in die umgebende

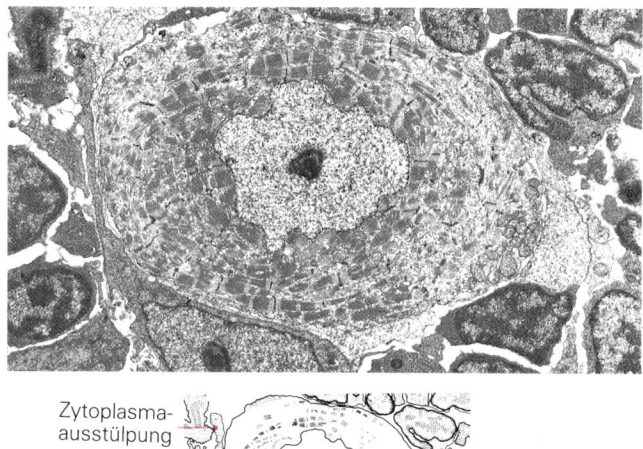

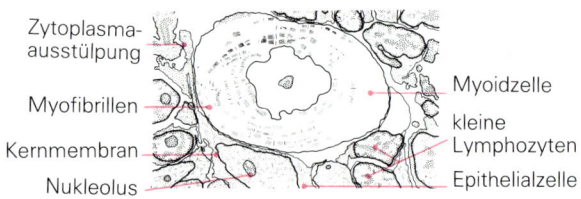

Abb. 15.**11 Elektronenmikroskopische Aufnahme des Thymusmarks einer Xenopus-laevis-Larve.** Es sind die Feinstrukturen einer Myoidzelle, kleiner Lymphozyten und epithelialer Zellen zu erkennen. Myoidzelle: Der Kern ist von konzentrisch angeordneten quergestreiften Myofibrillen umgeben, die an Skelettmuskelfasern erinnern. Kleine Lymphozyten: Das Kernchromatin verteilt sich auf mehrere elektronendichte Bereiche, die mit ihrem Rand (aus verdichtetem Chromatin) an die Kernmembran angrenzen; im Zytoplasma finden sich nur wenige Organellen. Epitheliale Zellen: Die Kerne bestehen aus gleichmäßig verteiltem Chromatin und prominenten Nucleoli; das Zytoplasma läuft fingerförmig aus und bildet mit anderen epithelialen Zellen ein Stützgerüst für Lymphozyten und andere Zelltypen. 700×. Mit freundlicher Genehmigung von Dr. J. J. Rimmer.

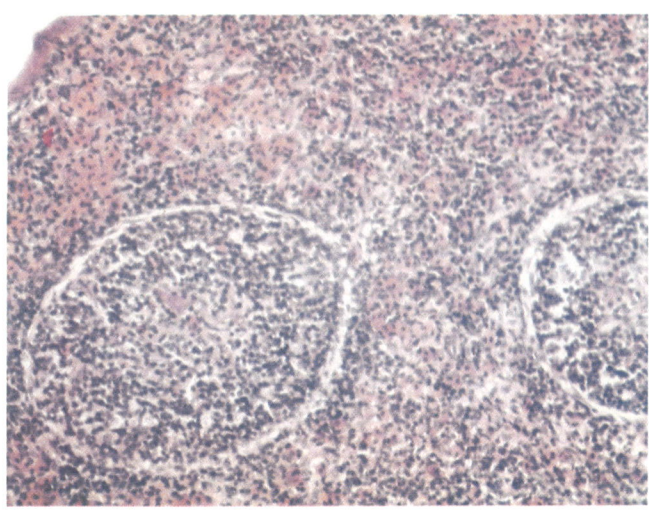

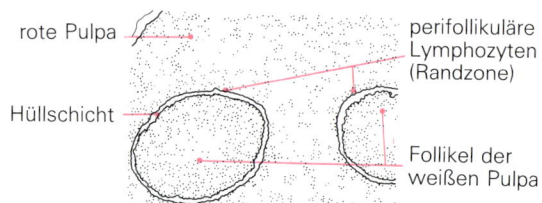

Abb. 15.**12 Schnitt durch die Milz eines erwachsenen Xenopus.** Es sind thymusabhängige (perifollikuläre rote Pulpa) und thymusunabhängige (weiße Pulpa) Bereiche zu erkennen. Bei Xenopus (anders als bei vielen anderen Kaltblütlern) ist die weiße Pulpa von der umgebenden roten Pulpa durch einen Wall von schwach gefärbten Zellen klar abgegrenzt. Auch in der roten Pulpa sind Ansammlungen von Lymphozyten zu finden. HE-Färbung, 80×.

rote Pulpa münden. Mit Hilfe von tusche- und fluoreszeinmarkierten Antigenen konnte gezeigt werden, daß zirkulierendes Material aus dem Blut zuerst der roten Pulpa zugeführt wird (Abb. 15.**13**). Zirkulierende Antigene werden später in den Follikeln der weißen Pulpa eingefangen, wo sie engen Kontakt mit potentiellen antikörperproduzierenden Zellen aufnehmen können (Abb. 15.**14**).

Lymphomyeloidknoten

Lymphomyeloidknoten, die eine gewisse funktionelle Ähnlichkeit mit den Lymphknoten der Warmblütler haben, tauchen in der Evolution der Vertebraten zum ersten Mal bei bestimmten anuren Amphibien auf. Histologisch unterscheiden sich diese Anurierknoten sehr stark von ihrem Gegenstück bei Säugetieren (Abb. 15.**15**).
Die Lymphomyeloidknoten sind hauptsächlich blutfilternde Organe (vgl. Lymphknoten der Säuger), wobei sie auch manchmal Material aus der umgebenden Lymphe einfangen. Beim erwachsenen Frosch finden sich in der Nackengegend und der axillären Region „Lymphknoten", die eine ähnliche Struktur haben wie die Lymphdrüse der Larve.

Darmassoziiertes lymphoides Gewebe

Das noduläre darmassoziierte lymphoide Gewebe („gutassociated lymphoid tissue": GALT) ist bei Frö-

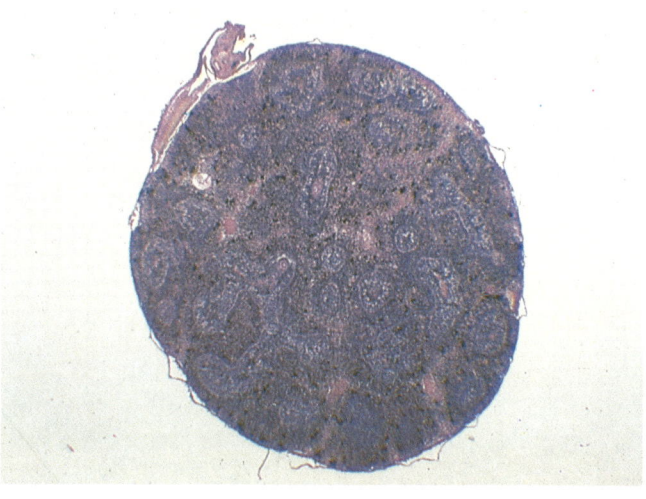

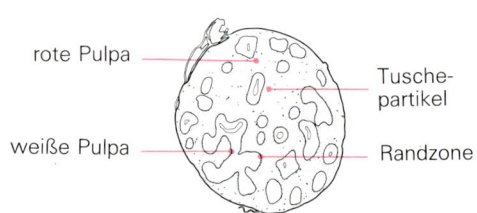

Abb. 15.**13 Milz eines erwachsenen Xenopus.** In dem Organ haben sich 7 Tage nach Injektion von Tusche in den dorsalen Lymphsack schwarze Tuschepartikel in der perifollikulären Zone und in der roten Pulpa angesammelt. HE-Färbung, 15×.

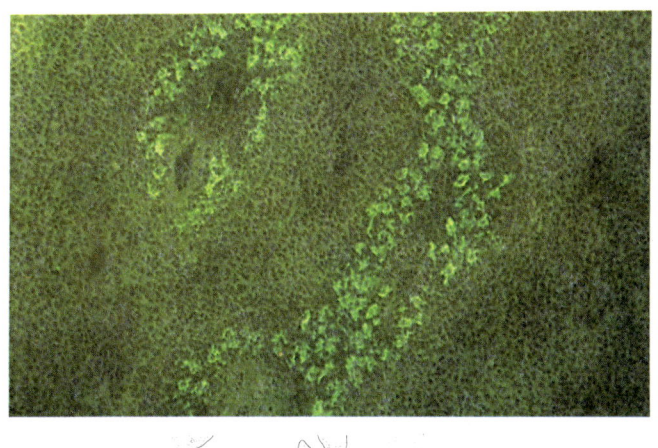

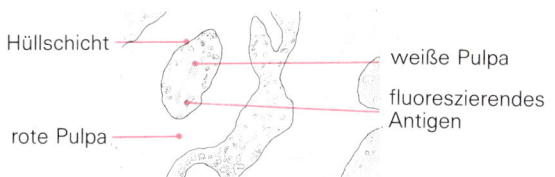

Hüllschicht

weiße Pulpa

fluoreszierendes Antigen

rote Pulpa

Abb. 15.14 Einfangen („trapping") eines Antigens in der Milz eines erwachsenen Xenopus (Immunfluoreszenz). Drei Wochen nach Injektion eines löslichen Proteinantigens (menschliches Ig) wurde die Milz des Frosches entnommen, und Kryoschnitte des Präparates mit fluoreszeinmarkiertem Antiserum (antihumanem IgG) inkubiert. Die hellgrüne Fluoreszenz weist auf die Anwesenheit von Antigen innerhalb der weißen Pulpafollikel hin. Das Antigen ist in eine dendritische Struktur eingebunden, ähnlich wie auf der Oberfläche von Retikulumzellen bei Säugern und Vögeln. 35×.

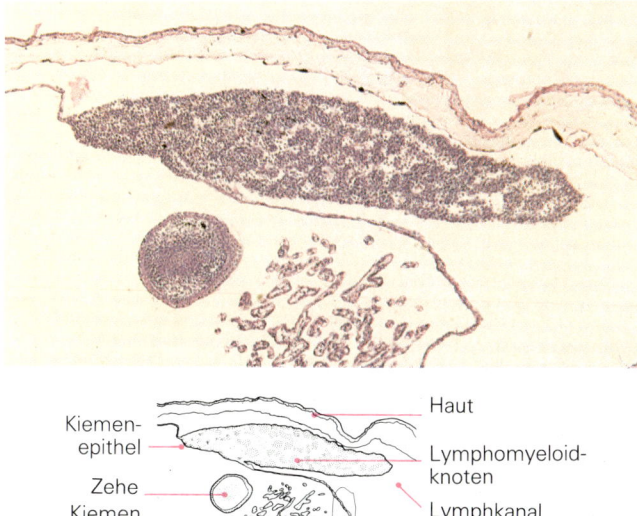

Kiemenepithel

Zehe

Kiemen

Haut

Lymphomyeloidknoten

Lymphkanal

Abb. 15.15 Schnitt durch die Lymphdrüse einer Ranalarve. Der längliche (paarige) Lymphomyeloidknoten sitzt ventral am Epithel der Kiementasche und ragt in den großen Lymphkanal. Medial sind Kiemen und eine Zehe der Vordergliedmaße zu erkennen, die Haut der Larve liegt lateral. Die Lymphdrüse besteht aus einem ausgedehnten lymphoiden Parenchym mit Phagozyten und wird von Sinusoiden (heller angefärbt) durchzogen. HE-Färbung, 25×.

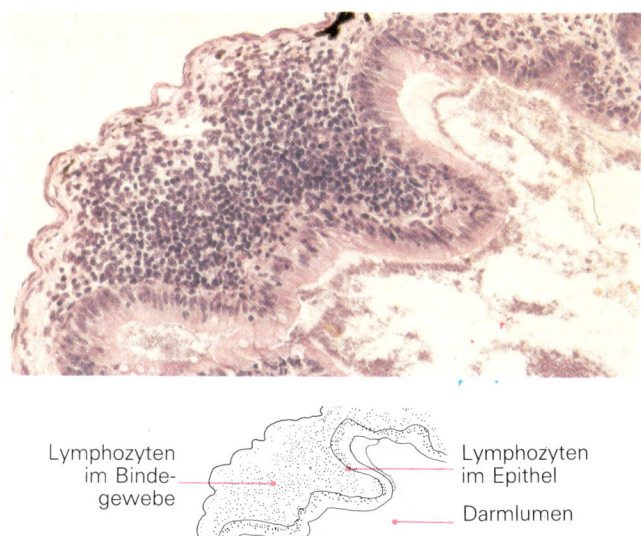

Lymphozyten im Bindegewebe

Lymphozyten im Epithel

Darmlumen

Abb. 15.16 Schnitt durch das noduläre Darmlymphgewebe einer erwachsenen Rana. Im subepithelialen Bindegewebe und im darüber liegenden Darmepithel sind Lymphozyten zu erkennen. HE-Färbung, 50×.

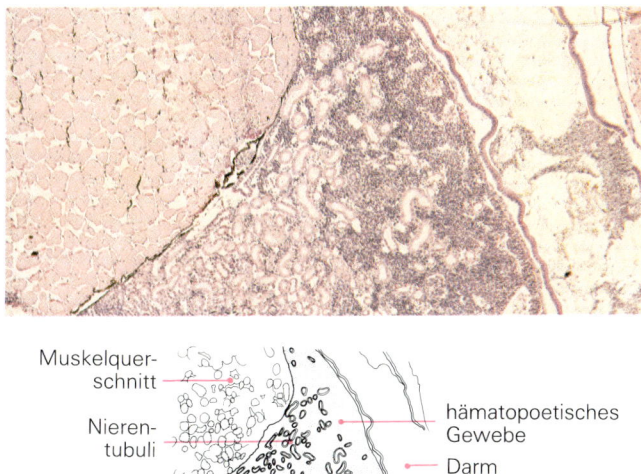

Muskelquerschnitt

Nierentubuli

hämatopoetisches Gewebe

Darm

Abb. 15.17 Schnitt durch eine Niere mit hämatopoetischem Gewebe einer Ranalarve. Das hämatopoetische Gewebe erstreckt sich über die intertubulären Regionen und enthält Lymphozyten, Granulozyten und andere Blutzellen verschiedener Entwicklungsgrade. Das Präparat zeigt ferner Muskelgewebe eines Myotoms und eine dem Mesonephron anliegende Darmschlinge. HE-Färbung, 25×.

schen über das gesamte kleine Intestinum verteilt (Abb. 15.16). Kleinere Ansammlungen von Lymphozyten, die mehr oder weniger in Beziehung zum Darm stehen, findet man bei Vertebraten der gesamten Evolutionsreihe. GALT ist so postiert, daß es die erste Hürde gegen Antigene aus dem Darm darstellt. In den Gastrointestinaltrakt sezerniertes IgA kommt interessanterweise nur bei warmblütigen Vertebraten vor.

Niere

Bei Fischen und Amphibien ist die Niere ein wichtiges lymphoides Organ, bei Amnionten hat sie diese Funktion weitgehend verloren. Der Amphibienniere wird die Bildung von B- und T-Lymphoidstammzellen zugeschrieben; in der Ontogenese könnte dieses Organ – noch vor der Leber – die erste Station in der Entwicklung von B-Lymphozyten sein. Der histologische Schnitt durch die Niere einer Rana (Abb. 15.17) zeigt hämatopoetisches Gewebe. Nach neuesten Untersu-

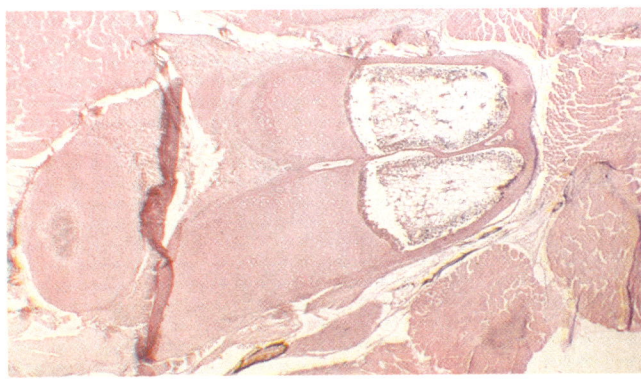

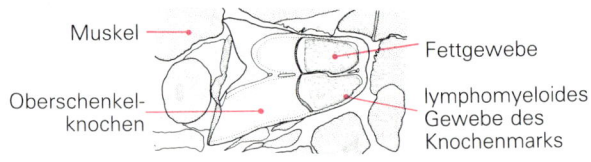

Abb. 15.18   Schnitt durch das Knochenmark einer Rana. HE-Färbung, 20 ×.

chungen könnte auch die Vogelniere eine wichtige erste Bildungsstätte für lymphoide Stammzellen sein.

Knochenmark

Knochenmark ist bereits bei Amphibien anzutreffen, und es muß noch geklärt werden, welche immunologische Funktion es auf dieser Ebene der Evolution ausübt (Abb. 15.18). Bei adulten Anuren ist das Knochenmark ein wichtiges Organ für die Lymphopoese und die Hämatopoese.

Immunologie der Amphibien

Anure Amphibien sind ein ausgezeichnetes Modell für das Studium der Entwicklung und Differenzierung von Lymphozyten sowie der Ontogenese der Immunität und Toleranzinduktion. Z. B. sind Froschlarven bereits in der Lage, spezifische Antikörperantworten zu liefern, wenn sie weniger als 1 Million Lymphozyten

besitzen. Diese Tatsache sollte in die Erwägungen über die Entstehung der Antikörperdiversität mit einbezogen werden.

Entwicklung des Thymus: Xenopus laevis

Die Rolle des Thymus bei der Entwicklung des Immunsystems kann hervorragend am Krallenfrosch, Xenopus laevis, studiert werden; die freilebende Larve kann sehr früh thymektomiert werden (solange der Thymus morphologisch noch undifferenziert ist), ohne daß es zum Verkümmern des Tieres kommt (Abb. 15.19 und 15.20). Bei den verschiedenen Vertebraten entstehen die Thymusknospen nicht aus den gleichen Kiementaschen: Bei Anuren entwickelt sich der paarige Thymus aus dem dorsalen Epithel der zweiten Pharyngealtaschen. Nach neuesten Erkenntnissen werden diese Epithelknospen von Stammzellen besiedelt (bei Xenopus am vierten Tag), die sich später zu Lymphozyten entwickeln. Durch Thymektomie am fünften bis siebten Lebenstag konnten bei Xenopus T-abhängige und T-unabhängige Komponenten der Immunität aufgezeigt werden (Abb. 15.21). Das thymektomierte Tier bildet keine IgG- oder IgM-Antikörper auf T-abhängige Antigene; im Thymus selbst lassen sich regelmäßig plaquebildende („B“) und LPS-mitogenreaktive Zellen nachweisen, was auf die Anwesenheit von B-äquivalenten Zellen in diesem Organ schließen läßt. Durch Thymektomie von Anurenlarven in verschiedenen Entwicklungsstadien fand man, daß sich die verschiedenen T-äquivalenten Zellen nacheinander entwickeln (Abb. 15.22). Die Abstoßung von Allotransplantaten und die gemischte Lymphozytenreaktion sind schon früh entwickelt, im Gegensatz zu den erst später erscheinenden T-mitogenreaktiven und T-Helfer-Zellen.

Alloimmunität: Rana pipiens

Amphibienembryonen sind mikrochirurgischen Eingriffen bereits in einem Stadium zugänglich, in dem noch keine Komponente des Immunsystems ausgebildet ist. Diese Tatsache ermöglichte die Untersuchungen über die Ontogenese der Alloimmunität beim Leo-

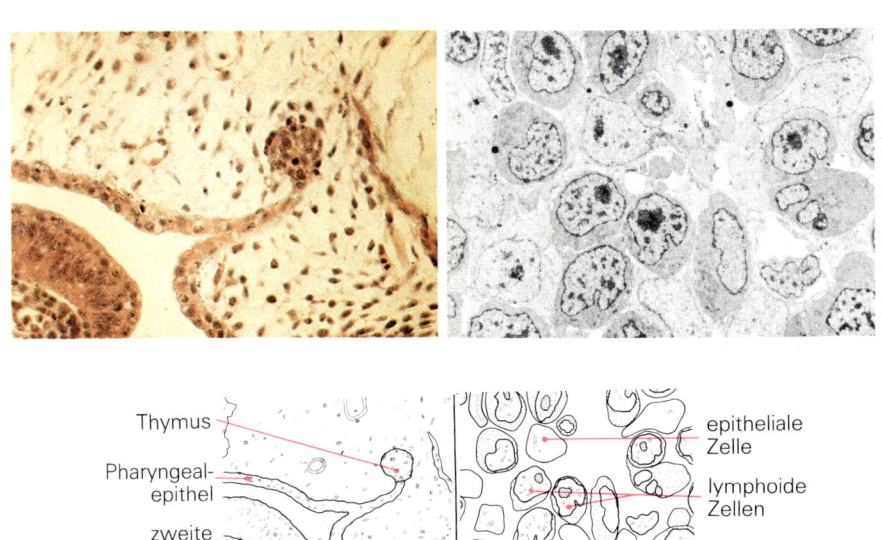

Abb. 15.19   Thymus eines Xenopus am 3. und 7. Lebenstag. Am 3. Tag (links, HE-Färbung, 100 ×) ist die Thymusanlage noch mit dem Pharyngealepithel verbunden und besteht hauptsächlich aus epithelialen Zellen. Am 7. Tag (rechts, EM, 500 ×) enthält der Thymus weniger als 1000 Zellen, die zwei Haupttypen angehören: Die epithelialen Zellen haben einen prominenten Nukleolus, das Chromatin liegt verstreut, und das Zytoplasma ist schwach angefärbt.
Die lymphoiden Zellen weisen eine große Menge dichtgefärbten Zytoplasmas und reichlich freie Ribosomen und Mitochondrien auf. Zu dem Zeitpunkt, an dem eine Thymektomie möglich ist, werden keine kleinen Lymphozyten gefunden.

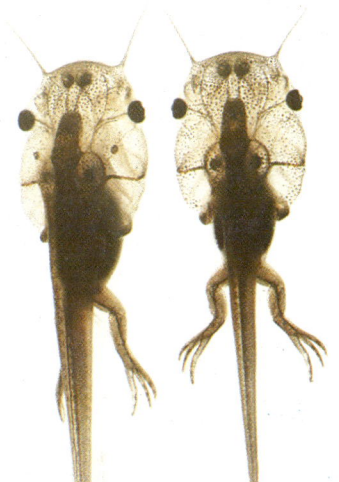

	Antikörperantwort		zellver-mittelte Antwort	Mitogenantwort	
	T-unabhängig	T-abhängig		T-unabhängig	T-abhängig
normal	LPS → 'B'	SRBC → 'B'	'T' fremde Spenderzelle wird rasch abgestoßen	LPS → 'B'	PHA → 'T'
thymektomiert	LPS → 'B'	SRBC → 'B'	? fremde Spenderzelle wird langsam abgestoßen	LPS → 'B'	PHA → 'T'

Abb. 15.20 Xenopusthymus am 38. Tag. Der pigmentierte, paarige Thymus liegt hinter den Augen (links); das rechte Tier wurde am 7. Lebenstag thymektomiert.

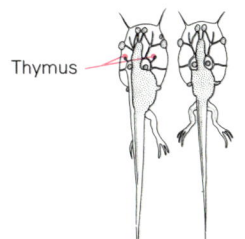

Thymus

Abb. 15.21 Auswirkungen einer Thymektomie bei Xenopus. Thymektomierte Xenopusfrösche wurden bezüglich ihrer Antikörperantwort, der zellvermittelten Immunantwort und der mitogenen Stimulierbarkeit (in vitro) untersucht. Je nachdem, ob die Reaktion durch die Thymektomie beeinflußt war, wurde in „T-abhängig" und „T-unabhängig" eingeteilt. Antikörperantwort: E.-coli-Lipopolysaccharide (LPS – ein T-unabhängiges Antigen und B-Zell-Mitogen) induziert eine T-unabhängige Antikörperbildung, während die normale Antikörperantwort auf Schaferythrozyten (SRBC) in Abwesenheit von T(Helfer-T?)-Zellen vermindert ist. Die normale zellvermittelte Immunantwort ist T-abhängig, allerdings kann auch beim thymektomierten Xenopus die verzögerte Abstoßung eines Allotransplantates beobachtet werden. Mitogene Stimulierbarkeit: Lymphozyten können durch Mitogene auf zweierlei Weise stimuliert werden. LPS stimuliert polyklonal B-Zellen. Eine zweite Mitogengruppe, zu der Phytohämagglutinin (PHA) gehört, bewirkt eine polyklonale Stimulation von T-Lymphozyten.

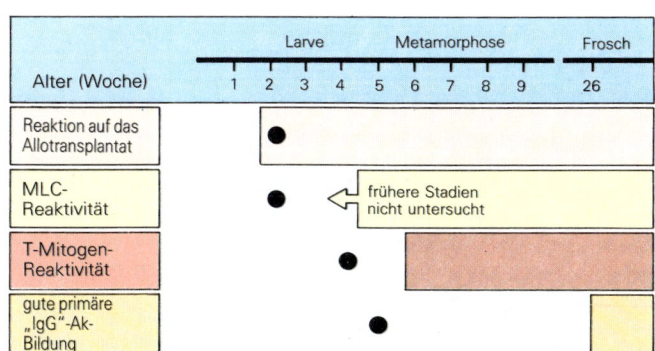

Abb. 15.22 Ontogenese der Immunreaktivität und die Folgen einer sequenziellen Thymektomie bei Xenopus. Die allogene Transplantatabstoßung und die gemischte Lymphozytenreaktion (MLC) sind bereits früh ausgebildet, danach folgen mitogenreaktive T-Zellen und Helferzellen, insbesondere solche TH-Zellen, die bei der primären „IgG"-Antikörperantwort beteiligt sind. ● bezeichnet das Alter, in dem eine Thymektomie noch die Funktion beeinflussen kann.

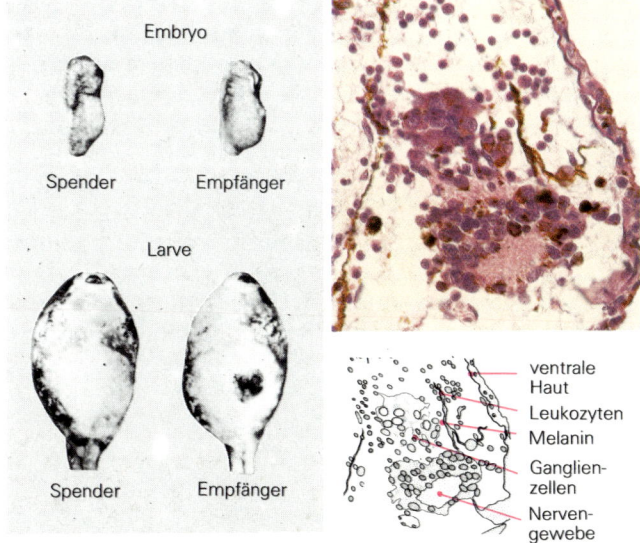

pardfrosch (Abb. 15.23). Die Fähigkeit zu einer alloimmunen Antwort beginnt mit der lymphoiden Reifung des Thymus und mit dem Auftreten bestimmter Subgruppen von T-Äquivalenten in der Peripherie. Im Laufe der Differenzierung nimmt die Stärke der Antwort entsprechend der Entwicklung der lymphoiden Organe zu. Ein Transfer größerer Mengen allogenen Materials während der embryonalen Entwicklung führt bei Rana pipiens und anderen Amphibien eher zur Toleranz als zur Abstoßung.

Abb. 15.23 Transplantation von embryonalem Gewebe bei Rana – Ontogenese der Alloimmunität. Ein Stück der Neuralfalte eines Embryos (Schwanzknospenstadium, oben links) wurde auf die ventromediale Oberfläche eines anderen Embryos (Empfänger) übertragen. Die Neuralfalte enthält Vorläufer verschiedener Zelltypen, wie z. B. Pigmentzellen. Die Pigmentzellen erlauben eine direkte Beobachtung der Entwicklung des Transplantates. Auf der Empfängerlarve entwickelte sich eine beträchtliche Anzahl der vom Spender stammenden Pigmentzellen. Das Schnittpräparat rechts zeigt differenzierte Elemente des Spenders (große Ganglienzellen mit prominenten Nucleoli, anderes Nervengewebe und Melanin) 15 Tage nach der Transplantation. Trotz der kurzen Zeit wandern bereits Lymphozyten und Granulozyten in das Transplantat ein. HE-Färbung, 100×. Mit freundlicher Genehmigung von Dr. E. P. Volpe.

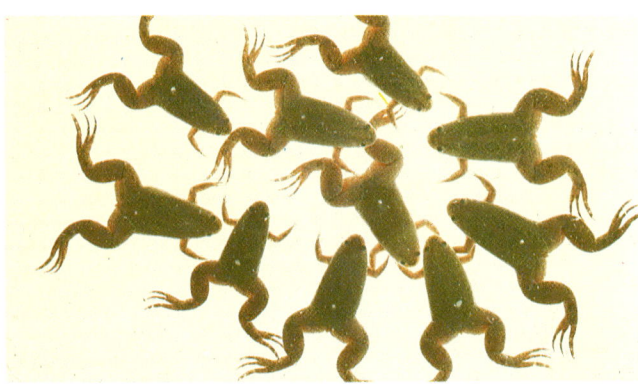

Abb. 15.24 Eine „Familie" von genetisch identischen Xenopusfröschen. Der weiße Fleck auf dem Rücken jedes Tieres ist ein Stück Bauchhaut, die von einem anderen Tier derselben Familie oder Klons übertragen wurde. Mit freundlicher Genehmigung von Dr. L. Du Pasquier.

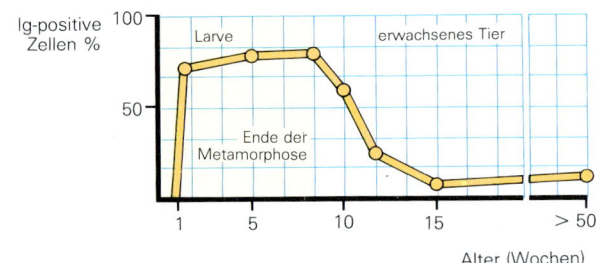

Abb. 15.25 Altersabhängige Variation von membrangebundenem Immunglobulin auf Xenopusthymozyten. Unter Verwendung von Anti-Immunglobulin wurde mit dem „Immunfluoreszenz-Spot-Test" membrangebundenes Immunglobulin während der Reifungsperiode untersucht. Das drastische Absinken der Oberflächenimmunglobuline gegen Ende der Metamorphose kann mit dem Auftauchen von „reifen" T-Lymphozyten in Verbindung gebracht werden, weil diese beim erwachsenen Tier die B-Zellen in die Lage versetzen, hochaffine IgG-Antikörper herzustellen.

Eine Unzulänglichkeit der immunologischen Untersuchungen an Amphibien war, daß sie an nicht histokompatiblen Tieren durchgeführt wurden; mittlerweile stehen histokompatible Stämme mehrerer Spezies zur Verfügung. Ein Schritt in diese Richtung war die Züchtung eines isogenen Xenopus. Hybride Weibchen aus einer X.-laevis/X.-gilli-Paarung können diploide Eier produzieren, die zu einer klonalen Kolonie identischer Individuen auswachsen. Die Nachkommen sind untereinander und mit der Mutter identisch, was durch die Chromosomenanalyse, die gemischte Lymphozytenreaktion sowie die Reaktion auf Allotransplantate bestätigt werden kann (Abb. 15.24). Es gibt heute mehrere Klonlinien, die MHC-kompatibel sind bzw. sich nur in einem oder zwei Merkmalen des MHC-Haplotyps unterscheiden (beim Xenopus gibt es eine urtümliche Homologie zum MHC des Säugers – den XLA-Locus). Diese Tiere sind von unschätzbarem Wert für Untersuchungen über Zelltransfer, MHC-Restriktion, T-lymphozytäre Reaktivität und für Transplantationsexperimente allgemein. Individuen eines isogenen Xenopusklones produzieren identische Antikörper (die bei der Isoelektrofokussierung erfaßt werden), was für die Richtigkeit der Keimbahntheorie über die Entstehung der Antikörperdiversität spricht.

Immunglobulinbildung

Mit Anti-Ig-Antikörpern (aus Säugetieren) konnte bei Fischen und Amphibien ein hoher Prozentsatz von Oberflächen-Ig-positiven Thymozyten („T"-Zellen) gefunden werden. Die Thymuslymphozyten scheinen dieses membranständige Ig selbst herzustellen, da ein „Capping" und eine Resynthese von Oberflächen-Ig auch *in vitro* stattfinden. Obwohl die Interpretation noch etwas strittig ist, unterstützen die Ergebnisse die Vorstellung, daß der Antigenrezeptor der T-Zelle ein Immunglobulin oder Bestandteil eines Ig-Moleküls ist. Gegen Ende der Anurenmetamorphose nimmt die Menge des Oberflächen-Ig der Thymozyten im Immunfluoreszenz-„Spot"-Test stark ab (Abb. 15.25). Dies steht im ontogenetischen Zusammenhang mit dem Erscheinen hochaffiner „IgG"-Antikörper beim

erwachsenen Frosch. Mit Hilfe der empfindlicheren Technik des „Cappings" kann Membran-Ig auch auf Thymozyten erwachsener Frösche nachgewiesen werden.

Metamorphose und Immunregulation

Die Metamorphose von Amphibien ist immunologisch gesehen eine außerordentlich interessante Periode. In dieser Zeit wird das bereits immunkompetente Tier durch das Erscheinen neuer Antigene, die nur beim ausgewachsenen Tier auftreten, mit einer inneren Histoinkompatibilität konfrontiert. Die Larve kann also sowohl diese Erwachsenenantigene als auch Histokompatibilitäts-Alloantigene als fremd erkennen. Für Immunologen ist es ein Rätsel, wie Amphibien während der Zeit der Metamorphose dem tödlichen Risiko einer Autoimmunerkrankung entrinnen. Das Abstoßungsverhalten auf allogene Hauttransplantate und die MLC-Reaktivität während der Metamorphose von Anuren zeigen, daß diese Phase für eine Toleranzbildung sowohl gegen Haupt- als auch Nebenhistokompatibilitätsantigene besonders empfänglich ist. Der Mechanismus dieser Toleranz ist noch unklar, hängt aber mit einem zahlenmäßigen Abfall der Thymuszellen zusammen, und ist teilweise durch eine aktive alloimmune Suppression durch Lymphozyten bedingt.

Es wurde die Vermutung geäußert, daß während der Metamorphose histoinkompatible Lymphozyten der Larve und des erwachsenen Tieres T-Zellen dazu stimulieren, einen Faktor abzugeben, der die T-Zell-Hilfe ersetzen kann. Dies würde humorale Antworten ermöglichen, auch wenn die Anzahl der T-Helferzellen vermindert ist. Die Metamorphose ermöglicht einen einzigartigen Einblick in die immunregulatorische Funktion von T-Zellen und kann Erkenntnisse vermitteln, die über eine rein phylogenetische Fragestellung hinausgehen.

Modelle zur Erforschung der Lymphozytenentwicklung

Durch Experimente mit Amphibien und Vögeln konnten sehr wertvolle Einblicke in die embryonalen

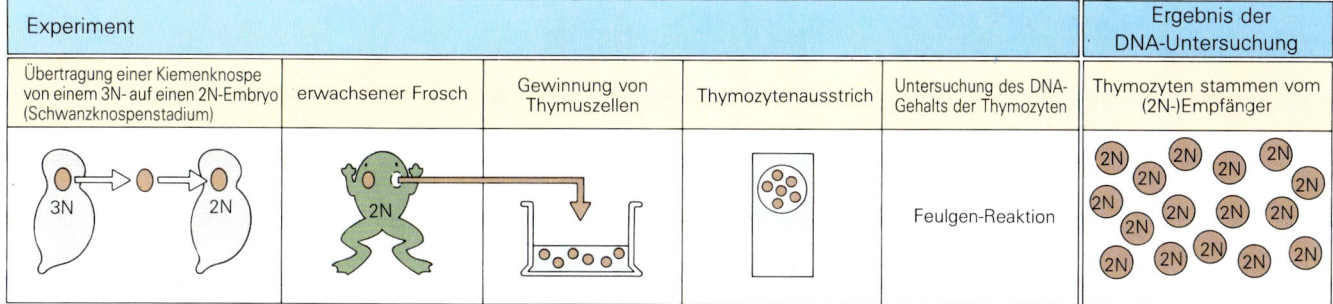

Experiment					Ergebnis der DNA-Untersuchung
Übertragung einer Kiemenknospe von einem 3N- auf einen 2N-Embryo (Schwanzknospenstadium)	erwachsener Frosch	Gewinnung von Thymuszellen	Thymozytenausstrich	Untersuchung des DNA-Gehalts der Thymozyten	Thymozyten stammen vom (2N-)Empfänger
				Feulgen-Reaktion	

Abb. 15.26 Experimenteller Nachweis der extrinsischen (Stammzellen-)Herkunft von Thymuslymphozyten bei Amphibien. Die Kiemenknospe (embryonales Thymusgewebe) eines künstlich erzeugten triploiden (3N) Embryos (Schwanzknospenstadium) wurde einem normalen (2N) Embryo gleicher Größe eingepflanzt. Nachdem sich der 2N-Embryo zu einem normalen Frosch entwickelt hatte, wurde sein Thymus entfernt und der DNA-Gehalt der Zellen mit der Feulgen-Reaktion untersucht. Alle Thymuszellen waren diploid, stammten also vom Empfänger. Die Thymozyten von Amphibien müssen demnach von Zellen abstammen, die nicht im Thymus gebildet werden.

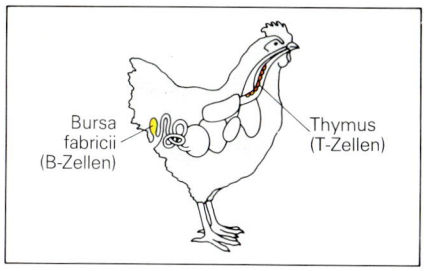

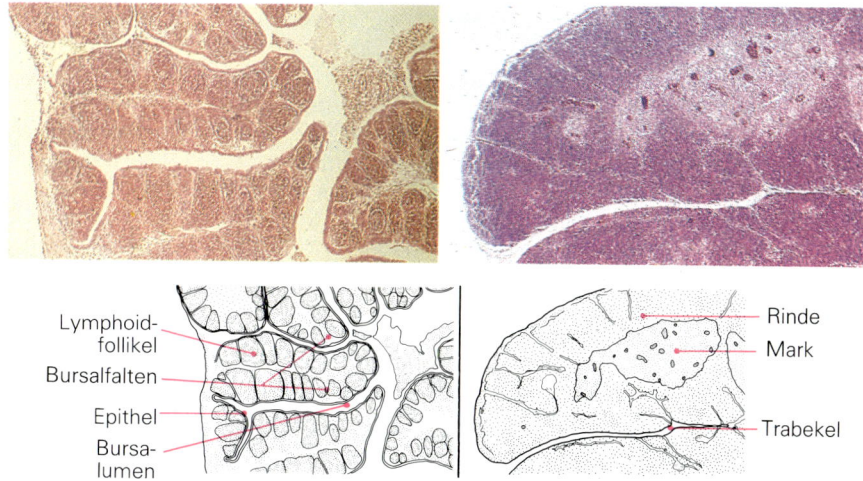

Abb. 15.27 Die Bursa fabricii. Die zwei zentralen Immunorgane des Vogels sind der Thymus (rechts) und die Bursa fabricii (links). Vom Thymus geprägte Lymphozyten heißen T-Zellen, aus der Bursa stammen die B-Zellen. HE-Färbung, 20×.

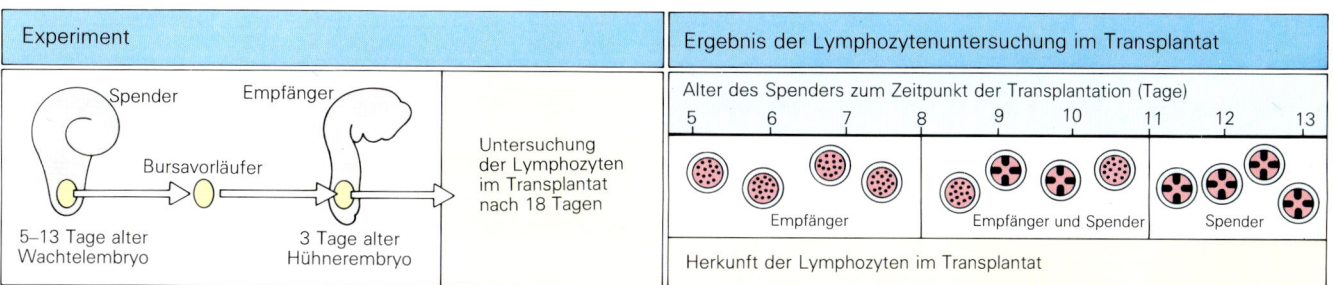

Experiment	Ergebnis der Lymphozytenuntersuchung im Transplantat								
	Alter des Spenders zum Zeitpunkt der Transplantation (Tage)								
	5	6	7	8	9	10	11	12	13
	Empfänger			Empfänger und Spender			Spender		
	Herkunft der Lymphozyten im Transplantat								

Abb. 15.28 Experimenteller Nachweis der Herkunft von Bursalymphozyten durch die Besiedlung mit Stammzellen. Bursavorläuferzellen von neun 5–13 Tage alten Wachtelembryonen wurden jeweils in die Somatopleura von drei Tage alten Hühnerembryonen verpflanzt. Der Lymphozytentyp wurde bestimmt, als das Spendergewebe 18 Tage alt war. Die Speziesbestimmung ist durch die Chromatinunterschiede in den Lymphozytenkernen (während der Interphase) möglich. War der Spender zum Zeitpunkt der Transplantation 5–8 Tage alt, entwickelte sich im Empfänger (Huhn) eine Bursa, die ausschließlich mit Empfängerzellen besiedelt war. Zwischen Tag 9 und 11 durchgeführte Transplantationen ergaben ein chimäres Mischgewebe. War der Spender älter als 11 Tage, bestand das Gewebe ausschließlich aus Zellen vom Spendertyp (Wachtel). Daraus kann gefolgert werden, daß die Wachtelbursa normalerweise zwischen dem achten und elften Tag von Stammzellen besiedelt wird. Davor und danach kann keine Besiedlung stattfinden.

Ursprünge der „T"- und „B"-Lymphozyten gewonnen werden. Durch embryonale Transplantation markierter Kiemenknospen von Rana pipiens und Xenopus laevis wurde ersichtlich, daß sich Thymuslymphozyten aus eingewanderten Stammzellen entwickeln, und nicht aus transformierten Epithelialzellen, wie Mitte der siebziger Jahre angenommen wurde (Abb. 15.26). Ultramikroskopische Beobachtungen an verschiedenen Amphibien bekräftigen diese Annahme. Die lymphoiden Stammzellen der Anuren scheinen ihren Ursprung

Wirbellose	Vertebraten
1. Phagozytose/Abkapselung wichtig zur Eliminierung körperfremden Materials	1. zellvermittelte und humorale Immunität immer vorhanden
2. Vorstufe der zellvermittelten Immunität bereits früh in der Evolution	2. alle besitzen IgM, bei „höheren" Arten verschiedene Schwerketten
3. humorale Immunität (induzierbare Antisomen) bei einigen Zölomaten, jedoch keine Immunglobuline	3. T-, B-Lymphozyten und lymphoides Gewebe in unterschiedlichem Differenzierungsgrad immer vorhanden
4. verschiedene Immunozyten, wie Amöbozyten, Hämozyten, Zölomozyten und primitive lymphoide Zellen	4. funktionelle Heterogenität der Lymphozyten bei Fischen/Amphibien und Vögeln/Säugern
5. Beschaffenheit der Immunozytenrezeptoren für Antigen unbekannt	

Abb. 15.**29**   **Zusammenfassung der Immunreaktionen bei Wirbeltieren und Avertebraten.**

in der Nierenanlage zu haben und nicht im Äquivalent des Dottersacks. Ähnliche Verhältnisse liegen beim Vogel vor, der ein spezielles Organ besitzt, die Bursa fabricii, wo die Differenzierung der zirkulierenden Stammzellen zu immunglobulinproduzierenden (Bursa- oder „B"-)Zellen stattzufinden scheint (Abb. 15.27). Bei der Transplantation der Bursa-Anlage von Wachteln auf Hühner zeigte sich, daß sie nur über einen begrenzten Zeitraum von Stammzellen besiedelt werden kann. Diese empfängliche Periode liegt in der frühen embryonalen Entwicklung, und die Bursa wird in der Folgezeit für übertragene Stammzellen unempfänglich (Abb. 15.28). Solche Versuche sind deshalb möglich, weil sich Lymphozyten von Wachteln und Hühnern zwar strukturell unterscheiden, funktionell aber identisch sind. In ähnlicher Weise scheint auch der Thymus nur während einer bestimmten Zeit empfänglich für Stammzellen zu sein. Die wichtigsten Punkte der immunologischen Phylogenese von Vertebraten und Wirbellosen sind in Abb. 15.**29** aufgeführt.

16 Immunität gegen Viren, Bakterien und Pilze

Immunität gegen Viren

Viren sind eine Gruppe von Organismen, die sich nur in einer Wirtzelle vermehren können, da ihnen die notwendige biochemische Ausstattung fehlt, um Proteine zu synthetisieren und Zucker zu metabolisieren. Einigen Viren fehlen auch die nötigen Enzyme für die Aminosäurenreplikation, so daß sie auch in diesen Funktionen von der Wirtzelle abhängig sind. Ein Virus kann drei oder auch 250 Gene tragen, was immer noch viel weniger ist, als sogar das kleinste Bakterium aufweist. Der Verlauf einer generalisierten Virusinfektion ist in Abb. 16.1 dargestellt.

Die virusbedingten Erkrankungen sind ebenso mannigfaltig wie die Viren selbst. Die Erkrankung kann akut, rekurrent, latent (z. B. eine schlafende Infektion, bei der das Virus nicht nachweisbar ist) oder subklinisch (z. B. akute oder chronische asymptomatische Infektionen, bei denen das Virus nachzuweisen ist) verlaufen. Das Spektrum der Immunantwort erstreckt sich von offensichtlich nicht vorhanden (z. B. Kuru, Creutzfeld-Jacob) bis zur lebenslangen Immunität, oder einer chronischen Immunopathie (z. B. Hepatitis B) (Abb. 16.2).

Die folgenden Ausführungen konzentrieren sich auf jene akute Virusinfektionen, die gewöhnlich eine offensichtliche Immunität hervorrufen, da diese die einzigen sind, über die es verläßliche immunologische Daten gibt. Es darf dabei nicht vergessen werden, daß wir, abgesehen von einer Reihe von klinischen und klinisch-immunologischen Beobachtungen, nur wenig über die immunologischen Mechanismen wissen, die den rekurrenten oder latenten, oder lebenslang subklinisch verlaufenden Virusinfektionen zugrunde liegen. Sogar die Beobachtungen über akute Virusinfektionen müssen mit Vorsicht interpretiert werden. Man kann *in vitro* eine Anzahl von Mechanismen demonstrieren, die Viren oder virusinfizierte Zellen zerstören, aber es ist sehr viel schwieriger aufzuzeigen, welche von ihnen *in vivo* eine Bedeutung haben. In naher Zukunft wird es wahrscheinlich möglich sein, diese Fragen mit Hilfe von T-Zell-Klonen zu beantworten, die *in vivo* in Anwesenheit von Interleukin-2 und Antigen gezüchtet werden. Die Schutzwirkung solcher Klone kann dann in Übertragungsexperimenten mit ihren Funktionen (z. B. Tc, TH, TD usw.) und ihrem Phänotypus korreliert werden.

Dieses Problem ist auch bei der Herstellung von Vakzinen ganz wesentlich. Solange wir nicht wissen, welche Effektorfunktionen den normalen Schutzmechanismus gegen individuelle menschliche Virusinfektionen darstellen, ist die Entwicklung von Impfstoffen eine Sache von Versuch und Irrtum. Überdies besteht ständig die Gefahr, daß die falschen Effektorfunktionen hervorgerufen werden, was zu einem schwereren Verlauf der Krankheit und zur Immunerkrankung im späteren Leben führen kann. Mehr noch, sogar wenn wir wüß-

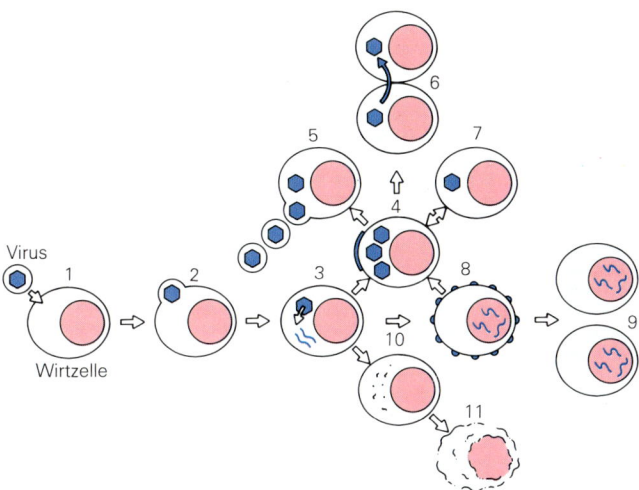

Abb. 16.**1 Lebenszyklus eines Virus.** Das Virion lagert sich über seine Rezeptoren an die Wirtzelle an – Adsorption (1). Das Virus dringt dann in die Zelle ein – Penetration (2) – und verliert seine Hülle (3). Abhängig von der Art des Virus kann die Infektion auf verschiedene Weise verlaufen. Einige Viren vermehren sich in der Wirtzelle (4) und verlassen diese durch Ausknospen („budding") über die Zellmembran als wieder infektionsfähige Erreger. Andere Viren verbreiten sich durch direkten Zell-Zell-Kontakt (6), ohne daß sie von der befallenen Zelle nach außen freigesetzt werden. Nach der Infektion kann das Virus auch in der Zelle ruhen (7), bis es zu einem späteren Zeitpunkt reaktiviert wird (4). Einige Viren bauen ihr genetisches Material in das Genom der Wirtzelle ein (8), wodurch sie zu einem Dauergast werden. Wird die Zelle produktiv, reproduziert sie das Virus mit (4) oder kann unter Umständen neoplastisch entarten (9). Manche Virusinfektionen verlaufen abortiv (10), entweder weil die betroffene Zelle eine Infektion nicht zuläßt (fehlende Permissivität), oder weil das Virus defekt ist. Wie eine produktive Infektion kann aber auch eine abortive Infektion zum Tod der befallenen Zelle führen (11).

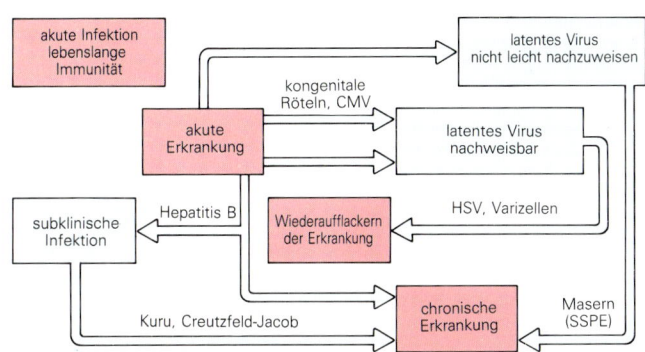

Abb. 16.**2 Virusinfektion und Erkrankung.** In den roten Kästchen sind verschiedene Verlaufsformen von viralen Infektionskrankheiten aufgeführt. Während viele Viren nach Überstehen der akuten Erkrankung eine lebenslange, sterile (ohne Persistenz des Erregers) Immunität hinterlassen, sind bei anderen Virusinfektionen Rückfälle möglich, da die Erreger weiterhin latent in den befallenen Zellen verbleiben. Es sind einige Beispiele für die verschiedenen Typen aufgeführt.

ten, welche Effektorfunktionen wir hervorrufen wollen, wir würden gegenwärtig nicht wissen, wie die Impfstoffe verändert werden sollen, um die gewünschten Zellen zu stimulieren.

Was nun folgt, ist also lediglich eine Aufzählung von Mechanismen, deren Bedeutung für die jeweilige Infektion beim Menschen nicht sicher eingeordnet werden kann.

Virusinfektion

Eine typische Virusinfektion beginnt mit dem Eindringen des Erregers in eine epitheliale Oberfläche, der dann, nach einer oder mehreren virämischen Phasen, das Zielorgan ansteuert (z. B. Haut, Nervensystem). Da es verschiedene immunologische Mechanismen gegen die verschiedenen Formen von Antigenen (z. B. intrazellulär oder extrazellulär) gibt, hängt die Relevanz des jeweiligen Mechanismus davon ab, wie den viralen Antigenen und Virionen (das sind einzelne

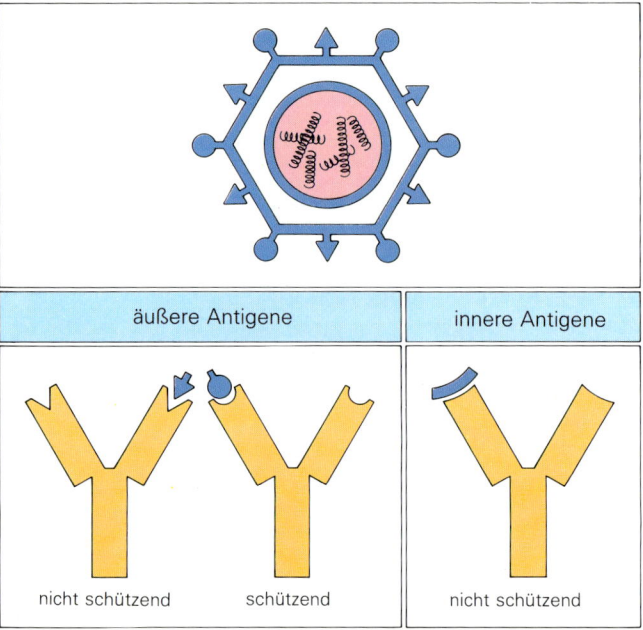

Abb. 16.4   Interne und externe Antigene, die das genetische Material eines Virus umhüllen. Obwohl Antikörper gegen jedes Antigen gebildet werden können, üben nur die Antikörper gegen bestimmte äußere Antigene eine Schutzwirkung aus.

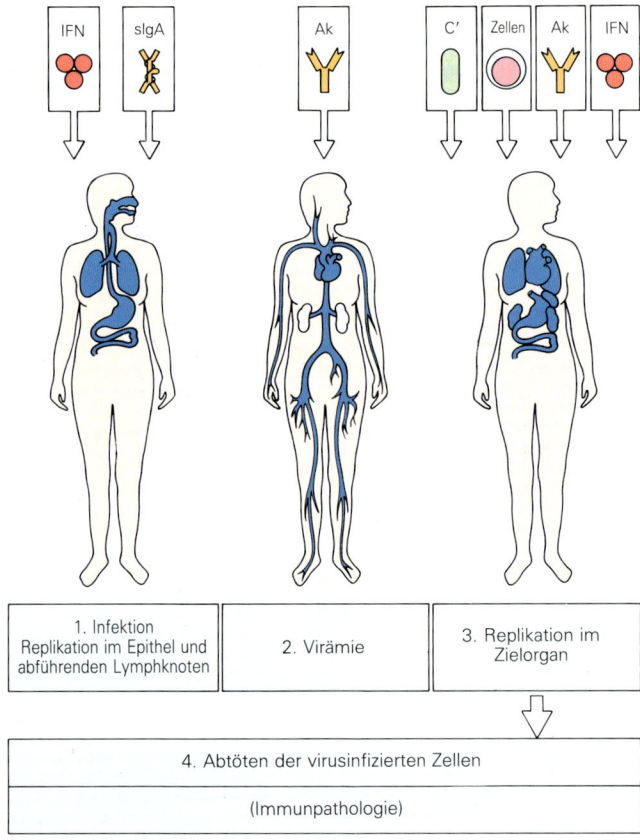

Abb. 16.3   Zusammenfassung der Abwehrmechanismen während verschiedener Phasen einer generalisierten Virusinfektion. Die erste Abwehrlinie sind Interferone (INF) und sekretorisches IgA auf epithelialen Oberflächen (1). Einige Viren, deren Vermehrung vollständig auf diesen Oberflächen verläuft, können bereits an dieser Front abgewehrt werden. Andere Viren machen eine oder zwei virämische Phasen durch, während derer sie von Serumantikörpern (2) angegriffen werden können. Sitzt das Virus in der Zelle, ist es den Attacken durch verschiedene zelluläre und humorale Mechanismen (3) ausgesetzt. Grundsätzlich ist die Beseitigung virusinfizierter Zellen von Nutzen, wenn jedoch die Immunantwort einen größeren Schaden anrichtet als die ursprüngliche Infektion, wird die immunpathologische Reaktion zur eigentlichen Erkrankung (4).

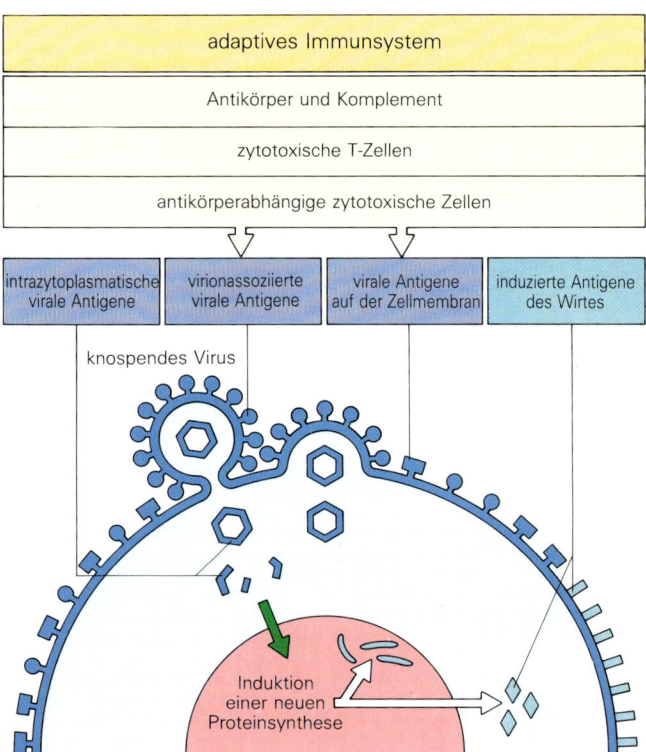

Abb. 16.5   Mit infizierten Zellen assoziierte virale Antigene. In dieser schematischen Darstellung trägt die infizierte Zelle viruskodierte Antigene (blau) sowohl außen auf der Plasmamembran als auch im Zellinneren, wo sie bei der Vermehrung und beim Metabolismus des Virions oder Virus entstehen (interne Antigene). Viren induzieren oft neue zelleigene Proteine (hellblau), die im Nukleus, Zytoplasma oder auf der Plasmamembran exprimiert werden. Das adaptive Immunsystem kann nur gegen diejenigen Antigene vorgehen, die auf der Zelloberfläche exprimiert werden.

infektiöse Viruseinheiten) entgegengetreten wird. Dies wiederum hängt von der Art des Virus und der Phase der Infektion ab. Die Schutzwirkung oder die Immunpathologie der verschiedenen Effektorsysteme der Immunantwort hängen also von der Phase der Infektion und von der Biologie des Virus ab (Abb. 16.3).

Ein Antikörper kann direkt nur an extrazelluläre Viren binden: IgG- und IgM-Antikörper sind deshalb auf Plasma und Gewebsflüssigkeit angewiesen, während sekretorisches IgA epitheliale Oberflächen schützen kann und dadurch eine besondere Bedeutung für die Abwehr gegen Viren erlangt, die keine virämische Phase verursachen. In Anwesenheit von Komplement (C1-C9) können Antikörper Zellen lysieren, die virale Antigene tragen, oder umhüllte Viren direkt schädigen.

Die bei der zellvermittelten Immunreaktion beteiligten Zellen (zytotoxische T-Zellen, antikörperabhängige zytotoxische Zellen) sind potentiell wirksam gegen intrazelluläre Viren, die sie durch die Anwesenheit von viralen Antigenen in der Membran der infizierten Zelle erkennen.

Interferon entwickelt seine Schutzwirkung, noch bevor das Virus eine Zelle durchdringt, indem es einen Zustand erhöhter Resistenz gegenüber der Virusvermehrung induziert.

Die Elemente der erworbenen Immunantwort erkennen spezifische Antigene auf dem Virus und auf virusinfizierten Zellen. Es ist wichtig, eine Unterscheidung zu machen zwischen viralen Antigenen, die – wenigstens zum Teil – durch das Virusgenom kodiert werden, und solchen Antigenen, die durch die Anwesenheit des Virus in der Zelle induziert sind und vom Genom des Wirtes kodiert werden. Obwohl diese „wirtskodierten" Antigene als Marker von Virusinfektionen nützlich sein können, spielen sie beim Aufbau einer protektiven Immunität eine geringe Rolle.

Virale Antigene sind zum Großteil Proteine oder Glykoproteine. Häufig werden die Glykoproteine während des Ausknospens des Virus („Budding") von der Wirtzelle glykosyliert. Die inneren Antigene des Virions sind gewöhnlich unwichtig für die protektive Immunität. Potentielle Ziele für die Immunantwort sind Antigene auf der Oberfläche des Virions und möglicherweise auch Antigene, die auf den Membranen von infizierten Zellen exprimiert werden (Abb. 16.4 und 16.5).

Die Antwort gegenüber viralen Antigenen ist fast vollständig T-Zell-abhängig. Sogar die Antikörperantwort benötigt die Hilfe von T-Zellen. Auch wenn die Empfänglichkeit gegenüber einem Virus ganz besonders eng mit der Funktionsfähigkeit von T-Zellen verknüpft ist, sagt das wenig über die beteiligten Effektormechanismen aus, da T-Zellen sowohl für die Antikörperproduktion als auch für einige zytotoxische Reaktionen benötigt werden.

Wirkung von Antikörpern

Antikörper können die Interaktionen zwischen Virus und Zelle (Adsorption, Penetration, „Uncoating" und Replikation) beeinflussen. Z. B. besitzen einige Viren eine Hülle, die nach Eintritt in die Phagozytenvakuole die Vakuolenmembran angreift und sie auflöst. Die virale Nukleinsäure wird dann in das Zytoplasma freigesetzt. Die Interaktion mit der Vakuolenmembran kann blockiert sein, wenn das Virion mit Antikörpern umhüllt ist.

Antikörper gegen einige Komponenten der Virusoberfläche (sog. „critical sites", z. B. Hämagglutinin auf dem Influenzavirus) bewirken eine effektivere Neutralisation als Antikörper gegen andere Komponenten („non-critical sites", z. B. Neuraminidase des Influenzavirus) (Abb. 16.6). Komplement begünstigt die Neutralisation, indem es das Virus umhüllt bzw. seine Lipidmembran lysiert. *In vitro* ist eine Neutralisation niemals vollständig. Die „persistierende Fraktion" entsteht durch Bildung von Aggregaten oder wegen einer Behinderung durch nichtneutralisierende Antikörper (z. B. Antikörper gegen „non-critical-sites").

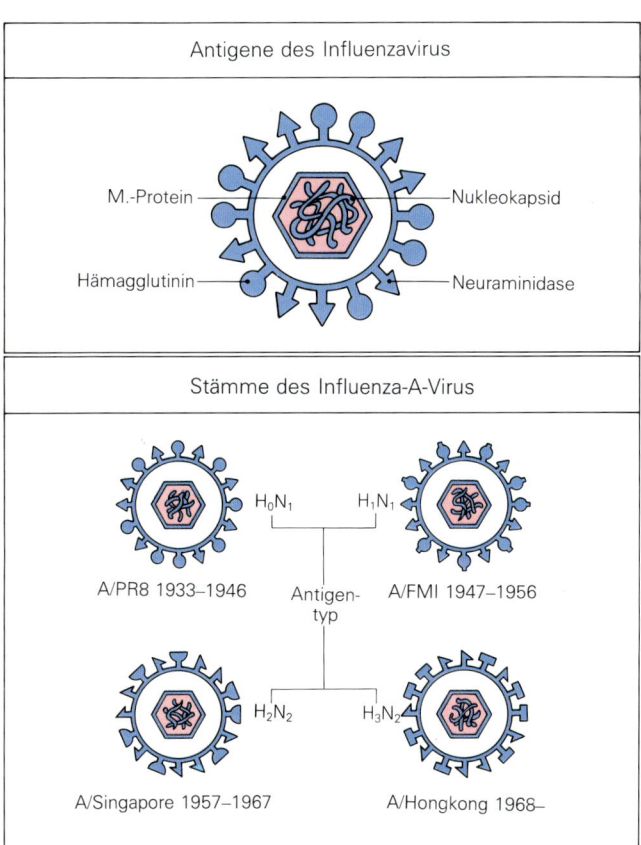

Abb. 16.**6 Die Antigene des Influenzavirus: „Antigen-Shift" und „Antigen-Drift".** Die wichtigsten Oberflächenantigene sind Hämagglutinin und Neuraminidase. Hämagglutinin ist bei der Anlagerung an Zellen beteiligt, und Antikörper gegen dieses Antigen sind protektiv („critical site"). Antikörper gegen Neuraminidase sind weit weniger wirksam; Antikörper gegen interne Komponenten („non-critical sites") sind vollkommen unwirksam. Das Influenzavirus kann seine Oberfläche entweder nur leicht (Antigen-Drift), oder auch total (Antigen-Shift) verändern. Durch Strukturveränderungen im Hämagglutininantigen werden früher gebildete Antikörper unwirksam, was den Ausbruch einer neuen Virusepidemie zur Folge haben kann. In der Abbildung sind die neuen Virusstämme aufgeführt, die seit 1933 durch Antigen-Shift neu entstanden sind. Die offizielle Nomenklatur der Grippeantigene bezeichnet den Typ des Hämagglutinin(H_0, H_1 usw.)- und des Neuraminidase(N_1, N_2 usw.)- Moleküls. Alte Stämme werden von neuen Stämmen abgelöst, die internen Antigene bleiben jedoch unverändert.

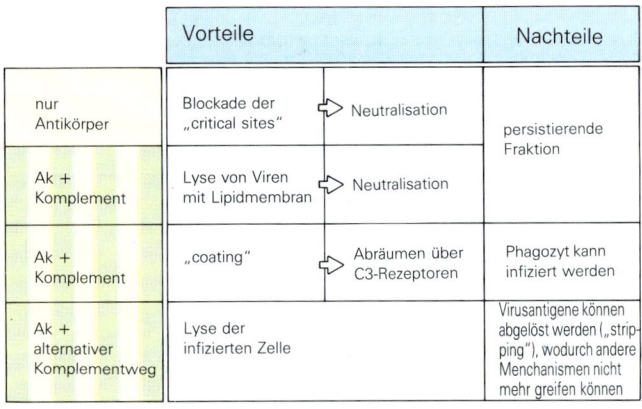

	Vorteile		Nachteile
nur Antikörper	Blockade der „critical sites"	⇨ Neutralisation	persistierende Fraktion
Ak + Komplement	Lyse von Viren mit Lipidmembran	⇨ Neutralisation	
Ak + Komplement	„coating"	Abräumen über C3-Rezeptoren	Phagozyt kann infiziert werden
Ak + alternativer Komplementweg	Lyse der infizierten Zelle		Virusantigene können abgelöst werden („stripping"), wodurch andere Mechanismen nicht mehr greifen können

Abb. 16.7 Zusammenfassung der antiviralen Effekte von Antikörpern.

Effektorzellen	Fibroblasten Zielzellen	Wirkung auf die Zielzelle
1. Leukozyten	infiziert	Abtötung
2. Leukozyten	nicht infiziert	–
3. Non-T-Zellen	infiziert	Abtötung
4. Leukozyten	allogeneisch infiziert	Abtötung
5. Zellen ohne Fc-Rezeptoren	infiziert	–
6. Leukozyten mit blockierten Fc-Rezeptoren	infiziert	–

Abb. 16.8 Beteiligung der K-Zellen bei der Immunität gegen Vacciniavirus. Im Kindesalter vorgeimpfte Probanden wurden mit Vacciniavirus wiedergeimpft. 7 Tage nach der Impfung entnommene periphere Blutleukozyten (Effektorzellen) töteten virusinfizierte Zellen (1) ab, nicht jedoch nichtinfizierte Zellen (2) (alle Zellen waren HLA-kompatibel). Offenbar waren dabei keine Tc-Zellen beteiligt, da dieselbe Wirkung mit Non-T-Zellen (3) erreicht wird, und auch Zellen abgetötet werden, die im HLA nicht mit den Effektorzellen zusammenpassen (4) (in dieser und der folgenden Abbildung sind bestehende HLA-Unterschiede rot hervorgehoben). Es muß sich um eine Leistung der K-Zellen handeln, da in Abwesenheit von Fc-Rezeptoren keine Wirkung beobachtet wird (5), und eine Blockade oder Antikörperbindung an Fc-Rezeptoren (mit F(ab')$_2$ Anti-IgGFc) ebenfalls die Abtötung der Zellen verhindert (6).

Antikörper können eine Vielzahl von menschlichen Zellinien lysieren, die mit Masern-, Influenza- oder Mumpsvirus infiziert sind. Der *alternative* Komplementweg verstärkt die lytische Sequenz des klassischen Reaktionswegs, der allein nicht ausreicht, eine Schädigung hervorzurufen. Antikörper können auch zu einer Modulation oder einem Ablösen von viralem Antigen von der Zelloberfläche führen („stripping"), was die infizierte Zelle der Zerstörung durch zytotoxische Zellen entzieht. Die Wirkungen von Antikörpern sind in Abb. 16.7 zusammengefaßt.

Die relative Bedeutung der Antikörper und der zellulären Mechanismen ist immer noch unklar. Im Influenzamodell, das sehr genau untersucht ist, führt die Übertragung von Antikörpern auf Nacktmäuse nicht zu einer Eliminierung des Virus, obwohl dadurch das „Shedding" (die Freisetzung von infektiösem Virus aus Zellen) und somit die Infektion unterdrückt wird. Auf der anderen Seite können Mäuse, die künstlich agammaglobulinämisch gemacht worden sind und keine nachweisbaren Antikörper gegen Hämagglutinin produzieren, eine Infektion überstehen und in der Folgezeit immun bleiben. Dies weist auf die Bedeutung der T-zell-vermittelten Immunität hin.

Zweifellos schützt die passive Immunisierung durch Gabe von Antikörpern beim Menschen gegen Masern, Hepatitis A und B, Varizellen, und wahrscheinlich Mumps und Röteln, wenn sie vor oder unmittelbar nach der Exposition erfolgt.

Antikörperabhängige zellvermittelte Zytotoxizität

K-Zellen können bei einigen Virusinfektionen beteiligt sein. Diese Zellen binden über ihre Oberflächen-Fc-Rezeptoren an spezifische Antikörper auf virusinfizierten T-Zellen, die sie dann gezielt abtöten können. Die Eigenschaften der zytotoxischen Aktivität gegen mit Vacciniavirus infizierte Zellen sind in Abb. 16.8 aufgeführt. Diese Merkmale weisen darauf hin, daß die Immunität gegen Vacciniavirus eher von K-Zellen als von zytotoxischen T-Zellen vermittelt wird, da Zellen mit Fc-Rezeptoren benötigt werden, und die meisten Tc-Zellen keine Fc-Rezeptoren tragen. Welche klinische Bedeutung dieser Mechanismus hat, ist unbekannt.

Zytotoxische T-Zellen und MHC-Restriktion

Es wurde nachgewiesen, daß zytotoxische T-Zellen bei einigen Virusinfektionen beteiligt sind. Abb. 16.9 zeigt ein Experiment, in dem eine mit inaktiviertem Influenza-A-Vollantigen durchgeführte Impfung beim Menschen eine *in vitro* erhöhte HLA-restringierte zytotoxische T-Zell-Antwort gegen Zellen hervorruft, die mit demselben bzw. einem *anderen* Stamm infiziert worden sind (ein Impfstoff, der nur eine Virusuntereinheit enthält, zeigt kaum eine Wirkung). Es besteht also eine gewisse Kreuzimmunität, was im Einklang mit anderen Berichten steht, wonach bei der Maus Tc-Zellen, die gegen eine Variante des Virus gebildet worden sind, gegen andere, serologisch unterschiedliche Varianten schützen können. Dies kann von Bedeutung sein, da das Influenza-A-Virus die Antikörperantwort dadurch umgeht, daß es alle paar Jahre die Hämagglutinin- und Neuraminidaseglykoproteine auf der Oberfläche verändert. Antikörper gegen diese Glykoproteine sind typenspezifisch und verhindern deshalb nicht die Infektion mit antigenen Varianten. Wegen der HLA-Restriktion sind Tc-Zellen beteiligt (vergleiche „MHC") und nicht so sehr die oben beschriebenen K-Zellen.

Beim Menschen scheint die Immunität spezifisch gegen einen bestimmten Virusstamm gerichtet zu sein, aber dies schließt nicht eine Beteiligung der kreuzreaktiven Tc-Zellen in der *Ausheilungsphase* einer Influenzainfektion aus. Obwohl ein schneller Booster des zytotoxischen T-Zell-Gedächtnisses während einer Infektion für eine schnelle Heilung wesentlich sein mag, ist diese

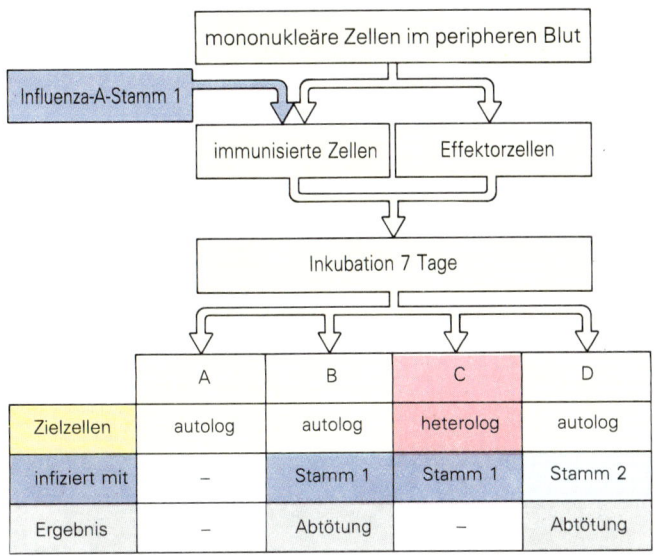

Abb. 16.9 Experimenteller Nachweis der Beteiligung von zytotoxischen T-Zellen bei der Influenza A des Menschen. 28 Tage nach der Impfung mit abgetötetem Influenza-A-Virus (Stamm 1) wurden einem Probanden periphere Blutlymphozyten entnommen und in zwei Ansätzen weiterverarbeitet. Ein Teil (10% der Gesamtmenge) wurde 90 Min. lang mit Influenza-A-Virus Stamm 1 inkubiert. Danach wurden diese Zellen mit nichtinfizierten (Effektor-)Zellen vermischt und für 7 Tage in einer Zellkultur angesetzt. Dabei darf die Population der Effektorzellen nicht infiziert werden. Die aus der Kultur gewonnenen zytotoxischen T-Zellen wurden gegen HLA-identische autologe Zellen (gelb) und heterologe Zellen (rot), die mit Stamm-1- oder Stamm-2-Virus infiziert waren, getestet. Die Effektorzellen töten HLA-identische infizierte Zielzellen (B), nicht jedoch nichtinfizierte (A) oder heterologe (einen anderen HLA-tragende) infizierte Zellen (C). Die zytotoxischen T-Zellen besitzen keine Spezifität für einen bestimmten Virusstamm (D). Daß die Immunaktivität in diesem Experiment von Tc-Zellen ausgeht, läßt sich aus der Tatsache ableiten, daß sich die Zytotoxizität nur auf infizierte, autologe Zellen beschränkt.

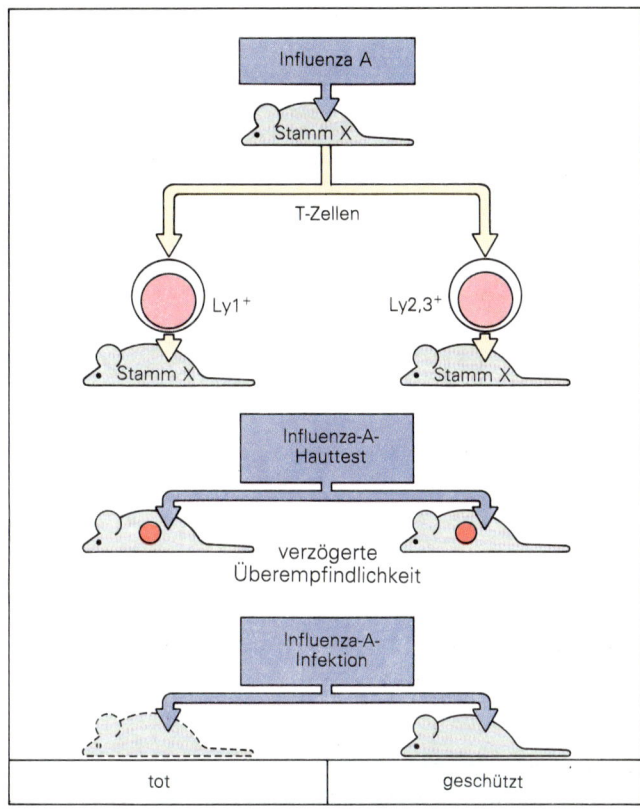

Abb. 16.10 Fehlende Korrelation zwischen verzögerter Überempfindlichkeitsreaktion und protektiver Immunität bei der Influenza der Maus. Eine Maus vom Stamm X wurde mit Influenza-A-Virus infiziert. Danach wurden T-Zellen entnommen, nach den Oberflächenphänotypen Ly1⁺, und Ly2,3⁺ sortiert, und anderen Stamm-X-Mäusen eingespritzt. Bei beiden Mäusen konnte durch eine Hauttestung mit Influenza A eine verzögerte Überempfindlichkeitsreaktion induziert werden. Nach einer Belastungsinfektion mit demselben Virus verstarb die Maus, die Ly1⁺T-Zellen erhalten hatte, während der Ly2,3⁺T-Zell-Empfänger geschützt war. Folglich ist eine positive verzögerte Überempfindlichkeitsreaktion nicht gleichbedeutend mit einer schützenden Immunität.

geboosterte Antwort kurzlebig und nicht in der Lage, eine Reinfektion mit einem anderen Stamm zu verhindern.

Ein anderer Nachweis der T-Zell-Aktivität wurde durch Untersuchungen an Freiwilligen erbracht, bei denen gefunden wurde, daß bei einer bestehenden hohen zytotoxischen T-Zell-Aktivität eine nachfolgende Belastungsinfektion mit lebendem Influenzavirus zu einer nur geringen oder fehlenden Aussaat des Virus führt.

Überempfindlichkeit vom verzögerten Typ gegen virale Antigene

Im Influenzamodell (Maus) kann die Überempfindlichkeit vom verzögerten Typ (delayed type hypersensitivity: DTH, eine Meßgröße der Sensibilisierung von T-Zellen) auf syngene Empfänger übertragen werden, und zwar entweder mit Ly1⁺-I-Region-restringierten T-Zellen oder mit Ly2,3⁺, K- oder D-Region-restringierten T-Zellen (man nimmt an, daß Ly1⁺-Zellen die T-Helferzellpopulation und Ly2,3⁺-Zellen die zytotoxischen T-Zell- und die Suppressor-T-Zell-Populatio-

nen enthalten). In Transferexperimenten entfalten nur die Ly2,3⁺-Zellen eine Schutzwirkung. Eine Übertragung von Ly1⁺-Zellen bewirkt sogar einen beschleunigten Tod nach Belastung mit lebendem Virus (Abb. 16.**10**).

Damit wird die Heterogenität des Phänomens deutlich, welches unter dem Oberbegriff „Überempfindlichkeit vom verzögerten Typ" zusammengefaßt wird. So ist ein positiver Hauttest vom verzögerten Typ auf ein virales Antigen nicht hinreichend, um eine verläßliche Korrelation zu einem der möglichen Mechanismen herzustellen. Da T-Zellen auf verschiedenen Ebenen wirksam werden können, läßt die DTH-Antwort keine verläßlichen Rückschlüsse auf die protektive Immunität zu.

Interferon

Die Interferone sind eine Familie von zellregulatorischen Glykoproteinen, die von vielen Zelltypen als Antwort auf Endotoxin, doppelsträngige DNA, Virusinfektion, mitogene und antigene Stimuli produziert werden. Interferone vom Menschen und der Maus wurden kürzlich neu eingeteilt in IFNα, IFNβ (früher

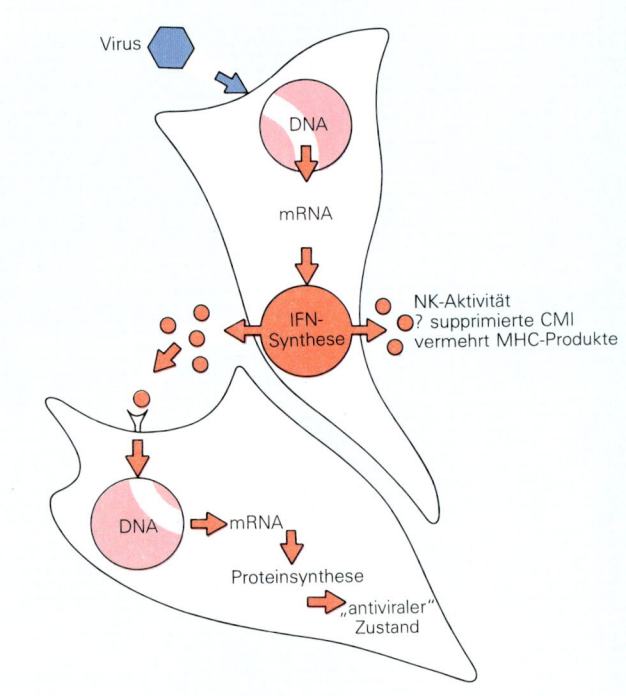

Abb. 16.**11 Die Wirkung des Interferons.** Die Infektion einer Zelle durch ein Virus induziert die Bildung von Interferon, welches nach seiner Freisetzung an Interferonrezeptoren auf anderen Zellen bindet (Interferone sind speziesspezifisch, was wahrscheinlich durch die Rezeptorspezifität determiniert ist). Interferon induziert die Bildung von antiviralen Proteinen, die in dem Augenblick aktiviert werden, in dem das Virus eine weitere Zelle befällt. Interferon hat auch andere Wirkungen, denen gemeinsame molekulare Mechanismen zugrundeliegen können.

Typ 1, aus Leukozyten oder Fibroblasten) und IFNγ (früher Typ 2 oder „immun"). Die Gruppen sind in sich heterogen, außerdem bestehen beträchtliche Speziesunterschiede.

Von virusinfizierten Zellen freigesetztes Interferon bindet an Rezeptoren der Nachbarzellen und induziert einen antiviralen Zustand, der dazu dient, Infektionsherde zu isolieren (Abb. 16.**11**). Dabei wird wahrscheinlich die Synthese von Virusproteinen oder Nukleinsäuren gehemmt. IFN unterdrückt auch kräftig das Zellwachstum (was eine mögliche antituморöse Aktivität nahelegt) und wirkt selektiv auf die Proteinsynthese und die Immunantwort. So könnte Interferon auch an der Verminderung der zellvermittelten Immunantwort beteiligt sein, wie sie im Frühstadium von Virusinfektionen beobachtet wird.

Von einigen Forschern wurden für diese unterschiedlichen Effekte gemeinsame zugrunde liegende biochemische Reaktionswege vermutet, obwohl keine von diesen Theorien allgemein anerkannt wird. Eine besonders interessante Idee ist, daß Interferon den chemischen Sättigungsgrad bestimmter Membranlipide verändern und somit jede biologische Aktivität beeinflussen kann, die von der Membranfunktion abhängt. Es konnte auch nachgewiesen werden, daß Interferon Zellen dazu veranlaßt, Proteine zu bilden, welche die RNA-Struktur aufbrechen und die Anfangsschritte der Proteinsynthese blockieren. Diese Proteine werden erst dann aktiv, wenn sie durch die Anwesenheit von

Viren in der Zelle aktiviert werden. Die effektivsten Inducer der Interferonproduktion sind Polyribonukleotide und besonders die doppelsträngige RNA. Diese Polynukleotide sind im Replikationszyklus einiger Viren vorhanden, beteiligen sich aber nicht am normalen Zellmetabolismus.

Der beste Nachweis der antiviralen Aktivität von Interferon *in vivo* konnte durch Experimente geführt werden, in denen Mäuse, die mit Antikörper gegen murines Interferon behandelt worden sind, durch eine Virusdosis getötet werden können, die einige hundertmal niedriger liegt als bei den Kontrolltieren.

Immunpathologie

Die Immunantwort gegen Viren kann dem Wirt durch die Bildung von Immunkomplexen oder durch Zerstörung der infizierten Zellen Schaden zufügen. Komplexe können sich in der löslichen Phase oder nach „Capping" und „Stripping" von Viren auf Zelloberflächen ausbilden. Eine chronische Immunkomplexglomerulonephritis wird bei neugeborenen Mäusen beobachtet, die mit dem Virus der lymphozytären Choriomeningitis (LCM) infiziert worden sind, wie das Experiment in Abb. 16.**12** zeigt.

Die direkte Schädigung infizierter Zellen durch einen T-Zell-abhängigen Mechanismus ist größtenteils für die Gewebsschädigung bei der lymphozytären Choriomeningitis-Virusinfektion erwachsener Mäuse verantwortlich. Ein ähnlicher Mechanismus wurde für die chronisch aktive Hepatitis des Menschen postuliert. So ist das *In-vitro-*„Korrelat" der zellvermittelten Immunität, die Hemmung der Leukozytenmigration, bei einem Teil der Patienten mit chronisch aktiver Hepatitis positiv, aber negativ bei asymptomatischen Trägern.

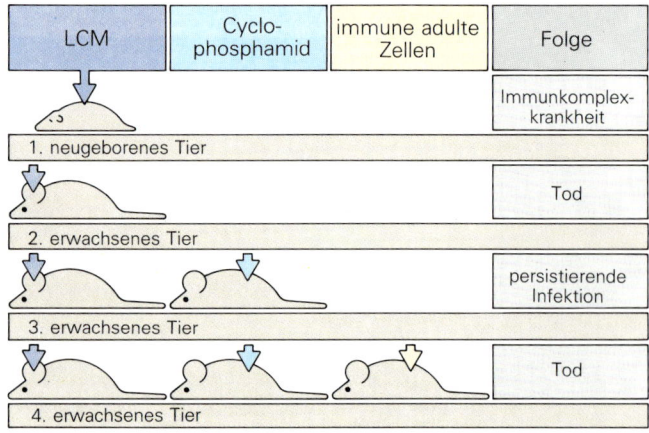

Abb. 16.**12 Wirkungen des lymphozytären Choriomeningitisvirus (LCM) bei der Maus.** Die verschiedenen Verlaufsformen einer Infektion mit LCM hängen vom jeweiligen Immunstatus ab. Die Infektion einer neugeborenen Maus (1) führt zu einer chronischen Abschilferung des Virus von den Zellen („Shedding") und damit zur Immunkomplexerkrankung, die sich in einer Glomerulonephritis und Vaskulitis äußert. Die intrazerebrale Infektion erwachsener Mäuse (2) führt zum Tod. Hierbei handelt es sich um eine T-Zell-Reaktion, da nach einer Immunsuppression mit Cyclophosphamid (3) die Infektion zwar persistiert, jedoch nicht tödlich verläuft. Der Effekt von Cyclophosphamid kann durch die Übertragung von immunen T-Zellen aufgehoben werden (4).

Überempfindlichkeitsreaktionen vom verzögerten Typ vermindert

allogene Transplantatabstoßung verlängert

lymphozytäre Reaktivität in vitro vermindert

erhöhte oder erniedrigte Ak-Produktion

Suppression der Toleranzinduktion

? Zerstörung von T-Zellen (Masern) oder B-Zellen (EB-Virus)

? Störung der lymphozytären Zirkulation

? Induktion von Suppressorzellen

Abb. 16.13   Einfluß von Viren auf die Immunantwort.

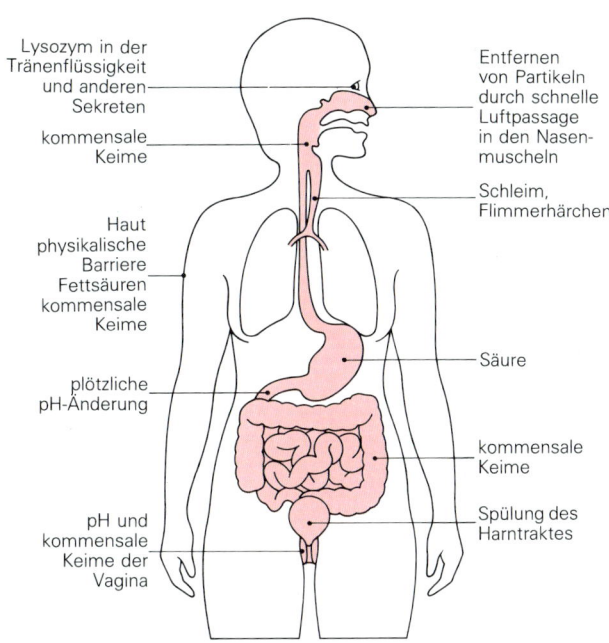

Abb. 16.14   **Erste unspezifische Barrieren gegen eine Infektion.** Das Eindringen von potentiell pathogenen Mechanismen wird durch eine Reihe von nichtspezifischen Mechanismen erschwert:
1. Die meisten Bakterien können intakte Haut nicht durchdringen. Zusätzlich sind die auf der Haut vorhandenen Fettsäuren für viele Mikroorganismen toxisch. Die Pathogenität einiger Erreger korreliert mit ihrer Fähigkeit, auf der Haut zu überleben.
2. Epitheliale Oberflächen werden ständig gereinigt, z.B. durch Flimmerhärchen in der Trachea oder Spülung des Harntraktes durch Urin.
3. pH-Veränderungen im Magen und in der Vagina führen zur Zerstörung vieler Bakterien im sauren Milieu. Das Vaginalepithel sezerniert Glycogen, welches von bestimmten kommensalen Bakterien zu Milchsäure metabolisiert wird, die ebenfalls das Eindringen von pathogenen Keimen erschwert.
4. Kommensale Keime besiedeln bestimmte ökologische Nischen und verdrängen pathogene Erreger. Candida und Clostridium difficile können sich beispielsweise dann ansiedeln, wenn das Gleichgewicht der normalen Keimflora durch Antibiotika gestört ist.

Viren können auch eine Autoimmunität hervorrufen, möglicherweise durch Freisetzung von sequestrierten Antigenen, Wiederaktivierung von Antigenen, die normalerweise nur während der Entwicklung auftreten, Hemmung von Suppressor-Zellen oder proliferative Stimulation von autoreaktiven Zellen.

Eine Virusinfektion kann tiefgreifende Wirkungen auf das Immunsystem haben (Abb. 16.13). Die klassische Beobachtung ist der Verlust der Reaktivität auf den Tuberkulintest während einer Maserninfektion. Der Tuberkulintest ist eine DTH-Reaktion und wird in diesem Fall als ein Marker der T-Zell-Reaktivität benutzt.

Einige dieser Effekte können durch die Infektion von lymphatischen und phagozytierenden Zellen hervorgerufen sein, während andere als Sekundärantwort auf die Freisetzung von Mediatoren mit starken unspezifischen Aktivitäten, wie z.B. Interferon, aufgefaßt werden können.

Immunität gegen Bakterien

Die körpereigene Abwehr gegen pathogene Bakterien besteht aus einer Vielzahl spezifischer und unspezifischer Mechanismen. So besitzen die Haut und exponierte Schleimhautoberflächen Schutzsysteme, die das Eindringen von potentiell invasiven Organismen beschränken (Abb. 16.14). Nur sehr wenige Organismen können intakte Haut durchdringen, und die Wirksamkeit dieser Barriere wird am besten bewußt, wenn man an die Infektionen denkt, die häufig nach Hautverlusten auftreten (z.B. bei Verbrennungen). Deshalb kann nur ein winziger Teil der vielen potentiellen pathogenen Organismen jemals in den Körper eindringen.

Zellwände von Bakterien

Die Immunmechanismen gegen ins Gewebe eingedrungene Bakterien sind je nach Spezies unterschiedlich: Die Effektivität einer Immunantwort hängt in hohem Maße von der Fähigkeit des Wirtes ab, Komponenten der bakteriellen Zellwand zu zerstören. Vom pathologischen Standpunkt gibt es vier Haupttypen von Bakterienzellwänden (Abb. 16.15), nämlich:

1. grampositive,
2. gramnegative (nach ihrer Fähigkeit, den Gram-Farbstoff aufzunehmen),
3. mykobakterielle,
4. spirochätale.

Die äußere Oberfläche des Bakteriums kann auch Fimbrien oder Geißeln tragen oder von einer Schutzkapsel umgeben sein. Proteine und Polysaccharide in diesen Strukturen können als Ziele für die Antikörperantwort dienen. Wenn auch Antikörper die Funktionen der Bakterien stören können und mit anderen Systemen bei der Entstehung der Immunantwort zusammenarbeiten, erfordert die endgültige Zerstörung von Bakterien ein synergistisches Zusammenwirken mit phagozytierenden Zellen.

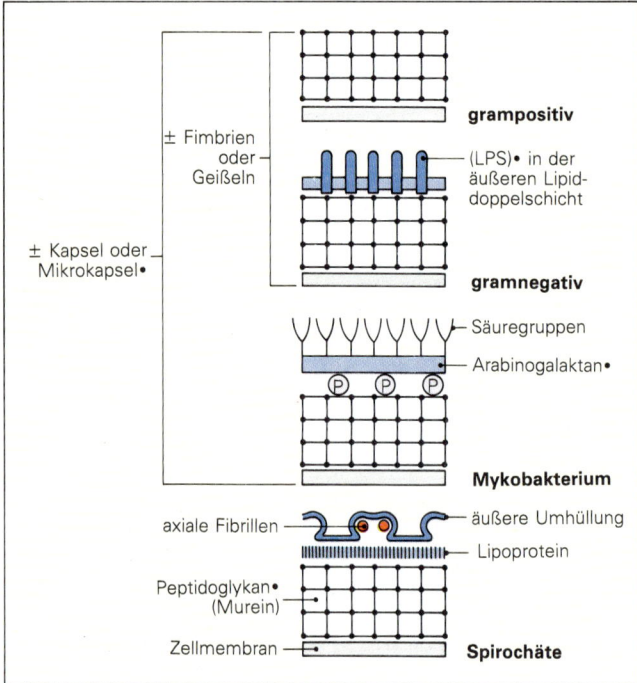

Abb. 16.15   Zellwände von Bakterien. Durch den Aufbau der Zellwand der verschiedenen Bakterienarten ist vorgegeben, welcher Abwehrmechanismus am effektivsten ist. Alle Zellwandtypen besitzen eine innere Zellmembran und einen Peptidoglykanwall. Gramnegative Bakterien sind darüber hinaus von einer Lipiddoppelschicht umgeben, die manchmal Lipopolysaccharide (LPS) enthält. Lysosomale Enzyme und Lysozym greifen die Peptidoglykanwand an, gegen die äußere Lipiddoppelschicht von gramnegativen Bakterien sind kationische Proteine und Komplement wirksam. Die kompakte Wand der Mykobakterien ist sehr widerstandsfähig, und wahrscheinlich müssen sich Enzyme aus dem Inneren der Bakterienzelle selbst an der Zerstörung der Hülle beteiligen. Einige Bakterien tragen Fimbrien oder Geißeln, die bei der Antikörperantwort als Zielobjekte dienen. Manche Bakterien sind durch eine äußere Kapsel besser vor der Phagozytose geschützt.

Die mit einem schwarzen Punkt (•) gekennzeichneten Komponenten besitzen adjuvante Eigenschaften.

Ingangsetzen der Entzündungsmechanismen

Komplementaktivierung (Alternativweg)

Aktivierung von Makrophagen

T-Zell-abhängige, oder T-Zell-unabhängige polyklonale
B-Zell-Aktivierung

polyklonale T-Zell-Aktivierung über Freisetzung von Interleukin
1 (LAF) aus Makrophagen

Beeinträchtigung der Lymphozytenzirkulation

Modifikation im weiteren Umgang mit dem Antigen, möglicherweise durch
Makrophagen und dendritische Zellen

Abb. 16.16   Einige bekannte Effekte der adjuvant wirksamen Bestandteile der Zellwand von Mykobakterien.

Adjuvanswirkung und andere unspezifische Mechanismen

Die Zellwände der meisten (und die Kapselsubstanzen einiger) Bakterien besitzen adjuvante Eigenschaften. Es handelt sich wahrscheinlich um phylogenetisch urtümliche „Breitspektrum"erkennungsmechanismen für gängige mikrobielle Komponenten, die sich bereits vor den antigenspezifischen T-Zellen und Immunglobulinen entwickelt haben. Die Antwort auf ein reines bakterielles Antigen ohne Adjuvans existiert bei einigen Bakterien nur als Artefakt im Labor. Obwohl der adjuvante Wirkungsmechanismus eine Anpassungsleistung des Wirtes ist, können einige Organismen ihn mißbrauchen, um die Immunregulation zu stören. Als Beispiele sind in Abb. 16.**16** die unspezifischen Effekte der mykobakteriellen Zellwand aufgeführt. Viele Organismen, wie die apathogenen Kokken, werden aus dem Gewebe entfernt, wahrscheinlich ohne daß eine spezifische Immunkomponente benötigt wird (Abb. 16.**17**).

Antikörper – wenn vorhanden – können die Opsonisierung begünstigen. Die Ingangsetzung (durch „Procidine") der intrazellulären Abtötung durch Phagozyten

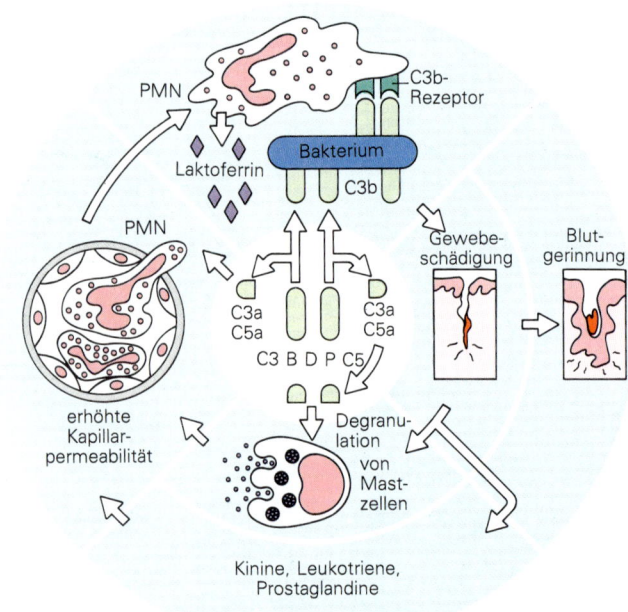

Abb. 16.17   Einige nichtspezifische Mechanismen der Immunreaktion. Nach Aktivierung des alternativen Komplementreaktionswegs (Faktoren C3, B, D, P, C5) durch Bestandteile der bakteriellen Zelloberfläche lagert sich Komplement (C3b) an das Bakterium an, was die Opsonisierung durch polymorphkernige Neutrophile (PMN) über C3b-Rezeptoren ermöglicht. Die PMN setzen Laktoferrin frei, welches durch die Bindung an freies Eisen das Bakterienwachstum hemmt: Das Wachstum von Bakterien setzt die Anwesenheit von verfügbarem Eisen voraus. C3a und C5a wirken auf Polymorphkernige und Makrophagen chemotaktisch und leiten die Degranulation von Mastzellen ein. Eine bakterielle Gewebsschädigung aktiviert das Gerinnungssystem und die Fibrinbildung, was wiederum die Ausbreitung der Bakterien begrenzt. Kinine, Leukotriene, Prostaglandine und die Inhaltsstoffe der Mastzellgranula bewirken eine vermehrte Durchblutung und eine erhöhte Permeabilität der Kapillargefäße. Prostaglandine induzieren auch eine Chemokinese bei Phagozyten.

scheint aber ein anderer Vorgang zu sein als die Opsonisierung. C3 ist in Konzentrationen, wie sie in entzündlichen Exsudaten vorkommen, ein effektives Procidin *in vitro*, wie es auch die Opsonisierung über den alternativen Reaktionsweg aktiviert.

Die Rolle der Antikörper

Einige Organismen, wie Streptokokken der Gruppe A und einige darmpathogene Keime, besitzen Rezeptoren für epitheliale Oberflächen. Diese können durch Antikörper blockiert werden.

Phagozytosehemmende M-Proteine von Streptokokken können durch Antikörper neutralisiert werden, wodurch eine typenspezifische Immunität entsteht. Dasselbe gilt für viele Erreger, die Kapseln besitzen (z. B. Meningokokken). Die Anwesenheit von Antikörpern kann die Opsonisierung beschleunigen, sogar wenn der Organismus den alternativen Weg aktiviert, da Phagozyten sowohl Fc- als auch C3b-Rezeptoren besitzen (Abb. 16.**18**). Die Aktivierung des klassischen Wegs kann ebenfalls die Verstärkerschleife des alternativen Reaktionswegs in Gang bringen.

Antitoxische Antikörper können Tetanus-, Diphtherie- und andere Toxine neutralisieren und so größere Schäden durch Bakterien verhindern. Abb. 16.**19** faßt die Aktivitäten der Antikörper zusammen.

Interaktion mit Phagozyten

Letzten Endes werden fast alle Bakterien durch phagozytierende Zellen abgetötet (Abb. 16.**20**). Pathogene Erreger haben Mittel und Wege entwickelt, diese Interaktion an jedem Punkt des Reaktionswegs zu blockieren, angefangen bei der initialen Anlockung des Phagozyten bis zum finalen intrazellulären Abtöten (Abb. 16.**21**). Es sollte noch erwähnt werden, daß ein Vereiteln der phagolysosomalen Fusion nur dann Auswirkungen hat, wenn eine solche Fusion für die beteiligten Abtötungsmechanismen notwendig ist.

Bei einer seltenen erblichen Erkrankung, dem Chediak-Higashi-Syndrom, weisen Makrophagen und Polymorphe eine verminderte Aktivität auf. Insbesondere ist die Fähigkeit der Lysosomen, mit den Phagosomen zu fusionieren, herabgesetzt. Die Patienten leiden unter rekurrenten bakteriellen Infektionen durch Organismen, die normalerweise nur schwach pathogen sind. Dies zeigt die Bedeutung der phagozytierenden Mechanismen bei der Abwehr gegen normalerweise nicht pathogene Bakterien. Man vermutet, daß der Defekt die Elemente des Zellskeletts betrifft.

Sauerstoffunabhängiger Abtötungsmechanismus durch Polymorphe und Makrophagen

Es steht fest, daß nicht alle Organismen über denselben Mechanismus abgetötet werden. Zunehmendes Interesse wendet sich den kationischen Proteinen zu. Diese binden an die Bakterienzelle und töten sie ab, wobei es scheint, daß der pH des Phagosoms vorübergehend ansteigt, um daraufhin in den sauren Bereich abzufallen. Die bekanntlich in polymorphkernigen Zellen und einigen Makrophagen vorhandenen kationischen Proteine entfalten ihre größte Toxizität in einem basischen Milieu, was zur Zerstörung der äußeren Lipiddoppelschicht von gramnegativen Bakterien führt.

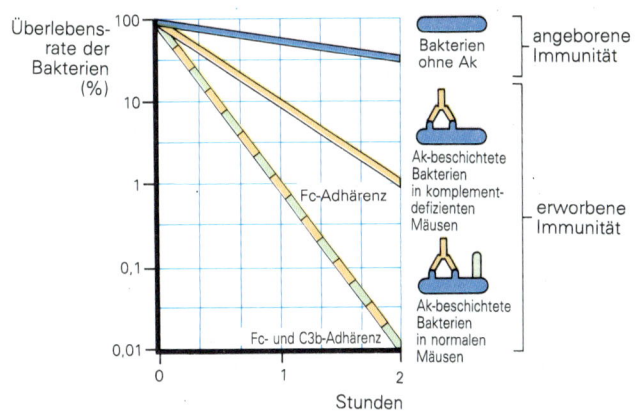

Abb. 16.18 Einfluß von opsonisierenden Antikörpern und Komplement auf die Beseitigung von virulenten Bakterien im Blut. Ohne Beteiligung von Antikörpern (angeborene Immunität) werden Bakterien nur langsam phagozytiert; nach Umhüllung mit Antikörpern („Coating") ist die Adhärenz an Phagozyten um ein Vielfaches erhöht (erworbene Immunität). Bei einem Komplementmangel ist die Adhärenz etwas herabgesetzt.

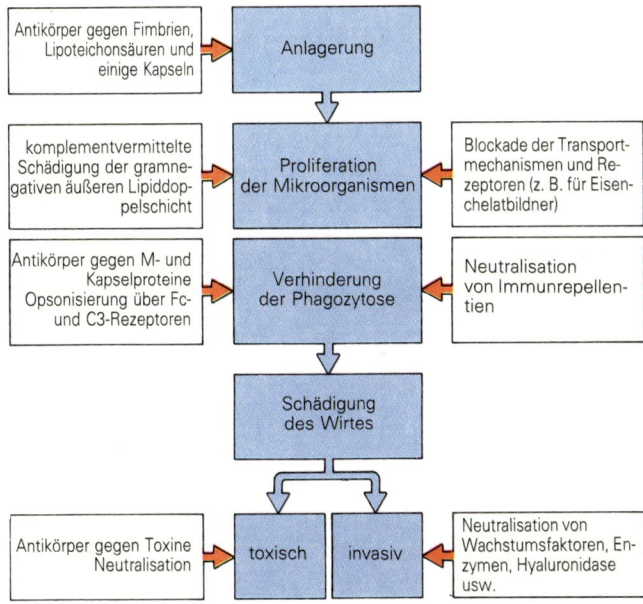

Abb. 16.19 Antibakterielle Eigenschaften der Antikörper. Die Abbildung zeigt die verschiedenen Stadien einer bakteriellen Infektion (blau) und die Aktionen von Antikörpern (gelb), die an verschiedenen Punkten angreifen. Antikörper gegen Fimbrien, Lipoteichonsäuren und bestimmte Kapselbestandteile verhindern die Anlagerung des Bakteriums an die Zellmembran der Wirtzelle. Proliferierende Bakterien induzieren die komplementvermittelte Schädigung der gramnegativen äußeren Lipiddoppelschicht. Bakterielle Oberflächenproteine, die das Innere der Bakterienzelle mit nützlichen Molekülen aus der Umgebung versorgen, werden durch Antikörper blockiert. Antikörper gegen M- und Kapselproteine opsonisieren das Bakterium über Fc- und C3-Rezeptoren für die Phagozytose. Immunrepellentien – das sind Faktoren, die toxisch für Leukozyten sind und die normale Phagozytose beeinträchtigen können – werden neutralisiert. Nach Zerstörung der befallenen Zelle können die freiwerdenden bakteriellen Toxine durch Antikörper neutralisiert werden, wie dies z. B. beim bakteriellen „spreading factor" (Hyaluronidase) der Fall ist, der durch Auflockerung von Bindegewebe und Fibrin das Eindringen der Erreger erleichtert.

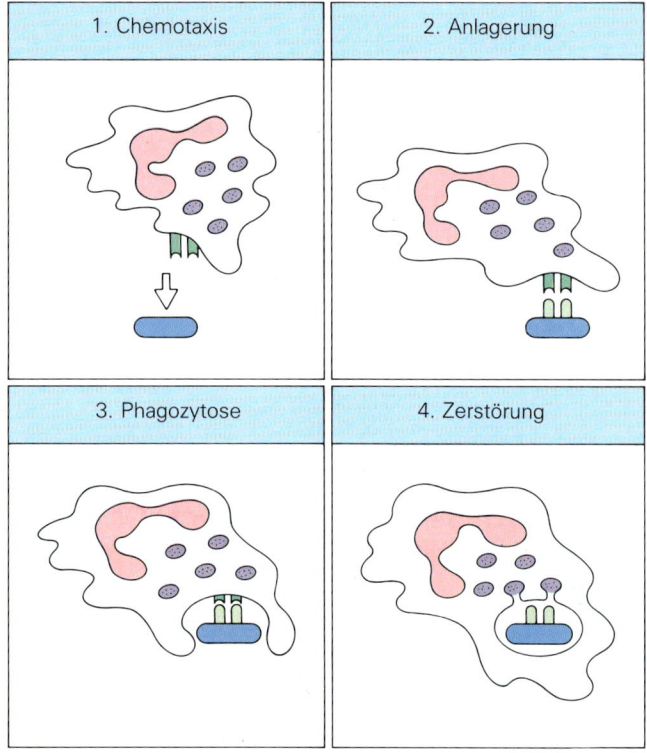

Abb. 16.20   Die vier Phasen der Abtötung von Bakterien durch Phagozyten (Polymorphkernige und Makrophagen). Phagozyten werden chemotaktisch an den Ort einer bakteriellen Infektion gelockt. Über C3b- und andere Rezeptoren wird die Verbindung zu den Bakterien hergestellt. Der Mikroorganismus wird phagozytiert. Schließlich verschmelzen Lysosomen mit dem Phagosom und schütten mikrobizide Substanzen und Proteine in das Phagolysosom aus.

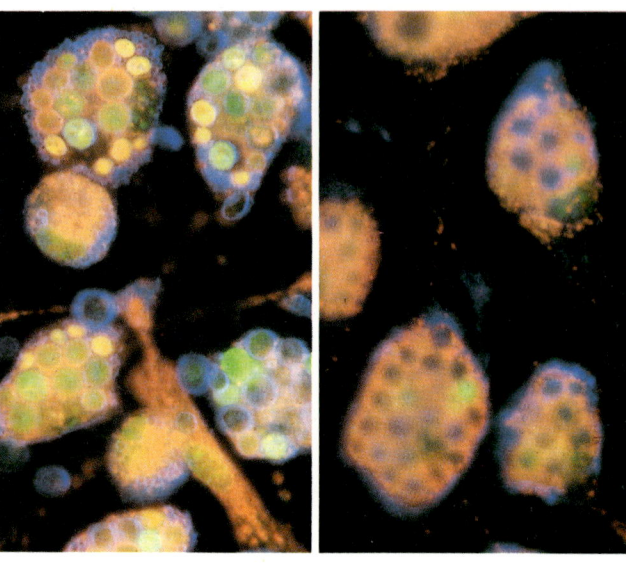

Abb. 16.22   Hemmung der Fusion von sekundären Lysosomen mit hefehaltigen Phagosomen durch Zugabe von Ammoniumchlorid. Peritonealmakrophagen der Maus wurden mit Acridinorange inkubiert, einem Farbstoff, der sich in sekundären Lysosomen anreichert. Dann wurde lebende Bäckerhefe zugegeben – daher stammen die „Löcher" in der Zelle. Ohne Zusatz von Ammoniumchlorid verschmelzen die sekundären Lysosomen normal mit dem Phagosom, was durch die grüne, gelbe oder orange (je nach Konzentration) Fluoreszenz des Acridinfarbstoffes sichtbar gemacht werden kann (links). Wird Ammoniumchlorid zugegeben, bleibt die Fusion aus und die „Löcher" erscheinen schwarz (rechts). Eine solche Blockade der lysosomalen Fusion wird bei M. tuberculosis und einigen ammoniumsezernierenden Leishmanien beobachtet. Derselbe Effekt kann durch einige Polyanionen wie Polyglutaminsäure oder Suramin erzielt werden. Mit freundlicher Genehmigung von Mr. R. Young und Dr. P. D. Hart.

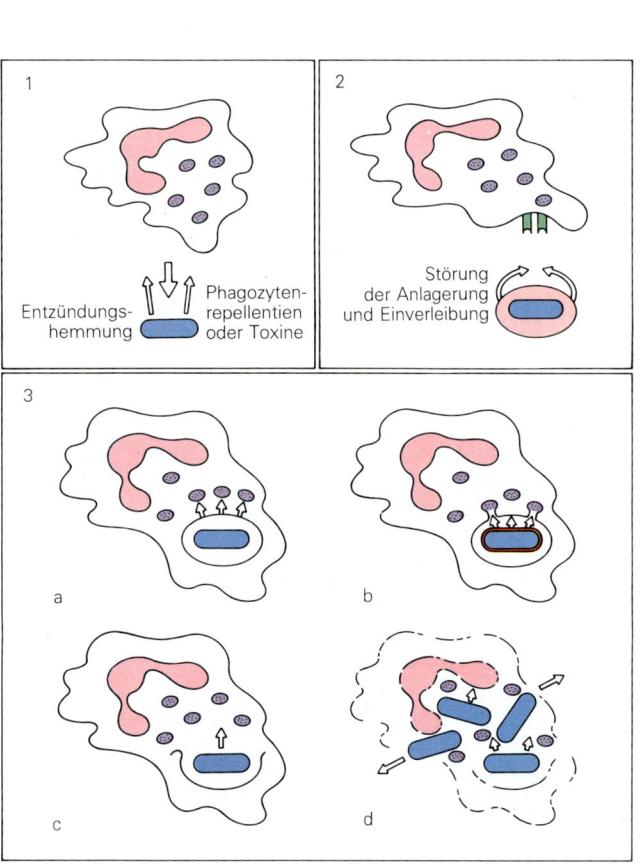

Abb. 16.21   Umgehung des phagozytären Abwehrmechanismus. Verschiedene Bakterien haben Wege gefunden, sich den einzelnen Phasen der Phagozytose zu entziehen.
1. Einige Bakterien sondern toxische Moleküle ab oder bilden Stoffe, die jede Entzündungsaktivität und Chemotaxis blockieren, so daß die Phagozyten gar nicht erst an den Ort des Geschehens gelangen.
2. Andere Organismen schützen sich durch eine Hülle vor der Anlagerung von Phagozyten (z. B. die Kapsel von Neisseria, oder das M-Protein der Mikrokapsel von S. pyogenes).
3. Sogar im phagozytierten Zustand können sich manche Mikroorganismen weiter behaupten, indem sie
a) die Verschmelzung des Lysosoms mit dem Phagosom verhindern (z. B. M. tuberculosis),
b) eine besondere intrinsische Resistenz der Zellwand aufweisen, bzw. die Fähigkeit besitzen, antibakterielle Proteine, H_2O_2 und Superoxid zu neutralisieren,
c) sich aus dem Phagosom in das Zytoplasma flüchten, wo sie vor dem lysosomalen Angriff sicher sind.
Jeder dieser Mechanismen gibt dem Bakterium eine Überlebenschance und kann zum Tod des Phagozyten führen (d).

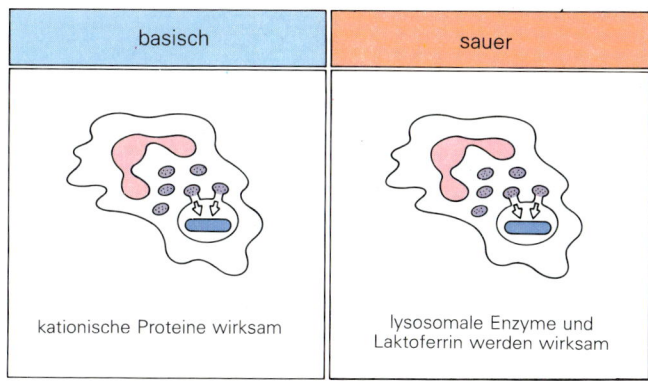

basisch	sauer
kationische Proteine wirksam	lysosomale Enzyme und Laktoferrin werden wirksam

Abb. 16.23 Bakterizide Mechanismen. Nach der Phagozytose können durch einen vorübergehenden Anstieg des pH-Wertes kationische Proteine wirksam werden. Fällt der pH, werden lysosomale Enzyme aktiv. Laktoferrin bildet mit freiem Eisen Chelate, Lysozym verdaut die Peptidoglykane der bakteriellen Zellwände.

Einige Organismen können allein durch die Ansäuerung, die innerhalb von 10–15 Minuten stattfindet, abgetötet werden; dies hängt wahrscheinlich mit den pH-Optima von lysosomalen Enzymen zusammen, die einige Erregerspezies abtöten können. Bestimmte gramnegative Organismen mit entsprechend exponiertem Peptidoglykan können durch Lysozym zerstört werden.

Eine Reihe weiterer Substanzen, wie z. B. Laktoferrin (Neutrophile) sind ebenfalls an diesen Vorgängen beteiligt. Laktoferrin kann Eisen sogar im sauren pH-Bereich binden und es damit für Bakterien unverfügbar machen; Polymorphkernige verlieren nämlich die Fähigkeit, Bakterien zu töten, wenn diese mit Eisen beladen sind. Wahrscheinlich setzen alle genannten Mechanismen eine phagolysosomale Verschmelzung voraus (Abb. 16.22 und 16.23).

Sauerstoffabhängige Abtötungsmechanismen

In der Vergangenheit wurde die Bedeutung der sauerstoffabhängigen Reaktionswege etwas überschätzt; sie sind wahrscheinlich zum Teil nur Nebeneffekte eines energieproduzierenden Elektronentransports (Abb. 16.24). Immerhin sind aber Zellen von Patienten mit einer chronischen granulomatösen Erkrankung nicht in der Lage, diesen Reaktionsweg zu beschreiten und können deshalb bestimmte Mikroorganismen nicht abtöten. Die Erkrankung ist durch chronische entzündliche Läsionen durch pyogene Organismen (z. B. Staphylokokken) gekennzeichnet.

Abwehrmechanismen bei bakteriellen Infektionen

Welche Abwehrmechanismen gegen eine bakterielle Infektion in der Hauptsache ablaufen, kann von der Natur des Organismus und von der verursachten Erkrankung abhängen (Abb. 16.25). Die Pathogenität einiger nichtinvasiver Infektionen von epithelialen Oberflächen (z. B. mit C. diphtheriae und V. cholerae) wird durch das entstehende Toxin bestimmt; bei solchen Infektionen sind neutralisierende Antikörper wahrscheinlich ausreichend für eine Immunität,

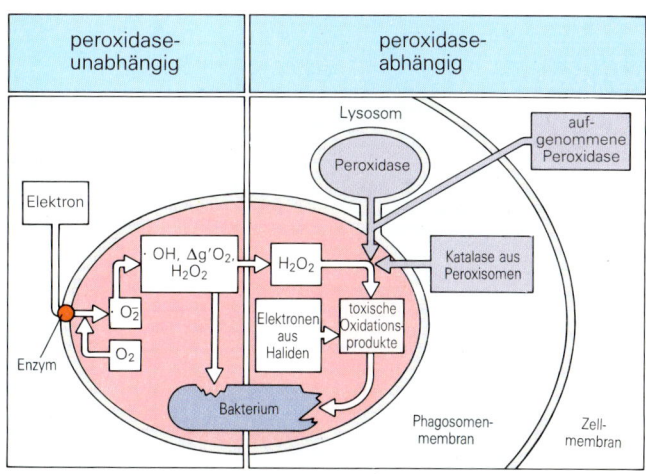

peroxidase-unabhängig	peroxidase-abhängig

Abb. 16.24 Sauerstoffabhängige mikrobizide Aktivität. Ein Enzym in der Phagosomenmembran (möglicherweise eine Oxidase oder ein Cytochrom b) reduziert Sauerstoff zu einem Superoxidanion ($.O_2^-$). Daraus können Hydroxylradikale ($\cdot OH$), Singulet-Sauerstoff ($\triangle g'O_2$) und Wasserstoffperoxid (H_2O_2) entstehen, die alle potentiell toxisch sind. Für diese Reaktionen ist die lysosomale Fusion keine Voraussetzung, sie entstehen spontan nach Aufnahme des Phagosoms. Nach der lysosomalen Fusion kann Myeloperoxidase in das Innere der Phagosomen einfließen. In Anwesenheit von Peroxidase (oder – unter bestimmten Voraussetzungen – von Katalase aus Peroxisomen) und Haliden entstehen zusätzliche toxische Oxidantien, wie etwa Hypohalit. Monozyten von Patienten mit angeborenem Myeloperoxidasemangel zeigen eine gestörte mikrobizide Aktivität. Es ist noch nicht geklärt, ob Phagosomen in vivo ausreichend Halide (vor allem Jodide) zur Verfügung haben. Gewebsmakrophagen enthalten keine Peroxidase.

Infektion	Pathogenese	wichtigste Abwehrmechanismen
Corynebacterium diphtheriae	nichtinvasive Pharyngitis. Toxin	neutralisierende Antikörper
Vibrio cholerae	nichtinvasive Enteritis. Toxin	neutralisierende und adhäsionblockierende Antikörper
Neisseria meningitidis	Nasopharynx → Bakteriämie → Meningitis	Opsonisierung und Abtötung durch Antikörper und lytisches Komplement
Staphylococcus aureus	lokal invasiv, toxisch in der Haut u. a.	Opsonisierung durch Antikörper und Komplement. Abtötung durch Phagozyten
Mycobacterium tuberculosis	invasiv, lokal toxisch. Überempfindlichkeit	Aktivierung von Makrophagen durch T-Zellen
Mycobacterium leprae	invasiv, raumfordernd, evtl. Überempfindlichkeit	

Abb. 16.25 Die wichtigsten Immunmechanismen bei einigen häufigen bakteriellen Infektionen.

obwohl Antikörper, die eine Adhäsion an das Epithel verhindern, auch wichtig sein können.

Die Pathogenität der meisten invasiven Mikroorganismen hängt nicht so sehr von einem einzelnen Toxin ab, so daß eine Immunität die Abtötung des Organismus selbst erfordert. Organismen mit einer äußeren Lipidmembran (gramnegative) können durch Antikörper und den lytischen Reaktionsweg des Komplements abgetötet werden (z. B. N. meningitidis). Grampositive Organismen (z. B. S. aureus) werden durch phagozytierende Zellen getötet, und die Aufgabe der spezifischen Immunantwort ist in diesem Fall die Opsonisierung durch Antikörper und Komplement. Der lytische Reaktionsweg ist dafür wahrscheinlich unbedeutend. Organismen, die gegenüber den Abtötungsmechanismen von Polymorphkernigen und Monozyten unempfindlich sind (z. B. M. tuberculosis), oder obligate intrazelluläre Parasiten (z. B. M. leprae) werden durch zusätzliche Mechanismen abgetötet, über die man nicht sehr viel mehr weiß, als daß sie über Makrophagen und T-Zell-Produkte induziert werden.

Immunität gegen Pilze

Über die genauen Mechanismen bei der Immunität gegen Pilzinfektionen ist wenig bekannt, aber man nimmt an, daß sie im Grunde denen ähneln, die eine Resistenz gegen bakterielle Infektionen vermitteln. Pilzinfektionen des Menschen können in vier große Kategorien eingeteilt werden:

1. Oberflächliche Mykosen durch Dermatophyten sind gewöhnlich auf die nichtlebenden Hornschichten der Haut, Haare und Nägel beschränkt.

2. Subkutane Mykosen durch saprophytische Pilze, die nach einer Verletzung chronische Knötchen oder Ulzera im Unterhautgewebe verursachen können (z. B. Chromomykose, Sporotrychose, Myzetom).

3. Respiratorische Mykosen durch Saprophyten, die subklinische oder akute Lungeninfektionen machen und nur selten disseminieren oder granulomatöse Läsionen setzen (z. B. Histoplasmose, Kokzidioidmykose).

4. Candida albicans ist ein ubiquitärer Kommensale, der oberflächliche Infektionen der Haut und Schleimhaut verursacht, selten auch systemische Infektionen.

Pilzinfektionen der Haut sind gewöhnlich selbstlimitierend und hinterlassen eine gewisse begrenzte Resistenz gegenüber einer Reinfektion. Die Resistenz basiert offenbar auf der zellvermittelten Immunität, da die Patienten eine Allergie vom verzögerten Typ auf Pilzantigene entwickeln können, und das Auftreten von chronischen Infektionen mit einer Verminderung dieser Reaktion einhergeht. Auch bei anderen Pilzinfektionen spielt die T-Zell-Immunität eine Rolle, weil eine Resistenz manchmal mit immunen T-Zellen übertragen werden kann. Vermutlich werden über Lymphokine aus T-Zellen Makrophagen aktiviert, die gegen den Pilz vorgehen (Abb. 16.26). Bei respiratorischen Mykosen kann ein Spektrum des Krankheitsverlaufs beobachtet werden, das an die verschiedenen Formen der Lepra erinnert (s. Kap. „Überempfindlichkeit – Typ IV-Reaktion"). Eine Störung der physiologischen Verhältnisse durch immunsuppressive Medikamente oder eine Verschiebung der normalen Keimflora durch Antibiotika können zu einer Candidabesiedlung prädisponieren. Candidainfektionen werden auch gewöhnlich bei immundefizienten Krankheitszuständen beobachtet (Swiss, DiGeorge-Syndrom usw.), was heißt, daß das Immunsystem daran beteiligt ist, den Pilz in seine Schranken des normalen Kommensalen zu weisen.

Es gibt auch Hinweise auf eine Beteiligung der Neutrophilen an der Immunität gegen einige respiratorische Mykosen wie die Mukormykose (Abb. 16.27). Wie bei den bakteriellen Infektionen werden verschiedene Mechanismen gegen verschiedene Organismen aktiv.

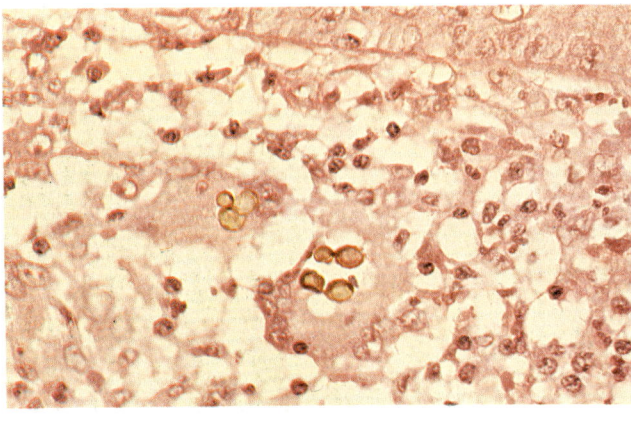

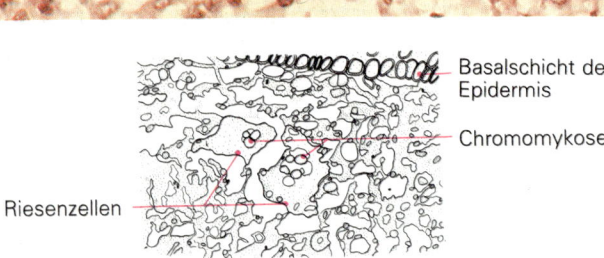

Basalschicht der Epidermis

Chromomykose

Riesenzellen

Abb. 16.**26 T-Zell-Immunität bei Chromomykose.** Die Riesenzellen in der Haut eines Patienten mit Chromomykose (eine subkutane Mykose) zeigen eine teilweise Pigmentierung. Das Gebiet ist von einem vorwiegend mononukleären Zellinfiltrat umgeben. HE-Färbung, 400×. Mit freundlicher Genehmigung von Dr. R. J. Hay.

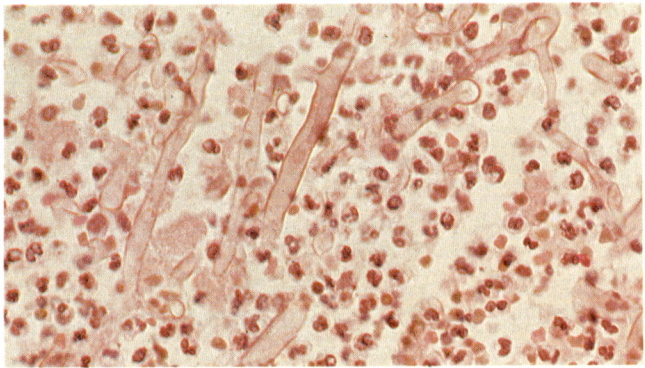

Abb. 16.**27 Neutrophilenvermittelte Immunität gegen Mukormykose.** Die Abbildung zeigt einen Schnitt durch die Lunge eines Patienten mit Mukormykose – eine opportunistische Infektion bei Immunsuppression. Das entzündliche Infiltrat besteht fast ausschließlich aus neutrophilen Polymorphkernigen um die Hyphen des Pilzes herum. Die Erkrankung geht mit einer Neutropenie einher. Silberfärbung, 400×. Mit freundlicher Genehmigung von Dr. R. J. Hay.

17 Immunität gegen Protozoen und Würmer

Gewöhnlich stimulieren parasitäre Infektionen mehr als einen Abwehrmechanismus, so daß beispielsweise Antikörper und gleichzeitig die zellvermittelte Immunität induziert werden; welche Antwort überwiegt, hängt hauptsächlich von der Art des Parasiten ab. Anhand einiger wichtiger parasitärer Infektionen des Menschen sollen in diesem Kapitel die Hauptmechanismen besprochen werden, durch welche die Vermehrung und Ausbreitung des Parasiten im Wirtorganismus begrenzt wird. Dabei soll sich unser Augenmerk weniger auf die Mechanismen richten, die im Labor unter kontrollierten Bedingungen nachvollziehbar sind, sondern mehr auf die ineinandergreifenden Vorgänge, die sich tatsächlich in der Natur abspielen.
Zu den für den Menschen pathogenen Protozoen gehören darmbesiedelnde Amöben, ferner Blutparasiten, die entweder extrazellulär (z. B. afrikanische Trypanosomen) oder in den Erythrozyten (Plasmodium spp.) vorkommen und solche, die sich in den Makrophagen der Haut bzw. des Lymphsystems (Leishmania), oder

auch im mononukleären Phagozytensystem von Leber, Milz und Knochenmark (z. B. Trypanosoma cruzi und Leishmania spp.) aufhalten. T. cruzi kann auch die glatte und quergestreifte Muskulatur befallen.
Wurmerkrankungen des Menschen werden durch Trematoden (z. B. Schistosomen), einige Zestoden und bestimmte Nematoden oder Rundwürmer (z. B. Trichinella spiralis, Hakenwürmer, Askariden und Filarien) verursacht. In den Abb. 17.26–17.31 sind Entwicklungszyklus, Vektoren und geographische Verteilung einiger Parasiten und die durch sie verursachten Erkrankungen aufgeführt.
Parasitäre Erkrankungen sind in der ganzen Welt sehr verbreitet und stellen besonders in tropischen Ländern ein großes Problem dar (Abb. 17.1). Die Krankheitsbilder sind sehr unterschiedlich, und ebenso umfaßt die Immunantwort auf den jeweiligen Parasiten ein sehr weites Spektrum. Dennoch gibt es einige Gemeinsamkeiten.

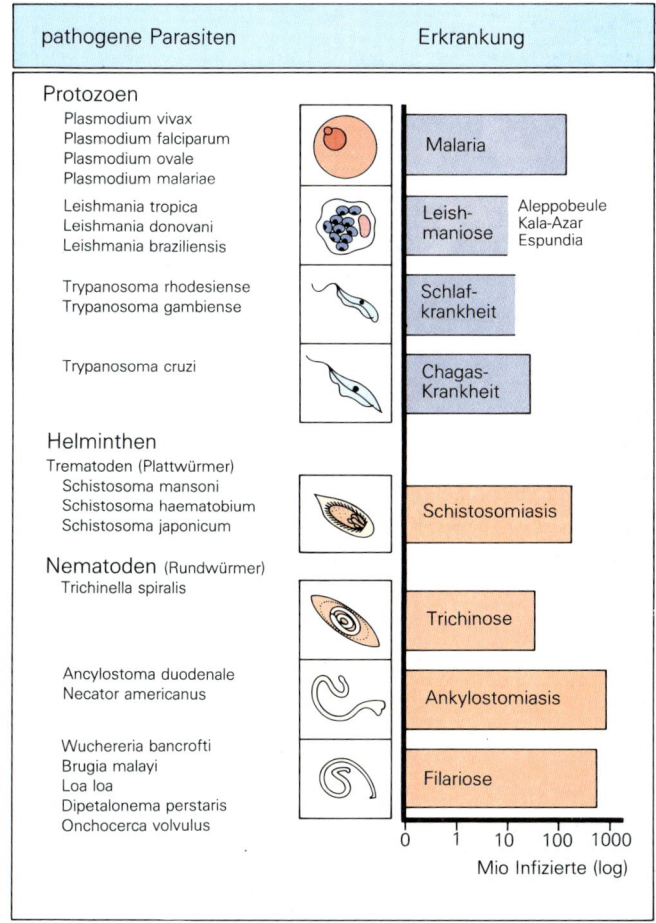

Abb. 17.**1 Die wichtigsten parasitären Infektionen des Menschen und ihre Häufigkeit.** Genaue Zahlen über Leishmaniose und Schlafkrankheit liegen nicht vor.

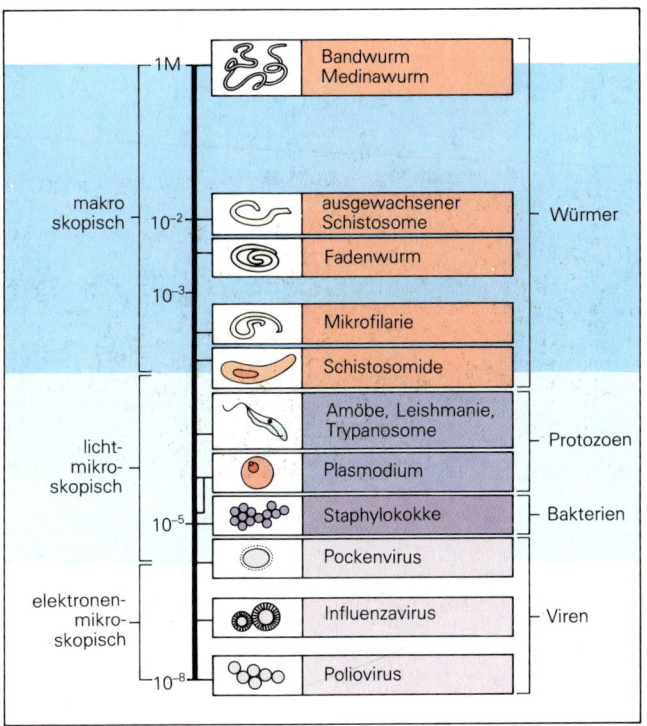

Abb. 17.**2 Größenvergleich der verschiedenen Infektionserreger.**

Hauptmerkmale parasitärer Infektionen

Protozoen sind viel größer als andere Infektionserreger, z. B. Bakterien oder Viren (Abb. 17.**2**). Diese Parasiten haben oft einen komplizierten Entwicklungszyklus und sind manchmal zusätzlich auf einen Vektor angewiesen, um von einem Wirt zum anderen zu gelangen. Wegen ihrer Größe tragen sie mehr (verschiedene) Antigene. Bei Parasiten mit einem komplizierten Entwicklungszyklus treten manche Antigene nur während bestimmter Stadien auf.

Parasitäre Infektionen sind grundsätzlich chronisch. Es liegt im eigenen Interesse des Parasiten, daß der Wirt überlebt, und so haben sich die Parasiten im Laufe der Millionen von Jahren gut an ihren spezifischen Wirt angepaßt. Z. B. wird die Malaria bei Vögeln, Nagern und Menschen von unterschiedlichen Parasiten verursacht, die sich nur in der jeweiligen Spezies vermehren können. Es gibt zwar einige Ausnahmen von dieser Regel, z. B. kann der Schweinebandwurm auch den Menschen befallen, aber meistens wird im „falschen" Wirt der Lebenszyklus des Parasiten unterbrochen, was darauf hindeutet, daß die Resistenz des Wirtes genetisch determiniert ist.

Zu den Folgen einer chronischen Infektion gehören die Anwesenheit zirkulierender Antigene, die Persistenz des antigenen Stimulus und die Entstehung von Immunkomplexen (Abb. 17.**3**). Bei einigen Infektionen werden charakteristische Immunglobuline gebildet: IgM bei der Trypanosomiasis und Malaria, IgG bei Malaria und viszeraler Leishmaniose und IgE bei Wurminfektionen. Die meisten parasitären Infektionen gehen mit einer Milzvergrößerung einher, und offenbar können parasitäre Antigene als polyklonale Mitogene direkt auf Lymphozyten einwirken. Zusätzlich zur Immunantwort auf den Parasiten findet man häufig auch immunsuppressive und immunpathologische Effekte.

Durch die Anpassung des Parasiten an seinen Wirt entsteht eine ausgeglichene Wechselbeziehung. Im natürlichen Wirt wird nicht ein einzelner Immunme-

chanismus aktiviert, sondern immer mehrere, und im Gegenzug haben Parasiten verschiedene Strategien entwickelt, um den Abwehrsystemen zu entgehen. Verallgemeinert gesagt ist die zellvermittelte Antwort am wirksamsten gegen intrazelluläre Protozoen, während Antikörper für extrazelluläre Parasiten im Blut und in der Gewebsflüssigkeit zuständig sind. Im folgenden werden Effektormechanismen von Zellen und Antikörpern besprochen.

Effektormechanismen

Durch die Übertragung immuner Milzzellen kann ein Schutz gegen die meisten parasitären Infektionen erzielt werden. Normalerweise haben auch T-Zellen infizierter Tiere eine protektive Wirkung, in einigen Fällen jedoch (z. B. L. tropica) können T-Zellen die Immunantwort unterdrücken, was zum Tod des Empfängers führt.

Rolle der T-Zellen bei der Immunantwort auf parasitäre Infektionen

1. **Unterdrückung der Vermehrung des Parasiten und Verlängerung der Überlebenszeit des infizierten Wirtes:** Thymuslose Nacktmäuse oder solche Tiere, die keine T-Zellen besitzen, sind nicht in der Lage, mit Infektionen fertig zu werden, die normalerweise nicht letal verlaufen (z. B. T. cruzi oder Malaria) (Abb. 17.**4**).

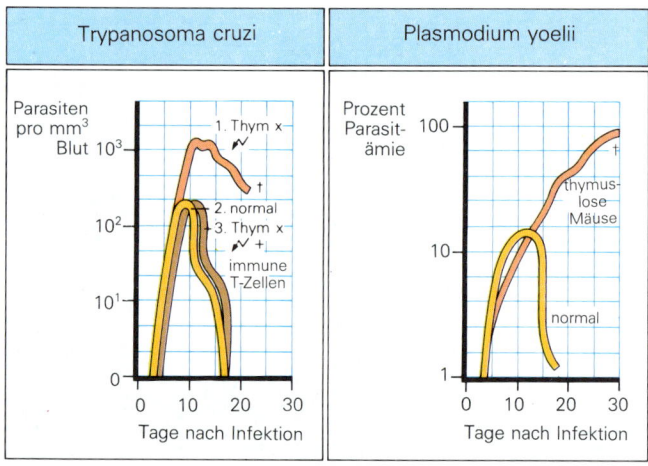

Abb. 17.**4   Zwei Beispiele einer parasitären Infektion bei T-deprivierten Mäusen: die Bedeutung von T-Zellen für die Bekämpfung einer Infektion.** Die Abbildungen zeigen den Anstieg der Blutparasiten (Parasitämie) bei infizierten Mäusen.
T. cruzi vermehrt sich in thymektomierten (Thym x) und bestrahlten (∿) Mäusen (1) (deren T-Zellen dadurch zerstört wurden) und führt bald zu einem letalen Ausgang der Infektion (1); normale Mäuse können den Parasiten innerhalb von 16 Tagen aus ihrem Blut entfernen (2). Rekonstitution der T-deprivierten Mäuse mit T-Zellen immuner Artgenossen (immune T-Zellen) versetzt die Tiere wieder in die Lage, mit der Parasitämie fertig zu werden (3). In diesen Versuchen bekamen beide Gruppen (1 und 3) fetale Leberzellen zur Wiederherstellung der vitalen hämatopoetischen Funktionen. P. yoelii verursacht in normalen Mäusen eine selbstbegrenzende Infektion, und die Parasiten sind nach 20 Tagen aus dem Blut verschwunden. In Nacktmäusen (die von Geburt an keine T-Zellen besitzen) vermehren sich die Parasiten ungehemmt, und die Mäuse sterben nach etwa 30 Tagen.

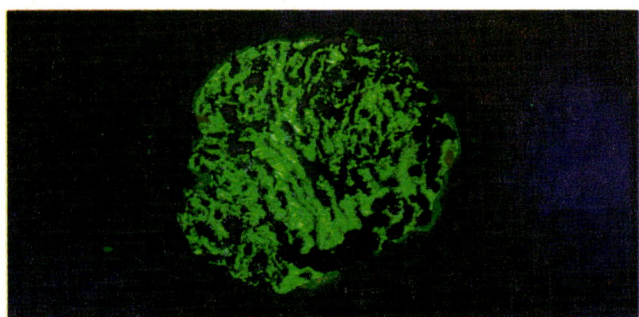

Abb. 17.**3   Ablagerung von Immunkomplexen: Nephrotisches Syndrom bei Malaria quartana.** Die fluoreszenzmikroskopische Aufnahme (schwache Vergrößerung) zeigt einen Glomerulus aus der Nierenbiopsie von einem nigerianischen Kind mit dem Syndrom. Nach einer Infektion mit Plasmodium malariae kann sich als Folge der Ablagerung von Immunkomplexen in den Glomeruli der Niere eine Glomerulonephritis entwickeln. Das Präparat wurde mit FITC-konjugiertem antihumanem IgG gefärbt und zeigt eine granuläre Ablagerung von Immunglobulin in sämtlichen Kapillarschlingen des Glomerulus. Mit freundlicher Genehmigung von Dr. V. Houba.

2. **Zytotoxische T-Zellen:** Man könnte annehmen, daß zytotoxische T-Zellen bei der Reaktion gegen intrazelluläre Parasiten (wie gegen andere intrazelluläre Pathogene, z. B. Viren) beteiligt sind. Beobachtet werden konnte dies jedoch bislang nur bei Theileria parvum, einem Lymphozytenparasiten des Rindes, und bei T.-cruzi-Infektionen, die zu einer autoimmunen

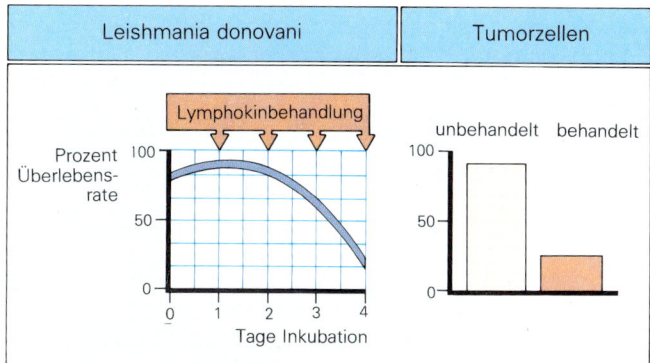

Abb. 17.**5   Verkürzung der Überlebenszeit von Parasiten in lymphokinbehandelten Makrophagen.** Leishmania donovani vermehrt sich in vitro in normalen Makrophagen. Während einer täglichen Behandlung der Zellkulturen mit Lymphokinen aus antigenaktivierten Milzzellen verringert sich die Anzahl der Leishmania-Amastigoten im Vergleich zur unbehandelten Kontrolle ständig. Behandelte Makrophagen erlangen auch die Fähigkeit, Tumorzellen zu töten. Zwei weitere Spezies, die sich in vitro in Makrophagen vermehren, T. cruzi und Toxoplasma gondii, werden in aktivierten Makrophagen abgetötet (die Aktivierung erfolgt in vivo als Folge der Infektion und in vitro durch Lymphokinbehandlung).

Zerstörung parasitenbefallener Herzzellen und Fibroblasten führen.

3. **Makrophagenaktivierung durch Lymphokine:** Lymphokine sind lösliche Stoffe, die von bestimmten, sensibilisierten T-Lymphozyten abgegeben werden. Sie können Makrophagen aktivieren, indem sie die Bildung von weiteren Fc- und C3-Rezeptoren induzieren; sie können auch die Bildung und Sekretion verschiedener Enzyme und anderer Faktoren, wie z. B. Sauerstoffmetaboliten stimulieren, was im Endeffekt dazu führt, daß Makrophagen für Tumorzellen oder Parasiten zytotoxisch werden.

Aktivierte Makrophagen spielen eine Rolle bei Infektionen mit z. B. T. cruzi, Leishmania und Plasmodium spp. Abb. 17.5 zeigt ein Experiment, bei dem die Vermehrung von L. donovani durch Makrophagen gehemmt wird, deren tumorizide Eigenschaften durch Behandlung mit Lymphokinen aktiviert worden sind. Wird die Membran des Makrophagen irritiert, z. B. während der Phagozytose, kann dies zu einem „Respiratory burst" führen: Es kommt zu einer gesteigerten Sauerstoffaufnahme, zu einer Aktivierung des Hexosemonophosphatzyklus und zur Bildung von Sauerstoffmetaboliten, die zytotoxisch für Tumorzellen, Bakterien und viele Parasiten (T. cruzi, T. gondii, Leishmania, Malariaparasiten, Filarien und Schistosomen) sind (Abb. 17.6). Durch Lymphokine aktivierte Makrophagen setzen mehr Superoxide und Wasserstoffperoxide frei als ruhende Makrophagen.

4. **Granulombildung in der Leber und bindegewebige Verkapselung:** Bei einigen parasitären Infektionen, bei denen das Immunsystem den Parasiten nicht vollständig entfernen kann, hilft sich der Körper, indem er

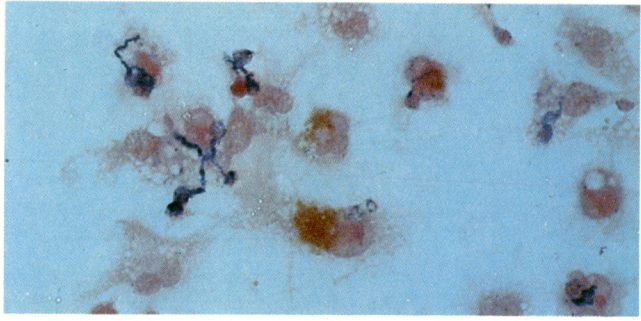

Abb. 17.**6   Auslösen des „respiratory burst" von Makrophagen durch Leishmania donovani.** Die Aufnahme zeigt eine Kultur von Peritonealmakrophagen, die Promastigoten von L. donovani zusammen mit Nitroblautetrazolium (NBT) aufgenommen haben. Das schwarze Präzipitat zeigt, daß NBT durch Produkte des „respiratory burst" reduziert wurde, welcher durch den Kontakt mit den Parasiten – wahrscheinlich über eine Interaktion mit einem spezifischen Rezeptor – ausgelöst worden ist. Über 80% der Promastigoten (dieses Entwicklungsstadium wird von Insekten übertragen) werden durch normale Makrophagen zerstört, einige können jedoch aus den Phagolysosomen entkommen und entwickeln sich zu Amastigoten. Amastigoten induzieren nicht so leicht wie Promastigoten einen „respiratory burst" und können deshalb ganz gut in normalen Makrophagen überleben. In vitro werden sie jedoch durch Inkubation der Zellen mit Lymphokinen zerstört. Beide Entwicklungsstadien werden durch H_2O_2, nicht jedoch durch die anderen Sauerstoffmetaboliten getötet. Promastigoten sind empfindlicher gegen H_2O_2 als Amastigoten. Mit freundlicher Genehmigung von Dr. J. Blackwell.

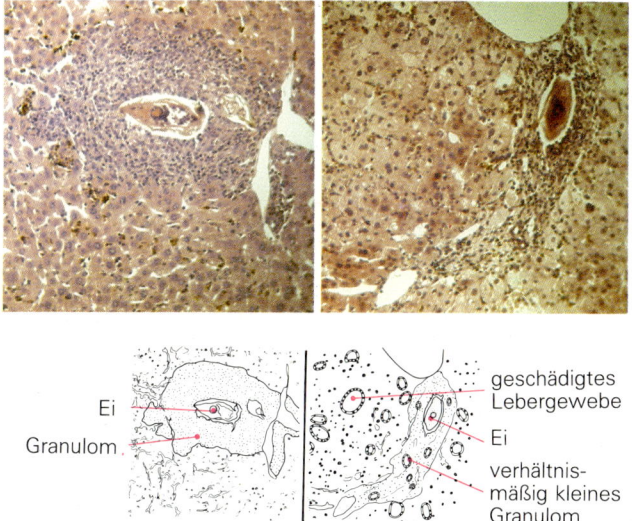

Abb. 17.**7   T-Abhängigkeit der Granulombildung um Schistosomeneier in der Leber.** Eier von Schistosomenwürmern gelangen oft in die Leber, wo sie von Entzündungszellen abgekapselt werden. Bei normalen Mäusen bestehen die Granülömchen hauptsächlich aus Eosinophilen und sind das Ergebnis einer T-abhängigen Reaktion (links). Bei Vorliegen einer T-Zell-Defizienz induzieren die Eier von S. mansoni kaum eine Granulombildung, und als Folge des verminderten Immunschutzes können toxische Produkte der Eier in die Umgebung diffundieren und das umliegende Lebergewebe schädigen (rechts). Mit freundlicher Genehmigung von Dr. M. Doenhoff.

einen Abgrenzungswall aus Entzündungszellen aufbaut. Diese T-abhängige Reaktion ist eine chronische zellvermittelte Antwort auf lokal freigesetztes Antigen. Die angelockten Makrophagen setzen fibrogene Faktoren frei und stimulieren die Bildung von granulomatösem Gewebe, was schließlich zu einer Fibrose führt.

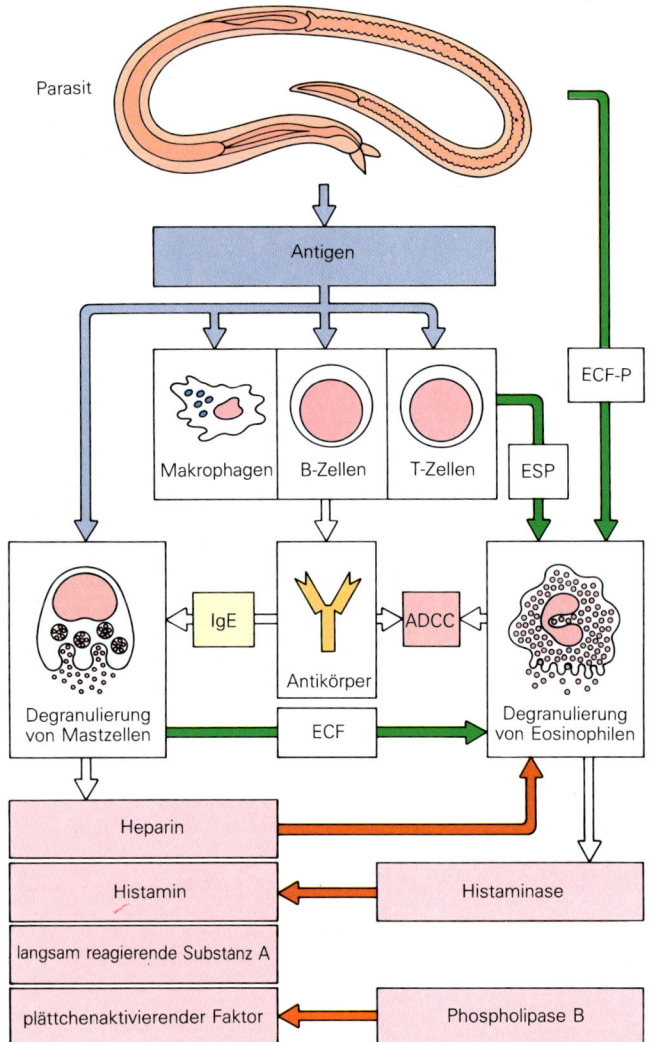

Abb. 17.8 Zellinteraktionen bei der koordinierten Immunantwort auf eine Wurminfektion. Von Parasiten freigesetzte Antigene stimulieren T-Zellen und Makrophagen zur Interaktion mit B-Zellen, damit diese spezifische Antikörper bilden können. Lokale Mastzellen werden durch IgE-spezifische Antikörper sensibilisiert und degranulieren bei Kontakt mit dem Antigen, wobei verschiedene Effektormoleküle (z. B. Histamin) frei werden. Zusätzlich setzen Mastzellen eosinophile chemotaktische Faktoren (ECF) frei. Eosinophile werden durch parasiteneigene chemotaktische Faktoren (ECF-P) zum Wurm hingelockt und durch den von antigenstimulierten T-Zellen stammenden eosinophilen Stimulation-Promoter (ESP) zur Proliferation angeregt. Es gibt im wesentlichen zwei Funktionsmechanismen der Eosinophilen:
1. In Verbindung mit spezifischen Antikörpern wird der Wurm über die antikörperabhängige Zytotoxizität (ADCC) getötet.
2. Aus den eosinophilen Granula freigesetzte Enzyme üben eine Kontrollfunktion auf die Mastzellprodukte aus. Faktoren aus den Mastzellen regulieren die Permeabilitätsänderung der lokalen Blutgefäße und damit das Ausmaß der Entzündung. Heparin vermindert die Degranulation von Eosinophilen durch eine Rückkopplungshemmung. (Grüne Pfeile bedeuten Stimulation, rote Pfeile Hemmung.)

Granulomatöse Verkapselung von Wurmeiern beobachtet man insbesondere bei Schistosomeninfektionen. Stehen zu wenig T-Zellen zur Verfügung, ist die Granulombildung und die anschließende fibröse Verkapselung beeinträchtigt (Abb. 17.7).

5. **Eosinophile bei Wurminfektionen:** Bei einer Wurminfektion werden durch T-Zellen Eosinophile aus der Darmmukosa rekrutiert. Eosinophile scheinen wichtige Effektorzellen gegen Helminthen zu sein, und ihre Aktivierung wird über einen spezifischen Faktor, den ESP (eosinophil stimulation promoter), vermittelt (Abb. 17.8).

6. **Entfernung von Nematoden aus dem Darm durch eine Immunantwort der Darmmukosa:** T-Zellen induzieren eine Vermehrung von Entzündungszellen, Mastzellen und Becherzellen sowie eine vermehrte Sekretion von Mediatoren und Schleim (Abb. 17.9).
In Anwesenheit von Antikörpern werden eingeschleimte Würmer durch Muskelkontraktion, die ebenso wie die sekretorische Aktivität erhöht ist, ausgeschieden.

7. **Bildung von spezifischen Antikörpern:** Während einer parasitären Infektion sind T-Helferzellen an der Produktion von spezifischen Antikörpern (einschließ-

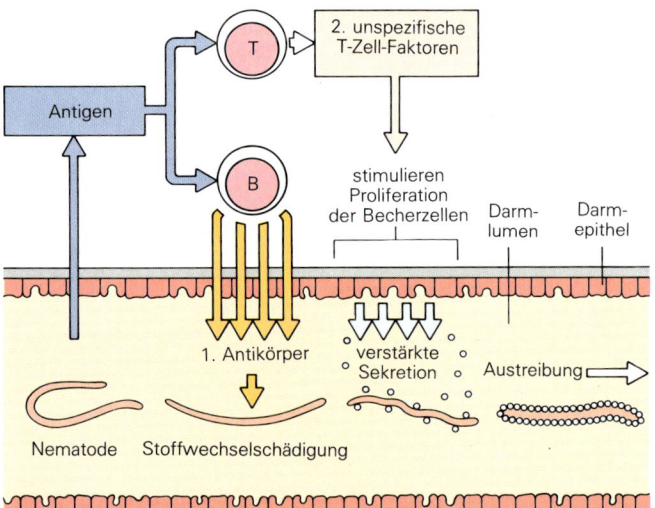

Abb. 17.9 Zwei Phasen der Abwehrreaktion gegen Nematoden. Einige Darmnematoden werden einige Wochen nach der Infektion wieder spontan ausgeschieden. Dies geschieht nach Antigensensibilisierung der T- und B-Zellen in zwei Schritten:
1. Es werden Antikörper (hauptsächlich IgG1) gebildet, die den Wurm schädigen, ihn jedoch nicht eliminieren können.
2. Darauf folgt eine sekretorische T-zell-abhängige Immunantwort. Die T-Zellen lagern sich nicht direkt an den Wurm an, sondern stimulieren schleimabsondernde Becherzellen im Darmepithel. Obwohl die T-Zell-Faktoren nichtspezifisch auf die sezernierenden Zellen einwirken, ist die ursprüngliche Stimulation der T-Zellen antigenspezifisch. Die Effektor-T-Zellen werden bereits in einer frühen Infektionsphase generiert, und mit Beginn der Antikörperwirkung wird die Bildungsrate wieder eingeschränkt. Die Anzahl der Becherzellen im Jejunalepithel und die Menge des gebildeten Schleims sind proportional zum Grad der Verwurmung. Während einer Infektion sind zwar vermehrt Mastzellen in der Dünndarmschleimhaut zu finden, aber auch mastzellendefiziente Mäuse sind in der Lage, Würmer ganz normal zu eliminieren.

lich IgE) beteiligt. T$_H$-Zellen kooperieren spezifisch mit B-Zellen der jeweiligen Klasse. Zusätzlich zur Induktion spezifischer Antikörper verursachen viele parasitäre Infektionen eine unspezifische Hypergammaglobulinämie. T-Zellen tragen nur teilweise zur Erhöhung der Immunglobulinbildung bei, und so ist es wahrscheinlich, daß der Anstieg zum großen Teil von den parasitären Antigenen induziert ist, die als polyklonale Mitogene für B-Zellen wirken (also T-unabhängig). Im folgenden Abschnitt werden die Effektorfunktionen von Antikörpern beschrieben.

Effektorfunktionen von Antikörpern

Wie wir schon festgestellt hatten, sind Antikörper von besonderer Bedeutung bei der Kontrolle von extrazellulären Parasiten. Antikörper können jedoch nur verhindern, daß Blutparasiten nicht in weitere Zellen eindringen, können aber nichts mehr ausrichten, wenn der Parasit bereits in der Zelle sitzt. Die Bedeutung von Antikörpern im Vergleich zur zellvermittelten Immunität ist je nach Infektion unterschiedlich (Abb. 17.**10**). Die Abwehrmechanismen spezifischer Antikörper gegen parasitäre Infektionen sind in Abb. 17.**11** zusammengefaßt und in den Abb. 17.**12** bis 17.**16** näher ausgeführt.

1. Antikörper können direkt auf Protozoen einwirken und sie zerstören, und zwar entweder direkt oder in Zusammenarbeit mit dem Komplementsystem (Abb. 17.**12**).

2. Antikörper können direkt einen Parasiten neutralisieren, indem sie seine Anlagerung an eine neue Wirtzelle verhindern. Dies ist der Fall bei Plasmodium spp.:

Die Merozoiten befallen rote Blutkörperchen über spezielle Rezeptoren, die jedoch durch spezifische Antikörper blockiert sein können (Abb. 17.**13**). So kann auch eine Verbreitung unterbunden werden (z.B. in der akuten Phase einer Infektion mit T. cruzi).

3. Antikörper fördern die Phagozytose, die über die Fc-Rezeptoren der Makrophagen vermittelt wird. Zugabe von Komplement unterstützt die Phagozytose der Parasiten über C3-Rezeptoren. Durch die Makrophagenaktivierung erhöht sich die Anzahl der Fc- und C3-Rezeptoren. Die Phagozytose spielt eine Rolle bei Infektionen mit Plasmodien und T. cruzi.

4. Antikörper sind ebenfalls an der antikörperabhängigen Zytotoxizität beteiligt, z.B. bei Infektionen durch T. cruzi, T. spiralis, S. mansoni und Filarien. Zytotoxische Zellen wie Makrophagen, Neutrophile und Eosinophile können sich in Anwesenheit von Antikörpern über Fc- und C3-Rezeptoren an Würmer anlagern (Abb. 17.**14**). Schistosomen werden durch das „major basic protein" (MBP), das sich im kristalloiden Kern der Eosinophilen befindet, geschädigt (Abb. 17.**15**). Diese Schädigung ist unspezifisch, aber dadurch, daß MBP lediglich in den schmalen Raum zwischen dem Eosinophilen und der Oberfläche der Schistosomen freigesetzt wird, ist seine Wirkung lokal begrenzt, so daß die Nachbarzellen kaum in Mitleidenschaft gezogen werden (Abb. 17.**16**). Die Zellen beschädigen die Außenhaut des Wurmes, was zu seinem Tod führt. In verschiedenen Entwicklungsstadien sind wahrscheinlich verschiedene Zellen und Antikörper wirksam. Z.B. sind Eosinophile besser als andere Zellen in der Lage, die neugeborene Larve von P. spiralis abzutöten, während Makrophagen effektiver gegen Mikrofilarien

Parasit und Vorkommen		Antikörper			zellvermittelte Immunität	
		Bedeutung	Mechanismus	Schutz vor immunologischem Zugriff	Bedeutung	Mechanismus
T. brucei frei im Blut		++++	Lyse mit Komplement, welches für die Phagozytose opsonisiert	antigene Variation	–	
Plasmodium im Erythrozyten		+++	verhindert das Eindringen in die Zelle, opsonisiert für Phagozytose	intrazellulärer Befall	?+	Makrophagenaktivierung
T. cruzi im Makrophagen		++	begrenzt die Ausbreitung während der akuten Infektion	intrazellulärer Befall	+++ (chronische Phase)	Makrophagenaktivierung durch Lymphokine und Abtötung durch Sauerstoffmetabolite
Leishmania im Makrophagen		+	begrenzt die Ausbreitung	intrazellulärer Befall	++++	

Abb. 17.10 Die relative Bedeutung der antikörper- und zellvermittelten Immunantwort bei Infektionen mit Protozoen. In der Tabelle sind relative Bedeutung der jeweiligen Immunantwort, die beteiligten Mechanismen und die Schutzmaßnahmen der Protozoen gegen einen Antikörperangriff aufgeführt. Wie im einzelnen die zellvermittelte Antwort umgangen wird, ist nicht bekannt. Gegen Blutparasiten – wie afrikanische Trypanosomen und Plasmodien – sind Antikörper am wirksamsten, während die zellvermittelte Immunität für Gewebeparasiten wie Leishmanien zuständig ist. Antikörper können den Parasiten direkt schädigen, dessen Phagozytose fördern, Komplement aktivieren oder den Zugang zur Wirtzelle verwehren und damit die Ausbreitung der Infektion

begrenzen. Gelingt es dem Parasiten dennoch, in die Zelle zu gelangen, greifen diese Mechanismen nicht mehr. T. cruzi und Leishmania sind empfindlich gegen Sauerstoffmetaboliten, die beim „respiratory burst" der Makrophagen entstehen. Lymphokine aus T-Zellen verstärken die Ausschüttung dieser toxischen Substanzen durch Makrophagen und vermindern dadurch das Eindringen und die Überlebenszeit der Parasiten. Intraerythrozytäre Malariaparasiten können durch Wasserstoffperoxid und andere zytotoxische Substanzen aus aktivierten Makrophagen angegriffen werden; welche Bedeutung dies aber für eine Immunität hat, ist noch nicht geklärt. Auf welche Weise sich die Organismen der Immunkontrolle entziehen, wird weiter unten besprochen.

vorgehen können, und in jedem Fall sind die beteiligten Antikörper spezifisch für ein bestimmtes Stadium. Die Abtötungsfunktion von Eosinophilen wird durch IgG vermittelt, die der Makrophagen durch IgE. Beim Angriff auf S. mansoni werden Eosinophile durch Produkte von Mastzellen unterstützt (Abb. 17.**8**); stammen die Eosinophilen von Patienten mit Schistosomiasis, zeigen sie mehr Wirkung. Die Bedeutung der Effektorzellen wurde *in vivo* mit Antiserum gegen Eosinophile nachgewiesen: Beispielsweise entwickel-

Parasit	Plasmodiumsporozoiten, Darmwürmer, Trypanosomen	Plasmodiumsporozoiten, Merozoiten, T. cruzi, Toxoplasma gondii	Trypanosomen	Schistosomen, T. spiralis, Filarien
Mechanismus	1 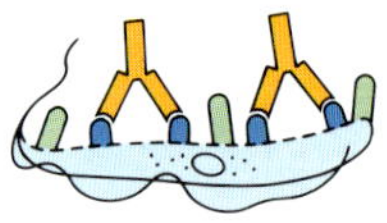	2 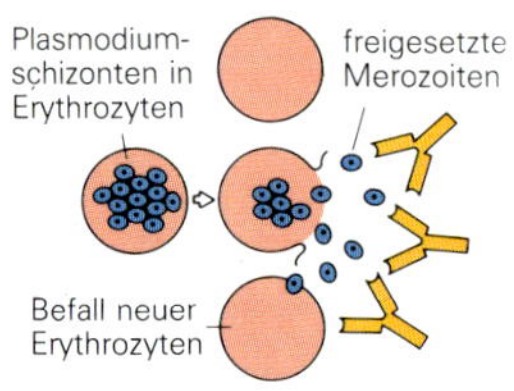 — Plasmodium-schizonten in Erythrozyten; freigesetzte Merozoiten; Befall neuer Erythrozyten	3 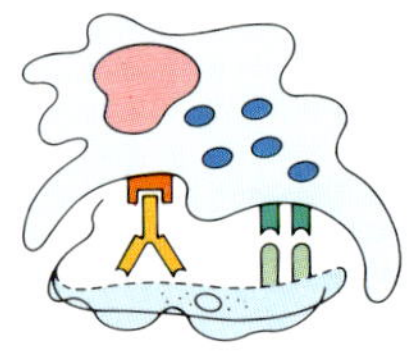	4 — Wurmlarve 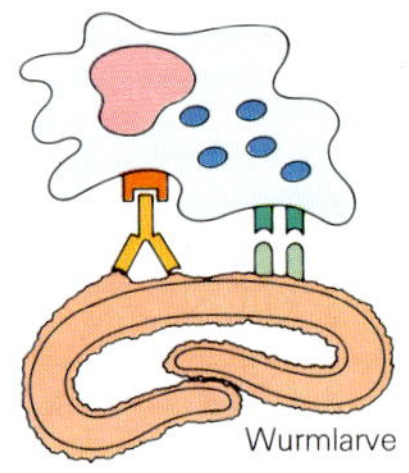
Wirkung	direkte Schädigung oder komplementvermittelte Lyse	durch Besetzen der Anlagerungsstelle wird weitere Ausbreitung verhindert; Einschluß in der lysosomalen Vakuole, verhindert Hemmung der lysosomalen Fusion	Phagozytose wird gefördert	antikörperabhängige Zytotoxizität (ADCC)

Abb. 17.11 Kontrolle einer parasitären Infektion durch spezifische Antikörper: Mechanismen und Effekte.
1. Aktivierung des klassischen Komplementreaktionswegs durch Antikörper bewirkt eine direkte Schädigung der Parasitenmembran und dadurch eine erhöhte Empfindlichkeit gegenüber anderen Mediatoren.
2. Neutralisation: Plasmodium spp. verbreitet sich, indem es sich über spezifische Rezeptoren an neue Zellen anlagert. Antikörper blockieren den Bindungsort der Merozoiten, die sich daraufhin nicht mehr an die Erythrozytenoberfläche anlagern können; dadurch wird die weitere Vermehrung des Parasiten unterbunden.
3. Unterstützung der Phagozytose. Komplement C3b auf der Parasitenmembran opsonisiert den Erreger für die Phagozytose durch Zellen mit C3b-Rezeptoren (z. B. Makrophagen). Makrophagen besitzen auch Fc-Rezeptoren.
4. Eosinophile, Neutrophile, Thrombozyten und Makrophagen können für einige Parasiten zytotoxisch werden, wenn sie diese über einen spezifischen Antikörper erkennen (ADCC). Diese Reaktion wird durch Komplement verstärkt.

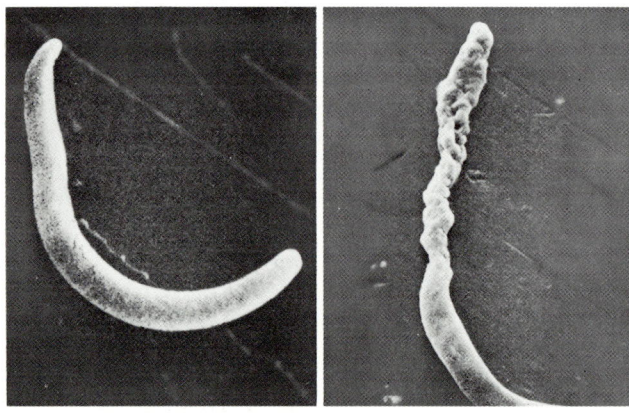

Abb. 17.12 Direkte Wirkung von Antikörpern auf Sporozoiten von Malariaparasiten. Die elektronenmikroskopischen Aufnahmen zeigen einen P.-berghei-Sporozoiten (ein Malariaerreger bei Nagetieren) vor (links) und nach (rechts) Inkubation mit Immunserum. Die Oberfläche des Parasiten ist zerstört. Spezifische Antikörper schützen gegen die Infektion mit verschiedenen extrazellulären Entwicklungsstadien von Plasmodium spp., wobei gegen jedes Stadium ein eigener Antikörper gebildet wird. Sie sind wirksam gegen Sporozoiten (die über den Stich der Mücke übertragen werden), gegen Merozoiten (die in die Erythrozyten eindringen) oder gegen Gametozyten. Spezifische Antikörper greifen die äußere Membran der Sporozoiten an, was zu einem Flüssigkeitsaustritt aus der Parasitenzelle führt. Mit freundlicher Genehmigung von Dr. R. Nussenzweig.

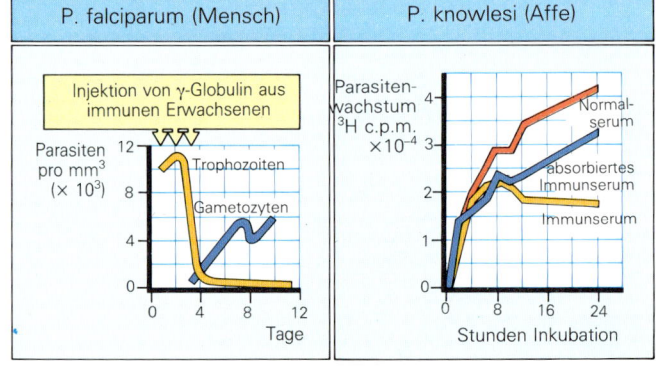

Abb. 17.13 Wirkung von Antikörpern auf Malariaparasiten. P. falciparum. Beim Menschen konnte mit der Übertragung von γ-Globulin von immunen Erwachsenen auf ein mit P. falciparum infiziertes Kind eine drastische Verminderung der Parasitämie erzielt werden. Die spezifischen Antikörper greifen das Merozoitenstadium des Parasiten an und verhindern den weiteren Vermehrungszyklus. Die Entwicklung von Gametozyten aus bereits vorhandenen intrazellulären Formen bleibt davon unberührt.
P. knowlesi. In der Zellkultur blockiert die Anwesenheit von Immunserum die kontinuierliche Vermehrung von P. knowlesi (ein Malariaerreger bei Affen), was durch die Aufnahme von ^{3}H-Leucin nachgewiesen werden kann. Der Entwicklungszyklus wird im Schizontenstadium unterbrochen, indem die freiwerdenden Merozoiten daran gehindert werden, neue Erythrozyten zu befallen. Die Wirkung des Immunserums kann durch Absorption der spezifischen Antikörper mit freien Schizonten wieder aufgehoben werden.

ten mit T. spiralis infizierte Mäuse nach Behandlung mit Antiserum mehr Muskelzysten als die Kontrolltiere: Dadurch, daß der Schutz durch Zellen des Immunsystems vermindert war, konnten die Mäuse die Würmer zwar nicht eliminieren, aber immerhin durch

Verkapselung der Parasiten den Schaden begrenzt halten.

Die Bedeutung der hohen Spiegel von IgE bei Wurminfektionen mit Nematoden ist unklar. Eine Vermutung ist, daß IgE Mastzellen und Basophile in der Darmmukosa sensibilisiert, und dadurch eine Selbstheilung induziert, was bei einigen dieser Infektionen beobachtet werden kann. Dieses Phänomen tritt jedoch auch bei Tieren mit einer Mastzelldefizienz auf, und so scheint es, daß die Interaktion zwischen IgE und Mastzellen keine notwendige Voraussetzung für die Bekämpfung von Wurminfektionen ist.

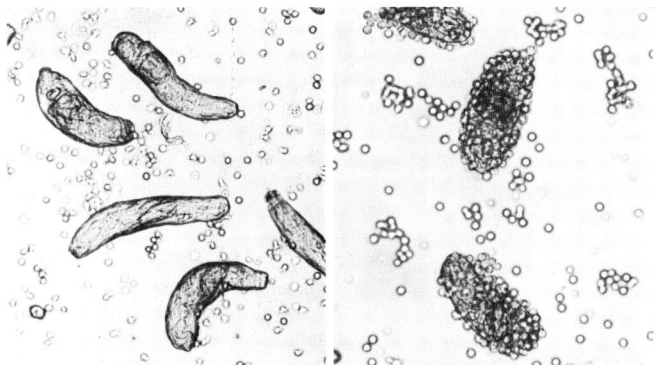

Abb. 17.**14   Durch Neutrophile vermittelte antikörperabhängige Zytotoxizität gegen Schistosomen.** Die Aufnahmen zeigen Schistosomenlarven von S.mansoni, die mit Neutrophilen in Anwesenheit von normalem Rattenserum (links) bzw. frischem Immunserum (welches aktives Komplement enthält) (rechts) inkubiert wurden. Es ist die Anlagerung von Neutrophilen an die Larvenoberfläche zu erkennen. Diese Anlagerung wird von Antikörpern und Komplement vermittelt und ist der erste Schritt bei der Abtötung des Parasiten. Wahrscheinlich geht der Wurm an Wasserstoffperoxid und anderen Sauerstoffmetaboliten zugrunde, die beim „respiratory burst" nach Kontakt mit den Neutrophilen durch die geschädigte Parasitenmembran eindringen. Neutrophile von Patienten mit chronisch granulomatösen Erkrankungen sind oft außerstande, Wasserstoffperoxid zu bilden; diese Zellen besitzen eine deutlich verminderte Fähigkeit, Schistosomenlarven abzutöten. Mit freundlicher Genehmigung von Dr. D. McLaren.

Unspezifische Effektormechanismen

Bei parasitären Infektionen spielt eine Vielzahl unspezifischer Effektormechanismen mit. Blutphagozyten (Monozyten und Granulozyten) und Gewebemakrophagen besitzen eine gewisse intrinsische antiparasitäre Aktivität, die sich allerdings erst im Zusammenspiel mit den verschiedenen Anteilen des erworbenen Immunsystems, vor allem Antikörpern, voll entfaltet. Auch den NK-Zellen wird bei einigen parasitären Infektionen eine Rolle zugeschrieben, was jedoch nicht bewiesen ist.

Von den löslichen Faktoren im Serum wurde das Komplement bereits erwähnt, das über den klassischen Reaktionsweg mit spezifischen Antikörpern zusammenwirkt. Verschiedene Parasiten, wie erwachsene Würmer und infektiöse Larven von T. spiralis und Schistosomen von S. mansoni aktivieren auf direkte Weise den alternativen Reaktionsweg, was mit der Beschaffenheit der Moleküle in ihren Oberflächenhüllen zusammenhängt. Ob der alternative Reaktionsweg aktiviert wird, hängt davon ab, welcher Spezies der Wirt und welcher Spezies der Parasit angehören.

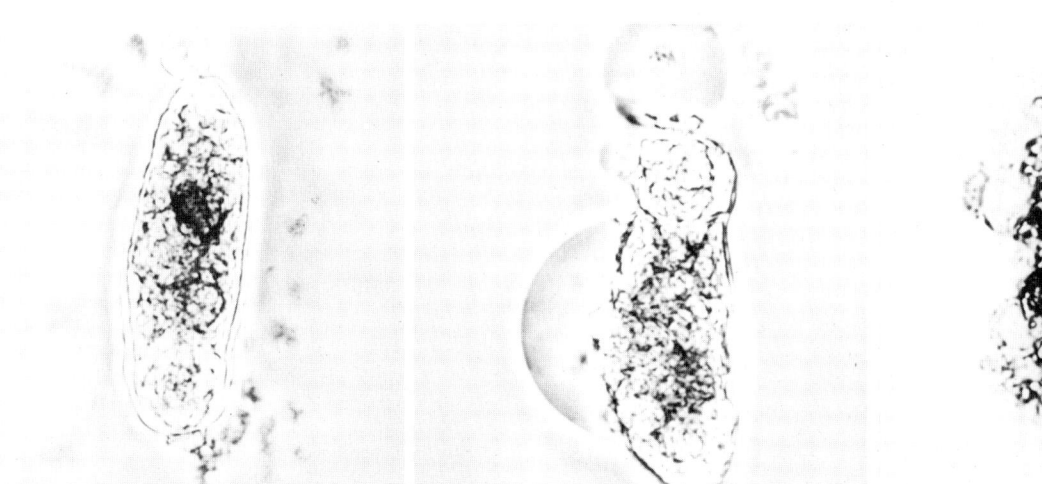
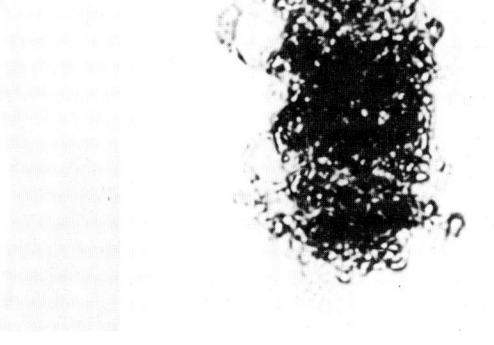

Abb. 17.**15   Wirkung des basischen Proteins von Eosinophilen auf Schistosomenlarven.** Die Wirkung von Eosinophilen auf Schistosomenlarven kann mit dem „major basic protein" der Granula zusammenhängen. Die Aufnahmen zeigen die fortschreitende Zerstörung einer Larve nach Inkubation mit diesem Zellprodukt: intakter Wurm (links), Anfangsstadium der Zerstörung des Teguments und der Wurmoberfläche (Mitte), vollständige Zerstörung des Parasiten (rechts). Mit freundlicher Genehmigung von Dr. D. McLaren.

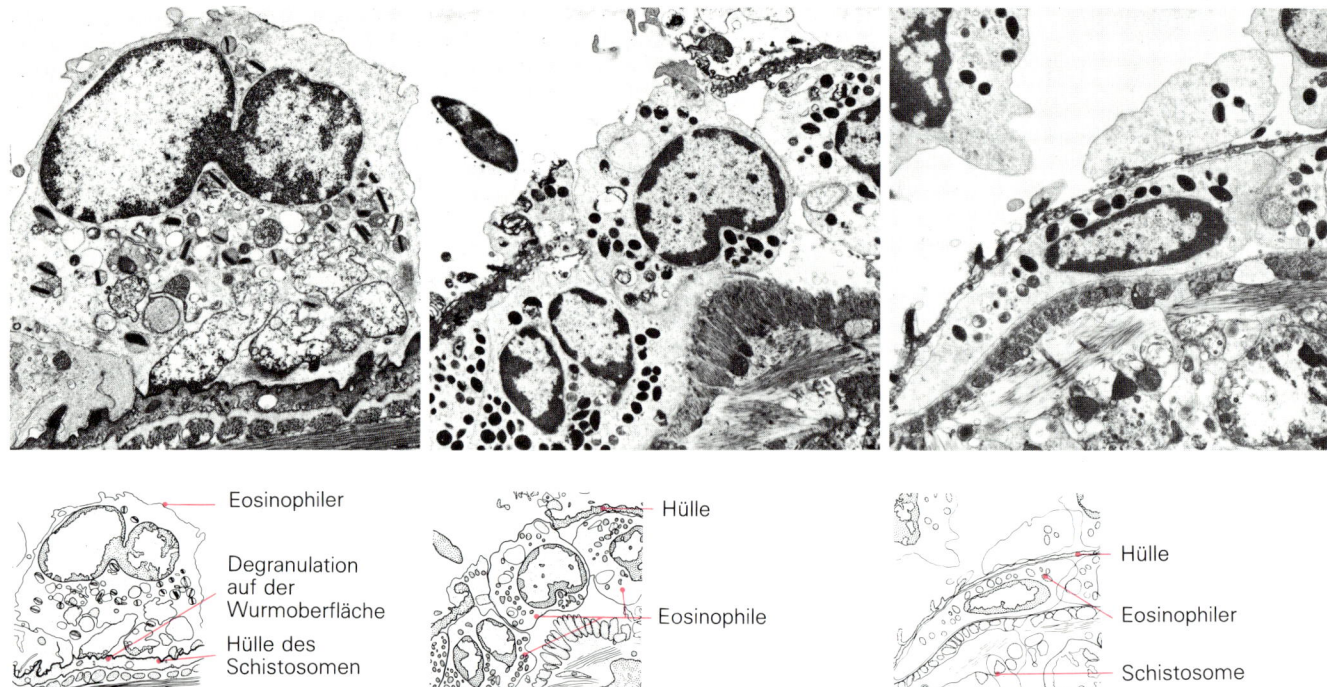

Abb. 17.16 Zerstörung von Schistosomenlarven durch Eosinophile. Eosinophile können sich an Schistosomenlarven anlagern und sie zerstören. Die Schädigung setzt eine Degranulation der Eosinophilen voraus. Die Aufnahmen zeigen die Anlagerung und Degranulation der Eosinophilen an der Wurmoberfläche (links), verschiedene Stadien der Tegumentzerstörung und die Einwanderung von Eosinophilen durch die Läsionen (Mitte, rechts). Mit freundlicher Genehmigung von Dr. D. McLaren.

Escape-Mechanismen

Charakteristisch für einen erfolgreichen Parasiten ist, daß er, auf welche Weise auch immer, dem Zugriff der Immunantwort seines Wirtes – zumindest teilweise – entkommt.

1. **Lokalisation:** Viele Parasiten verstecken sich vor den Abwehrmechanismen des Wirtes, indem sie einen anatomisch unzugänglichen Ort aufsuchen. Die intrazellulären Parasiten z. B. leben in den Zellen des Wirtes und schützen sich damit vor dem Zugriff der Antikörper (z. B. T. cruzi, Leishmania spp. und die intrazellulären Stadien von Plasmodium spp.). Andere Parasiten bilden eine Zyste um sich herum (z. B. T. spiralis, E. histolytica) oder ziehen sich in den Darm zurück (intestinale Nematoden). Diejenigen, die sich innerhalb von Makrophagen aufhalten, haben verschiedene Tricks entwickelt, die Einwirkung von O_2-Metaboliten und lysosomalen Enzymen zu überleben (Abb. 17.**17** und 17.**18**).
Einige Parasiten (z. B. T. gondii) vermeiden es, den „Oxidative burst" auszulösen, während andere die dabei freiwerdenden Produkte in unschädliche Einzelteile zerlegen. Diese Escape-Mechanismen funktionieren im immunen Wirt nicht mehr so gut.

2. **Umgehung der Erkennung:** Parasiten, die mit Antikörpern zu tun haben, haben im Laufe der Evolution Methoden entwickelt, sich vor ihnen zu tarnen. Afrikanische Trypanosomen können durch die sog. antigene Variation die Antigene auf ihrer Oberflächenhülle verändern (Abb. 17.**19**). Jede Variante besitzt ein eigenes, antigenetisch definiertes Glykoprotein, das die Oberflächenumhüllung bildet. Diese immunologische Einmaligkeit der Glykoproteine spiegelt die Diversität der Aminosäuresequenzen wider. Die Glykoproteine dieser Organismen können in Gewebeextrakten durch Immunfluoreszenz oder mit dem Radioimmunoassay identifiziert werden. Die Oberflächenumhüllung schützt wahrscheinlich die darunter liegende Oberflächenmembran vor den Abwehrmechanismen des Wirtes.

Auch einige Malariaparasiten zeigen eine antigene Variation, dies gilt jedoch offenbar nicht für Antigene der Sporozoiten oder Merozoiten. Andere Parasiten maskieren sich mit Antigenen des Wirtes, so daß dieser sie nicht von „Selbst"-Antigenen unterscheiden kann (z. B. Schistosoma spp., Abb. 17.**20**). Schistosomen, die *in vitro* in einem Medium mit menschlichem Serum und roten Blutkörperchen inkubiert werden, können sich Oberflächenmoleküle aneignen, die A-, B- und H-Blutgruppen-Determinanten enthalten. Ebenso können sie Antigene des Haupthistokompatibilitätskomplexes annehmen. Indem der Parasit Moleküle seines Wirtes einbaut, schützt er sich vor dem Angriff der Antikörper. Es kann aber auch vorkommen, daß sich Schistosomen sogar in einem Medium, welches keine Moleküle des Wirtes enthält, dem Angriff von Antikörpern und Komplement widersetzen können; die Oberfläche des Parasiten kann sich also verändern, ohne daß Antigene des Wirtes aufgenommen worden sind. Welche Bedeutung diese „Antigenmaskierung" für die Umgehung der Erkennung hat, ist noch umstritten.

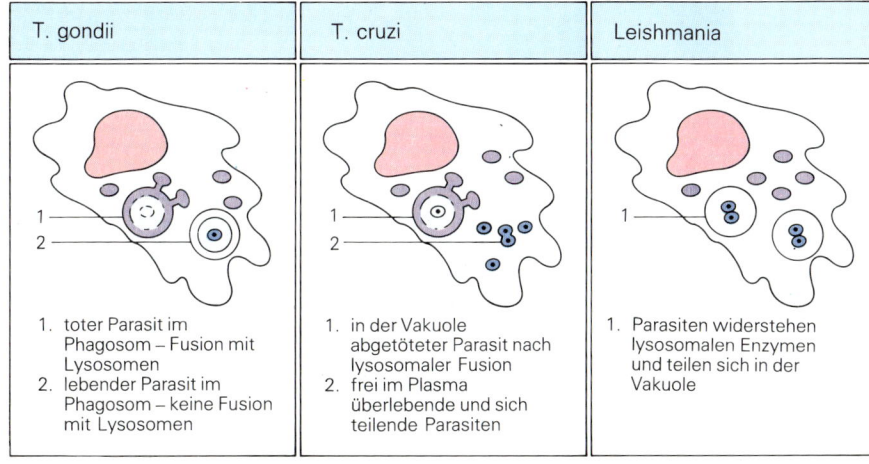

T. gondii	T. cruzi	Leishmania

1
2

1. toter Parasit im Phagosom – Fusion mit Lysosomen
2. lebender Parasit im Phagosom – keine Fusion mit Lysosomen

1. in der Vakuole abgetöteter Parasit nach lysosomaler Fusion
2. frei im Plasma überlebende und sich teilende Parasiten

1. Parasiten widerstehen lysosomalen Enzymen und teilen sich in der Vakuole

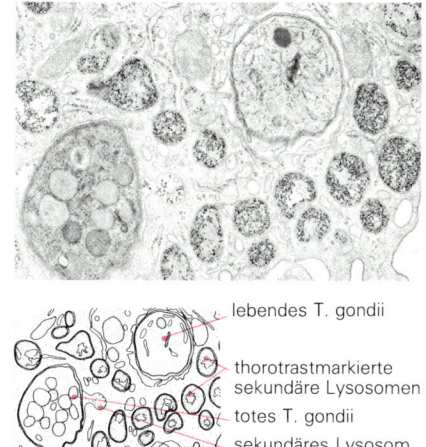

lebendes T. gondii
thorotrastmarkierte sekundäre Lysosomen
totes T. gondii
sekundäres Lysosom

Abb. 17.17 Verschiedene Mechanismen, mit denen sich Protozoen, die sich in Makrophagen vermehren, einer Verdauung durch lysosomale Enzyme entziehen können.
Toxoplasma gondii. Durch Hemmung der Fusion zwischen sekundären Lysosomen und der phagosomalen Vakuole, in der sich die Parasiten aufhalten, kommt kein Kontakt zwischen lebenden Parasiten und den lysosomalen Enzymen zustande. Tote – oder mit Antikörpern umhüllte – Parasiten verlieren die Fähigkeit, die Fusion zu blockieren und werden verdaut.
Trypanosoma cruzi. Die Überlebensfä-higkeit dieser Parasiten hängt von ihrem Entwicklungsstadium ab; Trypomastigoten können aktiv die Vakuole verlassen und teilen sich im Zytoplasma, während Epimastigoten diese Fähigkeit nicht besitzen und deshalb verdaut werden. Nach Aktivierung von Makrophagen vermindert sich die Anzahl der Parasiten im Zytoplasma.
Leishmania spp. Diese Parasiten vermehren sich in der phagozytären Vakuole und sind resistent gegen Verdauungsenzyme. Sind die Makrophagen durch eine Vorbehandlung mit Lymphokinen bereits aktiviert, werden weniger Parasiten in den Zellen gefunden.

Abb. 17.18 Elektronenmikroskopische Aufnahme eines mit T. gondii infizierten Makrophagen. Nach der Infektion wurden die Makrophagen mit Thorotrast behandelt, um damit die Elektronendichte des Inhalts der sekundären Lysosomen zu erhöhen. Die lebenden Parasiten verhindern eine Verschmelzung des sekundären Lysosoms mit dem Phagosom. Der tote Parasit liegt in einer thorotrasthaltigen Vakuole, die gerade mit einem Lysosom fusioniert, das seinen Inhalt in die Vakuole entleert. 14 000 ×. Mit freundlicher Genehmigung von Prof. T. C. Jones.

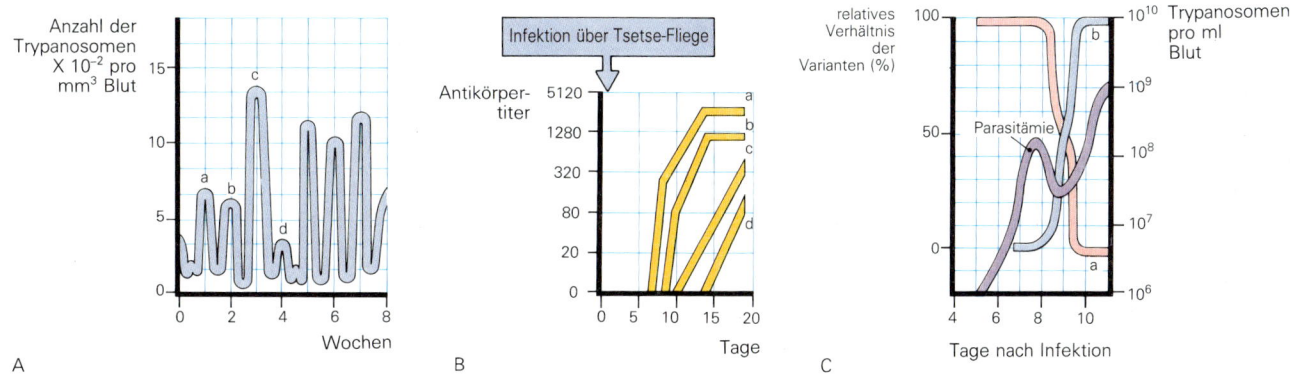

A

Anzahl der Trypanosomen X 10⁻² pro mm³ Blut

B

Infektion über Tsetse-Fliege

Antikörper-titer

Wochen
Tage

C

relatives Verhältnis der Varianten (%)

Parasitämie

Trypanosomen pro ml Blut

Tage nach Infektion

Abb. 17.19 Antigene Variation bei afrikanischen Trypanosomen. Eine Trypanosomeninfektion kann schon durch einen einzigen Parasiten verursacht werden und verläuft über mehrere Monate in wiederkehrenden parasitämischen Wellen. Abb. A zeigt den Verlauf der Parasitämie bei einem Patienten mit Schlafkrankheit. Jede der Wellen ist durch eine immunologisch unterschiedliche Population des Parasiten verursacht (a, b, c, d); Antikörper gegen die vorausgegangene Variante üben keinen Schutz aus. Die Varianten treten bei verschiedenen Wirten oft in derselben Reihenfolge auf. Bei immungeschwächten Tieren (bei denen ein Teil der Immunreaktion unterdrückt wurde) wird keine Variation beobachtet. Abb. B zeigt das zeitliche Auftreten von Antikörpern gegen vier Varianten bei einem Kaninchen, das von einer Tsetse-Fliege mit Trypanosoma brucei infiziert wurde. Kurz nach Auftreten der Variante erscheinen die entsprechenden Antikörper und erreichen bald ein Plateau. Unter dem Druck der Antikörper bildet der Parasit eine neue Variante. Abb. C zeigt die Kinetik einer Variante (a) von T. brucei, mit der eine Ratte infiziert wurde. Sobald sich die neue Variante (b) durchsetzt, folgt eine neue Parasitämie.

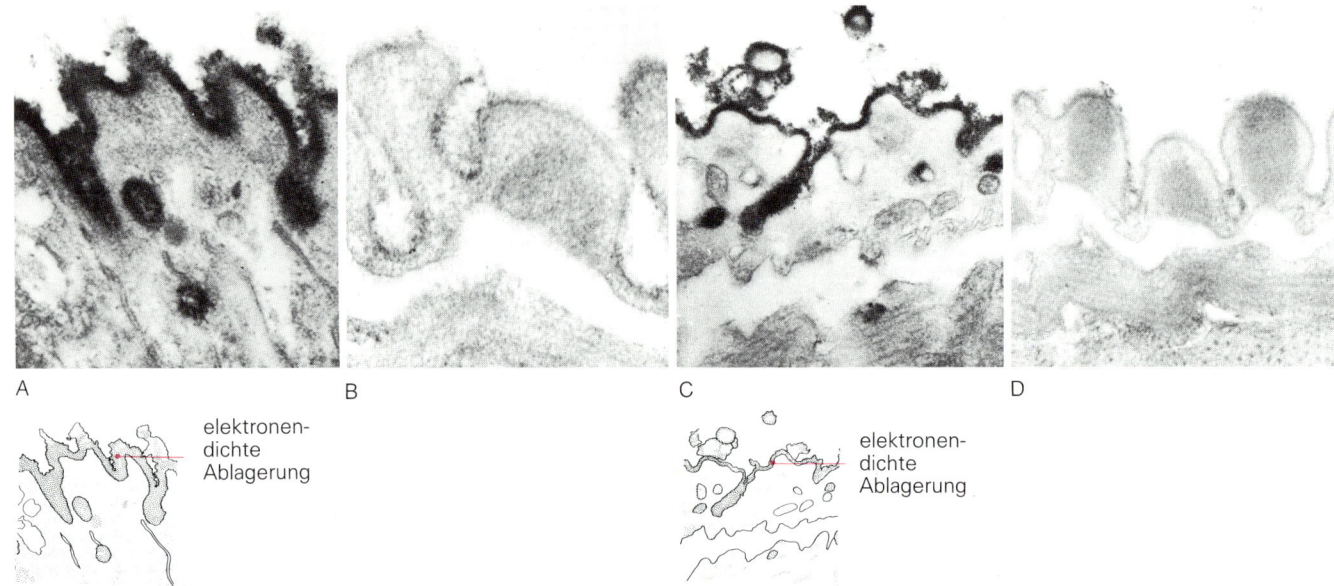

A   B   C   D

elektronen-
dichte
Ablagerung

elektronen-
dichte
Ablagerung

Abb. 17.20 Maskierung mit Antigenen des Wirtes bei Schistosomen. Die elektronenmikroskopischen Aufnahmen zeigen die Oberflächen von Schistosomen, die mit meerrettichperoxidasemarkierten Antikörpern gegen schistosomale Antigene oder gegen Mäuseerythrozyten inkubiert worden sind. Jedes Antigen erscheint als elektronendichte Ablagerung von markierten Antikörpern. 3 Stunden alte Schistosomen binden spezifische Antikörper in vitro (A); dies ist jedoch nicht in vivo der Fall (B), wenn die Parasiten vier Tage in einer Maus als Wirt verbracht haben. Antikörper gegen Mausantigene binden an den 4 Tage alten Parasiten im Lungenstadium (C), aber nicht mehr an das Larvenstadium (D). Demnach exprimieren die älteren Würmer die speziesspezifischen Antigene ihres Wirtes und keine wurmeigenen Antigene. Würmer im Lungenstadium sind in vitro immun gegen den Angriff von Komplement und antikörpervermittelten Effektoren. Würmer, die von einer Spezies auf eine andere übertragen worden sind, sterben innerhalb von 24 Stunden. Sie können in vitro durch spezifische Antikörper nur dann angegriffen werden, wenn sie keine protektiven Antigene ihres Wirtes angelagert haben; Antikörper gegen Erythrozyten des Wirtes zerstören die Oberfläche des Wurmes. Mit freundlicher Genehmigung von Dr. D. McLaren.

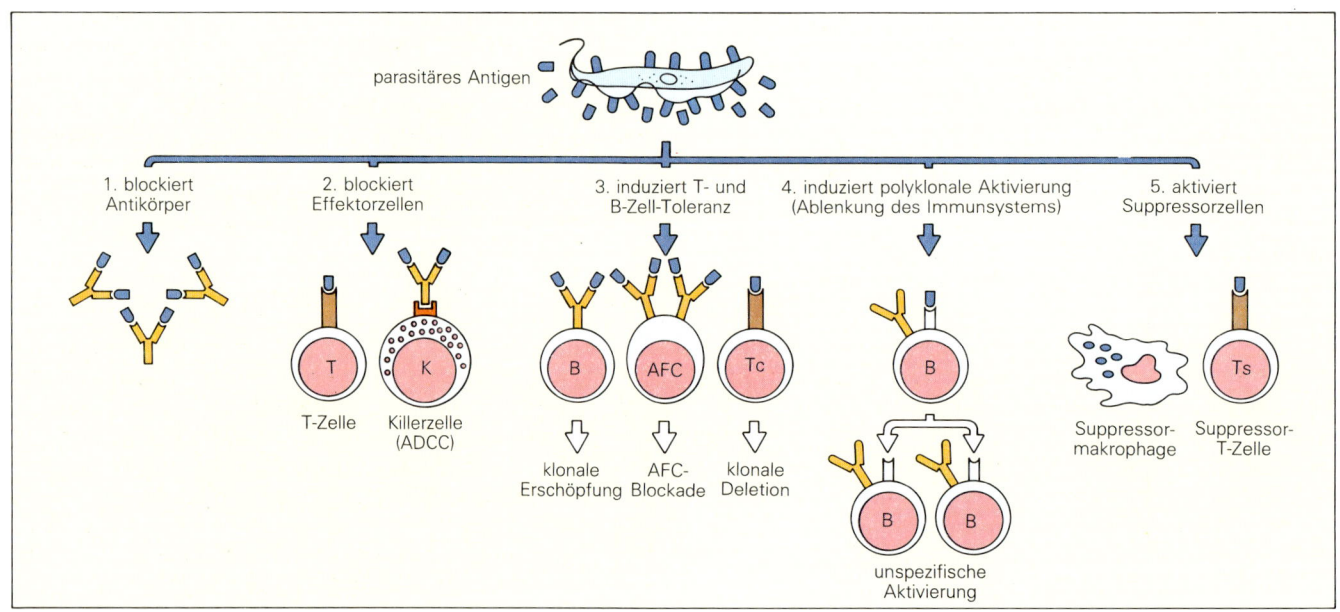

Abb. 17.21 Beeinflussung der Immunantwort durch parasitäre Antigene. Eine Interferenz durch Antigene findet statt:
1. indem Antikörper gebunden und dadurch vom Parasiten abgelenkt werden;
2. durch Blockade von Effektorzellen; dies geschieht entweder direkt oder über die Bildung von Komplexen mit Antikörpern. Zirkulierende Komplexe können beispielsweise die Wirkung von zytotoxischen Zellen gegen S.mansoni hemmen;
3. durch Induktion einer T- oder B-Zell-Toleranz, vermutlich über eine Blockade von antikörperbildenden Zellen (AFC), oder über die Ausschaltung von reifen antigenspezifischen Lymphozyten (z. B. durch klonale Erschöpfung);
4. durch polyklonale Aktivierung. Viele parasitäre Produkte wirken auf B-Lymphozyten als Mitogene (ähnlich wie bakterielle Lipopolysaccharide), und wahrscheinlich ist die hohe Konzentration von unspezifischem IgM (und IgG) bei parasitären Infektionen Folge einer solchen polyklonalen Stimulation. Dauert diese zu lange an, kommt es wahrscheinlich zu einer Beeinträchtigung der B-Zell-Funktion, zu einer fortschreitenden Verringerung der antigenreaktiven B-Lymphozyten, und damit zu einer Immunsuppression;
5. durch Aktivierung von Suppressorzellen: diese können den T-Zellen, den Makrophagen oder beiden Zelltypen angehören.

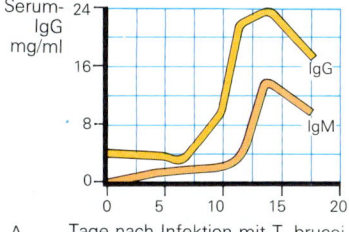
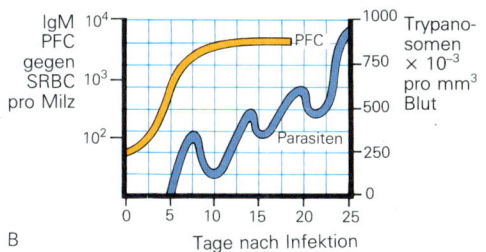
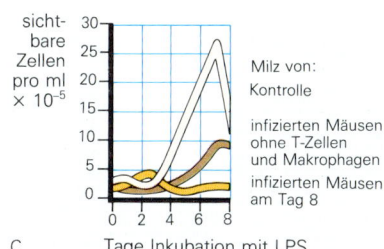

Abb. 17.22 Polyklonale Aktivierung durch afrikanische Trypanosomen. Abb. A zeigt die steigenden Konzentrationen von Serumimmunglobulinen in T.-brucei-infizierten Mäusen. Es handelt sich um eine polyklonale Stimulation und nicht nur um spezifische Antikörper. Abb. B zeigt den Anstieg von Hämolyseplaques durch IgM-sezernierende Zellen gegen Schaferythrozyten (SRBC); während einer Infektion vermehren sich diese plaquebildenden Zellen spontan, d. h. ohne Injektion von SRBC. Im Verlauf der Parasitämie steigen diese Zellen auf das 20- bis 30fache des Normalwertes. Ähnlich steigt auch die Anzahl der sezernierten Antikörper gegen andere Antigene, z. B. gegen Pferde- und Eselerythrozyten, Hühnergammaglobulin, und TNP-Hapten. Die lösliche Fraktion eines Parasitenextraktes zeigt eine mitogene Aktivität, die durch Makrophagen verstärkt wird. Trypanosomen – und andere Parasiten – unterstützen die Proliferation von B-Lymphozyten, was letztlich zu einer Verarmung an antigenreaktiven B-Zellen führen kann. In Abb. C sind die Milzlymphozyten, die nach 8 Tagen von infizierten Mäusen gewonnen wurden, nicht in der Lage, nach Stimulation mit Lipopolysacchariden in vitro zu proliferieren. Werden T-Zellen und Makrophagen kurz nach der Infektion aus der Milz entfernt, wird die Immunantwort teilweise wiederhergestellt; geschieht dies zu einem späteren Zeitpunkt, können sich die B-Zellen nicht mehr erholen. Kurz nach der Infektion geerntete Makrophagen unterdrücken die Reaktivität normaler Milzzellen auf LPS. Somit ist die klonale Erschöpfung von B-Lymphozyten, die durch direkten Parasitenkontakt zur Proliferation stimuliert worden sind, teilweise auf die Einwirkung von suppressiven Makrophagen und T-Zellen zurückzuführen.

3. Unterdrückung der Immunantwort des Wirtes: Parasiten können lymphatisches Gewebe oder Zellen direkt schädigen. So setzen z. B. neugeborene Larven von T. spiralis einen löslichen lymphozytotoxischen Faktor frei, während Schistosomen vom IgG ein Peptid abspalten können, das viele zelluläre Immunreaktionen inhibiert. Lösliche parasitäre Antigene treten manchmal in enormen Mengen auf und können die Immunantwort des Wirtes beeinträchtigen (Abb. 17.**21** und 17.**22**). Die unspezifische Immunsuppression ist ein typisches Merkmal von parasitären Infektionen und betrifft sowohl die antikörper- als auch die zellvermittelte Antwort (Abb. 17.**23**). Auch eine spezifische Suppression kann vorkommen, wie das Beispiel der Leishmaniose zeigt (Abb. 17.**24**). In diesem Fall ist die Suppression der T-Zell-Reaktivität besonders schwerwiegend, weil eine Abwehrreaktion gegen diese Infektion auf die zellvermittelte Immunität angewiesen ist. Im Experiment konnten sich Mäuse von der Infektion erholen, nachdem ihre Suppressorzellen entfernt worden waren. Trotzdem kann eine Immunsuppression sowohl für den Parasiten als auch für den Wirt von Vorteil sein, wie man bei der Schistosomiasis sieht. Bei dieser Infektion werden viele Immunreaktionen unterdrückt: Die Aktivität der T-Helferzellen ist supprimiert, was sich in der verminderten Antikörperantwort auf Schaferythrozyten oder auf Tetanustoxoid ausdrückt; ferner ist die spezifische verzögerte Überempfindlichkeitsreaktion unterdrückt, was im Pfotentest nach Belastung mit löslichen Wurmeierantigen gemessen werden kann. Auch die Lymphozytenproliferation nach Stimulation mit Mitogenen wie Phythämagglutinin oder Concanavalin A ist erniedrigt. Durch einen vom Wurm freigesetzten Faktor wird die Lymphozytenproliferation direkt gehemmt, außerdem treten vermehrt Suppressor-T-Zellen und suppressive Makrophagen auf. Durch Schistosomeneier hervorgerufene Lebergranulome werden mit der Zeit kleiner, was sich mit einer verringerten lokalen Produktion von Lymphokinen, wie den Migrations-Inhibition-Faktor (MIF) und den Eosinophil-Stimulation-Promoter (ESP), erklären läßt. Diese Immunsuppression ist sowohl für den Wirt als auch für den Parasiten von Vorteil, weil eine zu ausgedehnte Granulombildung die Leber des Wirtes schädigen würde, wogegen eine begrenzte Ansammlung von Makrophagen dem Gewebe einen Schutz gegen die toxischen Ausscheidungen der Eier bietet. Einige der eben besprochenen Escape-Mechanismen sind in Abb. 17.**25** zusammengefaßt.

Immunpathologie parasitärer Infektionen

Abgesehen vom direkt schädigenden Einfluß des Parasiten und seiner Produkte auf das Wirtgewebe, hat oft auch die Immunantwort darauf ihre pathologische Eigendynamik. Es kommt oft zur Bildung von Immunkomplexen, die außer dem bekannten nephrotischen Syndrom (durch Ablagerung solcher Komplexe in der Niere z. B. bei der Malaria quartana) viele andere pathologische Veränderungen hervorrufen können. Z. B. werden gewebeständige Immunglobuline in der Muskulatur von mit Trypanosomen infizierten Mäusen gefunden (Rinder mit dieser Infektion bieten ein recht kümmerliches Erscheinungsbild), ebenso im Chorioidplexus von malariakranken Mäusen. Beim Menschen wird vermutet, daß die zerebrale Form der Malaria eine Immunkomplexerkrankung ist. Es wurden Autoantikörper gegen Erythrozyten, Lymphozyten und DNA gefunden (z. B. bei der Trypanosomiasis und Malaria), die wahrscheinlich durch polyklonale Aktivierung entstanden sind. Antikörper gegen den Parasiten können mit dem Wirtgewebe kreuzreagieren. Z. B. hält man die bei der Chagas-Krankheit vorkommende Kardiomyopathie, die Ösophaguserweiterung und das

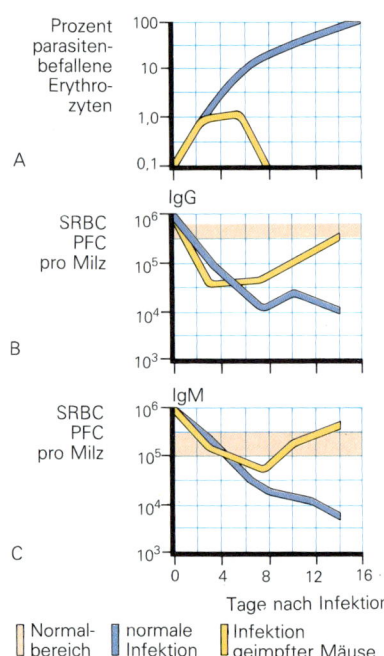

Normalbereich | normale Infektion | Infektion geimpfter Mäuse

Abb. 17.23 Unterdrückung der Bildung von nichtspezifischen Antikörpern bei malariainfizierten Mäusen. In Abb. A ist der Verlauf der Parasitämie bei geimpften und ungeimpften Mäusen dargestellt, die mit einer letalen Variante des Parasiten Plasmodium yoelii infiziert worden sind. Ungeimpfte Mäuse sterben etwa 16 Tage nach der Infektion, geimpfte Tiere überleben und haben nach 8 Tagen alle Parasiten aus dem Blut eliminiert. Der zeitliche Verlauf der Parasitämie korreliert mit der Immunsuppression. In Abb. B und C ist die Anzahl der IgM- und IgG-plaquebildenden Zellen (PFC) pro Milz wiedergegeben, die fünf Tage nach Injektion von Schaferythrozyten (SRBC) bei zwei Gruppen von Mäusen ermittelt worden ist. Die Anzahl der antikörperbildenden Zellen nimmt im Verlauf der Infektion ab und kehrt bei den geimpften Mäusen nach überstandener Infektion auf den Ausgangswert zurück. Die Unterdrückung der PFC (und damit der Antikörper) scheint das Vorhandensein von Parasiten anzuzeigen. Der Mechanismus hierfür ist nicht bekannt.

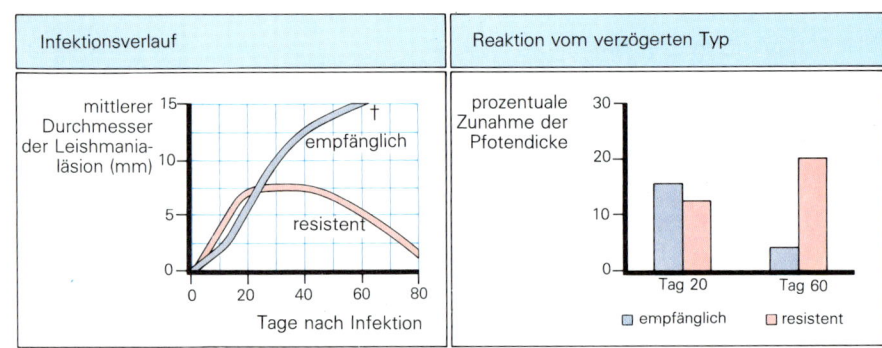

Abb. 17.24 Unterdrückung der spezifischen verzögerten Überempfindlichkeitsreaktion bei leishmaniainfizierten Mäusen. Der Verlauf einer Infektion mit L. tropica (objektiviert durch die Größe der Läsion an der Infektionsstelle) bei einem empfänglichen Mäusestamm wird mit der Infektion bei einem resistenten Stamm verglichen. Mäuse vom empfänglichen Stamm sterben etwa 70 Tage nach der Infektion. Die verzögerte Überempfindlichkeit gegen spezifisches Antigen (das in die Pfote injiziert wurde) ist durch die prozentuale Zunahme der Pfotendicke dargestellt. Während der Erholungsphase verstärkt sich die Reaktion bei den resistenten Tieren, während sie bei den empfänglichen Mäusen signifikant vermindert ist. Diese Verminderung ist antigenspezifisch und wird von Suppressor-T-Zellen vermittelt, die nur die verzögerte Überempfindlichkeitsreaktion, nicht aber die Antikörperbildung hemmen. Das Überstehen dieser Infektion ist eine Leistung der zellvermittelten Immunität.

Parasit	Vorkommen	Effektor	Schutzmechanismen des Parasiten
afrikanische Trypanosomen	Blutbahn	Antikörper + Komplement	antigene Variation
Plasmodium spp	Blut (Erythrozyten)	Antikörper	intrazellulärer Befall, antigene Variation
Toxoplasma gondii	Makrophagen	lysosomale Enzyme und Sauerstoffmetaboliten	verhindert die Fusion von Lysosomen
Trypanosoma cruzi	Makrophagen	lysosomale Enzyme und Sauerstoffmetaboliten	Flucht in das Zytoplasma
Leishmania	Makrophagen	Sauerstoffmetaboliten	verhindert die Verdauung (Mechanismus unbekannt)
Trichinella spiralis	Darm, Blut, Muskelzysten	Eosinophile etc. + ?	Zystenbildung
Schistosoma mansoni	Darm, Blut, Lunge, Pfortader	Eosinophile etc. + Antikörper + Komplement	übernimmt körpereigene Antigene des Wirtes, Blockierung durch lösliche Antigene und Immunkomplexe

Abb. 17.25 Beispiele für Mechanismen, mit denen Parasiten die Abwehr des Wirtes unterlaufen.

Megakolon für autoimmune Schädigungen der Nervenganglien durch Antikörper oder zytotoxische T-Zellen, die mit P. cruzi kreuzreagieren. Die Splenomegalie und Hepatomegalie bei der Malaria, die Schlafkrankheit und die viszerale Leishmaniose gehen alle mit einer Zunahme der Anzahl und der Aktivität von Makrophagen und Lymphozyten in der Leber und Milz einher. Die Vergrößerung und die Fibrose der Leber bei der Schistosomiasis sind eine Folge der Granulombildung um die Wurmeier herum, ähnlich wie es bei der verzögerten Überempfindlichkeitsreaktion der Fall ist (Abb. 17.7). Da die unspezifische Immunsuppression so umfassend ist, könnte man damit letztlich die Tatsache erklären, daß Patienten mit parasitären Infektionen besonders anfällig für bakterielle und virale Infektionen sind (z. B. Masern), und es wäre auch eine Erklärung für den Zusammenhang des Burkitt-Lymphoms mit der Malaria.

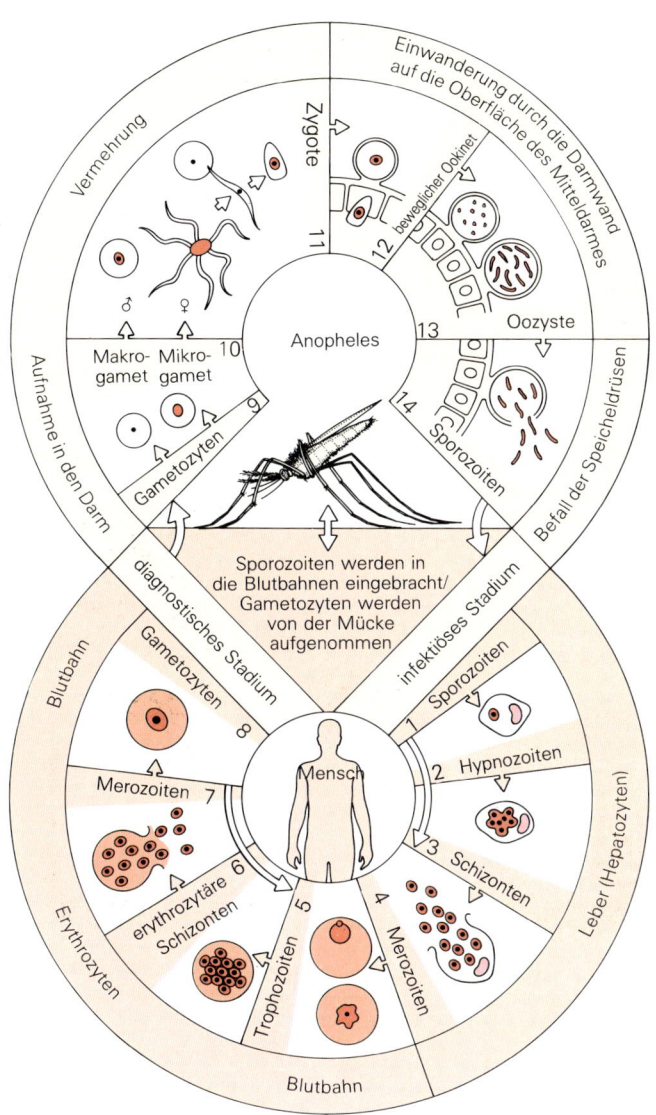

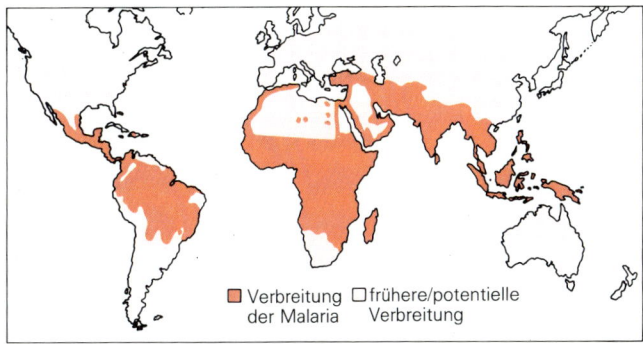

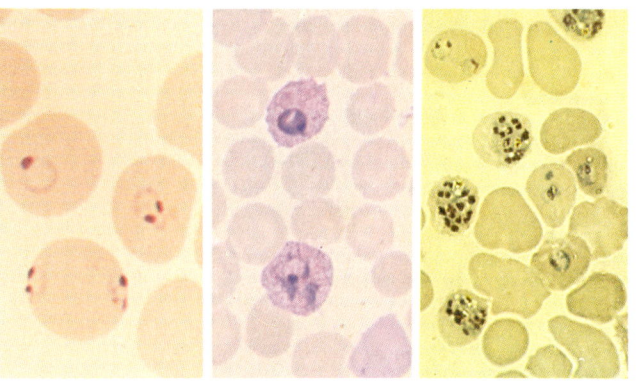

Abb. 17.26 Entwicklungszyklus von Plasmodium vivax und die geographische Verbreitung der Malaria. Die Karte zeigt die Verbreitung der Malaria im Jahr 1981. Aus dem Entwicklungszyklus von Plasmodium vivax erklärt sich eine Verlaufsform („Rückfallfieber") der menschlichen Malaria. Die Infektion beginnt mit der Inokulation von Sporozoiten durch eine Mücke der Gattung Anopheles (1) (Infektionsstadium). Die Sporozoiten wandern in die Hepatozyten (2) der Leber und entwickeln sich zu Schizonten (3), aus denen sich die invasiven Formen, die Merozoiten (4), entwickeln, von denen einige in Erythrozyten eindringen. Einige Sporozoiten können als Ruheformen (Hypnozoiten) in der Leber verbleiben. Diese können sich später – nach mehreren Monaten – zu Schizonten und Merozoiten weiterentwickeln und in das Blut übertreten. In den Erythrozyten entwickeln sich die Parasiten zu Trophozoiten (5), dann zu erythrozytären Schizonten (6), von denen jeder 12–24 Merozoiten freisetzen kann, die weitere Zellen (7) befallen. Aus einigen Merozoiten werden Gametozyten (8), die nach Aufnahme durch eine Mücke eine Weiterentwicklung zu Mikrogameten und Makrogameten (9, 10) durchmachen, welche sich zu Zygoten (11) vereinigen. Aus einer Zygote wird ein beweglicher Ookinet (12), der sich durch die Darmwand der Mücke bohrt und eine Oozyste (13) bildet, die zahlreiche Sporozoiten (14) freisetzt. Diese befallen die Speicheldrüsen, von wo aus sie während einer Blutmahlzeit der Mücke wieder in den Menschen gelangen können (1).

Mit dem Platzen der Schizonten (diagnostisches Stadium) gehen Fieberschübe einher, die alle 48 Stunden (bei P. falciparum, P. vivax und P. ovale: Malaria tertiana) bzw. alle 72 Stunden (bei P. malariae: Malaria quartana) wiederkehren. Leber und Milz sind stark vergrößert, und die hämolytische Anämie kann ein bedrohliches Ausmaß erreichen. Die Aufnahmen zeigen drei Blutausstriche mit Ringformen von P. falciparum (links), Throphozoiten von P. vivax in menschlichen Erythrozyten (Mitte) (beide Aufnahmen stammen aus dem Dept. of Protozoology, London School of Hygiene and Tropical Medicine) sowie Plazentarblut mit Schizonten von P. falciparum in den Erythrozyten (rechts). Mit freundlicher Genehmigung von Prof. G. A. T. Targett.

Einige wichtige Parasiten des Menschen

Es wurden bisher bereits einige Parasiten des Menschen besprochen. Die Abb. 17.26 bis 17.31 zeigen ihre Lebenszyklen, die geographische Verteilung und einige ihrer klinischen und pathologischen Merkmale.

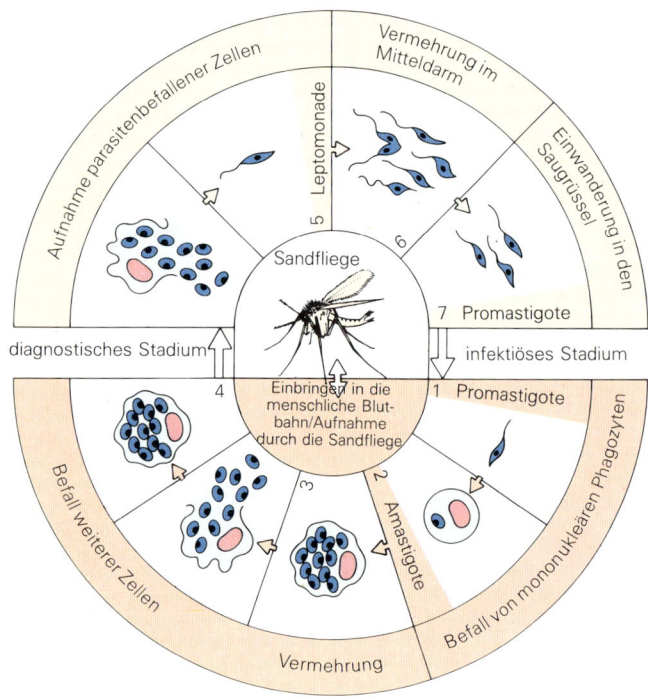

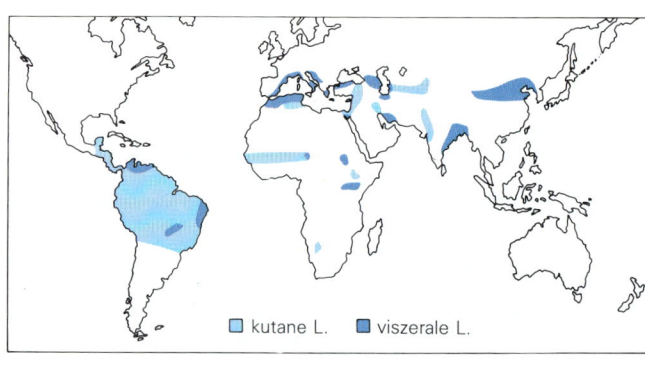

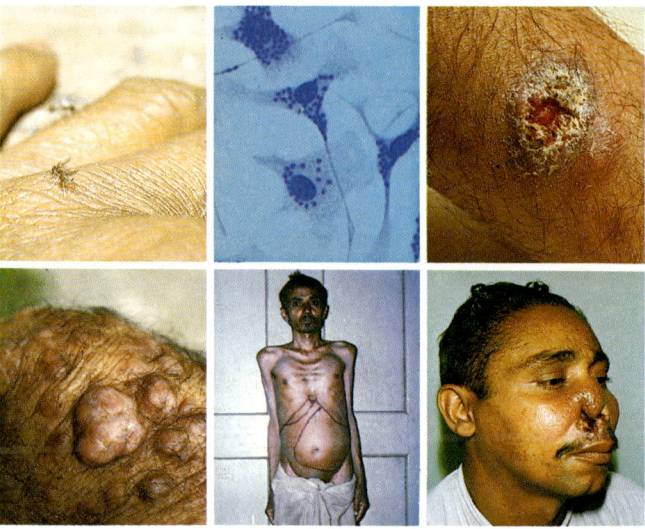

Abb. 17.27 Entwicklungszyklus von Leishmania und die geographische Verbreitung der Leishmaniose. Die Karte zeigt die Verbreitung von Leishmania tropica, dem Erreger der kutanen Leishmaniose, und L. donovani, dem Erreger der viszeralen Leishmaniose (Kala-Azar) im Jahre 1981. Beide Formen werden über bestimmte Phlebotoma-Arten (Sandfliegen) auf den Menschen übertragen. In Indien und einigen Teilen Ostafrikas ist eine Übertragung von Mensch zu Mensch möglich; in anderen Gegenden bilden Hunde, Nagetiere und einige kleine Säuger das Infektionsreservoir.

Die Abbildung zeigt den gesamten Entwicklungszyklus. Beim Menschen beginnt die Infektion mit der Injektion der Promastigoten in die Haut (1). Diese befallen mononukleäre Phagozyten (2), wo sie zu vermehrungsfähigen Amastigoten werden (3). Die freigesetzten Amastigoten befallen weitere Zellen (4). Die infizierten Zellen können während des Saugaktes wieder in den Vektor gelangen. Dort entwickeln sich die Parasiten zur Leptomonasform (5) und vermehren sich im Mitteldarm des Insekts (6). Von dort aus wandern sie in den Saugrüssel (7), wo sie ihre Entwicklung zu Promastigoten vollenden. L. tropica beschränkt sich auf Hautmakrophagen, während L. donovani Makrophagen der Leber, der Milz und des Knochenmarks befällt. Die ulzerösen Hautveränderungen durch L. tropica („Orientbeule") haben eine gute Selbstheilungstendenz, während L. donovani eine systemische und oft tödlich verlaufende Erkrankung hervorruft. Die Aufnahme Mitte links zeigt eine Phlebotoma-Mücke von der Spezies Lutzomyia longipalpis, die in Lapinha, Brasilien, photographiert wurde. Mit freundlicher Genehmigung von Prof. W. Peters.

Mitte: Peritonealmakrophagen einer CBA/Ca-Maus, die 72 Stunden zuvor mit Amastigoten infiziert worden ist. Mit freundlicher Genehmigung von Dr. J. Blackwell.

Mitte rechts: „Orientbeule" durch Leishmania major auf dem Arm eines Patienten aus Saudi-Arabien. Mit freundlicher Genehmigung von Prof. W. Peters.

Unten links: Diffuse kutane Leishmaniose durch L. mexicana amanozoniensis auf der Kniehaut eines Patienten aus Belem (Amazonasgebiet in Brasilien). Die knötchenförmige Ausbreitung deutet auf einen Defekt der zellvermittelten Immunität hin. Mit freundlicher Genehmigung von Prof. W. Peters.

Unten Mitte: durch L. donovani hervorgerufene viszerale Leishmaniose (Kala-Azar) bei einem Patienten aus Bilhar, Indien. Mit freundlicher Genehmigung von Prof. W. Peters.

Unten rechts: Mukokutane Leishmaniose (Espundia) durch L. brasiliensis brasiliensis mit Zerstörung des nasopharyngealen Gewebes bei einem Patienten aus Belo Horizonte, Brasilien. Mit freundlicher Genehmigung von Prof. W. Peters.

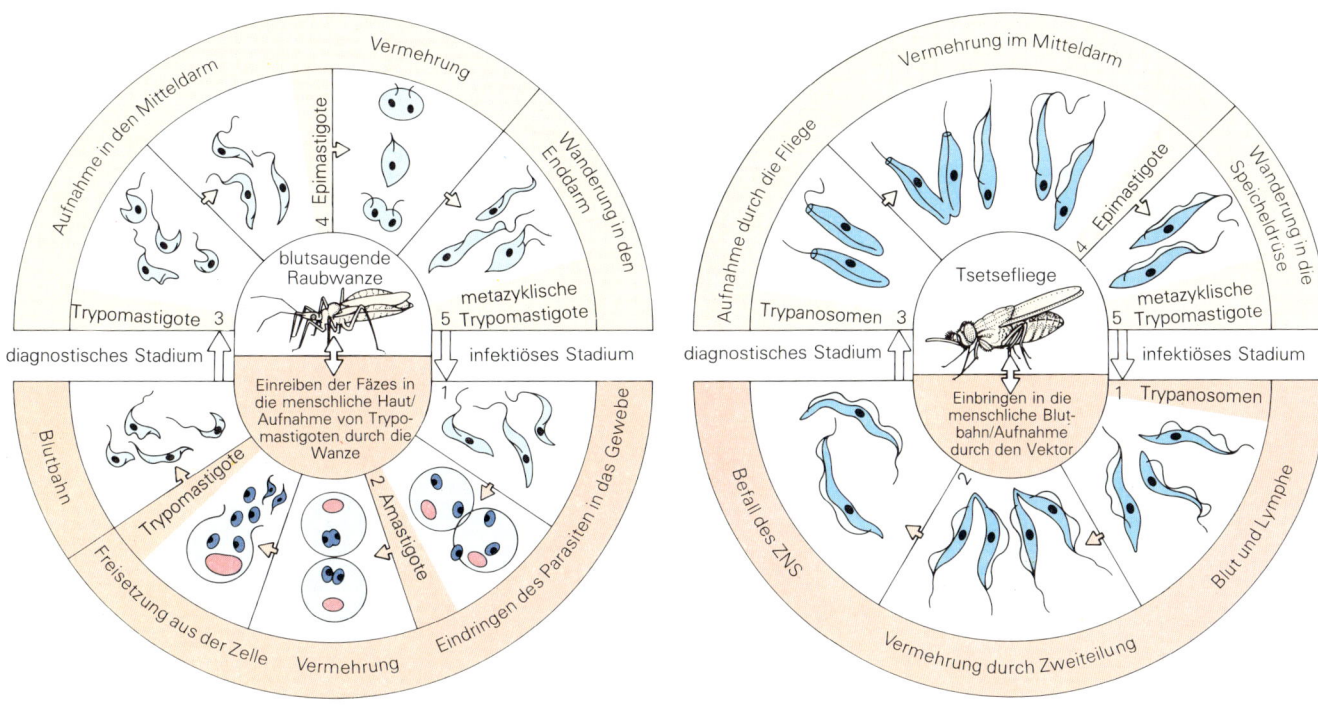

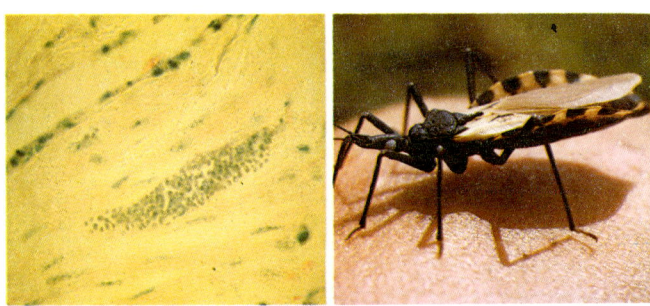

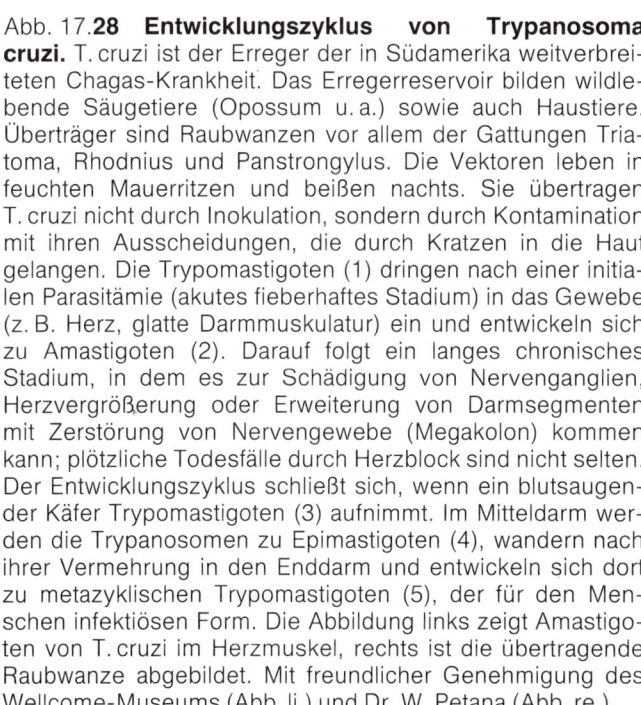

Abb. 17.28 Entwicklungszyklus von Trypanosoma cruzi. T. cruzi ist der Erreger der in Südamerika weitverbreiteten Chagas-Krankheit. Das Erregerreservoir bilden wildlebende Säugetiere (Opossum u. a.) sowie auch Haustiere. Überträger sind Raubwanzen vor allem der Gattungen Triatoma, Rhodnius und Panstrongylus. Die Vektoren leben in feuchten Mauerritzen und beißen nachts. Sie übertragen T. cruzi nicht durch Inokulation, sondern durch Kontamination mit ihren Ausscheidungen, die durch Kratzen in die Haut gelangen. Die Trypomastigoten (1) dringen nach einer initialen Parasitämie (akutes fieberhaftes Stadium) in das Gewebe (z. B. Herz, glatte Darmmuskulatur) ein und entwickeln sich zu Amastigoten (2). Darauf folgt ein langes chronisches Stadium, in dem es zur Schädigung von Nervenganglien, Herzvergrößerung oder Erweiterung von Darmsegmenten mit Zerstörung von Nervengewebe (Megakolon) kommen kann; plötzliche Todesfälle durch Herzblock sind nicht selten. Der Entwicklungszyklus schließt sich, wenn ein blutsaugender Käfer Trypomastigoten (3) aufnimmt. Im Mitteldarm werden die Trypanosomen zu Epimastigoten (4), wandern nach ihrer Vermehrung in den Enddarm und entwickeln sich dort zu metazyklischen Trypomastigoten (5), der für den Menschen infektiösen Form. Die Abbildung links zeigt Amastigoten von T. cruzi im Herzmuskel, rechts ist die übertragende Raubwanze abgebildet. Mit freundlicher Genehmigung des Wellcome-Museums (Abb. li.) und Dr. W. Petana (Abb. re.).

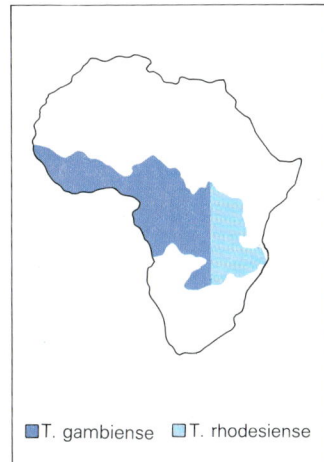
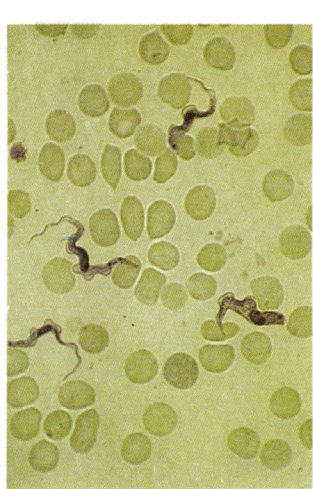

☐ T. gambiense   ☐ T. rhodesiense

Abb. 17.29 Entwicklungszyklus und geographische Verbreitung der afrikanischen Trypanosomen. Die Verbreitung der afrikanischen Trypanosomiasis beschränkt sich auf Äquatorialafrika. Die Schlafkrankheit des Menschen wird durch zwei Trypanosomenspezies hervorgerufen: T. gambiense (weit verbreitet in West- und Zentralafrika) und T. rhodesiense (Zentral- und Ostafrika). Trypanosomen kommen bei Wild- und Haustieren vor und werden durch die Tsetsefliege Glossina übertragen. Als schwere und chronische Rinderkrankheit verursacht die Trypanosomiasis große landwirtschaftliche Schäden. Durch den Stich der Tsetsefliege kommt das metazyklische Stadium des Erregers aus der Speicheldrüse der Mücke in die Blutbahn des Wirtes (1). Im Menschen findet der gesamte Entwicklungszyklus im Blut und in der Lymphe statt. Die Parasiten leben und vermehren sich extrazellulär (2). Die Vermehrung erfolgt durch Zweiteilung. Mit Befall des ZNS wird der Patient zunehmend hinfällig und schließlich komatös. Bei der Blutmahlzeit der Fliege gelangen die Parasiten wieder in den Vektor (3); Teilung und Reifung finden im Mitteldarm (Epimastigotenstadium: 4) statt, dann kehrt der Parasit als metazyklischer Trypanosome in die Speicheldrüse der Fliege zurück (5). Die Aufnahme zeigt die Morphologie des Parasiten im Blutausstrich; er liegt extrazellulär und kann sich durch eine freie Geißel fortbewegen. Mit freundlicher Genehmigung von Prof. W. Peters.

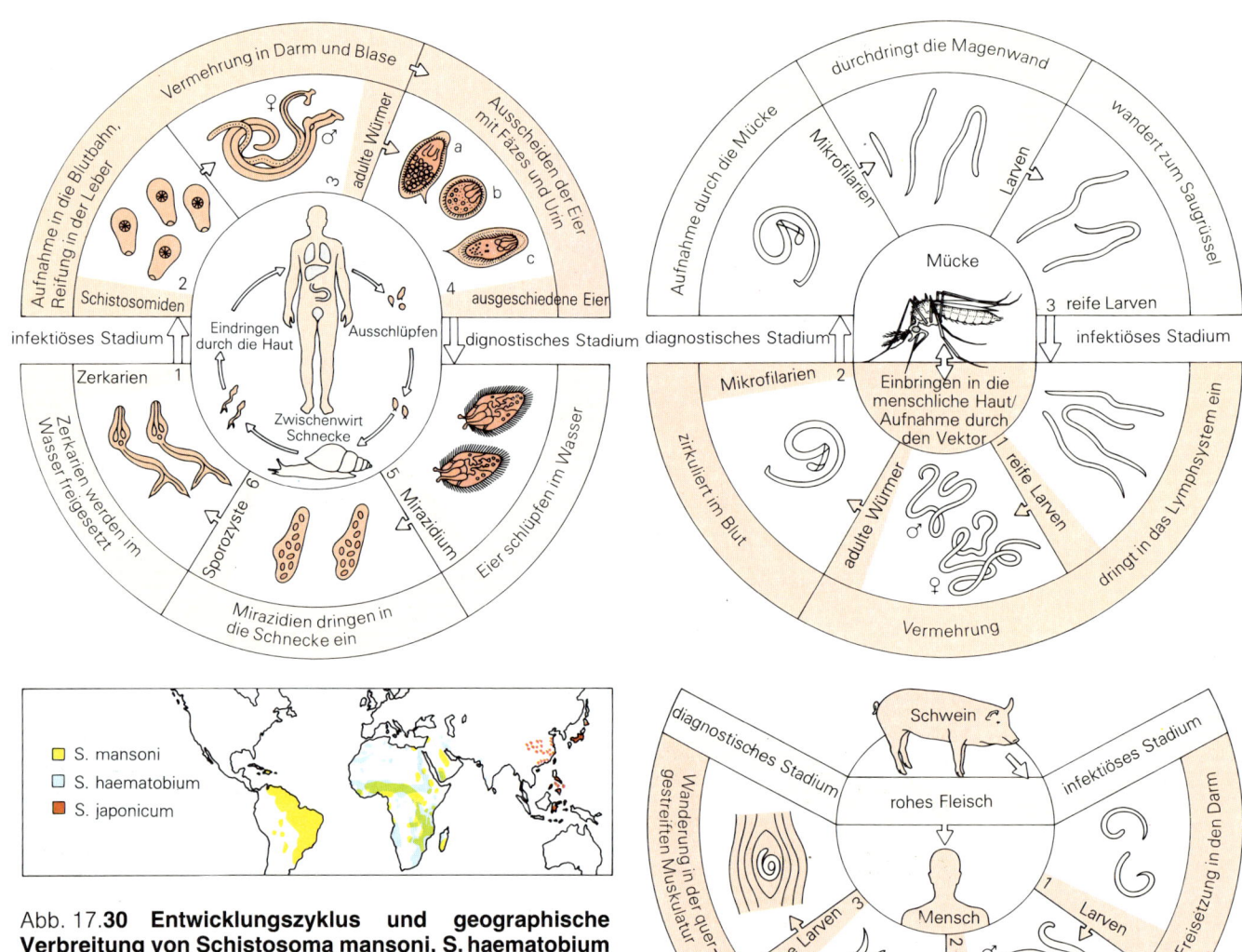

Abb. 17.**30 Entwicklungszyklus und geographische Verbreitung von Schistosoma mansoni, S. haematobium und S. japonicum.** Der Mensch infiziert sich durch Wasser, in dem sich frei schwimmende Zerkarien (Larvenform) befinden, die die Haut durchbohren (1). Der Schwanz wird abgeworfen, und die Würmer (Schistosomulumstadium) gelangen auf dem Blutweg zur Lunge und dann zur Leber, wo sie heranwachsen (2). Dann wandern sie in die Blutgefäße des Darmes, bei S. haematobium in die der Blase. Die adulten Würmer bleiben eng umschlungen im Pfortadersystem (oder in den Blutgefäßen der Blase); die ausgeschiedenen Eier suchen ihren Weg aus den Blutgefäßen in die Darm- oder Blasenwandung (3) und gelangen von dort in die Fäzes oder den Urin (4). Die drei häufigsten Schistosomenarten, die Menschen infizieren, können aufgrund ihrer Eier unterschieden werden. Einige Eier gelangen in die Lungen oder in die Leber, wo sich um sie granulomatöses Gewebe entwickelt. Im Wasser schlüpfen aus den Eiern bewimperte Mirazidien (5), die innerhalb von 24 Stunden in eine Schnecke einer geeigneten Spezies eindringen müssen oder absterben (6).

Abb. 17.**31 Der Entwicklungszyklus zweier typischer Nematoden (Rundwürmer).** Wuchereria bancrofti (oben rechts) wird über Insekten, Trichinella spiralis (unten rechts) direkt übertragen.
Die Entwicklung von Trichinella spiralis vom Larvenstadium zum adulten Wurm verläuft in ein und demselben Wirt (Säugetier), der ein Pflanzenfresser oder Omnivore sein kann. Der Mensch infiziert sich über den Verzehr von Fleisch (meist zu wenig gegartes Schweinefleisch) mit larvenhaltigen Zysten. Die Larven werden im Darm frei (1), reifen schnell heran (2), und die befruchteten Weibchen produzieren weitere Larven (3), die über Lymph- und Blutgefäße in das Gewebe einwandern (4). Normalerweise entwickeln sie sich nur in quergestreiftem Muskelgewebe, wo sie sich in einer Zyste verkapseln.
W. bancrofti, eine typische Filarie, lebt in menschlichen Lymphgefäßen (adultes Stadium: 1) und produziert einen Larvenvorläufer, die Mikrofilarie, die in den Blutkreislauf eintritt (2). Der Parasit wird durch Mücken übertragen, in denen drei Entwicklungsstufen bis zum infektiösen Stadium (3) durchgemacht werden. Arthropoden sind obligate Zwischenwirte, da über Bluttransfusionen übertragene Mikrofilarien keine Infektion verursachen. Die Muskelbiopsie von einem Kind aus Kenia zeigt Larvenzysten von T. spiralis. Mit freundlicher Genehmigung von Prof. G. Nelson.

18 Tumorimmunität

Die Rolle des Immunsystems

Operativ entfernte Tumoren weisen manchmal ein mononukleäres Zellinfiltrat auf, welches nicht zum Ausmaß der Gewebsnekrose paßt; diese Tatsache deutet auf ein immunologisches Geschehen hin (Abb. 18.1). Mit modernen enzymatischen immunhistochemischen Techniken kann man in diesen Infiltraten mononukleäre Phagozyten, Lymphozyten verschiedener Subtypen und auch andere Populationen verschiedener Zellen (wie etwa Plasmazellen und Mastzellen) unterscheiden. Beim Menschen hat man meist nur einmal die Gelegenheit, die Immunantwort *in situ* zu sehen, nämlich während der Operation bei der Entfernung des primären Tumors; dabei trifft man aber nur ein einziges – meist spätes – Stadium in der Pathogenese des Tumors an. Die Infiltration mit mononukleären Zellen kann bei einigen seltenen Neubildungen ein gutes prognostisches Zeichen sein (z. B. bei medullären Brustkarzinomen), und sogar auch eine Indikation für eine konservative Therapie (z. B. beim Seminom des Hodens); es gibt aber keine einfache Relation zwischen dem Ausmaß einer solchen Infiltration und der Prognose bzw. Überlebenszeit. Die Schutzwirkung einer Infiltration mit mononukleären Zellen ist also nicht mehr als eine Annahme. Die Infiltration kann so eindrucksvoll sein, wie in Abb. 18.1, oder überhaupt fehlen, und mit Ausnahme der oben erwähnten spezifischen Neoplasmen ist sie ziemlich unberechenbar. Obwohl man nicht genau weiß, welche Funktionen diese Zellen *in situ* ausüben, zeigt ihre Anwesenheit doch, daß bei Krebserkrankungen Zellen des Immunsystems beteiligt sind, was für den befallenen Organismus in einem frühen Stadium der Erkrankung von Bedeutung sein kann.

Mononukleäre Zellinfiltrate treten bei vielen experimentell induzierten Neoplasmen auf. In einigen Fällen, z. B. bei den virusinduzierten Moloney-Sarkomen, geht die Remission des Tumors ganz eindeutig mit einer Infiltration durch Zellen des Wirtes einher. Dieses Neoplasma ist in dieser Hinsicht wahrscheinlich einzigartig und sein biologisches Verhalten läßt sich kaum auf Tumoren des Menschen übertragen. Beim Großteil der Tumoren liegen – klinisch und experimentell – wesentlich kompliziertere Verhältnisse vor.

Tumor und Immunantwort

Eine maligne Transformation geht mit Zellveränderungen, wie dem Verlust von Oberflächenantigenen, Zubildung von Neoantigenen (Antigene, die im entsprechenden normalen Gewebe nicht vorhanden sind) und anderen Membranveränderungen einher, wodurch die Zellinteraktionen des betroffenen Organismus beeinflußt werden. Diese Neoantigene können eine adaptive Immunantwort hervorrufen, ganz gleich, ob es sich um ubiquitäre „public" (d. h. auch auf nichttumorösen Zellen exprimierte) oder „private" (d. h. nur durch den Tumor exprimierte) Antigene handelt (Abb. 18.2).

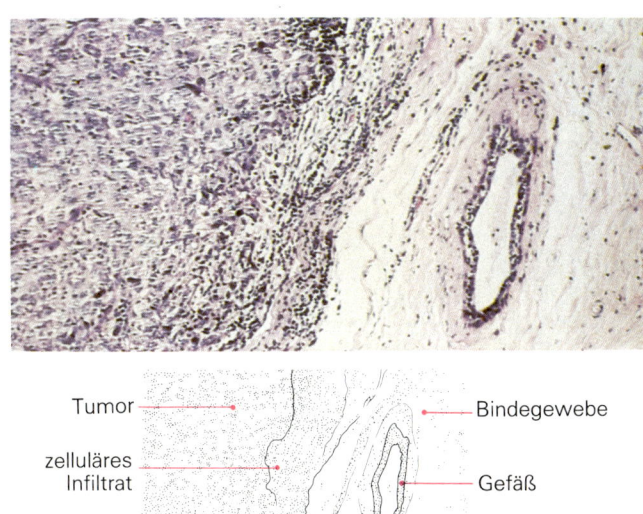

Abb. 18.**1   Immunreaktion auf ein Mammakarzinom.** Das Präparat zeigt ein mit mononukleären Zellen stark infiltriertes Mammakarzinom, was die Vermutung nahelegt, daß Karzinome von Zellen erkannt werden können, die innerhalb des Immunsystems eine potentielle Fähigkeit zur Begrenzung oder Beseitigung von Tumorzellen besitzen. HE-Färbung, 50×.

Tumor — Bindegewebe
zelluläres Infiltrat — Gefäß

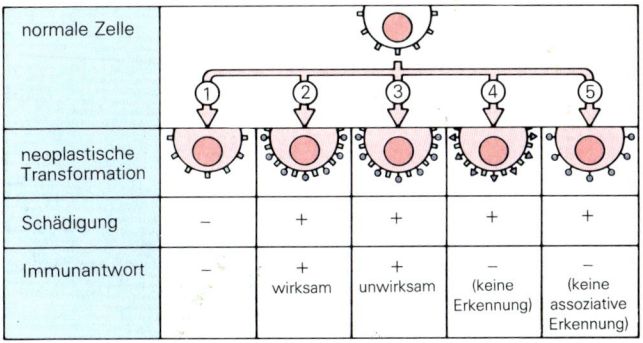

normale Zelle					
neoplastische Transformation	①	②	③	④	⑤
Schädigung	–	+	+	+	+
Immunantwort	–	+ wirksam	+ unwirksam	(keine Erkennung)	– (keine assoziative Erkennung)

Abb. 18.**2 Erkennung von Tumoren und adaptive Immunantwort.** Neoplastisch transformierte Zellen ändern nicht immer ihren Oberflächenphänotyp, was die Voraussetzung für eine adaptive Immunantwort wäre (1). Findet eine Veränderung des Phänotyps statt, kann die daraus resultierende Immunantwort effektiv (2) oder ineffektiv (3) sein; im letzteren Fall spricht man vom sog. „immunologischen Escape-Phänomen". Manche neoplastisch veränderten Zellen induzieren keine Immunreaktion, entweder weil die neuen Antigene nicht erkannt werden (4) oder weil sich gleichzeitig andere Oberflächenantigene (z. B. MHC-Produkte) verändert haben, und deshalb eine assoziative Erkennung der neoplastischen Zelle zusammen mit ihren neuen Antigenen nicht möglich ist.

In einigen Fällen ist die Immunantwort auf diese Antigene genauso stark wie eine allogene Reaktion. Am anderen Ende des Spektrums stehen Tumoren, die nur minimale antigene Veränderungen, und somit nur eine geringe – oder gar keine – adaptive Immunantwort hervorrufen (spontan entstehende Tumoren bei Versuchstieren bilden den Großteil dieser Gruppe). Zwischen diesen beiden Extremen gibt es die theoretischen Möglichkeiten, daß Tumoren Neoantigene exprimieren, welche überhaupt keine Antwort hervorrufen oder aber sich der Antwort entziehen: Dieses Phänomen, genannt „immunologisches Escape", wird später noch genauer besprochen. Während Neoantigene konstante und erbliche Merkmale von einigen ausgewählten experimentellen Tumoren zu sein scheinen, so ist die Mehrheit der Krebsarten als heterogen und genetisch unstabil anzusehen und phänotypischen Veränderungen unterworfen.

Zusätzlich zu den Änderungen des antigenen Phänotypus können Membranen maligner Zellen neue „Strukturen" erwerben, mit denen sie angreifbar für natürliche Effektorzellen werden. Zur Zeit ist noch nicht bekannt, in welcher Beziehung diese Strukturen – die man auf vielen Tumorzellen findet – zu den bekannten Oberflächenantigenen der Zellen stehen.

Zellvermittelte Immunität gegen Tumoren – T-Zell-Antworten

Die adaptive Immunität gegen Tumorantigene unterscheidet sich grundsätzlich nicht von der Antwort auf T-Zell-abhängige Transplantationsantigene und andere

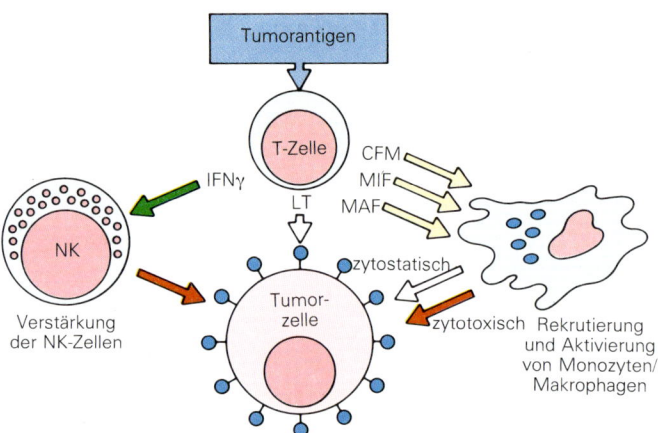

Abb. 18.4 Bedeutung der Lymphokine bei der Tumorabwehr. Durch Tumorantigene aktivierte T-Zellen: (1) setzen Interferon frei (IFN$_\gamma$), das die lytische Aktion der natürlichen Killerzellen (NK) verstärkt, (2) bilden Lymphotoxin (LT), welches eine direkte Wirkung hat, und (3) produzieren chemotaktische Faktoren (CFM), den Migrations-Inhibitions-Faktor (MIF) und den makrophagenaktivierenden Faktor (MAF), wodurch Makrophagen angelockt und aktiviert werden. Makrophagen haben einen zytotoxischen Effekt auf den Tumor und verhindern dessen Wachstum. Andere Lymphokine – wie IL-2 – verstärken die antigenspezifischen Immunreaktionen von B-Zellen und weiteren T-Zellen.

antigenwirksame Glykoproteine auf der Zelloberfläche (Abb. 18.3). Zur T-Zell-Aktivierung gehört die Bildung von Helfer(T$_H$)-, Suppressor(T$_S$)-Untergruppen sowie von zytolytischen T-Lymphozyten (T$_c$). Für diese Art der Antwort ist eine optimale Versorgung mit Interleukinen notwendig. Zytotoxische T-Zellen erkennen Tumorantigene in Verbindung mit MHC-Produkten. Bei Aktivierung nehmen T$_H$-Zellen die Produktion von Lymphokinen auf, die für die Rekrutierung und Aktivierung von Makrophagen und natürlichen Killer(NK)-Zellen notwendig sind (Abb. 18.4). Die wichtigen Lymphokine sind:

1. **Der Migrations-Inhibitions-Faktor** (MIF) erhöht den Spiegel des zyklischen AMP in der Zelle, was zu einer erhöhten Polymerisation der Mikrotubuli und zu einer erniedrigten Zellmigration führt. Er dient wahrscheinlich dazu, die Makrophagen am (antigenen) Ort des Tumors festzuhalten.

2. **Der makrophagenaktivierende Faktor** (MAF) hat ähnliche Eigenschaften wie MIF und ist wahrscheinlich identisch mit IFN$_\gamma$ (s. u.). Makrophagen, die mit diesem Faktor inkubiert werden, entwickeln einige Eigenschaften „aktivierter" Makrophagen.

3. **Der chemotaktische Faktor** für Makrophagen (CFM) unterscheidet sich vom MIF und ist das Molekül, mit dem Phagozyten an den Ort des Tumors gelockt werden.

4. **Lymphotoxin** (LT) ist ein Protein, das sich ebenfalls vom MIF unterscheidet; es kann *in vitro* Tumoren lysieren, seine Bedeutung *in vivo* ist jedoch unbekannt.

5. **Der Transferfaktor** (TF) stammt aus Lymphozyten und wurde bislang nur beim Menschen gefunden; *in vivo* erhöht dieser Faktor die Resistenz gegen Pilzinfektionen und scheint in bestimmten Fällen von gewissem therapeutischen Nutzen zu sein.

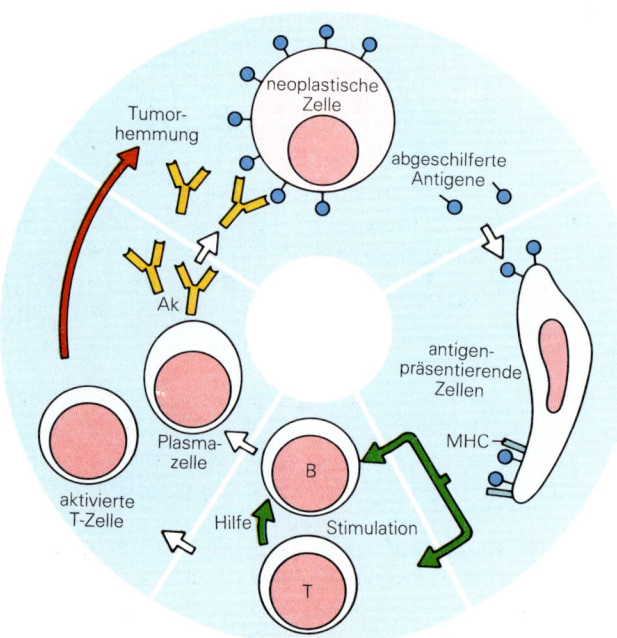

Abb. 18.3 Adaptive Immunität gegen Tumoren. Von neoplastischen Zellen abgeschilferte Antigene binden an antigenpräsentierende Zellen und stimulieren in Verbindung mit MHC-Klasse-2-Antigenen spezifische T- und B-Zellen. Die aktivierten Lymphozyten arbeiten bei der Bildung von tumorspezifischen Antikörpern zusammen, außerdem können aktivierte T-Zellen eine zytostatische oder zytolytische Aktivität entwickeln. Gedächtniszellen entwickeln sich erst im Verlauf der Immunantwort.

6. Interferone (IFN) wurden zuerst als antivirale Proteine beschrieben, die in vielerlei Weise auf die Immunantwort einwirken. Der Interferontyp, der während der Immunantwort generiert wird, ist IFNγ (früher Typ II IFN). Als immunregulatorisches Molekül kommt dieser Typ eher in Frage als die virusinduzierten IFN (Typ I: IFNα, IFNβ), wobei die *primäre* Funktion wahrscheinlich eine direkte Hemmung der Virusreplikation ist. Nach bisherigem Kenntnisstand überlappen sich antivirale und immunmodulatorische Eigenschaften der beiden großen IFN-Klassen zum großen Teil, obwohl man weiß, daß quantitative und sogar qualitative Unterschiede bestehen. Je nach Bedarf können IFN die Immunantwort unterdrücken oder auch fördern, und ihre vermutlichen immunmodulatorischen Aufgaben umfassen die Überwachung der Antikörperproduktion, verschiedene T-Zell-Funktionen, Expression von Antigenen auf Zelloberflächen und die Steuerung der Aktivität von natürlichen Killerzellen und Makrophagen.

7. Mitogene Faktoren (MF) sind eine Gruppe von Molekülen, die durch Antigen oder über eine Lektinstimulation von T-Zellen generiert werden. Der wichtigste Vertreter ist Interleukin-2 (IL-2), ein antigenunspezifischer löslicher Faktor, dessen Bildung von der Anwesenheit von Makrophagen und TH-Zellen abhängig ist.

Nachweis der T-Zell-vermittelten Immunität

Für den Nachweis von Tumorantigenen auf menschlichen und experimentellen Neoplasmen, die eine adaptive Immunantwort hervorrufen, bedient man sich der Tatsache, daß bei Konfrontation mit Tumor-(Ziel-) Zellen T-Zellen aktiviert werden und als Folge davon Lymphokine entstehen. Eine gültige Aussage über das Verhältnis Tumor-Wirt können Tests nur dann liefern, wenn sie in streng syngenen Systemen (Zielzellen und Effektor-T-Zellen stammen von Tieren desselben Inzuchtstammes), oder (bei menschlichen Tumoren) in autologen Kombinationen (Zielzellen und T-Zellen sind vom selben Spender) durchgeführt werden. Wird

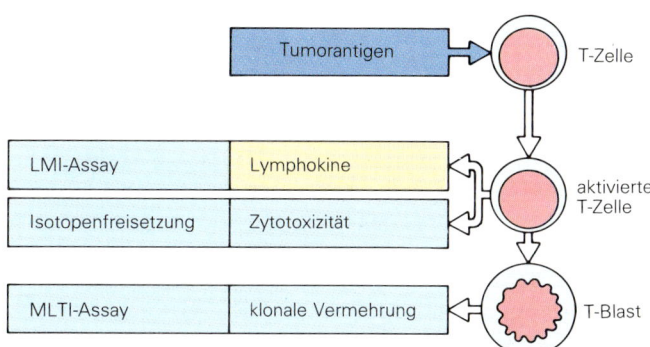

Abb. 18.5 Zellvermittelte Tumorimmunität in vitro. Die zellvermittelte Immunität wurde in drei verschiedenen Tests gemessen. Nach einer antigenen Stimulation setzen spezifische T-Zellen Lymphokine frei und entwickeln eine antitumoröse zytotoxische Aktivität, die mit dem Leukozytenmigrationsinhibitionstest (LMI) bzw. dem Isotopenfreisetzungstest gemessen werden kann. Klonale Expansion und Proliferation der Zellen werden mit dem „mixed lymphocyte/target cell interaction assay" (MLTI) gemessen.

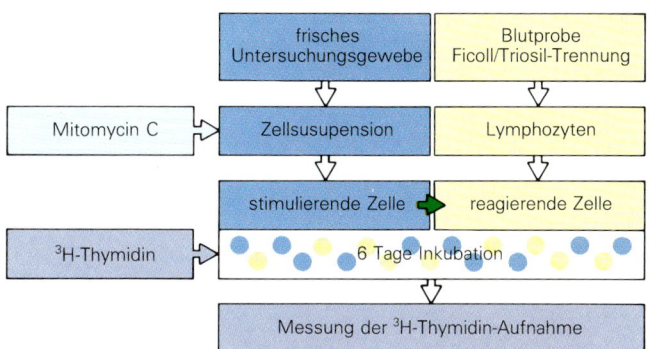

Abb. 18.6 MLTI-Test (mixed lymphocyte/target cell interaction). Aus normalem oder tumorösem Gewebe wird eine Zellsuspension (Zielzellen) hergestellt. Die Zellen werden mit Mitomycin C behandelt, wodurch sie ihre Teilungsfähigkeit, nicht jedoch ihre Antigenität, verlieren. Über einen Ficoll/Triosil-Gradienten gefilterte Lymphozyten aus einer frischen heparinisierten Blutprobe werden zusammen mit den Zielzellen sechs Tage lang inkubiert. In der Kultur werden in dieser Versuchsanordnung alle antigenspezifischen Lymphozyten zur Teilung angeregt, was durch den Zusatz von tritiummarkiertem Thymidin und anschließender Messung der inkorporierten Radioaktivität nachgewiesen werden kann.

dies nicht beachtet, können sich irrelevante allogene Interaktionen einschleichen. Es gibt 3 Hauptkategorien von Tests. Untersucht werden kann:
1. die T-Zell-Proliferation,
2. die Produktion von Lymphokinen und
3. die Effektorfunktion (Abb. 18.5).
1. Die spezifische T-Zell-Proliferation wird über den Einbau von ^{3}H-Thymidin in autologe (oder syngene) Lymphozyten nach 6tägiger Inkubation mit „inaktivierten" Tumorzellen (MLTI) gemessen (Abb. 18.6). Die proliferierenden T-Zellen können aus zytotoxischen, Helfer- oder Suppressorsubgruppen bestehen. Zytotoxische T-Zellen (Tc) werden in zytotoxischen Testsystemen (wie weiter unten beschrieben) gemessen, Helfer-T-Zellen (TH) über ihre Restimulationsfähigkeit mit dem entsprechenden Antigen (primed lymphocyte test: PLT), und Suppressor-T-Zellen (Ts) werden aufgrund ihrer Eigenschaft bestimmt, die primäre Transformation von Lymphozyten durch Lektine zu hemmen.
2. Die Produktion von Lymphokinen wird über Inhibition der Leukozytenmigration (LMI) (Abb. 18.7) oder der Leukozytenadhärenz (LAI) gemessen.
3. Die Funktion von Tc-Effektor-Zellen wird gewöhnlich in „Short term"-Zytotoxizität-Assays bestimmt, wie z. B. über die Freisetzung von ^{51}Cr aus vorher markierten Tumorzielzellen (Abb. 18.8). Bei solchen Assays verwendet man gewöhnlich nichtfraktionierte oder nur teilweise gereinigte T-Zellen; deshalb müssen geeignete Kontrollen angesetzt werden, damit die Wirkungen von T-Effektor-Zellen und von natürlichen Killerzellen auseinandergehalten werden können.
Bei nur ungefähr einem Drittel aller operierten Krebspatienten läßt sich im peripheren Blut oder im Lymphknoten eine lymphozytäre Zytotoxizität nachweisen, die gegen frische autologe Tumorzellen gerichtet ist. Wenn die Effektorlymphozyten zuerst *in vitro* mit inaktivierten Tumorzielzellen (wie im MLTI-Assay) vorin-

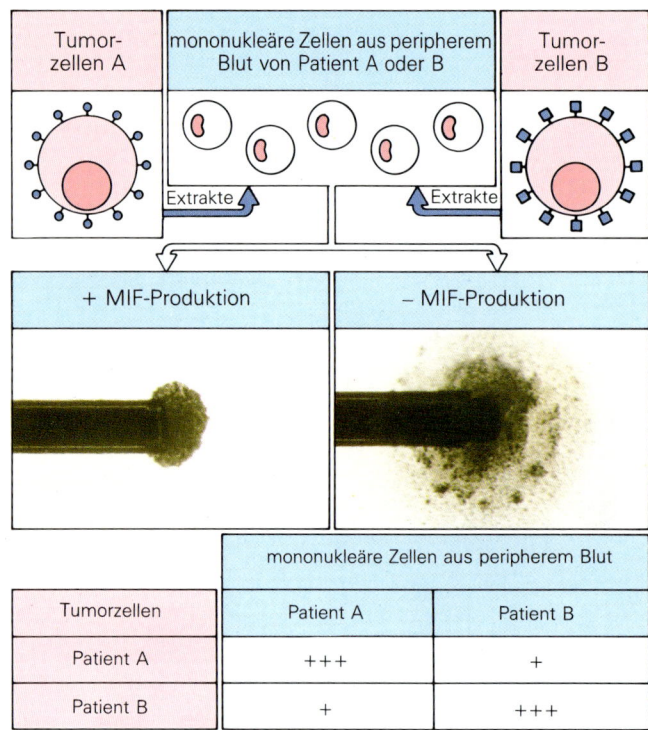

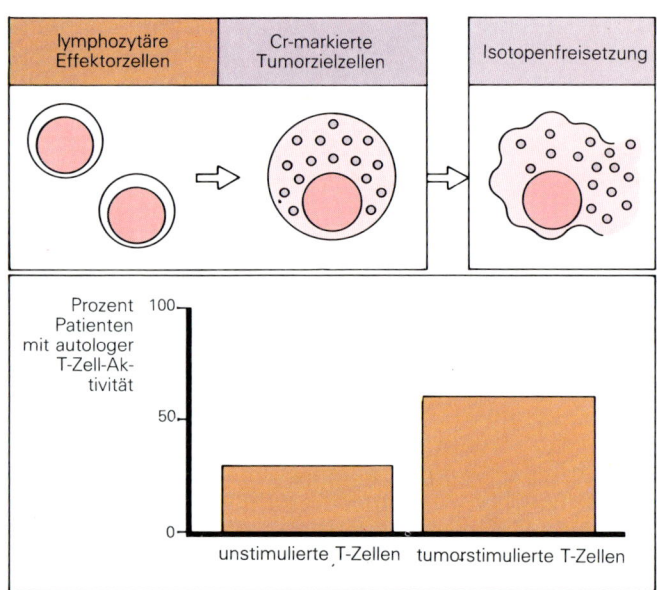

mononukleäre Zellen aus peripherem Blut		
Tumorzellen	Patient A	Patient B
Patient A	+++	+
Patient B	+	+++

Abb. 18.7 Leukozytenmigrationinhibitionstest   (LMI).
Mononukleäre Zellen aus dem peripheren Blut von Patienten mit verschiedenen Tumoren (A oder B) wurden (getrennt voneinander) mit Zellextrakten aus den Tumoren vermischt. Die Zellen wurden in Kapillarröhrchen aufgezogen, die zur Inkubation auf die Oberfläche einer Agarplatte gelegt wurden. Unter normalen Umständen wandern die adhärenten Zellen (hauptsächlich Makrophagen) aus dem Röhrchen aus. Reagieren die T-Zellen jedoch mit Tumorantigen, setzen sie einen migrationsinhibierenden Faktor (MIF) frei, und die Zellwanderung wird gehemmt. Im autologen Extrakt wird am meisten MIF gebildet, daneben läßt sich auch in gewissem Umfang eine unspezifische Freisetzung des Faktors beobachten. Mit diesem Test können auch Reaktionen auf Tumoren verschiedener histogener Typen unterschieden werden. Dieser Test reagiert auf bereits immune T-Zellen, und nicht auf T-Zellen, die erst geprägt werden.

Abb. 18.8 Isotopenfreisetzungstest. Die Zytotoxizität von autologen T-Zellen (ATC) kann mit einem Isotopenfreisetzungstest gemessen werden. Dabei werden Lymphozyten aus peripherem Blut oder aus Lymphknoten mit autologen, radioaktiv markierten Tumorzellen inkubiert (oben). Die Menge der freigesetzten Isotopen ist ein Maß für die lytische Aktivität der Effektorzellen. Bei ungefähr 30% der operierten Tumorpatienten läßt sich eine ATC nachweisen. Führt man jedoch sechs Tage vor dem Isotopenfreisetzungstest einen MLTI (s. Abb. 18.6) durch, findet sich bei 60% der Patienten eine positive ATC; demnach sind antigenspezifische Lymphozyten bei der Mehrheit der Patienten vorhanden, brauchen aber eine zusätzliche Stimulation (wie den MLTI), um eine aktive Zytotoxizität gegen den Tumor zu entwickeln (unten).

kubiert und dann (am 6. Tag) an kryokonservierten autologen Zielzellen getestet werden, findet sich eine Zytotoxizität bei etwa zwei Dritteln der Patienten. Dies deutet darauf hin, daß bei der Mehrzahl der operablen Patienten die Tc-Aktivität unterhalb der Nachweisgrenze liegt, wenn keine klonale Amplifikation stattfindet. Die Zytotoxizität steigt auch an, wenn Effektorlymphozyten wiederholt kurzzeitig mit IL-2 inkubiert werden oder wenn anderweitig endogenes IL-2 entsteht. Bei Patienten, die im peripheren Blut oder in Lymphknoten eine nachweisbare lymphozytäre Zytotoxizität aufweisen, ist die Aktivität der tumorinfiltrierenden Lymphozyten nach Auflösung der Tumormasse signifikant erniedrigt (s. u.). Das bedeutet, daß die Funktion der T-Zellen *in situ* durch Tumorprodukte oder vermehrte Suppressorzellwirkung verändert worden ist.

Natürliche Immunität

Natürliche Immunität bedeutet, daß Tumoren durch Zellen spontan, d. h. ohne vorausgegangene Sensibili-

sierung, lysiert werden. Genauer genommen sind die Effektoren der natürlichen Immunität mononukleäre Phagozyten, polymorphkernige Leukozyten sowie NK-Zellen (eine Gruppe, die aus Zellen der lymphozytären Reihe besteht) (Abb. 18.9). Diese Zellen zeigen eine Affinität zu Tumorzellen in Gewebekulturen, in denen eine bestehende Zytotoxizität im Isotopen-Release-Assay gemessen werden kann. NK-Zellen und Makrophagen, die bestuntersuchten der drei Typen, werden im folgenden gesondert besprochen. Anders als zytotoxische T-Zellen, scheinen NK-Zellen weder ein immunologisches Gedächtnis, noch eine MHC-Restriktion zu besitzen und lysieren alle möglichen syngenen, allogenen und xenogenen Zielzellen. Sie gehen gegen virusinfizierte Zellen ebenso vor, wie auch gegen bestimmte normale Zellen aus dem Thymus oder Knochenmark. Dies führte zu der Theorie, daß die Kontrolle von Tumoren eine Ausweitung der normalen Regulationsfunktion von NK-Zellen ist, deren eigentliche Aufgabe die Bekämpfung von virusinfizierten Zellen und die Regulation der zellulären Differenzierung in Thymus und Knochenmark ist.

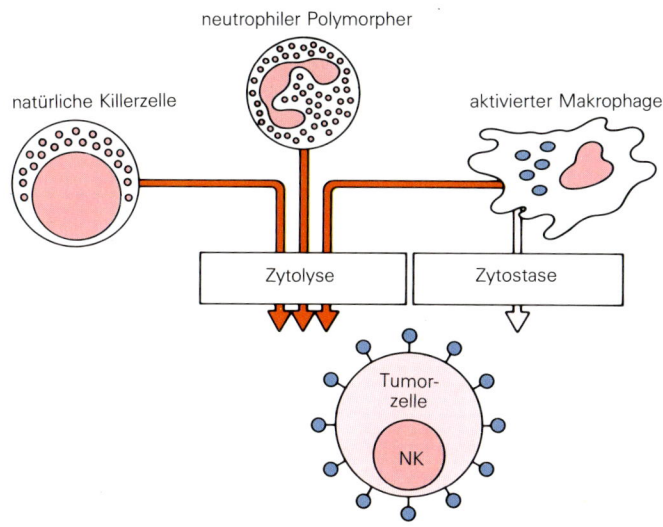

neutrophiler Polymorpher

natürliche Killerzelle

aktivierter Makrophage

Zytolyse | Zytostase

Tumor-zelle

NK

Abb. 18.9 Natürliche Immunität gegen Tumoren. Die natürliche Immunität gegen Tumoren wird durch aktivierte Makrophagen, Neutrophile und NK-Zellen vermittelt. Diese Zellen können zytolytisch (Zerstörung der Tumorzelle) oder zytostatisch (Hemmung des Tumorwachstums) wirksam werden. Diese Form der Immunität benötigt keine Antikörper und besitzt keine Antigenspezifität – es werden alle Tumorzellen eines bestimmten Typs angegriffen, wobei es gleichgültig ist, von welchem Spender sie stammen.

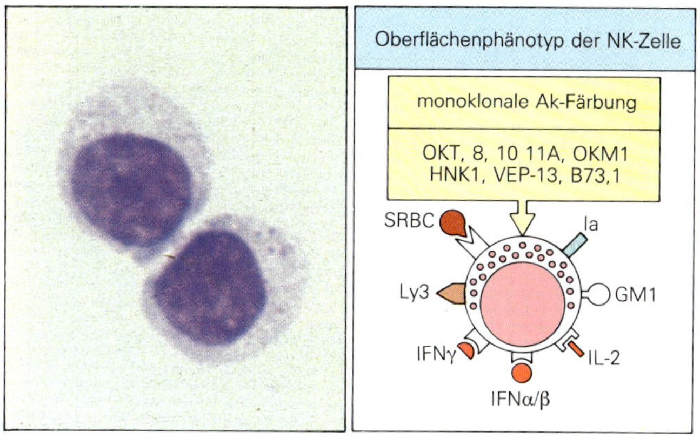

Oberflächenphänotyp der NK-Zelle

monoklonale Ak-Färbung

OKT, 8, 10 11A, OKM1
HNK1, VEP-13, B73,1

SRBC   Ia
Ly3   GM1
IFNγ   IL-2
IFNα/β

Abb. 18.10 Die NK-Zelle. NK-Zellen gehören keiner einheitlichen Gruppe an, aber ein Großteil von ihnen besteht aus großen granulären Lymphozyten, wie sie die Abbildung links (Jenner-Giemsa-Färbung) zeigt. Der Oberflächenphänotyp wurde mit den in der rechten Abbildung aufgeführten monoklonalen Antikörpern identifiziert. Sie tragen überdies Ly3-, Ia- und GM1-Antigene und besitzen Rezeptoren für Fc (die mit B73,1 reagieren), für Interferone (IFN), Interleukin 2 (IL-2) und Schaferythrozyten (SRBC). Nicht alle NK-Zellen besitzen sämtliche Oberflächenmarker. Die Zielzelle wird von der NK-Zelle an ihren Strukturen erkannt; damit es zur Zellyse kommt, muß die Zielzelle wahrscheinlich noch zusätzliche Rezeptoren für die freigesetzten löslichen zytolytischen Faktoren besitzen.

NK-Zellen

Beim Menschen ist die vorherrschende NK-Zelle der große granulierte Lymphozyt (large granular lymphocyte: LGL), so genannt wegen seiner intrazytoplasmatischen azurophilen Granula und seines niedrigen Kern-Plasma-Verhältnisses. Diese Zellen stellen 2–5% der Lymphozyten im peripheren Blut. Zytolyseexperimente an isolierten Einzelzellen haben gezeigt, daß nicht alle LGL lysieren und daß nicht alle lysierenden Zellen LGL sind. Zwar weisen die LGL etliche gemeinsame phänotypische und funktionelle Marker auf, bei Untersuchungen an NK-Klonen wurde jedoch eine bemerkenswerte Heterogenität innerhalb dieser Gruppe gefunden; die Unterschiede beziehen sich nicht nur auf die Phänotypen der Zelloberfläche (was durch die Reaktivität von monoklonalen Antikörpern gegen lymphoide und monozytoide Determinanten bestimmt wurde), sondern auch auf die Erkennung von Zielzellen (Abb. 18.10). Außer im peripheren Blut läßt sich eine NK-Aktivität in der Milz, in geringerem Umfang auch in Lymphknoten, Knochenmark, Ductus thoracicus und im Thymus nachweisen. Funktionelle und morphologische Unterschiede zu peripheren NK-Zellen bestehen bei bestimmten extravaskulären NK-Zellen (z. B. in den Tonsillen); diese haben keine intrazytoplasmatischen Granula und reagieren nicht auf Interferon. Es konnte noch nicht geklärt werden, ob diese Unterschiede ein anderes Reifungsstadium desselben Zelltypus darstellen, der im peripheren Blut gefunden wird, oder ob es sich um grundsätzlich andere NK-Populationen (z. B. einer anderen Abstammungsreihe) handelt.
Es ist noch nicht genau definiert, wie die Struktur (oder die Strukturen) der Zielzellen beschaffen sein müssen,

um von NK-Zellen erkannt zu werden. Es konnte kein Zusammenhang mit einem der bekannten Zelloberflächenantigene, wie z. B. MHC-Produkten, hergestellt werden. Der bei allen Zellteilungen beteiligte Transferrinrezeptor (trf) spielt hier wohl auch eine Rolle, aber wahrscheinlich nicht die entscheidende. In Experimenten mit menschlichen NK-Klonen erwiesen sich einige erkannte Determinanten als ubiquitär, während andere wiederum ein eingeschränktes Verteilungsmuster zeigten. NK-Zellen erkennen Determinanten auf Tumoren eher, wenn diese auf einer Gewebekultur wachsen. Wieweit eine Zielzelle von NK-Zellen angegriffen werden kann, wird auch durch ihren Entwicklungsgrad und ihre Fähigkeit, Membranschäden zu reparieren, bestimmt.
Im peripheren Blut lassen sich NK-Zellen kaum von K-Zellen unterscheiden, welche die antikörperabhängige zelluläre Zytotoxizität (ADCC) vermitteln. Bei der Lyse ist der Fc-Rezeptor der NK-Zelle jedoch nicht beteiligt. Es gibt noch andere funktionelle Unterschiede, außerdem ist die Aktivität der K-Zellen nicht so sehr von Interferon und anderen Immunmodulatoren abhängig.
Sowohl in vivo als auch in vitro kann die Aktivität von NK-Zellen positiv oder negativ verändert werden (Abb. 18.11). Die Lyse von empfindlichen (und sogar von resistenten) Zielzellen wird durch eine Vorbehandlung mit verschiedenen IFN-Typen beträchtlich gesteigert.
In diesem Zusammenhang wirkt IFN doppelt:
Es verwandelt nichtzytolytische NK-Vorläufer-Zellen zu lytischen Zellen, und es erhöht die zytolytische Kapazität von bereits aktiven Zellen. NK-Zellen wiederum produzieren IFN (nachweisbar durch Anti-

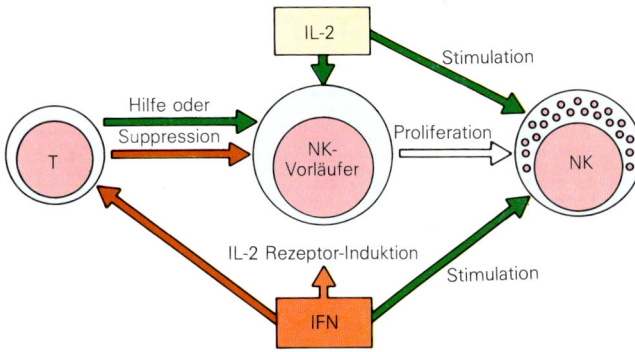

Abb. 18.11 Steuerung der NK-Zell-Aktivität durch IL-2 (TCGF), IFN und T-Zellen. Die Proliferation von NK-Zellen unterliegt der Kontrolle von T-Zellen. Auch IL-2 kann die Proliferation induzieren und die Aktivität proliferierender NK-Zellen stimulieren. Interferon (IFN) induziert die Expression von IL-2-Rezeptoren auf der unreifen NK-Zelle und fördert die Proliferation, kann aber über einen Rückkopplungsmechanismus die Aktivität von T-Zellen auch bremsen.

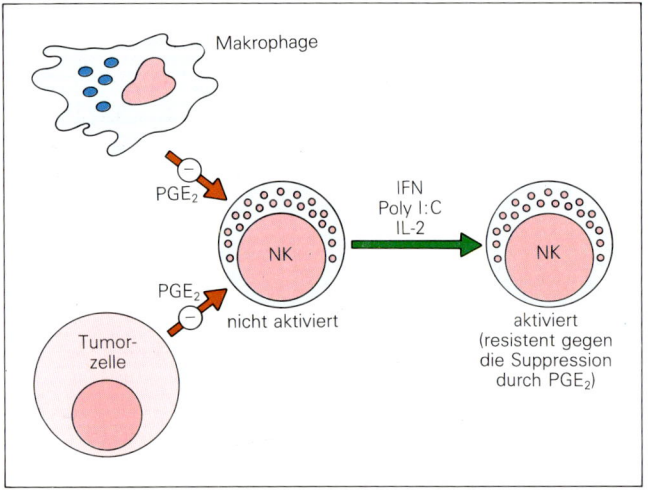

Abb. 18.12 Beteiligung von IFN und PGE$_2$ an der Regulation der NK-Aktivität. PGE$_2$ stammt hauptsächlich aus Suppressormakrophagen und bestimmten Tumorzellen und hemmt die Aktivität von NK-Zellen. Diese Hemmung ist teilweise aufgehoben, wenn die NK-Zellen durch IFN-Poly-I:C (Polyinosinsäure: Cytidinsäure, ein synthetisches Nukleotid) oder IL-2 aktiviert sind.

IFNα-Antikörper, wenn sie an ihre Zielzellen binden: Höchstwahrscheinlich wird ihr lytisches Potential durch diesen Rückkopplungsmechanismus geregelt (Abb. 18.12).

Die biologische Rolle der NK-Zellen ist noch nicht sicher geklärt. Nach experimentellen Beobachtungen sind sie bei der Abstoßung transplantierter Tumorzellen beteiligt, bei der Prävention von Metastasen und bei der Abstoßung von transplantiertem Knochenmark. Sie haben keinen Einfluß auf einen bereits etablierten Krebs; in diesen Fällen ist die Anzahl der vorhandenen Zellen gering und ihre Funktion stark vermindert. Ihre antitumoröse Wirkung liegt eher in einer „Abwehr auf der ersten Linie" gegen einen entstehenden Tumor, noch bevor die adaptive Immunantwort greift. Mit fortschreitender Erkrankung nimmt die NK-Aktivität im peripheren Blut ab und ist bei

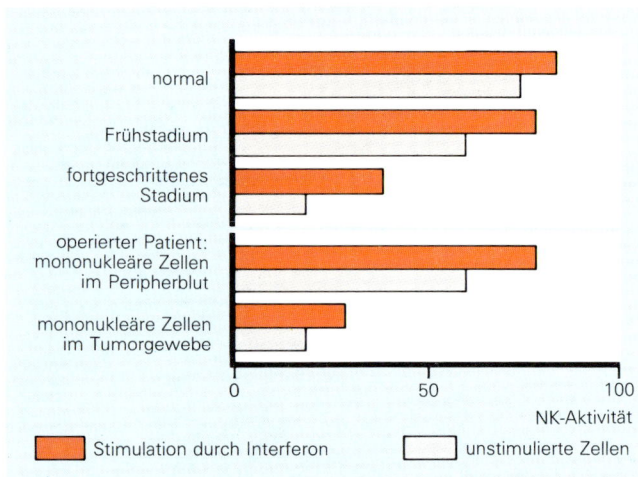

Abb. 18.13 NK-Aktivität während einer Erkrankung. Die Aktivität von NK-Zellen (definiert als tatsächliche Lyse von Zielzellen, ausgedrückt in Prozent der maximal möglichen Lyse, die 100% beträgt) nimmt mit Wachstum des Tumors ab (oben). Im Anfangsstadium ist die Aktivität der mononukleären Zellen nur leicht, später stark erniedrigt. Sie kann durch Stimulation mit Interferon (rot; Kontrollgruppe: grau) erhöht werden. Mononukleäre Zellen aus Tumoren, die im Frühstadium operiert wurden, besitzen eine geringere NK-Aktivität als mononukleäre Zellen aus dem peripheren Blut (unten).

einigen malignen lymphoproliferativen Erkrankungen gar nicht mehr nachweisbar (Abb. 18.13).

Makrophagen

Zusammen mit den NK-Zellen können Makrophagen als Effektoren der natürlichen Immunität betrachtet werden, obwohl dies nur eine von ihren verschiedenen zentralen Rollen bei der zellulären Immunität ist. Als Effektoren zeigen Makrophagen grundsätzlich nur wenig zytotoxische Aktivität, solange sie nicht durch Lymphokine (s. Abb. 18.4) oder andere direkt einwirkende Substanzen (z. B. Endotoxin, doppelsträngige RNA, polyanionische IFN-Inducer) „aktiviert" werden. Diese „Aktivierung" geht mit verschiedenen morphologischen, biochemischen und funktionellen Veränderungen einher. Aktivierte Makrophagen sind *in vitro* oft unspezifisch zytotoxisch für Tumorzellinien, die keine Kontakthemmung aufweisen. Es ist unbekannt, wie der angenommene Tumorzell„rezeptor", an den die Makrophagen binden, tatsächlich aussieht und woran sie erkennen können, daß es sich nicht um eine normale Zelle mit Kontakthemmung handelt (Abb. 18.14). Die Zytotoxizität umfaßt mehrere verschiedene Vorgänge mit zytolytischen und zytostatischen Komponenten. Die Zerstörung des Tumors verläuft größtenteils über direkten Kontakt ohne Phagozytose, und erst später werden Effektorsubstanzen von aktivierten Makrophagen sezerniert. Sie übernehmen auch die Rolle des Effektors in ADCC-Reaktionen gegen Tumoren. Makrophagen aus zerfallenen Tumorinfiltraten zeigen häufig Merkmale einer Aktivierung.

Makrophagen können auch negative oder hemmende Einflüsse auf verschiedene Immunfunktionen ausüben. Dabei handelt es sich nicht um einen pathologischen

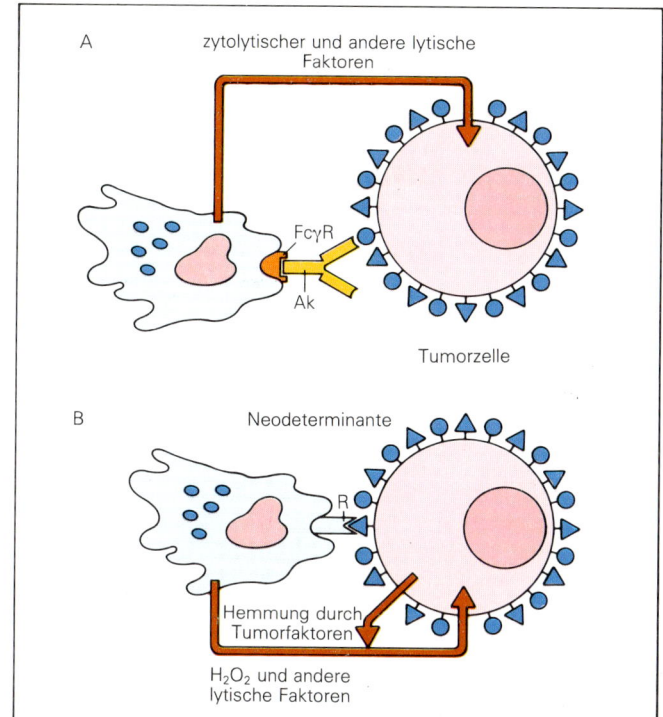

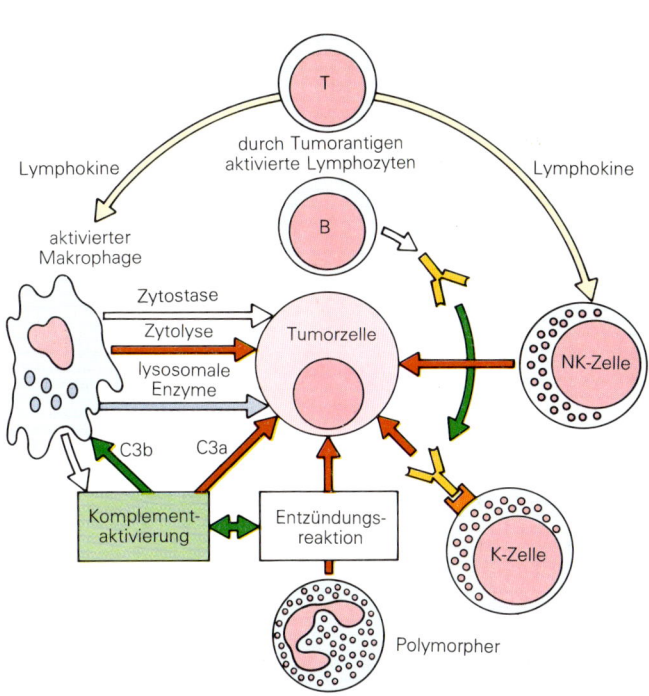

Abb. 18.14 Antitumoröse Aktivität von Makrophagen. Makrophagen können auf zweierlei Weise gegen Tumorzellen vorgehen. Sie können über den Fcγ-Rezeptor (FcγR) an Antikörper binden, die sich ihrerseits an Tumorzellantigene anlagern (A). Manche Tumorzellen exprimieren neue Oberflächendeterminanten, sobald sie die Fähigkeit zur Kontaktinhibition (eine Eigenschaft normaler Zellen) verloren haben. Makrophagen mit Rezeptoren für diese neuen Oberflächendeterminanten (R) können direkt an die Tumorzelle binden (B). Ist die Bindung zustande gekommen, setzt der Makrophage einen zytotoxischen Faktor (eine zytolytische Proteinase), H_2O_2 und/oder andere Sauerstoffmetaboliten frei.

Abb. 18.15 Zusammenfassung der Interaktionen zwischen natürlicher und adaptiver Immunität. Lymphokine aktivieren Makrophagen und NK-Zellen. Aktivierte Makrophagen bilden Komplementkomponenten, die an der lokalen Entzündungsreaktion beteiligt sind. C3a wirkt zytolytisch und ist für Neutrophile chemotaktisch, während C3b die Enzymfreisetzung aus Makrophagen induziert. K-Zellen sind mit Antikörpern von tumorspezifischen B-Zellen bewaffnet. Dieses Schema berücksichtigt nur die verstärkenden Mechanismen. Hemmende Interaktionen werden weiter unten besprochen.

Zustand, sondern um einen normalen Regulationsmechanismus, der durch Anwesenheit eines Tumors oder durch eine bestimmte Behandlung verstärkt wird. Suppressormakrophagen hemmen die lymphoproliferative Antwort auf tumorassoziierte Antigene und Alloantigene; diese Suppression kann durch Indomethazin, welches die PGE_2-Synthese hemmt, teilweise wieder aufgehoben werden. Die Hemmung ist meist nur teilweise reversibel, was darauf hindeutet, daß noch andere, PGE_2-unabhängige, Mechanismen beteiligt sind. Die primäre Wirkung von Suppressormakrophagen richtet sich nicht notwendigerweise gegen die Proliferation von Lymphozyten, da auch einige zelluläre Reaktionen gehemmt werden, die unabhängig von der lymphozytären Proliferation ablaufen. Z. B. interferieren Suppressormakrophagen mit der Bildung von MIF, MAF und anderen Lymphokinen, die unabhängig von einer Lymphozytenproliferation entstehen. Ähnlich wie NK-Zellen können Makrophagen ihre Aktivität selbst regulieren. Das hypothetische Schema in Abb. 18.15 basiert auf Erkenntnissen aus *In-vitro*-Untersuchungen und zeigt die möglichen Interaktionen zwischen der natürlichen und der adaptiven Immunität *in vivo*.

Zelluläre Antworten in situ

Die Immunantwort *in situ* wurde bereits weiter oben in Abb. 18.1 angeschnitten, wo ein Mammakarzinom gezeigt wird, das von mononukleären Zellen infiltriert ist. Mit Hilfe von monoklonalen Antikörpern gegen Leukozyten und ihre Subpopulationen kann heute die zelluläre Charakteristik von entzündlichen Infiltraten genauer analysiert werden. Im Idealfall sollte die immunhistologische Untersuchung von Tumoren von einer funktionellen Analyse derjenigen Zellen begleitet werden, die den Krankheitsprozeß überstanden haben. Beim Menschen ist ein solches Vorgehen jedoch oft nicht praktikabel. Mit monoklonalen Antikörpern gegen T-Zell-Subpopulationen, Monozyten/Makrophagen und NK-Zellen kann die Anwesenheit und die mikroanatomische Verteilung einer bestimmten Subpopulation am Ort des Tumors bestimmt werden. Am Beispiel eines Mammakarzinoms wird die Aussagekraft dieser Technik in Abb. 18.16 demonstriert. Zusätzliche Information liefern monoklonale Antikörper gegen MHC-Klasse-1- oder -2-Antigene. Einige Tumoren besitzen keine Klasse-1-Antigene (Abb. 18.17), während andere Tumoren Klasse-2-

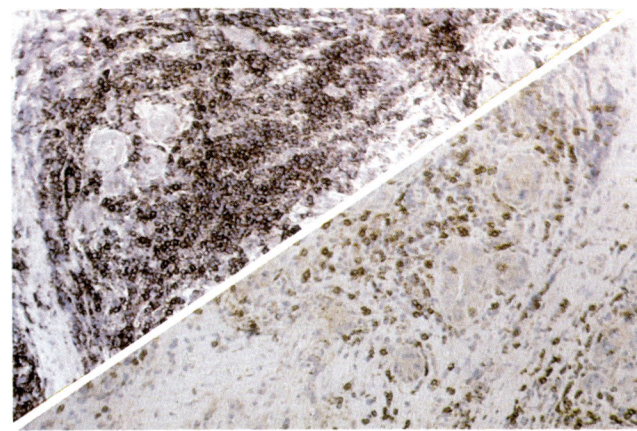

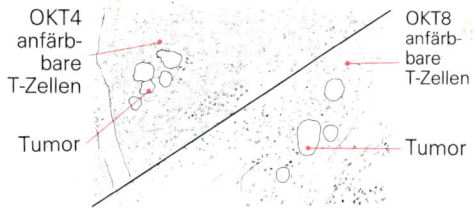

OKT4
anfärb-
bare
T-Zellen

OKT8
anfärb-
bare
T-Zellen

Tumor

Tumor

Abb. 18.16 Helfer/Inducer(OKT4⁺)- und zytotoxische/Suppressor(OKT8⁺)-Untergruppen von T-Lymphozyten beim Brustkarzinom. Die zahlreichen dunkel gefärbten OKT4⁺-Zellen sind gleichmäßig im gesamten Tumor verteilt, während sich die OKT8⁺-Zellen mehr in der Peripherie aufhalten. Indirekte Immunperoxidasetechnik, Gegenfärbung mit Hämatoxylin.

(DR)-Antigene exprimieren. Das Vorhandensein von Klasse-1-Antigenen hat einen Einfluß auf die Funktion von Effektor-T-Zellen, weil Tumorantigene im Zusammenhang mit diesen MHC-Produkten erkannt werden. Exprimiert der Tumor Klasse-2-Antigene, können diese Lymphozyten stimulieren, was beim MLTI-Assay Verwendung findet.

B-Zell-Antworten

Daß Antikörper gegen Antigene von Tumorzellen gebildet werden, kann mit verschiedenen Techniken gezeigt werden (Abb. 18.18).

Obwohl zellvermittelten Reaktionen wahrscheinlich die größte Bedeutung zukommt, können Antikörper gegen Tumorantigene einen großen Einfluß auf die Resistenzlage haben. Solche Antikörper können Tumorzellen direkt lysieren oder Fc-Rezeptoren tragende Zellen rekrutieren (z. B. K-Zellen und Makrophagen). Auf der anderen Seite können Antikörper durch Bildung von löslichen Immunkomplexen mit Tumorantigenen die zelluläre Immunantwort untergraben (s. u.). Mit Hilfe von monoklonalen und auch konventionellen polyklonalen Antikörpern kann das komplizierte antigene Profil verschiedener Tumoren aufgeschlüsselt werden.

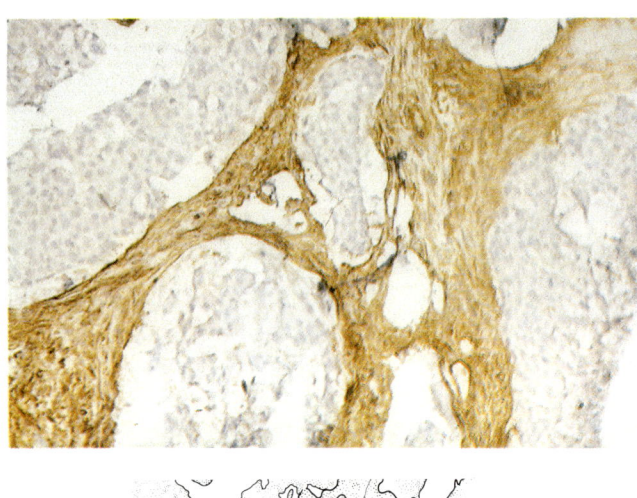

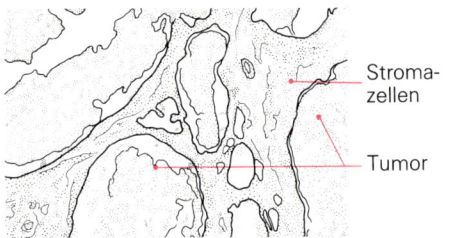

Stroma-
zellen

Tumor

Abb. 18.17 Mammakarzinomgewebe, welches mit monoklonalen Antikörpern (2A1) gegen die monomorphe Determinante von Klasse-1-HLA-Antigenen reagiert. Es sind nur die Stromazellen angefärbt, was bedeutet, daß die malignen Epithelialzellen keine MHC-Klasse-1-Antigene exprimieren. Etwa 50% der primären Brustkarzinome des Menschen gehören zu dieser Kategorie. Indirekte Immunperoxidasetechnik, Gegenfärbung mit Hämatoxylin.

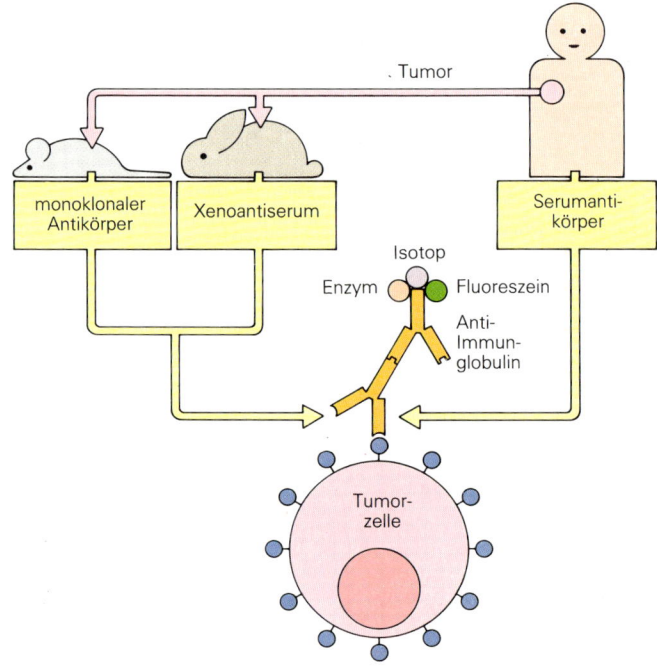

Abb. 18.18 Nachweis von Tumorantigenen durch Antikörper. Die Antikörper können im Serum des Patienten bereits vorhanden sein oder in Versuchstieren durch Immunisierung mit Tumorzellen hergestellt werden. In der Maus werden auf diese Weise monoklonale Antikörper gewonnen. Daß eine Antikörperbindung an den Tumor stattgefunden hat, wird durch einen anderen Antikörper, der spezifisch mit dem ersten Antikörper reagiert (Anti-Antikörper), nachgewiesen; der zweite Antikörper kann an ein Enzym, Isotop oder Fluorochrom konjugiert werden.

Tumorspezifische Antigene

Bei der Bestimmung von „tumorspezifischen" Antigenen stößt man auf verschiedene Schwierigkeiten, ganz gleich welcher Typ von Antikörper für die Analyse verwendet wird. Erstens kann ein Tumor anomale Zelloberflächenantigene exprimieren, die auf den Zellen, von denen er abstammt, nicht gefunden werden, die aber wiederum auf anderen, normalen, Zelltypen vorhanden sind. Dies läßt sich mit der Eigenschaft von Tumoren erklären, Produkte zu bilden, die nicht dem normalen Differenzierungsgrad der Zelle entsprechen. Zweitens sind die meisten Tumoren eine klonale Expansion einzelner Zellen und exprimieren daher häufig Differenzierungsantigene (Antigene, die normalerweise nur während einer bestimmten Differenzierungsphase eines Zelltypus auftreten), die normalerweise nur von einer Minderheit der Zellen dieses Typs exprimiert werden. Ein Beispiel hierzu liefern die vier Hauptphänotypen der akuten Leukämie des Menschen, die durch Membran- und Enzymmarker unterschieden werden können. Das antigene Profil der Leukämiezelle ähnelt qualitativ den Merkmalen der entsprechenden normalen hämatopoetischen Zellen. Klonal expandierte normale Antigene (oder einfach „klonale Antigene") können in der Maske einer tumorspezifischen Zelle auftreten, besonders wenn die normale Zielzelle während ihrer Transformation nur einen geringen Anteil an der Gesamtzahl der normalen Zellen des Gewebes ausmacht, aus dem der Tumor entsteht. Z. B. taucht ein anderer Antigentyp auf, wenn der Tumor beginnt, inadäquate Alloantigene, wie etwa Blutgruppendeterminanten, zu exprimieren. Einige Blutgruppenantigene sind durch Kohlenhydratketten der Zelloberfläche determiniert. Bei fetalen Erythrozyten kommt es vor, daß diese Ketten neu erworben werden oder auch verlorengehen. In einzelnen Fällen tauchen dann „falsche" Blutgruppenantigene auf, d. h. normale Blutgruppenantigene, die aber im übrigen Gewebe des Organismus nicht vorhanden sind.

Antigene, die mit soliden Tumoren assoziiert sind, werden serologisch wie folgt eingeteilt:

1. Antigene der Klasse 1 (nicht zu verwechseln mit MHC-Klasse-1-Antigenen) zeigen eine absolute Restriktion auf einen einzigen Tumor und werden auf keinen anderen normalen oder malignen Zellen gefunden.

Antigene der Klasse 2 (nicht zu verwechseln mit MHC-Klasse-2-Antigenen) sind gemeinsame Tumorantigene und finden sich auf Tumorzellen in verschiedenen Individuen. (Neuere Ergebnisse weisen darauf hin, daß Antigene der Klasse 2 in gewissem Umfang auch auf normalen Zellen gefunden werden, und deshalb besser als *autoantigene Differenzierungsantigene* bezeichnet werden sollten.)

Antigene der Klasse 3 sind pervasiv und finden sich auf einer Vielzahl normaler und maligner Zellen von Mensch und Tier. Im Experiment begegnet man bei der Immunantwort auf körpereigene Tumorzellen (autologe Tumortypisierung) häufiger Antigenen der Klasse 3 als der Klasse 1 oder der Klasse 2. Um tatsächlich autologe Reaktionen gegen die verschiedenen Klassen zu erhalten, muß durch die Wahl des geeigneten normalen oder tumorösen Gewebes eine Reaktivität gegen andere Klassen ausgeschlossen werden.

Retrogenetische Antigene

Bestimmte Tumoren exprimieren Antigene oder synthetisieren Proteine, die sonst nur im fetalen Gewebe, jedoch nicht beim Erwachsenen vorkommen; dieses Phänomen wird als *„retrogenetische Expression"* bezeichnet. Viele dieser onkofetalen Antigene (OFA) beschränken sich nicht strikt auf Tumoren, und mit ausreichend empfindlichen Testmethoden können sie in kleinen Mengen auch auf nichtmalignen erwachsenen Zellen nachgewiesen werden. Die zwei wichtigsten und am besten untersuchten Antigene sind das α-Fetoprotein (αFP) und das karzinoembryonale Antigen (CEA). Das Serumprotein αFP steht im Zusammenhang mit der normalen fetalen und neonatalen Entwicklung und auch mit dem Wachstum des hepatozellulären Karzinoms. Es tritt aber auch während der Regeneration der Leber auf, und auch beim normalen Erwachsenen findet man niedrige Serumspiegel von αFP. CEA ist ein Oberflächenglykoprotein von fetalen Kolonzellen, das auch von Tumoren ektodermalen Ursprungs gebildet wird, also von Adenokarzinomen des Darmes, der Lunge, des Pankreas, des Magens und der Mamma. Erhöhte CEA-Spiegel findet man bei Rauchern sowie bei entzündlichen Erkrankungen des Darmes, der Lunge und des Pankreas. αFP und CEA haben eine gewisse Aussagekraft bei der postoperativen Verlaufskontrolle bestimmter Neoplasmen (Abb. 18.**19**), und bei der *In-vivo*-Lokalisierung von Metastasen mit Hilfe radioaktiv markierter Antikörper (Abb. 18.**20**).

Es wurde noch eine ganze Reihe weiterer onkofetaler Antigene im Zusammenhang mit bestimmten Neoplasien beschrieben.

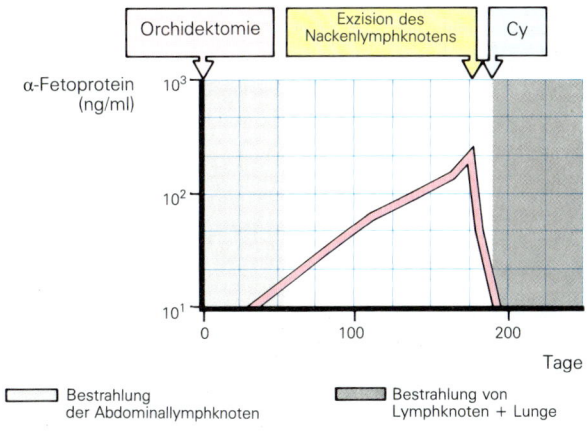

Abb. 18.19 Korrelation zwischen Serumspiegel von α-Fetoprotein und klinischem Krankheitsverlauf bei einem Patienten mit Hodenteratom. Der zunehmende Anstieg des αFP ging der Metastasenbildung im Nacken voraus. Nach einer weiteren Behandlung, u. a. mit Cyclophosphamid (Cy) und Bestrahlung, sank der αFP-Spiegel wieder auf Normalwerte ab. Mit freundlicher Genehmigung von Prof. T. J. McElwain.

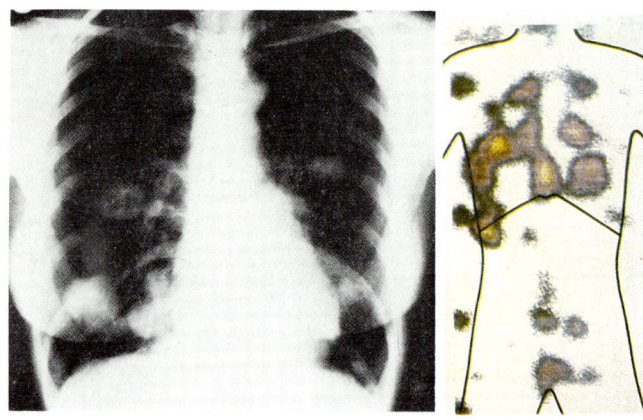

Abb. 18.20 Thoraxaufnahme und Immunszintigramm eines Patienten mit Kolonkarzinom und Leber- und Lungenmetastasen. Der monoklonale Antikörper YPC2/12,1 (gebildet gegen menschliche Krebszellen des Kolons und Rektums) bindet an CEA und reagiert mit einem Glykoprotein (MG 180 KD). Die Antikörper wurden mit ^{131}I markiert, intravenös injiziert, und nach 48 Stunden wurde das Szintigramm erstellt. Das Bild entstand nach einem Subtraktionsverfahren, bei dem die Hintergrundaktivität körpereigener Antikörper gelöscht wurde. Mit freundlicher Genehmigung von Dr. K. Sikora.

Tumorassoziierte Transplantationsantigene

Eine wichtige Gruppe von Oberflächenantigenen sind die tumorassoziierten Transplantationsantigene (TATA), so genann, weil sie eine Abstoßung von Tumorzellen im vorimmunisierten syngenen Wirt hervorrufen (Abb. 18.**21**). Viele – jedoch nicht alle – experimentell induzierten Neoplasmen sind dadurch charakterisiert, daß sie solche Antigene exprimieren. Der Ausdruck TATA (oder tumour rejection antigen: TRA) bezieht sich nur auf die Funktion; er schließt verschiedene Typen von Oberflächenantigenen ein (z. B. embryonale, virale Differenzierungs-, veränderte Histokompatibilitätsantigene usw.), die ebenfalls diese Fähigkeit besitzen.

Die wesentlichen TATA, die bei chemisch induzierten experimentellen Tumoren nachgewiesen werden, sind ganz spezifisch für den jeweiligen Tumor („private Antigene") (Abb. 18.**22**).

Sarkome, die morphologisch nicht auseinanderzuhalten sind, unterscheiden sich in ihrem antigenen Muster sogar dann, wenn es sich um verschiedene Klonotypen in ein und demselben Wirt handelt. Der Zweck dieses Polymorphismus der TATA ist gegenwärtig noch unklar; hierin drückt sich wahrscheinlich der massive Einfluß des Karzinogens auf die DNA aus, der zu den Veränderungen im Genom führt, das die Oberflächenantigene kodiert.

Kreuzreaktionen zwischen TATA, die vom selben Virus induziert sind, kommen unabhängig vom Zelltyp des Tumors vor, nicht jedoch mit Tumoren, die durch andere Viren verursacht sind (Abb. 18.**23**).

Bei DNA-Viren (z. B. Polyomavirus und SV40) werden die TATA von der viralen DNA kodiert, die im zellulären Genom verankert ist. TATA ist also ein zelluläres Antigen, welches von der Spezifität des induzierenden Virus geprägt ist. Andere Antigene (z. B. nukleäre T-Antigene) werden zwar auch exprimiert,

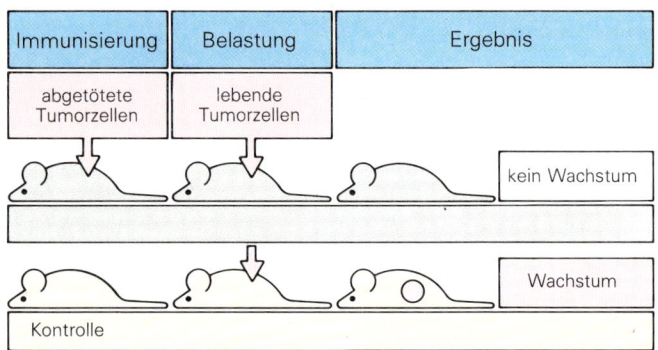

Abb. 18.21 Tumorassoziierte Transplantationsantigene (TATA). Die Anwesenheit von TATA auf übertragbaren Tumoren kann durch folgenden Versuch demonstriert werden: Chemisch (z. B. mit Mitomycin C) oder durch Bestrahlung inaktivierte Tumorzellen können als Impfstoff verwendet werden. Solchermaßen geimpfte Tiere können mit lebensfähigen Tumorzellen belastet werden, ohne daß ein Tumor entsteht, während sich in ungeimpften Tieren eine Geschwulst bildet.

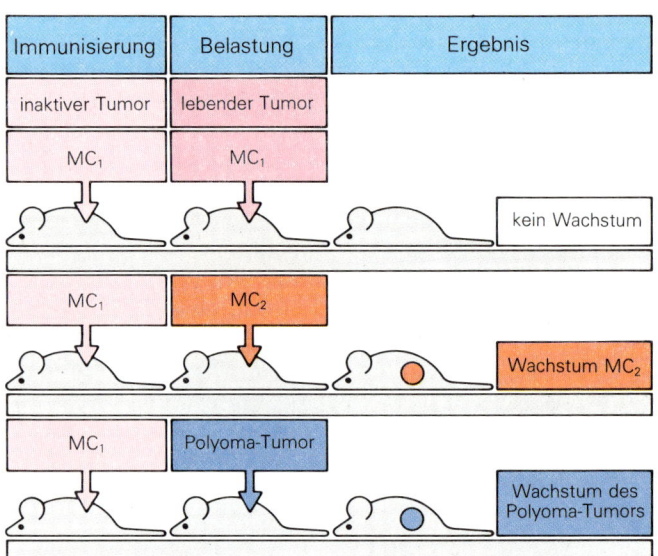

Abb. 18.22 Antigenunterschiede auf chemisch induzierten Tumoren. Drei Gruppen von Tieren wurden gegen ein mit Methylcholanthren induziertes Sarkom (MC$_1$) immunisiert, indem ihnen mehrmals inaktiviertes Tumorgewebe eingepflanzt wurde (Methylcholanthren ist ein chemisches Karzinogen). Anschließend wurden die Tiere entweder mit MC$_1$ bzw. einem anderen methylcholanthreninduzierten Tumor (MC$_2$) oder einem virusinduzierten Tumor (Polyoma) belastet. Ein Immunschutz bestand nur gegen den spezifischen Tumortyp MC$_1$; das bedeutet, daß es keine Antigengemeinschaft zwischen den Tumoren gibt, auch wenn sie durch dieselbe Substanz induziert worden sind.

spielen aber durch ihre intrazelluläre Lokalisation keine Rolle bei der Transplantatabstoßung. Bei RNA-Tumorviren unterscheiden sich die zellulären Antigene serologisch von den strukturellen Viruskomponenten (z. B. Glykoproteinen der Hülle), die beim Ausknospen die Zellmembran besetzen.

Bei Versuchstieren wird die maligne Transformation manchmal von einer Aktivierung latent onkogener RNA-Viren begleitet. Z. B. gehören die Antigene, die

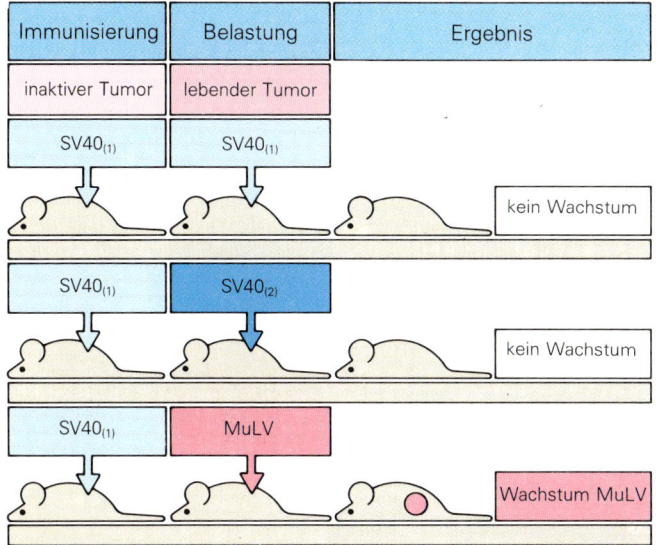

Immunisierung	Belastung	Ergebnis
inaktiver Tumor	lebender Tumor	
SV40$_{(1)}$	SV40$_{(1)}$	kein Wachstum
SV40$_{(1)}$	SV40$_{(2)}$	kein Wachstum
SV40$_{(1)}$	MuLV	Wachstum MuLV

Abb. 18.23 Gemeinsame Antigene auf virusinduzierten Tumoren. Drei Gruppen von Mäusen wurden durch wiederholte Übertragung eines inaktivierten, durch das Virus SV40 induzierten Tumors (SV40$_{(1)}$) immunisiert. Anschließend wurden die Tiere mit lebenden Zellen des SV40$_{(1)}$-Tumors, mit lebenden Zellen eines anderen, ähnlich induzierten Tumors SV40$_{(2)}$ und mit lebenden Zellen eines durch murines Leukämievirus (MuLV) induzierten Tumors belastet. Die Immunisierung gegen SV40$_{(1)}$ schützte vor SV40$_{(\bar{1})}$ und SV40$_{(\bar{2})}$, nicht jedoch vor MuLV-induzierten Tumoren. Tumoren, die durch dasselbe Virus induziert werden, weisen demnach gemeinsame Antigene auf.

bei strahleninduzierten murinen Leukämien exprimiert werden, zum MuLV(murinen Leukämievirus)-Komplex. In ähnlicher Weise kann bei der chemischen Kanzerogenese eine Expression von virusinduzierten Tumorantigenen beobachtet werden. Bei Tieren „spontan" entstehende Tumoren, deren ätiologisches Agens unbekannt ist, besitzen sehr schwache TATA. In Abb. 18.24 sind auf einer Tumorzelloberfläche Antigene aufgezeichnet, die man aus *In-vivo*- und serologischen Untersuchungen kennt. Nicht alle sind im natürlichen Wirt immunogen, können aber bei der Immundiagnose und Immuntherapie von praktischem Nutzen sein (s. u.).

Immunkomplexe

Die Körperflüssigkeit von Tumorpatienten enthält häufig Immunkomplexe. In dieser Hinsicht gibt es keinen großen Unterschied zu den Seren von Patienten mit nichtmalignen entzündlichen oder degenerativen Prozessen in denselben Organen oder Geweben (Lunge, Verdauungstrakt usw.). Theoretisch können zirkulierende Immunkomplexe von Krebspatienten andere Antigene enthalten als Komplexe von Patienten mit anderen Erkrankungen; einige der Immunkomplexantigene, die bei Krebserkrankten gefunden werden, sind tumorassoziiert. Bei einigen malignen Erkrankungen, z. B. beim Mammakarzinom, steigt der Spiegel der Immunkomplexe bei einem Rückfall und fällt bei Patienten, die rezidivfrei bleiben. Über das

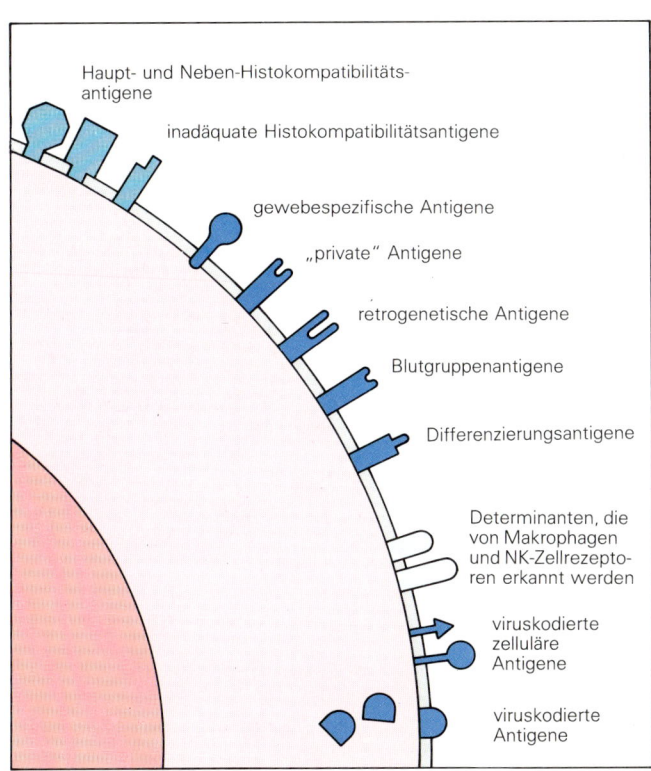

Abb. 18.24 Tumorantigene und andere Oberflächenantigene. Tumorzellen können einen oder mehrere der aufgeführten Antigentypen aufweisen. „Private" Neoantigene beschränken sich auf einen bestimmten Tumor. Retrogenetische Antigene, auch onkofetale Antigene genannt, finden sich normalerweise auf undifferenziertem Gewebe; auf differenziertem Gewebe sind sie pathologisch.

Labels in figure: Haupt- und Neben-Histokompatibilitätsantigene; inadäquate Histokompatibilitätsantigene; gewebespezifische Antigene; „private" Antigene; retrogenetische Antigene; Blutgruppenantigene; Differenzierungsantigene; Determinanten, die von Makrophagen und NK-Zellrezeptoren erkannt werden; viruskodierte zelluläre Antigene; viruskodierte Antigene

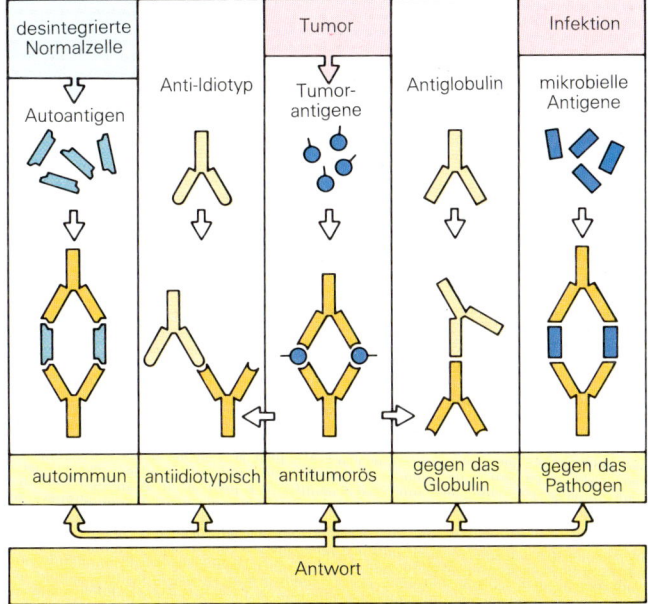

Labels in figure: desintegrierte Normalzelle — Autoantigen — autoimmun; Anti-Idiotyp — antiidiotypisch; Tumor — Tumorantigene — antitumorös; Antiglobulin — gegen das Globulin; Infektion — mikrobielle Antigene — gegen das Pathogen; Antwort

Abb. 18.25 Möglicher Entstehungsmechanismus von zirkulierenden Immunkomplexen bei Neoplasien. Immunkomplexe werden bei vielen Tumorträgern gefunden. Sie können möglicherweise durch die Reaktion von Antikörpern gegen mikrobielle Antigene oder gegen Autoantigene auf geschädigtem Gewebe entstehen. Interkurrente Infekte bei Krebskranken werden durch die bestehende Immunsuppression begünstigt, die entweder durch den Tumor selbst, oder durch eine zytotoxische Therapie verursacht ist; vielleicht spielen auch Antikörper gegen den Tumor dabei eine Rolle. Es ist denkbar, daß Anti-Tumor-Antikörper mit Tumorantigenen, mit Rheumafaktor (RF) oder mit spezifischen Anti-Idiotypen Komplexe bilden.

Wesen der Immunkomplexe, die im Serum von Tumorpatienten gefunden werden, ist noch nicht viel bekannt; eine genaue immunchemische Charakterisierung erhofft man sich durch die Verwendung monoklonaler Antikörper (Abb. 18.25).

Immunüberwachung ("Immunosurveillance")

Man kann sich vorstellen, daß eine Immunüberwachung während der Onkogenese stattfindet oder erst dann, wenn sich bereits ein Tumor entwickelt hat. Beides kommt vor, letztlich abhängig (im Experiment) vom Tumortyp und vom auslösenden Agens. Es sollte nicht vergessen werden, daß "Immunüberwachung" nur eine von mehreren Komponenten ist, die das Tumorwachstum begrenzen. Es sind noch andere lokale und systemische Mechanismen damit beschäftigt, die Ordnung der Zellen innerhalb des Gewebes aufrechtzuerhalten, durch Kontrolle des Wachstums und der Entwicklung konstante anatomische Verhältnisse der verschiedenen Gewebe zueinander sicherzustellen und verletztes Gewebe zu reparieren und zu regenerieren. Darüber hinaus wird die Immunüberwachung von mehr als einer Komponente der zellulären Immunantwort (z. B. T-Zellen und natürliche Killerzellen) gesteuert. Es ist höchst unwahrscheinlich, daß die Überwachung aller Arten von Neoplasmen über einen einzigen Mechanismus (z. B. T-Zellen) erfolgt.

Einen vorläufigen Hinweis auf die Rolle der NK-Zellen bei der Immunüberwachung liefert die "beige" Maus, deren NK-Funktion *in vitro* wegen einer Genmutation gestört ist (jedoch nicht selektiv und auch nicht vollständig). Im Vergleich zu ihren normalen heterozygoten Artgenossen sind diese Tiere etwas empfänglicher für transplantierte und durch chemische Kanzerogene hervorgerufene primäre Tumoren.

Das eindrucksvollste Beispiel einer T-Zell-vermittelten Immunüberwachung während der Onkogenese bieten Tumoren, die durch murine onkogene DNA-Viren (z. B. Polyoma und SV 40) induziert sind (Abb. 18.26). In diesem Fall ist die Häufigkeit von Neoplasmen bei T-Zell-defizienten Mäusen eindeutig höher als bei ihren normalen, immunkompetenten Geschwistern. Bei anderen onkogenen Substanzen (Oncornaviren, Karzinogene) entspricht die Häufigkeit der in T-Zell-defizienten Wirten induzierten Neoplasmen in etwa der Häufigkeit in einer normalen Kontrollgruppe. In diesen Fällen ist eine T-Zell-Überwachung nicht feststellbar; dies steht jedoch nicht notwendigerweise im Widerspruch zu der Tatsache, daß viele Tumoren starke TATA exprimieren (s. u. "Immunologisches Escape-Phänomen").

Bei ungefähr 10% der Patienten mit einer angeborenen T-Zell-Defizienz (DiGeorge-Syndrom, teleangiektatische Ataxie) treten spontane Tumoren auf, bevorzugt im lymphoretikulären System (Abb. 18.27). Als Folge der bei diesen Patienten bestehenden Immundepression können sich ubiquitäre Viren mit onkogenem Potential der Kontrolle durch das Immunsystem entziehen. Es gibt verschiedene für den Menschen onkogene Viren, die außer Kontrolle geraten, wenn die T-Zell-Antwort auf virusinfizierte und transformierte Zellen versagt. Auf der anderen Seite können Tumoren als

Folge einer immunregulatorischen Störung in einem bereits pathologisch veränderten Immunsystem entstehen.

AIDS

Beim erworbenen Immundefektsyndrom AIDS treten seltene Tumoren, wie das Kaposi-Sarkom, das mit dem Epstein-Barr-Virus assoziierte Burkitt-Lymphom oder

Ursache	Auftreten des Tumors		antitumoröse Immunmechanismen
	thymuslose Mäuse	Kontrollmäuse	
spontane Tumoren	+	+	
chemische Karzinogene	+	+	NK-Zellen, natürliche Antikörper
Onkornaviren (RNA-Tumorviren)	+	+	
DNA-Tumorviren	++	+	NK-Zellen, T-Zellen, Antikörper

Abb. 18.26 Die Rolle von T-Zellen bei der Immunüberwachung. Die Tabelle zeigt das Auftreten von induzierten oder spontanen Tumoren (+) bei T-zelldefizienten (nackten) und normalen heterozygoten (Kontrolle) Mäusen. Nur durch DNA-Viren verursachte Tumoren sind bei Nacktmäusen häufiger. Wenn die Immunüberwachung für die Kontrolle von Tumoren überhaupt von Bedeutung ist, ist sie eine Leistung von NK-Zellen und anderen Mechanismen der "natürlichen" Immunität. Nur in dem einen Fall des DNA-virusinduzierten Tumors ist die T-zellvermittelte Immunüberwachung beteiligt.

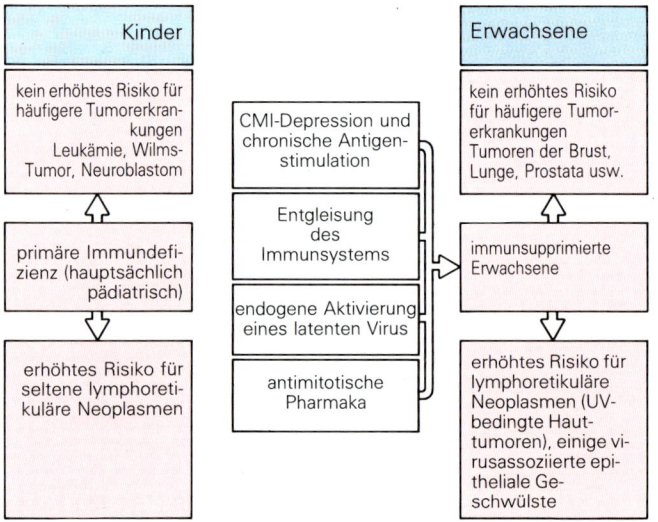

Abb. 18.27 Immunüberwachung und Tumorerkrankungen beim Menschen. Bestimmte Arten von Tumorerkrankungen bei Kindern und Erwachsenen können mit einer gestörten Immunfunktion in Verbindung gebracht werden. Daraus darf aber nicht der Schluß gezogen werden, daß eine durch einen Immundefekt gestörte Immunüberwachung zu einem erhöhten Tumorrisiko führen muß. Tatsächlich ist bei Kindern mit einer primären Immundefizienz oder bei immunsupprimierten Erwachsenen (meist Transplantatempfänger) die Häufigkeit von Tumorerkrankungen insgesamt gesehen *nicht* erhöht. Die aufgeführten seltenen Tumoren kommen in dieser Gruppe jedoch relativ häufiger vor.

Neoplasmen durch humane Papillomviren, überdurchschnittlich häufig auf. Das infektiöse Agens von AIDS, das humane Immundefizienz-Virus HIV (aus der Gruppe der transregulatorischen Retroviren), ist nicht direkt an der Entstehung dieser Tumoren beteiligt, sondern nur indirekt, indem es über die Zerstörung von immunkompetenten Zellen zu einem Versagen der Immunüberwachung führt. HIV befällt Zellen, die CD 4-Marker exprimieren, d. h. es sind T-Helfer-Lymphozyten, aber auch Langerhans-Zellen, Makrophagen und andere Zellen betroffen. Es kommt zu einer Permissivität des Immunsystems für ubiquitäre Keime, und der Krankheitsverlauf wird durch opportunistische Infektionen bestimmt. Infekte mit normalerweise kaum pathogenen Erregern, wie z. B. Mycobacterium avium intracellulare, Protozoen wie Toxoplasmen, Pneumocystis carinii sowie Kryptosporidien, und auch Wurmerkrankungen (Strongyloides) stellen vitale Bedrohungen dar.

Die therapeutischen Möglichkeiten beschränken sich auf die erregerspezifische Behandlung des jeweiligen opportunistischen Infekts, eine kausale Therapie ist derzeit nicht möglich. Über die maximale Inkubationszeit zwischen der Infektion mit HIV und dem Auftreten der Immundefizienz läßt sich noch keine verläßliche Aussage machen. Es ist deshalb auch nicht abzuschätzen, zu welchem Prozentsatz HIV-Infizierte an AIDS erkranken werden.

Das Vollbild von AIDS verläuft immer tödlich, längerfristige Besserungen konnten nicht beobachtet werden. Solange keine Schutzimpfung zur Verfügung steht, bleibt die Vermeidung einer Ansteckung mit HIV die einzige Möglichkeit zur Verhütung von AIDS. Die Infektion erfolgt nicht über den normalen sozialen Kontakt, sondern erfordert das direkte Eindringen des Virus in die Blutbahn.

Immunologisches Escape-Phänomen

Als Escape-Phänomen wird die Umgehung der Kontrolle durch das Immunsystem bezeichnet. Ein zentrales Paradoxon der Tumorimmunologie ist, daß nachweislich immunogene Neoplasmen dem Effektorarm der Immunantwort entwischen können.

Die Immunüberwachung wird durch das Escape-Phänomen in ihrer Bedeutung nicht herabgesetzt, da viele Tumoren bereits eliminiert worden sind, bevor ihre Existenz überhaupt bemerkt wird. Bislang konnten auf dem Gebiet der Immuntherapie nur wenige Erfolge verbucht werden; dies spricht jedoch weder gegen die Bedeutung der Immunüberwachung, noch dagegen, daß in dieser Richtung noch weitere Fortschritte erzielt werden könnten. Die Immunüberwachung beruht vermutlich auf einem Gleichgewicht zwischen den Mechanismen zur Tumorreduktion und dem immunologischen Escape bzw. der Immundepression.

Das Escape-Phänomen tritt dann auf, wenn das Gleichgewicht zwischen den Faktoren, die das Tumorwachstum fördern bzw. hemmen, sich zugunsten des Tumors verschiebt. Einige Escape-Mechanismen sind so wirksam, daß sie sich einer Immuntherapie ebenso entziehen wie der normalen autologen Immunantwort. Folgende Faktoren tragen zum Immun-Escape bei:

1. **Kinetik des Tumors** („sneaking through"): Tumorzellen, die immunisierten Tieren in ausreichend niedrigen Dosen verabreicht werden (s. o.), entwickeln sich zu einer Krebsgeschwulst, werden aber abgestoßen, wenn sie in höheren Dosen gegeben werden; d. h., daß Tumorzellen – unter Bedingungen, die theoretisch alle Voraussetzungen für eine Abstoßung erfüllen – sich „durchschwindeln" und solange nicht erkannt werden, bis das Wachstum des Tumors ein irreversibles Stadium erreicht hat. Dieser Mechanismus ist wahrscheinlich in vielen Fällen für das Versagen der Immunüberwachung – beim Patienten, wie auch im Experiment – verantwortlich.

2. **Antigene Modulation:** In Anwesenheit von Antikörpern werden einige Antigene von der Zelloberfläche *„wegmoduliert":* Dies geschieht durch Abschilferung des Antigens von der Zellmembran („shedding"), Endozytose und anschließender Wiederverteilung innerhalb der Zellmembran, ohne daß die Determinanten von der Zelloberfläche vollständig verlorengehen; dieser Vorgang ist nicht identisch mit dem „Capping" (Maskierung der Antigene durch „Haubenbildung" mit Antikörpern). Das „Escape" wird also durch Entfernen der Zielantigene ermöglicht, die sonst von den Effektorzellen des Immunsystems erkannt werden würden.

3. **Antigenmaskierung:** Häufig wird das „Escape" des Tumors durch bestimmte Moleküle – wie Sialomucin – erleichtert, die sich an die Oberfläche der Tumorzellen binden, die Tumorantigene maskieren und so die Anlagerung der angreifenden Lymphozyten verhindern. Die Maskierung kann durch chemische Degradierung des Sialomucins (z. B. mit Neuraminidase von Vibrio cholerae) aufgehoben werden.

4. **Antigen-„Shedding":** Zirkulierende lösliche Tumorantigene wurden im Serum von tumorerkrankten Menschen und Tieren nachgewiesen; sie können die T-Zellvermittelte Immunität beeinträchtigen, indem sie die Antigenbindungsorte absättigen, und zwar hauptsächlich in unmittelbarer Umgebung des Tumors, wo die Konzentration der „abgeschilferten" Antigene wahrscheinlich am höchsten ist. In ähnlicher Weise kann die lokale Effektorantwort durch Antigen-Antikörper-Komplexe lahmgelegt werden.

5. **Toleranz:** Ein Beispiel für die spezifische Hemmung der normalen Immunantwort auf Tumorantigene liefert das murine Mammatumorvirus (MTV). Das Virus wird über die Muttermilch übertragen. Mäuse, die nicht gesäugt werden, infizieren sich nicht und entwickeln auch keine Tumoren. Experimentell transplantierte Mammatumoren haben eine weit größere antigene Wirksamkeit bei Mäusen, die noch nicht mit dem Virus infiziert sind, als bei solchen Tieren, die es bei der Geburt erworben haben. Die kongenital infizierten Mäuse werden auf bestimmte Antigene des Virus (und damit auch des Tumors) tolerant. Es können auch Suppressorzellen auftreten, welche die T- und B-Zell-Antwort auf Tumorantigene unterdrücken, was das Tumorwachstum beschleunigt. Antiseren gegen die I-J-Subregion-Determinanten, die auf Suppressor-T-Zellen exprimiert werden, verlangsamen das Tumorwachstum.

6. **Lymphozyten-„Trapping":** *In vivo* kann das Einfangen von tumorspezifischen Lymphozyten in Lymphknoten des Tumorgebietes das „Escape"-Phänomen begünstigen. In den Lymphknoten können lokale Lymphozyten eine Toleranz gegen die in großer Menge vorhandenen Tumorantigene entwickeln, während die Reaktivität der Lymphozyten, die sich weiter weg befinden, normal ist. Sogar bei Patienten in einem fortgeschrittenen Krankheitsstadium können beträchtliche Mengen zirkulierender zytotoxischer Effektorzellen nachgewiesen werden.

7. **Genetische Faktoren:** In Analogie zur T-Zell-Antwort auf virusinfizierte Zellen könnte ein Ausbleiben der Immunantwort ursächlich auf den MHC-Haplotyp des Wirtes zurückzuführen sein (s. Kap. „MHC"). Träger bestimmter MHC-Haplotypen liefern eine schwache zytotoxische T-Zell-Antwort, was bei verschiedenen Virusinfektionen der Maus und bei der Influenzavirusinfektion des Menschen beobachtet werden kann; wahrscheinlich passen die MHC-Produkte und das fremde Antigen nicht genug zueinander, um einen entsprechenden Komplex zu bilden. Tatsächlich gibt es einige Neoplasmen, die überhaupt keine MHC-Klasse-1-Antigene exprimieren. Eine genetisch determinierte Unfähigkeit zur Antwort auf Tumorantigene entzieht sich nicht unbedingt einer Immuntherapie, weil durch geeignete Modifizierung oder Präsentation des entsprechenden Antigens eine günstigere Ausgangslage geschaffen werden kann.

8. **Blockierende Faktoren:** Wenn Tumorzellantigene abgestoßen werden, können sie mit spezifischen Antikörpern Komplexe bilden. Diese Komplexe blockieren auf zweierlei Weise die Zytotoxizität der T-Lymphozyten:
1. indem sie sich direkt an die Tc-Zellen binden, und sie so von den Tumorzellen ablenken,
2. oder indem sie an TH-Zellen binden, welche dann den Tumor nicht mehr erkennen können, wodurch auch die Hilfe für Tc-Zellen ausbleibt.
Es ist möglich, daß die durch freies Antigen induzierten Antikörper nicht nur wirkungslos sind, sondern darüber hinaus an Antigene der Tumorzellen binden, und so Tc und TH-Zellen vom Tumor abdrängen. Sogar wenn die Antikörper Komplement binden und damit in der Lage wären, den Tumor abzutöten, könnten sie durch freies Antigen bereits vor Erreichen ihres Zieles abgefangen und damit unwirksam werden.
Blockierende Faktoren wirken eher lokal als systemisch; anders wäre das Phänomen der „Konkomitanten Immunität" schwer zu erklären: Während ein vorhandener Tumor ständig wächst, können beim selben Tier kleine Mengen von Tumorzellen, die an einem tumorfernen Ort eingespritzt werden, abgestoßen werden.

9. **Tumorprodukte:** Außer den Antigenen können auch andere Tumorprodukte die Immunantwort sabotieren. Ein Beispiel hierfür sind Prostaglandine, welche die Tätigkeit von NK- und K-Zellen drosseln. Ähnlich wirken auch andere humorale Faktoren über eine unspezifische Unterdrückung der Entzündungsreaktion, der Chemotaxis und der Komplementkaskade oder auch über eine verbesserte Blutversorgung der Tumormasse.

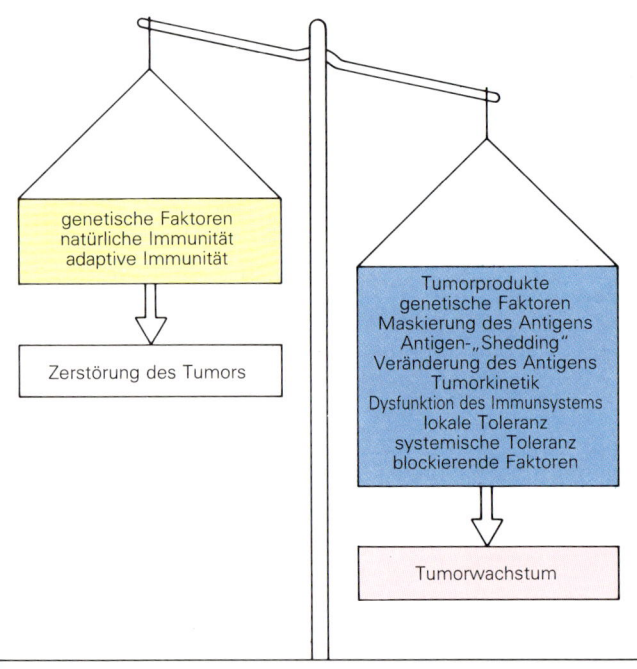

Abb. 18.28 Immunologisches „Escape"-Phänomen. Die Fähigkeit eines Tumors, sich der Kontrolle durch das Immunsystem zu entziehen, hängt von vielen verschiedenen Faktoren ab, die das Immungleichgewicht beeinflussen.

10. **Wachstumsfaktoren:** Interleukine sind von wesentlicher Bedeutung für die Verstärkung einer T-Zell-Antwort. Die Bildung von IL-1 durch Makrophagen, die Zusammenarbeit zwischen den einzelnen T-Zell-Subgruppen oder die Verfügbarkeit von IL-2 sind wichtige Bestandteile der Immunantwort; jede Störung in diesem System beeinträchtigt die Auseinandersetzung mit dem Tumor. Die Faktoren des immunologischen Escape sind in Abb. 18.28 aufgelistet.

Therapeutische Möglichkeiten

Zum gegenwärtigen Zeitpunkt ist die Immuntherapie in keinem Fall den konventionellen Behandlungsmethoden überlegen. Im besten Fall kann eine Immuntherapie die Beseitigung von Tumorherden unterstützen, die einer konventionellen Therapie nicht zugänglich sind, oder zur Verstärkung der spezifischen oder unspezifischen antitumorösen Aktivität herangezogen werden (Abb. 18.29). Die Reaktion des Immunsystems auf Tumoren ist ein komplexes Geschehen, und der Versuch einer Immuntherapie erfordert ein Vorgehen, das der Vielschichtigkeit des Problems gerecht wird. Ideal wäre eine Unterstützung der spezifischen und unspezifischen Abwehr ohne schädliche Nebenwirkungen auf die Immunregulation. Konkret bieten sich folgende Möglichkeiten: Aktivierung des Immunsystems, adoptive Immuntherapie und passive Übertragung von Serumbestandteilen einer definierten Aktivität und Spezifität (z. B. monoklonale oder polyklonale Antikörper) oder eine depletive Immuntherapie.

Aktive Intervention: Mit einer Impfung kann versucht werden, die Abwehr über spezifische und/oder unspezifische Mechanismen zu aktivieren. Im Tiermodell war ein solches Therapiekonzept nur in Ausnahmefällen

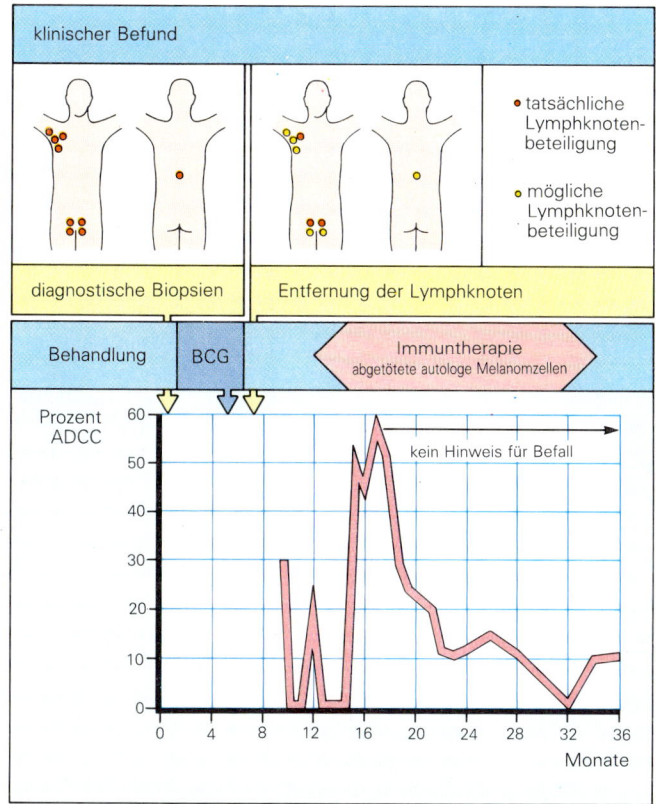

Abb. 18.29 Möglichkeiten für eine Immuntherapie bei Krebserkrankungen. Ein Patient mit malignem Melanom wurde mit BCG (dem Hauptbestandteil des kompletten Freundschen Adjuvans) und – getrennt – mit abgetöteten autologen Melanomzellen immunisiert. Dann wurde die K-Zell-Aktivität (ADCC) ermittelt, die in der Abbildung als Prozentsatz der abgetöteten Melanomzielzellen ausgedrückt ist. Während der Behandlung wurden die Lymphknoten des Patienten auf Metastasen untersucht. Der klinische Verlauf verhielt sich umgekehrt proportional zur Aktivität der Effektorzellen. (Die Daten stammen von Dr. L. J. Old u. Mitarb.)

erfolgreich. Bei Versuchstieren kann man zwar eine Resistenz induzieren, jedoch muß sie vor Belastung mit dem Tumor bereits vorhanden sein. Werden Tumorzellen gleichzeitig mit der Immunisierung verimpft, ist die Resistenz nicht so gut. Bei modifizierten Tumorimpfstoffen versucht man, die Immunogenität der Tumorzellen künstlich zu verstärken, um sie für eine aktive Immunisierung einsetzen zu können (Abb. 18.30). Eine Verstärkung kann erreicht werden durch:

1. Infektion mit bestimmten Viren,
2. chemische Anlagerung von fremden Determinanten,
3. Einfügen von fremden Determinanten durch somatische Zellhybridisierung,
4. Isolierung und Reinigung des relevanten tumorspezifischen Antigens.

1. Aus Untersuchungen an Mäusen weiß man, daß Homogenate aus virusinfizierten Tumoren (virale Onkolysate) bezüglich der Induktion einer Transplantationsimmunität besser immunisieren als vergleichbare Präparate aus nichtinfizierten Tumorzellen.

Bei Mäusen sind Myxoviren am besten geeignet, für die Anwendung am Menschen werden gegenwärtig VSV(vesikulärer Stomatitisvirus)-infizierte Melanomzellen untersucht.

2. Eine Erhöhung der Immunogenität von Tumorzellen durch chemische, enzymatische (z. B. Haptenisierung) oder antigene Modifizierung konnte bei chemisch induzierten murinen Sarkomen erzielt werden. PPD (gereinigte Proteinderivate des BCG), die an die Oberfläche von Tumorzellen gebunden sind, üben eine wirksame Hilfsfunktion aus, wenn der Wirt gegen BCG vorimmunisiert ist. Die weit verbreitete Verwendung von BCG in der klinischen Immuntherapie deutet darauf hin, daß man sich einiges davon verspricht.

3. Die Zellhybridisierung bietet eine andere Möglichkeit, fremde Helferdeterminanten auf die Oberfläche der Tumorzellen zu bringen.

4. Impfstoffe, die komplexe Mikroorganismen wie Pneumokokken, Meningokokken oder Influenzabazillen enthalten, sind wesentlich weniger wirksam als Impfstoffe, die aus isolierten Polysacchariden aus den Kapseln dieser Bakterien hergestellt sind. Analog dazu könnte eine Immunisierung mit gereinigten Tumorantigenen wirksamer sein als die Verwendung der gesamten abgetöteten Tumorzelle.

Unspezifische aktive Immunisierung: Mit einer ganzen Reihe unterschiedlicher Substanzen (die bekanntesten sind BCG und C. parvum), den sog. Immunmodulatoren (biological response modifiers: BRM), kann die Immunlage beeinflußt werden (Abb. 18.31). Die beiden genannten Immunmodulatoren beeinflussen mehrere Komponenten der Immunantwort, modifizieren die Aktivität verschiedener Zelltypen und können einen positiven (stimulierenden) oder negativen (inhibierenden) Einfluß ausüben, je nachdem wo und wie sie verwendet werden. Ihre – begrenzte – antitumoröse Wirkung wird wahrscheinlich hauptsächlich durch Makrophagen vermittelt.
Zu den Substanzen, die bei Krebspatienten eine normale T-Zell-Aktivität wiederherstellen, gehören Hormone des Thymus und andere verwandte Faktoren; bei unbehandelten Patienten ist sowohl die Anzahl, als auch die Funktion der T-Zellen gestört, was eher als eine Folge, nicht als die Ursache der Erkrankung zu werten ist.

Adoptive Immuntherapie: Dazu gehört die Übertragung (xenogene, allogene oder syngene) einer Immunität oder Tumorresistenz von einem Individuum auf ein anderes; dies kann über Leukozyten, Transferfaktoren oder immune RNA geschehen. Mit der adoptiven Immuntherapie konnte kaum ein Erfolg erzielt werden. Die Zukunft dieses Verfahrens hängt von der erfolgreichen Herstellung von T-Zell-Klonen ab, die eine gegen den Tumor gerichtete zytotoxische oder Helfer/Inducer-Aktivität haben. Therapeutisch bietet sich die wiederholte Verabreichung von Klonen autologer Lymphozyten an, was in gewissem Umfang bereits im Tiermodell – z. B. im MSV-System und bei chemisch induzierten Sarkomen – praktiziert wird. In Verbindung mit einer Chemotherapie hat sich ein solches Vorgehen insbesondere bei experimentell induzierten Leukämien bewährt.

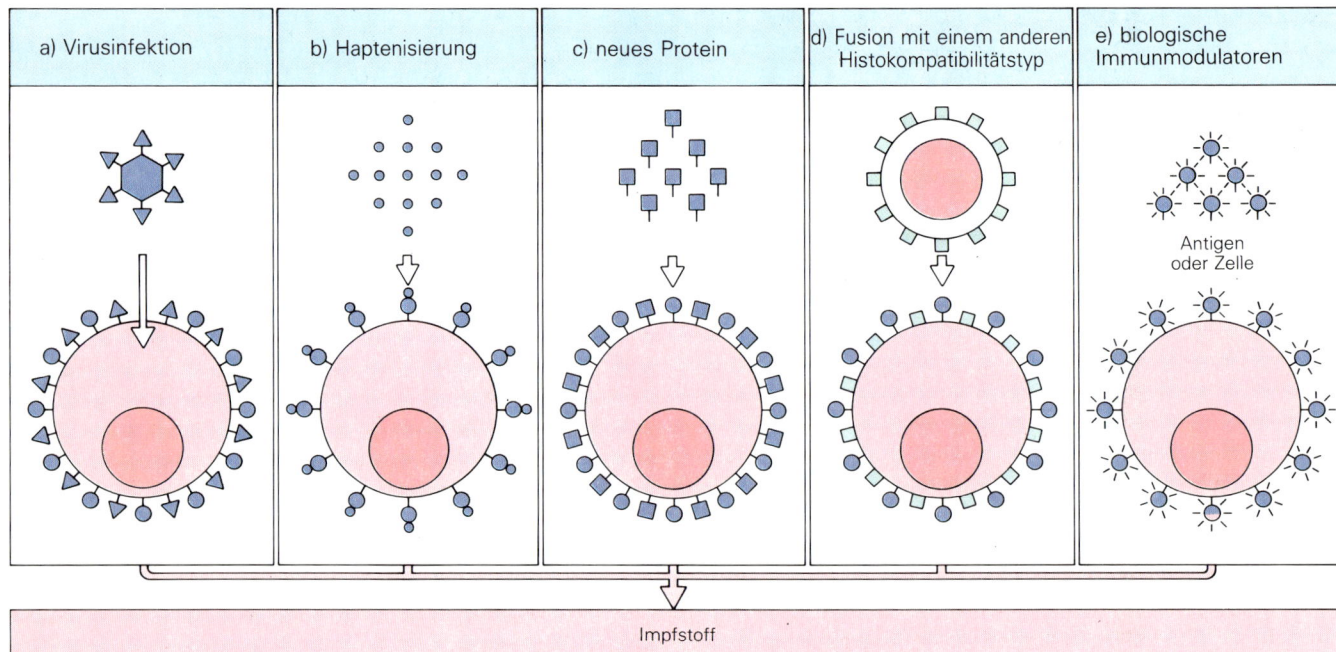

| a) Virusinfektion | b) Haptenisierung | c) neues Protein | d) Fusion mit einem anderen Histokompatibilitätstyp | e) biologische Immunmodulatoren |

Impfstoff

Abb. 18.30 Verstärkung der Abwehrreaktion. Mit einer Tumorschutzimpfung wird beabsichtigt, die Immunreaktion gegen das Neoplasma zu erhöhen, und zwar durch
a) Infektion des Tumors mit einem Virus,
b) Kopplung der Oberflächenantigene des Tumors an Haptene,
c) Kopplung von Proteinantigenen an die Tumoroberfläche,
d) Fusion des Tumors mit Zellen eines anderen Histokompatibilitätstyps,
e) Verwendung eines Adjuvans und anderer Immunmodulatoren.

Passive Immuntherapie meint den Transfer von Antikörpern gegen einen Tumor, um auf diese Weise bei Krebspatienten einen Rückgang des Tumors zu erreichen bzw. ein Rezidiv zu verhindern. Über gelegentliche Therapieerfolge wurde bei Leukämien, Lymphomen (einschl. Burkitt-Lymphom), malignen Melanomen und Nierenkarzinomen berichtet. Gegenwärtig

Typ	Beispiele	Hauptwirkung
bakterielle Produkte	BCG, C. parvum Muramyldipeptid Trehalasedimycolat	Aktivierung von Makrophagen und NK
synthetische Moleküle	Pyran-copolymer MVE, poly I:C Pyrimidine	Interferoninduktion
Zytokine	IFNα, IFNβ IL-2	Aktivierung von Makrophagen und NK
Hormone	Thymosin, Thymulin Thymopoetin	Veränderung der T-Zell-Funktion

Abb. 18.31 Einige biologische Immunmodulatoren. Biologische Immunmodulatoren werden zur Verstärkung der Immunantwort verwendet; es lassen sich vier Hauptgruppen unterscheiden. Bakterielle Produkte haben im allgemeinen eine adjuvante Wirkung auf Makrophagen; verschiedene synthetische Polymere, Nukleotide und Polynukleotide induzieren die Bildung und Freisetzung von Interferon; Zytokine wirken direkt auf Makrophagen und NK-Zellen, und verschiedene Hormone (wie z.B. Thymushormone) unterstützen die Funktion von T-Zellen (MVE = Maleinanhydrid-Divinyläther).

richtet sich das Interesse auf teilgereinigte xenogene Antikörper, die als Trägerzellen Medikamente oder radioaktive Isotope an den Tumor heranbringen sollen. An Chlorambucil gekoppelte Antikörper besitzen eine gewisse Wirksamkeit gegen maligne Melanome, an ^{131}I angehängte Antiferritinantikörper wirken gegen Lebertumoren. Einen begrenzten Effekt gegen sehr schwach immunogene Tumoren, wie das spontan entstehende Mammakarzinom der Ratte, zeigen monoklonale Antikörper, die an Adriamycin gekoppelt sind. Es wird auch versucht, Antikörper/Toxin-Konjugate therapeutisch einzusetzen. Es genügen nur wenige Moleküle von z.B. Diphtherietoxin A, Abrin oder Ricin, um eine Zelle abzutöten. Die Antikörper müssen als Träger solcher hochtoxischer Substanzen selbstverständlich sehr spezifisch sein. Erfolgversprechend ist auch die Entwicklung von antiidiotypischen Antikörpern gegen B-Zell-Tumoren, die relativ homogen und leicht zugänglich sind.

Ob diese Art der Therapie auch bei anderen Tumoren erfolgreich ist, hängt von einer Anzahl von Faktoren ab, wie Avidität, Affinität, Klasse und Subklasse der Antikörper, Veränderung der Spezifität nach Kopplung an die toxische Substanz, von der Resistenz des Antikörpers gegen äußere Einflüsse *in vivo* usw. Der therapeutische Effekt von monoklonalen Antikörpern gegen menschliche Tumoren, die als Xenotransplantate in Versuchstieren wachsen, hängt auch von der Subklasse des Antikörpers ab; es werden also auch Makrophagen des Wirtes (über FcR) in das Geschehen miteinbezogen.

Die immundepletive Therapie richtet sich gegen bestimmte Faktoren im Serum, die im Zusammenhang mit Tumoren vorkommen und die Immunantwort vermindern. Dazu gehören Prostaglandine, blockierende Antikörper und Komplexe sowie suppressorzellaktivierende Faktoren.

Abb. 18.**32** zeigt die möglichen Angriffspunkte, wo eine immunologische Intervention ansetzen könnte. Die Tatsache, daß Leukozyten eine antitumoröse Wirkung entfalten können, eröffnet die Möglichkeit einer Krebstherapie mit immunologischen Methoden. Es geht dabei darum, die Aktivität der tumorreaktiven Leukozyten zu verstärken, da sie offenbar nicht ausreicht, bereits bestehende Tumore unter Kontrolle zu halten. Dies wiederum erfordert die Kenntnis, welche Antigene – oder andere Strukturen – auf der Tumoroberfläche den immunologischen Angriff stimulieren und vermitteln. Es ist nicht sicher, ob jeder Tumor über solche Zielantigene verfügt; unter der Voraussetzung, daß es eine Immunüberwachung gibt, kann man denjenigen Tumoren, die bei immungeschwächten Patienten vorkommen, eine immunogene Potenz unterstellen, und damit auch eine Empfänglichkeit für den immunologischen Zugriff. Auf der anderen Seite besitzen Tumoren, die beim Immunkompetenten auftreten, wahrscheinlich keine ausreichende Immunogenität. Es besteht also Hoffnung, daß bei einigen – nicht allen – Tumorerkrankungen eine wirksame immunologische Beeinflussung möglich ist. Selbst wenn die Immunologie keine therapeutische Lösung des Krebsproblems bieten kann, ist sie doch hilfreich für die Diagnose und bei der Verlaufskontrolle.

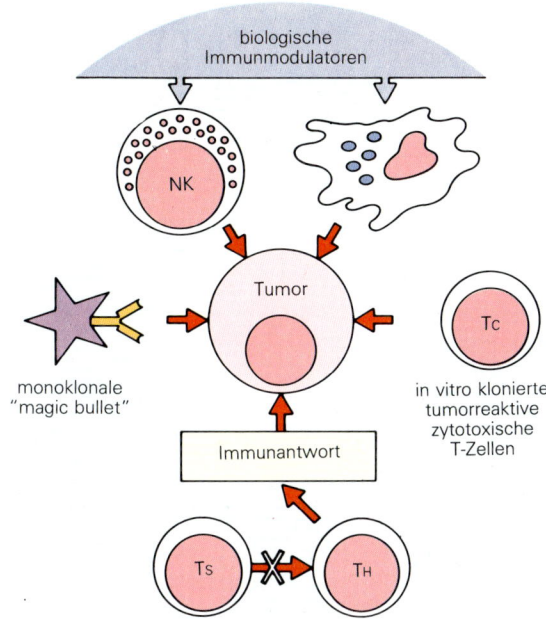

Abb. 18.**32 Immunologische Ansätze für eine Therapie.** Biologische Immunmodulatoren könnten zur Aktivierung von NK-Zellen und Makrophagen eingesetzt werden. Mit monoklonalen Antikörpern (gekoppelt an zytotoxische Substanzen) können Tumorantigene direkt angesteuert werden; solchermaßen beladene Antikörper werden schwärmerisch „Zaubergeschosse" („magic bullets") genannt. Vielversprechend ist auch die klonale Herstellung von spezifischen zytotoxischen (Tc) und Helfer-(TH)T-Zellen, besonders wenn diese sich der Hemmung durch Suppressor-T-Zellen entziehen können.

19 Überempfindlichkeit – Typ-I-Reaktion

Typen der Überempfindlichkeit

Wird körpereigenes Gewebe durch eine überschie-ßende oder inadäquate Antwort des erworbenen Immunsystems geschädigt, spricht man von einer Überempfindlichkeit. Sie kann sich – individuell unter-schiedlich – nach dem zweiten Kontakt mit einem bestimmten Antigen manifestieren. Von Coombs u. Gell wurden vier Typen der Überempfindlichkeitsreak-tion (Typ I, II, III und IV) beschrieben, in der Praxis können aber auch Mischformen beobachtet werden. Diese Reaktionen sind nichts anderes als die bereits besprochenen Reaktionen des Immunsystems zur Auf-rechterhaltung der Gesundheit; in diesem Falle schie-ßen sie jedoch über das Ziel hinaus und können ent-zündliche Reaktionen und Gewebeschädigungen her-vorrufen. Die drei ersten Typen werden durch Anti-körper vermittelt, der vierte in erster Linie durch T-Zellen und Makrophagen.

Die Typ-I-Reaktion, oder die Überempfindlichkeit vom Soforttyp, ist eine IgE-Antwort, die sich gegen harmlose Antigene, wie etwa Pollen, richtet, und zu einer Freisetzung von Mediatoren, z. B. Histamin, aus IgE-sensibilisierten Mastzellen führt; das Ergebnis ist eine akute Entzündungsreaktion mit Symptomen wie Asthma oder Rhinitis. Bei der antikörperabhängigen zytotoxischen Überempfindlichkeit vom Typ II kommt es nach einer Antigen-Antikörper-Bindung zur Akti-vierung von Killerzellen, Phagozytose oder zur kom-plementvermittelten Lyse. Die immunkomplexvermit-telte Überempfindlichkeit vom Typ III entsteht, wenn Komplexe in größerer Menge gebildet werden, oder vom retikuloendothelialen System nicht ausreichend eliminiert werden können, was zu Reaktionen vom Typ der Serumkrankheit führt.

Die verzögerte Überempfindlichkeit (delayed type hypersensitivity: DTH) vom Typ IV entwickelt sich am stärksten dann, wenn Antigene, z. B. Tuberkelbazil-len, von Makrophagen eingeschlossen werden, dann aber nicht eliminiert werden können. Dadurch werden T-Lymphozyten zur Produktion von Lymphokinen angeregt, die eine Reihe von entzündlichen Reaktio-

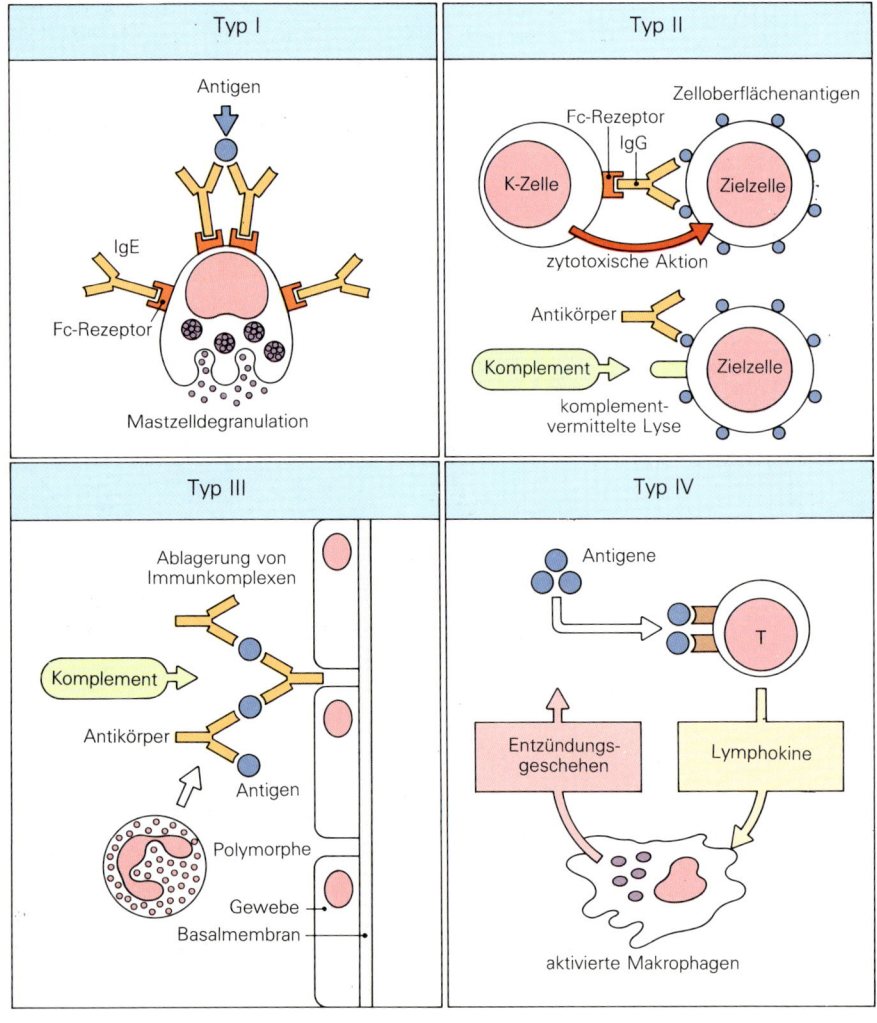

Abb. 19.1 Übersicht über die vier Typen der Überempfindlichkeitsre-aktion.

Typ I: Mastzellen binden über ihre Fc-Rezeptoren an IgE. Bei der Kon-frontation mit einem Antigen kommt es zu einer Kreuzvernetzung von IgE und zur Freisetzung von Mediatoren aus den granulierenden Mastzellen.

Typ II: Bei diesem Typ richten sich die Antikörper gegen Antigene, die auf kör-pereigenen Zellen sitzen; auf diese Weise werden körpereigene Zellen zum Ziel der Immunreaktion. Es kommt zur zytotoxischen Aktion von K-Zellen oder zur komplementvermittelten Lyse.

Typ III: Die Ablagerung von Immun-komplexen führt zur lokalen Schädi-gung des betroffenen Gewebes durch Aktivierung von Komplement und Re-krutierung von Polymorphen.

Typ IV: Bei einem zweiten Kontakt mit demselben Antigen setzen antigensen-sibilisierte T-Zellen Lymphokine frei. Lymphokine induzieren eine Entzün-dungsreaktion und aktivieren Makro-phagen, die ihrerseits Mediatoren frei-setzen.

nen verursachen. Andere Manifestationen der DTH sind die Transplantatabstoßung und die allergische Kontaktdermatitis. Die vier Typen der Überempfindlichkeitsreaktion sind schematisch in Abb. 19.1 dargestellt.

Typ I – Überempfindlichkeit vom Soforttyp

Definition

Die Überempfindlichkeit vom Typ I zeichnet sich durch eine sofortige allergische Reaktion unmittelbar

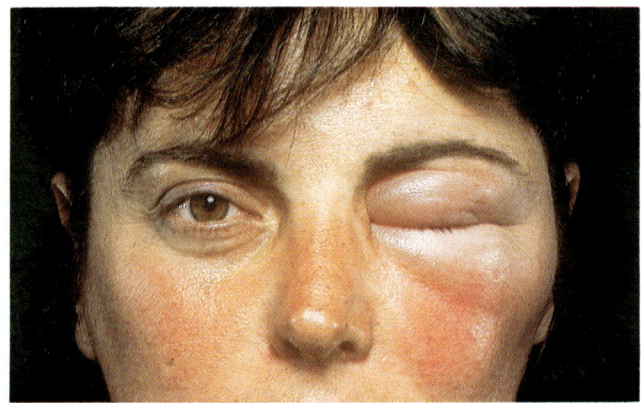

Abb. 19.2 Anaphylaktische Reaktion auf Bienengift. Diese Patientin wurde von einer Biene in die Wange gestochen. Die Sofortreaktion auf das Bienengift ist eine typische Überempfindlichkeit vom Typ I mit Freisetzung von Mediatoren (u. a. Histamin) aus Mastzellen. Die Reaktion kann bei einem anaphylaktischen Schock tödlich verlaufen; sie ist bei Injektion des Allergens im allgemeinen stärker als bei Inhalation. In diesem Fall wurde die Reaktion durch das im Bienengift enthaltene Mellitin verstärkt, welches die Mastzellen noch zusätzlich reizt.

nach Kontakt mit dem Antigen (Allergen) aus (Abb. 19.2). Der Ausdruck „Allergie" wurde erstmals 1906 durch von Pirquet geprägt, und meint eine „veränderte Reaktivität" beim zweiten oder folgenden Kontakt mit einem „Agens". Damals wurde noch nicht zwischen den verschiedenen Immunreaktionen unterschieden, und erst seit den letzten Jahren wird der Ausdruck „Allergie" als Synonym für die Überempfindlichkeitsreaktion vom Typ I verwendet. Bei den Reaktionen werden IgE-sensibilisierte Mastzellen durch Antigen dazu gebracht, Entzündungsmediatoren freizusetzen (Abb. 19.3).

Atopie

Der Ausdruck Atopie wurde zum erstenmal 1923 von Coca u. Cooke verwendet und bezeichnet das klinische Bild der Überempfindlichkeit vom Typ I mit Asthma, Ekzem, Heufieber und Urtikaria; es fiel auf, daß die Symptome familiär gehäuft auftraten. Die Erkrankten zeigten bei Kontakt mit gewöhnlichen Inhalationsallergenen eine Sofortreaktion mit Rötung und Quaddelbildung der Haut. Ein Zusammenhang zwischen Heufieber oder Asthma des Menschen mit der Anaphylaxie (1902 von Portier u. Richet bei Tieren entdeckt) wurde vermutet; während aber 90% der Tiere präzipitierende Antikörper gegen injizierte heterologe Proteine oder Toxine entwickelten, konnte eine Sensibilisierung gegen Flugallergene beim Menschen in nur 5–10% der Fälle nachgewiesen werden. Außerdem schien die Allergie nur beim Menschen an eine genetische Disposition geknüpft zu sein, nicht jedoch im Tiermodell. Aus diesen Gründen glaubten Coca u. Cooke, daß allergische Erkrankungen des Menschen sich grundsätzlich von der Anaphylaxie bei Tieren unterscheiden, und nannten sie deshalb „atopische Erkrankungen".

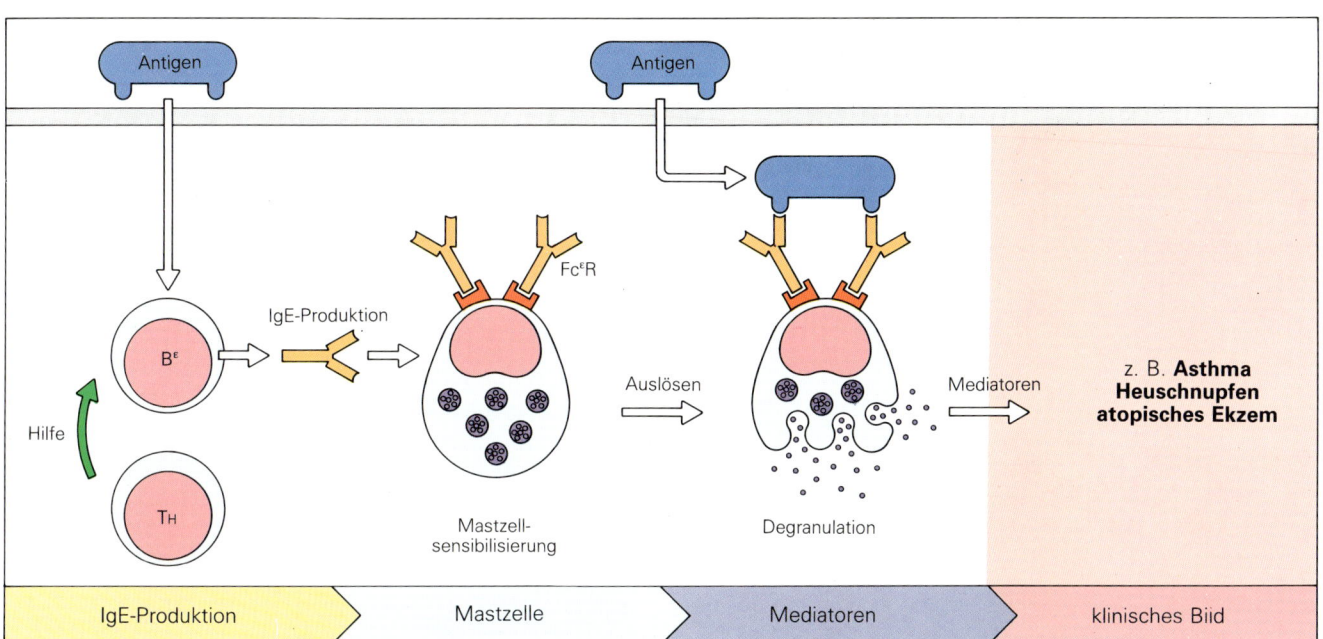

Abb. 19.3 Schematische Darstellung der Typ-I-Überempfindlichkeit. Durch Antigen werden B$^\varepsilon$-Zellen zur Bildung von spezifischem IgE mit T-Zell-Hilfe angeregt. Dieses antigenspezifische IgE bindet über Fc$^\varepsilon$-Rezeptoren (Fc$^\varepsilon$R) an Mastzellen, wodurch diese sensibilisiert werden. Beim näch-sten Antigenkontakt mit der sensibilisierten Mastzelle wird das gebundene IgE kreuzvernetzt, und die Zelle degranuliert unter Freisetzung von Mediatoren, welche die bekannten Symptome hervorrufen.

Der Begriff Atopie ist bis heute beibehalten worden, um damit im klinischen Sprachgebrauch eine Reihe von Erkrankungen mit einigen ähnlichen Symptomen – Asthma, Ekzem, Pollinose – zusammenfassen zu können.

Die erste Beschreibung der Mechanismen der allergischen Reaktion erfolgte durch Prausnitz u. Küstner (1921), die zeigten, daß die Reaktion durch Einspritzen eines Serumfaktors (den sie Reagin nannten) in die Haut eines normalen Individuums passiv übertragen werden kann. Etwa 45 Jahre später fanden Ishizaka u. Mitarb., daß es sich bei diesem „atopischen Reagin" um eine neue Klasse von Immunglobulinen – das Immunglobulin E (IgE) – handelt.

Immunglobulin E

Nach dem ersten Kontakt eines Allergens mit der Schleimhaut findet eine ganze Serie von Ereignissen statt, bevor IgE produziert wird und bevor es zu allergischen Symptomen nach einem zweiten Kontakt mit demselben Allergen kommt. Die IgE-Antwort ist ein lokales Ereignis an der Eintrittspforte des Allergens in den Körper, also auf Schleimhautoberflächen und/oder in lokalen Lymphknoten. Bevor IgE produziert wird, muß eine Antigenpräsentation durch APC, ferner eine T-Zell-Hilfe und eine Stimulation von B-Zellen stattgefunden haben. Das lokal entstehende IgE sensibilisiert

zuerst die örtlichen Mastzellen, und erst das überschüssige IgE tritt in den Blutkreislauf über und bindet sowohl an zirkulierende Basophile als auch an gewebeständige Mastzellen im ganzen Körper.

In Abb. 19.4 werden die Strukturen von IgE und IgG miteinander verglichen. Wie andere Immunglobuline besteht auch IgE aus zwei schweren und zwei leichten Ketten, wobei jedoch die schweren Ketten fünf Domänen haben.

Die wichtigsten Merkmale von IgE sind seine Hitzelabilität und die Fähigkeit, an Mastzellen und Basophile zu binden. Obwohl die Halbwertszeit von IgE im Serum nur 2½ Tage beträgt, bleiben Mastzellen bemerkenswerterweise nach einem Serumkontakt mit IgE bis

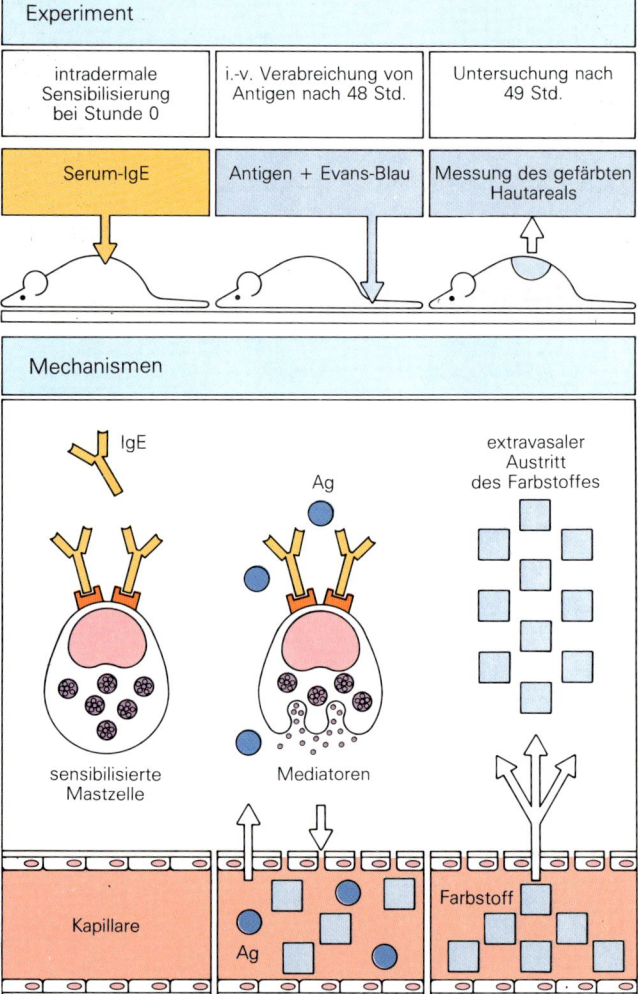

Abb. 19.**5 Passive kutane Anaphylaxie (PCA).** Die passive kutane Anaphylaxie (PCA) wird für den klassischen Nachweis von antigenspezifischem IgE verwendet. Das zu testende Serum wird einer Ratte in die Haut gespritzt, und falls dieses Serum IgE enthält, sensibilisiert es die Mastzellen in der Haut. 48 Stunden später wird das Antigen zusammen mit einem Farbstoff (Evans-Blau) intravenös injiziert. Das Antigen löst am ersten Applikationsort eine lokale Degranulation und Freisetzung von Mediatoren aus, was zu einer Permeabilitätserhöhung der Gefäße und zu einem Austritt des Farbstoffs in das umliegende Gewebe führt. Die Ausdehnung der Hautfärbung ist ein Maß für die Menge an antigenspezifischem IgE im ursprünglich injizierten Serum. IgE kann auch im spezifischen Radioimmunoassay gemessen werden (s. Kap. „Immunologische Testmethoden").

	IgE	IgG1
Schwerketten-domänen	5	4
Molekulargewicht	188000	146000
Kohlenstoffanteil	12%	2–3%
Halbwertzeit (Serum)	2½ Tage	21 Tage

Abb. 19.**4 Vergleich der Strukturen von IgE und IgG1.**
IgE kommt im Serum normalerweise nur in Spuren vor (<0,001% des gesamten Immunglobulins im Serum). Es besitzt fünf Domänen in der schweren Kette und weicht etwas von der Grundstruktur des IgG ab. Ein Teil der Fc-Region des IgE (C_H3 und C_H4) ist für die Bindung an Fc$^\varepsilon$-Rezeptoren (FcR) von Mastzellen und Basophilen zuständig. Diese Fc-Bindung ist hitzelabil und wird durch eine halbstündige Erhitzung auf 56°C inaktiviert, während die Bindung an den Fab-Anteil hitzebeständig ist. Der IgE Serumspiegel ist bei parasitären Infektionen und atopischen Erkrankungen erhöht.

zu 12 Wochen sensibilisiert. Wie schon erwähnt, beschrieben als erste Prausnitz u. Küstner einen passiven Transfer der Überempfindlichkeit durch Übertragung von Serumkomponenten. Küstner war allergisch gegen Fisch, und eine Injektion seines Serums in die Haut von Prausnitz (der ein Pollenallergiker war) führte zu einer sofortigen Rötung und Schwellung der Haut, als anschließend Fischantigen in die sensibilisierte Stelle gespritzt wurde. Ein ähnlicher Test wird im Tierversuch angewandt, wenn IgE nachgewiesen werden soll (passive kutane Anaphylaxie, Abb. 19.5). Die hautsensibilisierende Komponente befindet sich im Fc-Anteil des IgE-Moleküls und wird durch eine halbstündige Erhitzung auf 56°C zerstört; die Fähigkeit zur Antigenbindung (die vom Fab-Anteil ausgeht) bleibt erhalten. Um IgE von anderen Antikörpern, die ebenfalls Mastzellen sensibilisieren (z. B. IgG1 des Meerschweinchens) zu unterscheiden, braucht man deshalb nur den PCA-Test vor und nach Erhitzen des Serums durchzuführen.

IgE bei Krankheiten

Der IgE-Spiegel ist bei allergischen Erkrankungen oft erhöht und kann bei parasitärem Befall sehr stark ansteigen. Für die Diagnose einer atopischen Erkrankung bei Kindern und Erwachsenen ist der Nachweis eines erhöhten IgE-Spiegels hilfreich, auf der anderen Seite darf jedoch nicht vergessen werden, daß normale IgE-Spiegel eine Atopie nicht ausschließen (Abb. 19.6). Die alleinige Bestimmung von IgE genügt

nicht für die Diagnose einer Allergie, da für die Ausbildung der klinischen Symptome genetische und umweltbedingte Faktoren eine wichtige Rolle spielen. An einem größeren Kollektiv ausgeführte Hauttestungen fallen zum Teil auch bei symptomlosen Personen positiv aus. In einer kürzlich durchgeführten Studie wiesen bis zu 30% eines zufällig ausgewählten Kollektivs von 5000 Personen eine positive Hautreaktion auf eines oder mehrere gängige Allergene auf, d. h. diese Probanden produzieren spezifisches IgE, jedoch nicht einen bestimmten Faktor (Faktor „X": s. Abb. 19.35), der für die Manifestation der atopischen Symptome verantwortlich ist.

Kontrolle der IgE-Produktion

In seinen frühen Untersuchungen an der Ratte konnte Tada eindeutig nachweisen, daß die IgE-Produktion der T-Zell-Kontrolle unterliegt. Tiere, die mit dem Antigen DNP-Askaris (und B. pertussis als Adjuvans) immunisiert worden waren, zeigten bis zum 5.–10. Tag einen Anstieg der IgE-Titer, die während der nächsten 6 Wochen wieder auf das normale Niveau abfielen. Wurden diese Tiere thymektomiert oder als Erwachsene bestrahlt, war die IgE-Antwort verstärkt und verlängert. Wenn während dieser Phase der verstärkten IgE-Bildung Thymozyten oder Milzzellen von askarisimmunen Tieren passiv übertragen wurden, war die IgE-Produktion wieder supprimiert (Abb. 19.7). Die IgM- oder IgG-Antworten waren bei den behandelten Tieren nicht erniedrigt, was darauf schließen läßt, daß die verstärkte IgE-Produktion nicht durch einen defekten negativen Rückkopplungsmechanismus der Serum-

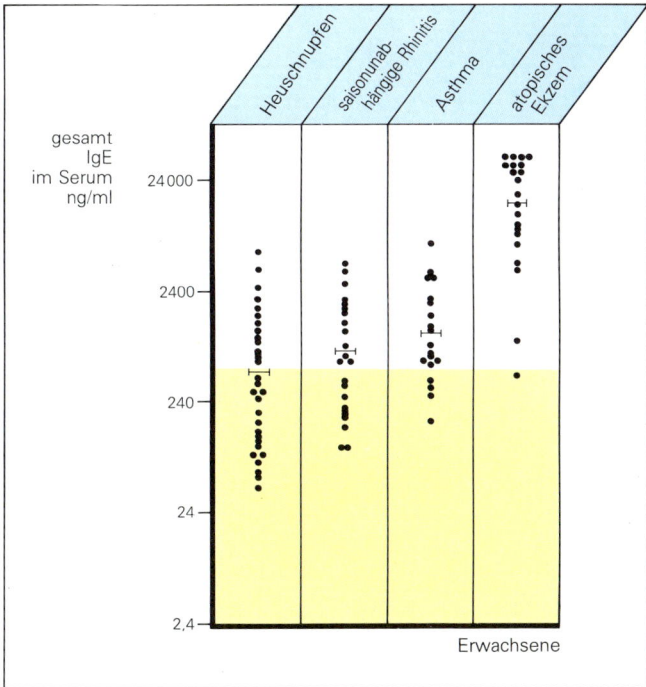

Abb. 19.6   IgE-Spiegel bei Allergikern. Die Punkte in der Graphik stellen die IgE-Serumspiegel verschiedener Patienten dar. Trotz der großen Variationsbreite sind die Werte bei Atopikern insgesamt erhöht; bei weniger ausgeprägtem Krankheitsbild liegen sie noch im Normbereich. IgE-Titer werden gewöhnlich in internationalen Einheiten (international units: IU) pro ml bezüglich eines Standardserums angegeben; 1 IU entspricht 2,4 ng. Im gelben Bereich liegen die Normwerte von Nichtatopikern.

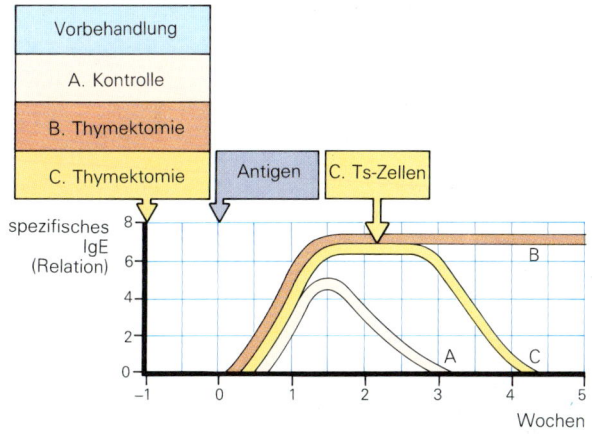

Abb. 19.7   Kontrolle der IgE-Antwort durch T-Zellen. Die IgE-Antwort wird von T-Helfer- und T-Suppressor-Zellen kontrolliert. An diesem Experiment nahmen drei Gruppen von Ratten teil – eine nicht vorbehandelte Kontrollgruppe (A), und zwei Gruppen von thymektomierten Tieren (B,C). Alle Tiere wurden mit Antigen belastet, darauf wurde regelmäßig die IgE-Antwort gemessen. Bei der Immunisierung steigt antigenspezifisches IgE vorübergehend an (A). Nach Thymektomie (oder Bestrahlung) ist die Antwort verlängert (B), kann aber durch den Zusatz von antigenstimulierten Milzzellen (die Ts-Zellen enthalten) (C) wieder verkürzt werden. Neonatal thymektomierte Ratten bringen nach Immunisierung keine IgE-Antwort zustande, was die Beteiligung von Helfer-T-Zellen an der IgE-Antwort vermuten läßt.

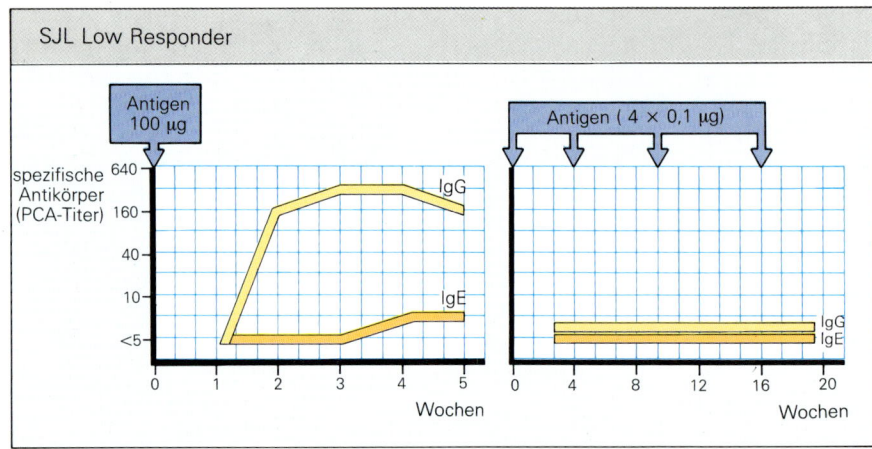

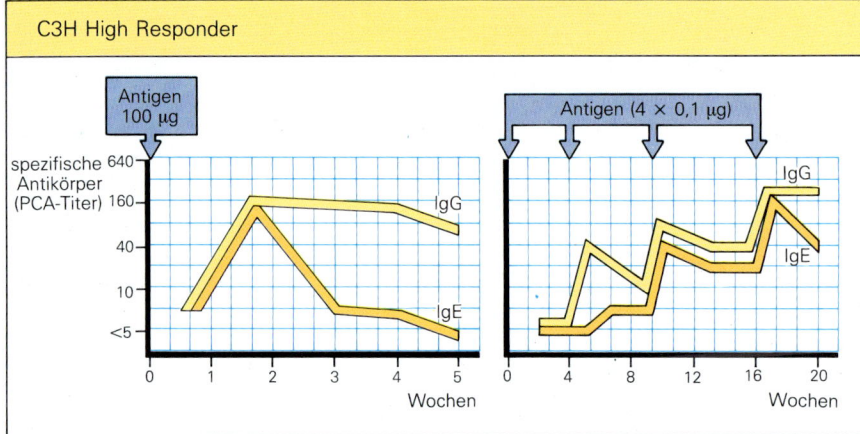

Abb. 19.**8 Abhängigkeit der IgE-Antwort von der Antigendosis und der genetischen Konstitution des Tieres.** Eine „Low-Responder"-SJL-Maus (oben) reagiert auf die einmalige Verabreichung einer hohen Antigendosis (100 µg) mit der Bildung von IgG (links), produziert aber nur wenig oder gar kein IgG bzw. IgE, wenn wiederholt kleine Dosen (0,1 µg) verabreicht werden. Im Gegensatz dazu reagiert eine C3H-„High-Responder"-Maus (unten) auf eine einzelne hohe Antigendosis vorübergehend mit einer starken IgE-Antwort, die nach drei bis vier Wochen abgeklungen ist, während bei wiederholten Gaben von kleinen Antigenmengen die Titer von IgE und IgG nach jeder Injektion ansteigen.

IgG-Antikörper verursacht war, sondern durch eine erniedrigte Aktivität von T-Suppressor-Zellen. Neonatal thymektomierte Tiere können überhaupt kein IgE auf DNP-Askaris produzieren, was auf die entscheidende Rolle von T-Helfer-Zellen für die IgE-Antwort hinweist. Bei verschiedenen Krankheitsbildern gibt es eine Korrelation zwischen einer erniedrigten T-Suppressor-Zellzahl und hohen Spiegeln von IgE; auch dies spricht für eine Kontrolle der IgE-Produktion durch T-Zellen.

Verschiedene Stämme einer Tierart besitzen eine unterschiedliche Fähigkeit zur Bildung von IgE; diese Tatsache spricht dafür, daß die IgE-Produktion einer direkten genetischen Kontrolle untersteht. Low-Responder-Mäusestämme wie SJL bringen keine hohen Titer von IgE zustande, selbst wenn man sie einem optimalen Impfzyklus unterzieht. Bei solchen Versuchen hängt der Erfolg stark von der optimalen Dosis sowie der Applikationsart ab (Abb. 19.**8**). Man darf nicht vergessen, daß die IgE-Produktion im Tiermodell zwar nachvollzogen werden kann, daß es sich aber dabei nicht um ein Allergiemodell handelt; es gibt keine Versuchsmäuse, die spontan ein Heufieber entwickeln würden (bei einigen Hunden kann es schon vorkommen). Beim Menschen erfolgt ja die Sensibilisierung mit vielen kleinen Allergendosen (z. B. im Sommer durch Pollen) über die Schleimhautoberflächen und nicht durch intraperitoneale Injektionen. Die genetisch kontrollierte Bildung von IgE als Antwort auf ein Allergen ist nur ein Faktor von vielen bei der Entstehung einer Atopie.

Genetik der Allergie

Schon in den zwanziger Jahren war bekannt, daß allergische Kinder auch häufig allergische Eltern haben. In einer breit angelegten Studie zeigte sich, daß bei zwei allergischen Elternteilen die Wahrscheinlichkeit für die Kinder, eine Allergie zu entwickeln, 50% beträgt. Sogar mit nur einem allergischen Elternteil beträgt die Wahrscheinlichkeit immerhin noch 30%. Sowohl die genetischen Voraussetzungen als auch erhöhte Serum-IgE-Spiegel sind also Risikofaktoren (Abb. 19.**9**). Die errechnete Menge der jährlichen Belastung mit Blütenpollen liegt für das einzelne Individuum in der Größenordnung von einem Mikrogramm, was eindeutig einer „Low-dose"-Belastung entspricht. Es ist erstaunlich, daß immerhin 15% der Bevölkerung auf diese außerordentlich geringe Belastungsdosis reagieren. Eine wichtige Rolle spielen auch eine Reihe nichtgenetischer Faktoren, wie Exposition, Ernährungszustand, bestehende chronische Erkrankungen oder ein akuter Virusinfekt (s. Abb. 19.**36**). Drei genetische Hauptmechanismen steuern die allergische Reaktion:

1. Gesamtmenge des IgE: Familienstudien (wobei mindestens ein Familienmitglied hohe IgE-Spiegel haben mußte) bestätigen die Hypothese, daß ein niedriger IgE-Spiegel dominant vererbt wird.
2. An HLA-gekoppelte Ir-Antwort: Grundsätzlich kann man eine HLA-gekoppelte genetische Reaktionsbereitschaft auf Inhalationsallergene nur mit einem reinen Antigen demonstrieren, das aus einem Extrakt isoliert wurde; solche Antigene müssen Neben-(minor-)

Abb. 19.**9** **Allergierisiko: IgE-Spiegel und familiäre Belastung.** Das Diagramm links zeigt die prozentuale Häufigkeit von Atopien bei Kindern, deren Eltern unterschiedliche allergische Anamnesen aufweisen (kein/ein Elternteil/beide Elternteile). Das Risiko einer Atopie bei einem Kind steigt mit der familiären Belastung. Aus dem rechten Diagramm ist ersichtlich, daß in der Gesamtbevölkerung niedrige IgE-Spiegel vorherrschen und daß die Wahrscheinlichkeit einer Atopie bei hohen IgE-Spiegeln zunimmt.

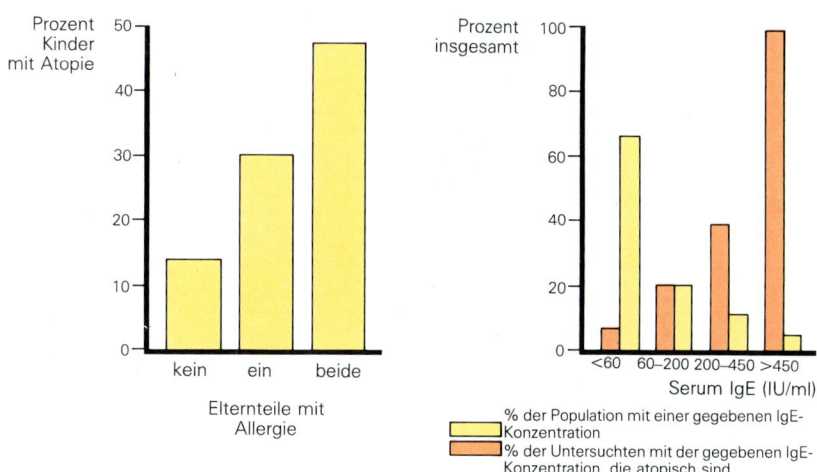

Determinanten des Allergens sein. Z. B. reagiert nur einer von sechs Ragweed-Allergikern auf die Nebendeterminante Ra3; 9 von 10 Ra3-positiven Patienten mit niedrigen IgE-Spiegeln sind HLA-A2-Träger (Abb. 19.**10**). Mit steigenden Spiegeln von IgE wird die Restriktion auf bestimmte Determinanten immer geringer, bis schließlich keine Assoziation mit dem HLA mehr besteht. Für die Reaktion auf Ra5-Antigen konnte im Hauttest und im RAST eine schwache Assoziation mit HLA-A3, B7 gezeigt werden. Eine stärkere

Assoziation besteht mit dem D-Locus-Antigen Dw2: Von den Ra5-Positiven sind 90% Dw2-Träger, bei den Ra4-Negativen sind es nur 20%. Nach einer Hyposensibilisierung gegen Ragweed liefern nur die HLA-Dw2-Ra5-Positiven eine gute IgG-Antwort auf das Ra5-Antigen, was zeigt, daß die Antwort auf Ra5 nicht auf IgE beschränkt ist, sondern auch andere Immunglobulinklassen einbezieht.

3. Allgemeine Allergieneigung: Die Neigung zu Überreaktionen auf ein breites Spektrum von Antigenen wurde an Patienten einer Allergieklinik getestet, die lediglich aufgrund positiver oder negativer Hauttests in 2 Gruppen unterteilt worden waren (Abb. 19.**11**). Bei den Allergikern wurde eine signifikant höhere Frequenz von HLA-B8 und HLA-Dw3, nicht jedoch von HLA-A1 gefunden. Die Allergiebereitschaft war auch bei denen vorhanden, die schon Ragweed IgE-Antikörper produziert hatten, wobei die HLA-B8-Träger höhere Antikörpertiter und auch hohe Gesamt-IgE-Spiegel aufwiesen. HLA-B8 ist auch mit anderen Formen der Immun„hyperaktivität" – wie Autoimmunerkrankungen – assoziiert; daraus ergibt sich, daß die Immunantwort möglicherweise durch T-Suppressorzellen kontrolliert wird, da eine erniedrigte Ts-Aktivität eine wichtige Rolle sowohl bei Autoimmun- als auch

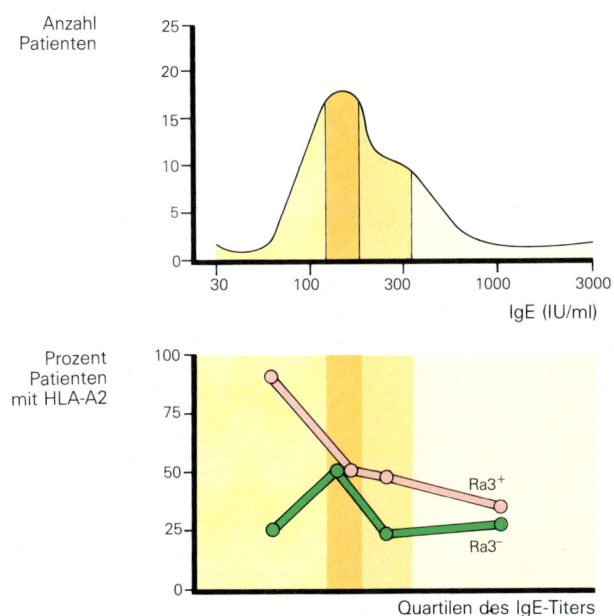

Abb. 19.**10** **Atopie: IgE-Spiegel und Gewebetyp.** Die obere Abbildung zeigt die Häufigkeitsverteilung von Ragweed-Allergien (RA[3+]), bezogen auf den IgE-Gesamtspiegel. Die Quartilen der Verteilungskurve sind verschiedenfarbig dargestellt. In der unteren Abbildung ist der Prozentsatz der Patienten aufgeführt, die das HLA-Antigen A_2 aufweisen (es sind sowohl Ra[3+]- als auch Ra[3-]-Individuen berücksichtigt). Es scheint, daß Personen mit dem HLA-A2-Antigen zu einer Ra3-Überempfindlichkeit tendieren. Die genetische Assoziation wird besonders bei niedrigen IgE-Spiegeln (erste Quartile) deutlich. HLA-A2 ist bei 47% der Gesamtbevölkerung vorhanden.

| HLA | Hauttest | | p |
	positiv (%)	negativ (%)	
A1	28,7	24,1	0,4
B8	22,3	11,5	0,01
Dw3	25,2	11,7	0,002

Abb. 19.**11** **IgE-Antwort: genetische Assoziation.** Bei Atopikern, die im Hauttest auf verschiedene Umweltantigene (z. B. Pollen, Hausstaubmilben) reagieren, sind HLA-B8- und HLA-Dw3-Antigene signifikant häufiger zu finden als bei Personen, die im Hauttest negativ reagieren. Es besteht ein deutlicher genetischer Zusammenhang bei der IgE-Antikörper-Antwort sowohl auf ein bestimmtes Antigen als auch hinsichtlich einer allgemeinen „Allergieneigung".

IgE-Reaktionen zu spielen scheint. Die drei genetischen Parameter, die zur Allergie prädisponieren, sind:

1. **basale IgE-Spiegel**   antigenunspezifisch
   niedrige Spiegel dominant vererbt,
   nicht an HLA gekoppelt,
   spezifisch für die IgE-Klasse;

2. **an HLA-gekoppelte**   antigenspezifisch
   antigenspezifische Antwort
   HLA-gekoppelte Ir-Gene,
   nicht spezifisch für die IgE-Klasse;

3. **allgemeine Allergieneigung**   antigenunspezifisch
   HLA-gekoppelt,
   nicht spezifisch für die IgE-Klasse.

Es gibt einen vierten möglichen Mechanismus, nämlich die HLA-Kopplung und Assoziation mit immunsuppressiven Genen.

Mastzellen

Schon seit langem ist bekannt, daß es zwischen den verschiedenen Tierarten Unterschiede in der Morphologie der Mastzellen gibt. Die Unterschiede zeigen sich in der Anfärbbarkeit der Zellen, in der äußeren Struktur der Granula und im Ablauf der Degranulation. Letzteres ist sehr deutlich beim Menschen zu sehen, wo die Membranen um die Zellgranula herum vor der Exozytose miteinander fusionieren, im Gegensatz zur Ratte, wo die Granula einzeln ausgestoßen werden (Abb. 19.**12** und 19.**13**). Zu den morphologischen gibt

es auch funktionelle Unterschiede zwischen den verschiedenen Spezies, und auch zwischen den Mastzellen, die aus verschiedenen Bildungsorten desselben Tieres stammen. Die funktionellen Unterschiede äußern sich in der Reaktion auf sekretionsfördernde Mittel (Histaminliberatoren), und auf Medikamente, durch welche die Histaminfreisetzung blockiert oder gefördert wird.

Früher hielt man die Mastzellen für eine homogene Zellpopulation mit einer Struktur, wie sie heute der Bindegewebsmastzelle (connective tissue mast cell: CTMC) zugeordnet wird. Zur Färbung der CTMC verwendete man eine Formalinfixierung und Toluidinblau. Mittlerweile weiß man, daß diese Färbemethode die Mukosamastzelle (MMC) nur unzureichend darstellt, und daß man dazu eine spezielle Färbung und Fixierung braucht (Abb. 19.**14** und 19.**15**).

Verteilung der Mastzellen

CTMC finden sich perivaskulär in den meisten Geweben. CTMC aus unterschiedlichen Geweben des Körpers besitzen zwar ähnliche Eigenschaften; die CTMC aus dem Peritoneum unterscheiden sich jedoch von denen, die in der Haut anzutreffen sind durch die Größe der Granula, in ihrer Anfärbbarkeit und in ihren pharmakologischen Eigenschaften. MMC haben ein anderes Verteilungsmuster als CTMC und werden beim Menschen hauptsächlich in der Mukosa des Mitteldarms und in der Lunge gefunden. Im Verlauf einer parasitären Infektion steigen die MMC im Darm deutlich an. Diesen Anstieg beobachtet man auch beim Morbus Crohn und bei der Colitis ulcerosa.

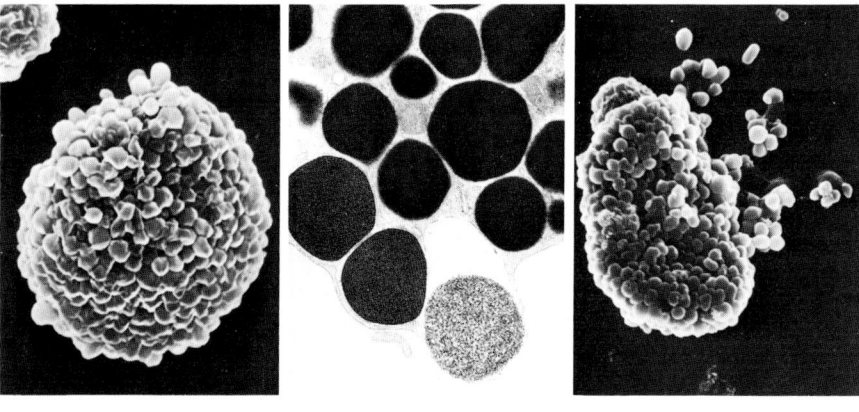

Abb. 19.12 Elektronenmikroskopische Darstellung von Mastzellen I.
Links: Nicht degranulierte Mastzelle aus dem Peritoneum einer Ratte (Raster-EM, 1500 ×). Mitte: Granula während der Exozytose (Transmissions-EM, 15 000 ×). Rechts: Exozytose von Granula nach 30 Sek. Inkubation mit Anti-IgE, bei 37 °C (Raster-EM, 1500 ×). Mit freundlicher Genehmigung von Dr. T. S. C. Orr.

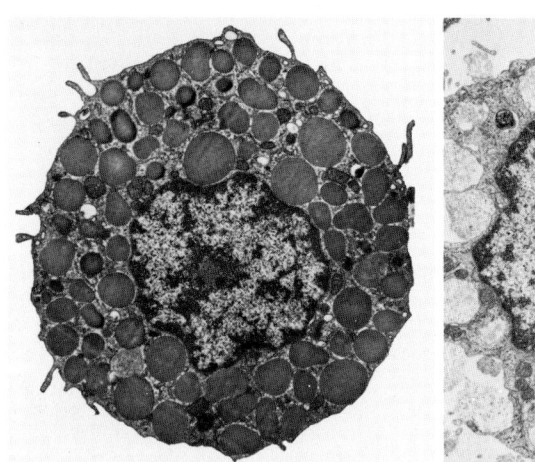
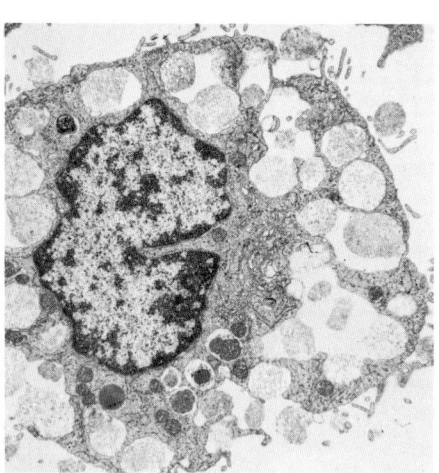

Abb. 19.13 Elektronenmikroskopische Darstellung von Mastzellen II.
Zu erkennen sind die elektronendichten Granula einer peritonealen Rattenmastzelle vor (links) und nach (rechts) Inkubation mit Anti-IgE; es kommt zur Vakuolenbildung und Exozytose der Granula (Transmissions-EM, 2700 ×). Mit freundlicher Genehmigung von Dr. D. Lawson.

Abb. 19.14 Histologie von menschlichen Darmmastzellen. Mastzellen aus dem Bindegewebe besitzen ein dunkelblaues Zytoplasma mit bräunlichen Granula (links), Mastzellen aus der Mukosa weisen ein hellblaues Zytoplasma und blaue Granula auf (rechts). Die Morphologie der Mastzellen ist sehr heterogen, und die beiden Beispiele sind relativ gut abzugrenzende Zellen, die etwa die beiden entgegengesetzten Endpunkte des gesamten Spektrums markieren. Carnoys-Fixierung, Alzianblau- und Safranin-Färbung, 400 ×. Mit freundlicher Genehmigung von Drs. T. S. G. Orr und B. Greenwood.

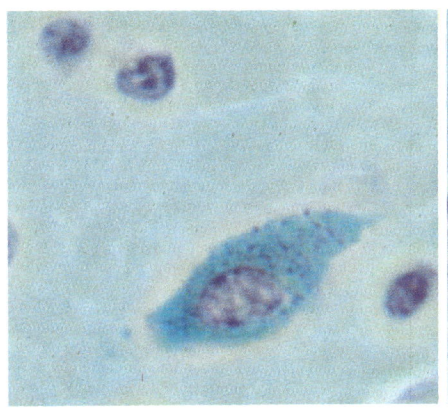
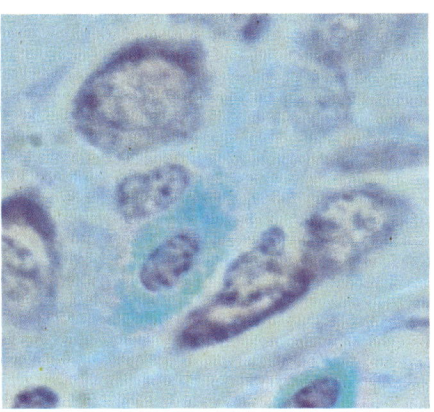

Abb. 19.15 Elektronenmikroskopische Darstellung von peritonealen CTMC und intestinalen MMC der Ratte. Die CTMC (links) enthält viele elektronendichte Granula und ein niedriges Kern-Plasma-Verhältnis. Die MMC aus der Darmzotte einer Ratte (rechts) besitzt nur spärliche Granula und einen großen Zellkern. 4000 ×. Mit freundlicher Genehmigung von Dr. T. S. C. Orr.

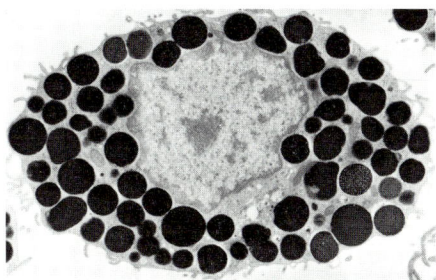
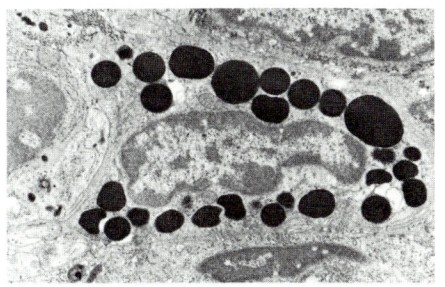

Unterschiede zwischen MMC und CTMC

T-Zell-Abhängigkeit der Mastzellen: Mit Nippostrongylus brasiliensis infizierte Ratten reagieren mit einem Lymphoblastenanstieg in der Darmmukosa. Man vermutet, daß diese Lymphoblasten (die aus T-Zellen entstehen) in den abführenden Mesenteriallymphknoten des Darmes entstehen, und über den Ductus thoracicus zurück in den Darm einwandern. Die Proliferation der MMC nach einer solchen Infektion ist T-Zell-abhängig, das sie bei (thymuslosen) Nacktmäusen nicht vorkommt. Noch nicht entschieden ist, ob die MMC aus T-Lymphoblasten entstehen oder nur hinsichtlich ihrer Reifung und Proliferation T-Zell-abhängig sind. Im Gegensatz dazu vermehren sich CTMC-Klone in Fibroblastenkulturen unabhängig von T-Zellen oder T-Zell-Faktoren, und finden sich bei Nacktmäusen in normaler Anzahl.

Wirkung von Pharmaka: Von großem klinischem Interesse ist der Einfluß von Medikamenten auf die Degranulation der Mastzellen. Das Natriumsalz der Cromoglycinsäure und Theophyllin hemmen bei der Ratte die Histaminfreisetzung aus CTM, nicht aber aus MMC. Wegen der großen Heterogenität und tierartlichen Unterschiede bei den Mastzellen wird die Ent-

Abb. 19.16 Unterschiede zwischen den verschiedenen Mastzellpopulationen. Es gibt mindestens zwei verschiedene Subpopulationen der Mastzellen, die MMC und CTMC. Die morphologischen und pharmakologischen Unterschiede lassen verschiedene Funktionen in vivo vermuten. MMC treten in Verbindung mit parasitären Infektionen und evtl. bei allergischen Reaktionen auf. Im Gegensatz zur CTMC ist die MMC kleiner, kurzlebiger, T-Zell-abhängig, besitzt mehr Oberflächen-Fc-Rezeptoren und enthält intrazytoplasmatisches IgE. Beide Zellen enthalten in ihren Granula Histamin und Serotonin; der Histamingehalt der CTMC ist höher, ebenso die Anzahl der Granula. Beide Zellen produzieren – in verschiedener Menge – Arachidonsäuremetaboliten, Prostaglandine und Leukotriene. Z. B. beträgt das Verhältnis des Leukotriens LTC4 zum Prostaglandin PGD2 in der MMC 25 : 1 und in der CTMC 1 : 40; Pharmaka mit einem degranulierenden Effekt wirken bei den beiden Zelltypen unterschiedlich. Das Na-Salz der Cromoglycinsäure (DSGC) und Theophyllin hemmen die Histaminfreisetzung aus CTMC, nicht jedoch aus MMC; diese Tatsache kann für die Asthmabehandlung von Bedeutung sein. Viele der Erkenntnisse wurden im Tierversuch gewonnen und können nicht ohne weiteres auf den Menschen übertragen werden.

	Mukosamastzelle (MMC)	Bindegewebsmastzelle (CTMC)
Lokalisierung in vivo	Darm und Lunge	ubiquitär
Lebensdauer	<40 Tage (?)	>40 Tage (?)
T-Zell-abhängig	+	–
Anzahl der Fc$^\varepsilon$-Rezeptoren	2×10^5	3×10^4
Histamingehalt	+	++
zytoplasmatisches IgE	+	–
Verhältnis der Arachidonsäuremetaboliten LTC$_4$:PGD$_2$	25:1	1:40
Einfluß von Chromoglycinsäure-Na und Theophyllin auf Histaminausschüttung	–	+
wichtigstes Proteoglykan	Chondroitinsulfat	Heparin

Zelltyp	Bemerkung
Mastzelle und Basophiler	wichtigste Effektorzellen bei IgE-vermittelten Reaktionen
T- und B-Zellen	T-Zellen: etwa 1% Fc$^\varepsilon$ R-positiv, bei Atopikern während der Pollensaison erhöht B-Zellen: etwa 30% Fc$^\varepsilon$ R-positiv, können bei Atopikern auch erhöht sein
Monozyten	etwa 2% Fc$^\varepsilon$ R-positiv, erhöhen sich bei einigen allergischen Erkrankungen bis auf 20%
Alveolarmakrophagen	Rezeptoren durch IgE-vermittelte Enzymfreisetzung nachweisbar
Eosinophile und Thrombozyten	Effektorzellen beim IgE-vermittelten Angriff auf Schistosomen

Abb. 19.17   Fc$^\varepsilon$-Rezeptoren-tragende Zellen. Mastzellen und Basophile exprimieren hochaffine (Kd $\simeq 10^{10}$) Fc-Rezeptoren. Die FC-Rezeptoren auf anderen Zellen weisen eine weit geringere Affinität auf (Kd $\simeq 10^6$), und ihre Funktion auf T- und B-Lymphozyten und Monozyten ist noch nicht geklärt. An Fc$^\varepsilon$-Rezeptoren von Alveolarmakrophagen gebundenes IgE kann bei Antigenkontakt lysosomale Enzyme und Leukotriene stimulieren, die bei asthmatischen Reaktionen eine große Bedeutung erlangen können. Fc$^\varepsilon$-Rezeptoren-tragende Eosinophile und Thrombozyten sind bei der Abtötung von IgE-sensibilisierten Schistosomen beteiligt.

wicklung einer „reinen" menschlichen Mastzellinie eine große Hilfe bei der Entwicklung von Medikamenten zur Behandlung von Allergien sein. Einen Vergleich zwischen MMC und CTMC gibt die Abb. 19.16.

Andere Zellen mit Fc$^\varepsilon$-Rezeptoren

Außer den Mastzellen und den Basophilen besitzen noch etliche andere Zellen Fc-Rezeptoren für IgE (Fc$^\varepsilon$) (Abb. 19.17). Die Anzahl von Fc$^\varepsilon$-Rezeptor-positiven T-Zellen und die Höhe des IgE-Spiegels steigen während der Pollenflugsaison an. Fc$^\varepsilon$-Rezeptoren-tragende Monozyten finden sich vermehrt im Blut von Atopikern, vor allem bei solchen mit einem schweren atopischen Ekzem. Sind diese Zellen mit IgE ausgestattet, besitzen sie ein hohes lokales zytotoxisches Potential. Auch Alveolarmakrophagen können durch IgE sensibilisiert werden und setzen bei Allergenkontakt Enzyme frei. Dies spielt vermutlich eine wichtige Rolle bei allergischen Lungenerkrankungen. Eosinophile und Thrombozyten tragen Fc$^\varepsilon$-Rezeptoren, und bei Sensibilisierung mit IgE erhöht sich die Zytotoxizität dieser Zellen gegen einige Parasiten – wie z. B. Schistosomen – beträchtlich. Es ist möglich, daß diese Zellen eine wichtige Rolle bei Allergien spielen, sobald sie durch IgE-haltige Immunkomplexe sensibilisiert werden, da sie eine ganze Reihe von pharmakologisch wirksamen Mediatoren freisetzen, die allergische Reaktionen verstärken (Thrombozyten) bzw. begrenzen (Eosinophile).

Aktivierung von Mastzellen

Wenn IgE an die Fc$^\varepsilon$-Rezeptoren von Mastzellen und Basophilen bindet, kann durch eine Kreuzvernetzung des IgE (und dadurch auch der Fc$^\varepsilon$-Rezeptoren) eine Degranulation ausgelöst werden. Auch durch eine direkte Vernetzung der Rezeptoren kann eine Degranulation zustande kommen (Abb. 19.18).

Der Rezeptor für IgE konnte bei der Ratte aus Basophilen einer leukämischen Zellinie isoliert werden. Er besteht aus zwei α- und zwei β-Ketten, und gegen jede dieser Komponenten werden Antikörper gebildet. Diese Antikörper können die Rezeptoren kreuzvernetzen, was auch ohne Anwesenheit von IgE zu einer Degranulation von Basophilen führt. Auch Lektine, wie PHA und Concanavalin A können IgE durch Bindung an Kohlenstoffreste in der Fc-Region kreuzvernetzen und eine Degranulation hervorrufen. Möglicherweise läßt sich so die Urtikaria nach dem Genuß von Erdbeeren (die große Mengen an Lektin enthalten) erklären.

Neben den in Abb. 19.18 aufgeführten Mechanismen, die eine Verbindung zwischen den Fc$^\varepsilon$-Rezeptoren herstellen, gibt es noch andere Faktoren, die eine sehr

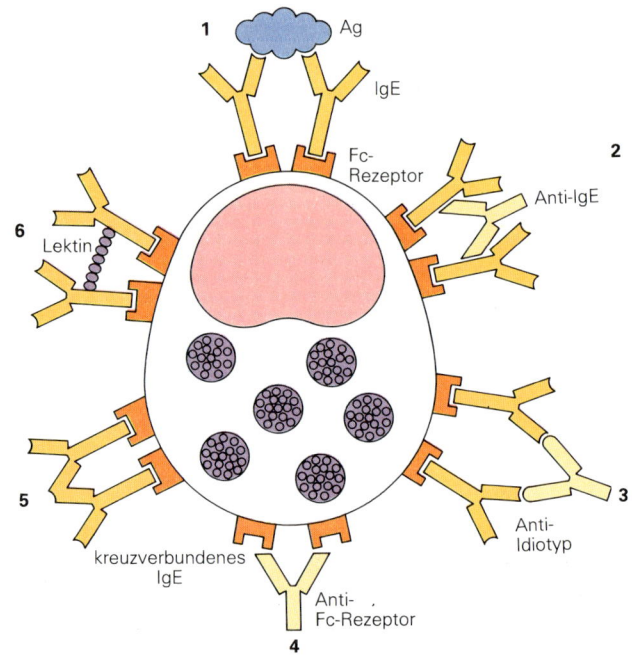

Abb. 19.18   Stimulation von Mastzellen über Fc$^\varepsilon$-Rezeptoren. Mastzellen werden zur Aktivität stimuliert („getriggert"), sobald eine Kreuzvernetzung ihrer Fc$^\varepsilon$-Rezeptoren stattfindet. Dies kann geschehen durch: 1. Bindung von oberflächengebundenem antigenspezifischem IgE an Antigen, 2. divalente Antikörper gegen die Fc-Region von IgE und 3. antiidiotypische Antikörper, die gegen Idiotope des IgE gerichtet sind. Die Rezeptoren können auch direkt über Antirezeptorantikörper kreuzvernetzt werden (4). Unter experimentellen Bedingungen können die Rezeptoren mit kovalent verbundenen IgE-Dimeren überbrückt (5) oder Zuckeranteile des IgE über Lektine (kohlenhydratbindende Glykoproteine) miteinander verknüpft werden (6), was beides zu einer Degranulation der Mastzelle führt. Die Aktivierung der Mastzelle wird dadurch eingeleitet, daß die Kreuzvernetzung der Fc$^\varepsilon$-Rezeptoren den Zustand der Zellmembran verändert. Monovalente Antigene oder Antikörper können nicht kreuzvernetzen, und somit auch nicht aktivieren.

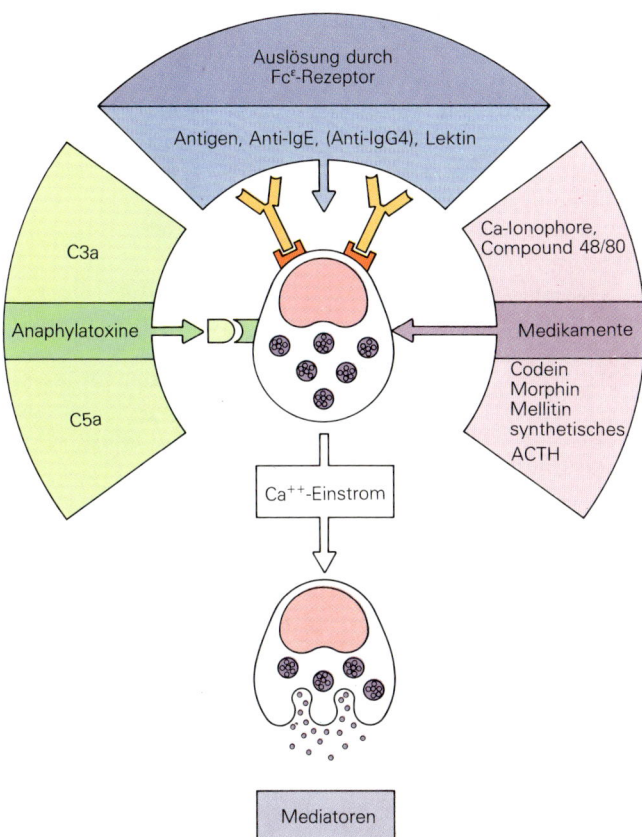

Abb. 19.**19 Aktivierung von Mastzellen 1.** Mastzellen werden durch Kreuzvernetzung ihrer Fc$^\varepsilon$-Rezeptoren oder durch andere Stimuli, wie Anaphylatoxine und Sekretagoga (z. B. Compound 48/80, Mellitin und Ca- Ionophore A 23187), aktiviert. Auch andere Substanzen – wie Codein, Morphin und synthetisches ACTH – können die Mastzelle direkt aktivieren. Alle diese Mechanismen führen zu einem Einstrom von Ca^{++}-Ionen in das Innere der Mastzelle, wodurch die Degranulation und die Freisetzung von Mediatoren eingeleitet wird.

starke degranulierende Wirkung auf Mastzellen haben. Die wichtigsten von ihnen sind *in vivo* die Spaltprodukte der Komplementaktivierung, also die Anaphylatoxine C3a und C5a. Die Anaphylatoxine wirken auch auf verschiedene andere Zellen, wie Neutrophile, Thrombozyten und Makrophagen, so daß die Mastzelle nur eine von vielen Zellen ist, die von ihnen beeinflußt werden. Daneben gibt es noch viele Substanzen mit direkter aktivierender Wirkung auf die Mastzellen, wie z. B. Ca-Ionophore, Mellitin, Compound 48/80, sowie einige Pharmaka, wie synthetisches ACTH, Kodein und Morphin (Abb. 19.**19**). Alle genannten Substanzen aktivieren die Mastzelle über einen Einstrom von Calciumionen.

Aktivierung von T-Zellen und Mastzellen

Die Mukosamastzelle benötigt für ihre Reifung die Mithilfe von T-Zellen, bei der Freisetzung von Mediatoren scheint es daneben aber noch eine unmittelbare Zusammenarbeit zwischen diesen Zellen zu geben. Außer IgE und Antigen können auch Lymphokine (die aus stimulierten menschlichen Lymphozyten stammen) aus Basophilen Histamin freisetzen. Der sog. Hist-

amin-Releasing-Faktor (HRF) ist bei der unspezifischen Verstärkung der Überempfindlichkeit vom verzögerten Typ beteiligt und beeinflußt auch Überempfindlichkeitsreaktionen vom Typ I. Neben dieser unspezifischen Aktivierung werden Mastzellen nach Antigenkontakt auch noch durch einen antigenspezifischen T-Zell-Faktor (TCF) dazu stimuliert, Mediatoren freizusetzen. Die Sensibilisierung der Mastzelle durch diesen Faktor hält nur einige Stunden an, bei IgE sind es einige Tage. Die Verbindung von T-Zellen zu Mastzellen besteht also nicht nur über die Wachstumsfaktoren, sondern erstreckt sich auch auf die Freisetzung von spezifischen (TCF) und unspezifischen (HRF) Faktoren.

Freisetzung von Mediatoren

Der Einstrom von Calciumionen in die Zelle hat hauptsächlich zwei Auswirkungen: Zum einen werden durch Exozytose präformierte Mediatoren – hauptsächlich

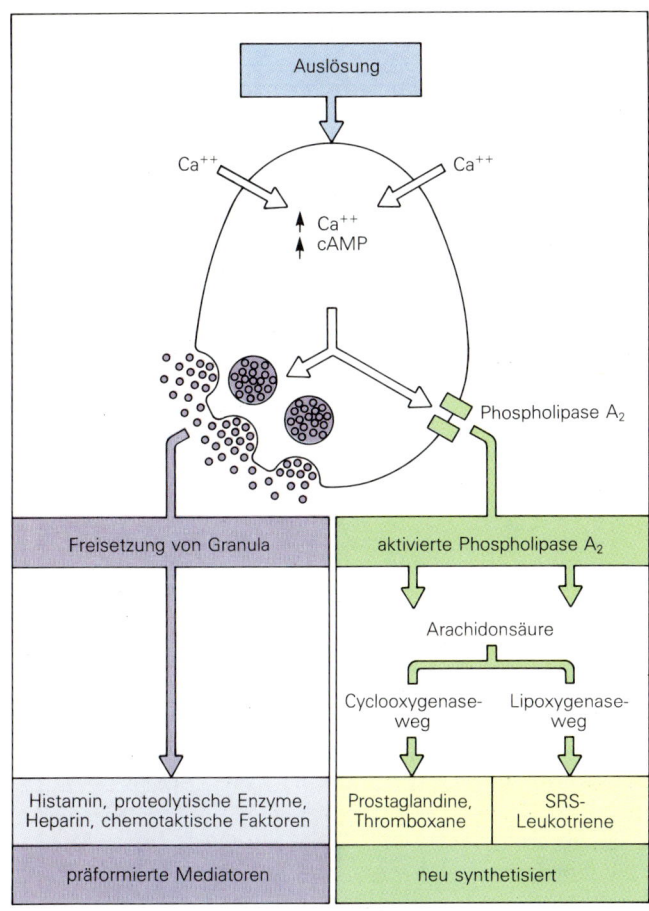

Abb. 19.**20 Aktivierung von Mastzellen 2.** Immunologische Stimuli (z. B. Antigen oder Anti-IgE) irritieren die Zellmembran der Mastzelle, führen zum Einstrom von Ca^{++}-Ionen und schaffen so die Voraussetzung für eine Degranulation. Es bilden sich Mikrotubuli, in denen die Granula zur Zellmembran wandern, mit ihr verschmelzen und auf diese Weise Mediatoren in den Interzellularraum abgeben können. Aufgrund der Veränderungen in der Plasmamembran setzt das Enzym Phopholipase A Arachidonsäure frei, die – je nach Typ der Mastzelle – durch Lipooxygenase oder Zyklooxygenase metabolisiert wird. Als neue Produkte entstehen Prostaglandin A$_2$, Thromboxan A$_2$ (Zyklooxygenasereaktionsweg), SRS (besteht aus den Leukotrienen LTC$_4$ + LTD$_4$) und das chemotaktische LTB$_4$ (Lipoxygenasereaktionsweg).

in den Granula präformierte Mediatoren		
Histamin	MG = 111	Vasodilatation, erhöhte Kapillarpermeabilität, Chemokinese, Bronchokonstriktion
Heparin	MG = 60000	Gerinnungshemmung
Enzyme	Tryptase (MG = 130000) β-Glucosaminidase (MG = 150000)	Proteolyse / Spaltung von Glukosaminresten durch C3-Konvertase
chemotaktische und aktivierende Faktoren	ECF-A (MG = 380/2000) NCF (MG >750000) PAF (MG = 600)	Chemotaxis von Eosinophilen, Neutrophilen, Plättchenaktivierung

neugebildete Mediatoren		
SRS (LTC$_4$ + LTD$_4$) chemotaktische Leukotriene (LTB$_4$)	Produkte des Lipoxygenasewegs	vasoaktiv, bronchokonstriktorisch, chemotaktisch und/oder chemokinetisch
Prostaglandine, Thromboxane	Produkte des Cyclooxygenasewegs	Kontraktion der Bronchialmuskulatur, Plättchenaggregation, Vasodilatation

Abb. 19.21 Mediatoren aus menschlichen Mastzellen.
Beim Menschen ist das wichtigste vasoaktive Amin Histamin, welches zu einer sofortigen Entzündungsreaktion führt und zusammen mit Heparin in den Granula gespeichert ist. Entzündungsreaktionen der späten Phase werden über Proteasen wie Tryptase und chemotaktische Faktoren aus den Granula vermittelt. Von den neugebildeten Mediatoren ist SRS (LTC$_4$ + LTD$_4$) an der frühen Phase der Entzündung beteiligt, es wird allerdings erst später als Histamin aktiv. Die späte Phase wird durch Faktoren wie ECF-A, NCF und LTB$_4$ eingeleitet, welche die zelluläre Infiltration durch Neutrophile, Eosinophile, Basophile und mononukleäre Zellen induzieren.

Histamin – aus den Granula freigesetzt; zum zweiten kommt es zu einer Neubildung von Mediatoren aus der Arachidonsäure und damit zu einer Synthese von Prostaglandinen und Leukotrienen (Abb. 19.20 und 19.21). Diese Mediatoren haben eine direkte lokale Wirkung auf das Gewebe und verursachen in der Lunge durch sofortige Bronchokonstriktion, Schleimhautödem und Hypersekretion das klinische Bild eines Asthmaanfalls (Abb. 19.22).

Wie schon erwähnt (s. Abb. 19.16), stammen die verschiedenen neugebildeten Mediatoren aus unterschiedlichen Mastzellpopulationen; deshalb sind die organspezifischen Manifestationen je nach Art der im jeweiligen Organ vorhandenen Mastzellen verschieden. Eine Übersicht über die verschiedenen allergischen Reaktionen bietet die Abb. 19.23.

Die Ausschüttung der Mediatoren kann auf zweierlei Weise pharmakologisch blockiert werden:
1. durch Erhöhung des intrazellulären cAMP über Stimulation von β-Rezeptoren mit z.B. Isoprenalin und 2. mit Substanzen wie z.B. Theophyllin, die den enzymatischen (Phosphodiesterase) cAMP-Abbau verhindern. Der Wirkungsmechanismus von Cromoglycin-Na bei der Verhinderung der Histaminausschüttung ist unklar.

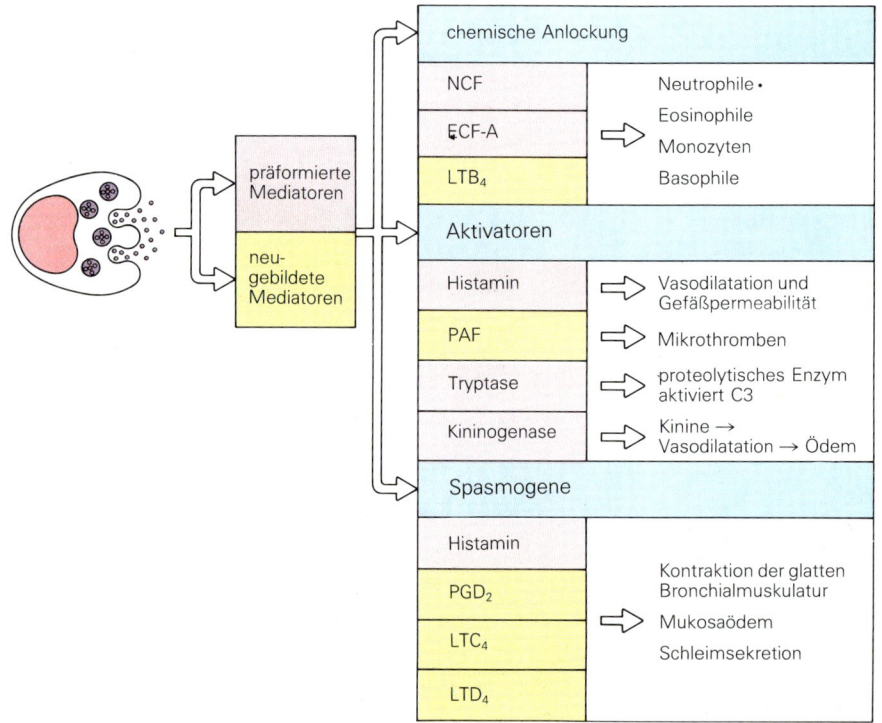

Abb. 19.22 Physiologische Wirkungen der Mastzellenmediatoren. Sowohl die in den Granula präformierten als auch die neugebildeten Mediatoren üben hauptsächlich drei Funktionen aus:

Chemotaxis: Verschiedene Zellen können von aktivierten Makrophagen angelockt werden, insbesondere Eosinophile, Neutrophile und mononukleäre Zellen einschl. Lymphozyten.

Entzündungsaktivatoren: Es kommt zur Gefäßdilatation, Ödembildung und – über PAF – zur Entstehung von Mikrothromben; die Folge ist eine Schädigung des lokalen Gewebes. Tryptase (das Hauptprotein der menschlichen Lungenmastzellen) kann C3 direkt aktivieren und wird durch Heparin gehemmt. Ferner werden Kininogenasen freigesetzt, die aus Gewebekininogenen Kinine bilden, welche durch Reizung der kleinen Blutgefäße eine Entzündung hervorrufen.

Spasmogene: Diese Stoffe wirken direkt auf die glatte Muskulatur der Bronchien, können aber auch die Schleimsekretion fördern und zu einem Sekretstau führen.

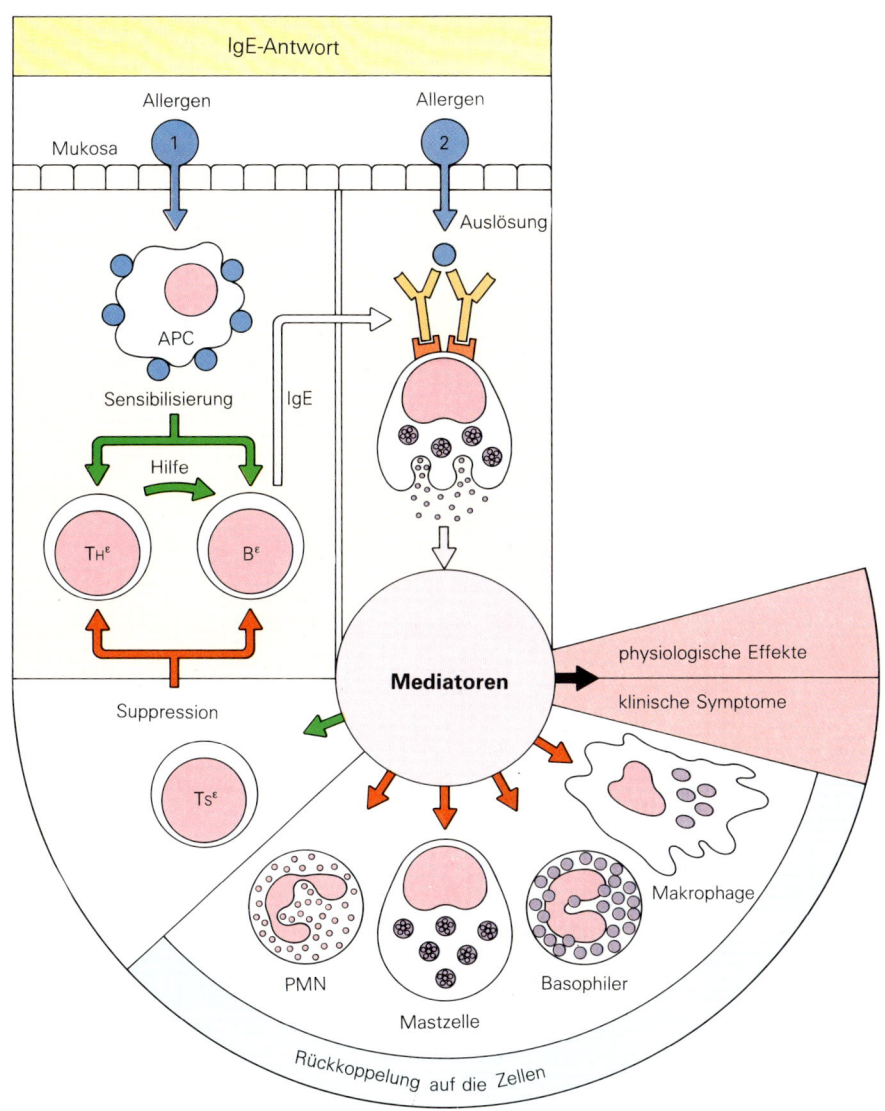

Abb. 19.23 Aktivierung und Kontrolle der allergischen Reaktion. Bei Atopikern führt der erste Allergenkontakt (1) zu einer IgE-Antwort mit Beteiligung von antigenpräsentierenden Zellen (APC) und antigenspezifischen Helfer-T-Zellen, die auf der Schleimhaut der Eintrittspforte und/oder in den lokalen Lymphknoten mit Bᵉ-Zellen interagieren. Lokal produziertes IgE sensibilisiert lokale Mastzellen, die bei einem weiteren Allergenkontakt degranulieren (2), was wiederum die IgE-Antwort verstärken kann. Die Mediatoren verursachen die klinischen Symptome einer Allergie und können über eine negative Rückkopplung (besonders Histamin) andere Zellen des Immunsystems hemmen. Z. B. konnte gezeigt werden, daß Histamin die Freisetzung von lysosomalen Enzymen aus PMN, die Degranulation von Mastzellen und Basophilen sowie die Bildung von Komplementkomponenten durch Monozyten supprimieren kann. Zusätzlich kann Histamin antigenunspezifische Suppressor-T-Zellen aktivieren, die möglicherweise einen Rückkopplungseffekt auf die IgE-Antwort ausüben. Es deutet einiges darauf hin, daß ein Defekt dieser Rückkopplungsmechanismen bei der Entstehung einer Atopie eine Rolle spielt. Die Mediatoren greifen in verschiedene physiologische Funktionen ein und sind für die klinischen Symptome einer Allergie verantwortlich.

Klinische Allergietests

Beim klassischen Allergietest ruft eine intradermale Applikation von Antigen eine Typ-I-Reaktion mit Rötung und Schwellung, Ausschüttung von präformierten Mediatoren, erhöhter Gefäßpermeabilität, Juckreiz und lokalem Ödem hervor (Abb. 19.24 und 19.25). Ist der Hauttest positiv, fallen normalerweise auch der RAST (ein Test auf antigenspezifisches IgE) und der entsprechende Provokationstest (z. B. nasale oder bronchiale Provokation mit dem Antigen) positiv aus. Eine Hautreaktion vom verzögerten Typ wird oft übersehen und äußert sich in einer nichtjuckenden, eher schmerzhaften Verdickung der Haut. Die Applikation verschiedener Verdünnungsstufen erlaubt eine grobe Schätzung der Empfindlichkeit auf ein Allergen. Es gibt seltene Fälle von z. B. Heuschnupfen, bei denen Hauttests und RAST negativ bleiben. Diese Patienten produzieren lokale Schleimhautantikörper, was durch einen nasalen Provokationstest und die Anwesenheit von spezifischem IgE im Nasensekret nachgewiesen werden kann.

Bei verschiedenen atopischen Erkrankungen kann im „Prick"-Test eine Rötung und Quaddelbildung der

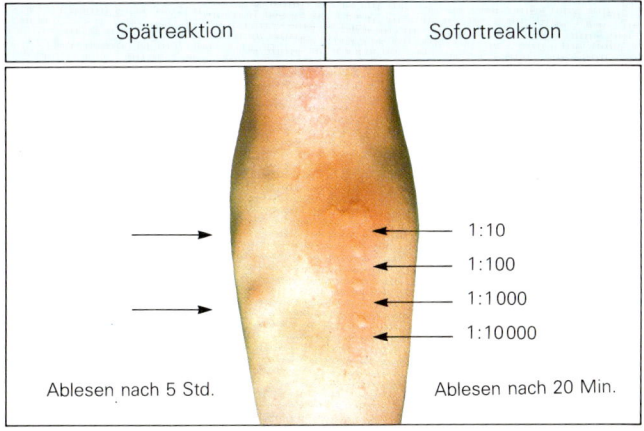

Abb. 19.24 „Prick"-Test mit Gräserpollenallergen bei einem Patienten mit typischem Sommerheuschnupfen. Der Test wurde 5 Stunden (links) und 20 Minuten (rechts) vor der Aufnahme durchgeführt. Der Test rechts ist eine typische Endpunkttitration einer Typ-I-Reaktion mit Rötung und Quaddelbildung. Die Spätphasenreaktion (links) ist nach 5 Stunden deutlich zu erkennen, besonders wenn ihr eine Sofortreaktion vorausgegangen ist. Es sind die Verdünnungsstufen des Allergens angegeben.

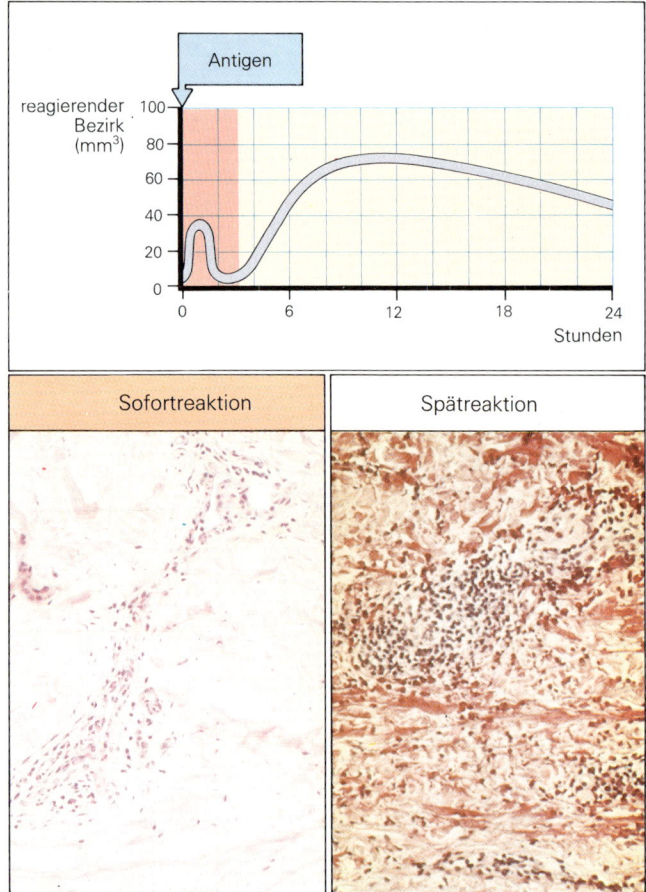

Abb. 19.**25 Früh- und Spätphasenreaktion im Hautbe-
reich.** Beim „Prick"- oder Intrakutantest folgt der Sofortreaktion (Quaddelbildung, Rötung) oft eine Spätphasenreaktion.
Diese Phase kann 24 Stunden dauern, wobei die Reaktion
ausgedehnter und im allgemeinen stärker ödematös als die
Sofortreaktion ist. Der Soforttyp (das Beispiel zeigt die Biop-
sie aus einer chronischen Urtikaria) weist ein spärliches
zelluläres Infiltrat um die Hautgefäße herum auf (bestehend
hauptsächlich aus Neutrophilen), während die späte Reaktion
durch ein dichtes Infiltrat mit vielen Basophilen gekennzeichnet ist. Die Spätphasenreaktion kann nach Allergenexposition
der Haut, der Nasenschleimhaut und der Bronchien beobachtet werden und hat eine besondere Bedeutung bei der
Entstehung des chronischen Asthmas. Mit freundlicher
Genehmigung von Dr. A. K. Black (links) und Dr. G. Boyd
(rechts).

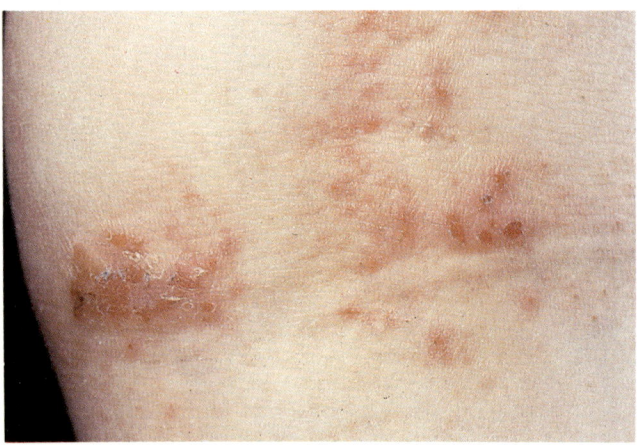

Abb. 19.**26 Atopisches Ekzem in der Kniekehle eines
Kindes mit Reis- und Eierallergie.**

Haut provoziert werden, was auf die Anwesenheit von
IgE in den Mastzellen der Haut hindeutet. Eine Aller-
genstimulation von Lymphozyten dieser Patienten
induziert eine blastoide Transformation der Lymphozyten und die Produktion von Lymphokinen, also eine
Reaktion von T-Zellen auf dieses Allergen. Das heißt
nicht unbedingt, daß die verzögerte Reaktion direkt
am Krankheitsgeschehen beteiligt ist, sondern lediglich, daß allergenspezifische T-Zellen vorhanden sind
und durch ihre Hilfe die IgE-Antwort unterstützen.
Atopische Ekzematiker (Abb. 19.**26**) mit IgE-Antikör-
pern gegen die Hausstaubmilbe zeigen einen positiven
„Patch"-Test nach Aufbringen des Milbenantigens auf
gesunde Hautstellen (Abb. 19.**27**). Interessanterweise
reagiert ein Teil der Patienten, bei denen die Hausstaubmilbe (Abb. 19.**28**) eine Rhinitis auslöst, auf den

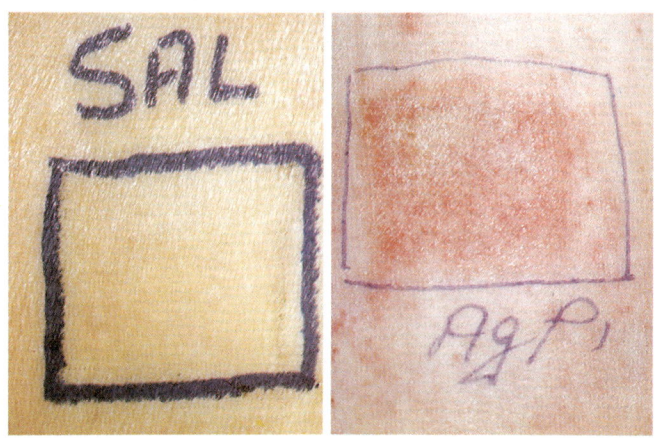

Abb. 19.**27 „Patch"-Test mit Hausstaubmilben-(Derma-
tophagoides-pteronyssinus-)Antigen bei einem Patienten mit atopischem Ekzem.** Nach vorsichtigem Abschleifen
der Keratinschicht wurde der Extrakt unter einem Okklu-
sionsverband für 48 Stunden auf eine gesunde Hautstelle
(links) aufgebracht. Es entstand ein makroskopisch sichtba-
res Ekzem (rechts), welches mit Eosinophilen und Basophilen infiltriert war. Mit freundlicher Genehmigung von Dr. E. B.
Mitchell.

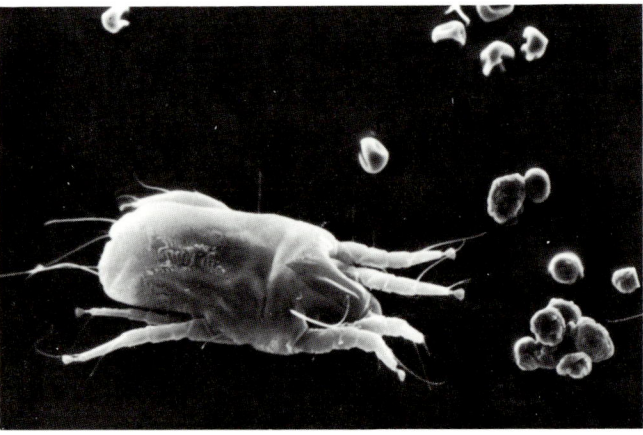

Abb. 19.**28 Die Hausstaubmilbe – ein häufiges Allergen.**
Die elektronenmikroskopische Aufnahme zeigt die Hausstaubmilbe – Dermatophagoides pteronyssinus – und ihre
Ausscheidungen (rechts unten), die hauptsächlich für die
Allergien verantwortlich sind. Der Größenvergleich mit Pollen
(rechts oben) zeigt, daß nur die Ausscheidungen, und nicht
die Milbe selbst, über die Atemluft aufgenommen werden
können. Mit freundlicher Genehmigung von Dr. E. Tovey.

Abb. 19.29 Früh- und Spätphasenreaktion im Bronchialbereich. Die Abbildung zeigt die forcierten exspiratorischen Volumina (FEV) dreier Gruppen von Probanden vor und einige Stunden nach bronchialer Provokation mit einem Allergen. Jede Gruppe wurde unterschiedlich vorbehandelt. Wie bei der Kontrollgruppe deutlich wird (1), verläuft die bronchiale Konstriktion in zwei Phasen (Initial- und Spätphase). Die Initialreaktion dauert eine Stunde; ihr folgt die Spätphase, die mehrere Stunden anhält. Die Sofortreaktion ist wahrscheinlich eine Wirkung des Histamins, welches aus degranulierenden Mastzellen freigesetzt wird. Durch eine Vorbehandlung mit Cromoglycinsäure-Na (SCG) werden Degranulation der Mastzellen und somit beide Phasen der Reaktion gehemmt (2). Indomethacin und Corticosteroide blockieren den Arachidonsäurereaktionsweg; diese Substanzen schwächen die Spät- nicht jedoch die Initialphase der Reaktion ab (3), was eine ursächliche Beteiligung von SRS-A und PGD_2 bei der Spätreaktion wahrscheinlich erscheinen läßt.

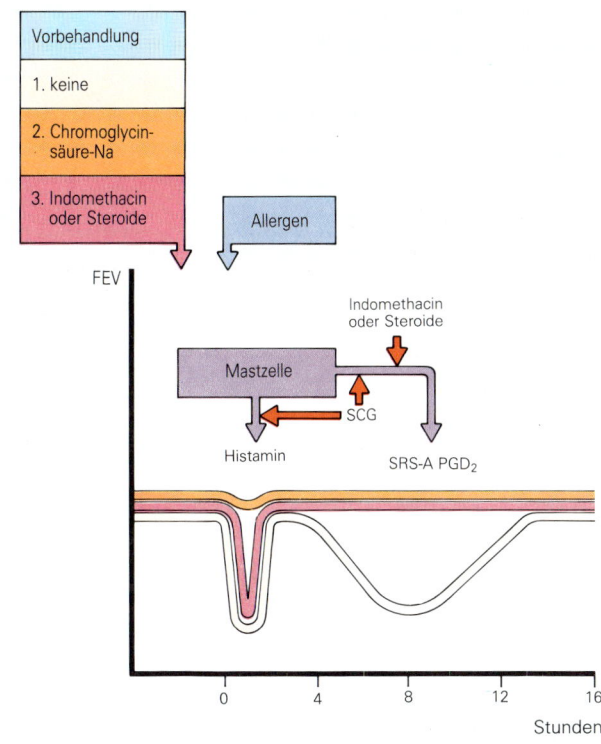

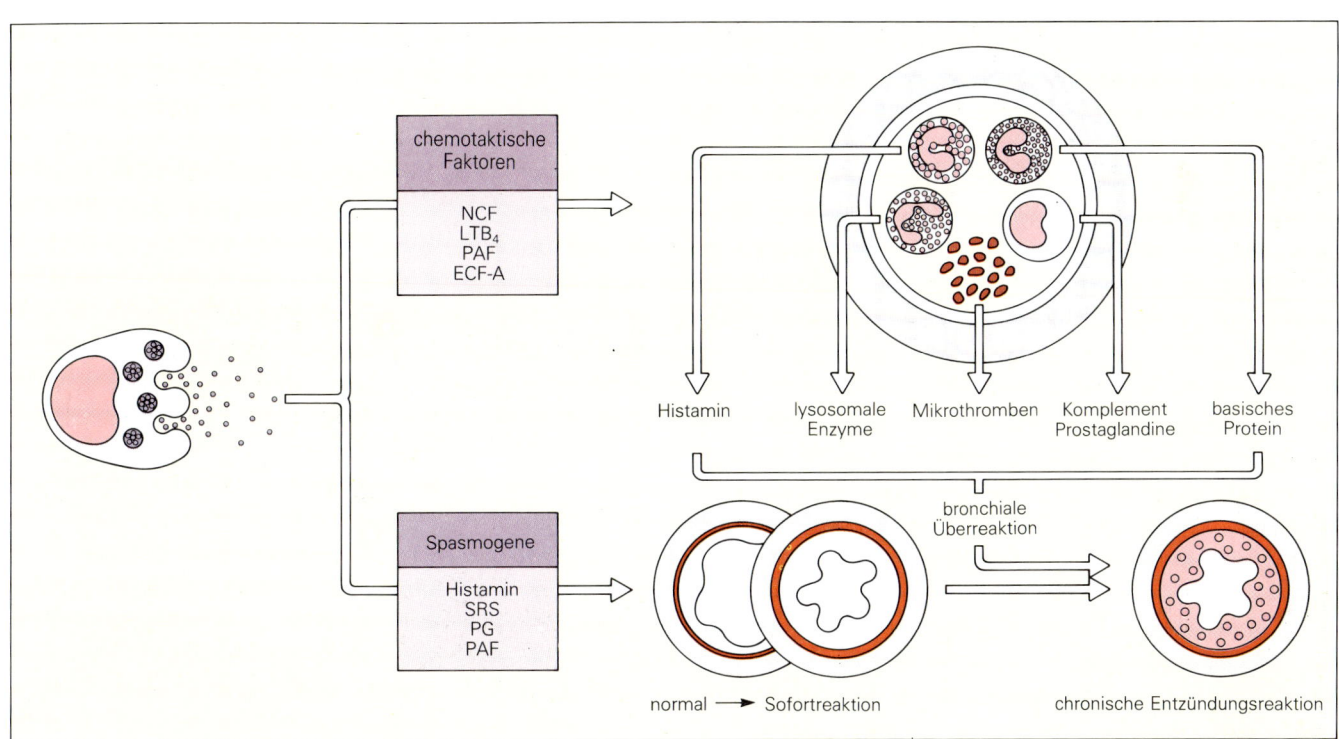

Abb. 19.30 Die entzündliche Reaktion bei Asthma bronchiale. Bei den Mediatoren der Mastzellen können chemotaktische und direkt wirkende (spasmogene) Faktoren unterschieden werden. Die chemotaktischen Faktoren führen zu einer aktiven Zusammenballung von Zellen, zur Bildung von weiteren Entzündungsmolekülen durch diese Zellen und schließlich zur Spätphasenreaktion. Die spasmogenen Mediatoren vermitteln die Sofortreaktion und bewirken auch eine erhöhte Permeabilität der kleinen Blutgefäße, eine Ödembildung und die Auswanderung von Zellen. Aus diesen Faktoren, zusammen mit einer vermehrten Schleimsekretion, Hypertrophie der glatten Muskulatur, Zellinfiltration und der bronchialen Hyperreaktivität resultiert eine subakute oder chronische Entzündung.

„Patch"-Test positiv mit einer basophilen Infiltration, was darauf hinweist, daß die Infiltration eine Immunantwort auf das Antigen der Hausstaubmilbe und kein spezifisches Merkmal des atopischen Ekzems ist. Die rekrutierten Basophilen können auf viele verschiedene Allergene sensibilisiert werden und degranulieren auch bei solchen Allergenen, die bei der ursprünglichen Läsion nicht beteiligt waren.

Bei der Erstbeschreibung der Spätphasenhautreaktion vermutete man eine Typ-3-Überempfindlichkeit durch präzipitierende IgG-Komplexe, ähnlich wie bei der bronchopulmonalen Aspergillose. Präzipitierende Antikörper können bei der späten Reaktion jedoch nicht gefunden werden, und weitergehende Forschungen ergaben, daß es sich um eine IgE-abhängige Auswirkung der Sofortreaktion handelt.

Die bronchiale Belastung mit einem Allergen ruft eine kombinierte Sofort- und Spätreaktion hervor (Abb. 19.**29**). Das allergische Asthma läßt sich mit Cromoglycinsäure sehr wirksam behandeln, weil sowohl die Sofort- als auch die Spätreaktion nach bronchialer Provokation mit dem Allergen unterdrückt werden. Daraus ist ersichtlich, daß einer pulmonalen Spätreaktion eine initiale Allergen+IgE/Mastzellen-Interaktion vorhergehen muß; verhindert Cromoglycinsäure die Degranulation, werden auch alle Folgereaktionen unterbunden. Patienten, die mit Corticosteroiden oder Prostaglandinsynthetasehemmern vorbehandelt sind, zeigen unveränderte Sofortreaktionen, die Spätreaktionen bleiben jedoch gänzlich aus. An der Spätreaktion scheinen also Metabolite der Arachidonsäure (wie Prostaglandine und Leukotriene) aus Mastzellen beteiligt zu sein (s. Abb. 19.**20** und 19.**22**).

Bei obstruktiven Asthmaerkrankungen sind Corticosteroide meistens hilfreich, obwohl sie die IgE-vermittelte Sofortreaktion kaum oder gar nicht beeinflussen. Die Wirksamkeit der Corticosteroide verdeutlicht die klinische Bedeutung der Spätreaktion für das chronische Asthma. Wahrscheinlich bewirken Corticosteroide bei dieser Erkrankung eine Verminderung der Zellinfiltration in den Bronchien (Abb. 19.**30**).

Zum asthmatischen Krankheitsbild gehört eine Überempfindlichkeit der Bronchien auf Histamin und auf unspezifische Reize wie Kälte und Wasserdampf. Bei Gesunden kann ein Asthmaanfall mit 10 ng Histamin ausgelöst werden, bei Asthmatikern genügt schon die 20fach niedrigere Menge.

Daß diese Überempfindlichkeit eine Folge einer chronischen Antigenbelastung ist, wird durch die Untersuchungen von Platts-Mills deutlich: Gegen Hausstaubmilben allergische Asthmatiker zeigen nach dreimonatiger Allergenkarenz eine deutlich verminderte Histaminempfindlichkeit und in einigen Fällen eine vollkommene Remission.

Ursachen der Allergie

T-Zell-Defizienz

Es deutet vieles auf eine Mitwirkung von T-Zellen bei der IgE-Antwort hin (s. Abb. 19.**7**). Deswegen nimmt man an, daß T-Zell-Defekte (vor allem der Suppressor-T-Zellen) an der Entstehung einer Atopie beteiligt sind. Eine verminderte Anzahl von E-Rosetten-bildenden Zellen und Suppressor-T-Zellen wird bei schwe-

rem atopischen Ekzem, und – weniger deutlich – bei Heuschnupfen und Asthma beobachtet (Abb. 19.**31**).

Außerdem ist bei schweren Atopikern (mit Ekzem) die T-Zell-Reaktivität auf Mitogene herabgesetzt (Abb. 19.**32**), was *in vivo* mit einer verminderten zellvermittelten Antwort im Hauttest korreliert ist.

Noch bis vor kurzem war nicht klar, ob dieser T-Zell-Defekt Ursache oder Folge der atopischen Erkrankung

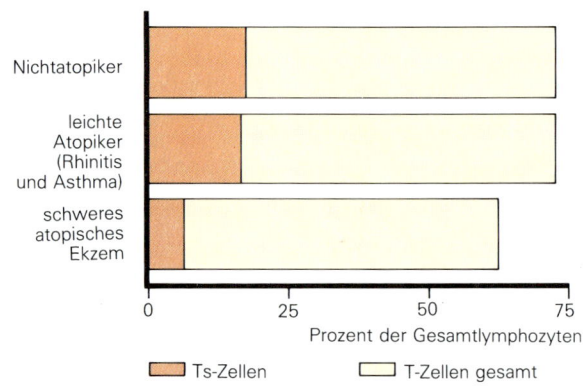

Abb. 19.31 Suppressor-T-Zellen bei der Atopie. Die Gesamtzahl der T-Zellen wurde im E-Rosetten-Test, der Anteil der Suppressor-T-Zellen durch Färbung mit einem monoklonalen Anti-T-Suppressor-Antikörper (OKT8) bestimmt. Patienten mit schwerem atopischem Ekzem – nicht jedoch Patienten mit Rhinitis oder Asthma – haben erniedrigte Gesamt-T-Zellwerte, und zwar fast nur wegen eines Defizits an OKT8-positiven Suppressor-T-Zellen. Eine Erniedrigung der zirkulierenden Suppressor-T-Zellen ist mit einer oft starken Erhöhung des IgE-Spiegels bei atopischem Ekzem vergesellschaftet.

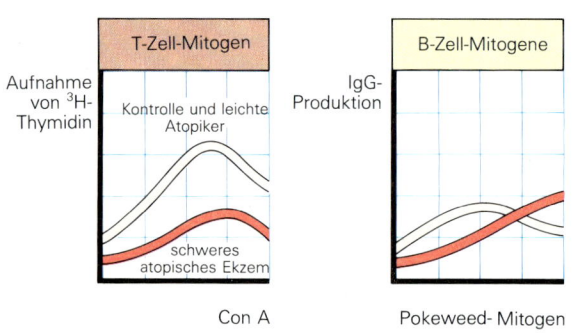

Abb. 19.32 Mitogene Stimulierbarkeit bei Atopie. Aus In-vitro-Untersuchungen weiß man, daß die Reaktivität von gereinigten peripheren Blutlymphozyten (PBL) auf die Mitogene Con A und Pokeweed-Antigen zur Messung der T- bzw. B-Zell-Aktivität herangezogen werden kann. Mitogene reagieren mit Glykoproteinen der Zelloberfläche und stimulieren Transformation und Proliferation der Zelle, was über die Aufnahme von ^{3}H-Thymidin in die zelluläre DNA gemessen werden kann. PBL von Patienten mit leichter Atopie – Rhinitis oder Asthma – und von Nichtatopikern reagieren in ähnlicher Weise auf das T-Zell-Mitogen (Con A), während die Reaktion der PBL von Patienten mit schwerem atopischem Ekzem grundsätzlich vermindert ist. Im Gegensatz dazu unterscheiden sich die Reaktionen von Atopikern und Nichtatopikern auf das B-Zell-Mitogen (Pokeweed) kaum voneinander (gemessen über die Aufnahme von ^{3}H-Thymidin oder über die Bildung von IgG-Antikörpern).

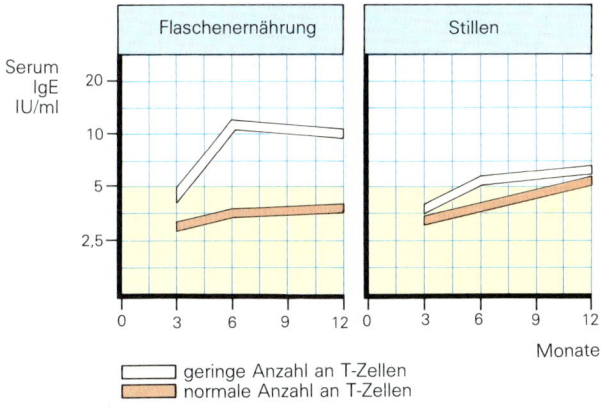

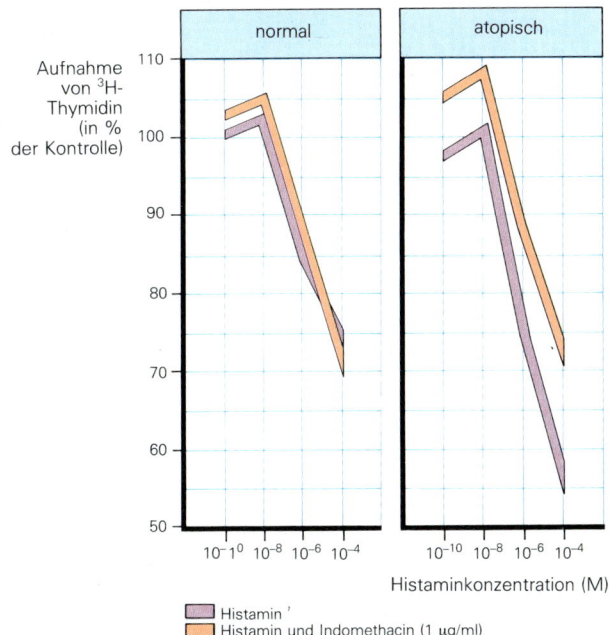

Abb. 19.33 Einfluß von früher Flaschenfütterung und T-Zell-Defizienz auf den Serum-IgE-Spiegel. Bei Kindern mit niedrigen T-Zell-Werten wurden hohe IgE-Spiegel im Serum derjenigen Kinder gefunden, die als Säuglinge schon früh von Muttermilch auf Flaschenfütterung umgestellt worden waren. Andere Kinder mit verminderten T-Zellen, die jedoch gestillt worden waren, hatten ähnliche IgE-Werte wie Kinder mit normalen T-Werten (die Kinder in der Vergleichsgruppe waren gestillt oder mit der Flasche ernährt worden). Diese Ergebnisse zeigen, daß der IgE-Spiegel von der Anzahl der vorhandenen T-Zellen und von der Art der Ernährung abhängt; ein T-Zell-Defekt könnte also in Verbindung mit Umwelteinflüssen (Ernährung) die Ausbildung einer Atopie beeinflussen.

Abb. 19.34 Der Einfluß von Histamin auf die Transformation und Proliferation von Lymphozyten (gemessen über die Aufnahme von ³H-Thymidin) bei Gesunden und Atopikern. Steigende Histaminkonzentrationen wirken anfänglich verstärkend, später hemmend auf die Stimulierbarkeit von T-Zellen durch das Mitogen Con A. Die Hemmung durch Histamin ist bei Atopikern stärker ausgeprägt als bei Gesunden und kann durch Indomethacin (welches die Prostaglandinproduktion drosselt) auf ein normales Ausmaß zurückgebracht werden. Daraus kann abgeleitet werden, daß Monozyten von Atopikern auf Histamin mit der Bildung von suppressiven Prostaglandinen reagieren. Ein solcher Mechanismus ist möglicherweise an der Entstehung der Spätreaktion in vivo beteiligt.

ist. Neuere Untersuchungen konnten einen interessanten Kausalzusammenhang zwischen dem T-Zell-Defekt bei Atopie und der frühkindlichen Ernährung herstellen. Soothill u. Mitarb. wiesen nach, daß Ekzeme bei brustgestillten Säuglingen seltener auftreten; andere Arbeitsgruppen erkannten eine Korrelation zwischen Flaschenernährung in der Säuglingszeit, IgE-Spiegel und T-Zell-Anzahl (Abb. 19.33). Ist in der Säuglingszeit frühzeitig abgestillt worden und sind bestimmte regulatorische T-Zell-Untergruppen vermindert, so folgt daraus eine Erhöhung der IgE-Spiegel; dabei ist es jedoch nicht sicher, ob die Flaschenernährung die Ursache für die T-Zell-Erniedrigung ist.

Störungen in der Rückkopplung von Mediatoren

Histamin ist die wichtigste Mediatorsubstanz bei Überempfindlichkeitsreaktionen vom Typ I und hemmt die T-Zell-Antwort auf Mitogene wie ConA und PHA. Bei Atopikern wird die T-Zell-Proliferation durch Histamin stärker unterdrückt als bei Nichtatopikern; bei Atopikern (nicht bei Gesunden) kann diese Suppression in der Zellkultur durch den Zusatz von Indomethazin – ein Medikament, welches die Prostaglandinproduktion von Monozyten inhibiert – vermindert werden (Abb. 19.34). Daraus ergibt sich, daß Histamin die Monozyten von Atopikern (nicht von Gesunden) zur Prostaglandinproduktion anregt; Prostaglandine unterdrücken T-Zell-Reaktionen *in vitro* und sind an Entzündungsreaktionen *in vivo* beteiligt.

Umweltfaktoren: Das Konzept des allergischen Durchbruchs

Bei der Entstehung einer Allergie sind ganz offensichtlich viele Faktoren beteiligt, woraus die Theorie des allergischen Durchbruchs entstand, die besagt, daß eine Allergie erst dann Symptome macht, wenn die Immunaktivität ein gewisses Maß überschreitet (Abb. 19.35). Wann dieser Punkt erreicht ist, hängt von den Begleitumständen ab, wie Allergenexposition, genetische Prädisposition und der Bereitschaft zur IgE-Bildung; auch andere Faktoren spielen eine Rolle, wie z. B. interkurrente virale Infekte des oberen Respirationstraktes, verminderte Suppressoraktivität oder eine vorübergehende IgA-Defizienz. Bei viralen Infektionen können sich allergische Symptome verschlimmern, wahrscheinlich weil einige Viren (z. B. Herpes simplex) die Freisetzung von Histamin aus Basophilen fördern (Abb. 19.36). Sowohl lebende als auch durch UV-Strahlen inaktivierte Viren können die Histaminausschüttung verstärken, wobei Interferon eine Vermittlerrolle spielt. Auch können Viren dem Allergen das Eindringen in verletzte Schleimhautoberflächen erleichtern und die Empfindlichkeit der betroffenen Organe auf Histamin erhöhen. Die Beteiligung von

Viren bei der Entstehung einer Allergie ist für die Forschung ein besonders interessantes Thema.

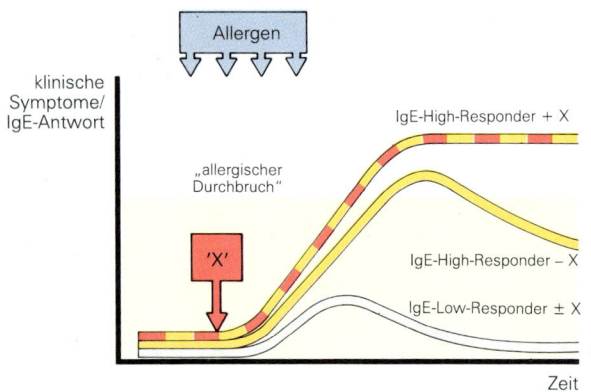

Abb. 19.35 Manifestation einer Allergie beim Menschen: Theorie des „allergischen Durchbruchs". Nach Allergenexposition entwickeln auch IgE-„Low-Responder" eine vorübergehende IgE-Antwort, bevor diese von der normalen Suppressor-T-Zell-Aktivität gestoppt wird. Bei „High Responders" ist die IgE-Antwort vergleichsweise viel stärker, klinische Symptome einer Überempfindlichkeit entwickeln sich jedoch erst, wenn eine kritische Schwelle zum „allergischen Durchbruch" überschritten ist. Dabei spielen verschiedene Begleitfaktoren („X") eine Rolle, wie etwa Virusinfektionen des oberen Respirationstrakts, eine vorübergehende IgA-Defizienz oder eine verminderte Suppressor-T-Zell-Aktivität. In Abwesenheit eines solchen „Faktor X" kann ein „High Responder" bei kurzer Allergenexposition symptomfrei bleiben, ist jedoch bei einem zukünftigen Kontakt mit demselben Allergen nicht vor einer Allergie geschützt, wenn ein „Faktor X" mitbeteiligt ist.

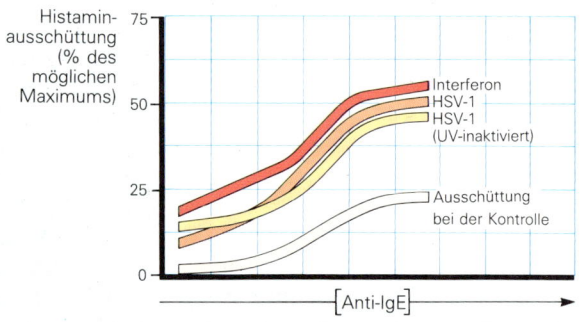

Abb. 19.36 Verstärkung der IgE-vermittelten Histaminfreisetzung durch Viren. Durch Kreuzvernetzung der Fc-Rezeptoren mit Anti-IgE kann eine Histaminausschüttung aus Basophilen induziert werden (Kontrolle). In Anwesenheit von lebendem Herpes-simplex-Virus (HSV-1) oder UV-inaktiviertem HSV ist die Histaminausschüttung erhöht. Dieser Effekt wird dem Interferon zugeschrieben, da es die gleiche Wirkung wie eine Virusinfektion zeigt. Damit könnte die bei Atopikern beobachtete Exazerbation eines Asthma bronchiale nach einer Virusinfektion der oberen Atemwege erklärt werden.

Hyposensibilisierung

Bei der therapeutischen Hyposensibilisierung werden ansteigende Allergendosen injiziert, und obwohl oft eine klinische Besserung erreicht wird, weiß man nicht, welche Mechanismen dabei genau ablaufen. Nach einer Behandlung steigt der Spiegel des allergenspezifischen IgG und die Aktivität von Suppressor-T-Zellen im Serum an, während spezifisches IgE etwas abnimmt (Abb. 19.**37**, oben). In den meisten Fällen gibt es jedoch keine klare Korrelation zwischen diesen Befunden und einer klinischen Besserung beim Patienten. Eine Ausnahme bildet die Bienengiftallergie, bei der nach Hyposensibilisierung IgG entsteht, das *in vivo* Giftantigen neutralisieren kann. In diesen Fällen besteht eine eindeutige Korrelation zwischen spezifischen IgG-Antikörpern und Schutzwirkung. Bei erfolgreich hyposensibilisierten Allergikern gegen Ragweed-Antigen werden allergenspezifische Suppressor-T-Zellen gebildet, wodurch z. B. die IgE-Antwort und mög-

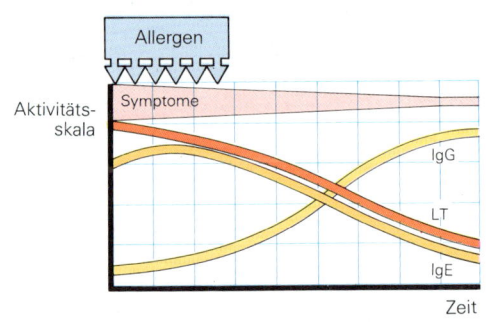

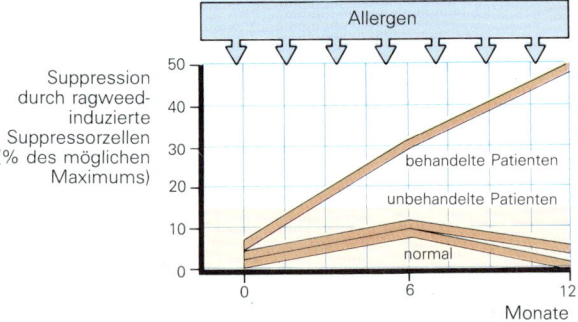

Abb. 19.37 Hyposensibilisierung: eine Möglichkeit der Allergiebehandlung. Bei der Hyposensibilisierung wird das Allergen in ansteigenden Dosen injiziert. Es kommt zu einem Anstieg von antigenspezifischem IgG (oben), bei einem gleichzeitigen Absinken von antigenspezifischem IgE. Der IgE-Abfall wird der gesteigerten Aktivität von Suppressor-T-Zellen zugeschrieben, was sich in vitro durch eine verminderte antigeninduzierte lymphozytäre Transformation (LT) ausdrückt. Die untere Abbildung zeigt Untersuchungsergebnisse, die diese Vermutung unterstützen. Nach einer erfolgreichen Hyposensibilisierung von Ragweed-allergischen Patienten, die über 6 bzw. 12 Monate durchgeführt wurde, war im Vergleich zu unbehandelten Patienten und Gesunden die Aktivität der antigenspezifischen Suppressor-T-Zellen erhöht. Dabei wurde folgende Technik verwendet: Die Lymphozyten der Patienten wurden mit autologen, antigengenerierten Suppressor-T-Zellen inkubiert, danach wurde das Allergen zugegeben und die Proliferation der Lymphozyten gemessen. Die Hintergrundaktivität der unspezifischen Suppression (braun) mit einem irrelevanten Antigen (SKSD) ist bei allen Gruppen gleich.

Abb. 19.**38 Die physiologische Aufgabe des IgE bei parasitären Wurminfektionen.** Bei einer Wurminfektion diffundieren lösliche Antigene des
Parasiten durch die Darmschleimhaut
und werden zu den lokalen Lymphknoten transportiert, wo eine IgE-Antwort
stattfindet. Unreife Mastzellen wandern
ebenfalls aus der Darmschleimhaut
zum Lymphknoten, machen dort ihre
weitere Entwicklung durch (wobei sie
auf ihrer Oberfläche wurmspezifisches
IgE aufnehmen) und kehren über den
Ductus thoracicus und das Blut in die
Darmschleimhaut zurück. Beim nächsten Kontakt mit Wurmantigen degranulieren diese Mastzellen und setzen
Mediatoren frei, welche die Gefäßpermeabilität erhöhen und Entzündungszellen – u. a. Eosinophile – anlocken.
IgE sensibilisiert überdies den Wurm
für den Angriff durch Eosinophile, die
Fc-Rezeptoren für IgE tragen. Nachdem Mediatoren wie z. B. Histamin die
Gefäßpermeabilität erhöht haben, können auch Komplement und wurmspezifisches IgG an den Ort des Geschehens gelangen. Das Zusammenwirken
dieser Mechanismen führt zur Zerstörung und Ausscheidung des Parasiten.

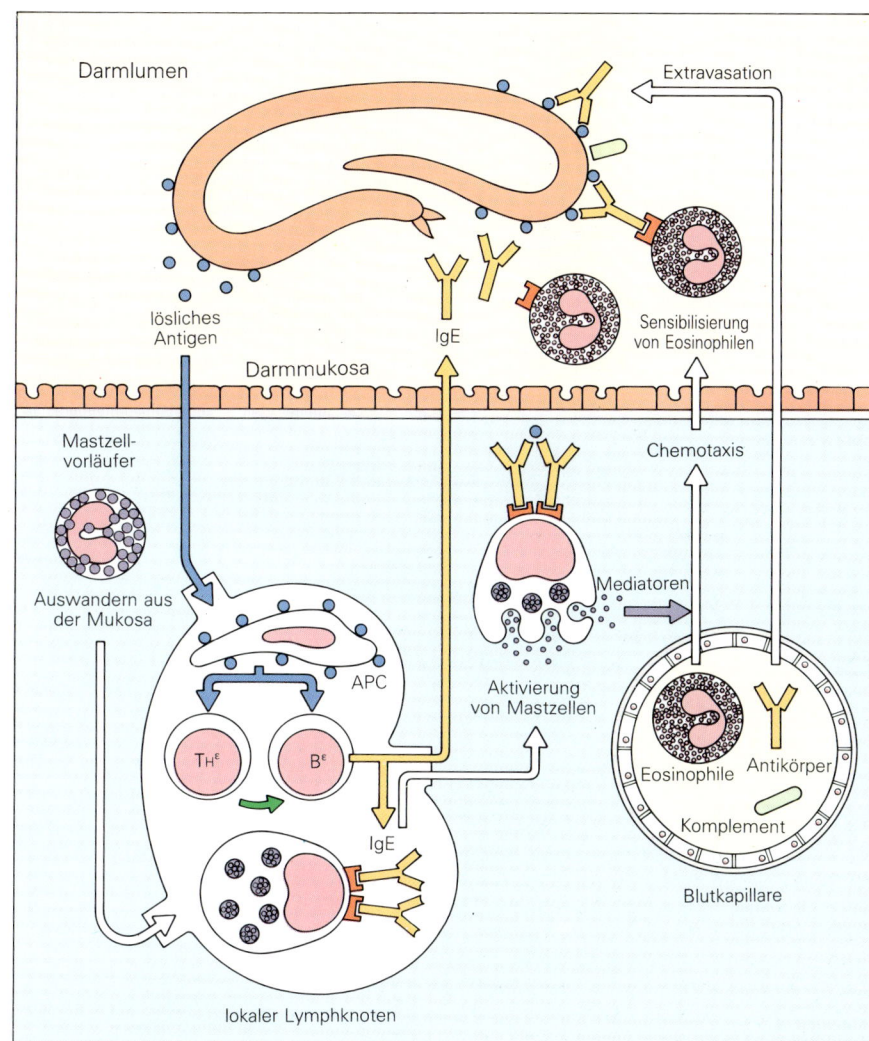

licherweise auch die Rekrutierung von T-Zell-abhängigen Mastzellen unterdrückt werden (Abb. 19.**37**,
unten).
Für die Kontrolle der IgE-Antwort spricht man heute
der isotypischen IgE-Suppression eine ähnlich wichtige
Rolle zu wie der antigenspezifischen T-Suppressor-
Zellaktivität. Katz u. Mitarb. fanden einen IgE-Anti-
gen-unspezifischen Faktor, den sie Suppressorfaktor
der Allergie (SFA) nannten. In Zellkulturen aus
menschlichen Lymphozyten supprimiert diese Substanz
selektiv IgE, nicht jedoch IgG. Künftige Therapiekon-
zepte der Allergie werden sich womöglich auf Substanzen wie SFA zur Unterdrückung der IgE-Synthese
konzentrieren. Ein anderer Therapieansatz wäre die
Verwendung von Antikörpern gegen Rezeptoren auf
T-Helfer-Zellen (Anti-Idiotypen), um die Bindung von
T-Zellen an das Allergen und damit die Kooperation
zwischen T- und B-Lymphozyten zu unterbinden.

Physiologische Rolle des IgE

Bei so vielen schädlichen Nebenwirkungen einer IgE-
Antwort stellt sich die Frage, wozu IgE eigentlich gut
sein soll. Falls IgA das Eindringen eines Organismus

oder Wurmes durch die Darmschleimhaut nicht verhindern kann, führt der Kontakt mit IgE-sensibilisierten
Mastzellen zu einer Ausschüttung von Mediatoren, die
Serumfaktoren (IgG und Komplement) rekrutieren,
während gleichzeitig Eosinophile und Neutrophile
durch chemotaktische Faktoren auf den Plan gerufen
werden, um die lokale Abwehr zu übernehmen. Auffallend ist der Zusammenhang zwischen IgA-Defizienz
und der Entstehung einer Atopie, was auf Parallelen
zwischen der Immunantwort auf Infektionserreger und
Inhalationsallergene hinweist. Dem IgE wird schon seit
langem eine Hauptrolle bei der Bekämpfung von
Wurmparasiten zugesprochen; Abb. 19.**38** zeigt die
dabei beteiligten Mechanismen. Immerhin leidet etwa
ein Drittel der Weltbevölkerung unter parasitären
Wurminfektionen, und diese Tatsache könnte unter
dem Evolutionsdruck zur Entwicklung der IgE-Klasse
geführt haben, wobei Allergien als ein unglückliches
Nebenprodukt dieses Evolutionsschrittes mit entstanden sind.

20 Überempfindlichkeit – Typ-II-Reaktion

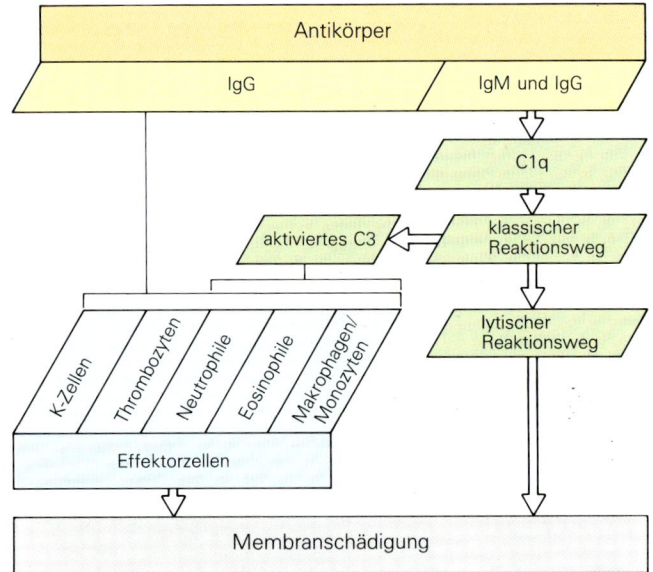

Abb. 20.1 Antikörperabhängige Zytotoxizität. Die Wirkung von Antikörpern wird über Fc-Rezeptoren vermittelt. Thrombozyten, Neutrophile, Eosinophile und Zellen aus der mononukleären Phagozytenreihe besitzen Fc-Rezeptoren, über die sie mit dem Zielgewebe in Kontakt treten können. K-Zellen sind von der Funktion her als Fc-tragende zytotoxische Zellen definiert. C1q ist ein löslicher Fc-Rezeptor und das erste Molekül der klassischen Komplementkaskade. Aktiviertes C3-Komplement kann die direkte Lyse von Zielzellen einleiten und vermittelt die Anlagerung von phagozytierenden Zellen mit Rezeptoren für C3 an ihre Zielzellen.

Bei dieser Form der Überempfindlichkeitsreaktion interagieren Antikörper, die sich gegen Antigene auf Zelloberflächen oder Geweben richten, mit Molekülen des Komplementsystems und einer ganzen Reihe von Effektorzellen, wobei diese Zellen und das umgebende Gewebe geschädigt werden (Abb. 20.1). Der Kontakt mit Komplement (C1q) und den Effektorzellen wird über deren Fc-Regionen aufgenommen, so daß die Antikörper eine Brücke zwischen Antigen und Effektor bilden. Die Mechanismen, die zu einer Schädigung führen, spiegeln im Prinzip die normale Auseinandersetzung mit einem pathogenen Mikroorganismus wider.

Mechanismen der Schädigung

Das Komplementsystem hat eine Doppelfunktion. Für sich allein kann es die Membranen von antikörpersensibilisierten Zellen lysieren. Es wird über den klassischen Reaktionsweg aktiviert, was zur Bildung des C5b6789-Membranangriffskomplexes führt. Wenn aktiviertes C3 an Zielzellen und Antigen bindet, entsteht daraus eine zusätzliche Opsonisierung der Zielzellen für diejenigen Effektorzellen, die einen Rezeptor für aktiviertes C3 besitzen (Abb. 20.2).
C3b bindet an seine Zielzelle über eine sehr reaktive und kurzlebige Bindungsstelle, die nach einer Aktivierung durch C3-Konvertasen vorübergehend exponiert wird. Nachdem gebundenes C3b durch Faktor I und H (β_1H) und andere Serumproteasen abgebaut worden

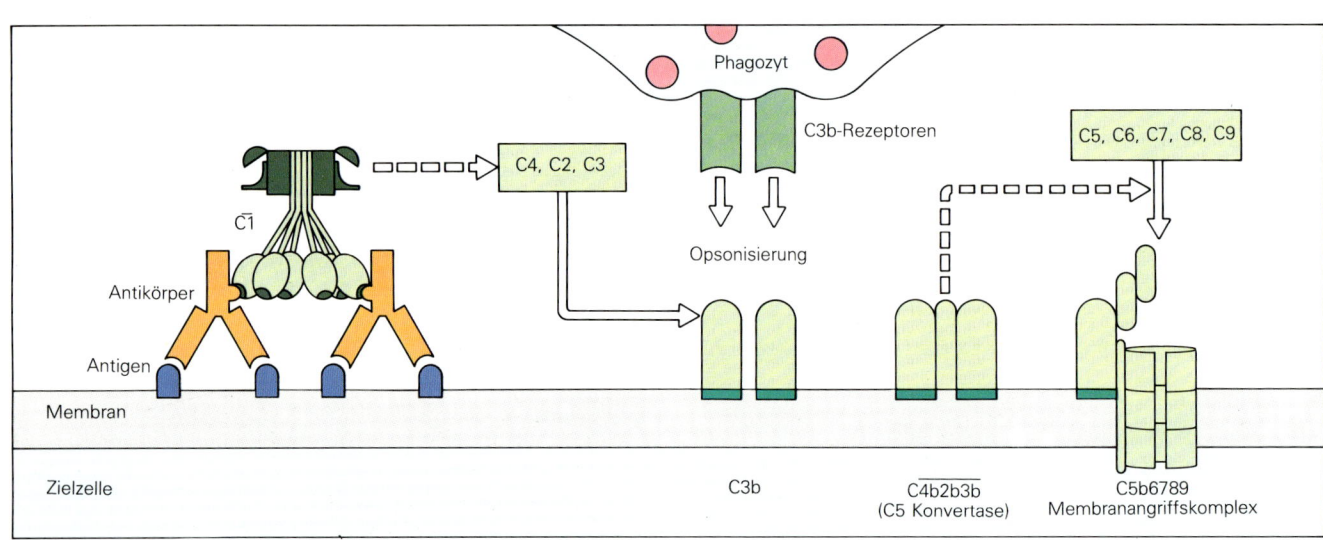

Abb. 20.2 Die Wirkung von Komplement bei Überempfindlichkeitsreaktionen vom Typ II. Antikörper binden an Antigene auf den Membranen der Zielzellen und aktivieren die erste Komponente der Komplementkaskade. Dadurch wird der klassische Reaktionsweg aktiviert, wobei sich C3b und C4b2b3b an die Zielzelle anlagern. C3b (und C3d)

wirken als Opsonine auf diejenigen Zellen, welche die entsprechenden Rezeptoren besitzen. Über die Verstärkerschleife (alternativer Reaktionsweg) wird die Anlagerung von C3b noch weiter unterstützt. C5-Konvertase kann den lytischen Reaktionsweg aktivieren, der über den C5-9-Membranangriffskomplex die Membran der Zielzelle zerstört.

ist, entstehen nacheinander C3bi und C3d, die an ihrem Ziel verbleiben. Die Rezeptoren für C3b und C3d sind strukturell verschieden. Man findet sie beide auf Makrophagen und einigen Neutrophilen. Neutrophile scheinen ihre C3d-Rezeptoren im Laufe der Zeit zu verlieren.

Ähnlich, wie sich die verschiedenen Antikörpersubklassen in ihrer Fähigkeit unterscheiden, C1q zu binden und den klassischen Komplementweg zu aktivieren, sind auch ihre Interaktionen mit den verschiedenen Effektorzellen unterschiedlich (Abb. 20.3). Dies hängt mit den verschiedenen Fc-Rezeptor-Typen auf den Makrophagen, Neutrophilen und K-Zellen zusammen.

Abb. 20.4 zeigt die Interaktion eines Neutrophilen mit einer Basalmembran, die durch Antikörper opsonisiert ist.

Fc-Rezeptor des Effektorsystems	IgG-Subklasse				IgG-Fragment		
	IgG1	IgG2	IgG3	IgG4	Cγ2	Cγ3	Fc
Makrophagen	+	–	+	–	–	+	+
Neutrophile	+	+	+	einige	–	+	+
K-Zellen	+	+	+	einige	–	–	+
C1q	+	±	+	–	+	–	+

Abb. 20.3 Aktivierung von verschiedenen Effektorsystemen durch Subklassen von menschlichem IgG. Die verschiedenen IgG-Subklassen können unterschiedlich mit Fc-Rezeptoren bzw. C1q interagieren. Die verschiedenen Zelltypen erkennen verschiedene Stellen auf der Fc-Region. Beispielsweise binden Neutrophile an einen Teil der Cγ3-Domäne, während K-Zellen die gesamte Fc-Region (Cγ2 und Cγ3) beanspruchen.

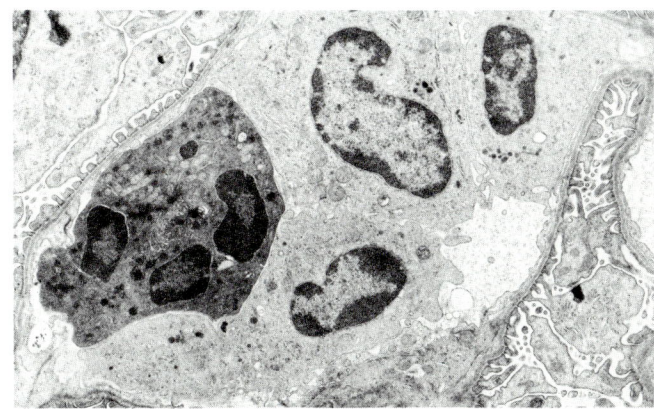

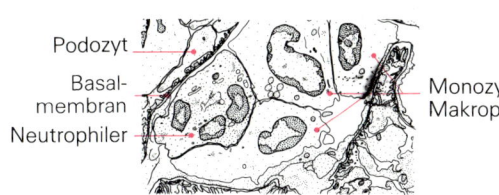

Podozyt
Basalmembran
Neutrophiler
Monozyten/Makrophagen

Abb. 20.4 Phagozyten beim Angriff auf die Basalmembran. Die Em-Aufnahme zeigt einen Neutrophilen und drei Monozyten, die gerade an die Basalmembran einer Nierenkapillare (Kaninchen) binden, welche mit Antikörpern beladen ist. 3500 ×. Mit freundlicher Genehmigung von G. A. Andres.

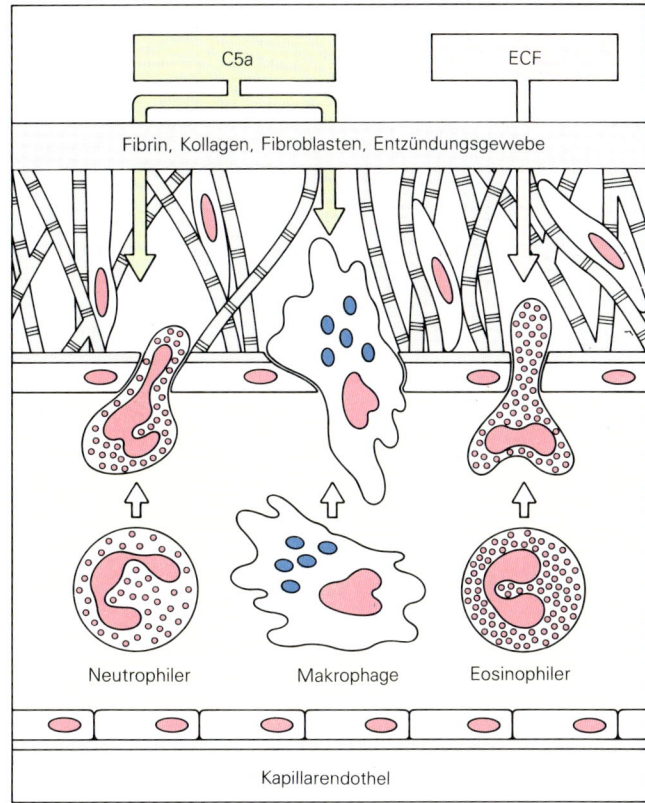

C5a   ECF

Fibrin, Kollagen, Fibroblasten, Entzündungsgewebe

Neutrophiler   Makrophage   Eosinophiler

Kapillarendothel

Abb. 20.5 Chemotaktische Stimuli, die bei Überempfindlichkeitsreaktionen auf Effektorzellen einwirken. C5a lockt Neutrophile und Makrophagen aus den Blutgefäßen zum Entzündungsort (auch C5b67 besitzt chemotaktische Fähigkeiten; ob auch C3a in dieser Hinsicht ähnlich wie C5a wirkt, wird heute in Frage gestellt). Der eosinophile chemotaktische Faktor (ECF) lockt Eosinophile an. Die Fibrillen im Entzündungsgewebe dienen den ankommenden Zellen als Leitschienen und erleichtern ihnen die Einwanderung in das Gewebe. Andere Peptide aus dem Entzündungsgewebe, wie z. B. Fibrinprodukte, können ebenfalls chemotaktisch wirksam werden.

Chemotaktische Faktoren locken Effektorzellen an den Ort einer Überempfindlichkeitsreaktion vom Typ II, und zwar auf die gleiche Weise, wie es bei einem mikrobiellen Infektionsherd geschieht. Besonders wichtig ist in diesem Zusammenhang C5a, das durch C5-Konvertasen von C5 abgespalten wird. Es handelt sich hierbei um ein kurzzeitig wirksames Peptid, das durch die normalerweise im Serum vorhandene Carboxypeptidase B abgespalten wird, und das sowohl Neutrophile als auch Makrophagen anlocken kann (Abb. 20.5).

Als eine weitere wichtige Funktion verstärken die Komplementkomponenten die Wirkung von IgG-Antigen-Komplexen. Unter anderem wird deren phagozytische und bakterizide Funktion unterstützt (Abb. 20.6).

Die zellzerstörende Wirkung von Phagozyten bei der Typ-II-Überempfindlichkeit entspricht ihrer physiologischen Funktion bei der Auseinandersetzung mit infektiösen Erregern (Abb. 20.7). Die meisten Pathogene, soweit sie gegen den Angriff durch Phagozyten nicht resistent sind, werden im Phagolysosom durch Sauerstoffmetaboliten, Radikale, Ionen, Enzyme und andere stoffwechselaktive Faktoren abgetötet. Ist die

Zielzelle so groß, daß sie der Phagozyt nicht einverleiben kann, setzt er seine Granula und Lysosomen nach außen frei, was auch das umliegende Gewebe des

Funktion der Neutrophilen	Aktivator					
	IgG	C3	IgG+C3	C5a	C567	IgA
Adhärenz	+	+++	+++	+	–	+
Sauerstoff-metabolisierung	+	±	++++	+++	++	+
Freisetzung von lysosomalen Enzymen	+	+	++++	+++	++	+
Chemotaxis	+	–	+	+++	++	?
Phagozytose	+	±	++++	–	–	?

Abb. 20.6 Aktivierung von Neutrophilen. Neutrophile werden durch IgG-Komplexe und aktivierte Komplementkomponenten aktiviert. Jede Mediatorsubstanz hat ein bestimmtes Wirkungsspektrum. Aktiviertes C3 (einschließlich C3b, C3bi, und C3d, je nach Reifestadium der beteiligten Zellen) und die Aktivierung über IgG Fc-Rezeptoren potenzieren sich gegenseitig und bringen ein besonders starkes Signal zustande, wenn sie beide gleichzeitig wirksam sind.

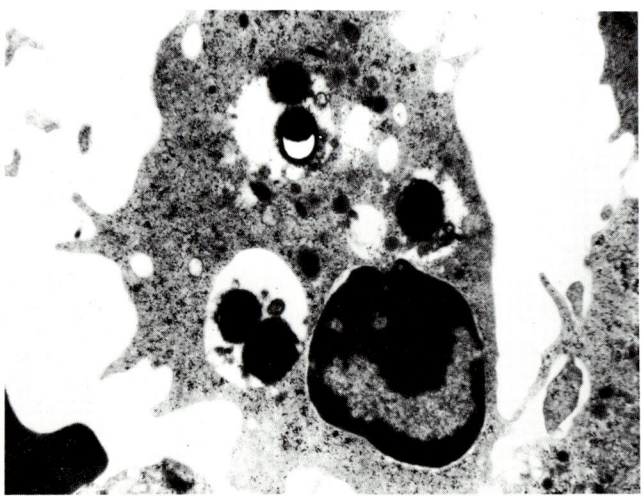

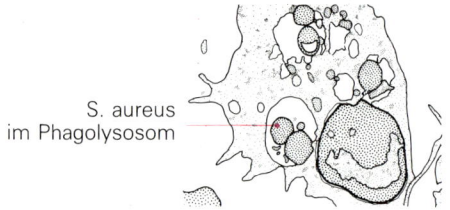

Abb. 20.7 Phagozytose durch Neutrophile. Die EM-Aufnahme zeigt Staphylococcus-aureus-Keime, die im Phagolysosom eines menschlichen Neutrophilen eingeschlossen sind. Die Phagozytose von S.aureus geschah im Anschluß an die Opsonisierung durch Humanserum. 5000 ×.

Wirtes schädigt (Abb. 20.8). Diesen Vorgang nennt man Exozytose. In einigen Fällen, wie bei den Reaktionen der Eosinophilen gegen Schistosomen, ist dieses Vorgehen sinnvoll; wenn aber das eigene Gewebe durch Antikörper sensibilisiert ist, aktiviert es ähnliche Effektormechanismen, woraus mehr Schaden als Nutzen entsteht.

Die Empfänglichkeit (Suszeptibilität) der Zielzellen gegenüber den verschiedenen Effektorzellen ist unterschiedlich (Abb. 20.9). Sie hängt davon ab, wie groß die Menge eines bestimmten Antigens ist, welche Strukturen auf der Oberfläche der Zielzellen exprimiert werden, und auch von der allgemeinen Widerstandskraft der betroffenen Zelle. Ein Erythrozyt wird beispielsweise durch eine einzige Bindung an eine aktive C5-Konvertase lysiert, während die meisten kernhaltigen Zellen erst dann zerstört werden, wenn viele solcher Bindungsorte gleichzeitig besetzt sind.

Der Rest des Kapitels wird sich nun mit Fällen beschäftigen, in denen eine antikörperabhängige Zytotoxizität zur Zellzerstörung oder anderen pathologischen Schädigungen führt.

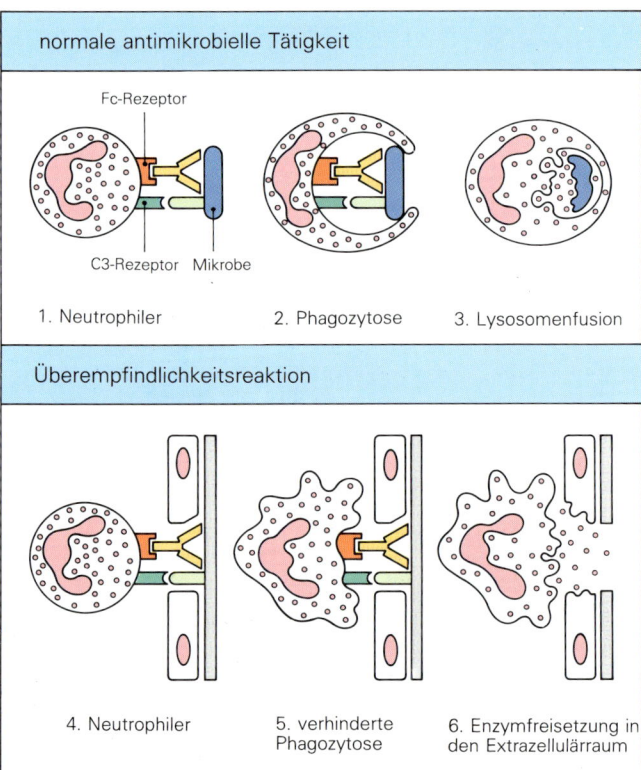

Abb. 20.8 Mechanismen der Zellschädigung. Bei der Überempfindlichkeitsreaktion gehen Neutrophile gegen Körperzellen im Prinzip genauso vor wie gegen Bakterien (1): Ein Neutrophiler bindet an die Fc- und C3-Rezeptoren der Mikrobe. Diese wird phagozytiert (2) und nach Entstehung des Phagolysosoms verdaut (3). Bei der Überempfindlichkeitsreaktion wird die mit Antikörpern umhüllte Wirtzelle in ähnlicher Weise phagozytiert; ist das Ziel, z.B. eine Basalmembran (4) für eine Phagozytose zu groß (5), behilft sich der Neutrophile damit, daß er seine Lysosomen nach außen freisetzt, wodurch auch Zellen in der Nachbarschaft geschädigt werden (6).

	Ziel			
Effektor	kernhaltige Säugerzellen	menschliche Erythrozyten der Gruppe A	pyogene Mikroorganismen	Parasiten
K-Zellen	+++	–	±	?
mononukleäre Phagozyten	++	+++	+++	·?
Neutrophile	±	+++	++++	?
Eosinophile	?	?	?	++
Thrombozyten	±	?	?	?

Abb. 20.**9 Die unterschiedliche Empfänglichkeit (Suszeptibilität) von immunologischen Zielen für die Zerstörung durch Effektorzellen.** Die Suszeptibilität ist nicht bei allen Zelltypen gleich. Beispielsweise sind K-Zellen gegen pyogene Bakterien wirkungslos. Die Standardzelle für die Testung von K-Zellen ist der Hühnererythrozyt – eine besonders empfindliche, kernhaltige Zelle. Sowohl zytotoxische T-Zellen als auch K-Zellen brauchen zur optimalen Wirkungsentfaltung extrazelluläres Mg^{++} und Ca^{++}; für die Aktivierung von Neutrophilen und Makrophagen durch aggregiertes IgG werden diese Ionen nicht benötigt.

Transfusionsreaktionen

Beim Menschen kennt man mindestens 15 verschiedene Blutgruppensysteme, von denen jedes aus einem Genlocus besteht, der spezifische Antigene auf der Erythrozytenoberfläche produziert. Ein Individuum mit einer bestimmten Blutgruppe kann Erythrozyten erkennen, die Antigene einer anderen Blutgruppe tragen, und Antikörper gegen sie bilden. Solche Antikörper können auch ohne vorherige Immunisierung mit fremden Blutzellen vorhanden sein, wie dies bei AB0-System der Fall ist (Abb. 20.**10**). Man nimmt an, daß in diesen Fällen eine Immunisierung gegen identische mikrobielle antigene Determinanten stattgefunden hat, die aus Zufall mit den Blutgruppensystemen übereinstimmen. In der Regel aber werden Antikörper gegen Nicht-Selbst-Blutgruppenantigene nach einem Kontakt mit körperfremdem Gewebe in Zusammenhang mit einer Gewebstransplantation oder inkompatiblen Bluttransfusion erworben. Da Antikörper gegen das AB0-System bereits natürlicherweise vorhanden sein können, ist die Blutgruppenbestimmung bei Spender und Empfänger vor einer Bluttransfusion besonders wichtig. In Abb. 20.**11** sind fünf der wichtigsten Blutgruppen aufgeführt, die bei Transfusionszwischenfällen eine Rolle spielen können.

Eine Blutübertragung auf einen Empfänger, der bereits Antikörper gegen die transfundierten Erythrozyten besitzt, ruft eine sofortige Unverträglichkeitsreaktion hervor (Abb. 20.**12**). Die Schwere der Reaktion hängt von der Menge und der Klasse der beteiligten Antikörper ab. Antikörper gegen AB0-Antigene gehören meist zur IgM-Klasse und führen zu Agglutination,

Komplementaktivierung und intravaskulärer Hämolyse. Andere Blutgruppen induzieren IgG-Antikörper, die eine geringere Zellagglutination hervorrufen als IgM-Antikörper, jedoch über Mechanismen der Typ-II-Überempfindlichkeit die Erythrozyten zerstören. Die Zellzerstörung kann einen Kreislaufschock und eine akute Nekrose der Nierentubuli verursachen. Die Reaktion auf eine inkompatible Bluttransfusion kann sich bei einem vorher nicht sensibilisierten Empfänger über Tage oder Wochen hinweg entwickeln (während dieser Zeit werden Antikörper gebildet) und sich in einer Anämie und Gelbsucht äußern. Es sind auch Transfusionsreaktionen gegen andere Blutkomponenten wie z. B. Leukozyten und Thrombozyten möglich, die gewöhnlich jedoch nicht so dramatisch verlaufen wie eine Erythrozytenunverträglichkeit.

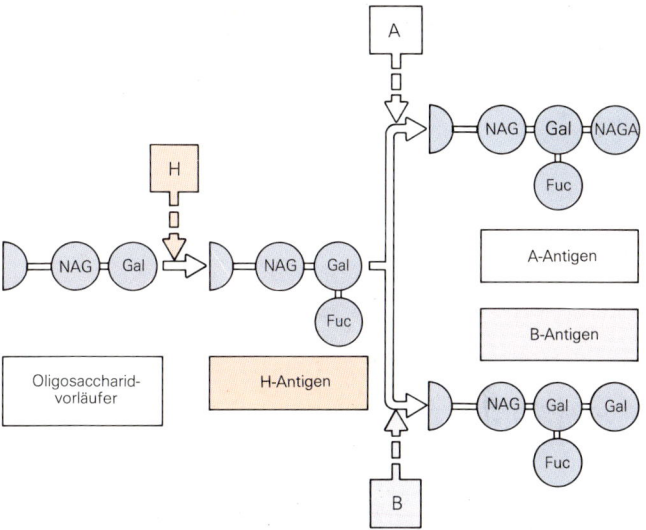

Blutgruppen (Phänotyp)	Genotyp	Antigene	Serumantikörper gegen AB0
A	AA, A0	A	Anti-B
B	BB, B0	a	Anti-A
AB	AB	A und B	keine
0	00	H	Anti-A und Anti-B

Abb. 20.**10 Reaktivität der AB0-Blutgruppen.** Das Schema zeigt vereinfacht den Aufbau des AB0-Blutgruppensystems. Das vom H-Gen gebildete Enzym hängt einen Fucoserest (Fuc) an die terminale Galactose (Gal) der Oligosaccharidvorstufe an. Bei Menschen, die das A-Gen besitzen, folgt auf diesen Galactoserest ein N-Acetylgalactosamin (NAGA); Träger eines B-Gens bilden eine andere Galactose, und so entstehen entweder A- oder B-Antigene. Personen mit beiden Genen produzieren beide Antigene. In der Tabelle sind Genotypen und Antigene des AB0-Systems einander zugeordnet. Die meisten Menschen bilden Antikörper gegen die Blutgruppenantigene, die sie selbst nicht besitzen.

System	Genloci	Antigene	Frequenz des Phänotyps	
AB0	1	A, B oder 0	A	42%
			B	8%
			AB	3%
			0	47%
Rhesus	3 eng ver-bundene Loci: Hauptantigen = RhD	C oder c D oder d E oder e	RhD$^+$ RhD$^-$	85% 15%
Kell	1	K oder k	K k	9% 91%
Duffy	1	Fy^a, Fy^b, oder Fy	Fy^{a}Fy^b Fy^a Fy^b Fy	46% 20% 34% 0,1%
MN	1	M oder N	MM NN MN	28% 50% 22%

Abb. 20.11 Die fünf wichtigsten Blutgruppen bei Transfusionszwischenfällen. Nicht alle Gruppen besitzen die gleiche antigene Potenz. RhD ruft bei einem inkompatiblen Empfänger eine stärkere Reaktion hervor als die anderen Rhesusantigene, und Fy^a ist stärker als Fy^b. Die angegebenen Frequenzen gelten für eine kaukasische Population; bei anderen Rassen gelten andere Genfrequenzen.

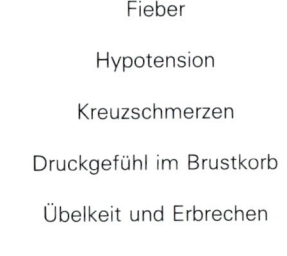

Fieber

Hypotension

Kreuzschmerzen

Druckgefühl im Brustkorb

Übelkeit und Erbrechen

Abb. 20.**12 Klinische Anzeichen eines Transfusionszwischenfalls.**

Hämolytische Anämie des Neugeborenen

Der MHN (Morbus haemolyticus neonatorum) tritt beim Neugeborenen auf, dessen Mutter IgG-Antikörper gegen die kindlichen Blutgruppenantigene besitzt. Die Antikörper passieren die Plazenta und zerstören die fetalen Erythrozyten. Meistens handelt es sich dabei um Reaktionen gegen das Rhesus-D(RhD)-Antigen. Eine Gefahr besteht, wenn die Mutter Rh$^-$ ist und das Kind Rh$^+$. Die Sensibilisierung der Rh$^-$-Mutter auf die Rh$^+$-Erythrozyten geschieht gewöhnlich während der Geburt, wenn einige fetale Blutzellen retrograd in den mütterlichen Kreislauf übertreten und vom mütterlichen Immunsystem als fremd erkannt werden. Aus diesem Grund ist das erste inkompatible Kind gewöhnlicherweise nicht betroffen, das zweite und die folgenden Kinder sind einem steigenden Risiko ausgesetzt, da die Mutter bei jeder folgenden Schwangerschaft sensibilisiert wird (Abb. 20.**13** und 20.**14**). Der MHN

Abb. 20.13 Morbus haemolyticus neonatorum I. Während der ersten Schwangerschaft gelangen inkompatible rhesuspositive (RhD$^+$-)Erythrozyten des Feten in den Blutkreislauf der Mutter. Diese bildet post parum Anti-Rhesus-IgG-Antikörper, welche während der folgenden Schwangerschaft über die Plazenta in den fetalen Blutkreislauf übertreten (IgM-Antikörper können die Plazenta nicht passieren). Bei Inkompatibilität werden die kindlichen Erythrozyten von den Antikörpern zerstört.

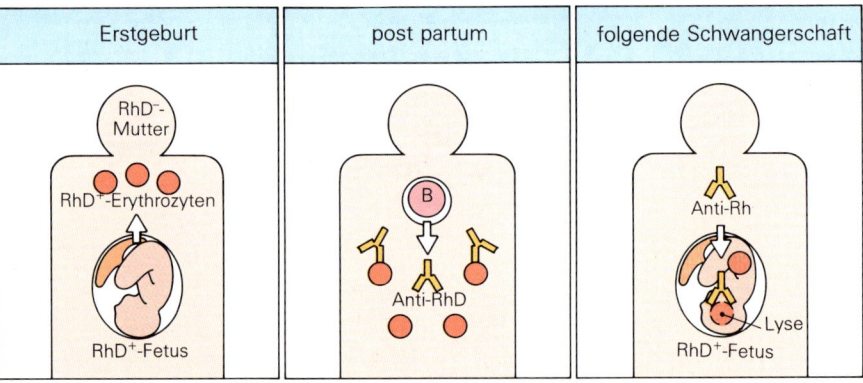

Abb. 20.14 Morbus haemolyticus neonatorum II. Das Bild zeigt ein Kind mit MHN. Wegen der Zerstörung von Erythrozyten durch mütterliche antierythrozytäre Antikörper im kindlichen Kreislauf sind Leber und Milz beträchtlich vergrößert. Bilirubin (ein Abbauprodukt des Hämoglobins) ist erhöht, die petechialen Blutungen im Gesicht sind eine Folge der gestörten Thrombozytenfunktion (mit freundlicher Genehmigung von Dr. K. Sloper). Das bei einem solchen Krankheitsbild am häufigsten beteiligte Antigen ist RhD. Das Schaubild zeigt die möglichen Phänotypen bei Kindern von Eltern mit verschiedenen RhD-Phänotypen.

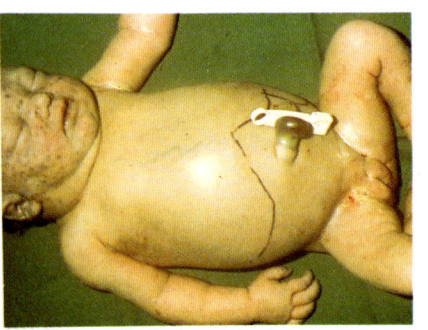

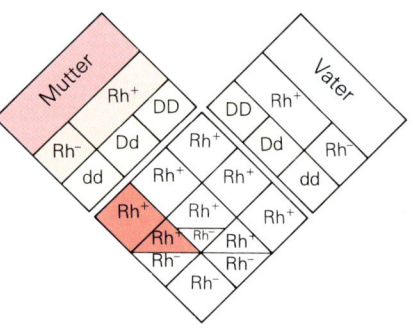

Die Rh-positiven Individuen können homozygot (DD) oder heterozygot (Dd) sein. Rh-negative Individuen sind immer homozygot (dd). Die Gefahr eines MHN besteht bei Rh-negativen Müttern mit Rh-positiven Kindern (rot).

Abb. 20.**15 Rhesusprophylaxe.** Ohne Prophylaxe gelangen Rh⁺-Erythrozyten in den Blutkreislauf einer Rh⁻-Mutter und sensibilisieren sie gegen Rh-Antigene (1). Werden kurz nach der Entbindung Anti-Rh-Antikörper (Anti-D) injiziert, kann damit durch rechtzeitige Beseitigung der Rh⁺-Erythrozyten eine Sensibilisierung der Mutter verhindert werden. Die MHN-Todesfälle gingen in den Jahren 1950–66 wegen der besseren Patientenversorgung zurück, ein rasches Absinken der Erkrankungsfälle wurde aber erst seit 1969 mit Einführung der Rhesusprophylaxe erreicht.

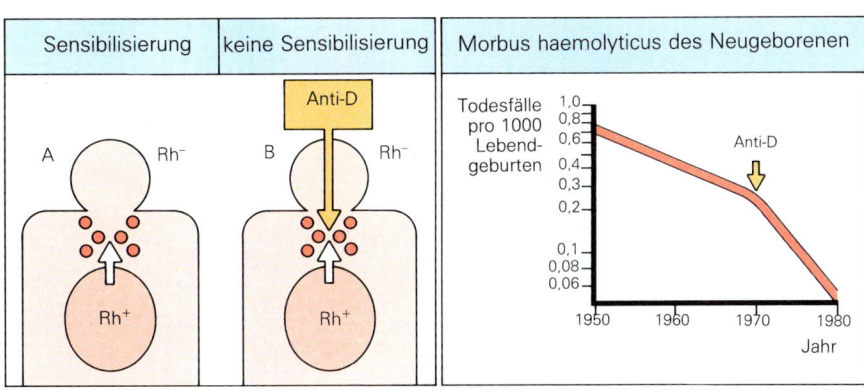

kann auch bei anderen Blutgruppenunverträglichkeiten auftreten, am zweithäufigsten bei inkompatiblem K-Antigen des Kell-Systems. Dies geschieht weit seltener als eine Rhesus-D-Unverträglichkeit, weil das K-Antigen weniger weit verbreitet ist (9%), und zudem eine schwächere Antigenität besitzt.

Es fiel auf, daß bei bestehender Rhesusinkompatibilität ein MHN seltener als erwartet auftrat, wenn der Vater eine andere AB0-Blutgruppe als die Mutter hatte. Daraus entwickelte sich die Vorstellung, daß die fetalen Rh⁺-Zellen in der Rh⁻-Mutter durch deren Antikörper zerstört werden, wenn sie gleichzeitig AB0-inkompatibel sind. Folglich können sie dann das mütterliche System nicht mehr auf Rhesus-D-Antigen sensibilisieren. Dies war die Grundlage für die sog. Anti-D-Prophylaxe, bei der rhesusnegativen Müttern unmittelbar nach Entbindung von einem rhesuspositiven Kind Anti-RhD-Antikörper gegeben werden. Seither sind die Komplikationen wegen Rhesusunverträglichkeit wesentlich seltener geworden (Abb. 20.**15**). Man weiß nicht sicher, vermutet aber, daß die Prophylaxe über die Zerstörung der fetalen Erythrozyten, die in die Mutter gelangt sind, funktioniert.

Autoimmunhämolytische Anämien

Auch bei den autoimmunhämolytischen Anämien, bei denen Antikörper gegen körpereigene Erythrozyten gebildet werden, handelt es sich um Reaktionen gegen Blutgruppenantigene. Weist ein Patient einen positiven Coombs-Test auf, besteht der Verdacht auf eine autoimmune hämolytische Anämie (Abb. 20.**16**). Mit diesem Test werden Antikörper auf Erythrozyten nachgewiesen, was heißt, daß entweder a) Antikörper gegen erythrozytäre Antigene gebildet worden sind oder b) Immunkomplexe an der Oberfläche des Erythrozyten anhaften.

Ebenso wird der Coombs-Test verwendet, um nach Fehltransfusionen Antikörper auf Erythrozyten zu entdecken, und bei der Diagnose des Morbus haemolyticus neonatorum. Die autoimmunen hämolytischen Anämien können in drei Typen eingeteilt werden, je nachdem, ob die beteiligten Antikörper

1. wärmereaktiv sind, d. h. mit dem Antigen bei 37 °C reagieren, oder

2. kältereaktiv sind, d. h. mit dem Antigen bei einer Temperatur unterhalb von 37 °C reagieren,

3. oder ob es sich um Antikörper handelt, die aufgrund allergischer Reaktionen auf Medikamente entstanden sind.

Wärmereaktive Autoantikörper (Wärmeantikörper)

Wärmereaktive Antikörper finden sich häufig gegen Antigene des Rhesussystems, also gegen Determinanten der Rh-C-, Rh-E- und Rh-D-Loci. Diese Autoantikörper rufen nicht die typische Transfusionsreaktion hervor, da offenbar andere Epitope auf den Rh-Anti-

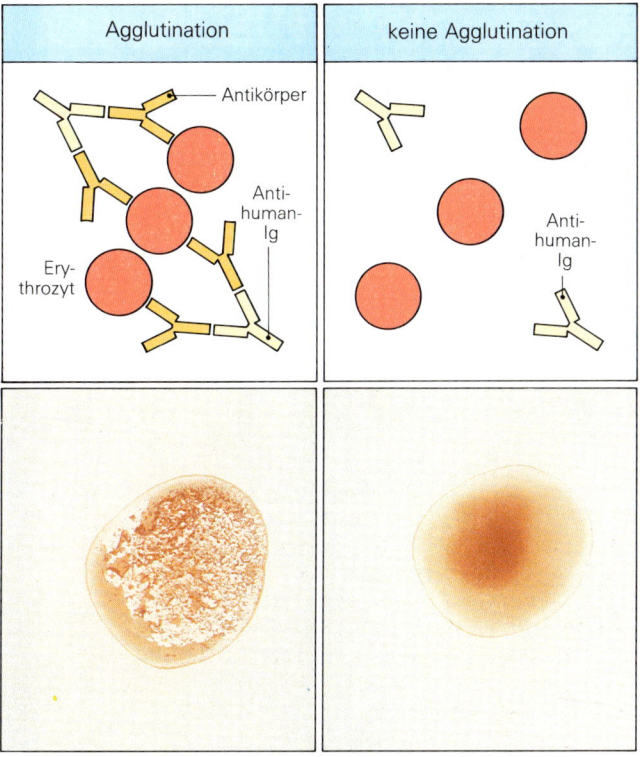

Abb. 20.**16 Indirekter Coombs-Test.** Mit diesem Test – auch direkter Antiglobulintest genannt – können Antikörper auf Erythrozyten nachgewiesen werden. In Anwesenheit von Antikörpern agglutinieren die Erythrozyten, wenn antihumanes Immunglobulin zugegeben wird (unten). Sind keine Antikörper auf den Erythrozyten, findet keine Agglutination durch das Serum statt.

genen beteiligt sind. Gelegentlich findet man auch Autoantikörper gegen andere Blutgruppenantigene. Die Ursachen für die meisten wärmeaktiven hämolytischen Anämien sind unbekannt, einige gehen jedoch mit anderen Autoimmunerkrankungen einher. Bei diesen Patienten scheint die Anämie eher durch den beschleunigten Abbau der sensibilisierten Erythrozyten über Milzmakrophagen bedingt zu sein als durch eine komplementvermittelte Lyse.

Kältereaktive Autoantikörper (Kälteagglutinine)

Kältereaktive Autoantikörper liegen meist in höheren Titern vor als wärmereaktive. Sie reagieren größtenteils gegen das I-Blutgruppensystem (auf das bisher

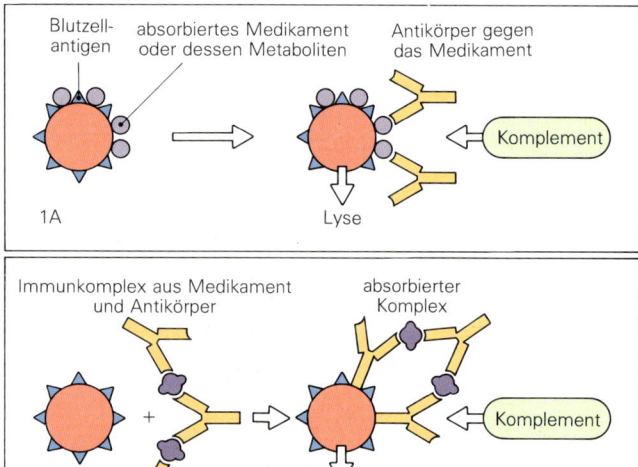

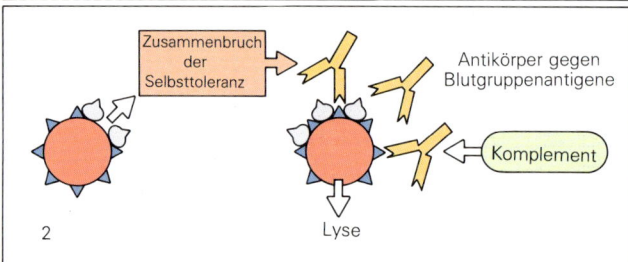

Abb. 20.17 Pharmakologisch induzierte Reaktionen gegen Blutzellen. Die Abbildung zeigt drei Mechanismen, wie Bestandteile des Blutes durch Medikamente geschädigt werden können:
1A. Medikamente (oder deren Metaboliten) lagern sich an die Zellmembranen an. Induzieren sie die Bildung von Antikörpern, binden diese an die Zellen und setzen eine komplementvermittelte Lyse in Gang.
1B. Immunkomplexe, bestehend aus Medikament und Antikörper, lagern sich an Erythrozyten an. Dies geschieht offenbar über Immunadhärenz (C3b)-Rezeptoren und/oder die Fc-Region der Immunglobuline. Unsicher ist, ob die Fc-abhängige Bindung spezifisch ist. Die Schädigung erfolgt durch komplementvermittelte Lyse.
2. Medikamente auf Zellmembranen können ein Versagen der „Selbst"toleranz induzieren, wahrscheinlich indem sie T_H-Zellen stimulieren. Dies kann zur Bildung von Antikörpern gegen Blutgruppenantigene auf der Zelloberfläche führen. In den Fällen 1A und 1B richten sich die Antikörper gegen das Medikament, bei 2 gegen normale Zellantigene, ganz gleich ob das Medikament noch auf der Zelle vorhanden ist oder nicht.

nicht eingegangen wurde) und binden Komplement. Die Reaktion des Antikörpers mit den Erythrozyten (besonders im Winter) findet in der Peripherie statt, wo die Temperatur in den Kapillarschlingen exponierter Hautstellen bis unter 30 °C abfallen kann. In schweren Fällen kann dies zur Nekrose im Bereich der peripheren Endstrombahn führen. Nachdem die Temperatur in Organen wie Milz und Leber bei 37 °C liegt, und die Antikörper bei dieser Temperatur nicht binden, werden bei dieser Form der Anämie die sensibilisierten Erythrozyten offenbar nicht durch eine Fc-vermittelte Lyse in den inneren Organen zerstört, sondern durch einen komplementvermittelten Vorgang in der Peripherie. Die Schwere der Anämie entspricht der Komplementbindungskapazität im Serum des Patienten. Meist treten kältereaktive autoimmunhämolytische Anämien bei älteren Menschen auf, und meist ist die Ursache unbekannt; es fällt jedoch auf, daß die gebildeten Autoantikörper gewöhnlich von einer sehr begrenzten Klonalität sind. Manchmal geht eine Infektion mit Mycoplasma pneumoniae voraus. Dabei handelt es sich gewöhnlich um eine akut auftretende Erkrankung von kurzer Dauer, die mit der Bildung von polyklonalen Autoantikörpern einhergeht. Man nimmt an, daß es zwischen diesen Bakterien und Erythrozyten kreuzreagierende Antigene gibt, und daß auf diese Weise die normalen Toleranzmechanismen unterlaufen werden (s. Kap. „Autoimmunität und Autoimmunerkrankungen").

Pharmakologisch hervorgerufene Reaktionen gegen Blutbestandteile

Medikamente können allergische und autoallergische Reaktionen gegen Blutzellen wie Erythrozyten und Thrombozyten hervorrufen. Dabei gibt es verschiedene Möglichkeiten (Abb. 20.**17**). Der Auslöser ist das Medikament oder seine Metaboliten, wenn gleichzeitig der entsprechende Antikörper vorhanden ist. Die erste Beobachtung dieser Art wurde von Ackroyd gemacht, der eine thrombozytopenische Purpura (Zerstörung von Thrombozyten) nach Verabreichung des Medikamentes Sedormid beschrieb. Hämolytische Anämien können durch eine ganze Reihe von Medikamenten, wie etwa Penicillin, Chinin und Sulfonamide, hervorgerufen werden. Glücklicherweise handelt es sich hierbei um seltene Zwischenfälle.
Gelegentlich können Medikamente allergische Reaktionen induzieren, bei denen Autoantikörper gegen Erythrozytenantigene gebildet werden, wie dies bei 0,3% der Patienten der Fall ist, die mit α-Methyldopa behandelt werden. Diese Antikörper ähneln den Wärmeantikörpern, mit dem einen Unterschied, daß das Krankheitsbild nach Absetzen des Medikaments verschwindet.

Reaktionen gegen Leukozyten

Vereinzelt wurde über Autoantikörper gegen Neutrophile und Lymphozyten berichtet. Anders als die Autoantikörper gegen Antigene des AB0-Systems sind Autoantikörper gegen Neutrophile echte gewebespezifische Antikörper. AB0-Antigene werden in vielen

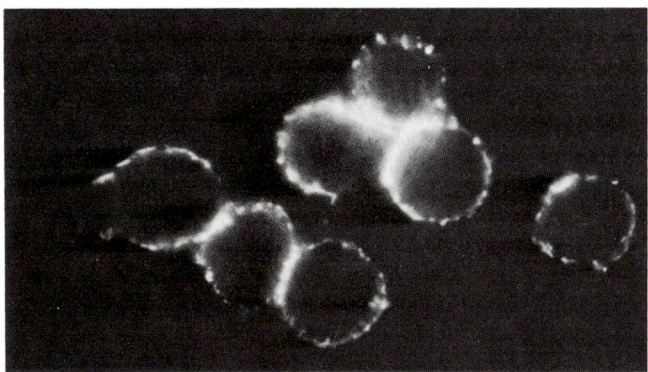

Abb. 20.18 Immunfluoreszenzmikroskopische Aufnahme von normalen Neutrophilen, die mit SLE-Serum und antihumanem F(ab')₂FITC (von der Ziege) inkubiert wurden. Beim SLE werden Antikörper gegen Neutrophile gebildet (in der Abbildung haben sich die Antikörper an normale neutrophile Zellen angelagert). Bei akuten Transfusionsreaktionen gegen Neutrophile kann es zu hohem Fieber kommen, wahrscheinlich durch Pyrogene, die aus den zerstörten Neutrophilen freigesetzt werden. Antineutrophile Antikörper können Neutrophile zerstören, wiewohl ihre Rolle bei der Pathogenese des SLE nicht geklärt ist. Nachdruck aus J. Clin. Inv., 64, 1979 (902–912).

Geweben, z. B. Erythrozyten, Niere, Speicheldrüsen usw. gefunden, die neutrophilen-spezifischen Antigene nur auf den PMN. Beim SLE werden Antikörper sowohl gegen Neutrophile als auch gegen Lymphozyten gefunden (Abb. 20.**18**), scheinen aber bei der Pathogenese der Erkrankung vermutlich deshalb eine geringe Rolle zu spielen, weil diese Zellen gebundene Antikörper ziemlich schnell wieder abschütteln können.

Hyperakute Transplantatabstoßung

Eine solche Reaktion kommt vor, wenn der Empfänger bereits präformierte Antikörper gegen das Transplantat besitzt. Sie findet einige Minuten bis 48 Stunden nach der Transplantation statt; die Antikörper des Empfängers reagieren sofort nach Kontakt mit den Spenderzellen. Diese Reaktion beobachtet man nur bei Transplantaten, die rasch revaskularisiert werden, z. B. bei Nierentransplantaten. Innerhalb einer Stunde nach Anschluß der Blutgefäße beginnt eine extensive Infiltration mit Neutrophilen, darauf folgt eine ausgedehnte hämorrhagische Zerstörung der glomerulären Kapillaren. Durch Ablagerung von Thromben in den Arteriolen wird das Transplantat irreversibel geschädigt (Abb. 20.**19**).

Die wichtigsten Effektoren sind Neutrophile und Thrombozyten, die mit den sensibilisierten Zellen über Fc-, C3b- und C3d-Rezeptoren interagieren. Die beteiligten Gewebe sind wie Erythrozyten Träger von AB0-Antigenen, was dafür spricht, daß die Effektorfunktionen durch AB0-Antikörper vermittelt werden. Eine andere Erklärung wäre, daß sich die Antikörper gegen MHC-Klasse-1-Antigene richten, wenn der Empfänger bereits früher durch den Kontakt mit einem inkompatiblen Spendergewebe sensibilisiert war.

Sensibilisierung gegen die glomeruläre Basalmembran

Bei Patienten mit einer Nierenentzündung findet man nicht selten Antikörper gegen ein Glykoprotein (Nichtkollagen) der glomerulären Basalmembran (Abb. 20.**20**). Gewöhnlich handelt es sich um IgG-Antikörper, und bei mindestens 50% der Patienten läßt sich eine Komplementbindung nachweisen. Das Krankheitsbild mündet gewöhnlich in eine schwere glomeruläre Nekrose mit Fibrinablagerung. Wahrscheinlich sind wiederum Komplement und Neutrophile die Haupteffektoren. Der Zusammenhang zwischen dieser Art der Nephritis und der pulmonalen Hämorrhagie wurde von Goodpasture erkannt (Goodpasture-Syndrom). Offenbar gibt es eine Kreuzreaktion zwischen den Basalmembranen der Lungen und der Glomerula. Es können bei dem Syndrom – wie ursprünglich beschrieben – auch andere Ursachen

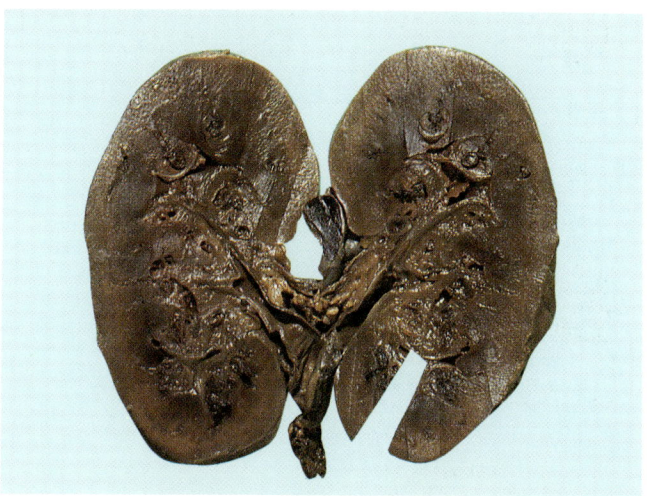

Abb. 20.19 Hyperakute Transplantatabstoßung. 18 Stunden nach der Transplantation mußte diese thrombosierte und hämorrhagische Niere entfernt werden. Das gesamte Gewebe ist dunkel und nekrotisch. Mit freundlicher Genehmigung von Dr. K. Welsh.

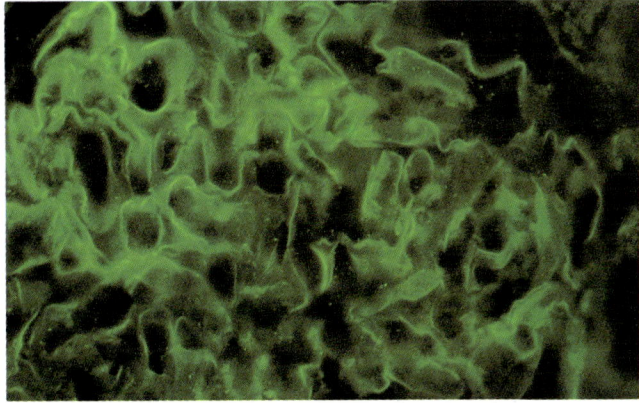

Abb. 20.20 Bildung von Immunkomplexen beim Goodpasture-Syndrom. Antikörper gegen ein Basalmembranantigen bedecken wie ein durchgehendes Band die gesamte Basalmembran, was mit fluoreszierendem Anti-IgG sichtbar gemacht werden kann. Mit freundlicher Genehmigung von Dr. F. Hay.

beteiligt sein, heute gilt jedoch die Bezeichnung Goodpasture-Syndrom als Synonym für eine durch Antikörper gegen die Basalmembran hervorgerufene Glomerulonephritis. In Abb. 21.3 sind die Unterschiede zwischen dieser Art der Nephritis und der Immunkomplexkrankheit bei der Überempfindlichkeit vom Typ III herausgestellt.

Myasthenia gravis

Heute weiß man, daß die Myasthenia gravis – ein Zustand extremer Muskelschwäche – mit Antikörpern gegen Acetylcholinrezeptoren auf der Oberfläche von Muskelmembranen vergesellschaftet ist. Die Acetylcholinrezeptoren befinden sich auf der motorischen Endplatte, wo das Neuron mit den Muskeln Kontakt aufnimmt. Die Impulse aus den Nervenendigungen erreichen die Muskelfibrillen über Ausschüttung von Acetylcholin in den neuromuskulären Spalt.

Bei der Impfung von Versuchstieren mit gereinigten Acetylcholinrezeptoren konnte eine nachfolgende Muskelschwäche beobachtet werden, die der Myasthenie des Menschen ähnlich sieht. Daraus wurde abgeleitet, daß Antikörper gegen Acetylcholinrezeptoren bei dieser Erkrankung des Menschen eine Rolle spielen. Analysen von Läsionen myasthenischer Muskeln zeigten, daß die Ursache nicht darin liegt, daß kein Acetylcholin synthetisiert oder abgegeben werden kann, sondern daß die Reaktion auf den Nervenimpuls ausbleibt. Das freigesetzte Acetylcholin ist also nicht in der Lage, den Muskel zu depolarisieren (Abb. 20.21).

Auf neuromuskulären Endplatten können IgG-, C3-, und C9-Ablagerungen auf der postsynaptischen Seite des Muskels gefunden werden (Abb. 20.22). IgG und Komplement wirken wahrscheinlich auf zwei verschiedene Weisen: erstens über eine erhöhte Turnover-Rate der Acetylcholinrezeptoren und zweitens über eine Blockade von Acetylcholin, was zu einer verminderten Depolarisationsfähigkeit des Muskels führt. Die Injek-

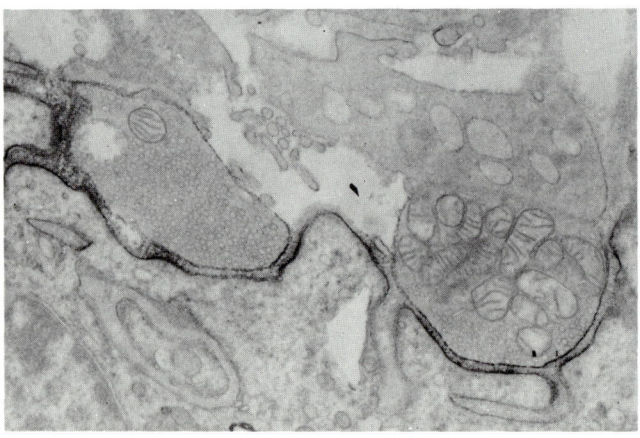

Abb. 20.21 Myasthenia gravis. Normalerweise erreicht ein Nervenimpuls über ein Neuron die motorische Endplatte, worauf acetylcholinhaltige Vesikel mit der Zellmembran verschmelzen und Acetylcholin (ACh) freigesetzt wird. Dieses diffundiert durch den neuromuskulären Spalt, und durch Anlagerung an die muskulären ACh-Rezeptoren öffnen sich Ionenkanäle in der Muskelmembran. Bei der Myasthenia gravis blockieren Antirezeptorantikörper die Bindung des ACh-Transmitters, so daß die freigesetzten Vesikel nur unzureichend wirksam werden können. Dies ist wahrscheinlich nur einer der Faktoren in der Pathogenese der Erkrankung.

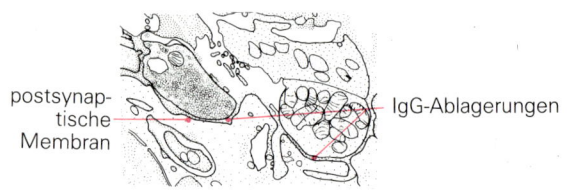

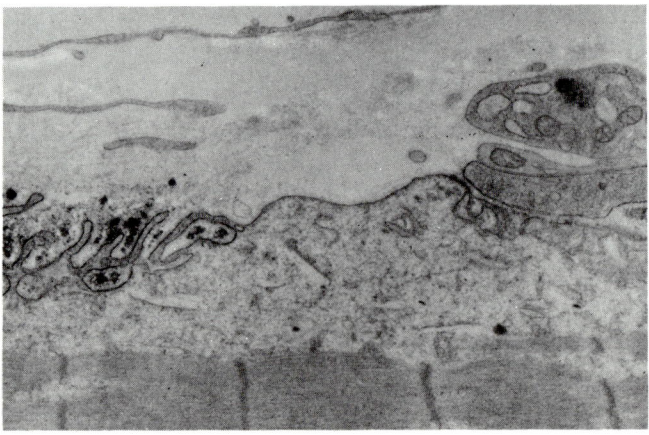

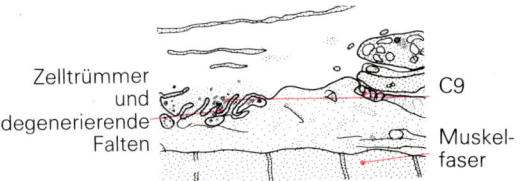

Abb. 20.22 EM-Aufnahme einer motorischen Endplatte mit IgG-Autoantikörpern (links) und Komplement C9 (rechts) bei Myasthenia gravis. Die IgG-Ablagerungen sind als schwach erkennbare Flecken über der postsynaptischen Membran verteilt (links, 13000 ×). In der Aufnahme rechts ist C9 in der postsynaptischen Region einer bereits zerstörten Nervenendigung zu erkennen; es sind nur noch Zelltrümmer und degenerative Falten vorhanden. 9000 ×. Mit freundlicher Genehmigung von Dr. A. G. Engel.

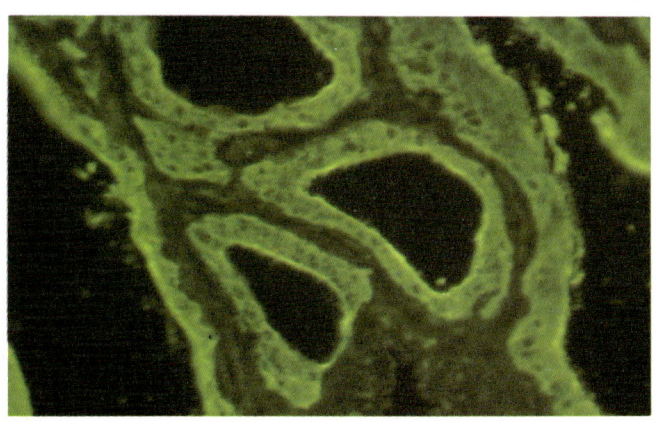

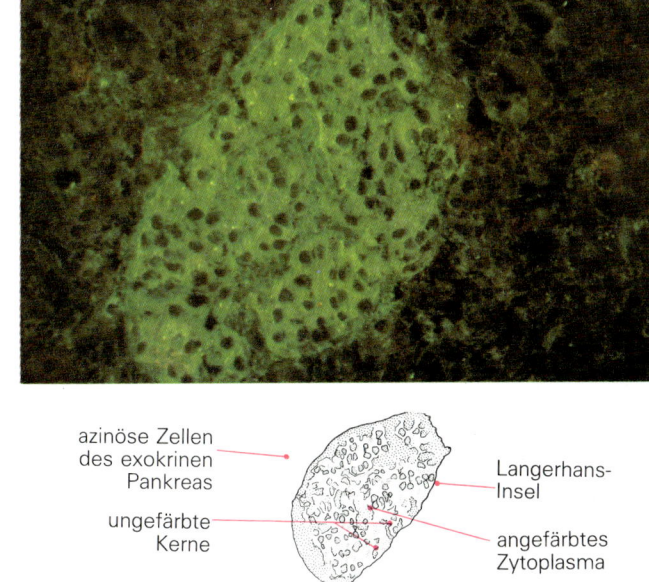

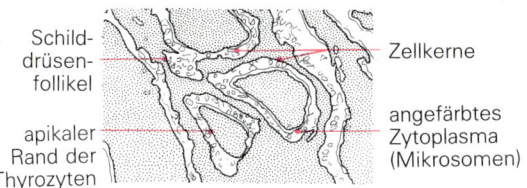

Schild-
drüsen-
follikel

Zellkerne

apikaler
Rand der
Thyrozyten

angefärbtes
Zytoplasma
(Mikrosomen)

azinöse Zellen
des exokrinen
Pankreas

Langerhans-
Insel

ungefärbte
Kerne

angefärbtes
Zytoplasma

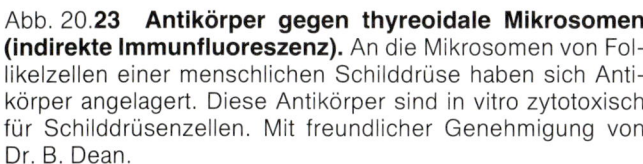

Abb. 20.**23   Antikörper gegen thyreoidale Mikrosomen (indirekte Immunfluoreszenz).** An die Mikrosomen von Follikelzellen einer menschlichen Schilddrüse haben sich Antikörper angelagert. Diese Antikörper sind in vitro zytotoxisch für Schilddrüsenzellen. Mit freundlicher Genehmigung von Dr. B. Dean.

Abb. 20.**24   Antikörper gegen Inselzellen.** Mit der Immunfluoreszenz können bei Diabetikern Autoantikörper gegen die Bauchspeicheldrüse nachgewiesen werden. Sie sind in vitro zytotoxisch für Inselzellen und spielen wahrscheinlich bei der Entstehung des Diabetes eine Rolle. Mit freundlicher Genehmigung von Dr. B. Dean.

tion von myasthenischem Serum vermindert bei Versuchstieren die Höhe des MEPPS (die Stärke der Depolarisation durch ein einzelnes Vesikelquantum Acetylcholin). Man sieht selten eine zelluläre Infiltration der myasthenischen Endplatten, folglich sind Effektorzellen wahrscheinlich nicht beteiligt. Die vorübergehende Muskelschwäche von Neugeborenen myasthenischer Mütter ist ein weiterer Hinweis darauf, daß bei der Pathogenese IgG-Antikörper beteiligt sind, da sie die Plazenta passieren können.

Sensibilisierung gegen Gewebeantigene

Viele Autoantikörper reagieren mit Gewebeantigenen; ob sie *in vivo* pathologische Veränderungen hervorrufen, ist nicht sicher. Beispielsweise läßt sich *in vitro* mit einem Serum, das Antikörper gegen thyreoidale Mikrosomen enthält, eine Zytotoxizität gegen Schilddrüsenzellen demonstrieren (Abb. 20.**23**), ebenso ist das Serum von Diabetikern zytotoxisch für Pankreasinselzellen (Abb. 20.**24**). Dennoch heißt dies nicht unbedingt, daß die Antikörper ursächlich für die Gewebeschäden verantwortlich wären, sie könnten ebenso erst im Verlauf des Krankheitsprozesses entstanden sein.

21 Überempfindlichkeit – Typ-III-Reaktion

Typen der Immunkomplexerkrankung

Immunkomplexe entstehen immer dann, wenn ein Antikörper auf ein Antigen trifft, und normalerweise werden sie durch Zellen des retikuloendothelialen Systems beseitigt; gelegentlich können sie aber auch eine Überempfindlichkeitsreaktion auslösen. Die Krankheiten, die als Folge von Immunkomplexen entstehen, können in drei große Gruppen eingeteilt werden (Abb. 21.**1**).

Ursache	Antigen	Organe, in denen Komplexe abgelagert werden
persistierende Infektion	mikrobielles Antigen	infizierte Organe, Niere
Autoimmunität	Selbstantigen	Niere, Gelenke, Arterien, Haut
extrinsisch	Umweltantigen	Lunge

Abb. 21.1 Drei Kategorien von Immunkomplexerkrankungen. In der Tabelle sind Herkunft des Antigens und die am häufigsten betroffenen Organe einander zugeordnet.

1. Bei einer chronischen Infektion z. B. mit α-hämolysierenden vergrünenden Streptokokken, bei einer Staphylokokkenendokarditis, bei Infektionen mit Parasiten wie Plasmodium vivax oder bei der viralen Hepatitis kann es bei Persistenz des Erregers, kombiniert mit einer schwachen Antikörperantwort, zur chronischen Bildung von Immunkomplexen kommen, die unter Umständen in den Geweben abgelagert werden (Abb. 21.**2**).
2. Die Immunkomplexerkrankung ist eine häufige Komplikation von Autoimmunprozessen, wobei die kontinuierliche Anwesenheit von Autoantikörpern gegen ein „Selbst"-Antigen zu einer verlängerten Immunkomplexbildung führt; dadurch wird das mononukleäre Phagozytensystem (welches für die Beseitigung der Komplexe zuständig ist) überladen, und die überschüssigen Komplexe lagern sich im Gewebe ab. Ein Beispiel hierfür ist der systemische Lupus erythematodes (SLE) (Abb. 21.**3**).
3. Immunkomplexe können auf Körperoberflächen entstehen, so z. B. in der Lunge nach wiederholter Inhalation antigener Substanzen von Tieren, Pflanzen oder Schimmelpilzen. Als extrinsische allergische Alveolitis findet man ein solches Geschehen bei der Farmerlunge und bei der Taubenzüchterkrankheit, wo durch die ständige Belastung mit Aktinomyzeten aus schimmligem Heu oder Taubenantigenen zirkulierende Antikörper entstehen. Durch diese Antigene werden

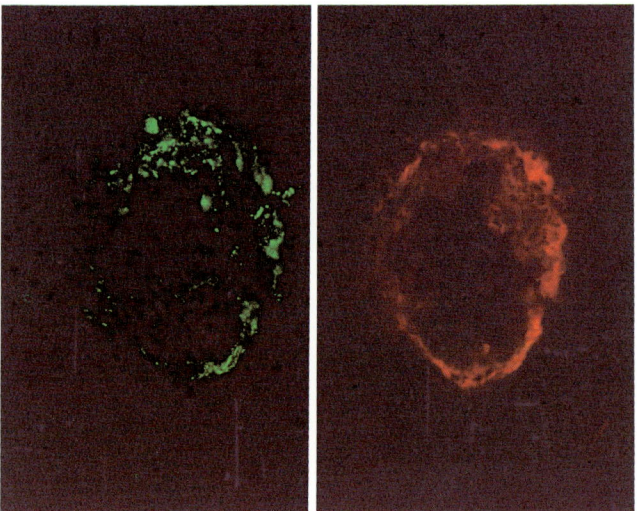

Abb. 21.2 Immunkomplexe bei Infektionskrankheiten (Immunfluoreszenz). Diese zwei Serienschnitte einer Renalarterie von einem Patienten mit chronischer Hepatitis B sind mit fluoreszeinmarkiertem Anti-Hepatitis-B-Antigen (links) und rhodaminiertem Anti-IgM (rechts) gefärbt. Die Anwesenheit sowohl von Antigen als auch Antikörpern in der Intima und Media der Gefäßwand deutet auf eine Komplexablagerung an dieser Stelle hin. In derselben Verteilung finden sich außerdem IgG- und C3-Ablagerungen. Mit freundlicher Genehmigung von Dr. A. Nowoslawski.

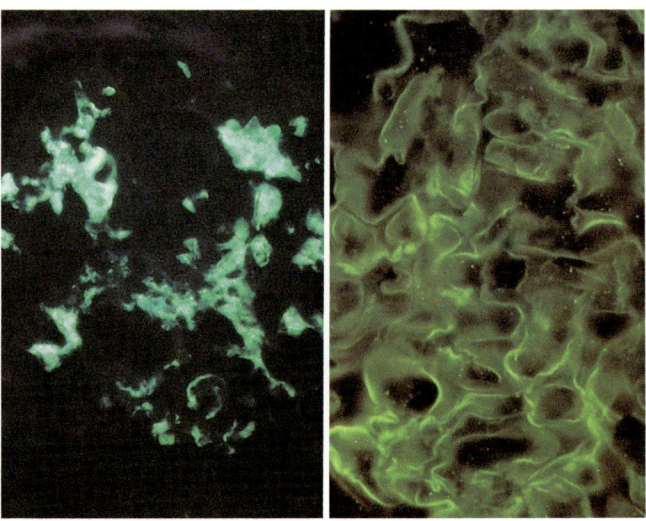

Abb. 21.3 Immunkomplexe bei Autoimmunerkrankungen (Immunfluoreszenz). In diesen Schnitten aus den Nieren eines Patienten mit SLE (links) bzw. eines Patienten mit Goodpasture-Syndrom (rechts) sind die Antikörper durch fluoreszierendes Anti-IgG dargestellt. Die Komplexe bilden in der Niere charakteristische, unregelmäßige („lumpy bumpy") Ablagerungen (links). Die Antibasalmembranantikörper beim Goodpasture-Syndrom, die bei dieser Typ-II-Reaktion in Niere und Lunge vorkommen können, bilden ein gleichmäßiges Band auf der Basalmembran.

vornehmlich IgG-Antikörper induziert, erst in zweiter Linie solche der IgE-Klasse, die bei der Sofortreaktion (Typ I) beteiligt sind.

Bei der weiteren Inhalation von Pilzsporen rufen die Immunkomplexe in den Alveolen eine lokale Entzündung hervor (Abb. 21.**4**).

Präzipitierende Antikörper gegen Inhalationsantigene finden sich bei 90% der Patienten mit Farmerlunge, ebenso können sie jedoch auch bei Gesunden vorkommen und bei manchen Erkrankten fehlen; es scheint, daß noch andere Faktoren beteiligt sind, wie etwa Überempfindlichkeitsreaktionen vom Typ IV. In Abb. 21.**5** sind die Erkrankungen zusammengefaßt, bei denen Immunkomplexe eine wichtige Rolle spielen.

Entzündungsmechanismen bei der Überempfindlichkeit vom Typ III

Immunkomplexe lösen eine ganze Reihe von Entzündungsprozessen aus. Sie können die Bildung der Komplementkomponenten C3a und C5a anregen, die anaphylatoxische und chemotaktische Eigenschaften haben. Dadurch werden vasoaktive Amine aus Mastzellen und Basophilen freigesetzt, was die Permeabilität der Blutgefäße erhöht und Polymorphe anzieht. Immunkomplexe können auch mit Thrombozyten über deren Fc-Rezeptoren interagieren, wodurch es zur Aggregation und Bildung von Mikrothromben kommen kann, was wiederum die vaskuläre Permeabilität durch Freisetzung von vasoaktiven Aminen erhöht (Abb. 21.**6**).

Die angelockten Polymorphen versuchen die Komplexe zu phagozytieren; wenn diese aber im Gewebe eingeschlossen sind, helfen sich die Phagozyten dadurch, daß sie ihre lysosomalen Enzyme nach außen abgeben, wodurch jedoch auch das umgebende Gewebe geschädigt wird (Abb. 21.**7**). Im Blut oder in der freien Gewebsflüssigkeit setzen die lysosomalen Enzyme keinen allzu großen Entzündungsreiz, da sie bald durch Enzyminhibitoren aus dem Serum neutralisiert werden. Wenn die Phagozyten in engen Kontakt mit den gewebeständigen Komplexen treten, entziehen sie sich jedoch den Seruminhibitoren und können das umliegende Gewebe schädigen.

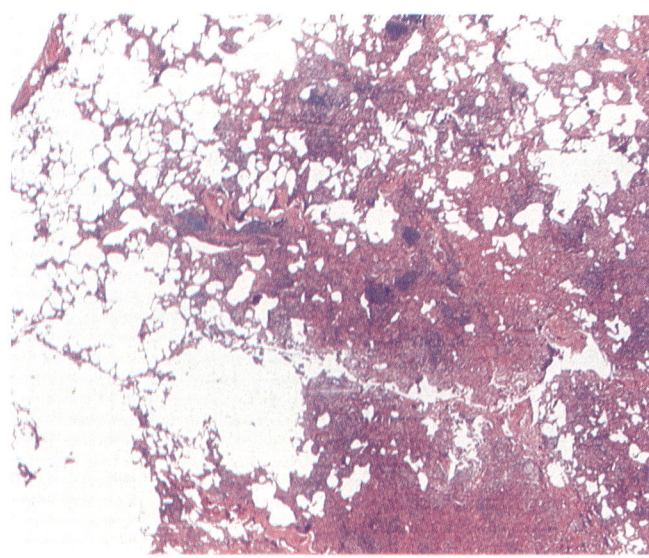

Abb. 21.4 Histologie der Lunge bei extrinsischer allergischer Alveolitis (Taubenzüchterkrankheit). Die Alveolen sind hochgradig geschädigt und zeigen verdichtete (dunkel gefärbte) Entzündungs- und Fibrosierungsherde. HE-Färbung, 150×. Mit freundlicher Genehmigung von Dr. G. Boyd.

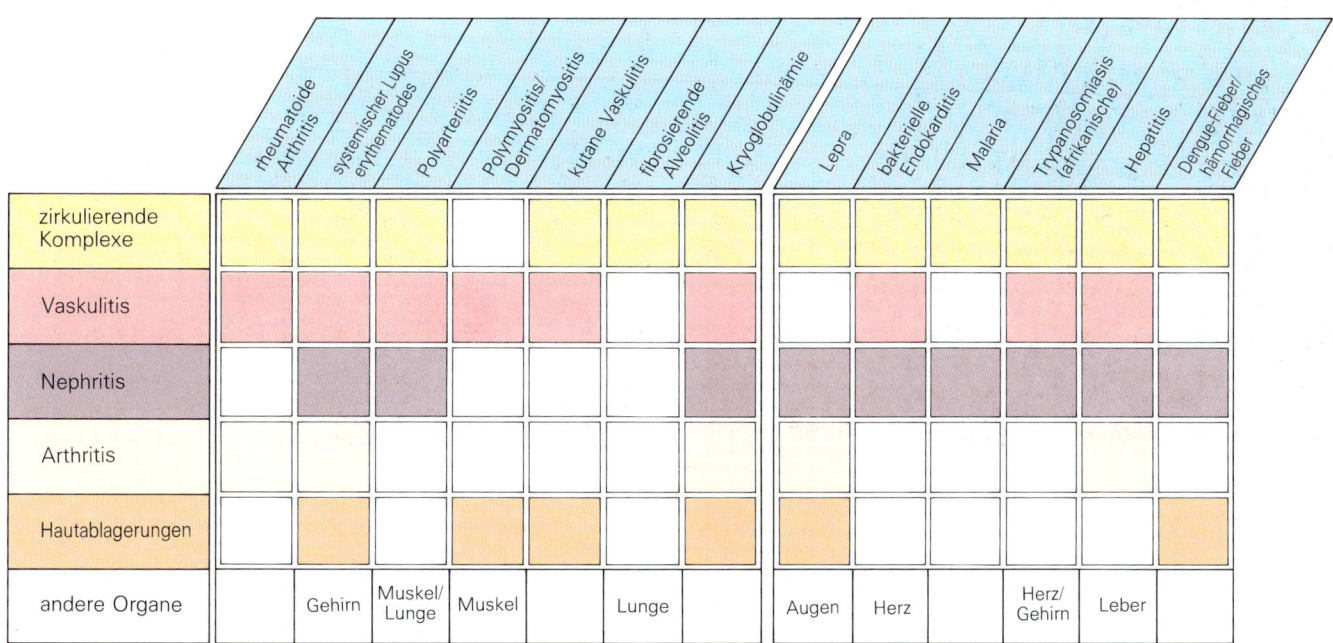

Abb. 21.5 Einige der wichtigsten Immunkomplexerkrankungen; Lokalisation der Ablagerungen. Die Erkrankungen in der linken Hälfte der Tabelle sind primär durch eine Autoimmunität, die auf der rechten Seite durch mikrobielle Antigene ausgelöst.

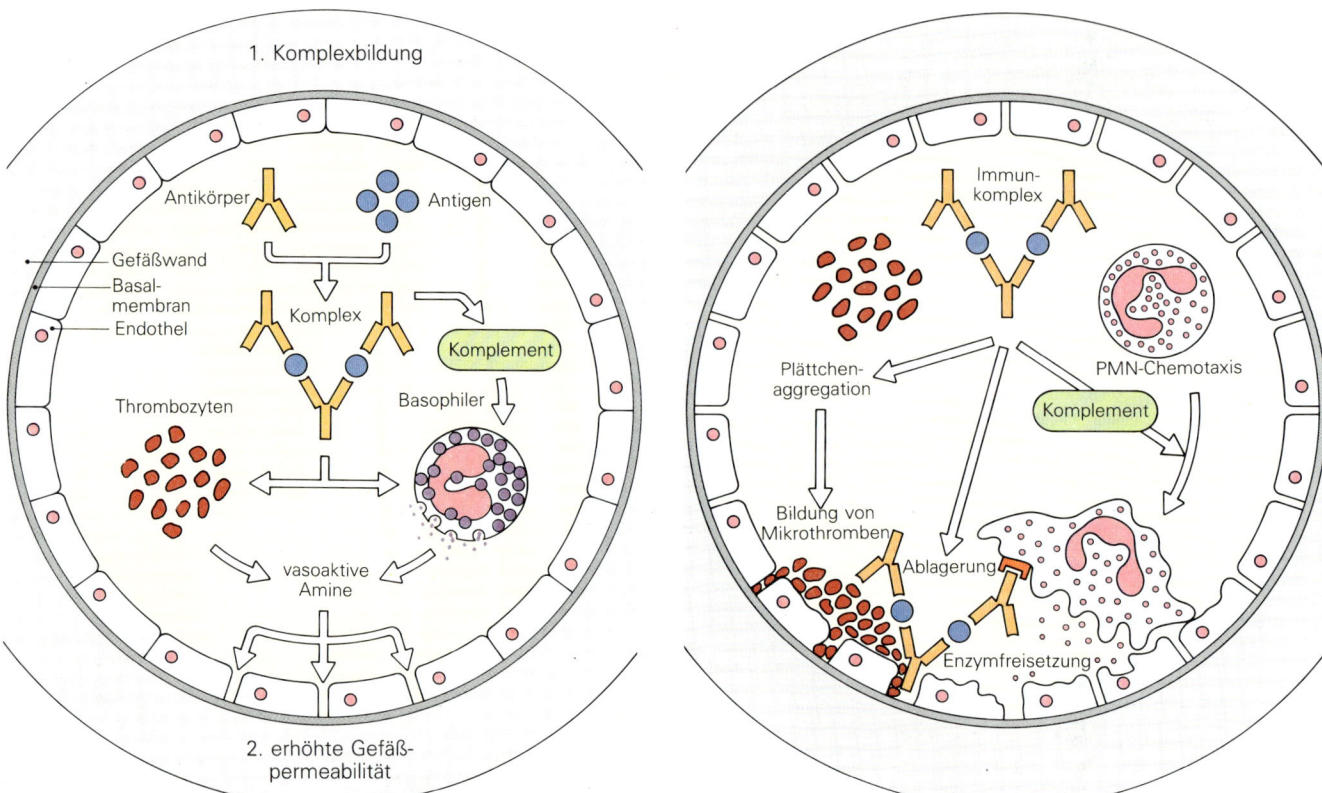

Abb. 21.6 Ablagerung von Immunkomplexen in den Wänden von Blutgefäßen I. Antigen und Antikörper bilden zusammen Immunkomplexe (1). Durch die Komplexe werden die Komplementkomponenten C3a und C5a abgespalten, was wiederum zur Freisetzung von vasoaktiven Aminen aus Basophilen führt. Die Komplexe können auch direkt eine Ausschüttung von Aminen aus Basophilen und (beim Menschen) Thrombozyten induzieren. Zu den freigesetzten Aminen gehören Histamin und 5-Hydroxytryptamin, die eine Retraktion von Endothelzellen und damit eine Erhöhung der vaskulären Permeabilität bewirken (2).

Abb. 21.7 Ablagerung von Immunkomplexen in den Wänden von Blutgefäßen II. Mit zunehmender Gefäßpermeabilität beginnen sich Komplexe in den Blutgefäßwänden abzulagern. Es kommt zur Plättchenaggregation und Aktivierung von Komplement. Auf dem Kollagen der endothelialen Basalmembran verklumpen die Thrombozyten zu Mikrothromben. Durch chemotaktische Komplementpeptide angelockte Polymorphe (PMN) können die Komplexe nicht phagozytieren und setzten deshalb ihre lysosomalen Enzyme nach außen frei, wodurch auch die Gefäßwand geschädigt wird.

Experimentelle Modelle der Immunkomplexerkrankung

Für jeden der erwähnten drei Haupttypen der Erkrankung steht ein experimentelles Modell zur Verfügung: Die Serumkrankheit für die persistierende Infektion, die NZB/NZW-Maus für die Autoimmunität, und die Arthus-Reaktion für die lokale Schädigung durch ein extrinsisches Antigen.

Serumkrankheit

Bei der Serumkrankheit lagern sich zirkulierende Immunkomplexe im Gewebe ab, sobald sich die Gefäßpermeabilität erhöht, und es kommt zu entzündlichen Erkrankungen wie Glomerulonephritis und Arthritis. In der vorantibiotischen Ära war die Serumkrankheit eine Komplikation der Serumtherapie, bei der massive Dosen von Antikörpern eingesetzt wurden, wie z. B. bei der Behandlung der Diphtherie. Gewöhnlich wurde Antidiphtherieserum vom Pferd verwendet, und es kam nicht selten vor, daß Antikörper gegen dieses artfremde Protein gebildet wurden.

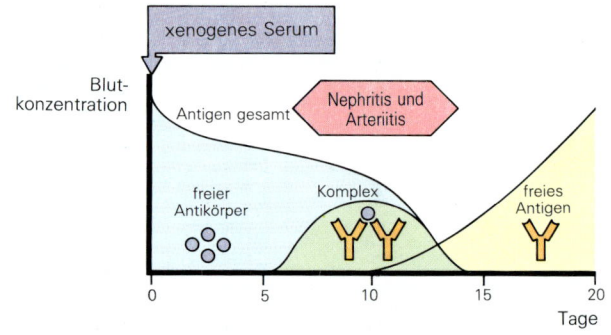

Abb. 21.8 Zeitlicher Verlauf der experimentell induzierten Serumkrankheit. Nach der Injektion eines xenogenen Serums folgt zunächst ein symptomfreies Latenzintervall von etwa 5 Tagen; während dieser Zeit kann freies Antigen im Serum nachgewiesen werden. Nach dieser Phase entstehen Antikörper gegen das fremde Protein, und es bilden sich Komplexe im Serum. Gleichzeitig entwickeln sich die Symptome einer Nephritis und Arteriitis. Mit Anstieg des Antikörpertiters werden die Komplexe abgebaut, und es tritt eine Besserung ein.

Versuche zur Erforschung der Serumkrankheit werden meist an Kaninchen gemacht. Den Tieren wird lösliches Fremdeiweiß, z. B. bovines Serumalbumin, intravenös injiziert, und nach etwa einer Woche erscheinen Antikörper im Kreislauf, die mit den im Überschuß vorhandenen Antigenen Komplexe bilden (Abb. 21.**8**). Diese kleinen Komplexe werden vom mononukleären Phagozytensystem nur langsam beseitigt und persistieren in der Zirkulation. Mit der Ausbildung von Komplexen fällt der Gesamtspiegel an hämolytischem Komplement stark ab, und es entwickeln sich die klinischen Zeichen einer Serumkrankheit mit granulären Ablagerungen von Antigen-Antikörper-Komplexen und C3 entlang der glomerulären Basalmembran und anderen kleinen Gefäßen. Mit dem Abbau der Komplexe erholen sich die Tiere wieder, durch die tägliche Verabreichung von Antigen kann jedoch die Krankheit in ein chronisches Stadium übergeführt werden.

Autoimmune Immunkomplexerkrankung

An F_1-Hybriden von NZB/NZW-Mäusen können viele Merkmale des systemischen Lupus erythematodes des Menschen demonstriert werden. Diese Mäuse produzieren ein Spektrum von Autoantikörpern, das von Antierythrozyten über antinukleäre und Anti-DNA bis zu Anti-SM-Antikörpern reicht. Die Tiere sind bei der Geburt klinisch unauffällig, entwickeln aber innerhalb von 2–3 Monaten Zeichen einer hämolytischen Anämie, einen positiven Coombs-Test (auf antierythrozytäre Antikörper), antinukleäre Antikörper, einen positiven Lupus-Zelltest und zirkulierende Immunkomplexe mit Ablagerungen in den Glomerula und im Chorioidplexus. Die Krankheit ist bei den weiblichen

Tieren stärker ausgeprägt und verläuft innerhalb einiger Monate tödlich (Abb. 21.**9**).

Arthus-Reaktion

Die Arthus-Reaktion findet lokal begrenzt in den Wänden der kleinen Blutgefäße und perivaskulär statt; sie wird am häufigsten im Bereich der äußeren Haut beobachtet. Sie wird im Tierversuch nachvollzogen, indem wiederholt mit einem Antigen immunisiert wird, bis eine bestimmte Höhe von präzipitierenden – hauptsächlich IgG-Antikörpern erreicht ist. Auf eine subkutane oder intradermale Injektion des Antigens entwickelt sich eine Reaktion, die ihre größte Intensität nach 4–10 Stunden erreicht (Abb. 21.**10**).

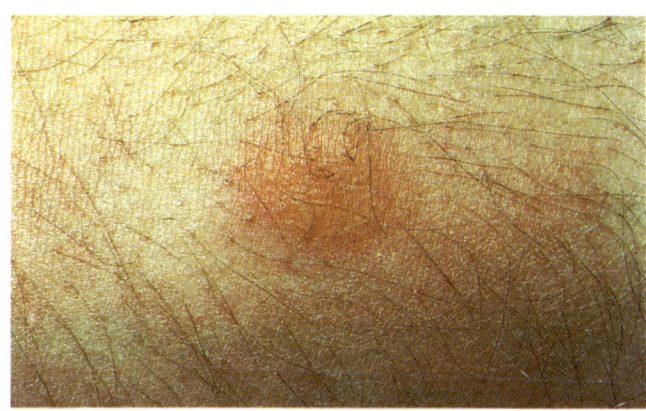

Abb. 21.**10** **Makroskopisches Bild der Arthus-Reaktion.** Die Entzündung erreicht 5–6 Stunden nach Injektion des Antigens ihre größte Intensität.

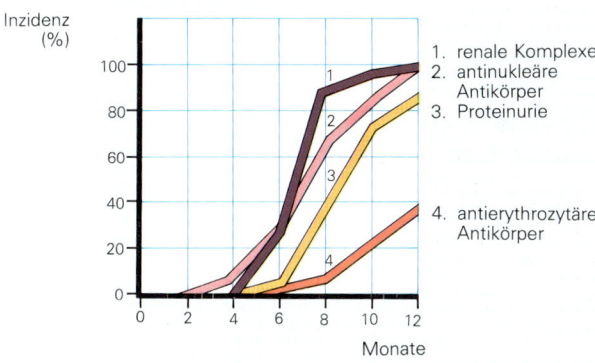

Abb. 21.**9** **Autoimmunkrankheit bei der NZB/NZW-Maus.** Die Graphik zeigt eine Zunahme der Autoimmunerkrankungen mit steigendem Lebensalter der weiblichen NZB/NZW-Mäuse. Die Inzidenz bezieht sich jeweils auf die Anzahl der Mäuse, bei denen die angegebenen Parameter gemessen wurden. Die Immunkomplexe wurden durch Immunfluoreszenzfärbung von Nierenschnitten dargestellt. Antinukleäre Antikörper im Serum wurden mit der indirekten Immunfluoreszenz nachgewiesen. Proteinurie deutet auf eine Nierenschädigung hin. Antierythrozytäre Antikörper entwickeln sich erst im späteren Verlauf der Erkrankung und stehen deshalb wahrscheinlich nicht in Zusammenhang mit der Nierenschädigung. Bei männlichen Mäusen verzögert sich der Beginn der Erkrankung um etwa 3 Monate.

Abhängig von der injizierten Antigenmenge entwickelt sich an der Injektionsstelle ein mehr oder weniger starkes hämorrhagisches Ödem. Die Intensität der Reaktion läßt dann merklich nach und ist nach 48 Stunden deutlich schwächer. Aus Immunfluoreszenzuntersuchungen weiß man, daß sich anfänglich Antigen, Antikörper und Komplement in den Gefäßwänden ablagern, worauf eine Infiltration von polymorphnukleären Neutrophilen und eine intravaskuläre Verklumpung von Thrombozyten folgen (Abb. 21.**11**). In schweren Fällen kann diese Blutplättchenreaktion einen Gefäßverschluß mit Nekrose verursachen. Nach 24 bis 48 Stunden sind die Polymorphen durch mononukleäre Zellen ersetzt, und manchmal finden sich auch einige Plasmazellen. Unbedingte Voraussetzung für eine Arthus-Reaktion ist die Aktivierung von Komplement über den klassischen oder den alternativen Reaktionsweg, und in Abwesenheit von Polymorphen entwickelt sich nur ein leichtes Ödem. Wichtig für eine maximale Reaktion ist das Verhältnis von Antikörpern zu Antigen. Wenn Antigen oder Antikörper im Überschuß vorliegen, entfalten die Komplexe grundsätzlich eine schwächere toxische Wirkung, als wenn beide Komponenten im äquivalenten Verhältnis vorliegen.

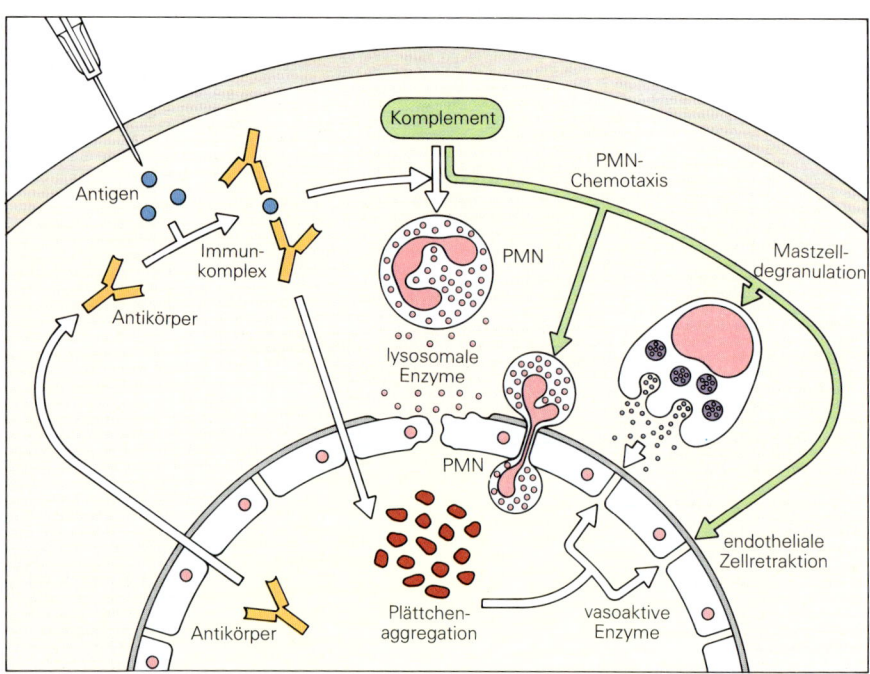

Abb. 21.**11   Die Arthus-Reaktion.** Intradermal injiziertes Antigen verbindet sich mit spezifischen Antikörpern aus dem Blut zu Immunkomplexen. Die Komplexe aktivieren Komplement und setzen vasoaktive Amine aus Thrombozyten frei. C3a- und C5a-Komplementfragmente bewirken eine Retraktion von Endothelzellen, eine Degranulation von Mastzellen und die chemotaktische Anlockung von Polymorphen in das Gewebe. Produkte der Mastzellen – wie Histamin und Leukotriene – erhöhen die Durchblutung und die Kapillarpermeabilität. Die Entzündungsreaktion wird durch lysosomale Enzyme aus den Polymorphen potenziert. Ferner werden die Komplexe durch angelagertes C3b für Phagozyten opsonisiert.

Warum persistieren Komplexe?

Normalerweise werden Immunkomplexe durch das mononukleäre Phagozytensystem – besonders in Leber, Milz und Lunge – eliminiert. Die Größe spielt dabei eine wichtige Rolle, denn im allgemeinen werden größere Komplexe in der Leber innerhalb weniger Minuten beseitigt, während kleinere Komplexe über einen längeren Zeitraum zirkulieren (Abb. 21.**12**). Inwieweit große Komplexe abgeräumt werden, scheint hauptsächlich von der Durchblutung der Leber abzu-

hängen. Faktoren, die einen Einfluß auf die Größe der Komplexe haben, beeinflussen wahrscheinlich auch deren Beseitigung. Es wurde auch in Erwägung gezogen, daß ein genetischer Defekt zur verstärkten Produktion von niedrig-affinen Antikörpern führen könnte, weshalb kleinere Komplexe und somit eine Immunkomplexerkrankung entstehen würden. Grundsätzlich werden bei der Produktion von Antikörpern gegen „Selbst"-Antigene nur einige wenige Epitope auf dem Antigen erkannt, wodurch die Entstehung von kleinen Komplexen begünstigt wird, da ja die Bildung von kreuzvernetzten Komplexen eingeschränkt ist.

Strittig ist, ob eine Komplementaktivierung zur Beseitigung von Immunkomplexen notwendig ist. Es scheint davon abzuhängen, ob die Komplexe als Partikel oder in löslicher Form vorliegen. *In vivo* werden Immunkomplexe hauptsächlich in der Leber von Kupfferschen Sternzellen phagozytiert. Am Abbau von partikulären Immunkomplexen sind sowohl Komplement (C3) als auch IgG beteiligt; z. B. lagern sich Erythrozyten, die mit Antikörpern und Komplement umhüllt sind, zuerst über C3 an die Rezeptoren der Kupfferschen Sternzellen an und werden dann phagozytiert, wenn sie durch den Fc-Anteil des IgG erkannt werden. Werden Erythrozyten verwendet, die lediglich mit C3 beschichtet sind, lagern sie sich zwar in der Leber an, verlassen diese aber, wahrscheinlich dank der Mithilfe von C3-Inaktivator, unbeschädigt. Erythrozyten, die nur mit Antikörpern umhüllt sind, werden nicht in der Leber beseitigt, sondern nach und nach von der Milz aufgenommen. Bei den löslichen Komplexen scheint Komplement gar keine Rolle zu spielen. Tiere, denen mit dem Cobra-Venom-Faktor Komplement entzogen wurde, haben eine fast unveränderte Clearance von Immunkomplexen; dennoch kann eine Beteiligung von lokal entstehendem Komplement nicht ausgeschlossen werden (Abb. 21.**13**).

Im Gegensatz dazu kann die Aufnahme von Komplexen durch phagozytierende Zellen *in vitro* durch die

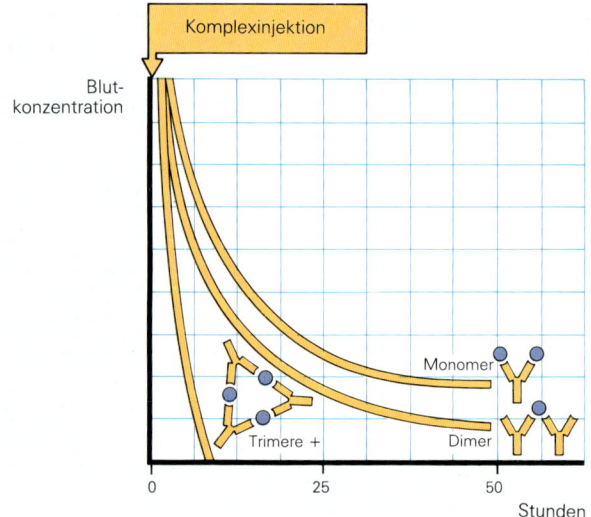

Abb. 21.**12 Beseitigung von Immunkomplexen durch das retikuloendotheliale System I.** Große Komplexe werden rasch beseitigt, da sie den Fc-Rezeptoren-tragenden retikuloendothelialen Zellen ein ganzes Gitterwerk aus IgG-Fc präsentieren und deshalb mit hoher Avidität gebunden werden. Sie binden auch Komplement (C1q) besser als kleine Komplexe.

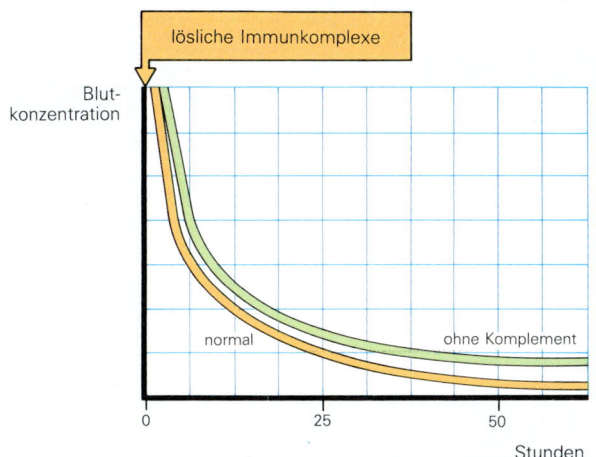

Abb. 21.13 Beseitigung von Immunkomplexen durch das retikuloendotheliale System II. Einem normalen und einem komplementdepletierten Tier wurden lösliche Immunkomplexe injiziert und während der folgenden Stunden die Persistenz der Komplexe gemessen. Aus der Kurve ist ersichtlich, daß die Abbaurate der Komplexe (14 S–22 S) durch Anwesenheit oder Abwesenheit von Komplement nur wenig beeinflußt wird, sogar wenn die Komplexe groß genug sind, Komplement zu binden.

Zugabe von Komplement deutlich erhöht werden. Bei großen Mengen von Komplexen kann das mononukleäre Phagozytensystem überfordert sein. Es kann zumindest bei Versuchstieren blockiert werden, was zur Folge hat, daß Immunkomplexe länger im Blutkreislauf verbleiben und sich im Glomerulus ablagern. Wahrscheinlich liegt auch bei der menschlichen Immunkomplexerkrankung eine Störung des mononukleären Phagozytensystems vor, vermutlich handelt es sich hierbei aber eher um eine Überlastung als um einen primären Defekt.

Seit kurzem schreibt man den Kohlenhydratgruppen auf den Immunglobulinmolekülen eine wichtige Rolle bei der Beseitigung von Immunkomplexen durch Kupffersche Sternzellen in der Leber zu; Anomalien der Immunglobulinkohlenhydrate finden sich bei bestimmten Immunkomplexerkrankungen, besonders bei der rheumatoiden Arthritis und beim SLE. Man weiß allerdings nicht, ob diese Abweichungen Ursache oder Folge der Krankheit sind.

Komplexe können im Kreislauf über längere Zeit persistieren, ohne dadurch Schaden anzurichten; Probleme verursachen sie erst dann, wenn sie sich im Gewebe ablagern.

Warum lagern sich Komplexe im Gewebe ab?

Es ergeben sich zwei Fragen: Warum gibt es Gewebeablagerungen von Komplexen, und wie kommt bei den verschiedenen Krankheiten die Affinität zu bestimmten Geweben zustande?

Erhöhung der Gefäßpermeabilität

Der wichtigste Auslöser für eine Ablagerung im Gewebe ist wahrscheinlich eine erhöhte Gefäßpermea-

bilität. Dafür ist eine Vielzahl von Mechanismen verantwortlich, die je nach Erkrankung und Tierart unterschiedlich sind. Dadurch wird die Interpretation von Tiermodellen erschwert. An der Freisetzung von vasoaktiven Aminen können Komplement, Mastzellen, Basophile und Thrombozyten beteiligt sein. Auch inerte Substanzen, wie z. B. kolloidale Kohle, können

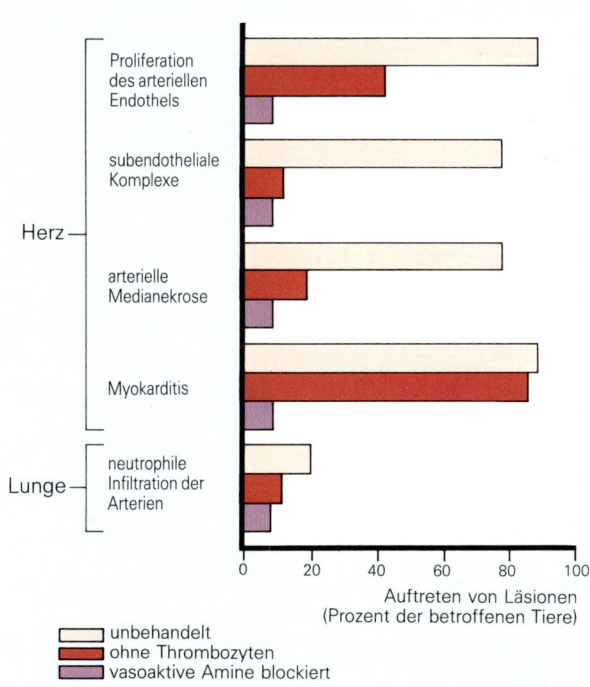

Abb. 21.14 Einfluß von Antagonisten vasoaktiver Amine auf die Immunkomplexkrankheit. Bei Kaninchen wurde durch einmalige Injektion von bovinem Serumalbumin eine Serumkrankheit induziert. Die Tiere wurden in drei Gruppen eingeteilt: keine Vorbehandlung (rosa), bei einer Gruppe wurden die Thrombozyten entfernt (rot), oder Vorbehandlung mit Medikamenten, welche die Wirkung von vasoaktiven Aminen blockieren (lila). Es wurde die Inzidenz der durch Serumkrankheit verursachten Läsionen in Herz und Lunge bestimmt. In der medikamentös vorbehandelten Gruppe traten deutlich weniger Schäden durch Immunkomplexe auf als in den anderen Gruppen.

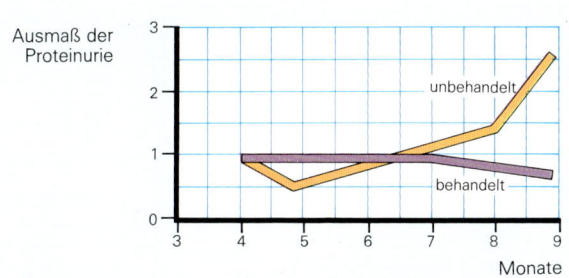

Abb. 21.15 Einfluß von Methysergid (ein Antagonist von vasoaktiven Aminen) auf die Nierenschädigung. Über einen Zeitraum von mehreren Monaten wurde bei NZB/NZW-Mäusen die Proteinurie als Parameter für eine Nierenschädigung gemessen. Unbehandelte Mäuse entwickelten eine schwere Proteinurie, während dies in der Methysergid-behandelten Gruppe nicht der Fall war. Methysergid verhindert die Bildung des vasoaktiven Amins 5 HT, so daß die Thrombozyten frei davon bleiben.

sich in Blutgefäßwänden ablagern, wenn im Tierversuch gleichzeitig vasoaktive Substanzen wie Histamin oder Serotonin verabreicht werden. In ähnlicher Weise kann man eine Ablagerung von zirkulierenden Immunkomplexen durch die Infusion von Substanzen provozieren, die vasoaktive Amine aus Mastzellen freisetzen. Eine Vorbehandlung mit Antihistaminika blockiert diesen Effekt. Bei der experimentell hervorgerufenen Immunkomplexkrankheit werden bedeutend weniger Komplexe abgelagert, wenn Antagonisten von vasoaktiven Aminen, wie Chlorphenamin oder Methysergid, über einen längeren Zeitraum gegeben werden (Abb. 21.**14**). Eine wichtige Beobachtung ist, daß Methysergid Nierenschäden bei jungen NZB/NZW-Mäusen vermindert (Abb. 21.**15**).

Hämodynamische Prozesse

Immunkomplexe lagern sich mit Vorliebe dort ab, wo ein hoher Blutdruck und eine turbulente Strömung herrschen (Abb. 21.**16**). In den glomerulären Kapillaren ist der Blutdruck etwa viermal höher als in den meisten anderen Kapillaren – und so halten sich viele Makromoleküle bevorzugt in den Glomerula auf. Vermindert man den Druck (z. B. durch Verengerung der Nierenarterie oder Ligatur des Ureters), werden weniger Komplexe abgelagert; eine künstlich erzeugte

Hypertension verstärkt beim Kaninchen die Symptome einer akuten Serumkrankheit. Auch an anderen Stellen, etwa in den Wänden von Arterien, findet man die schwersten Schäden dort, wo Turbulenzen auftreten (an Gefäßaufzweigungen), oder wo die Gefäße ein Filter bilden, wie dies beim Chorioidplexus und beim Ziliarkörper des Auges der Fall ist.

Bindung von Antigen an Gewebe

Mit den lokal herrschenden Blutdruckverhältnissen läßt sich grundsätzlich erklären, warum einige Organe Prädilektionsstellen für die Ablagerung von Immunkomplexen sind; auf diese Weise läßt sich jedoch nicht erklären, warum bei den verschiedenen Erkrankungen die Immunkomplexe ganz bestimmte Organe bevorzugen. Beim SLE ist die Niere das Zielorgan, während bei der rheumatoiden Arthritis zwar ebenfalls zirkulierende Komplexe vorhanden sind, die Niere in der Regel jedoch verschont bleibt und hauptsächlich die Gelenke befallen werden. Möglicherweise geht die Organspezifität von der Antigenkomponente des Komplexes aus. DNA hat eine starke Affinität zum Kollagen in der glomerulären Basalmembran; da beim SLE Antikörper gegen DNA auftreten, ist vielleicht die Kollagenaffinität die Ursache für die Ablagerung von DNA: Anti-DNA-Komplexen in der Niere. Ein über-

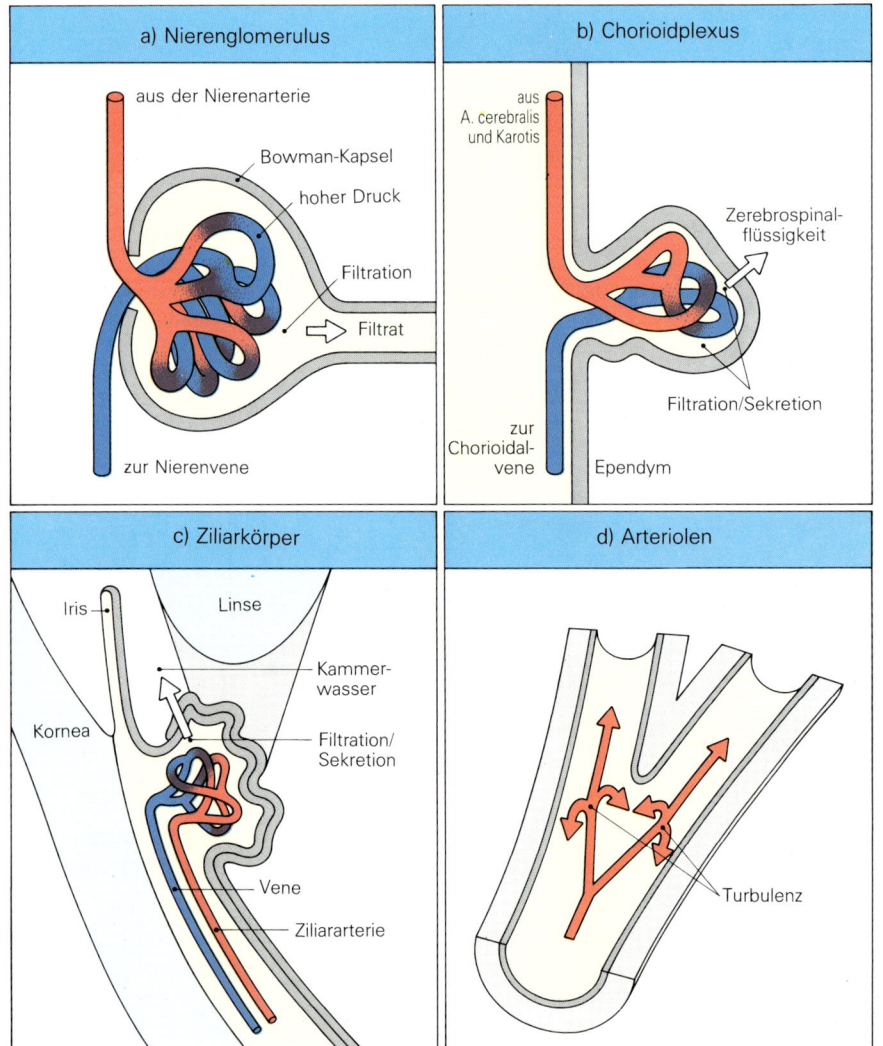

Abb. 21.16 Einfluß von hämodynamischen Faktoren auf die Ablagerung von Immunkomplexen. Besondere hämodynamische Verhältnisse treten auf
a) bei der Filtration, bei der das glomeruläre Ultrafiltrat entsteht,
b) bei der Bildung des zerebrospinalen Liquors im Plexus chorioideus, der die Gehirnventrikel auskleidet,
c) bei der Bildung des Kammerwassers im Epithel des Ziliarkörpers des Auges.
d) Hohe Druckverhältnisse im renalen Glomerulus fördern die Ablagerung von Komplexen, ebenso wie turbulente Strömungen an Biegungen oder Aufzweigungen von Arterien.

Abb. 21.**17 Entstehung und Ablagerung von Immunkomplexen in der Niere: ein Modell.** Bei der Zerstörung von Zellen durch Endotoxin wird DNA frei, die sich auf dem Kollagen der glomerulären Basalmembran ablagert. Endotoxin induziert überdies eine polyklonale Stimulation von B-Zellen, von denen einige Anti-DNA-Antikörper und Anti-IgG-Autoantikörper (genannt Rheumafaktoren: RF) produzieren. Anti-DNA bindet an die abgelagerte DNA, die Rheumafaktoren (die eine niedrige Affinität für monomeres IgG haben) binden an den DNA/Anti-DNA-Komplex. Die Bildung von Immunkomplexen findet also *in situ* statt.

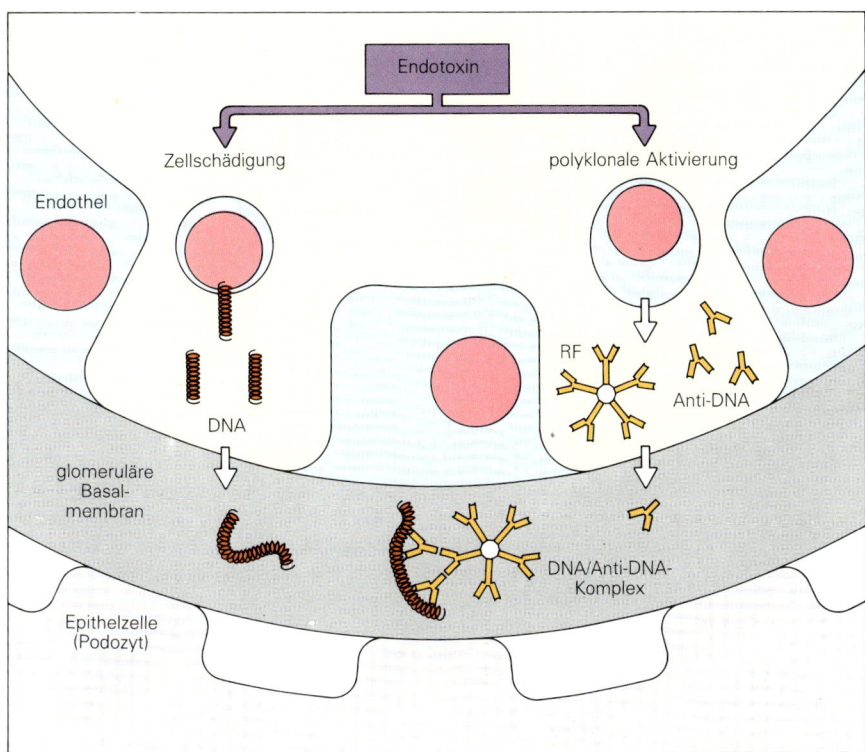

zeugendes Modell lieferten die Versuche, bei denen Mäusen Endotoxin gegeben wurde, das eine Zellschädigung und Freisetzung von DNA verursacht: Die DNA bindet an die glomeruläre Basalmembran, und durch polyklonale Aktivierung von B-Zellen wird daraufhin Anti-DNA gebildet, welche durch Bindung an die gewebeständige DNA lokale Immunkomplexe entstehen läßt (Abb. 21.**17**). Es ist möglich, daß bei anderen Erkrankungen künftig noch weitere Antigene mit einer Affinität für andere Organe identifiziert werden. Bei bestimmten Krankheiten werden sowohl Antikörper als auch Antigene im Zielorgan gebildet. Auf eine extreme Weise ist dies bei der rheumatoiden Arthritis der Fall, wo das antihumane IgG von Plasmazellen in der Synovia gebildet wird: Die Antikörper vereinigen sich untereinander („Selbstassoziation") und setzen dadurch den Entzündungsreiz.

Größe der Immunkomplexe

Wo genau sich die Immunkomplexe festsetzen, hängt zum Teil von ihrer Größe ab. Dies zeigt sich in der Niere, wo kleine Immunkomplexe die glomeruläre Basalmembran bis zur Epithelseite passieren können, während große Komplexe die Membran nicht durchdringen und zwischen Endothel und Basalmembran oder im Mesangium steckenbleiben (Abb. 21.**18**). Die Größe der Immunkomplexe hängt von der Valenz des Antigens sowie von der Menge und Affinität der Antikörper ab.

Immunglobulinklasse

Die Klasse des beteiligten Immunglobulins kann die Ablagerung von Immunkomplexen beeinflussen. Die Klassen und Subklassen der Anti-DNA-Antikörper beim SLE variieren je nach Alter und Geschlecht beträchtlich. Bei jungen NZB/NZW-Mäusen herrschen

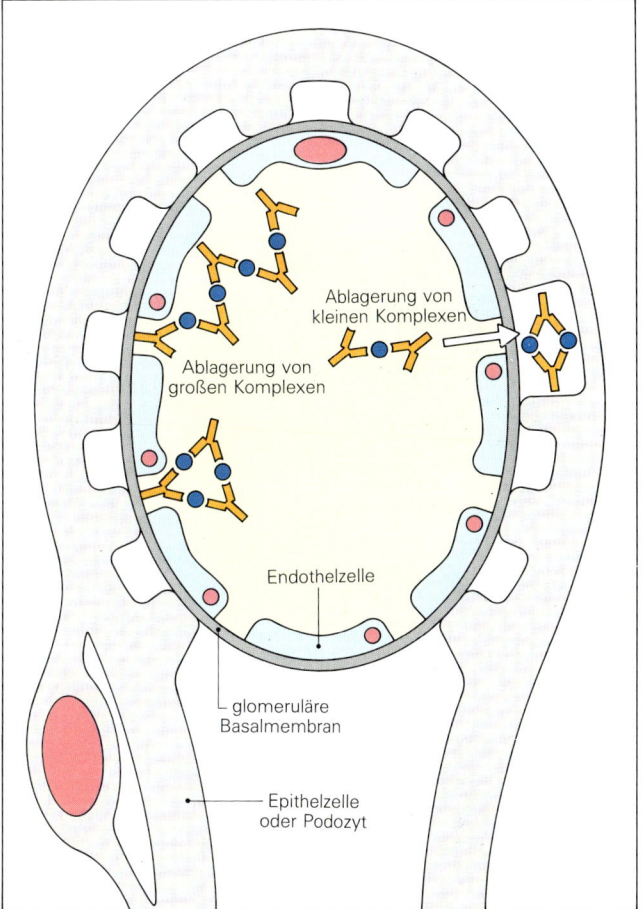

Abb. 21.**18 Die Lokalisation von Komplexen in der Niere hängt von der Größe der Komplexe im Blutkreislauf ab.** Große Komplexe werden in der glomerulären Basalmembran abgelagert, während kleine Komplexe die Membran passieren und auf der epithelialen Seite des Glomerulus gefunden werden.

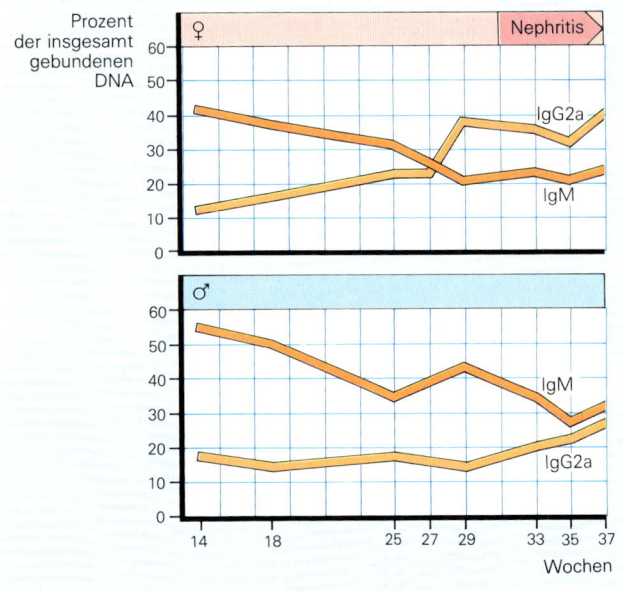

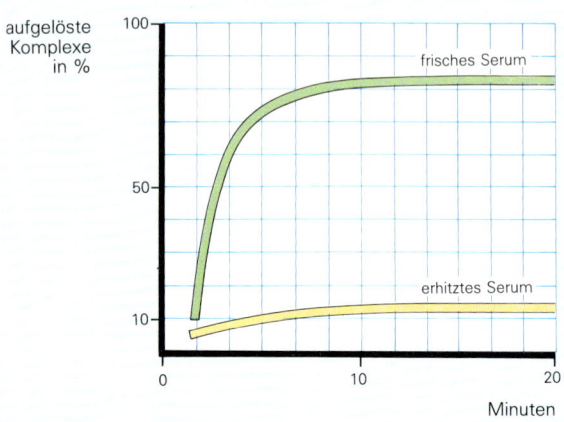

Abb. 21.**20 Auflösung von Immunkomplexen durch Komplement.** Komplement kann präzipitierte Komplexe in vitro auflösen. Aktiviertes Komplement in frischem Serum löst nach 15 min Erhitzung auf 37 °C den größten Teil der Komplexe auf. Erhitztes Serum (56 °C, 30 min) ohne Komplement hat diesen Effekt nicht. Es scheint, daß hauptsächlich die Komplementkomponenten C3b und C3d die Auflösung bewirken.

Abb. 21.**19 Antikörperklassen und Immunkomplexerkrankung.** Der Immunkomplexerkrankung bei der NZB/NZW-Maus geht ein Umschalten (Switch) von IgM auf IgG2a voraus. Die Kurven zeigen die Titer der Anti-DNA-Antikörper (IgM und IgG2a) bei weiblichen (oben) und männlichen (unten) Tieren. Das Umschalten auf die andere Immunglobulinklasse und damit auch die Nierenschädigung setzen bei den weiblichen Tieren dieses Stammes früher ein als bei den männlichen.

Antikörper der IgM-Klasse vor, erst mit zunehmendem Alter der Tiere findet ein Umschalten (Switch) auf IgG2a statt. Beim weiblichen Tier geschieht dies früher als beim männlichen und läuft mit dem Beginn der Nierenerkrankung parallel, die innerhalb von 2–3 Monaten tödlich verläuft; dies weist darauf hin, daß die Antikörperklasse bei der Ablagerung von Komplexen im Gewebe von Bedeutung ist (Abb. 21.**19**).

Auflösung von Immunkomplexen durch Komplement

Im Gewebe abgelagerte Immunkomplexe können durch Komplement wieder löslich gemacht werden. Auch präzipitierte Komplexe können durch Komplement rasch wieder aufgelöst werden (Abb. 21.**20**). Dies geschieht offenbar dann, wenn sich C3b- und C3d-Fragmente in den Komplex einschieben. Es ist möglich, daß auch beim Gesunden kontinuierlich Komplexe abgelagert und durch Auflösung wieder entfernt werden. Unter dieser Voraussetzung ist bei Patienten, deren Blut wenig Komplement enthält, das Gleichgewicht gestört und die Verweildauer der abgelagerten Komplexe verlängert. Eine verminderte Fähigkeit zur Auflösung von Komplexen kann im Serum von Patienten mit systemischen Immunkomplexerkrankungen festgestellt werden; ob es sich hierbei um einen primären oder sekundären Effekt handelt, ist unbekannt.

Nachweis von Immunkomplexen

Es gibt viele Techniken, mit denen man Immunkomplexe nachweisen und quantifizieren kann. Im idealen Fall sollte im betroffenen Organ nach Komplexen gesucht werden. Gewebeproben können mit Hilfe der Immunfluoreszenz auf die Anwesenheit von Immunglobulin und Komplement untersucht werden. Zusammensetzung, Verteilungsmuster und genaue Lokalisation im betroffenen Gewebe geben brauchbare Hinweise über Schweregrad und Prognose der Erkrankung. Ein Patient mit membranöser Glomerulonephritis, bei dem mehrfach granuläre subepitheliale IgG-Ablagerungen gefunden wurden, hat eine schlechtere Prognose als ein Patient, bei dem die Komplexe im Mesangium lokalisiert sind. Nicht alle gewebeständigen Komplexe rufen eine Entzündung hervor; beim SLE findet man Komplexe in entzündeten, jedoch häufig auch in unveränderten Hautarealen. Im Kreislauf können ebenfalls Komplexe gefunden werden, die sich physikalisch als hochmolekulares Immunglobulin darstellen.

Die Präzipitation von Immunkomplexen durch Polyäthylenglycol mit Bestimmung des präzipitierten IgG ist eine häufig verwendete Nachweismethode für hochmolekulares IgG und bildet die Grundlage für einen kommerziell verwendeten Test (Abb. 21.**21**). Bei der Bestimmung von zirkulierenden Komplexen bedient man sich ihrer Affinität zum Komplement C1q, welches entweder radioaktiv markiert oder an eine feste Trägersubstanz gekoppelt wird (Abb. 21.**22**). Auch andere Rezeptoren können verwendet werden, so der C3-Rezeptor auf RAJI-Zellen, oder der Fc-Rezeptor auf Thrombozyten. Noch kritischer als bei Gewebekomplexen muß die Interpretation von zirkulierenden Komplexen erfolgen, da ein positiver Befund an sich keinen Krankheitswert darstellt, solange sich die Komplexe nicht im Gewebe ablagern.

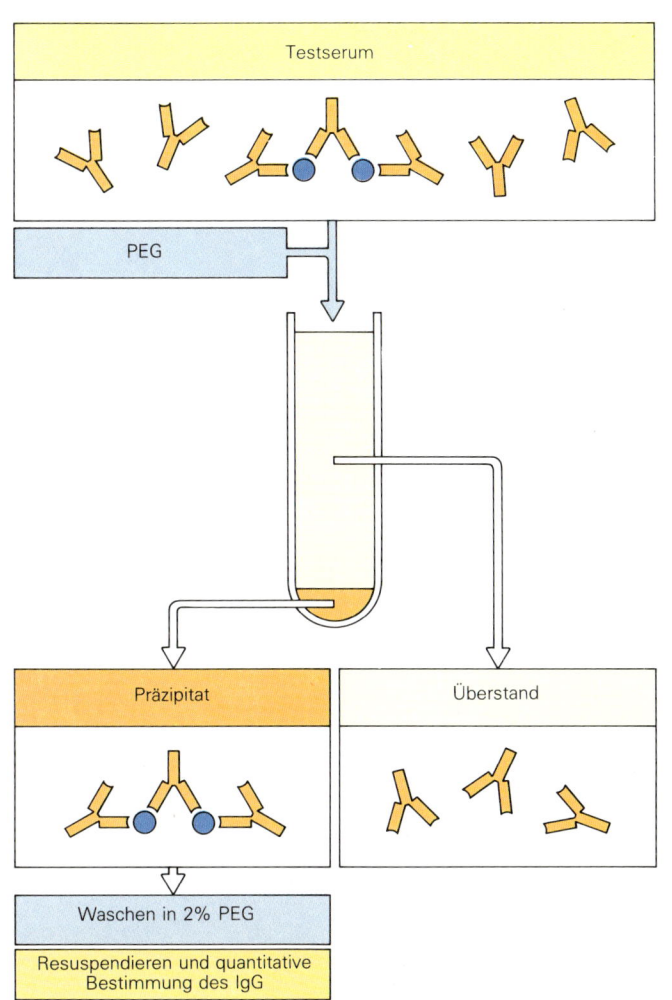

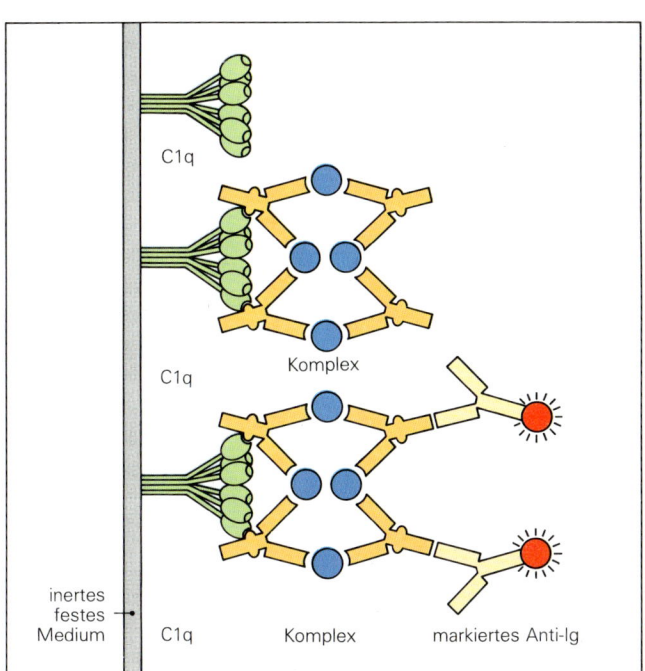

Abb. 21.22 Ein dreischichtiger Radioimmunoassay für Immunkomplexe unter Verwendung von C1q.
1. C1q ist an ein inertes festes Medium (solid phase) gebunden (gewöhnlich Polystyren).
2. Nach Zugabe des Serums binden die Komplexe mit ihrer Fc-Region an das C1q in der festen Phase.
3. Die Menge der an C1q gebundenen Komplexe wird bestimmt, indem nach Zusatz von radioaktiv markierten Antikörpern gegen IgG die Radioaktivität gemessen wird.

Abb. 21.21 Test auf Polyäthylenglykol-(PEG-)Basis zum Nachweis von Immunkomplexen. Einem Serum, welches monomeres IgG und IgG-Komplexe enthält, wird PEG bis zu einer Endkonzentration von 2% zugegeben. In der 2%igen PEG-Lösung werden die Komplexe selektiv ausgefällt, und der Überstand enthält freie Antikörper. Nach Waschen und Wiederauflösen des Präzipitates kann das komplexgebundene IgG quantifiziert werden (z. B. durch einfache radiale Immundiffusion, Nephelometrie oder Radioimmunoassay).

22 Überempfindlichkeit – Typ-IV-Reaktion

In der Klassifizierung der Überempfindlichkeitsreaktionen wie sie von Coombs u. Gell 1963 eingeführt wurde, wurden unter dem Begriff „verzögerte Überempfindlichkeit" (zellvermittelte Überempfindlichkeit oder Typ IV) alle Reaktionen zusammengefaßt, die sich erst nach 12 oder mehr Stunden entwickeln. Zum damaligen Zeitpunkt wußte man noch nicht viel über die zugrunde liegenden Mechanismen, und bis heute sind unsere Kenntnisse darüber recht lückenhaft geblieben. Immerhin steht fest, daß mehrere verschiedene Mechanismen der Immunantwort eine Reaktion vom verzögerten Typ hervorrufen können.

Abweichend von den anderen Typen, kann diese Form der Überempfindlichkeit von einem Tier auf ein anderes nicht mit dem Serum übertragen werden, wohl aber mit T-Lymphozyten, die bestimmte Oberflächenxenotypen tragen, wie z. B. bei der Maus Ly1, oder Ly1, 2, 3. Offenbar besteht ein Zusammenhang mit der T-Zell-Immunität, die Parallelen sind jedoch begrenzt. Die T-Zellen, die eine verzögerte Reaktion hervorrufen (genannt T_D-Zellen, von T-delayed hypersensitivity), sind durch einen früheren Kontakt mit dem entsprechenden Antigen sensibilisiert. Sensibilisierte T-Zellen sind der Auslöser für eine verzögerte Immunreaktion, oft beziehen sie aber auch andere Zelltypen in die Reaktion mit ein.

verzögerte Reaktion	maximale Reaktionszeit
Jones-Mote	24 Std.
Kontaktallergie	48–72 Std.
Tuberkulinreaktion	48–72 Std.
granulomatöse Reaktion	mindestens 14 Tage

Abb. 22.**1 Die vier Typen der verzögerten Überempfindlichkeitsreaktion.** Die Jones-Mote-Reaktion hat ihre stärkste Ausprägung nach 24 Stunden. Die Kontaktallergie und die Reaktion vom Tuberkulintyp haben einen ähnlichen Verlauf und erreichen ihren Höhepunkt nach 48–72 Stunden. Unter bestimmten Umständen kann die Tuberkulinreaktion nach 21–28 Tagen in eine granulomatöse Überempfindlichkeitsreaktion übergehen, die mehrere Wochen anhalten kann (z. B. Hauttest bei Lepra).

Überempfindlichkeitsreaktionen vom verzögerten Typ

Bei der verzögerten Überempfindlichkeitsreaktion unterscheidet man 4 Typen, von denen die drei ersten – die Jones-Mote-Reaktion, die Kontaktallergie und die Allergie vom Tuberkulintyp – innerhalb von 72 Stunden nach Antigenkontakt auftreten. Im Gegensatz dazu entwickelt sich der vierte Typ, die granulomatöse Reaktion, erst nach Wochen. Die Verhältnisse werden dadurch kompliziert, daß nach dem Kontakt mit einem einzigen Antigen verschiedene Reaktionstypen gleichzeitig oder nacheinander ablaufen; deshalb sind die Überempfindlichkeitsreaktionen, die man in der Praxis sieht, oft nicht einer einzigen Kategorie zuzuordnen.

Ursprünglich wurden die vier verschiedenen Typen aufgrund der Reaktionen eingeteilt, die ein Antigen hervorruft, wenn es direkt auf oder in die Haut appliziert wird. Das Ausmaß der Reaktion quantifiziert man im Tierversuch über die Zunahme der Hautdicke an der Stelle, wo das Antigen appliziert wurde; außer der Hautverdickung lassen sich noch andere Immunreaktionen beobachten.

Am frühesten setzt die Jones-Mote-Reaktion ein, die 24 Stunden nach Antigenkontakt ihren Höhepunkt erreicht. Die Kontakt- und Tuberkulinallergien sind nach 48 bis 72 Stunden am stärksten ausgeprägt. Auch danach kann noch eine verzögerte Immunantwort auftreten, die histologisch durch Aggregation und Prolife-

ration von Makrophagen gekennzeichnet ist, was sich in Granulomen äußert, die über Wochen bestehen bleiben können. Vom klinischen Erscheinungsbild ist die granulomatöse Form die weitaus schwerwiegendste Folge der verzögerten Reaktion. In Abb. 22.**1** sind die vier Reaktionstypen und der Zeitpunkt der maximalen Hautschwellung aufgeführt. Außer den bereits besprochenen Unterschieden im zeitlichen Auftreten und in der Intensität der Schwellung kann man die vier Typen der verzögerten Reaktion noch durch andere Merkmale auseinanderhalten. Diese sollen nun besprochen werden.

Jones-Mote-Überempfindlichkeit

Die Jones-Mote-Überempfindlichkeit ist durch eine Infiltration von Basophilen unmittelbar unter der Epidermis charakterisiert, und beim Versuchstier spricht man von einer kutanen basophilen Überempfindlichkeit. Sie wird durch lösliches Antigen induziert, dauert höchstens 7–10 Tage an, und klingt ab, wenn die Antikörper verschwinden. Die größte Hautschwellung sieht man 24 Stunden nach Antigenkontakt. Einen ähnlichen Verlauf der Reaktion erreicht man beim Meerschweinchen durch intradermale Injektion von Ovalbumin in Freundschem inkomplettem Adjuvans (FIA), das einen milden antigenen Reiz setzt. Eine starke antigene Stimulation wird durch die Injektion von Ovalbumin mit Freundschem komplettem Adjuvans (dieses Adjuvans enthält Tuberkelbazillen) erzielt, die mit einer Reaktion vom Tuberkulintyp beantwortet wird. Das zelluläre Infiltrat bei der Jones-Mote-Reaktion enthält zahl-

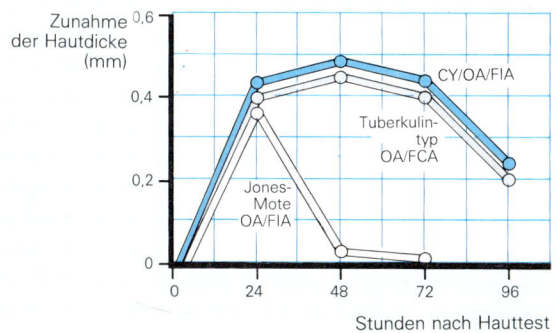

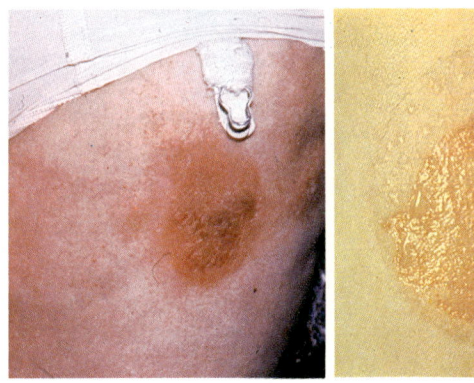

Abb. 22.2 Induktion einer Überempfindlichkeitsreaktion vom Jones-Mote- bzw. Tuberkulintyp mit Ovalbumin (OA) und Freundschem Adjuvans beim Meerschweinchen. In der Graphik ist das Ausmaß der Hautschwellung dargestellt, die beim Meerschweinchen nach Injektion von Ovalbumin, Freundschem Adjuvans und Cyclophosphamid (in verschiedenen Kombinationen) induziert wird. Eine intradermale Injektion von OA mit inkomplettem Freundschem Adjuvans (FIA) führt zu einer maximalen Hautschwellung nach 24 Stunden – also zur Jones-Mote-Reaktion. Nach Injektion von OA in komplettem Freundschem Adjuvans (FCA) ist die Hautschwellung nach 48 Stunden am stärksten; hierbei handelt es sich also um eine Reaktion vom Tuberkulintyp (evtl. mit Infiltration durch Basophile). Nach einer Vorbehandlung mit Cyclophosphamid (Cy) ähnelt die Reaktion auf OA und FIA eher dem Tuberkulintyp. B-Zellen von Tieren aus der Jones-Mote-Gruppe supprimieren die Hautreaktion der mit Cyclophosphamid vorbehandelten Jones-Mote-Tiere, lassen jedoch die Reaktion der mit FCA immunisierten Tiere unbeeinflußt. Diese Ergebnisse liefern einen Hinweis darauf, daß die Tuberkulinreaktion – trotz des ähnlichen zeitlichen Verlaufs – anderen immunologischen Effektormechanismen unterliegt als die durch Cyclophosphamid beeinflußte Jones-Mote-Reaktion.

Abb. 22.3 Kontaktallergie: klinisches Bild und „Patch"-Test. Die ekzematöse Veränderung ist durch die Gummikomponente des Bekleidungsstücks hervorgerufen. Das vermutete Allergen wird in einer schwachen Konzentration auf ein Hautfeld aufgetragen (rechts: „Patch"-Test). Eine exzematöse Reaktion nach 48 bis 72 Stunden bestätigt den Allergenverdacht.

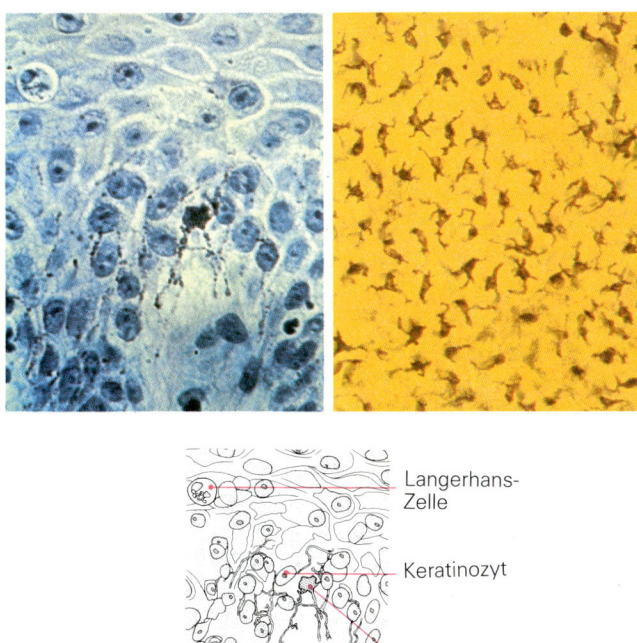

Abb. 22.4 Langerhans-Zellen in einem Hautpräparat. Obwohl die Zellen einen nur geringen Anteil an der Gesamtheit aller Zellen in der Epidermis stellen, durchziehen sie die gesamte Haut in Form eines kontinuierlichen Netzgeflechts, das mit einer speziellen Färbung (ATPase in einem trypsinisierten Präparat) sichtbar gemacht werden kann. DOPA-Reaktion, Gegenfärbung mit Toluidinblau, 300× (links); ATPase-Färbung, 110× (rechts).

reiche Basophile, während bei der Tuberkulinreaktion beim Meerschweinchen nur wenige Basophile beteiligt sind. Nach einer Vorbehandlung mit Cyclophosphamid ist der Verlauf der Hautreaktion auf Ovalbumin in FIA verlängert und ähnelt oberflächlich einer Tuberkulinallergie.

Daraus schließt man, daß die Jones-Mote-Reaktion stark von Cyclophosphamid-empfindlichen Lymphozyten (Suppressorlymphozyten) abhängig ist (Abb. 22.2).

Kontaktallergie

Sowohl beim Menschen als auch beim Versuchstier äußert sich die Kontaktallergie in einem Hautekzem an der Kontaktstelle mit dem Allergen und erreicht ihr Maximum nach 48 Stunden. In Europa sind die am weitesten verbreiteten Antigene Haptene wie Nickel, Acrylate und Chemikalien, die in Gummi enthalten sind, während in den USA bestimmte Pflanzen (poison ivy, poison oak) an erster Stelle stehen (Abb. 22.3).

Die kleinen Haptene, die eine Kontaktallergie auslösen, würden normalerweise als Antigene gar nicht wirksam werden; offenbar können diese Substanzen jedoch die Haut durchdringen, und dann kovalent oder nichtkovalent an normale Körperproteine konjugiert werden. Nach Sensibilisierung der Haut mit dem Hap-

ten Dinitrochlorbenzen (DNCB) binden sich beispielsweise etwa 85% der Substanz an die epidermalen Zellproteine (über ihre Lysin-NH_2-Gruppen). Die Konjugate wirken dann sensibilisierend. Die Erkennung der Konjugate durch T-Zellen ist spezifisch für den Hapten-Carrier-Komplex und hängt nicht von der getrennten Erkennung von Hapten + Carrier ab, die für die Antikörperbildung notwendig ist.

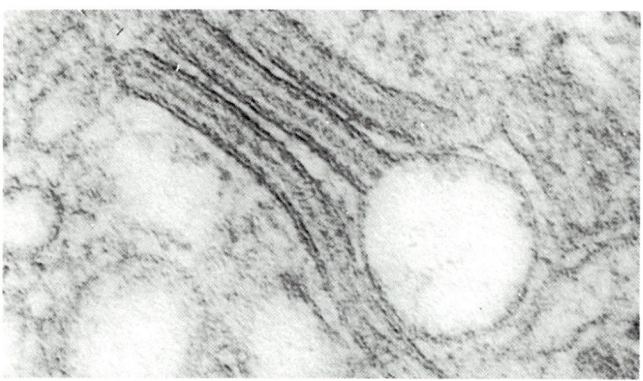

Abb. 22.5 EM-Aufnahme einer Langerhans-Zelle mit „Birbeckschen Granula". Die Organelle hat die Form eines Tennisschlägers und enthält Partikel, die von einer Membran abgegrenzt werden. 132000×.

Die Kontaktallergie ist hauptsächlich eine epidermale Reaktion und unterscheidet sich darin von der Tuberkulinallergie, die eine dermale Reaktion darstellt. Die antigenpräsentierende Zelle bei der Kontaktsensibilisierung ist die Langerhans-Zelle (Abb. 22.4).

Im Elektronenmikroskop fällt die Langerhans-Zelle durch ein unverwechselbares Merkmal, die „Birbeckschen Granula", auf (Abb. 22.5). Man weiß nicht genau, welche Funktion diese Granula ausüben, wahrscheinlich sind sie aber an der Antigenpräsentation beteiligt. Die Langerhans-Zelle ist eine dendritische antigenpräsentierende Zelle, die Ia-Antigene trägt, und während ihrer Rezirkulation Antigene aus der Haut zu den Lymphknoten bringt. Die Läsionen bei einer Kontaktallergie äußern sich in einem mononukleären Zellinfiltrat, das nach 6–8 Stunden beginnt und seinen Höhepunkt nach 12–15 Stunden erreicht. Die Infiltration ist von einem Ödem der Epidermis und der Ausbildung von kleinsten Bläschen begleitet (Abb. 22.6). Von der Entzündungsreaktion nach Infektion mit pyogenen Bakterien unterscheidet sich die Kontaktallergie durch das Fehlen von neutrophilen Polymorphen. Im typischen Fall sind die Leukozyten im Hautinfiltrat erhöht.

Überempfindlichkeit vom Tuberkulintyp

Diese Form der Überempfindlichkeit wurde erstmals von Robert Koch beschrieben, der bei Tuberkulosepatienten ein allgemeines Krankheitsgefühl mit Fieber nach einer subkutanen Injektion von Tuberkulin (einem Lipoproteinantigen aus dem Tuberkelbazillus) beobachtet hatte. Mit dieser Reaktion ging eine Schwellung und Verhärtung der Haut an der Injektionsstelle einher. Ähnliche Reaktionen kommen bei sensibilisierten Personen auf lösliche Antigene von z. B. Mycobacterium tuberculosis, Mycobacterium leprae und Leishmania tropica vor. Die Hautreaktion wird heute häufig als Test verwendet, ob eine Exposition mit einem bestimmten Organismus stattgefunden hat (Abb. 22.7). Es ist mittlerweile bekannt, daß diese Art der Reaktion auch durch nichtmikrobielle Antigene hervorgerufen werden kann.

24 Stunden nach Antigenexposition zeigt die betreffende Stelle eine starke Infiltration durch mononukleäre Zellen, die etwa je zur Hälfte aus Lymphozyten und Monozyten bestehen. Beim Menschen sind Polymorphe an dieser Reaktion sehr selten beteiligt. Nach etwa 48 Stunden treten die Lymphozyten aus den Blutgefäßen aus und beginnen die Kollagenbündel der Haut aufzulockern. Die Reaktion steigert sich während der folgenden 48 Stunden zu ihrem Höhepunkt, wobei der Anteil der Makrophagen etwas abfällt. Während sich die Läsion entwickelt, bekommt die Reaktion einen granulomatösen Charakter. Der Übergang von einer tuberkulinähnlichen zur granulomatösen Reaktion scheint von der Persistenz des Antigens im Gewebe abzuhängen. Eine subepidermale Infiltration mit Basophilen ist kein Charakteristikum dieser Reaktion.

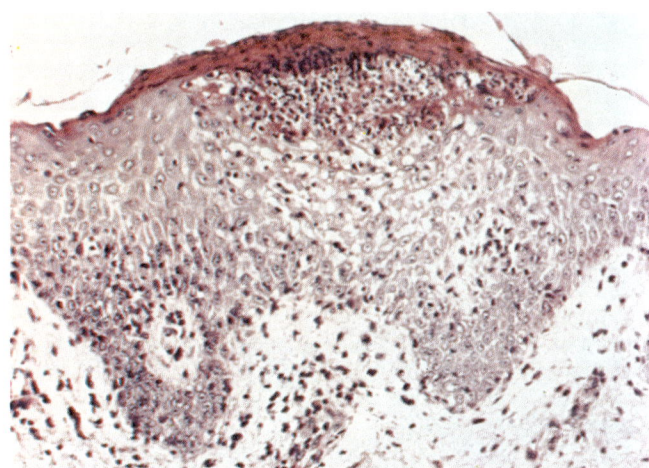

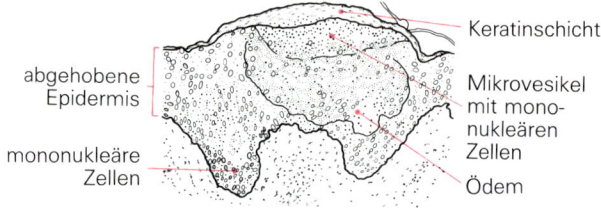

Abb. 22.6 Histologisches Präparat einer kontaktallergischen Läsion. Die vorgewölbte Epidermis ist mit mononukleären Zellen infiltriert, im ödematisierten Gewebe haben sich Mikrovesikel gebildet. In der Dermis findet sich ein typisches leukozytäres Infiltrat. HE-Färbung, 130×.

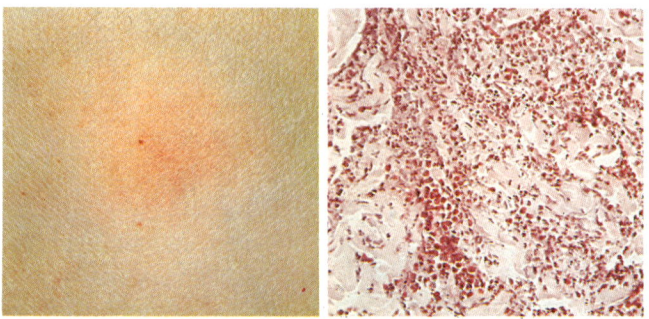

Abb. 22.7 Klinisches und histologisches Erscheinungsbild der Überempfindlichkeit vom Tuberkulintyp. Die Aufnahme zeigt die Hautreaktion auf Antigene des Leprabazillus bei vorbestehender Sensibilisierung (Fernandez-Reaktion). Die Rötung und Verhärtung der Haut erreichen 48–72 Stunden nach Verabreichung des Antigens die größte Intensität (links); histologisch findet sich eine dichte Infiltration der Haut mit Lymphozyten und Makrophagen. HE-Färbung, 80×.

Granulomatöse Überempfindlichkeitsreaktion

Die größte klinische Bedeutung hat die granulomatöse Form der verzögerten Überempfindlichkeitsreaktion; viele der Krankheitserscheinungen, die bei Störungen der T-Zell-vermittelten Immunität auftreten, gehen auf eine Granulombildung zurück. Ursache ist die Persistenz von z. B. Mikroorganismen in den Makrophagen, welche ihren phagozytierten Inhalt nicht zerstören können. Manchmal sind es auch Immunkomplexe, die durch ihre Anwesenheit einen ständigen Reiz ausüben, wie etwa bei der allergischen Alveolitis. Die Folge ist

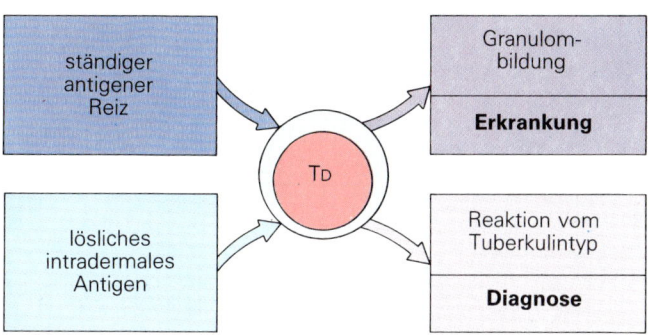

Abb. 22.**8   Die T**D**-Zelle als Bindeglied zwischen granulomatösen und Tuberkulintypreaktionen.** Sowohl granulomatöse Überempfindlichkeitsreaktionen als auch Reaktionen vom Tuberkulintyp werden durch TD-Zellen vermittelt, die auf bestimmte Antigene sensibilisiert sind. Ein Granulom bildet sich bei anhaltender Stimulation durch das Antigen; dies kann der Fall sein bei Persistenz des Erregers, bei einem rekurrenten Verlauf der Infektion, oder wenn Makrophagen und Lymphozyten nicht in der Lage sind, das Antigen zu zerstören. Die Anwesenheit von sensibilisierten TD-Zellen wird mit der Tuberkulinreaktion auf das fragliche Antigen nachgewiesen.

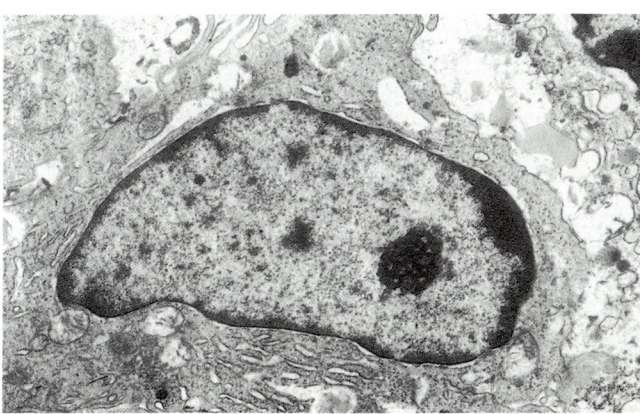

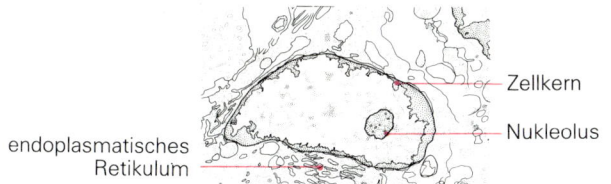

Abb. 22.**9   EM-Aufnahme einer Epitheloidzelle.** Die Epitheloidzelle ist typisch für eine granulomatöse Überempfindlichkeitsreaktion. Im Vergleich zu Monozyten/Makrophagen enthalten diese Zellen mehr endoplasmatisches Retikulum. 4800 ×.

eine granulomatöse Wucherung von Epitheloidzellen. Histologisch ist die granulomatöse Reaktion etwas ganz anderes als die Reaktion vom Tuberkulintyp: Das eine ist die Folge der Persistenz eines Antigens, das andere eine sich selbst begrenzende Reaktion auf ein Antigen. Dennoch können beide Reaktionen durch ähnliche mikrobielle Antigene, z. B. M. tuberculosis und M. leprae, hervorgerufen werden (Abb. 22.**8**).

Eine immunpathologische Granulombildung entsteht nicht nur als Antwort auf infektiöse Erreger, sondern auch bei der Überempfindlichkeit auf Zirkonium und bei der Sarkoidose. Auch bestimmte nichtantigene Stimuli, z. B. Talkum, können Granulome induzieren. In diesem Fall sind die Makrophagen nicht in der Lage, die anorganische Substanz zu verdauen. Diese nichtimmunologischen Granulome erkennt man daran, daß sie keine Lymphozyten enthalten. Beispiele der granulomatösen Überempfindlichkeit bei bestimmten Krankheiten werden später besprochen.

Charakteristisch für die granulomatöse Überempfindlichkeit ist die Epitheloidzelle, die sich elektronenmikroskopisch als große, abgeflachte Zelle mit vermehrtem endoplasmatischem Retikulum darstellt (Abb. 22.**9**). Diese Zellen sind noch nicht sehr gut erforscht; man hat angenommen, daß Epitheloidzellen von aktivierten Makrophagen abstammen, im Gegensatz zu diesen weisen sie jedoch keine Phagosomen auf. In einem Granulom findet man auch vielkernige Riesenzellen, genannt Langhanssche Riesenzellen (nicht zu verwechseln mit den Langerhans-Zellen). In den Riesenzellen sind mehrere Kerne in der Peripherie verteilt, während der zentrale Bereich des Zytoplasmas

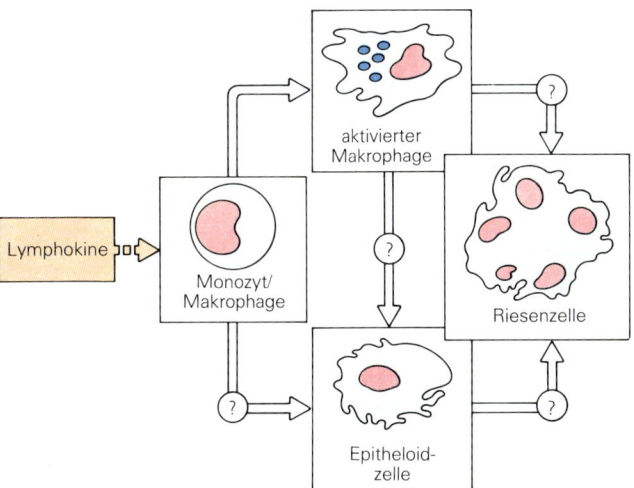

Abb. 22.**10   Vorschlag eines Schemas der terminalen Differenzierung von Zellen aus der Monozyten/Makrophagen-Reihe.** Diese Entwicklungsstufen sind pathologische Formen, die entstehen, wenn der Makrophage nicht in der Lage ist, das Pathogen wirksam zu bekämpfen. Durch Lymphokine aus aktivierten T-Zellen werden Monozyten und Makrophagen zu aktivierten Makrophagen. Hält die antigene Stimulation weiter an, entwickeln sich die aktivierten Makrophagen zu Epitheloidzellen und schließlich zu Riesenzellen weiter. Dieser Vorgang findet nur in vivo in granulomatösem Gewebe statt. Man denkt sich, daß die vielkernige Riesenzelle aus dem Zusammenschluß mehrerer Epitheloidzellen entsteht, obwohl der Sinn einer solchen Fusion völlig schleierhaft ist.

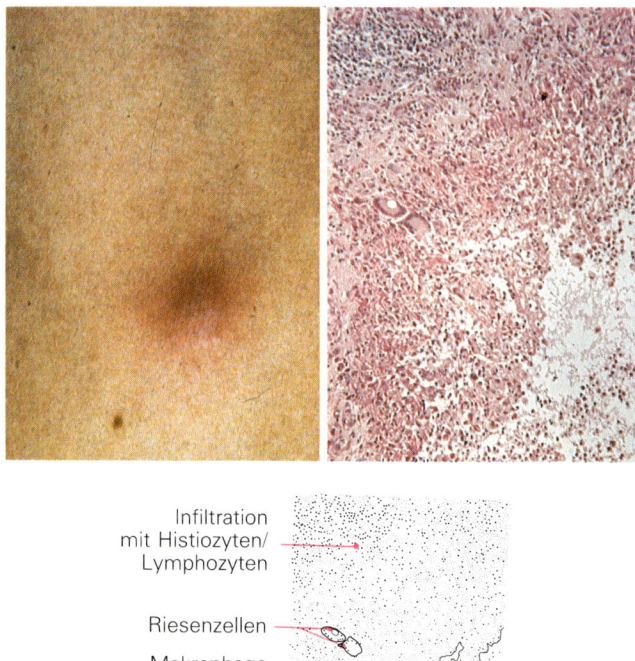

Infiltration
mit Histiozyten/
Lymphozyten

Riesenzellen

Makrophage

Ödem

Abb. 22.11 Klinisches und histologisches Erscheinungsbild der lepromatösen Mitsuda-Reaktion nach 28 Tagen. Nach 28 Tagen ist die Hautschwellung (die ulzerieren kann) wesentlich stärker verhärtet und besser abgegrenzt als nach 48 Stunden (links). Histologisch ist ein typisches Epitheloidzellgranulom zu erkennen. Das Zentrum der Läsion enthält Riesenzellen und ist von einem Lymphozytensaum umgeben (rechts, HE-Färbung, 60×). Diese Reaktion ähnelt mehr der pathologischen Überempfindlichkeitsreaktion vom verzögerten Typ als der Reaktion vom Tuberkulintyp, die eine Tendenz zur Selbstauflösung hat. In diesem Fall ist die Persistenz des Antigens der auslösende Faktor.

frei bleibt. Das Zytoplasma enthält membranständige Vesikel und intrazelluläre Partikel. Die Riesenzelle hat ein spärliches endoplasmatisches Retikulum sowie degenerativ veränderte Mitochondrien und Lysosomen. Aus diesem Grund glaubt man, daß diese Zellen das terminale Differenzierungsstadium der Monozyten/ Makrophagen-Reihe sein könnten (Abb. 22.10). Das typische Immungranulom hat einen Kern aus Epitheloidzellen und Makrophagen, manchmal auch Riesenzellen. Bei einigen Erkrankungen, wie z. B. der Tuberkulose, kann dieser zentrale Bereich teilweise nekrotisieren, wodurch sich die Zellstruktur auflöst. Den Kern aus Makrophagen und Epitheloidzellen umgibt ein Lymphozytensaum, und durch Proliferation von Fibroblasten und durch eine verstärkte Kollagensynthese kann auch eine beträchtliche Fibrose (Ablagerung von Kollagenfasern) entstehen. Beispiele für eine granulomatöse Reaktion sind die Mitsuda-Reaktion auf Lepraantigene, oder der Kveim-Test, bei dem Sarkoidosekranke auf Milzantigene von einem anderen Sarkoidosepatienten reagieren. Abb. 22.11 zeigt die Mitsuda-Reaktion.

In Abb. 22.12 sind die vier Typen der verzögerten Überempfindlichkeitsreaktion zusammengefaßt.

Zelluläre Reaktionen bei der Überempfindlichkeit vom verzögerten Typ

Verzögerte Überempfindlichkeitsreaktionen werden eher durch Zellen als durch Antikörper hervorgerufen. Simon u. Rackeman zeigten 1934, daß bei der Reaktion vom Tuberkulintyp keine Serumantikörper gegen das sensibilisierende Antigen auftreten. 1942 bewiesen Landsteiner u. Chase, daß die Reaktion auf nichtsensibilisierte Individuen übertragen werden kann, und zwar mit Zellsuspensionen, die nur Lymphozyten enthalten. Durch Entfernen von T-Lymphozyten aus der Suspension kann verhältnismäßig einfach gezeigt werden, daß diese Zellen die Effektoren bei der Reaktion vom Tuberkulintyp sind (Abb. 22.13).

Typ	Jones-Mote	Kontakt	Tuberkulin	granulomatös
Reaktionszeit	24 Stunden	48 Stunden	48 Stunden	4 Wochen
klinisches Bild	Hautschwellung	Ekzem	lokale Verhärtung und Schwellung ± Fieber	Hautverhärtung
histologisches Bild	Basophile, Lymphozyten, mononukleäre Zellen	mononukleäre Zellen, Ödem, abgehobene Epidermis	mononukleäre Zellen, Lymphozyten und Monozyten, Makrophagen vermindert	Epitheloidzellen, Riesenzellen, Makrophagen, Fibrose, ± Nekrose
Antigen	intradermales Antigen, z. B. Ovalbumin	epidermal: z. B. Nickel, Gummi, Poison Ivy usw.	dermal: Tuberkulin, Antigene von Mykobakterium, Leishmania	persistierendes Ag oder Ag/Ak-Komplexe in Makrophagen, oder „nichtimmunologische" Substanzen wie z. B. Talkumpuder

Abb. 22.12 Zusammenfassung der wichtigsten Merkmale der vier Typen der verzögerten Überempfindlichkeitsreaktion.

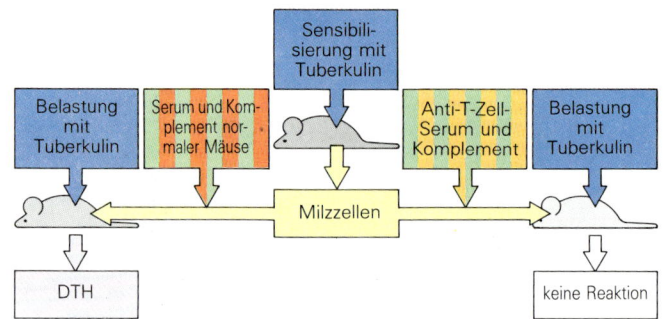

Abb. 22.13 Die Rolle der T-Lymphozyten bei der Tuberkulinreaktion. Eine Maus wird durch eine intradermale Tuberkulininjektion sensibilisiert. Die Milzzellen dieses Tieres werden entnommen und entweder mit (1) Normalserum und Komplement oder (2) Anti-T-Lymphozyten-Serum und Komplement behandelt. Die behandelten Zellen werden Empfängertieren injiziert, welche daraufhin mit Tuberkulin belastet werden. Die Tiere, die mit Normalserum behandelte Milzzellen erhalten haben, entwickeln eine Tuberkulintypreaktion, während die Empfänger der mit Antiserum behandelten Zellen nicht reagieren. Daraus wird geschlossen, daß sensibilisierte T-Zellen für die Tuberkulinreaktion verantwortlich sind.

In ähnlicher Weise können T-Lymphozyten auch andere Reaktionen vom verzögerten Typ auslösen. Die Lymphozyten interagieren mit Makrophagen, wobei lösliche Faktoren, die sog. Lymphokine, frei werden. Neben anderen Funktionen besteht die Hauptaufgabe der Lymphokine darin, Makrophagen zu aktivieren und sie zum Ort der Antigenbelastung zu locken, wodurch die lokale Antwort verstärkt wird (Abb. 22.**14**). Da die biochemischen Eigenschaften der Lymphokine noch nicht sehr gut bekannt sind, werden sie gewöhnlich nach ihren biologischen Aktivitäten eingeteilt; wahrscheinlich üben viele Lymphokine mehr als eine Funktion aus (Abb. 22.**15**).

Mit dem Makrophagenmigrationsinhibitionsfaktor-(MIF)-Test kann ein Aspekt der T-Zell-Reaktivität gegen ein Antigen gemessen werden. In Anwesenheit von Antigen bilden sensibilisierte Lymphozyten ein Lymphokin (MIF), welches die normale Beweglichkeit der Makrophagen hemmt (Abb. 22.**16**).

Ein anderer *In-vitro*-Test für die Diagnose der Überempfindlichkeit vom verzögerten Typ ist der Lymphozytentransformationstest (LTT). Nach Inkubation sensibilisierter Lymphozyten mit dem entsprechenden Antigen beginnen diese, sich in blastoide Zellen (Lymphoblasten) umzuwandeln und zu teilen (Abb. 22.**17**).

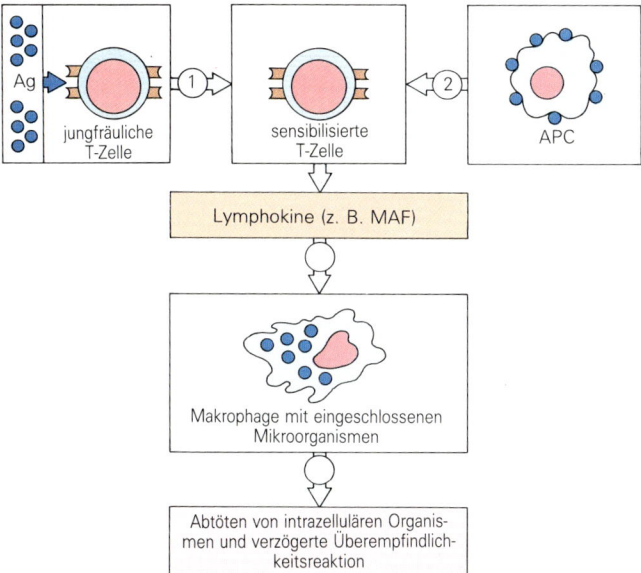

Abb. 22.**14 Die Beteiligung von Lymphokinen an der verzögerten Überempfindlichkeitsreaktion.** Im Verlauf einer Infektion erkennen T-Zellen die Antigene des Mikroorganismus und proliferieren; so entsteht eine Population von sensibilisierten T-Zellen (1). Bei einem Kontakt mit dem Antigen über antigenpräsentierende Zellen (2) werden Lymphokine freigesetzt. Das Lymphokin MAF (makrophagenaktivierender Faktor) versetzt Makrophagen (3) in die Lage, phagozytierte Mikroorganismen abzutöten. Diese Makrophagen können bei der verzögerten Überempfindlichkeitsreaktion beteiligt sein.

Lymphokine	Wirkung
makrophagenaktivierender Faktor (MAF)	Abtöten intrazellulärer Organismen
mononukleäre Phagozyten chemotaktischer Faktor, migrationsinhibierender Faktor	Lokalisierung von Makrophagen
Interleukin II (TCGF)	fördert Proliferation von T-Zell-Klonen
Interferon (IFNγ)	Hemmung der Virusvermehrung
mitogener Faktor	T-Helfer-Funktion
Lymphozyten inhibierender Faktor (LIF)	T-Suppressor-Funktion
Lymphotoxin	? Tumorhemmung
hautreaktiver Faktor	? fördert die Rekrutierung von Zellen aus dem Kreislauf

Abb. 22.**15 Wirkungen der verschiedenen Lymphokine.** Es sind einige der Lymphokine aufgeführt, die aus T-Zellen freigesetzt werden. Sie werden gewöhnlich nach ihrer Wirkung benannt, die sie auf andere Zellen ausüben.

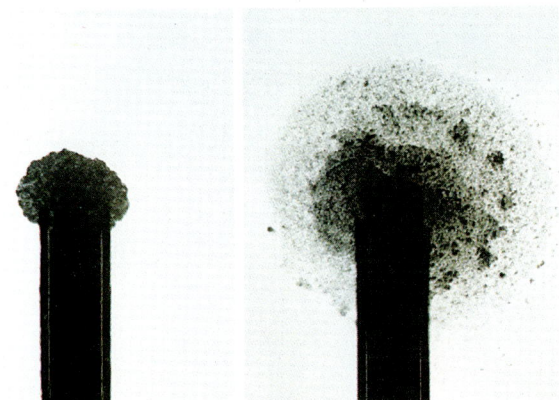

Abb. 22.**16 Makrophagenmigrationsinhibitionstest.** Makrophagen werden zusammen mit den zu testenden Lymphozyten (die evtl. auf das Antigen sensibilisiert sind) und dem Antigen in ein Kapillarröhrchen aufgezogen (links); das Kontrollröhrchen enthält normale Lymphozyten und Antigen (rechts). Beide Röhrchen werden auf eine Zellkultur gebracht. Ist die Auswanderung der Makrophagen aus der Kapillarspitze gehemmt (links), bedeutet dies, daß die Lymphozyten das Lymphokin, den Migrationsinhibitionsfaktor (MIF), freigesetzt haben: Die Lymphozyten waren also auf das Antigen sensibilisiert.

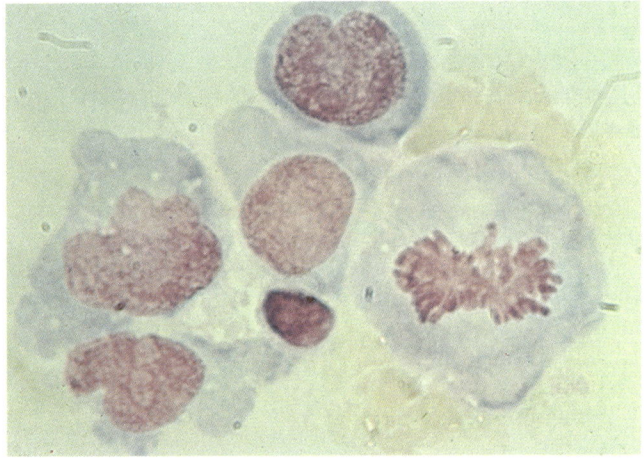

Abb. 22.**17 Transformierte Lymphozyten.** Nach einer Stimulation mit dem entsprechenden Antigen findet bei T-Zellen vor der Zellteilung eine blastoide Transformation statt. Das Präparat zeigt Blastzellen mit vermehrtem Zytoplasma und vergrößerten Zellkernen (es ist ebenfalls ein Lymphozyt in der Metaphase der Zellteilung zu erkennen).

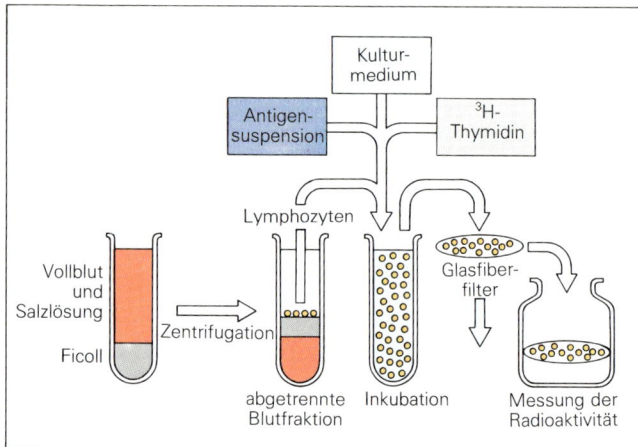

Abb. 22.18 Der Lymphozytentransformationstest. Mit Salzlösung versetztes Vollblut wird auf eine Ficoll-Schicht aufgebracht (die Dichte von Ficoll liegt zwischen der von Erythrozyten und von Leukozyten; Ficoll schiebt sich deshalb zwischen diese beiden Zellfraktionen) und mit 400 G zentrifugiert. Dadurch werden die Lymphozyten von anderen Zellen und Serumbestandteilen abgetrennt. Die Zellen werden gewaschen (um Verunreinigungen z. B. mit Antigen zu vermeiden) und zusammen mit Kulturmedium und Antigen in ein Reagenzglas gegeben (anstelle von Kulturmedium können auch lymphatische Zellen verwendet werden). 16 Stunden bevor die Zellen geerntet werden, wird tritiummarkiertes Thymidin (^{3}H-Thymidin) zugesetzt. Bei der Filtration bleiben die Zellen an der Glasfiberscheibe hängen, deren Radioaktivität in einem Szintillationszähler ermittelt wird. Eine hohe Zählrate bedeutet, daß eine Transformation und damit eine Sensibilisierung auf das Antigen stattgefunden hat.

Die Transformation wird von einer vermehrten DNA-Synthese begleitet, was durch die Aufnahme von tritiummarkiertem Thymidin in die Zellen quantifiziert werden kann (Thymidin ist ein Nukleotid, das für die DNA-Synthese benötigt wird). Abb. 22.18 beschreibt den Lymphozytentransformationstest. Der LTT sagt wohlgemerkt nur etwas über das T-Zell-Gedächtnis aus, und nichts darüber, ob ein belastungsfähiger Schutz gegenüber einem Infektionserreger besteht.

Erkrankungen, bei denen eine Überempfindlichkeit vom verzögerten Typ besteht

Es gibt nicht wenige chronische Erkrankungen, die mit einer verzögerten Überempfindlichkeit einhergehen; die meisten sind durch infektiöse Erreger wie Mykobakterien, Protozoen und Pilze hervorgerufen. Zu den wichtigsten Erkrankungen gehören in diesem Zusammenhang:
1. Tuberkulose,
2. Lepra,
3. Leishmaniose,
4. Listeriose,
5. tiefe Pilzinfektionen (z. B. Blastomykose),
6. Wurminfektionen (z. B. Schistosomiasis).
Bei diesen Krankheiten persistiert der Erreger über eine längere Zeit und stellt einen ständigen antigenen Stimulus dar, über den Lymphozyten und Makrophagen auf den Plan gerufen werden. Obwohl sich bei

diesen Krankheiten eine protektive Immunität ausbilden kann, muß bei Vorliegen einer Überempfindlichkeitsreaktion nicht unbedingt eine schützende Immunität vorhanden sein.

Lepra

Ein dramatisches Beispiel für die verzögerte Überempfindlichkeit ist die Reaktion bei der Borderline-Lepra. Die Lepra gehört zu den Krankheiten, für die der zellvermittelte Anteil der Immunität zuständig ist, und bei denen die humorale Immunität offenbar keine protektive Rolle spielt.

Die Krankheit kann viele Formen annehmen, deren Verlauf von der Abwehrlage des betroffenen Organismus abhängt; befindet sich der Erkrankte in einer guten Abwehrlage, entwickelt sich eine „tuberkuloide", bei fehlender Abwehrbereitschaft eine „lepromatöse" Reaktion. Zwischen beiden Extremen liegt die Borderline-Lepra, die Ausdruck einer charakteristischen Reaktion auf den Leprabazillus ist.

Borderline-Reaktionen entwickeln sich spontan oder auch als Folge einer medikamentösen Behandlung. Es kommt zu einer Schwellung und Entzündung der hypopigmentierten Hautläsionen (Abb. 22.19, links), die im

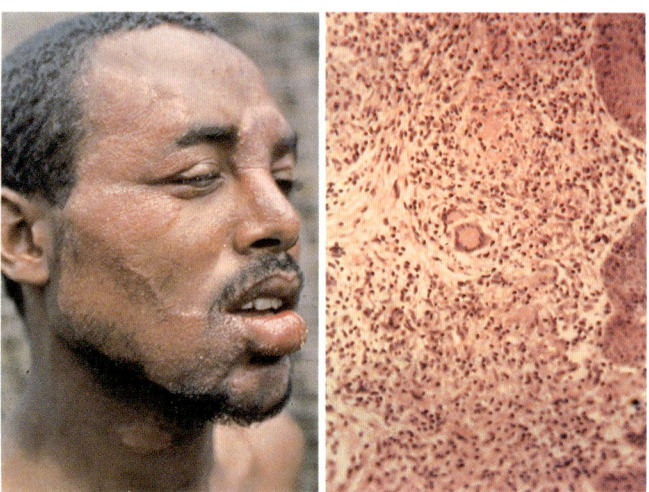

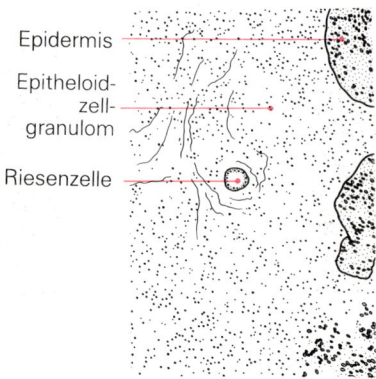

Epidermis

Epitheloid-zell-granulom

Riesenzelle

Abb. 22.19 Reaktion bei Borderline-Lepra. Die zuvor hypopigmentierten Hautläsionen sind nach Sensibilisierung auf Antigene von Mycobacterium leprae geschwollen und entzündet (links). Das histologische Bild der Reaktion bei Borderline-Lepra (rechts) ist typisch für eine granulomatöse Überempfindlichkeitsreaktion. Beachte die Riesenzelle und die Infiltration durch Monozyten und Lymphozyten. HE-Färbung, 140 ×.

histologischen Schnitt ein tuberkuloides Aussehen gewinnen.

Dasselbe kann in peripheren Nerven vorkommen, was die wichtigste Ursache der lepromatösen Nervenschädigungen ist. Die Läsionen der Borderline-Lepra zeigen typische Merkmale einer granulomatösen Überempfindlichkeit (Abb. 22.**19**, rechts).

Liegt eine Überempfindlichkeit vom Tuberkulintyp vor, kann die Sensibilisierung der T-Zellen *in vitro* durch den Lymphozytentransformationstest bestimmt werden, wobei Mycobacterium leprae als Antigen verwendet wird (Abb. 22.**20**).

Tuberkulose

Bei der Tuberkulose entstehen Granulome in der Lunge oder in anderen infizierten Organen. In der granulomatös geschädigten Lunge bilden sich Kavernen, von denen aus sich die Bakterien ausbreiten.

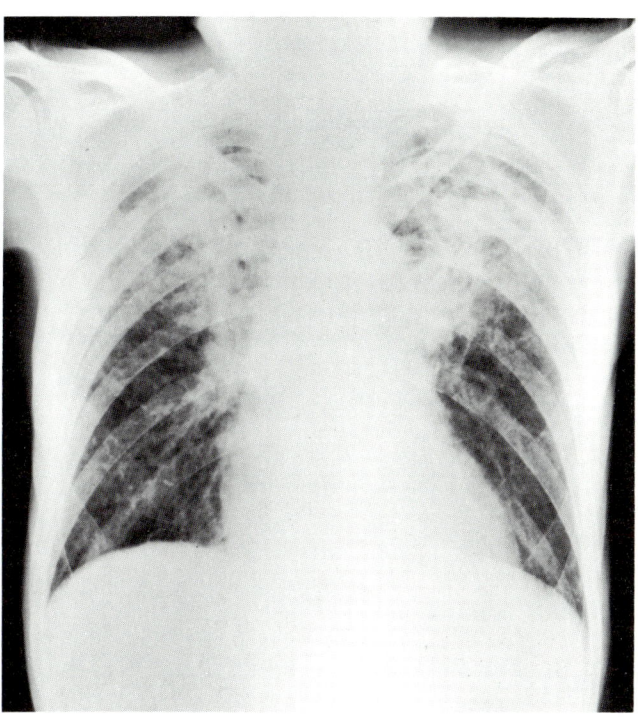

Abb. 22.**21   Thoraxaufnahme eines Patienten mit Lungentuberkulose.** Beide Lungen zeigen ein starkes tuberkulöses Infiltrat.

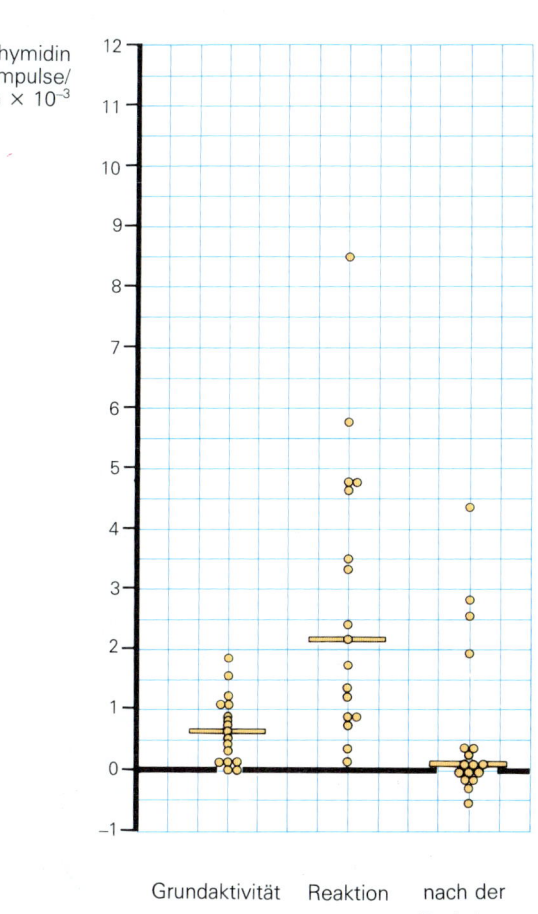

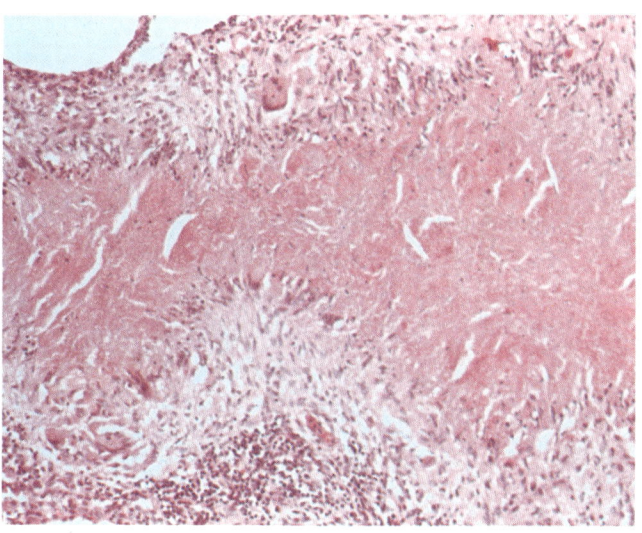

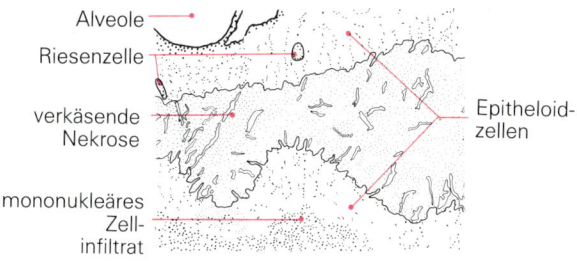

Abb. 22.**20   Ergebnisse eines LTT bei der lepromatösen Borderline-Reaktion.** Während der Reaktion steigt die Lymphozytentransformationsrate als Antwort auf M. leprae an und fällt im Verlauf einer erfolgreichen Behandlung wieder ab. Die Abbildung zeigt die lymphozytäre Transformation (Aufnahme von ^{3}H-Thymidin in die Zelle) nach Stimulation mit ultraschallbehandeltem M. leprae bei 17 Patienten:
a) vor Beginn der Behandlung mit Steroiden,
b) während der Reaktion und
c) nach Absetzen der Steroide.
Die Mediane sind durch waagrechte Striche dargestellt.

Abb. 22.**22   Histologisches Präparat aus einer tuberkulösen Lunge.** Es sind ein Epitheloidzellgranulom und die für eine granulomatöse Reaktion typischen Riesenzellen zu erkennen. Im Gebiet der granulomatösen Reaktion sind Verkäsung und Nekrose bereits fortgeschritten. Oben links ist eine Alveole angeschnitten. HE-Färbung, 75×.

Zu den Reaktionen gesellt sich häufig eine ausgedehnte Fibrose, die radiologisch mit einer Thoraxaufnahme erfaßt werden kann (Abb. 22.**21**).
Histologisch sind die Schäden typisch für eine granulomatöse Reaktion mit zentraler verkäsender Nekrose (Abb. 22.**22**).

Sarkoidose

Die Ätiologie der Sarkoidose ist unbekannt; es wurde auch hier ein Erreger postuliert, weil der Verlauf – Entstehung von Immungranulomen mit häufiger Fibrosierung – ganz ähnlich wie bei der Infektion mit Mykobakterium ist (Abb. 22.**23**).
Es gibt auch Manifestationen, die der Überempfindlichkeit vom Typ III entsprechen und sich als kutane Vaskulitis oder Uveitis äußern. Befallen sind insbesondere lymphatische Gewebe, und auf Thoraxröntgenaufnahmen sieht man oft eine Lymphadenopathie (Abb. 22.**24**). Eine der Ungereimtheiten, denen man in der klinischen Immunologie begegnet, ist die Tatsache, daß *in vivo* und *in vitro* bei dieser Krankheit die verzögerte Überempfindlichkeitsreaktion vermindert ist. Diese Patienten reagieren nicht auf den Tuberkulintest; injiziert man Tuberkulinantigen jedoch zusammen mit Cortison, werden die Hauttests positiv. Daraus kann man schließen, daß cortisonempfindliche Suppressor-T-Zellen für die Anergie verantwortlich sind. Cortison allein würde normalerweise diese Reaktionen unterdrücken.

Schistosomiasis

Ein weiteres Beispiel für eine granulomatöse Überempfindlichkeit ist die Schistosomiasis, eine durch Trematoden hervorgerufene parasitäre Wurmerkrankung. Es kommt zu einer Sensibilisierung des Wirtes gegen die Eier des Wurmes und zu einer typischen granulomatösen Reaktion im befallenen Gewebe (Abb. 22.**25**).

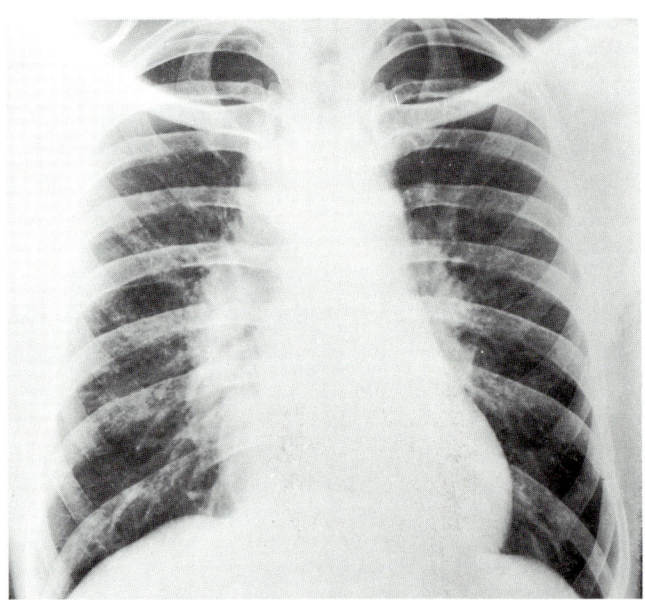

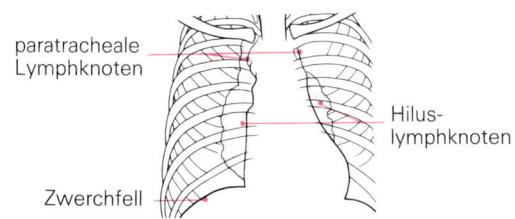

Abb. 22.**24 Thoraxaufnahme eines Patienten mit Sarkoidose.** Die Aufnahme zeigt eine bilaterale hiläre und paratracheale Lymphadenopathie mit diffuser Lungeninfiltration; diese Befunde sind für die Erkrankung charakteristisch.

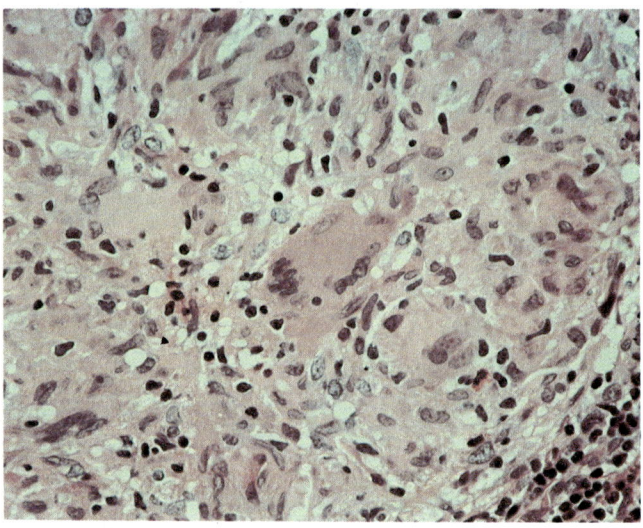

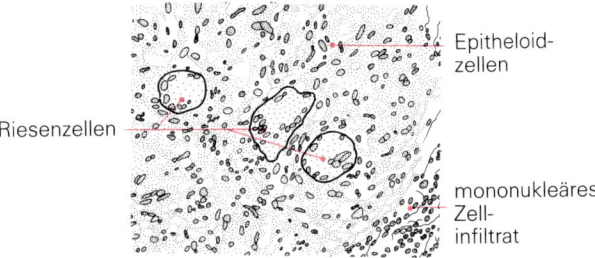

Abb. 22.**23 Verändertes Lymphknotengewebe bei Sarkoidose.** Es liegt ein typisches Epitheloidzellgranulom ohne Nekrose vor. HE-Färbung, 240×.

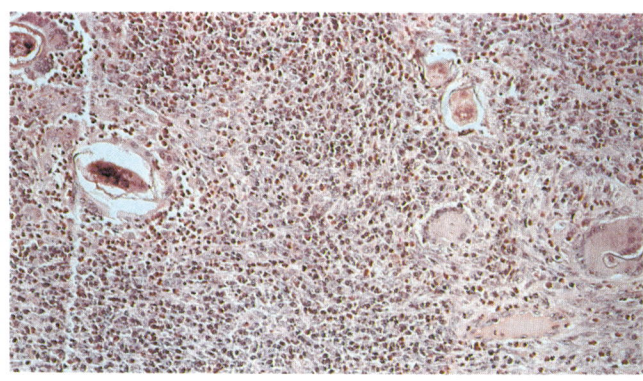

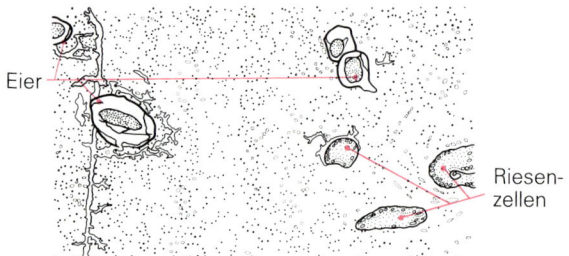

Abb. 22.**25 Histologisches Präparat der Leber bei Schistosomatose.** Die Schistosomeneier sind von einem epitheloidzelligen Granulom umgeben. Es sind auch Riesenzellen vorhanden. HE-Färbung, 100×.

23 Autoimmunität und Autoimmunerkrankungen

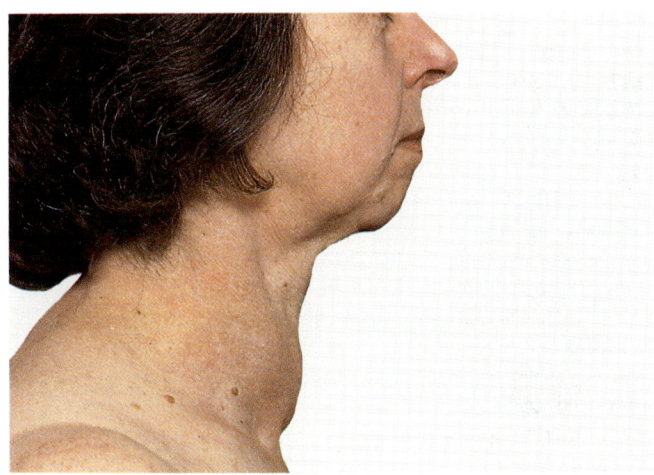

Abb. 23.1 Vergrößerte Schilddrüse bei Thyreoiditis Hashimoto.

Wegen seiner enormen Diversität verfügt das Immunsystem über ein riesiges Repertoire von Spezifitäten, die von T- und B-Zellen exprimiert werden; in dieses Repertoire können auch Komponenten des „Selbst" aufgenommen werden. Wir haben bereits die komplizierten Mechanismen zur Unterscheidung zwischen Selbst und Nichtselbst kennengelernt, mit denen der Körper sich vor den unangenehmen Folgen der Autoimmunität schützt. Störungen können überall auftreten, und die Mechanismen der Selbsterkennung machen da keine Ausnahme. So gibt es eine Reihe von Erkrankungen, die durch Autoantikörper und autoreaktive T-Zellen ausgelöst werden.

Eine der ersten Krankheiten, bei denen Autoantikörper gegen ein bestimmtes Organ gefunden wurden, ist die Thyreoiditis Hashimoto. Es ist eine Schilddrüsenerkrankung, die hauptsächlich bei Frauen mittleren Alters auftritt, und oft zur Ausbildung eines Kropfes und zu einer Unterfunktion des Organs führt. Die Drüse ist – manchmal bis zu einem gewaltigen Ausmaß – mit lymphatischen Entzündungszellen infiltriert (Abb. 23.1). In erster Linie sind mononukleäre Zellen der lymphozytären und phagozytären Reihe und auch Plasmazellen beteiligt, außerdem sind häufig sekundäre Lymphfollikel anzutreffen (Abb. 23.2). Bei der Thyreoiditis Hashimoto können sich die Follikel häufig regenerieren, anders als bei einer ähnlichen Krankheit, dem primären Myxödem; beim Myxödem laufen vergleichbare immunologische Vorgänge ab, wobei es aber zur fast vollkommenen Zerstörung und Schrumpfung des Organs kommt (Abb. 23.3).

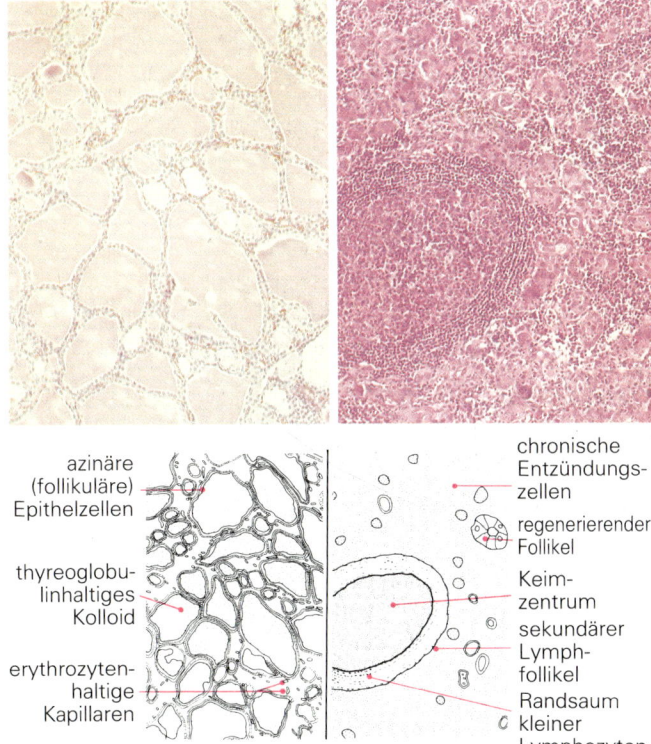

azinäre (follikuläre) Epithelzellen

thyreoglobulinhaltiges Kolloid

erythrozytenhaltige Kapillaren

chronische Entzündungszellen

regenerierender Follikel

Keimzentrum

sekundärer Lymphfollikel

Randsaum kleiner Lymphozyten

Abb. 23.2 Histologische Veränderungen bei Thyreoiditis Hashimoto. In einer normalen Schilddrüse (links) umgeben Follikelzellen den Kolloidraum, in welchen Thyreoglobulin abgegeben wird, das bei Bedarf zu Schilddrüsenhormonen abgebaut wird. Bei der Hashimoto-Schilddrüse (rechts) ist die normale Struktur fast vollkommen zerstört; es finden sich hauptsächlich Lymphozyten, Makrophagen und Plasmazellen. Es sind ein sekundärer Lymphfollikel mit einem Keimzentrum und ein kleiner regenerierender Schilddrüsenfollikel zu erkennen.

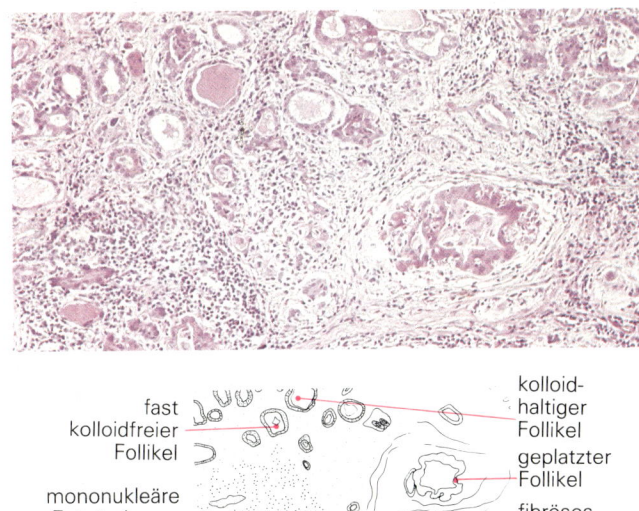

fast kolloidfreier Follikel

mononukleäre Entzündungszellen

kolloidhaltiger Follikel

geplatzter Follikel

fibröses Gewebe

Abb. 23.3 Histologisches Bild einer Schilddrüse mit primärem Myxödem. Die Drüse ist durch chronische Entzündungszellen und Fibrose zerstört. Die isolierten Schilddrüsenfollikel sind teilweise in Auflösung begriffen. Anders als bei der Thyreoiditis Hashimoto haben die Follikel keine Tendenz zur Regeneration, und es kommt nicht zur Kropfbildung, sondern zur Schrumpfung der Drüse. HE-Färbung, 100×.

Das Serum von Hashimoto-Kranken enthält gewöhnlich Antikörper gegen Thyreoglobulin, welches das wichtigste jodhaltige Protein in der azinären Follikelflüssigkeit ist und als Depot für das Schilddrüsenhormon dient. Diese Antikörper lassen sich durch Immunfluoreszenz, und in höheren Titern auch mit der Präzipitationsreaktion nachweisen (Abb. 23.**4**). Mit der Immunfluoreszenz sind ferner Antikörper entdeckt worden, die gegen ein zytoplasmatisches oder mikrosomales Antigen reagieren (Abb. 23.**5**).

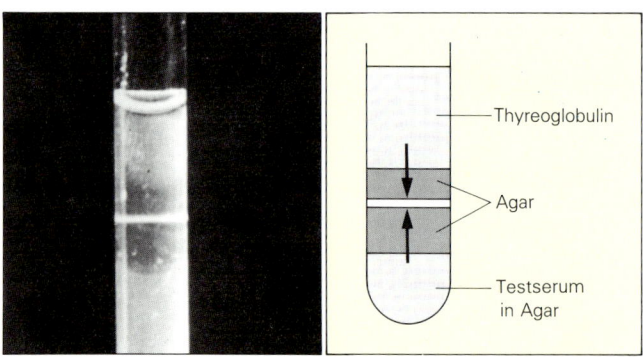

Abb. 23.4 Durch Präzipitation in Agar nachweisbare Schilddrüsenantikörper aus dem Serum von Hashimoto-Patienten (Methode nach Oudin). Das zu testende Serum wird in den Agar am Boden des Reagenzglases eingebracht; die nächsthöhere Schicht besteht nur aus Agar, darüber befindet sich in der obersten Schicht das Autoantigen (Thyreoglobulin). Wenn Serumantikörper und Thyreoglobulin gegeneinander diffundieren, entsteht in der mittleren Schicht eine opake Präzipitatzone. Das Kontrollserum ist negativ.

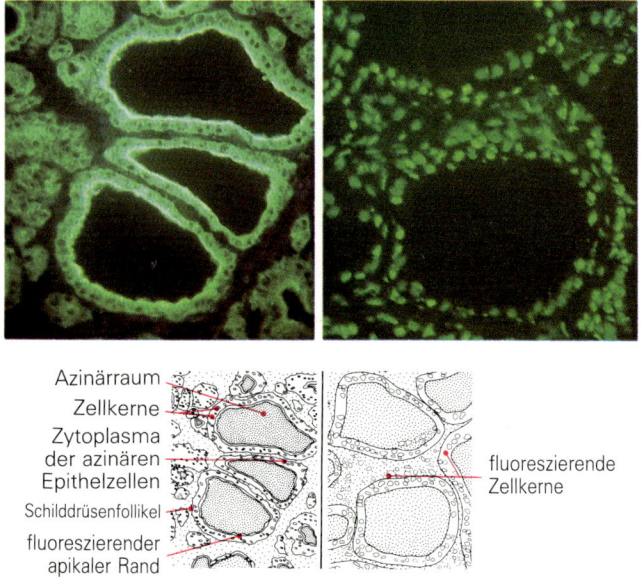

Abb. 23.5 Nachweis von Schilddrüsenantikörpern durch Doppelschichtimmunfluoreszenz. Das unfixierte Schilddrüsenpräparat wird nacheinander mit Patientenserum und fluoreszeinmarkiertem antihumanem Immunglobulin (vom Kaninchen) behandelt. Die azinären Epithelialzellen werden durch Antikörper im Hashimoto-Serum angefärbt, die mit dem Zytoplasma reagieren (links). Die Zellkerne bleiben ungefärbt. Da das unfixierte Präparat kein Kolloid enthält, ist kein angefärbtes Thyreoglobulin vorhanden. Zum Vergleich wurde das Präparat rechts mit Serum von einem Patienten mit Lupus erythematodes behandelt, welches Antikörper gegen den Zellkern enthält und das Zytoplasma nicht anfärbt.

Spektrum der Autoimmunerkrankungen

Die eben erwähnten Antikörper reagieren ausschließlich mit der Schilddrüse. Im Gegensatz dazu reagiert das Serum von Patienten mit z. B. systemischem Lupus erythematodes (SLE) mit vielen, wenn nicht sogar allen Körpergeweben; einer der beim SLE vorherrschenden Antikörper ist gegen den Zellkern gerichtet (antinukleäre Antikörper: ANA) (s. Abb. 23.**5**). Die Muster, nach denen Autoimmunerkrankungen ablaufen, umfassen ein weites Spektrum: Auf der einen Seite des Spektrums stehen Erkrankungen, die durch Antikörper gegen ein einziges Organ ausgelöst werden (Beispiel: Thyreoiditis Hashimoto), auf der anderen Seite solche, bei denen Antikörper gegen verschiedene Gewebe gebildet werden und die Läsionen entsprechend disseminiert sind. Man spricht dabei von organspezifischen und nicht organspezifischen Erkrankungen; Abb. 23.**6** zeigt das Spektrum dieser Erkrankungen.

Als Zielorgane der organspezifischen Erkrankungen sind meistens die Schilddrüse, die Nebenniere, Magen und Pankreas befallen, die nicht organspezifischen Erkrankungen werden unter dem Begriff des sog. rheumatischen Formenkreises zusammengefaßt und betreffen die Haut, Nieren, Gelenke und Muskeln (Abb. 23.**7**).

Es ist interessant, daß jeweils an den beiden Enden des Spektrums manchmal deutliche Überschneidungen vorkommen. Z. B. finden sich bei Patienten mit perniziöser Anämie (einer Autoimmunerkrankung des Magens) oft auch Antikörper gegen die Schilddrüse; diese Patienten erkranken auch häufiger an einer Schilddrüsenautoimmunerkrankung als Gesunde.

Andererseits haben Patienten mit einer Schilddrüsenautoimmunität auffallend häufig Magenschleimhautan-

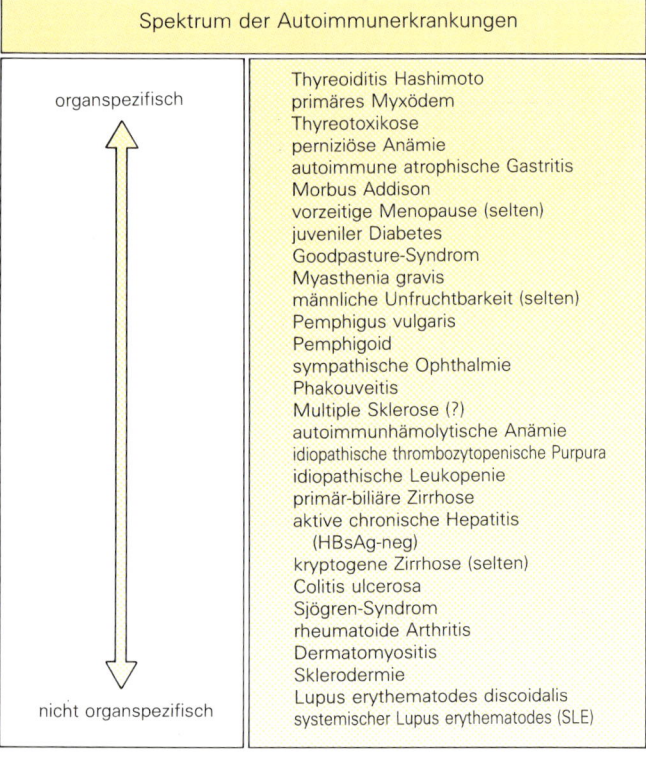

Abb. 23.6 Das Spektrum der Autoimmunerkrankungen.

tikörper, und – in einem geringeren Ausmaß – die daraus resultierende perniziöse Anämie. Die verschiedenen rheumatischen Erkrankungen am nicht organspezifischen Ende des Spektrums zeigen ebenfalls Überlappungen, so daß man z. B. bei der rheumatoiden Arthritis das klinische Bild des SLE vorfinden kann. Die bei nicht organspezifischen Erkrankungen

gebildeten Immunkomplexe verteilen sich systemisch hauptsächlich in Niere, Haut und Gelenken und ergeben so das disseminierte Krankheitsbild (Abb. 23.8). Eine Überschneidung der beiden Endpunkte des Spektrums ist dagegen selten, und ein gleichzeitiges Auftreten einer Thyreoiditis mit SLE kommt dementsprechend nicht oft vor; derartige Fälle sind zwar bekannt, bilden jedoch die Ausnahme. Die Läsionen bei organspezifischen Erkrankungen sind lokal begrenzt, da sich das Antigen als Ziel des Immunangriffs ausschließlich im betroffenen Organ befindet. In Abb. 23.9 sind organspezifische und nicht organspezifische Erkrankungen gegenübergestellt.

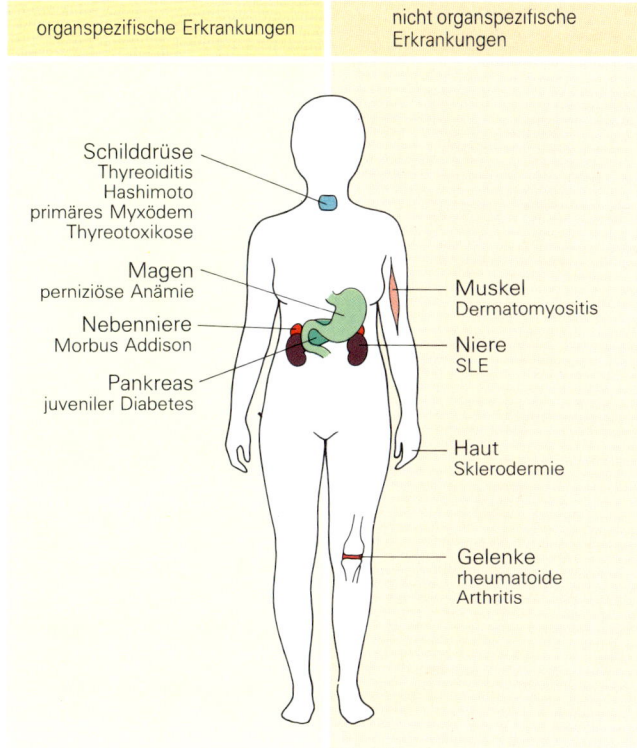

Abb. 23.**7 Zwei Typen von Autoimmunerkrankungen – organspezifische und nicht organspezifische Formen.** Obwohl die nicht organspezifischen Erkrankungen verschiedene Organe betreffen können, gibt es bestimmte bevorzugte Lokalisationen – z. B. die Niere beim SLE, Gelenke bei der rheumatoiden Arthritis usw.

	organspezifisch	nicht organspezifisch
Antigen	streng an ein bestimmtes Organ gebunden	über den ganzen Körper verteilt
Schädigung	organgebundenes Antigen ist Ziel der Immunattacke	systemische Komplexablagerungen, vor allem in Gelenken, Niere und Haut
Überschneidung	mit anderen organspezifischen Antikörpern und Erkrankungen	mit anderen nicht organspezifischen Antikörpern und Erkrankungen

Abb. 23.**9 Vergleich zwischen organspezifischen und nicht organspezifischen Erkrankungen.**

Genetik

Es besteht kein Zweifel darüber, daß Autoimmunkrankheiten familiär gehäuft auftreten; ein Beispiel hierfür zeigt die Abb. 23.**10**.
Aufgrund von Untersuchungen an ein- und zweieiigen Zwillingen sowie aus dem gemeinsamen Auftreten von X-chromosomalen Defekten zusammen mit z. B.

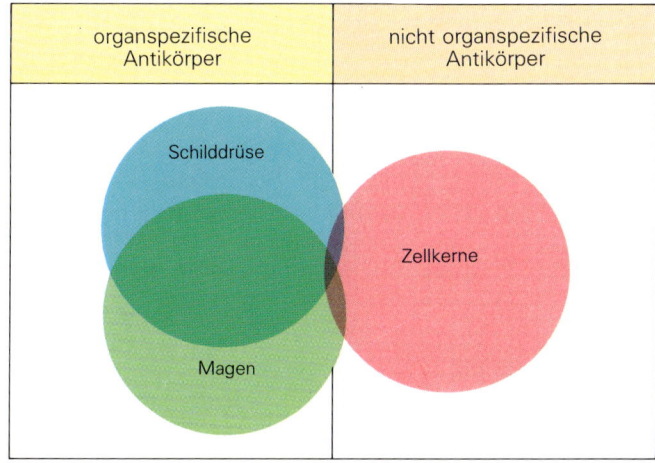

Abb. 23.**8 Überschneidungen der Autoantikörper.** Organspezifische Autoantikörper gegen Schilddrüse und Magen kommen öfter beim selben Individuum vor, es gibt jedoch nur selten Überschneidungen mit nicht organspezifischen Autoantikörpern (z. B. gegen nukleäre Bestandteile wie DNA und Nukleoproteine).

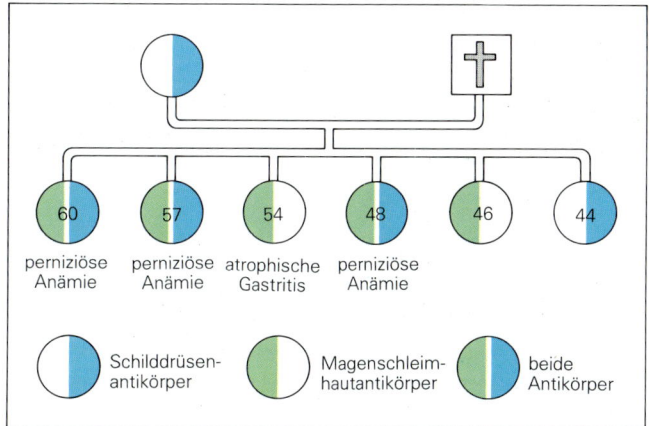

Abb. 23.**10 Auftreten von Autoimmunität in einer Familie.** Der Stammbaum zeigt die Inzidenz von organspezifischen Autoimmunerkrankungen der Schilddrüse und des Magens. Die Mutter hatte ein primäres Myxödem. Bei den Geschwistern mit einer Autoimmunerkrankung des Magens (grün) besteht eine verblüffende Überlappung mit einer serologisch faßbaren Schilddrüsenautoimmunität (blau), obwohl keine klinischen Symptome einer Schilddrüsenerkrankung aufgetreten sind. Die Prävalenz von Autoantikörpern steigt mit zunehmendem Alter (es ist das Alter angegeben, in dem erstmals Autoantikörper nachgewiesen wurden).

Schilddrüsenantikörpern kann man fast mit Sicherheit sagen, daß die familiäre Häufung hauptsächlich genetisch, und nicht durch Umweltfaktoren bedingt ist.

So wie sich bei einem Individuum bestimmte organspezifische Erkrankungen überlappen können, tendiert auch die familiäre Prädisposition in die Richtung der organspezifischen Autoimmunität (Abb. 23.**11**). In welchem Organ sich die prädisponierte Krankheit hauptsächlich manifestiert, wird ebenfalls von genetischen Faktoren bestimmt. Bei Verwandten von Hashimoto-Patienten findet man überdurchschnittlich häufig hohe Titer von Schilddrüsenautoantikörpern; diese Autoantikörper treten auch bei Verwandten von Perniziosapatienten auf, mit dem Unterschied, daß diese zusätzlich noch sehr häufig Magenschleimhautautoantikörper aufweisen. Bei einer autoimmunen Prädisposition ist folglich der Magen ein bevorzugtes Zielorgan, wenn eine familiäre Häufung der perniziösen Anämie besteht.

Für eine Beteiligung von genetischen Faktoren bei Autoimmunerkrankungen spricht auch die Assoziation mit bestimmten HLA-Spezifitäten (Abb. 23.**12**). Bei organspezifischen Erkrankungen findet man besonders häufig den Haplotyp B8, DR3, die Thyreoiditis Hashimoto ist allerdings mehr mit DR5 assoziiert. Solange nur die A- und B-Loci untersucht wurden, konnte keine Assoziation der rheumatoiden Arthritis mit dem HLA gefunden werden; mittlerweile ist aber eine Assoziation mit HLA-Dw4 und DR4 nachgewiesen

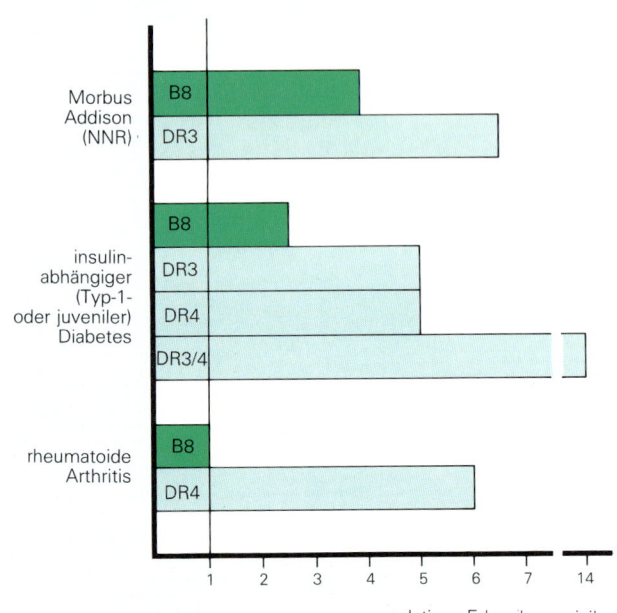

relatives Erkrankungsrisiko

Abb. 23.12 HLA-Assoziation bei Autoimmunerkrankungen. Das relative Risiko ist die erhöhte Wahrscheinlichkeit für eine bestimmte Erkrankung bei Trägern des Antigens im Vergleich zu Personen, die dieses Antigen nicht aufweisen. Fast alle bekannten Autoimmunerkrankungen zeigen eine Assoziation mit einer HLA-Spezifität. Das erhöhte relative Risiko für eine Addisonsche Krankheit ist mit DR3 stärker assoziiert als mit B8; DR3 entspricht also mehr dem „Suszeptibilitätsgen" für diese Erkrankung oder ist sogar mit ihm identisch. In diesem Fall ist das relative Risiko bei D8 größer als 1, da es überzufällig häufig zusammen mit DR3 auftritt: Es besteht ein sog. Kopplungsungleichgewicht. Sowohl DR3 als auch DR4 sind mit dem Typ-1-Diabetes assoziiert, das relative Risiko ist für den DR3/4-Heterozygoten jedoch unerwartet hoch, was das Konzept der multifaktoriellen genetischen Beteiligung unterstützt. Die rheumatoide Arthritis ist an HLA-DR4 gekoppelt, nicht jedoch an eine der HLA-A- oder -B-Spezifitäten.

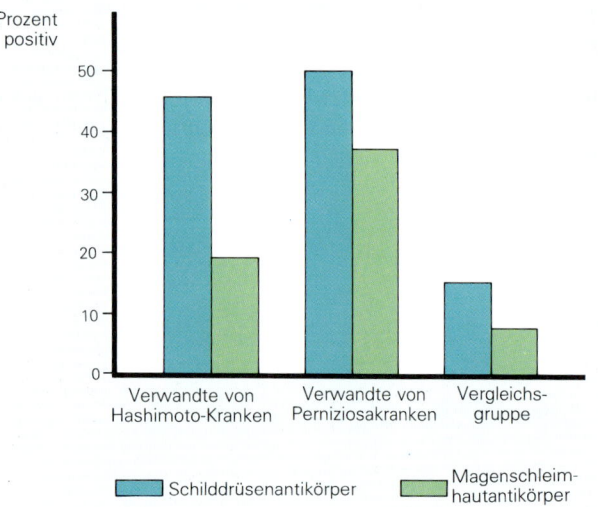

Abb. 23.11 Antikörper gegen Schilddrüse und Magen bei Verwandten ersten Grades von Patienten mit Thyreoiditis Hashimoto oder perniziöser Anämie. Bemerkenswert viele Verwandte ersten Grades von Hashimoto-Erkrankten weisen Schilddrüsenautoantikörper auf, und in einem geringeren Umfang Autoantikörper gegen Parietalzellen des Magens. Die Verwandten von Patienten mit perniziöser Anämie erkranken auch sehr häufig an einer Autoimmunität der Schilddrüse, was auf eine Prädisposition zur Bildung von organspezifischen Autoantikörpern hinweist; das Auftreten von Magenschleimhautautoantikörpern ist in dieser Gruppe sogar im Vergleich zu den Verwandten von Hashimoto-Erkrankten häufig, was auf eine erbliche Veranlagung des Immunsystems hinweist, gegen bestimmte Organe zu reagieren.

worden: Personen mit diesem Gewebetyp haben ein höheres Risiko, an Rheuma zu erkranken. Bemerkenswert ist, daß Verwandte von insulinpflichtigen Typ-I-Diabetikern (eine organspezifische Erkrankung), die bezüglich DR3 und DR4 heterozygot sind, ein stark erhöhtes Diabetesrisiko aufweisen. Auch dies unterstützt die Vorstellung, daß mehrere genetische Faktoren bei der Ausbildung einer Autoimmunerkrankung beteiligt sind, und zwar einerseits als prädisponierende Faktoren für eine organspezifische oder nicht organspezifische Neigung zur Autoimmunität und andererseits für die Auswahl der beteiligten Antigene.

Pathogenese

Treten in Verbindung mit einer bestimmten Krankheit Autoantikörper auf, gibt es dafür drei mögliche Erklärungen:

1. Die Autoimmunität verursacht die charakteristischen Läsionen.
2. Ein anderer Krankheitsprozeß ist für die Gewebeschädigung verantwortlich, welche sekundär zur Bildung von Autoantikörpern führt.

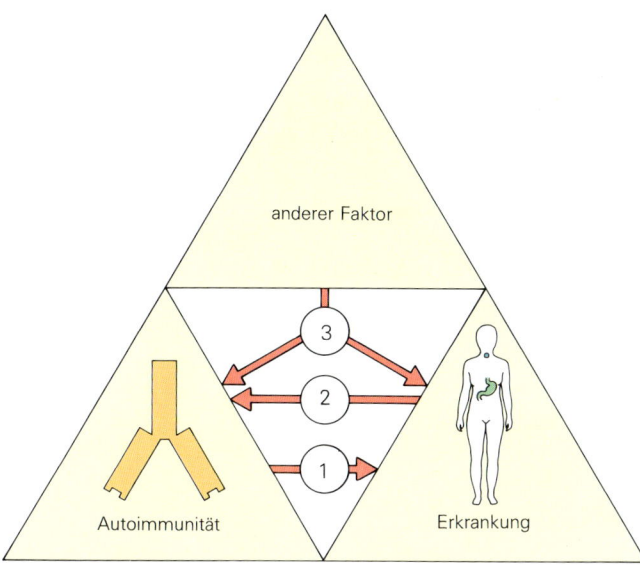

Abb. 23.13 Zusammenhang zwischen Erkrankung und Autoimmunität. Es gibt drei denkbare Möglichkeiten:
1. Die Autoimmunität ruft die Erkrankung hervor.
2. Aus der Erkrankung entsteht eine Autoimmunität.
3. Ein dritter Faktor führt sowohl zur Autoimmunität als auch zur Erkrankung.

3. Eine weitere Möglichkeit ist, daß verschiedene Faktoren unabhängig voneinander auf der einen Seite die Läsionen und auf der anderen Seite die Autoimmunität hervorrufen (Abb. 23.13).

Sekundär nach einer Läsion auftretende Autoantikörper sind beispielsweise Autoantikörper gegen Herzgewebe nach einem Myokardinfarkt. Sonst werden Autoantikörper nur selten induziert, beispielsweise nach Freisetzung von Autoantigenen durch ein einfaches Trauma. Der erste Vorschlag, wonach die Schäden eine Folge des Autoimmunprozesses sind, scheint am ehesten der Wahrheit zu entsprechen.

Am direktesten läßt sich diese Hypothese überprüfen, indem man bei einem Versuchstier eine Autoimmunität induziert und dann beobachtet, ob sich die entsprechenden Läsionen entwickeln. Tatsächlich können im Tierversuch bestimmte organspezifische Erkrankungen provoziert werden, indem das betreffende Antigen zusammen mit komplettem Freundschem Adjuvans injiziert wird. In Abb. 23.14 sind als Beispiele eine durch Thyreoglobulin induzierte Thyreoiditis und eine Enzephalomyelitis nach Gabe von encephalitogenem Protein aufgeführt. In diesen Fällen besteht eine strikte Organspezifität, weil die Läsionen sich auf die Organe beschränken, aus denen die Antigene für die Autoimmunisierung stammen. Nach Injektion von Thyreoglobulin entstehen nicht nur Autoantikörper, die Schilddrüse wird darüber hinaus mit mononukleären Zellen infiltriert und verliert dadurch ihre azinäre Struktur (Abb. 23.15). Die so hervorgerufene Schilddrüsenentzündung ist zwar nicht identisch mit der Hashimoto-Thyreoiditis des Menschen, ähnelt dieser aber in vieler Hinsicht.

Man kann vieles aus Immunerkrankungen lernen, die spontan bei Tieren auftreten. Ein gut bekanntes Beispiel ist die chronisch entzündlich verlaufende fortschreitende Zerstörung der Schilddrüse beim Fetthuhn (obese strain chicken), eine Krankheit, die durch spon-

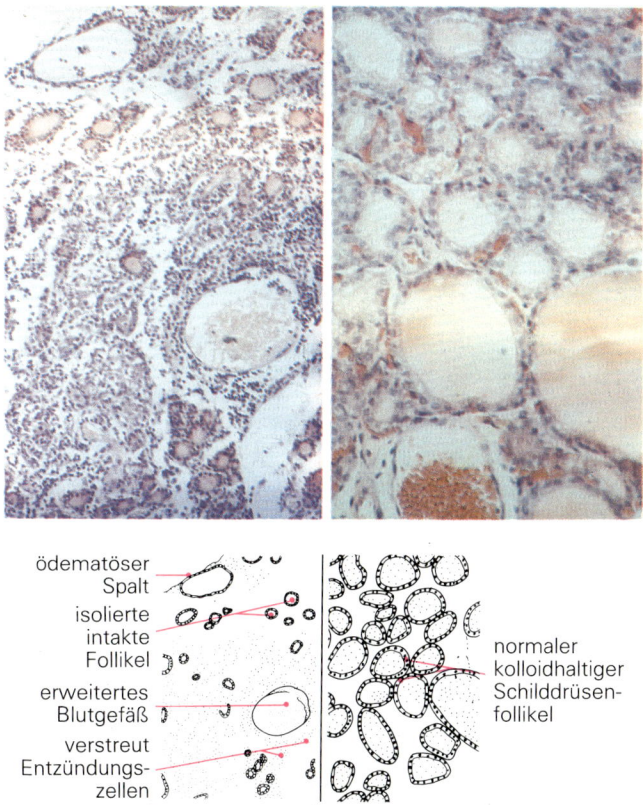

	Thyreoglobulin in CFA	encephalitogenes Protein in CFA
Schilddrüsenantikörper	++	–
Thyreoiditis	++	–
verzögerte Überempfindlichkeit gegen Hirnsubstanz	–	++
Enzephalomyelitis	–	++

Abb. 23.14 Experimentelle Induktion von Autoantikörpern und Erkrankung des befallenen Organs. Nach Injektion einer wäßrigen Lösung von Thyreoglobulin in komplettem Freundschen Adjuvans (CFA) entstehen Schilddrüsenantikörper, und die Schilddrüse zeigt eine ähnliche entzündliche Schädigung wie bei der Thyreoiditis Hashimoto. Die Immunisierung mit encephalitogenem Protein in CFA induziert die Aktivität von T-Zellen, was zu einer verzögerten Überempfindlichkeitsreaktion mit Infiltration durch lymphatische Zellen, Demyelinisierung und schließlich zur Lähmung führt. Das Erkrankungsbild entspricht dem einer Enzephalomyelitis.

Abb. 23.15 Histologisches Bild einer experimentell induzierten autoallergischen Thyreoiditis. Das Präparat links (200 ×) stammt von einem Tier, dem Thyreoglobulin injiziert worden ist. Die follikuläre Struktur ist weitgehend zerstört, das Gewebe ist mit mononukleären Entzündungszellen durchsetzt und zeigt erweiterte Blutgefäße, Ödem und Fibrose. Rechts ist zum Vergleich ein unverändertes Organ abgebildet (110 ×). HE-Färbung.

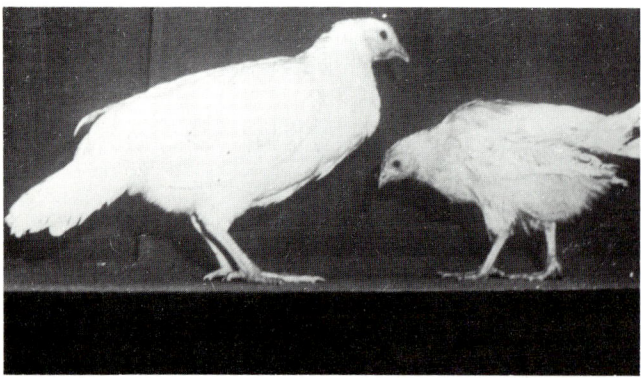

Abb. 23.**16 Das „Obese strain"(OS)-Huhn (Fetthuhn).**
Das OS-Huhn ist ein Beispiel für spontan auftretende Autoimmunerkrankungen der Schilddrüse bei Tieren. Die zerstörte Schilddrüse kann kein Thyroxin produzieren, was zu einem Kümmern der betroffenen Vögel führt.

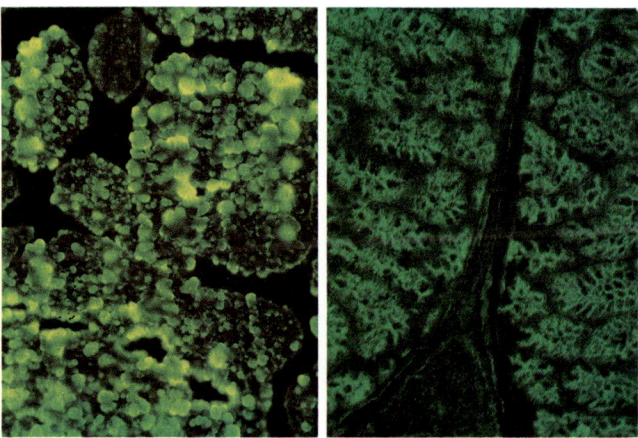

Abb. 23.**17 Autoantikörper bei OS-Hühnern.** Die Fluoreszenzfärbung eines fixierten Schilddrüsenpräparates zeigt eine Reaktion im Kolloidalraum (links). Ungefähr 15% der Vögel besitzen Serumantikörper, die den Magen auf eine charakteristische Weise anfärben (rechts); das gleiche Färbemuster entsteht, wenn beim Magenpräparat menschliches Serum verwendet wird, welches Antikörper gegen Parietalzellen enthält.

tan entstehende thyreoidale Autoantikörper hervorgerufen wird (Abb. 23.**16**).
Das Serum dieser Tiere enthält nicht nur Thyreoglobulinautoantikörper, sondern erzeugt in 15% der Fälle auch eine Reaktion gegen Magengewebe von gesunden Hühnern; eine ähnliche Reaktion zeigt auch das Serum von Perniziosapatienten, die Autoantikörper gegen Parietalzellen aufweisen (Abb. 23.**17**).
Parallelen zu Autoimmunerkrankungen der Schilddrüse beim Menschen zeigen sich in der Art der Drüsenläsion, bei der Antikörperbildung auf verschiedene Komponenten der Schilddrüse und schließlich hinsichtlich der Überschneidung mit der Autoimmunität der Magenschleimhaut. Beeinflußt man den Immunstatus dieser Tiere, kann sich der Krankheitsverlauf dramatisch verändern. Wird beispielsweise gleich nach dem Schlüpfen die Bursa fabricii entfernt, verläuft die Thyreoiditis stark abgeschwächt, was auf die Rolle der Antikörper bei der Pathogenese dieser Krankheit hin-

weist (Abb. 23.**18**). Wird das neugeborene Tier thymektomiert, tritt paradoxerweise eine Verschlimmerung ein; offenbar wird der Verlauf dieser Erkrankung vom Thymus kontrolliert. Ganz eindeutig hängt die Schwere des Krankheitsprozesses stark von der Reaktionslage des Immunsystems ab, was ein weiterer Hinweis für die Bedeutung von Immunvorgängen bei der Pathogenese ist.
Aus ethischen Gründen sind derartige direkte Experimente zur Erforschung der Autoimmunität beim Menschen selbstverständlich nicht möglich, aber auch hier gibt es deutliche Hinweise darauf, daß Autoantikörper bei der Entstehung bestimmter Krankheiten ursächlich

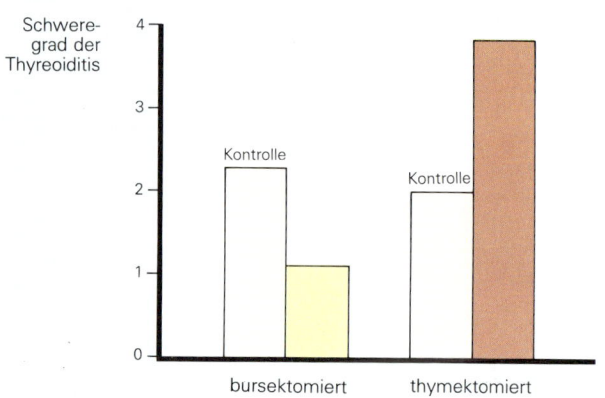

Abb. 23.**18 Modifikation der Thyreoiditis bei OS-Hühnern durch neonatale Bursektomie und Thymektomie.**
Nach neonataler Bursektomie ist die Häufigkeit einer spontanen Thyreoiditis vermindert, was auf eine wichtige Rolle der Antikörper bei der Pathogenese der Läsionen hinweist. Paradoxerweise verschlimmert sich das Krankheitsbild, wenn der Thymus kurz nach der Geburt entfernt wird; es fällt dann die Kontrolle durch Suppressor-T-Zellen weg. Der Schweregrad der Thyreoiditis wurde durch das Ausmaß der lymphozytären Infiltration festgestellt.

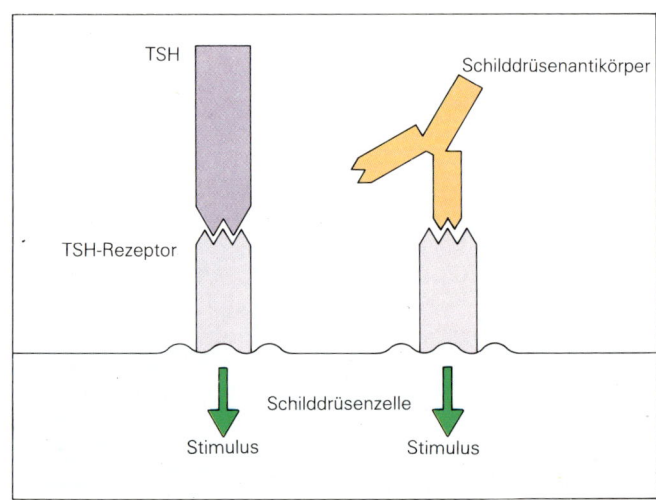

Abb. 23.**19 Autoimmunität gegen Rezeptoren der Zelloberfläche.** Die Schilddrüsenzelle wird stimuliert, wenn ihre Rezeptoren für TSH (aus der Hypophyse) an das Hormon binden (links). Bei der Thyreotoxikose (Morbus Basedow oder Morbus Graves) binden Antikörper aus dem Serum des Patienten an die TSH-Rezeptoren und imitieren dadurch den stimulierenden Effekt des TSH auf die Schilddrüsenzellen (rechts).

beteiligt sind. Bei einer Reihe von Erkrankungen treten Autoantikörper gegen Hormonrezeptoren auf, welche die Funktion der normalen Hormone nachahmen (Abb. 23.**19**). Bei der Thyreotoxikose wurden zum ersten Mal Antikörper gegen Rezeptoren eindeutig nachgewiesen, und nachdem IgG-Antikörper die Plazentarschranke überwinden, konnte man sozusagen im „natürlichen Transferexperiment" beobachten, ob die passive diaplazentare Antikörperübertragung von der Schwangeren auf ihre Frucht die Schilddrüsenfunktion des Kindes beeinflußt. Tatsächlich zeigten viele Neugeborene von thyreotoxischen Müttern eine Schilddrüsenüberfunktion (Abb. 23.**20**). Wie zu erwarten, bildet sich eine solche Hyperthyreose innerhalb einiger Wochen spontan zurück, nachdem die mütterlichen Antikörper abgebaut worden sind. Ein ähnliches Phänomen beobachtet man bei der neonatalen Myasthenia gravis, bei der Antikörper gegen Acetylcholinrezeptoren die Plazenta passieren und beim Neugeborenen eine vorübergehende Muskelschwäche auslösen.

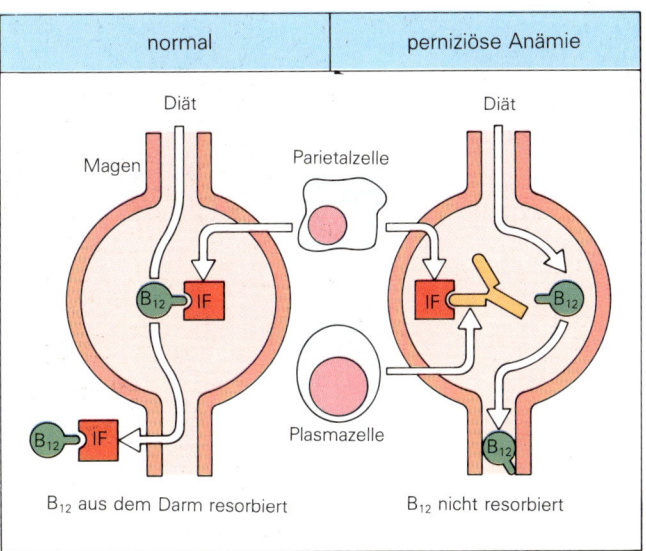

Abb. 23.**22 Fehlende Vitamin-B$_{12}$-Resorption bei perniziöser Anämie.** Normalerweise wird mit der Nahrung zugeführtes B$_{12}$ im Dünndarm resorbiert, nachdem es mit dem Intrinsic factor aus den Parietalzellen der Magenschleimhaut einen Komplex gebildet hat. Bei der perniziösen Anämie verbinden sich lokal produzierte Autoantikörper im Magensaft mit dem Intrinsic factor, der nun nicht mehr als Carrier für B$_{12}$ fungieren kann.

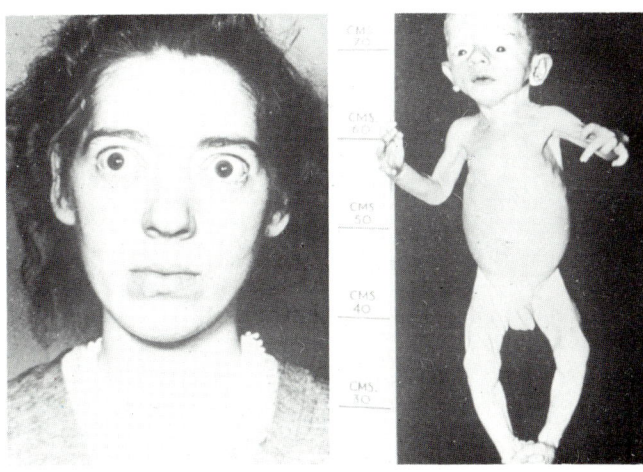

Abb. 23.**20 Neonatale Thyreotoxikose.** Die Autoantikörper gegen TSH-Rezeptoren gehören zur IgG-Klasse und sind deshalb plazentagängig. Wenn sie in vivo wirksam sind, müßten bereits beim Neugeborenen Anzeichen einer Schilddrüsenüberfunktion zu erkennen sein. Das Aussehen von Mutter und Kind ist typisch für eine Thyreotoxikose.

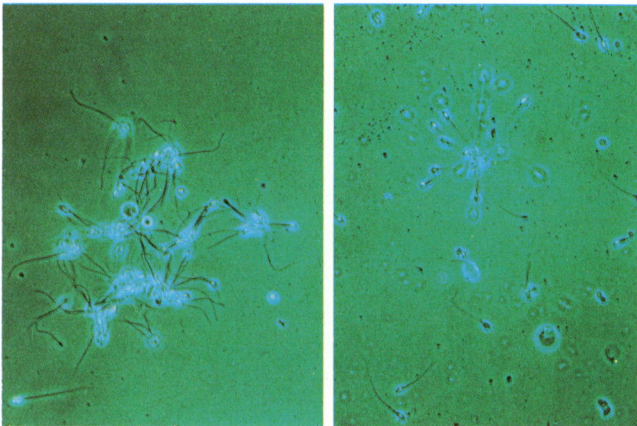

Abb. 23.**21 Sperma-Agglutination.** In Anwesenheit von Sperma-Autoagglutininen verklumpen die Samenfäden entweder an den Köpfen (links) oder Schwänzen (rechts) miteinander.

Ein weiteres Beispiel für eine Autoimmunkrankheit ist die (seltene) Infertilität des Mannes aufgrund von Antikörpern gegen Spermatozoen. Die Spermien kleben am Kopf- oder Schwanzende zu Klumpen zusammen (Abb. 23.**21**), und sind dadurch nicht mehr in der Lage, den beschwerlichen Weg bis zur Eizelle zurückzulegen. Ein kleiner Teil der Fälle von männlicher Unfruchtbarkeit geht auf diese Ursache zurück.
Bei der perniziösen Anämie behindert ein Autoantikörper die normale Aufnahme von oral zugeführtem Vitamin B$_{12}$. B$_{12}$ wird nicht direkt resorbiert, sondern muß sich erst an ein Protein – den Intrinsic factor – anlagern, und erst dieser Komplex wird durch die Darmmukosa transportiert. Schon früh konnte gezeigt werden, daß die B$_{12}$-Aufnahme gehemmt werden kann, wenn dem Intrinsic-factor-B$_{12}$-Komplex das Serum eines Perniziosapatienten zugegeben wird. Offenbar enthält das Serum solcher Patienten einen Faktor (Antikörper), der die Resorption des B$_{12}$-Intrinsic-factor-Komplexes blockiert. Man weiß, daß Plasmazellen in der Magenschleimhaut dieser Patienten Antikörper gegen den Intrinsic factor in das Magenlumen sezernieren; deshalb erscheint es plausibel, daß eine Komplexbildung solcher Antikörper mit Intrinsic factor aus Parietalzellen den physiologischen Resorptionsmechanismus für dieses Protein blockiert (Abb. 23.**22**).
Eine ausgezeichnete Untersuchung gibt es über das Goodpasture-Syndrom, bei dem sich Antikörper an der Basalmembran von glomerulären Kapillaren in der Niere ablagern (Abb. 23.**23**, links). Solche Antikörper wurden aus den Nieren eines Patienten, der an dieser Krankheit gestorben war, eluiert und einigen Primaten eingespritzt, deren Antigene denen der Menschen so ähnlich sind, daß die Antikörper an die glomeruläre Basalmembran in der Niere binden. Ebenso wie der

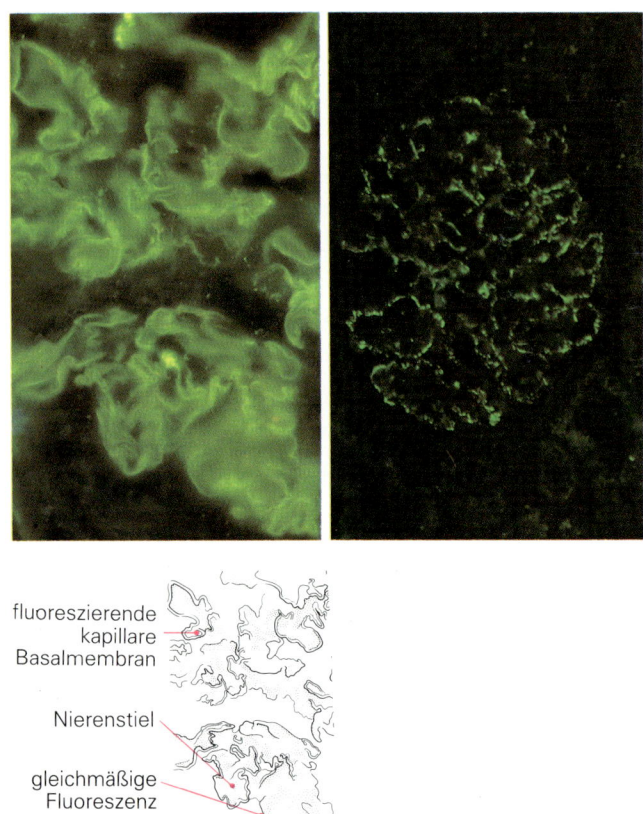

fluoreszierende
kapilläre
Basalmembran

Nierenstiel

gleichmäßige
Fluoreszenz

Abb. 23.23 Immunfluoreszenz bei Goodpasture-Syndrom (links) und SLE (rechts). Mit fluoreszenzmarkierten antihumanen Antikörpern können an die Basalmembran von glomerulären Kapillaren gebundene Antikörper nachgewiesen werden. Die Anordnung der angefärbten Antikörper ist linear. Der gleiche Antikörper bindet auch an die Basalmembran in der Lunge. Die unregelmäßige Ablagerung von Komplexen in der SLE-Niere ergibt ein „gesprenkeltes" Muster.

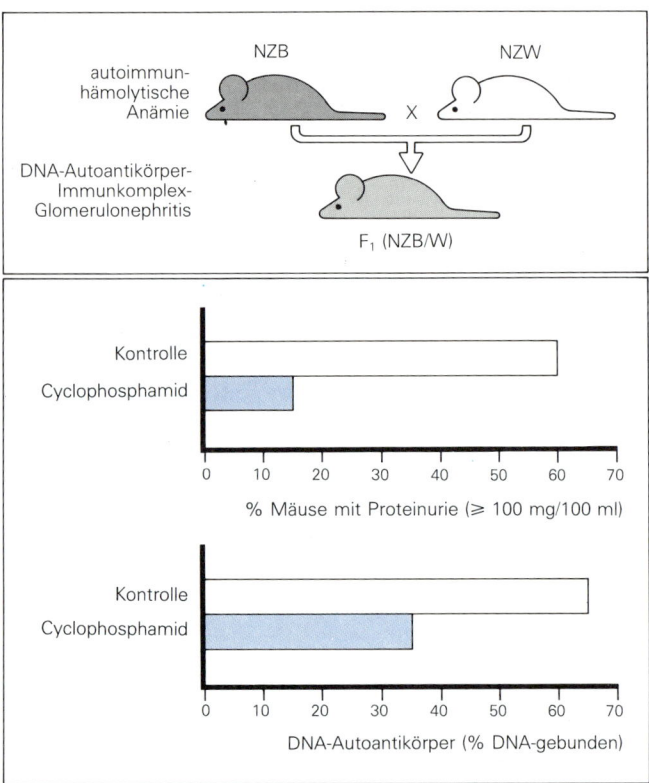

Abb. 23.24 Suppression von autoimmunen Prozessen bei NZB/W-Hybriden. Das NZB-Tier hatte spontan eine autoimmunhämolytische Anämie entwickelt; es wurde mit dem weißen NZW-Tier gekreuzt, und die F_1-Nachkommen entwickelten – ähnlich wie SLE-Patienten – DNA-Autoantikörper und eine Immunkomplex-Glomerulonephritis. Durch eine Immunsuppression mit Cyclophosphamid (eine antimitotisch wirksame Substanz) werden Schweregrad der Glomerulonephritis und Anzahl der DNA-Autoantikörper deutlich vermindert, was auf die Bedeutung von Immunprozessen bei der Entstehung dieser Erkrankung hinweist.

Patient verstarben die so behandelten Affen an einer Glomerulonephritis.

In der Immunfluoreszenz zeigen Nierenbiopsien beim Goodpasture-Syndrom eine gleichmäßige Anfärbbarkeit, während sich beim SLE antihumanes IgG unregelmäßig verstreut ablagert (Abb. 23.23, rechts). Die Fluoreszenz mit Anti-C3 ergibt ein ähnliches Muster, weshalb man annimmt, daß es sich bei dem Befund um Ablagerungen von Immunkomplexen in der Niere handelt. Mit anderen Worten sind die Schäden in der Niere durch Ablagerung von Komplexen verursacht. Auch eine chronische Immunkomplexkrankheit, die durch wiederholte Injektionen von Antigen erzeugt werden kann, führt zu einer Ablagerung von Komplexen in der Niere und damit zur Glomerulonephritis und Proteinurie. Im Tiermodell kann bei Hybriden zwischen schwarzen und weißen Neuseeland-Mäusen eine spontan entstehende murine SLE beobachtet werden, die durch eine Immunkomplexglomerulonephritis und das Vorhandensein von Anti-DNA-Antikörpern gekennzeichnet ist (Abb. 23.24). Besonders interessant ist in diesem Zusammenhang, daß immunsuppressive Maßnahmen (z. B. mit Cyclophosphamid) bei diesen Tieren die Ausbildung der Krankheit unterdrücken, und die Überlebenszeit der so behandelten Mäuse verlängern. Alles in allem zeigen diese Untersuchungen, daß in vielen Fällen ein autoimmuner Prozeß die dominierende Rolle bei der Pathogenese spielt.

Ätiologie

Aus den Gründen, die in Abb. 23.25 genannt werden, geht man allgemein davon aus, daß es autoreaktive Lymphozyten gibt. Außerdem weiß man heute, daß die Autoantigene, mit denen sie reagieren können, frei im Blutkreislauf zirkulieren; dies gilt sogar für Proteine wie das Thyreoglobulin, von dem man dachte, daß es die Schilddrüse nicht verlassen kann. Es liegt also die Situation vor, daß autoreaktive Lymphozyten mit Autoantigenen schon normalerweise in Kontakt kommen; deshalb muß es einen Kontrollmechanismus geben, der verhindert, daß ständig Autoimmunreaktionen ablaufen. Für die Begrenzung der Autoreaktivität scheinen Suppressorzellen am geeignetsten zu sein. Abb. 23.26 zeigt, wie möglicherweise die Kontrollen unterlaufen werden könnten. Die komplexe T-Suppressor-Aktivität ist das Ergebnis einer Zusammenarbeit verschiedener Typen von Suppressor-T-Zellen. Im Kap. „Immuntoleranz" wird dieses Thema ausführlich besprochen. Man vermutet, daß Fehlfunktionen von mehreren T-Suppressor-Typen gleichzeitig vorhanden sein müssen, bis es zur Ausbildung einer Autoimmunität kommt.

Interessant ist, daß klinisch unauffällige Verwandte von SLE-Patienten ebenso wie diese einen Defekt bei der Bildung von nichtspezifischen T-Suppressor-Zellen aufweisen; d. h. erstens, daß der Defekt Ursache und nicht Auswirkung der Krankheit ist, und zweitens, daß er für sich allein nicht ausreicht, einen SLE hervorzurufen. Dies unterstützt die Vermutung, daß mehrere Faktoren beteiligt sind, und daß vielleicht gleichzeitig eine Störung bei den antigenspezifischen oder idiotypspezifischen regulatorischen T-Zellen vorliegen muß.

Indizien für die Existenz von autoreaktiven Lymphozyten

1. Thyreoglobulin in CFA und anderen Adjuvantien (z. B. Lipopolysaccharid, Poly-A:U) induziert bei normalen Tieren eine Autoimmunität

2. ein kleiner Prozentsatz normaler B-Zellen bindet Selbst-Thyreoglobulin an ihre Oberfläche

3. ein hirnspezifische T-Zell-Linie von normalen Ratten kann eine Enzephalomyelitis induzieren

4. durch Inkubation mit syngenem Hoden- oder Schilddrüsengewebe können Lymphozyten autosensibilisiert werden

Abb. 23.25 Hinweise auf die Existenz von autoreaktiven Lymphozyten.

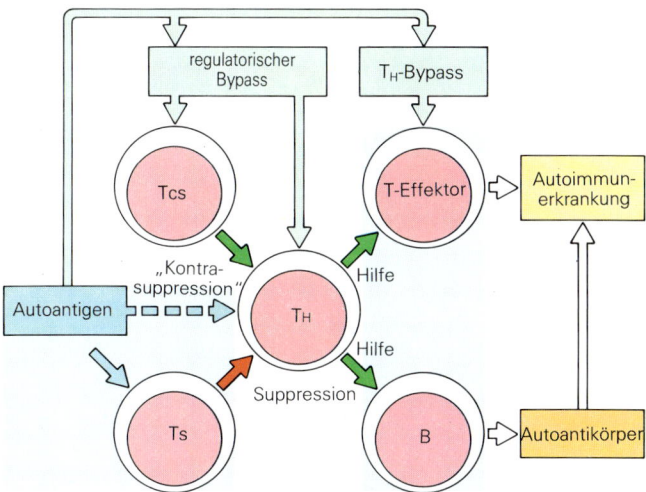

Abb. 23.26 Autoimmunerkrankung unter Umgehung der Kontrollmechanismen der Autoreaktivität. Autoreaktive B-Zellen, Effektor-T-Zellen und Autoantigene sind auch unter normalen Umständen vorhanden (in dieser und den folgenden Abbildungen in den blauen Feldern), unter physiologischen Bedingungen sind jedoch T-Helfer-Zellen, die eine Autoimmunreaktion auslösen könnten, funktionell inaktiv, und zwar durch klonalen Entwicklungsabbruch oder durch die Wirkung von Suppressor-T-Zellen (die antigenspezifisch, idiotypspezifisch oder nichtspezifisch sein können). Auf diese Weise werden autoreaktive T- und B-Zellen nicht aktiviert (idiotypspezifische Ts-Zellen können auch direkt auf B-Zellen einwirken). Eine Autoimmunität entsteht, wenn die Regulation entweder durch direkte Aktivierung der TH-Zelle oder durch Aktivierung einer T-Contrasuppressor(Tcs)-Zelle durchbrochen wird (welche die TH-Zelle unempfindlich gegenüber der Suppression macht). Die Existenz der Contrasuppressorzellen ist noch nicht bewiesen. Eine andere Möglichkeit wäre, daß Autoantigene unter Umgehung der TH-Zelle B-Zellen und Effektor-T-Zellen direkt stimulieren.

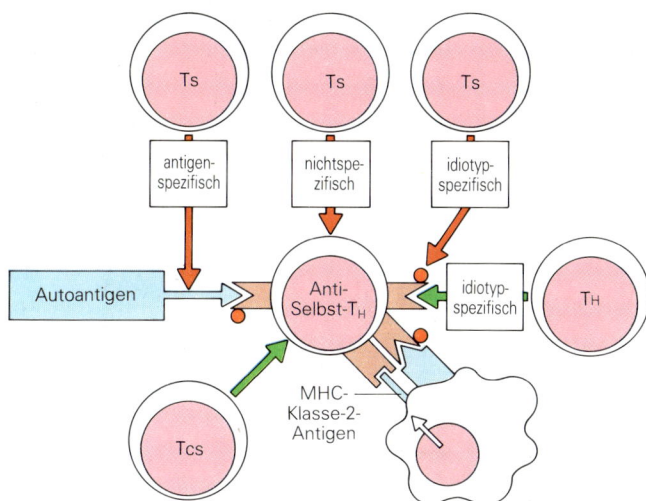

Abb. 23.27 Entstehung einer Autoimmunität durch Unterlaufen der Regulationsmechanismen. Ein Defekt von antigenspezifischen Ts, nichtspezifischen Ts oder idiotypspezifischen Ts-Zellen, die als Bremse für idiotypspezifische TH-Zellen dienen, kann zu einer Aktivierung von Anti-Selbst-Helfer-T-Zellen führen. Die verschiedenen Ts-Zelltypen können sich über lösliche Faktoren gegenseitig aktivieren. Contrasuppressor(Tcs)-Zellen schalten die Hemmung der Anti-Selbst-TH-Zellen aus; trägt eine Zelle ein Autoantigen, kann sie durch inadäquate Expression von MHC-Klasse-2-Antigenen zur antigenpräsentierenden Zelle für die autoreaktive TH-Zelle werden. In dieser Darstellung interagiert eine idiotypspezifische TH-Zelle über den Idiotyp mit der Anti-Selbst-TH-Zelle.

Einige Rezeptormoleküle auf der Zelloberfläche könnten immunologisch „stumm" sein, weil die Zellmembran keine MHC-Moleküle der Klasse 2 exprimiert. Kürzlich konnte gezeigt werden, daß Schilddrüsenzellen durch Lektin und Phythaemagglutinin zur Bildung von HLA-D-Molekülen stimuliert werden können; daraufhin wurde die Vermutung geäußert, daß ein Oberflächenrezeptor nicht mehr in der Lage ist, autoreaktive Zellen zu stimulieren, wenn er nicht ausreichend viele solcher Klasse-2-Moleküle exprimiert. Tatsächlich übernimmt die Gewebezelle nun die Aufgabe einer antigenpräsentierenden Zelle (Abb. 23.27).

Damit sind sicherlich nicht alle Möglichkeiten erschöpft, und es ist sehr wahrscheinlich, daß noch andere Faktoren beteiligt sind. Große Beachtung fand der Vorschlag von Allison u. Weigle, daß es einen Mechanismus gibt, der die T-Zellen unterläuft. Davon ausgehend, daß durch eine Toleranz oder Suppression der autoantigenspezifischen T-Helfer-Zellen (Inducer-T-Zellen) die Effektor-T- und -B-Zellen unterlaufen werden, würde eine Umgehung dieser toleranten T-Zellen eine direkte Aktivierung der Effektorlymphozyten bewirken.

Dies könnte auf verschiedene Weise geschehen (Abb. 23.28–23.30). Abb. 23.30 zeigt eine weitere Idee, die das idiotypische Netzwerk einbezieht: Eine autoreaktive T- oder B-Zelle, die einen frequenten („public") Idiotyp trägt, könnte mit dem Idiotyp auf einem Antikörper kreuzreagieren, der durch eine mikrobielle Infektion stimuliert ist. Sogar in diesem Falle scheint es unwahrscheinlich, daß eine Autoimmunantwort zustande kommt, solange kein Defekt der

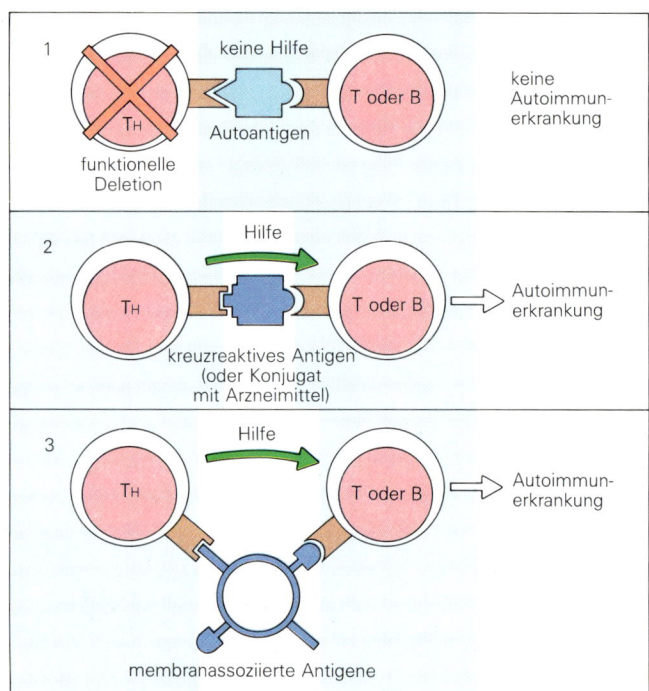

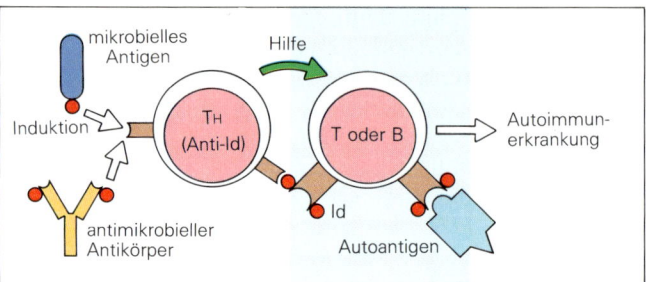

Abb. 23.30 Induktion einer Autoimmunität über idiotypische Stimulation. Eine Autoimmunität kann entstehen, wenn autoreaktive T- oder B-Zellen einen ubiquitären Idiotyp (Id) tragen, der mit einem mikrobiell stimulierten Idiotyp auf einem Antikörper oder sogar direkt mit einer mikrobiellen Struktur kreuzreagiert.

Abb. 23.28 Induktion einer Autoimmunität durch Umgehung der T-Zell-Kontrolle (1). Solange eine funktionelle Deletion oder Suppression der autoreaktiven T-Zellen besteht, tritt normalerweise keine Autoimmunerkrankung auf (1). In Anwesenheit eines kreuzreagierenden Antigens kann durch Reaktion mit einer fremden Carrier-Determinante Zellhilfe von einer neuen Tн-Zell-Population gegeben werden (2). Ein Medikament auf einem Selbstantigen kann von Tн-Zellen als Carrier-Determinante erkannt werden. Die neue Carrier-Determinante kann entweder auf dem Molekül sitzen, welches auch die autoantigene Determinante trägt (wie bei 2), oder auf einem anderen Molekül, das mit dem Autoantigen über eine Zellmembran verbunden ist (3).

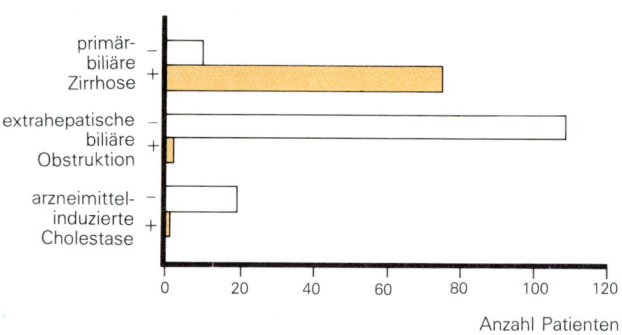

Abb. 23.31 Diagnostischer Wert von antimitochondralen Antikörpern. Die Bestimmung von antimitochondralen Antikörpern (mit der indirekten Immunfluoreszenz) kann in Verbindung mit einer perkutanen Leberbiopsie zur Differentialdiagnose der aufgeführten Erkrankungen herangezogen werden. Bei einem Großteil der Patienten mit primärer biliärer Zirrhose werden solche Antikörper gefunden, während sie bei anderen Erkrankungen nur selten auftreten.

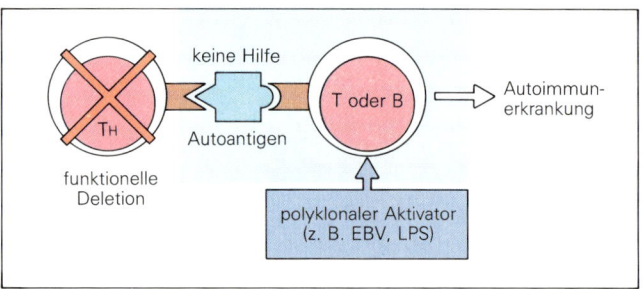

Abb. 23.29 Induktion einer Autoimmunität durch Umgehung der T-Zell-Kontrolle (2). Autoreaktive Zellen können durch polyklonale Aktivatoren, wie z.B. Epstein-Barr-Virus oder bakterielle Lipopolysaccharide, direkt stimuliert werden.

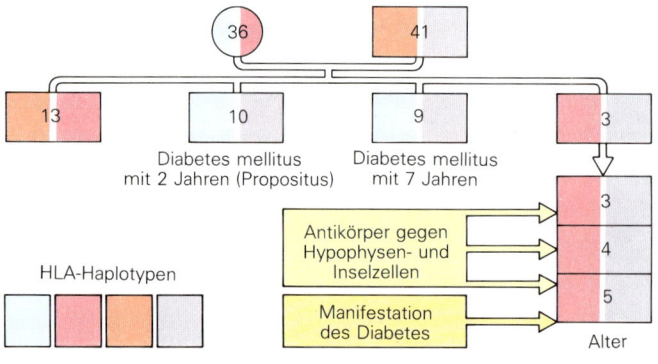

Abb. 23.32 Prospektive Studie in einer Familie mit insulinpflichtigem Diabetes. Das Geschwister mit dem Haplotyp des Propositus und mit komplementbindenden Inselzellantikörpern wurde drei Jahre nach Beginn der Studie diabetisch.

antiidiotypischen T-Suppressor-Zellen vorliegt; dies bekräftigt wiederum die Annahme, daß für eine länger dauernde Autoimmunität mehrere Faktoren zusammenkommen müssen.

Diagnostische und prognostische Aspekte

In welchem Zusammenhang Autoantikörper mit dem Krankheitsprozeß auch immer stehen mögen, für die

Diagnose sind sie von unbestrittenem Wert. In der klinischen Immunologie wird deshalb versucht, Tests für möglichst viele Autoantikörper zu entwickeln. Ein besonders gutes Beispiel ist der Test auf mitochondriale Antikörper zur Diagnose einer primären biliären Zirrhose (Abb. 23.**31**). Diese differentialdiagnostische

Maßnahme erspart dem betroffenen Patienten die manchmal gefährliche Probelaparotomie, die bis dahin unumgänglich war.

Autoantikörper können auch für die Prognose herangezogen werden. Abb. 23.**32** zeigt das Beispiel eines Kindes mit insulinpflichtigen diabetischen Geschwistern, mit denen es einen HLA-Haplotypus gemeinsam hat, und selbst auch komplementbindende Antikörper gegen die Inselzellen des Pankreas besitzt. Innerhalb von 3 Jahren nach Beginn der Studie entwickelte das Kind einen manifesten Diabetes, was die Aussagekraft dieser Antikörper schon lange vor Ausbruch der Krankheit zeigt.

Behandlung

Bei organspezifischen Erkrankungen können die Symptome meistens durch eine Wiederherstellung des metabolischen Gleichgewichts behoben werden. Z. B. wird bei einer Schilddrüsenunterfunktion das fehlende Schilddrüsenhormon mit Thyroxin substituiert, und bei der Thyreotoxikose werden meist Antimetaboliten des Hormons gegeben. Bei der perniziösen Anämie kann ein Depot von Vitamin B_{12} parenteral verabreicht werden, und die Myasthenia gravis wird mit Cholinesteraseinhibitoren behandelt. Bei komplettem Funktionsverlust, der nicht mehr durch Hormone substituiert werden kann, wie dies bei der Lupus-Nephritis oder der chronischen rheumatoiden Arthritis der Fall sein kann, wird eine Organübertragung oder Implantation einer Prothese in Betracht kommen; bei einer Gewebetransplantation kann eine immunsuppressive Nachbehandlung notwendig werden, damit sich das Krankheitsgeschehen nicht von neuem wiederholt.

Eine konventionelle immunsuppressive Therapie mit antimitotisch wirksamen Medikamenten kann zur Abschwächung der Immunantwort eingesetzt werden. Wegen der damit verbundenen Gefahren behält man sich jedoch diese Behandlung nur für lebensbedrohende Zustände wie SLE und Dermatomyositis vor. Symptomatisch werden bei rheumatoiden Erkrankungen entzündungshemmende Medikamente verwendet. Je mehr über die Pathogenese der verschiedenen Autoimmunerkrankungen bekannt ist und je mehr der Immunstatus des Patienten beeinflußt werden kann, um so besser können weniger gebräuchliche Therapieverfahren eingesetzt werden (Abb. 23.**33**). Einen besonders vielversprechenden Ansatz bietet der Zugriff auf das idiotypische Netzwerk, indem man versucht, die Idiotypen von T-Inducer- und Effektor-Zellen zu hemmen.

Positive Induktion einer Autoimmunität

Es gibt Fälle, in denen eine vorsichtige Induktion einer Autoimmunantwort wünschenswert wäre (Abb. 23.**34**). Grundsätzlich ist so etwas möglich; beim Menschen stellt sich jedoch als hauptsächliches (und nicht einziges) Problem die korrekte Identifizierung der autoreaktiven Epitope, die nicht mit anderen Autoantigenen kreuzreagieren, ferner muß ein effektiver Carrier und das entsprechende Adjuvans gefunden werden.

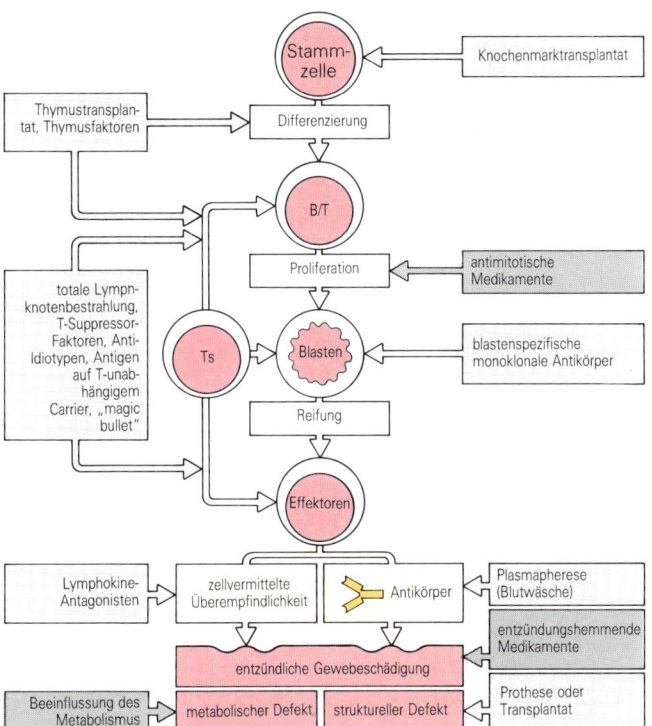

Abb. 23.33 Die Behandlung von Autoimmunerkrankungen. Gängige Behandlungsmethoden, mit denen der Prozeß aufgehalten werden kann, sind dunkelgrau, mögliche zukünftige Behandlungskonzepte sind hellgrau hervorgehoben. Z. B. werden antimitotisch wirksame Medikamente in schweren SLE-Fällen oder bei der chronisch aktiven Hepatitis gegeben. Entzündungshemmende Medikamente werden häufig bei rheumatoider Arthritis verschrieben. Organspezifische Erkrankungen wie primäres Myxödem oder perniziöse Anämie werden gewöhnlich durch Substitution der fehlenden metabolischen Komponenten behandelt, in den angeführten Fällen also mit Schilddrüsenhormon bzw. Vitamin B_{12} in Depotform. Bei Transplantationen wird versucht, mit einer immunsuppressiven Therapie die Abstoßung des Organs zu verhindern.

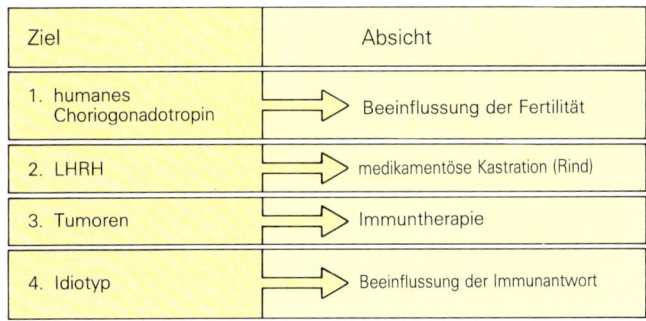

Ziel	Absicht
1. humanes Choriogonadotropin	Beeinflussung der Fertilität
2. LHRH	medikamentöse Kastration (Rind)
3. Tumoren	Immuntherapie
4. Idiotyp	Beeinflussung der Immunantwort

Abb. 23.34 Erwünschte Induktion einer Autoimmunität. 1. HCG ist für die Erhaltung der implantierten Eizelle während der Schwangerschaft wichtig. Eine Autoimmunisierung gegen spezifische HCG-Determinanten (die auf LH oder anderen Hypophysenhormonen nicht auftreten) durch Kopplung an Carrier (wie z. B. an Tetanustoxoid) könnte eine Impfung zur Empfängnisverhütung ermöglichen. 2. Eine Neutralisierung des Releasing Hormons für LH durch Autoimmunisierung könnte beim Rind zur Pseudokastration verwendet werden. 3. Eine Krebstherapie aufgrund von Erkenntnissen aus der Erforschung von tumorspezifischen Antigenen ist schon seit langem das Traumziel von Tumorimmunologen. 4. Monoklonale Anti-Idiotypen könnten eingesetzt werden, um Immunreaktionen zu dämpfen oder zu verstärken.

24 Transplantation und Abstoßung

Zur Überempfindlichkeitsreaktion und Autoimmunität kommt die Transplantatabstoßung als dritte unerwünschte Aktivität des Immunsystems hinzu. Das Phänomen der Abstoßung von fremdem Gewebe ist schon seit langem bekannt, wurde aber erst in den 50er Jahren als eine Leistung des Immunsystems erkannt. Die zwei Hauptmerkmale der adaptiven Immunität, das Gedächtnis und die Spezifität, spielen dabei die Schlüsselrolle. Die Gedächtnisfunktion läßt sich bei der Übertragung eines Hautstücks von einem Tier auf ein anderes dadurch demonstrieren, daß ein zweites Transplantat schneller abgestoßen wird als das erste. Diese beschleunigte Abstoßung findet nur statt, wenn vom selben allogenen Spender bereits früher einmal Gewebe empfangen wurde – gleichzeitig von anderen Spendern übertragenes Gewebe wird nicht beschleunigt abgestoßen (Abb. 24.1). Bei diesen zwei Typen der Abstoßung spricht man von Erstreaktionen („first set") und Zweitreaktionen („second set").

Abstoßungsreaktionen finden nur an den Orten statt, die auch dem Immunsystem zugänglich sind. Es gibt bestimmte „privilegierte" Orte im Körper, wo allogene Transplantate unbegrenzt überleben können. Man fand, daß mit sensibilisierten Lymphozyten die Fähigkeit zur Abstoßung übertragen werden kann. Diese und andere Beobachtungen bestätigen, daß es sich bei der Transplantatabstoßung um eine Leistung des Immunsystems handelt. Es mag erstaunlich erscheinen, daß das Immunsystem eine so starke Abwehr gegen die natürlicherweise ja nicht vorkommende Gewebeübertragung aufgebaut hat; die Evolution hat damit jedoch nicht einen Schutz vor der Transplantationschirurgie aufgebaut, es handelt sich vielmehr um einen ungünstigen Nebeneffekt der Funktion, virusinfizierte Zellen zu erkennen und zu zerstören.

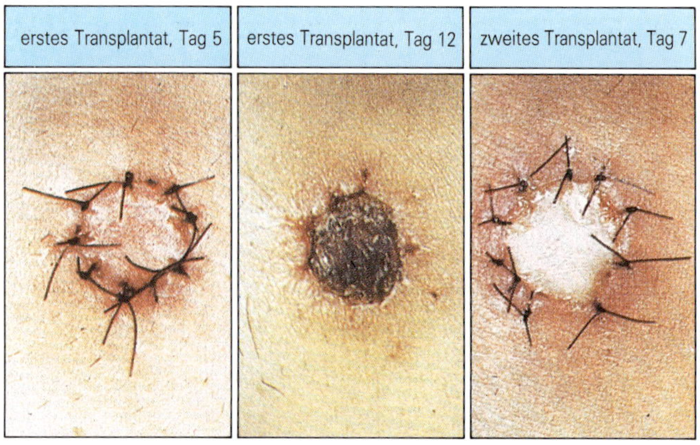

Genetik der Transplantation

1914 postulierte Little, daß für eine erfolgreiche Transplantation Spender und Empfänger bestimmte gleiche, unabhängig segregierende Allele besitzen müssen, nämlich die Histokompatibilitätsgene. Diese Theorie bestätigte sich bei allen untersuchten Säugetieren, wobei die Experimente durch die Züchtung von Inzuchtmäusen mit identischen Haplotypen sehr erleichtert wurden (s. „MHC"). Übertragungsversuche zwischen diesen isogenen Mäusestämmen ergaben, daß alle Transplantate mit allogenen Histokompatibilitäts-

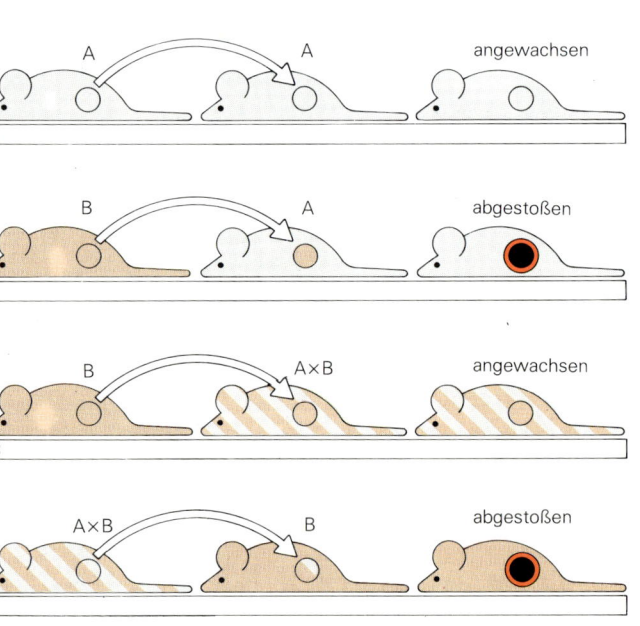

Spender	Empfänger	Verlauf
A	A	angewachsen
B	A	abgestoßen
B	A×B	angewachsen
A×B	B	abgestoßen

Abb. 24.2 Gesetzmäßigkeiten bei Transplantationen. Transplantate zwischen genetisch identischen Tieren werden angenommen. Zwischen genetisch nichtidentischen Tieren übertragenes Gewebe wird verschieden schnell abgestoßen, und zwar abhängig von der Art der genetischen Unterschiede. Z. B. werden Transplantate von syngenen Spendern toleriert, die einen identischen MHC-Lokus aufweisen (1). Bei abweichendem MHC-Lokus findet eine Abstoßung statt (2). Ein Transplantat wird akzeptiert, wenn Spender und Empfänger gemeinsame Histokompatibilitätsgene besitzen. Dies wird bei Transplantationen zwischen Eltern und F₁-Nachkommen deutlich (3 und 4). Bei genetischen Unterschieden außerhalb des MHC kommt es auch zur Abstoßung, jedoch wesentlich langsamer. Die Ausnahmen von diesen Regeln werden an anderer Stelle besprochen.

Abb. 24.1 Immungedächtnis bei der Transplantatabstoßung. Das menschliche Allotransplantat eines Hautstücks ist nach fünf Tagen voll vaskularisiert und zeigt eine normale Zellteilung (links); am Tag 12 ist das Gewebe jedoch vollständig zerstört (Mitte). Ein zweites Transplantat vom selben Spender (rechts) wird nicht mehr vaskularisiert und die Abstoßung verläuft schneller (die Aufnahme entstand am 7. Tag nach der Übertragung). Bei der ersten Transplantation hat demnach eine Sensibilisierung stattgefunden, die in das Immungedächtnis aufgenommen worden ist.

Bildunterschriften der Fotos: erstes Transplantat, Tag 5 | erstes Transplantat, Tag 12 | zweites Transplantat, Tag 7

determinanten abgestoßen wurden, und jedes Gewebe anging, das keine allogenen Determinanten trug (Abb. 24.2). Außerdem bestätigen diese Beobachtungen, daß Histokompatibilitätsgene in der F$_1$-Generation kodominant exprimiert werden.

Unter bestimmten Umständen gibt es Ausnahmen von dieser einfachen Regel. Die erste Ausnahme zeigt sich bei Tieren, die entweder durch neonatalen Kontakt mit dem Spendergewebe oder durch immunsuppressive Medikamente gegen das Transplantat tolerant gemacht worden sind (s. Kap. „Immuntoleranz"). Mit einer

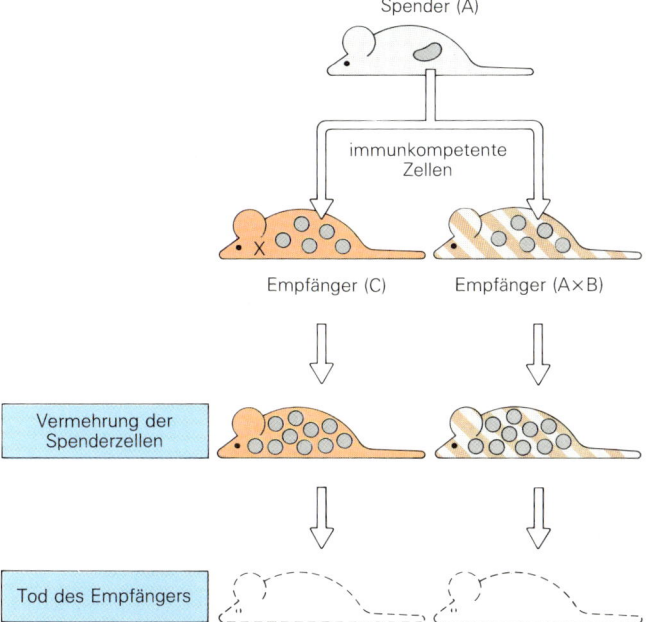

Gewebeübertragung kann am besten getestet werden, ob eine immunologische Toleranz auf allogenes Gewebe besteht. Die zweite Ausnahme sieht man bei der Übertragung immunkompetenter Zellen auf einen allogenen Empfänger, der nicht in der Lage ist, darauf zu reagieren. In diesem Fall reagieren die Spenderzellen gegen das Empfängergewebe, insbesondere der Haut, Darmschleimhaut und Leber, und können dieses zerstören. Dieser Vorgang ist die „Graft versus host"-Reaktion (GvH) (Abb. 24.3). Man weiß nicht genau, über welchen Mechanismus die Zellen des Empfängers zerstört werden, da viele der Zellen am Ort des Geschehens vom Empfänger stammen. Die GvH-Reaktion verläuft oft tödlich, und ist ein besonderes Problem bei der Knochenmarkstransplantation.

Eine weitere Abweichung vom Schema in Abb. 24.2 ist die Abstoßung von Hauttransplantaten, die von männlichen Mäusen auf autosomal isogene weibliche Tiere übertragen wurden. Diese Reaktion wird durch ein Histokompatibilitätsgen (H-Y) auf dem Y-Chromosom verursacht, das den weiblichen Mäusen fehlt und deswegen als fremd erkannt wird (Abb. 24.4). Anders als viele andere Histokompatibilitätsantigene scheint H-Y in verschiedenen Stämmen monomorph zu sein.

Histokompatibilitätsgene

Genetische Studien ergaben bei allen Spezies sehr viele unabhängig segregierende Loci auf den Histokompatibilitätsgenen. Man fand 30 verschiedene Genorte allein bei der Maus, die mit H1, H2, usw. durchnumeriert wurden. Bei allen Tierarten gibt es jedoch einen Genort, den Haupthistokompatibilitätskomplex, der stärker als die anderen Loci allogene Reaktionen hervorruft. Mit der Entdeckung der Bedeutung des MHC für viele andere Immunreaktionen (wie bereits in früheren Kapiteln beschrieben) wurden die schwachen („minor") Histokompatibilitätsloci (Nebenloci) etwas vernachlässigt. Immerhin können allogene „Second set"-Abstoßungsreaktionen gegen abweichende Antigene des Nebenlocus genauso schnell verlaufen wie gegen ein MHC-allogenes Transplantat (Abb. 24.5). Bei Neugeborenen werden ungefähr 50% der trans-

Abb. 24.3 „Graft versus host"-Abstoßungsreaktion. Immunkompetente Zellen eines Typ-„A"-Spenders werden auf einen immunsupprimierten (bestrahlten) Typ-„C"-Empfänger und auf ein normales F$_1$(A×B)-Tier übertragen. Die Zellen werden in beiden Fällen wegen der bestehenden Immunsuppression bzw. Toleranz nicht abgestoßen, erkennen aber den Gewebetyp „B" bzw. „C" des jeweiligen Empfängers als körperfremde Zellen. Die übertragenen Zellen teilen sich, reagieren gegen die Zellen des Empfängers und rekrutieren Entzündungszellen des Wirtes, wodurch die Reaktion noch verstärkt wird. Häufig führt dieser Prozeß zum Tod des Empfängers.

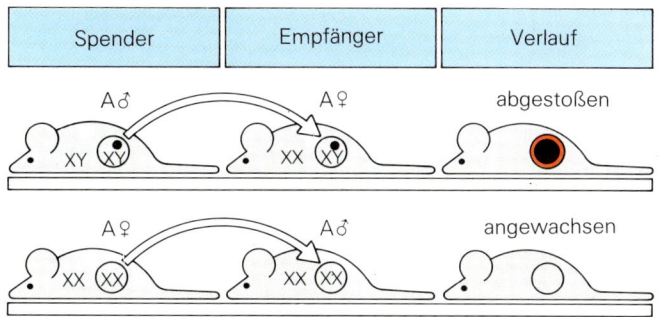

Abb. 24.4 Das H-Y-Antigen. Weibliche Mäuse stoßen das Transplantat von einem männlichen Spender ab, während der umgekehrte Übertragungsweg (♀ Spender, ♂ Empfänger) nicht zur Abstoßung führt. Das für die Unverträglichkeit verantwortliche Antigen (H-Y) wird vom Y-Chromosom kodiert und ist folglich nur auf männlichen Zellen vorhanden.

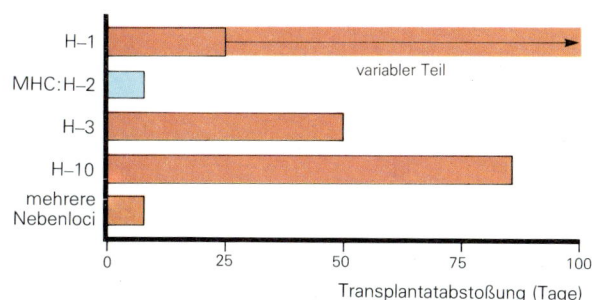

Abb. 24.5 Histokompatibilitätsantigene und Überlebenszeit des Transplantats. Die Graphik zeigt den Zeitpunkt der Abstoßung eines Hauttransplantats, wenn Spender und Empfänger unterschiedliche Histokompatibilitätsnebenloci (rot) aufweisen oder sich im H-2-MHC-Locus unterscheiden (blau). Transplantate mit mehreren inkompatiblen Nebenloci werden ebenso schnell abgestoßen wie H-2-inkompatibles Gewebe. Die Daten stammen von Graff u. Bailey.

plantierten Nieren nach 5 Jahren wieder abgestoßen, obwohl Spender und Empfänger bezüglich des HLA zueinander passen; demnach können also auch beim Menschen Unterschiede in den Nebenloci eine Abstoßung verursachen. Dennoch bleibt der MHC die größte Hürde bei Transplantationen, da eine Abstoßung wegen allogener Unterschiede in den Nebenloci gewöhnlich durch eine immunsuppressive Therapie verhindert werden kann, wenn der Empfänger nicht bereits auf die Antigene des Nebenlocus sensibilisiert ist.

Rolle der T-Zellen

Es gibt viele Hinweise darauf, daß hauptsächlich die T-Zelle für die Abstoßung von Gewebetransplantaten verantwortlich ist. Thymuslose Nacktmäuse stoßen Transplantate nicht ab. Diese Tiere tolerieren sogar xenogenes (d. h. von einer anderen Tierart stammendes) Gewebe. Es genügt offenbar die alleinige Anwesenheit von T-Zellen, da neonatal bursektomierte

Hühner – die überhaupt keine B-Zellen besitzen – in der Lage sind, allogene Transplantate abzustoßen. Das heißt nicht, daß Antikörper daran gänzlich unbeteiligt wären; Antikörper können eine rasche Abstoßung verursachen, im Vergleich zur zellvermittelten Immunität ist ihre Rolle jedoch gering. Ausnahmen stellen die Fälle dar, in denen der Empfänger bereits auf bestimmte Spenderantigene sensibilisiert ist, oder wenn Reaktionen auf hämatopoetische Zellen beteiligt sind.

Während des Abstoßungsprozesses zeigt ein allogenes Hauttransplantat histologisch eine Infiltration mit mononukleären Zellen, zumeist kleinen Lymphozyten (Abb. 24.**6**). Die Ansammlung der Lymphozyten geht der Zerstörung des Transplantates um einige Tage voraus. Vermutlich sind diese Zellen für die Abstoßung verantwortlich, und man glaubte, daß die Zerstörung des transplantierten Gewebes durch zytotoxische T-Zellen erfolgt. Manchmal ist dies jedoch nicht der Fall, z. B. bei der Allotransplantatabstoßung durch H-Y bei syngenen Mäusen. Bei den weiblichen Mäusen

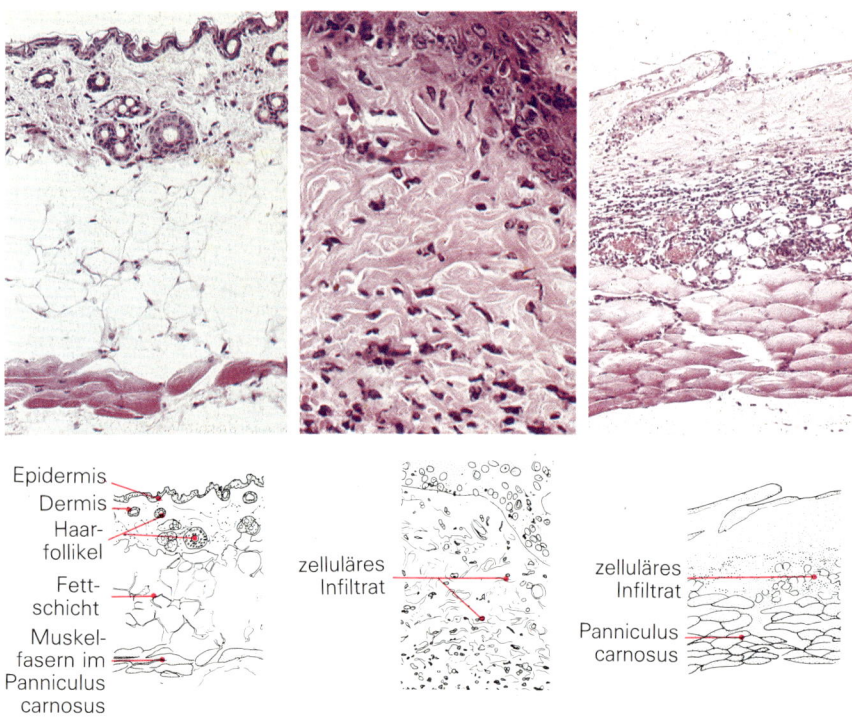

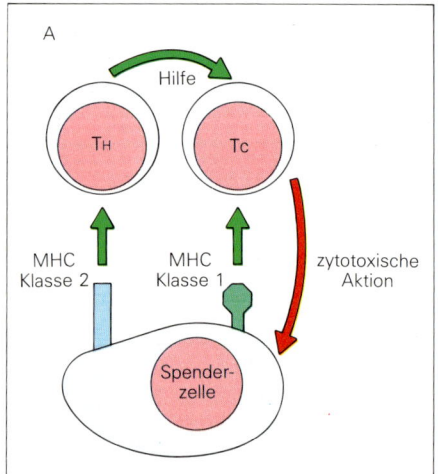

Abb. 24.**6   Hautpräparate von einer Stamm-A-Maus: Normale Haut (links), Allotransplantat auf eine CBA-Maus nach 5 Tagen (Mitte) und nach 12 Tagen (rechts).** Nach fünf Tagen ist die Haut von mononukleären Zellen des Empfängers infiltriert. Am Tag 12 ist das vollkommen zerstörte Epithel von der Dermis abgehoben, die nun keine Zellen enthält; das Zellinfiltrat ist durch die bestehende Anoxie beseitigt, es besteht jedoch ein Zellaustausch im Transplantatbett zwischen Dermis und Panniculus carnosus. Mit freundlicher Genehmigung von Prof. L. Brent.

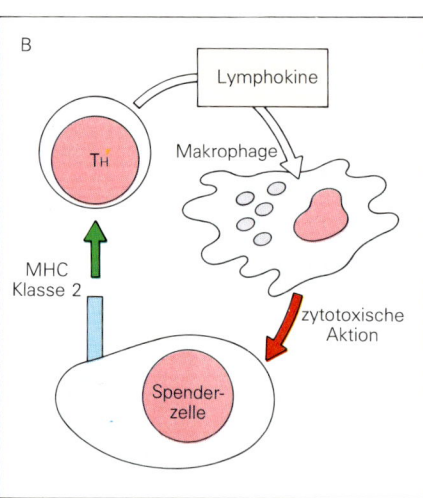

Abb. 24.**7   Zerstörung von Spenderzellen.** Die Abbildung zeigt zwei Mechanismen, bei denen T-Zellen an der Zerstörung von übertragenen Zellen beteiligt sind. A. Durch fremde MHC-Antigene der Klasse 2 werden T$_H$-Zellen zur Zellhilfe für Tc-Zellen stimuliert, welche die transplantierten Zellen zerstören. Tc-Zellen erkennen das Transplantat über die fremden Klasse-1-Antigene des MHC. B. Reaktive T$_H$-Zellen setzen Lymphokine frei, dadurch werden Makrophagen angelockt, die das Transplantat zerstören.

verschiedener Stämme hat die Abstoßung mit der Bildung von zytotoxischen T-Zellen gegen das H-Y-Antigen nichts zu tun. In anderen Untersuchungen wurde gezeigt, daß Helferzellen die Effektoren der Abstoßungsreaktion bei abweichenden MHC-Genen sind. Aus diesen Beobachtungen erwuchs die Theorie, daß die Transplantatabstoßung eine spezielle Form der Überempfindlichkeitsreaktion vom verzögerten Typ sein könnte, wobei Monozyten und Makrophagen die letzte Zerstörungsarbeit leisten. Es ist aber noch umstritten, ob die anwesenden Makrophagen die Ursache der Transplantatzerstörung sind, oder ob sie durch die Entzündung und die Zellabbauprodukte angelockt werden. Beide Hypothesen sind in Abb. 24.7 dargestellt.

Allogene Erkennung

Wenn von der relativen Bedeutung der zytotoxischen T-Zellen für die Transplantatabstoßung die Rede ist, erhebt sich die Frage, welche Klassen der MHC-Antigene primär für die allogene Abstoßung verantwortlich sind. Untersuchungen, bei denen Spender- und Empfängernieren auf die Übereinstimmung der A- und B(Klasse 1)- oder DR(Klasse 2)-Antigene untersucht worden waren, ergaben, daß die Übereinstimmung zwischen den DR-Antigenen am wichtigsten für das Überleben des Transplantates ist (Abb. 24.8). Obwohl bei beiden Untersuchungen nicht derselbe Versuchsaufbau verwendet wurde, kann man doch den Schluß

ziehen, daß für eine erfolgreiche Transplantation vor allem die Antigene der Klasse 2 zusammenpassen sollten, was auch für die zentrale Rolle der T-Zellen spricht, die einer Restriktion der Klasse 2 unterliegen (Abb. 24.7). Mit der Entdeckung von zusätzlichen Genorten der Klasse 2 auf dem menschlichen HLA-D-Locus (DC und SB) verfügt man möglicherweise über weitere Kriterien, nach denen Spender und Empfänger einander zugeordnet werden können. Gewöhnlich testet man mit der gemischten Lymphozytenreaktion (MLR) aus, ob Unterschiede in der D-Region zwischen Spender und Empfänger bestehen, und es ist bemerkenswert, daß sogar bei Übereinstimmung der DR-Region das Ausmaß der MLR variiert, je nachdem welche Zellen beteiligt sind. Wahrscheinlich ist dies denjenigen Genorten der Klasse 2 zuzuschreiben, die nicht zum DR gehören. Es hat sich gezeigt, daß Transplantate bei Spender/Empfänger-Paaren mit der geringsten MLR-Reaktivität die bessere Überlebenschance haben. Zur Austestung der passenden MHC-Klasse-1- und D-Loci verwendet man gewöhnlich ein Antiserum gegen das spezifische Antigen (s. Kap. „MHC").

Allogene MHC-Antigene sind sehr immunogen. Z. B. können sie T-Zellen stimulieren, ohne daß eine Erkennung der „Selbst"-MHC-Moleküle vorangegangen sein muß. Offenbar können sie ganz alleine das duale Erkennungssignal „Selbst"-MHC + Antigen liefern. Normale, nicht vorimmunisierte Mäuse weisen einen hohen Anteil an T-Zellen auf, die einen allogenen MHC erkennen können. Etwa 10% der T-Zellen reagieren auf ganz bestimmte Alloantigene, was ein sehr hoher Prozentsatz ist im Vergleich zu den restlichen Zellen, die alle anderen Antigentypen erkennen. Dies bedeutet, daß T-Zellen, die MHC-Alloantigene erkennen, auch anderen Antigene erkennen; diese Theorie wird dadurch bekräftigt, daß es T-Zell-Klone gibt, die sowohl eine Spezifität für ein bestimmtes MHC-Alloantigen als auch für das Antigen, durch das sie geprägt wurden, besitzen. Aus diesen Beobachtungen läßt sich ableiten, daß ein allogener MHC von den T-Zellen des Empfängers so behandelt wird, als wäre es ein durch ein Antigen veränderter Selbst-MHC („altered self").

Antigenpräsentation

Da allogene MHC-Antigene T-Zellen des Empfängers ohne Mithilfe seines MHC stimulieren können, sind die Spenderzellen allein für sich in der Lage, eine Abstoßungsreaktion hervorzurufen. Ein allogener MHC hat auf unversehrten Zellen die größte immunogene Wirkung; gereinigte MHC-Antigene oder antigenhaltige Membranfragmente sind nicht stärker immunogen wirksam als andere Nicht-MHC-Antigene. Eine Transplantatabstoßung ist also besonders dann zu befürchten, wenn antigenpräsentierende Zellen im Spendergewebe vorhanden sind. Hauptsächlich handelt es sich bei diesen Zellen um Leukozyten, die das Transplantat über die Blutzirkulation des Spenders infiltriert haben. Solche antigenpräsentierenden Zellen werden „Passenger"(Passagier)-Zellen genannt (Abb. 24.9). Für die Transplantation beim Menschen können diese immunogenen Passenger-Zellen Probleme verursachen, wenn sie aus dem transplantierten Organ in das abfüh-

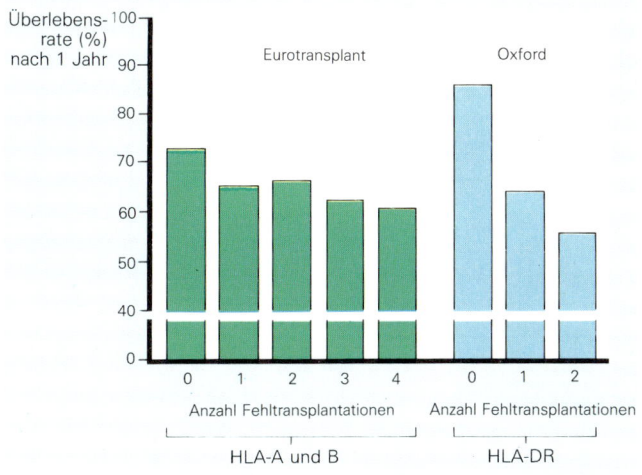

Abb. 24.**8 Nierentransplantation und HLA-Kompatibilität.** Die Graphik zeigt die Ergebnisse zweier getrennter Studien über die prozentuale Überlebensrate von menschlichen Leichennieren 12 Monate nach Transplantation. In der ersten Studie (Eurotransplant) wurden die Spender so weit wie möglich bezüglich der HLA-A- und -B-Antigene (Klasse 1) ausgewählt. In der zweiten Studie waren HLA-DR-Antigene (Klasse 2) das Auswahlkriterium. In beiden Untersuchungen waren die Erfolge besser, je weniger Fehlpaarungen zwischen Spender und Empfänger unterlaufen sind; am günstigsten verliefen die DR-gepaarten Transplantationen. Die Auswirkungen einer HLA-Klasse-1-Unverträglichkeit können abgeschwächt werden, wenn die Empfänger vor der Transplantation eine Bluttransfusion bekommen (dies gilt nicht für eine Klasse-2-Unverträglichkeit).

rende Lymphsystem einwandern, wo sie besonders sensibilisierend auf den Empfänger wirken. Man versucht auf verschiedene Weise, dieses Problem zu umgehen, indem man z. B. Nieren vor der Transplantation mit zytotoxischen Medikamenten perfundiert oder Haut-

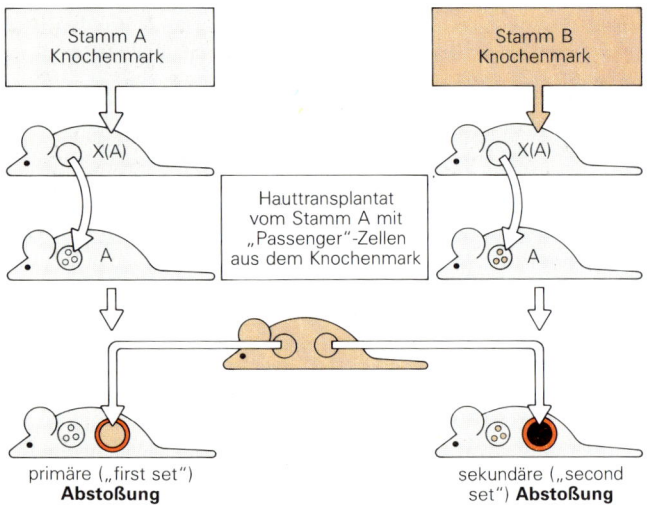

Abb. 24.**9 Beteiligung von „Passenger-Zellen" bei der Transplantatabstoßung.** Stamm-A-Mäuse wurden bestrahlt (x) und mit Knochenmarkzellen von Stamm-A- oder Stamm-B-Tieren rekonstituiert. Hauttransplantate von diesen Tieren auf Empfänger vom Stamm A wurden akzeptiert. Dieselben Empfänger bekamen anschließend Hauttransplantate von Stamm-B-Tieren. Diejenigen Tiere, deren erstes Transplantat von einer mit A-Zellen rekonstituierten Maus stammte, stießen das B-Transplantat langsamer ab als die Tiere, deren erstes Transplantat von einer mit Stamm-B-Zellen rekonstituierten Maus stammte. Dies bedeutet, daß Knochenmarkzellen vom Stamm B mit dem ersten Transplantat als Passagiere mitübertragen worden sind und den Empfänger gegen Alloantigene vom Stamm B sensibilisiert haben.

transplantate bestrahlt, um damit eine Auswanderung der Langerhans-Zellen zu bewirken. Nicht alle Organe sind gleich stark anfällig für eine Abstoßung (Abb. 24.**10**). Dies ist wahrscheinlich auf zwei Faktoren zurückzuführen:

1. MHC-Antigene der Klasse 2 werden abhängig von der Art des transplantierten Gewebes unterschiedlich stark exprimiert. Z. B. kann man bei bestimmten Schweinen eine allogene Lebertransplantation ohne begleitende immunsuppressive Maßnahmen durchführen, eine Niere desselben Tieres wird jedoch abgestoßen: Das Leberparenchym des Schweines besitzt keine MHC-Antigene der Klasse 2; in diesem Fall könnte die Toleranz jedoch noch von einem anderen Faktor abhängig sein.

2. In einigen Geweben finden sich keine passenden antigenpräsentierenden Zellen. Die am höchsten immunogenen Gewebe, Knochenmark und Haut, enthalten dendritische Zellen (oder Langerhans-Zellen, die sich zu dendritischen Zellen entwickeln), die in der MLR eine starke Stimulation von TH-Zellen bewirken.

Beteiligung der Antikörper

Die zellvermittelte Immunität ist zwar der Haupteffektor bei der Transplantatabstoßung, daneben können aber auch Antikörper beteiligt sein. Dies trifft hauptsächlich dann zu, wenn bereits eine Sensibilisierung auf Spenderantigene stattgefunden hat, und Antikörper entweder vor der Transplantation bereits anwesend waren oder sich zusammen mit der zellvermittelten Immunreaktion ausbilden. Antikörper sind meist dann beteiligt, wenn das Transplantat einen direkten Anschluß an die Blutversorgung des Empfängers bekommt, z. B. bei der Nierentransplantation. Die Abstoßungsreaktion von Nierentransplantaten kann man nach dem zeitlichen Auftreten oder nach den beteiligten Mechanismen unterteilen (Abb. 24.**11**).

Immunogenität verschiedener Gewebe
Knochenmark
Haut
Langerhans-Inseln
Herz
Niere
Leber

Typ	Zeitpunkt der Schädigung	Effektormechanismus	Ursache
hyperakute Abstoßung	innerhalb von Minuten	Ak	präformierte zytotoxische Antikörper gegen Spenderantigene
beschleunigte Abstoßung	2–5 Tage	CMI ± Ak	frühere Sensibilisierung gegen Spenderantigene
akute Abstoßung	7–21 Tage	CMI (± Ak)	Entstehung einer allogenen Reaktion gegen Spenderantigene
chronische Abstoßung	frühestens nach 3 Monaten	CMI (± Ak)	Störung der Spender-/Empfänger-Toleranz
immunpathologische Abstoßung	frühestens nach 3 Monaten	Schädigung des neuen Organs durch immunpathologische Vorgänge, die Ursache der Transplantation waren	

Abb. 24.**10 Immunogenität verschiedener Gewebe.** Die Fähigkeit der verschiedenen Gewebe, allogene Reaktionen auszulösen, nimmt in der Reihenfolge ab, in der sie aufgeführt sind. Knochenmark ist am stärksten immunogen.

Abb. 24.**11 Abstoßung von Nierentransplantaten.** Es sind verschiedene Arten von Abstoßungsreaktionen aufgeführt, die bei Nierentransplantationen vorkommen können. Die akute Abstoßung entspricht der Erstreaktion, die beschleunigte Abstoßung kann mit der Zweitreaktion bei Versuchstieren gleichgesetzt werden; beide werden primär durch Zellen vermittelt. Immunpathologische Veränderungen sind z. B. die Ablagerung von Immunkomplexen oder andere, beim Empfänger bereits vorbestehende Überempfindlichkeitsreaktionen.

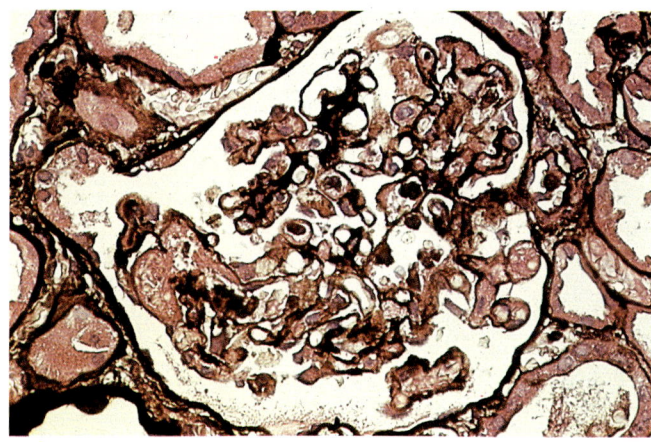

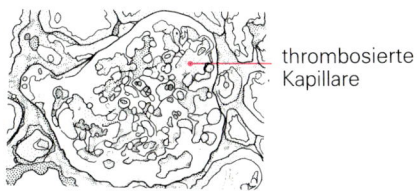

Abb. 24.12   Histologisches Bild eines hyperakut abge-stoßenen Nierentransplantats. Es besteht eine ausge-dehnte Nekrose der glomerulären Kapillarschlingen mit mas-siven interstitiellen Blutungen. Der Nekrose geht eine inten-sive Infiltration mit Polymorphkernigen voraus, die innerhalb der ersten Stunde, während der Revaskularisierung des Organs, stattfindet. Die hier gezeigten Veränderungen sind 24–48 Stunden später entstanden. HE-Färbung, 200×.

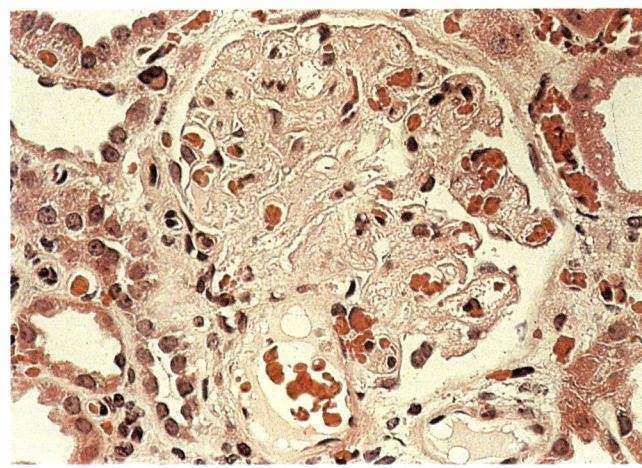

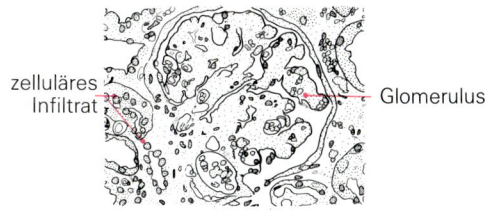

Abb. 24.13   Histologisches Bild eines akut abgestoße-nen Nierentransplantats. I. Im Interstitium des Organs sam-meln sich kleine Lymphozyten und andere Zellen an. Eine solche Infiltration ist typisch für die akute Abstoßung und beginnt bereits vor Ausprägung der ersten klinischen Sym-ptome. HE-Färbung, 200×.

Eine hyperakute Transplantatabstoßung ist ausschließ-lich durch zytotoxische Antikörper verursacht, die sich gewöhnlich gegen A_1- oder B-Blutgruppen-Substanzen bzw. MHC-Antigene der Klasse 1 richten (s. „Über-empfindlichkeit – Typ-II-Reaktion"). AB0-Blutgrup-pen-Antigene werden mit Nierentransplantaten über-tragen, und bei Fehltransplantationen besitzt der Emp-fänger bereits die entsprechenden natürlicherweise vorkommenden Antikörper. Die Antikörper gegen A_2-Blutgruppen verursachen jedoch keine hyperakute Transplantatabstoßung. Bei der hyperakuten Trans-plantatabstoßung wird die Niere innerhalb von 48 Stun-den durch eine polymorphe Infiltration mit Thrombose der kleinen Arteriolen und glomerulären Kapillaren zerstört (Abb. 24.12).

Seit vor jeder Nierentransplantation eine Kreuztestung der roten und weißen Blutzellen durchgeführt wird, ist diese Art der Transplantatabstoßung selten geworden. Bislang konnte eine hyperakute Abstoßung bei Leber-transplantationen nicht beobachtet werden.

Die Bedeutung von Antikörpern bei der beschleunig-ten und bei der akuten Transplantatabstoßung hängt von den Umständen ab. Eine akute Abstoßung ist gewöhnlich T-Zell-vermittelt, obwohl sich auch gleich-zeitig Antikörper entwickeln können. Die beschleu-nigte Abstoßung nach der zweiten Transplantation (Zweitreaktion) schließt schon eher die Beteiligung von Antikörpern ein, da sich sekundäre Antikörper-reaktionen rasch nach der Implantation entwickeln. Abb. 24.13 und 24.14 zeigen das histologische Bild einer akut abgestoßenen Niere.

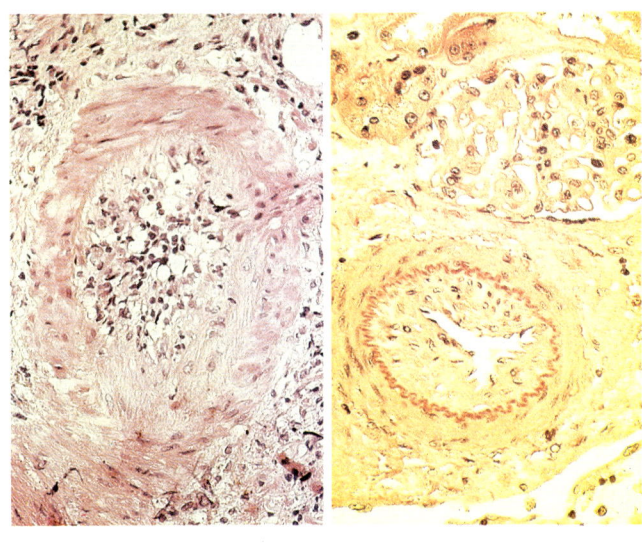

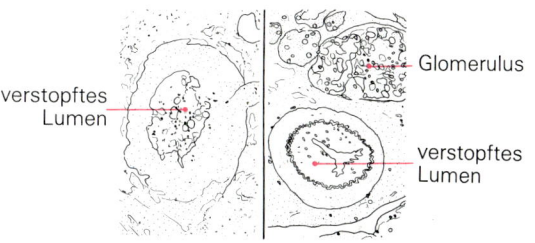

Abb. 24.14   Histologisches Bild eines akut abgestoße-nen Nierentransplantats. II. Die vaskuläre Obstruktion (links, HE-Färbung) führt zu dem rechts gezeigten Endsta-dium (Van-Giesen-Färbung). 140×.

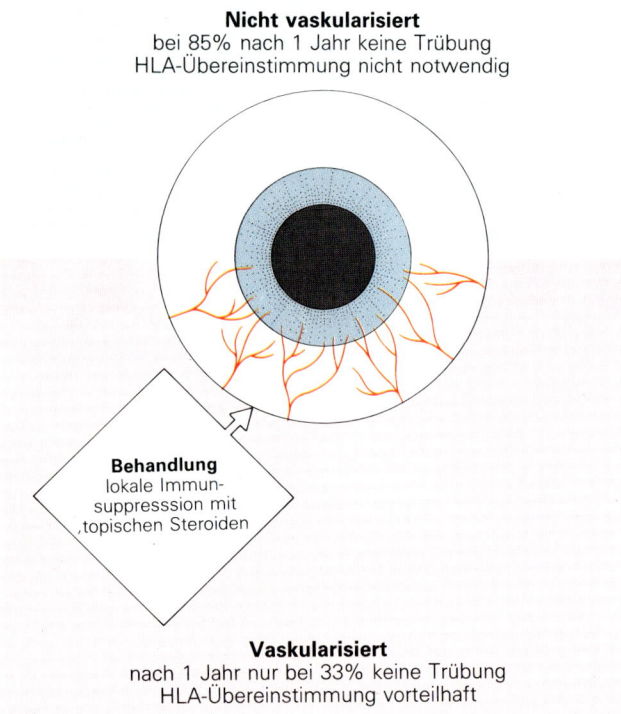

Nicht vaskularisiert
bei 85% nach 1 Jahr keine Trübung
HLA-Übereinstimmung nicht notwendig

Behandlung
lokale Immun-
suppresssion mit
topischen Steroiden

Vaskularisiert
nach 1 Jahr nur bei 33% keine Trübung
HLA-Übereinstimmung vorteilhaft

Abb. 24.**15** **Transplantation der Kornea.** Der Erfolg einer Hornhautübertragung hängt davon ab, ob das Transplantat reizlos einwächst oder vaskularisiert wird. Falls Gefäße einsprossen, kann mit topisch angewandten Steroiden eine lokale Immunsuppression versucht werden.

Einfluß des Spendergewebes auf die Abstoßung

Wie schon erwähnt, unterscheiden sich die verschiedenen Gewebearten in ihrer Immunogenität ganz beträchtlich, und zusätzlich beeinflußt auch der Transplantationsort den weiteren Verlauf. In diesem Zusammenhang spricht man auch von „privilegierten" Geweben und Transplantationsorten. Für eine Transplantation privilegierte Orte sind das Gehirn, die Kornea und speziell vorbereitete Hautlappen; es sind Strukturen, die normalerweise keinen Lymphabfluß haben. Bei der Hornhauttransplantation hängt der Erfolg davon ab, daß das Organ nicht vaskularisiert wird, und so Anschluß an das Immunsystem des Empfängers gewinnt (Abb. 24.**15**). Nur in einem vaskularisierten Hornhauttransplantat ist eine Abstoßung wegen einer HLA-Inkompatibilität möglich.

Transplantationen beim Menschen

In Abb. 24.**16** sind die gebräuchlichsten Transplantationen beim Menschen aufgeführt. In der Praxis richtet sich die Entscheidung zur Transplantation danach, ob alternative Behandlungsmethoden möglich sind und ob ein entsprechendes Spenderorgan zur Verfügung steht. Erfolg oder Mißerfolg hängen von diesen Überlegungen ebenso ab, wie von den bereits besprochenen Abstoßungsreaktionen, und auch davon, in welchem Ausmaß das Transplantat eine Gewebeschädigung aushalten kann, ohne seine Funktionsfähigkeit zu verlie-

ren. Z. B. kann sich eine Leichenniere wieder erholen, wenn sie nach dem Tod des Spenders nicht allzu sehr geschädigt wird. Sie übersteht auch eine Abstoßungsreaktion, wenn diese durch eine immunsuppressive Therapie gering gehalten wird. Im Gegensatz dazu kann ein transplantiertes Herz bereits nach einer geringen Schädigung in eine nicht mehr zu beherrschende Arrhythmie kommen.

Die besten Erfolge sind unzweifelhaft bei Nieren- und Hornhauttransplantationen erzielt worden; mit wachsender Erfahrung und durch wissenschaftliche Aufarbeitung der erzielten Ergebnisse konnte die Erfolgsrate bei Transplantationen erhöht werden (Abb. 24.**17**). Es

Organ	Bemerkung
Niere	Alternative zur Dialyse im Endstadium des Nierenversagens; Blutgruppen müssen, HLA sollte übereinstimmen
Knochenmark	Behandlung von jungen Patienten mit unheilbaren Blutkrankheiten; HLA-gleiche Geschwister zur Vermeidung von GvH-Reaktionen
Haut	Behandlung von Verbrennungen; vorübergehende Abdeckung mit Allotransplantat, endgültige Versorgung mit körpereigenem Material
Leber	bei Hepatomen und biliärer Atresie; keine HLA-Übereinstimmung nötig; Mißerfolge sind meist nicht durch Abstoßung verursacht
Lunge	HLA-Übereinstimmung nicht nötig; geringe Erfolgsrate, aber steigend
Herz	bei Herzversagen; wegen Mangels an geeigneten Spendern nur AB0-Verträglichkeit entscheidend; Mißerfolg durch Abstoßung
Endokrinum	Langerhans-Inseln und Nebenschilddrüse; trotz Immunogenität des Gewebes keine HLA-Testung üblich; wegen möglicher Hormonsubstitution selten praktiziert

Abb. 24.**16** **Hauptgebiete der klinischen Transplantationsmedizin.**

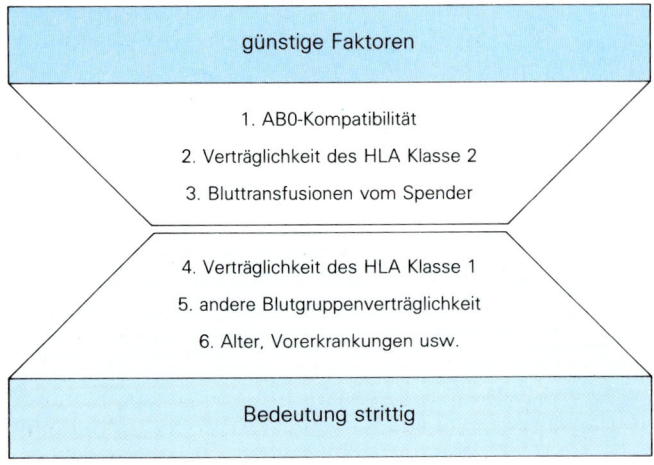

günstige Faktoren

1. AB0-Kompatibilität

2. Verträglichkeit des HLA Klasse 2

3. Bluttransfusionen vom Spender

4. Verträglichkeit des HLA Klasse 1

5. andere Blutgruppenverträglichkeit

6. Alter, Vorerkrankungen usw.

Bedeutung stritig

Abb. 24.**17** **Faktoren, die eine Nierentransplantation beeinflussen.** Über den jeweiligen Stellenwert der Kriterien besteht keine allgemeine Übereinstimmung.

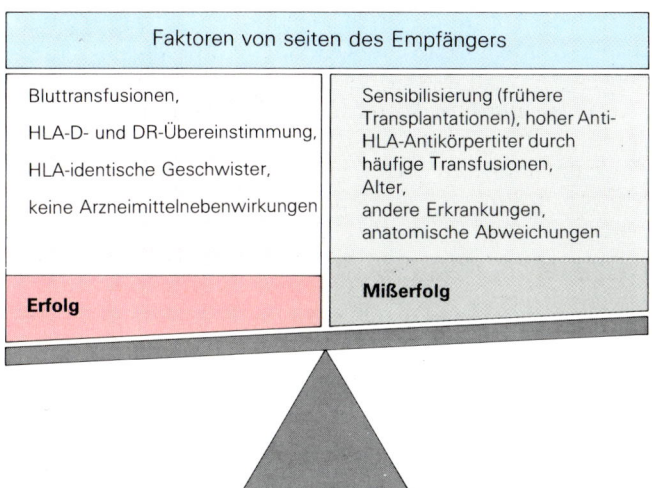

Abb. 24.18 Faktoren, die seitens des Empfängers eine Nierentransplantation beeinflussen. Erfolg und Mißerfolg einer Nierenübertragung hängen von einem Gleichgewicht der verschiedenen Faktoren ab. Ratsam ist eine vorherige Kreuztestung zwischen Spender und Empfänger, besonders wenn vor der Operation Bluttransfusionen verabreicht werden. Eine frühere Sensibilisierung des Empfängers gegen Antigene des Spenders führt wahrscheinlich zur Abstoßung des Organs.

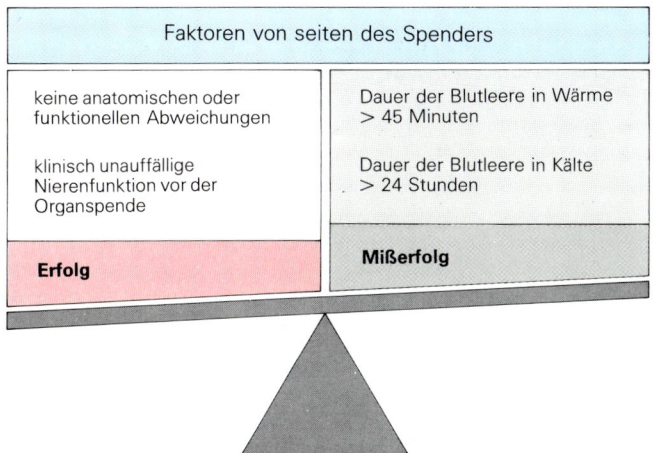

Abb. 24.19 Faktoren, die seitens des Spenders eine Nierentransplantation beeinflussen. Ein wichtiger Faktor ist die Zeit, während der das Organ wegen der fehlenden Blutversorgung ischämisch gewesen ist. Die tolerierte Zeitspanne hängt von der Umgebungstemperatur (warm: 37 °C, kalt: 4 °C) ab, in der das Organ aufbewahrt wird.

kristallisiert sich heraus, daß das Anwachsen eines Transplantates von einem ausgewogenen Verhältnis verschiedener Faktoren bei Spender und Empfänger abhängt (Abb. 24.**18** und 24.**19**).

Immunsuppression

Der Erfolg einer allogenen Transplantation hängt häufig von den begleitenden immunsuppressiven Maßnahmen ab. Bei diesen unterscheidet man zwischen zwei Phasen. In der ersten Phase unmittelbar nach der Implantation muß verhindert werden, daß die anwesenden reifen T-Zellen, die das Transplantat erkennen

können, sensibilisiert werden. Gelingt es dem Transplantat, in dieser akuten Anfangsphase einer Abstoßung zu entgehen, so entsteht nach und nach eine gewisse Toleranz dadurch, daß der Empfänger sich allmählich an den MHC des Spenders gewöhnt. Ein solcher stabiler Zustand setzt manchmal das Vorhandensein von antigenspezifischen Ts-Zellen voraus. Solange das Gleichgewicht nicht durch andere Faktoren wie etwa eine Infektion gestört wird, können chronische Abstoßungsreaktionen völlig ausbleiben. Immunsuppressive Maßnahmen können antigenspezifisch oder antigenunspezifisch sein.

Antigenunspezifische Immunsuppression

Antigenunspezifisch ist der Einsatz von immunsuppressiven Medikamenten und anderer Maßnahmen, mit denen die T-Zell-Funktion herabgesetzt werden kann. Viele zytotoxische Substanzen beeinflussen die Zellteilung und haben deswegen eine gewisse funktionelle Spezifität gegen jene Zellen, die durch Antigene des Spenders zur Teilung angeregt werden; die Verwendung solcher Substanzen ist durch die Nebenwirkungen begrenzt, die sie auf andere sich teilende Zellen, wie z. B. die Darmschleimhaut, haben. Cyclosporin A scheint eine gewisse Spezifität für lymphatische Zellen aufzuweisen. Es handelt sich um ein sehr stark lipophiles Undekapeptid aus dem Pilz Trichoderma polysporum. Es greift auf verschiedenen Ebenen in die T-Zell-Aktivierung ein; obwohl hauptsächlich die ganz frühen Phasen der Aktivierung betroffen sind, ist diese Substanz nicht frei von Nebenwirkungen.
Andere Möglichkeiten, T-Zellen zu beeinflussen, sind der Einsatz von Antilymphozytenglobulin zum Zeitpunkt der Transplantation oder eine vorausgehende Bestrahlung des lymphatischen Gewebes. Das Problem bei allen diesen Maßnahmen ist eine erhöhte Infektanfälligkeit; findet eine Infektion statt, muß die Immunsuppression unterbrochen werden, worauf sich oft eine allogene Abstoßungsreaktion einstellt.

Antigenspezifische Immunsuppression

Der Idealfall einer antigenspezifischen Toleranz läßt sich beim neugeborenen Tier durch Infusion von Zellen des späteren Spenders herstellen (s. Kap. „Immuntoleranz"). Für Transplantationen beim Menschen ist dies jedoch kein praktikabler Vorschlag. Realistischer läßt sich das Phänomen des immunologischen „Enhancements" in die Praxis umsetzen. Dabei ist die Überlebenszeit des Transplantates paradoxerweise verlängert, wenn der Empfänger mit Antikörpern gegen die übertragenen Alloantigene behandelt wurde. In Analogie zur passiven Immunisierung nennt man diesen Vorgang passives Enhancement. Durch eine aktive Vorimpfung mit allogenen Zellen wird derselbe Effekt erreicht. Über die Mechanismen, die beim Enhancement ablaufen, gibt es mehrere Theorien, so z. B. die Vorstellung, daß Passenger-Zellen des Spenders oder TH-Zellen des Empfängers ausgeschaltet werden (Abb. 24.**20**). Eine weitere Möglichkeit wäre, daß die Alloantigene auf dem Transplantat durch die Antikörper vor den angreifenden Empfängerzellen abgeschirmt werden (Abb. 24.**21**). Die Sensibilisierung von T-Zellen wird hierbei ähnlich wie durch Antikörper gegen den

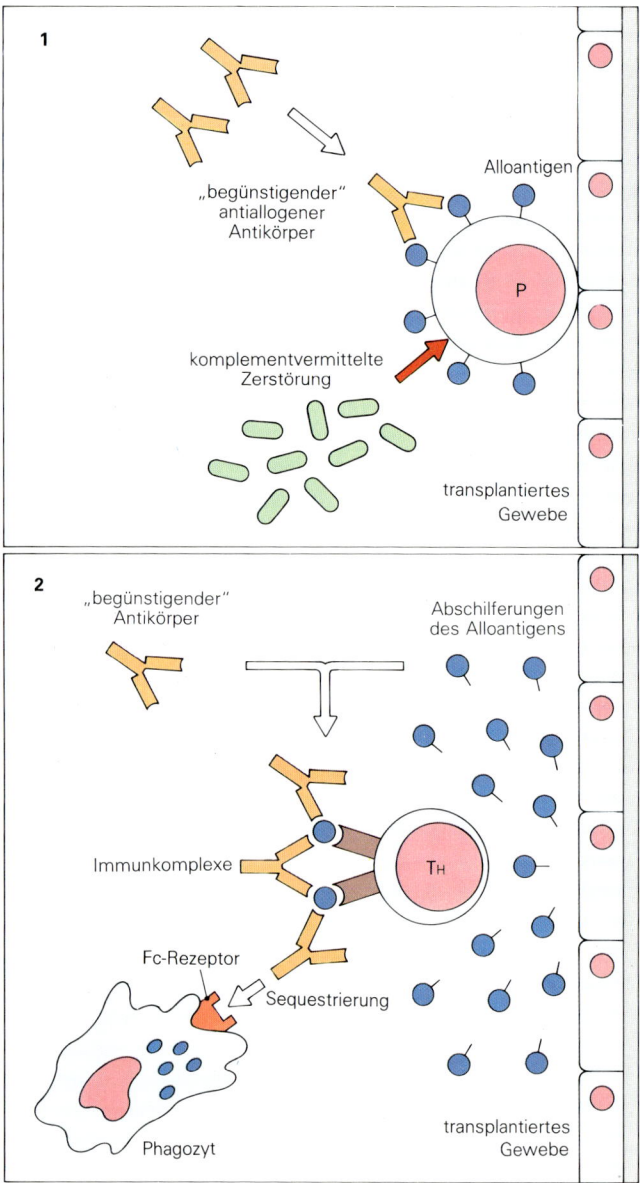

Klasse-2-MHC verhindert (diese können darüber hinaus auch noch induziert werden). Keine dieser Erklärungen ist voll zufriedenstellend, da die Antikörper über den Zeitraum der unmittelbaren Abstoßungsreaktion hinaus wirksam sind, und in manchen Fällen transplantatspezifische Ts-Zellen gebildet werden.

Ähnliches konnte auch bei Nierentransplantationen beim Menschen beobachtet werden. Die Transplantate haben eine bessere Überlebenschance, wenn die mit Steroiden und Azathioprin immunsupprimierten Empfänger z. B. während einer Schwangerschaft oder durch eine frühere Transfusion gegen das Blut des Spenders sensibilisiert worden sind (Abb. 24.**22**). Dies könnte mit den eben besprochenen Mechanismen zusammenhängen. Wenn Spender und Empfänger bezüglich ihrer MHC-Antigene zusammenpassen, ist dieser Effekt weniger stark ausgeprägt, was wiederum nahelegt, daß in irgendeiner Weise antigenpräsentierende Zellen oder empfängerspezifische T-Helfer-Zellen ausgeschaltet werden. Behandelt man mit Cyclosporin (allein oder zusammen mit Steroiden), beeinflußt eine vorangegangene Bluttransfusion das weitere Schicksal des Transplantates nicht. Das Hauptproblem bei Bluttransfusionen ist, daß manche Patienten zytotoxische Antikörper entwickeln, was bei einer Transplantation sehr unangenehm werden kann.

Abb. 24.20   Zwei Theorien zum Phänomen des Antikörper-Enhancements.
1. Der Antikörper bindet bevorzugt an Passenger-Zellen (P) im Transplantat, die am stärksten Alloantigene exprimieren. Diese Zellen werden durch komplementvermittelte Lyse eliminiert und können somit den Empfänger nicht sensibilisieren.
2. Vom Transplantat abgelöste Antigene binden an die Antikörper, und die so entstandenen Komplexe lagern sich an T$_H$-Zellen des Empfängers an; die T$_H$-Zellen, welche die fremden Alloantigene erkennen können, werden (über ihre Fc-Rezeptoren) von den phagozytierenden Zellen entfernt.

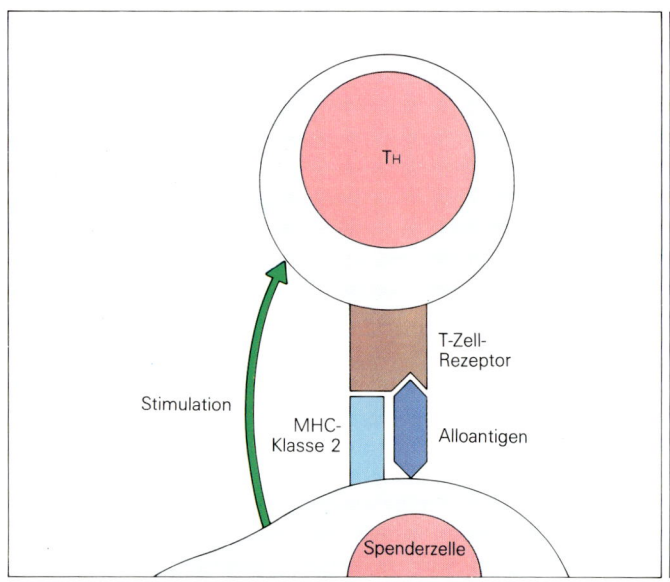

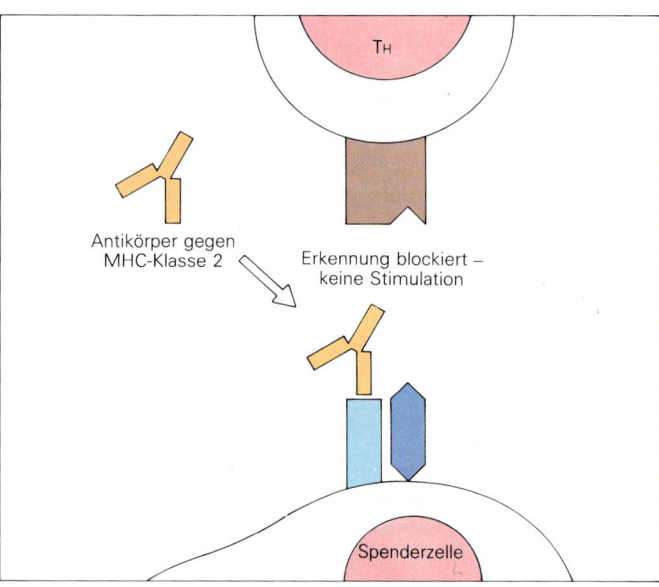

Abb. 24.21   Verhinderung der Stimulation von T-Zellen durch Anti-Klasse-2-Antikörper. Normalerweise erkennen T$_H$-Zellen eine fremde Zelle über die Kombination Alloantigen plus MHC-Klasse-2-Antigen oder über eine Kombination von äquivalenten Stimuli (links). In diesem Fall hat die transplan- tierte Zelle die Rolle einer antigenpräsentierenden Zelle übernommen. Antikörper gegen das Klasse-2-Antigen (rechts) könnten die Erkennung der transplantierten Zellen durch die T-Zelle blockieren und damit eine Sensibilisierung verhindern.

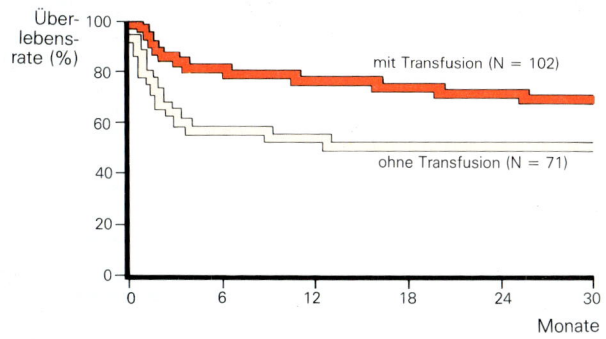

Abb. 24.**22   Einfluß von Bluttransfusionen auf eine Nierentransplantation.** Dargestellt ist die Überlebenszeit von Nierentransplantaten in 102 transfundierten und 71 nicht transfundierten Patienten.

nicht antigenspezifisch	antigenspezifisch
1. zytotoxische Medikamente	6. neonatale Toleranzausbildung
2. Bestrahlung des lymphatischen Gewebes	7. Enhancement durch (anti-allogeneische) Antikörper
3. Antilymphozytenglobulin	8. anti-idiotypische Antikörper gegen Rezeptoren auf T-Zellen
4. Cyclosporin A	9. Bluttransfusionen bei Nierentransplantationen beim Menschen
5. Steroide/Azathioprin	

Abb. 24.**23   Immunsuppressive Behandlung bei Transplantationen.** Es sind verschiedene immunsupprimierende Behandlungsmethoden aufgeführt. Die Punkte 6, 7 und 8 sind von theoretischem Interesse und werden bei menschlichen Organverpflanzungen nicht angewandt.

Eine andere Möglichkeit der Immunsuppression wurde im Kap. „Immuntoleranz" dargestellt, nämlich die Induktion von antiidiotypischen Antikörpern gegen diejenigen T-Zellen, die das Transplantat erkennen. Diese Antikörper blockieren die Erkennung der MHC-Antigene auf dem Transplantat, und im Tierversuch wurde mit dieser Methode auch erfolgreich experimentiert; beim Menschen tauchen jedoch große methodische und technische Probleme auf, wenn man versucht, vor der Transplantation die entsprechenden antiidiotypischen Antikörper über einen längeren Zeitraum hinweg zu induzieren. In Abb. 24.23 sind die verschiedenen Arten der Immunsuppression zusammengefaßt.

25 Immunologische Testmethoden

Die Immunologie hat eine Reihe von Labortechniken aus anderen biologischen Wissenschaftsbereichen übernommen. Die Nachweismethoden für Antikörpermoleküle sind beispielsweise die gleichen, die der Biochemiker zur Fraktionierung von Proteinen verwendet. Einige Techniken sind in der Immunologie entwickelt worden, insbesondere solche, die zur Isolierung verschiedener Lymphozytenpopulationen und zur Untersuchung der Interaktion zwischen Antigen und Antikörper herangezogen werden. Einige Methoden wurden in den vorhergehenden Kapiteln bereits erwähnt, im folgenden sollen einige in der experimentellen Arbeit oft verwendete Techniken besprochen werden. Zusätzlich wird auf einige spezielle Methoden eingegangen, die in der praktischen Immunologie eine Rolle spielen. Ursprünglich wurden diese Techniken von Immunologen entwickelt; sie finden aber zunehmend Eingang in andere biologische Wissenschaften, nachdem erkannt wurde, daß die spezifische Antigen-Antikörper-Bindung die Identifizierung und genaue Unterscheidung aller beliebigen Moleküle ermöglicht, gegen die Antikörper gebildet werden können.

Antigen und Antikörper

Immunpräzipitationsreaktionen in Gelmedien

Eine der ersten Beobachtungen über die Reaktion zwischen Antigen und Antikörper war, daß es zu einer Präzipitation kommt, wenn beide Reaktionspartner in annähernd äquivalentem Verhältnis vorliegen. In Agargel lassen sich verschiedene Antigen-Antikörper-Reaktionen differenzieren, die von unterschiedlichen Antikörperpopulationen aus dem Serum hervorgerufen werden – dies ist das Prinzip der Doppelimmundif-

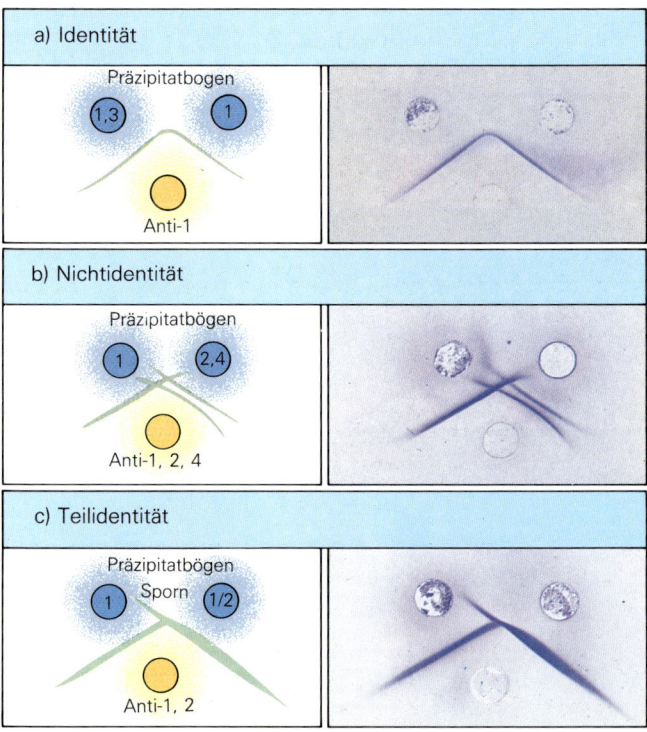

Abb. 25.**2 Doppelimmundiffusion II.** Mit dieser Technik können Antigene (blau) einem bestimmten Testantikörper (gelb) zugeordnet werden. Es gibt drei Grundmuster. Die Nummern in den blauen Vertiefungen bezeichnen die Epitope im Testantigen. Bei (a) fließen die Präzipitatbögen zusammen, was bedeutet, daß der Antikörper identische Epitope der Antigenmischungen präzipitiert (Epitop 1). Die Antigene müssen nicht unbedingt identisch sein, sie besitzen lediglich gemeinsame Merkmale, die der Antikörper erkennt. In der Reaktion (b) unterscheidet der Antikörper drei verschiedene Antigene, und es bilden sich drei unabhängige Präzipitatbögen. In der Reaktion (c) besitzen die Antigene ein gemeinsames Epitop (1), eines der Antigene darüber hinaus ein zusätzliches Epitop (2). Die Antigene sind die gleichen wie in (a), in diesem Fall kann sie der Antikörper jedoch unterscheiden, weil er gegen beide Epitope reagieren kann. Auf beiden Seiten ist eine identische Linie gegen das Epitop 1; dort, wo das Antiepitop 2 mit dem zweiten Epitop reagiert hat, ist ein „Sporn" entstanden. Eine Spornbildung weist auf eine partielle Identität der beiden Antigenproben hin.

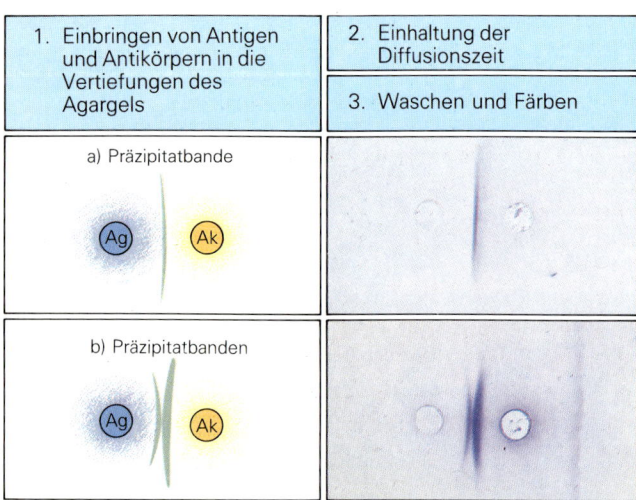

Abb. 25.**1 Doppelimmundiffusion I.** 1–2%iges Agargel (gepuffert bei pH 7–8,5) wird in Schalen ausgegossen und zum Erkalten gebracht. Die Testlösungen mit Antigen (Ag) und Antikörpern (Ak) werden in Vertiefungen eingebracht, die zuvor in das Gel eingedrückt worden sind. Die Lösungen diffundieren aufeinander zu, und wo eine Bindung zwischen Antigen und Antikörper stattfindet, bildet sich eine Präzipitatlinie (a). Befinden sich in der Lösung zwei Antigene, die von den Antikörpern erkannt werden, entstehen unabhängig voneinander zwei Präzipitatlinien (b). Die Präzipitatbanden können besser sichtbar gemacht werden, wenn lösliche Proteine vom Gel abgewaschen werden, und danach die Präzipitatbögen durch eine Proteinfärbung wie z. B. Coomassie-Blau dargestellt werden (rechts).

fusion. Die Methode wird zur Bestimmung des Verwandtschaftsgrades verschiedener Antigene verwendet (Abb. 25.**1** und 25.**2**).

Manche Antigenmischungen sind jedoch zu komplex, um durch einfache Diffusion und Präzipitation aufgetrennt zu werden; dafür wurde die Technik der Immunelektrophorese entwickelt, bei der Antigene aufgrund ihrer elektrischen Ladung getrennt werden, bevor sie durch Präzipitation sichtbar gemacht werden (Abb. 25.**3**). Mit solchen Geltechniken werden Antigene und Antikörper nur qualitativ dargestellt, und mit Hilfe der weiterentwickelten Technik der einfachen radialen Immundiffusion ist auch eine quantitative Bestimmung möglich geworden (Abb. 25.**4**). Nach Anlegen eines elektrischen Feldes durch das Gel bewegen sich Antigen und Antikörper aufeinander zu, und so wird aus der Doppelimmundiffusion eine Gegenstromelektrophorese, und aus der einfachen radialen Immundiffusion eine Raketenelektrophorese (die so

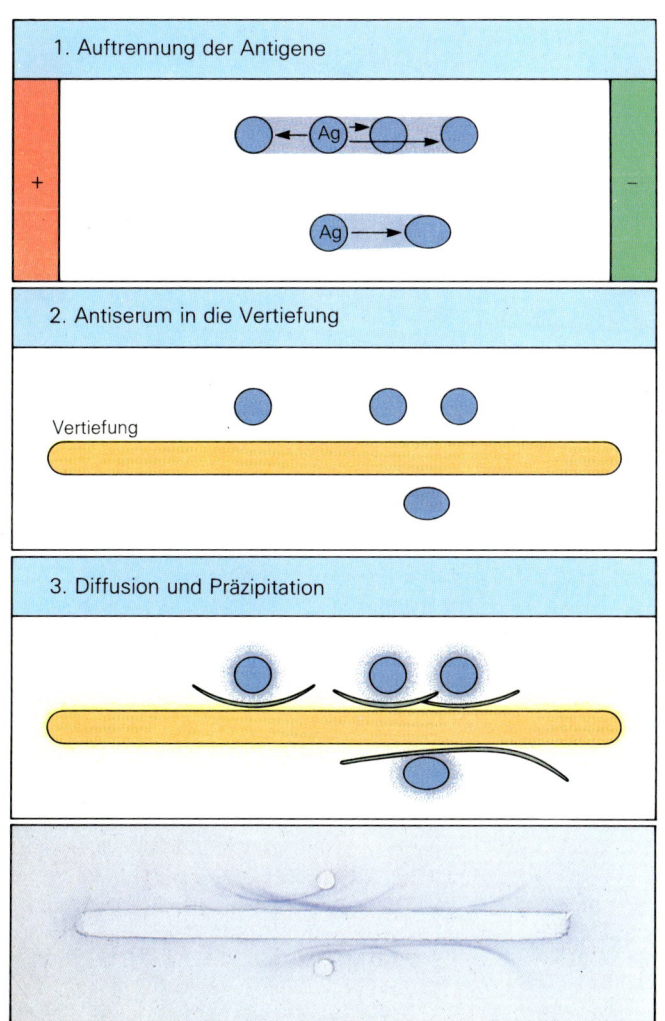

Abb. 25.3 Immunelektrophorese. 1. Antigene werden in Agargel durch Anlegen einer elektrischen Ladung getrennt. Der pH-Wert wird so eingestellt, daß positiv geladene Proteine zur negativen Elektrode wandern und umgekehrt.
2. Zwischen die Vertiefungen wird eine Kerbe eingeritzt und mit Antikörperlösung aufgefüllt; danach wird die Platte stehen gelassen, damit eine Diffusion stattfinden kann.
3. Antigen und Antikörper bilden Präzipitatbögen. Mit dieser Methode ist ein Vergleich zwischen komplizierten Antigenmischungen möglich, wie sie im Serum vorkommen.

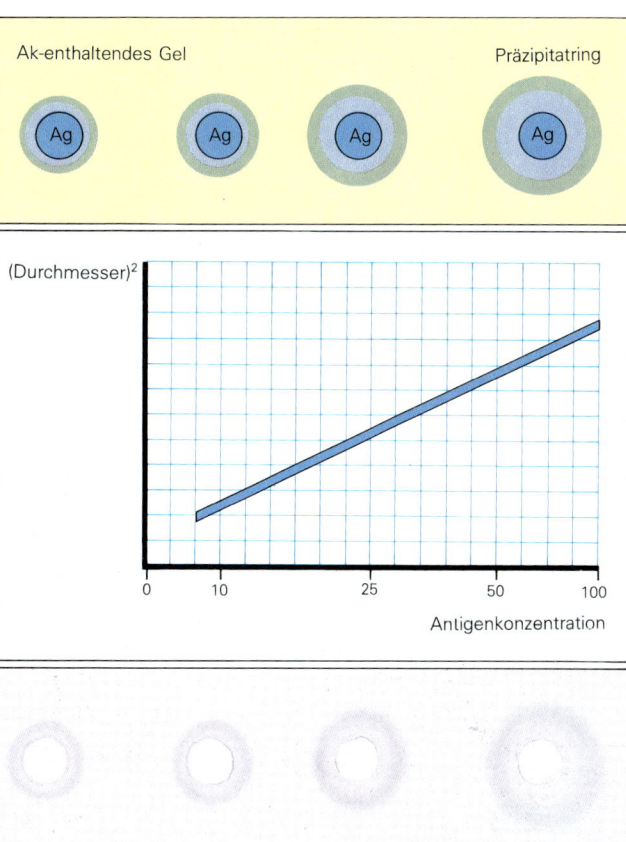

Abb. 25.4 Einfache radiale Immundiffusion. Antikörper werden mit Agargel vermischt, bevor es zum Erkalten in Platten ausgegossen wird. Standardvolumina mit verschiedenen Konzentrationen des Testantigens (Ag) werden in ausgestanzte Vertiefungen in den Agar pipettiert. Die Platten werden mindestens 24 Stunden stehengelassen; in dieser Zeit diffundiert Antigen aus den Vertiefungen und bildet (bei Antigenüberschuß) lösliche Komplexe mit dem Antikörper. Diese diffundieren weiter und binden weitere Antikörper, bis ein Gleichgewicht erreicht ist und die Komplexe in Form eines Ringes präzipitieren. Die Innenfläche des Präzipitatrings, gemessen als das Quadrat seines Durchmessers, ist proportional zur Antigenkonzentration. Unbekannte Konzentrationen können mit Hilfe der Standardkurve (Abbildung) interpoliert werden. Mit dieser Methode können auch Konzentrationen von unbekannten Antikörpern ermittelt werden.

heißt, weil die Immunpräzipitate an den Umriß einer Rakete erinnern) (Abb. 25.**5**). Diese Techniken arbeiten in einem Bereich zwischen $20\,\mu g/ml$ bis $2\,mg/ml$ Antigen oder Antikörper.

Hämagglutination und Komplementbindung

Bei niedrigen Konzentrationen können Antikörper durch Hämagglutination nachgewiesen werden; diese beruht auf der Fähigkeit des Antikörpers, Erythrozyten über deren Oberflächenantigene zu vernetzen (Abb. 25.**6**).

Eigentlich ist der Hämagglutinationstest eine direkte Weiterentwicklung des Coombs-Tests, der auf S. 237 beschrieben wurde. Antigen-Antikörper-Reaktionen führen zur Bildung von Immunkomplexen, was eine Komplementbindung über den klassischen Reaktionsweg induziert; über diese Sekundärreaktion kann wiederum auf die Menge des anwesenden Antigens oder

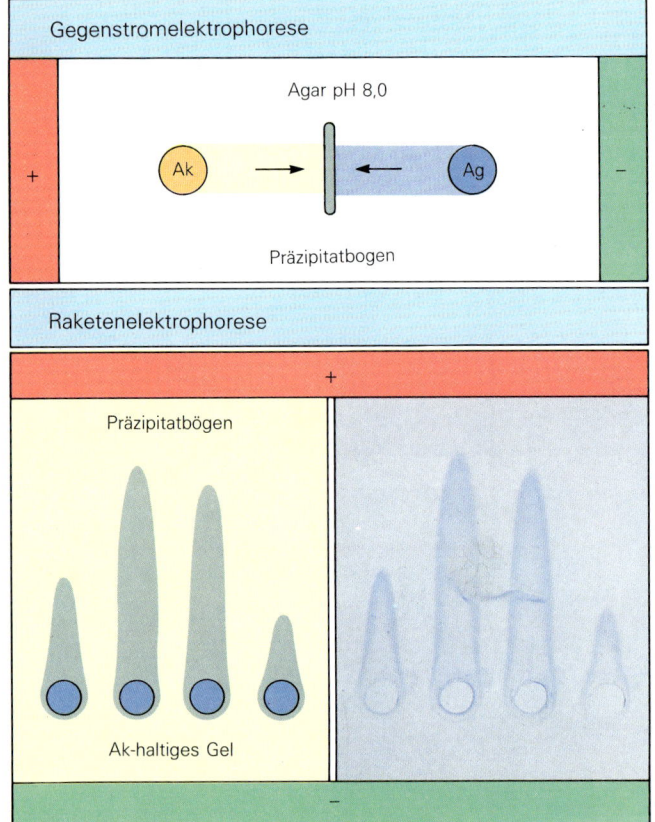

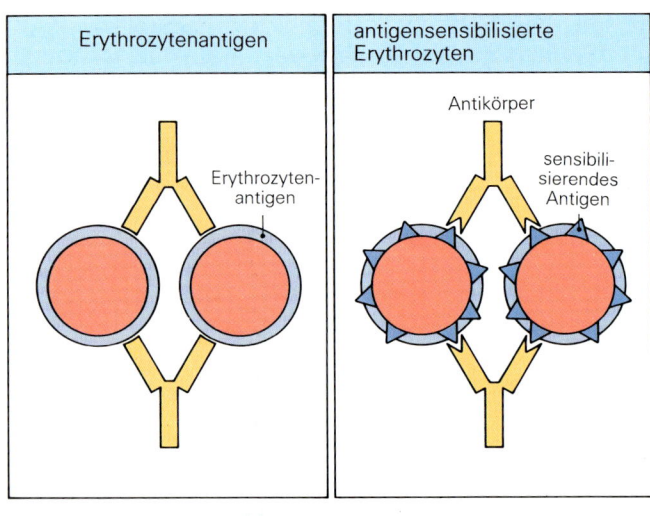

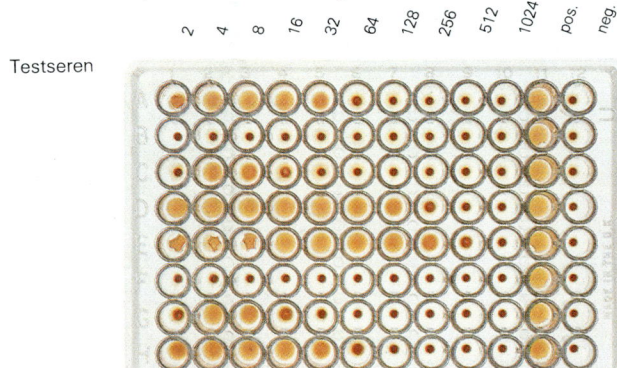

Abb. 25.5 Gegenstromelektrophorese und Raketenelektrophorese. Die Gegenstromelektrophorese wird in Agargel durchgeführt, dessen pH so eingestellt ist, daß Antigen negativ und Antikörper positiv geladen sind. Bei Anlegen einer elektrischen Spannung wandern Antigen und Antikörper aufeinander zu und präzipitieren. Das Prinzip entspricht dem der Doppelimmundiffusion, die Empfindlichkeit ist allerdings um das 10- bis 20fache höher. Antigene können in einem antikörperhaltigen Gel mit der sog. Raketenelektrophorese quantifiziert werden. Der pH-Wert des Gels wird so gewählt, daß die Antikörper unbeweglich bleiben und das Antigen negativ geladen ist. Die Höhe der raketenförmigen Präzipitatsäulen ist der Antigenkonzentration proportional, und unbekannte Größen werden durch Interpolation gegenüber Standardgrößen ermittelt. Die Abbildung rechts zeigt gefärbte Raketensäulen. Beide Techniken beruhen darauf, daß Antigen und Antikörper im gewählten pH-Bereich unterschiedlich geladen sind; dies trifft bei den meisten Antigenen zu, da Antikörper einen relativ hohen isoelektrischen Punkt aufweisen (d. h. sie sind bei einem höheren pH-Wert elektrisch neutral als die meisten Antigene). Wenn die Ladungsunterschiede zu gering sind, können Antikörper oder Antigen chemisch so verändert werden, daß der isoelektrische Punkt beeinflußt wird. Die Raketenelektrophorese kann umgekehrt zur Bestimmung der Antikörperkonzentration verwendet werden, wenn ein Gel mit dem entsprechenden pH-Wert gefunden werden kann, bei dem das Antigen immobilisiert ist (ohne daß es geschädigt wird, und ohne die Antigen-Antikörper-Reaktion zu beeinflussen).

Abb. 25.6 Hämagglutination. Mit dem aktiven Hämagglutinationstest (links) werden Antikörper gegen Antigene auf Erythrozyten nachgewiesen. In die Näpfe einer Mikrotiterplatte werden Antikörper in einer Serienverdünnung (gewöhnlich in Zweierschritten) mit physiologischer Kochsalzlösung pipettiert (Reihe 1–10). In den Reihen 11 und 12 werden eine positive bzw. eine negative Kontrolle angesetzt. In jeden Napf wird eine Erythrozytensuspension (die ein Protein enthält, welches eine unspezifische Agglutination verhindert) bis zu einer Endkonzentration von etwa 1% Zellen zugegeben. Sind genügend Antikörper für eine Agglutination vorhanden, setzen sich die kreuzvernetzten Zellen auf dem Boden der Näpfe ab (direkter Coombs-Test). Reicht die Menge der Antikörper nicht aus, gleiten die Zellen an der Außenwand herab und sind von unten lediglich als Punkt zu erkennen. Einige Antikörper können Erythrozyten nicht effektiv agglutinieren; sie werden im indirekten Coombs-Test nachgewiesen, bei dem ein zweiter Antikörper zugegeben wird, der an den Antikörper auf dem Erythrozyten bindet. Durch kovalente oder nichtkovalente Bindung von verschiedenen Antigenen an die Oberfläche der Erythrozyten kann der Test erweitert werden und zum Nachweis von Antikörpern gegen solche Antigene benutzt werden, die normalerweise nicht auf Erythrozyten vorkommen (rechts). Chromchlorid, Gerbsäure, Glutaraldehyd und viele andere Substanzen können dazu verwendet werden, ein Antigen an die Zellen anzuheften.

Antikörpers zurückgeschlossen werden (Abb. 25.7). Mit diesen beiden Methoden können Antikörper in einer Konzentration unter 1 µg/ml nachgewiesen werden.

Direkte und indirekte Immunfluoreszenz

Die Immunfluoreszenz ist eine häufig angewandte Methode zum Nachweis von Autoantikörpern, Gewebeantikörpern und zellulären Antigenen (Abb. 25.8). Diese Technik ist zwar wesentlich aufwendiger als die zuvor beschriebenen, für eine quantitative Messung

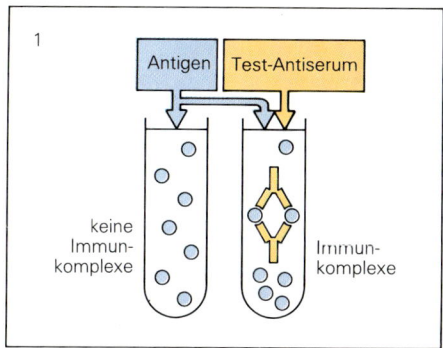
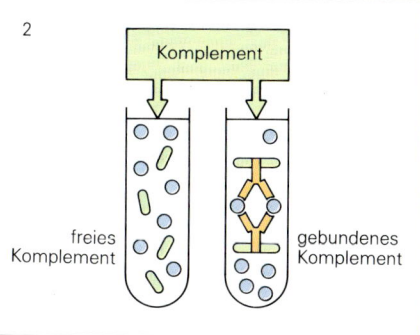
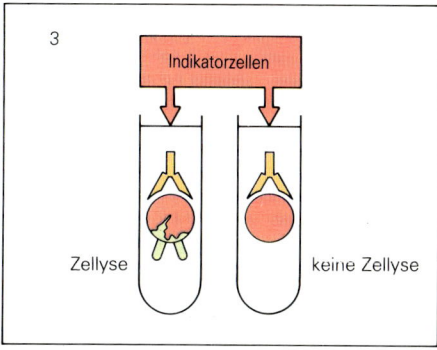

Abb. 25.7 Komplementbindungsreaktion. Mit der Komplementbindungsreaktion können Antikörper nachgewiesen werden.

1. Das zu testende Serum wird in Zweierschritten verdünnt, wobei zu jeder Verdünnungsstufe die gleiche Menge an Antigen zugegeben wird. Wenn das Testserum Antikörper enthält, bilden sich Immunkomplexe.

2. Zugesetztes Komplement wird gebunden und verbraucht, falls die Suspension Immunkomplexe enthält.

3. Im letzten Schritt werden Indikatorzellen (Erythrozyten) zusammen mit einer subagglutinierenden Menge von Antikörpern (antierythrozytäre AK) hinzugefügt. Ist noch genügend freies Komplement vorhanden, werden diese Zellen lysiert; ist das Komplement bereits verbraucht, tritt keine

Zellyse ein. Die Menge des Komplements ist so bemessen, daß sie gerade zur Lyse der Indikatorzellen ausreicht. Der Test wird häufig in Plastikröhrchen durchgeführt. Bei Verwendung einer konstanten Antikörpermenge kann der Test auch zur Titration einer unbekannten Antigenmenge benutzt werden. Bei diesem Test sind sorgfältig angesetzte Kontrollen besonders wichtig; einige Antikörper verbrauchen nämlich Komplement auch ohne zusätzliches Antigen, z. B. wenn das Serum des Patienten bereits Immunkomplexe enthält. Einige Antigene können auch eine Aktivität entfalten, die dem Komplement entgegenwirkt. Die Kontrollen sollten deshalb mit Antikörpern und Antigen getrennt angesetzt werden, um eine spontane Komplementbindung auszuschließen.

Abb. 25.8 Direkte und indirekte Immunfluoreszenz. Das Präparat wird mit dem Kryostaten aus tiefgefrorenem Gewebe ausgeschnitten (dadurch wird verhindert, daß labile Antigene durch Fixiermittel geschädigt werden).

Direkt: Ein Tropfen der Testlösung, die fluoreszeinmarkierte Antikörper enthält, wird auf das Präparat aufgebracht und nach einer Inkubationszeit abgewaschen. Gebundene Antikörper sind dann unter dem Mikroskop sichtbar; unter UV-Licht fluoreszieren die gebundenen Antikörper grünlich. Jedes Gewebeantigen hat ein charakteristisches Fluoreszenzmuster.

Indirekt: Zugesetzte Antikörper werden mit fluoreszeinmarkiertem Anti-Ig sichtbar gemacht.

Indirekt, komplementverstärkt: Es handelt sich hierbei um eine Weiterentwicklung der indirekten Methode zum Nachweis von komplementbindenden Antikörpern. Im zweiten Arbeitsschritt wird Komplement zugegeben, welches sich in der Nähe der gebundenen Antikörper anreichert. Durch die Amplifikationskaskade im klassischen Reaktionsweg kann ein einziges Antikörpermolekül viele C3b-Moleküle an das Präparat binden; diese werden mit fluoreszeinmarkiertem Anti-C3 sichtbar gemacht.

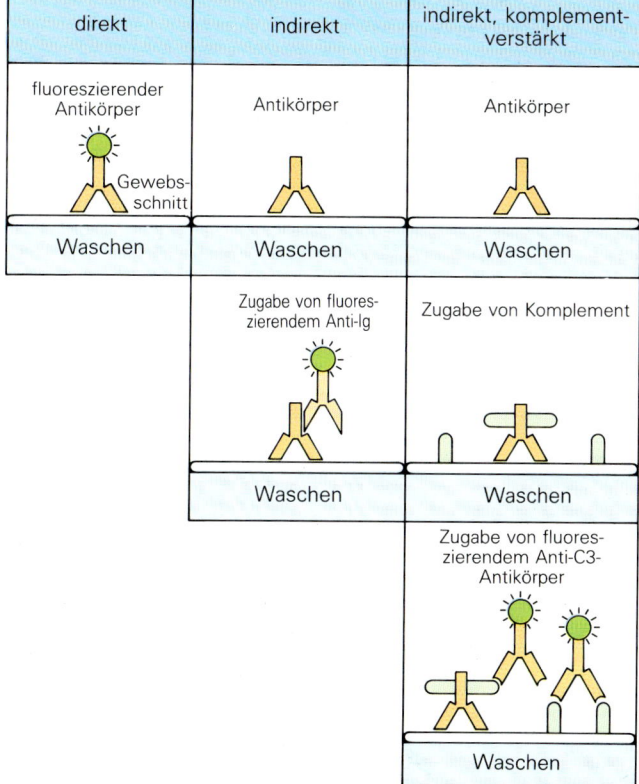

von Antikörperkonzentrationen besitzt sie jedoch einige Vorteile. Bei der Untersuchung von Gewebeschnitten (welche viele verschiedene Antigene enthalten) hat man die Möglichkeit, in einem einzigen Test Antikörper gegen verschiedene Antigene zu erfassen. Die Antigene lassen sich aufgrund ihrer unterschiedlichen Anfärbbarkeit auseinanderhalten. Außerdem lassen sich mit der Immunfluoreszenz bestimmte Zellen in einer Suspension selektiv nachweisen, indem die entsprechenden Antigene auf lebenden Zellen dargestellt werden. Schickt man eine Suspension aus angefärbten lebenden Zellen durch einen Zellsorter (fluorescent activated cell sorter: FACS), mißt dieses Gerät die Fluoreszenzintensität jeder einzelnen Zelle und sortiert sie nach diesem Kriterium. Diese Technik erlaubt die Isolierung von verschiedenen Zellpopulationen mit verschiedenen Oberflächenantigenen (die mit den entsprechenden fluoreszierenden Antikörpern angefärbt sind).

Radioimmunologische und enzymimmunologische Testverfahren

Diese Nachweismethoden für Antigene und Antikörper haben eine sehr hohe Sensitivität und erfordern in der Durchführung einen geringen Aufwand an Reagenzien (Abb. 25.**9** und 25.**10**).

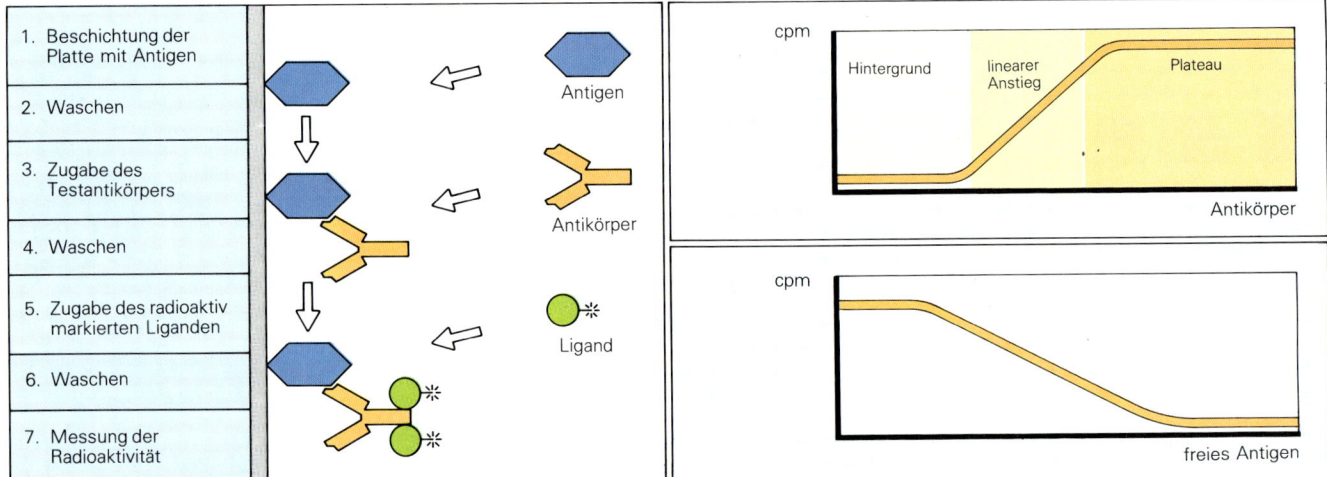

Abb. 25.9   Radioimmunoassay (RIA). Antigen in physiologischer Kochsalzlösung wird in ein Plastikgefäß gegeben (1). Nach einer Inkubationszeit hat sich ein Teil an die Plastikoberfläche angelagert, das restliche freie Antigen wird ausgewaschen (2) (durch Zugabe eines irrelevanten Antigens im Überschuß kann eine spätere unspezifische Proteinbindung verhindert werden). Der zu testende Antikörper wird hinzugegeben und bindet an das Antigen (3). Ungebundene Proteine werden ausgewaschen (4), und der Antikörper kann nach Kopplung an einen radioaktiv markierten Liganden (5) quantitativ dargestellt werden. Als Ligand kann z. B. das Staphylokokkenprotein A verwendet werden, welches an die Fc-Region von IgG bindet; häufiger noch benutzt man einen anderen Antikörper, der spezifisch an den Testantikörper bindet. Wenn der Ligand an bestimmte Klassen oder Subklassen des Testantikörpers bindet, können damit auch einzelne Isotypen unterschieden werden. Nach Auswaschen des überschüssigen Liganden wird die Radioaktivität der Testplatte im Gammazähler bestimmt. Die obere Abbildung zeigt eine typische Titrationskurve. Mit zunehmender Menge des Testantikörpers steigt die gemessene Radioaktivität (counts per minute: cpm) linear bis auf einen Plateauwert an. Der korrekte Titer kann nur im Bereich des linearen Anstiegs ermittelt werden. Im typischen Fall liegt der Plateauwert 20- bis 100mal höher als der Ausgangswert (Hintergrund). Die Empfindlichkeit (Sensitivität) des Tests beträgt gewöhnlich 1–50 mg/ml Antikörper. Die Empfindlichkeit des Tests kann überprüft werden, indem bei Schritt 3 dem Testantikörper freies Testantigen in ansteigenden Konzentrationen zugegeben wird; dieses bindet an den Antikörper, der somit für das plattenständige Antigen nicht mehr verfügbar wird. Die untere Abbildung zeigt, wie freies Antigen in ansteigenden Konzentrationen die cpm vermindert.

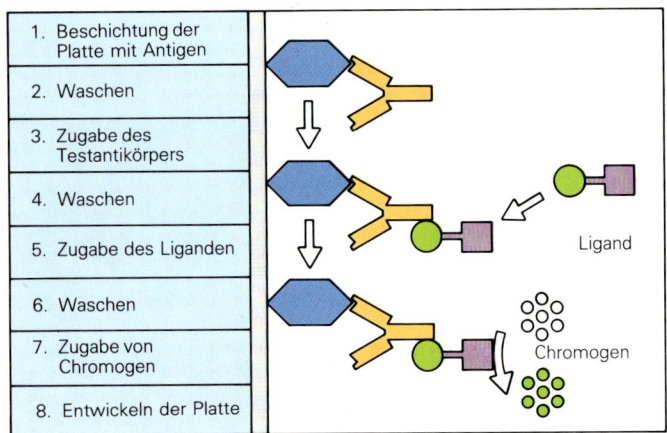

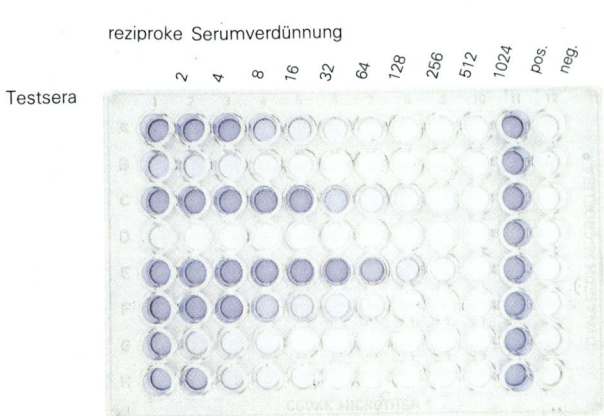

Abb. 25.10   Der ELISA-Test (Enzyme linked immunoabsorbent assay). Die Testplatte wird bis zum Punkt 4 wie eine RIA-Platte vorbereitet. Im Unterschied zum RIA-Test ist der verwendete Ligand kovalent an ein Enzym, wie z. B. Peroxidase, gebunden. Freie Liganden werden ausgewaschen (6), die an Antikörper gebundenen Liganden werden mit Chromogen sichtbar gemacht (7); Chromogen ist ein farbloses Substrat, welches durch den Enzymanteil des Liganden in ein farbiges Endprodukt umgesetzt wird. Die rechte Abbildung zeigt eine fertig entwickelte Platte. Die Menge des Testantikörpers wird über eine photometrische Bestimmung des angefärbten Enzym-Substrat-Komplexes gemessen.

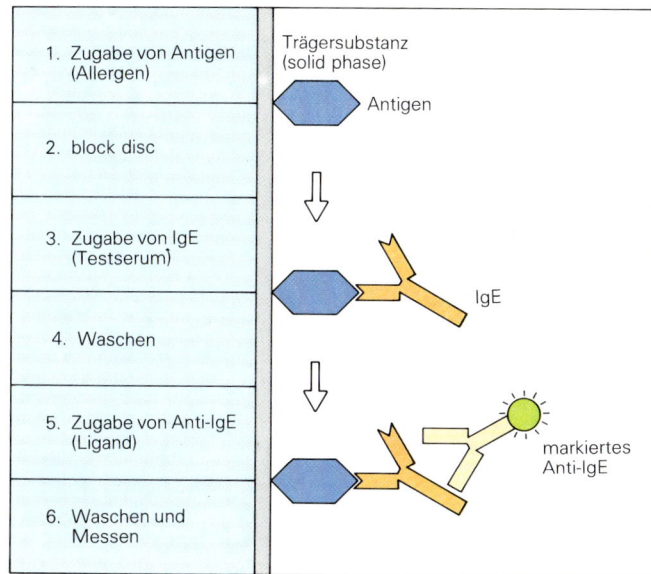

| 1. Zugabe von Antigen (Allergen) |
| 2. block disc |
| 3. Zugabe von IgE (Testserum) |
| 4. Waschen |
| 5. Zugabe von Anti-IgE (Ligand) |
| 6. Waschen und Messen |

Trägersubstanz (solid phase)

Antigen

IgE

markiertes Anti-IgE

Abb. 25.11 Der Radioallergosorbent-Test (RAST). Mit diesem Test kann nach dem Prinzip des Radioimmunoassays antigenspezifisches IgE bestimmt werden, wobei als Ligand ein markierter Anti-IgE-Antikörper verwendet wird. Die Arbeitsschritte sind dieselben wie beim RIA, mit dem Unterschied, daß das Antigen (Allergen) kovalent an eine Zelluloseplatte gebunden ist (anstatt nichtkovalent an eine RIA-Platte). Auf der Zelluloseplatte läßt sich sehr viel Antigen unterbringen, wodurch der Test eine hohe Sensitivität erlangt; es können damit sehr geringe IgE-Mengen in einem Serum nachgewiesen werden.

RIA (Radioimmunoassay) und ELISA („Enzyme linked immunoabsorbent assay") sind wahrscheinlich die am weitesten verbreiteten immunologischen Nachweismethoden für Antikörper, da eine große Anzahl von Tests in relativ kurzer Zeit durchgeführt werden kann. Durch Modifizierung des Grundprinzips können auch Antikörper eines bestimmten Isotyps identifiziert werden (RAST-Test) (Abb. 25.11). Der RIA kann auch in eine sog. kompetitive Methode umgewandelt werden, und damit – wie beim RIST-Test – eine sehr empfindliche Nachweismethode für Antigene abgeben (Abb. 25.12). Diese Form der kompetitiven Testmethode war der erste Typ des Radioimmunoassays. Damit lassen sich auch Serumkonzentrationen von Medikamenten und Hormonen messen (beim RIST-Test hat das ermittelte IgE die Rolle eines Antigens).

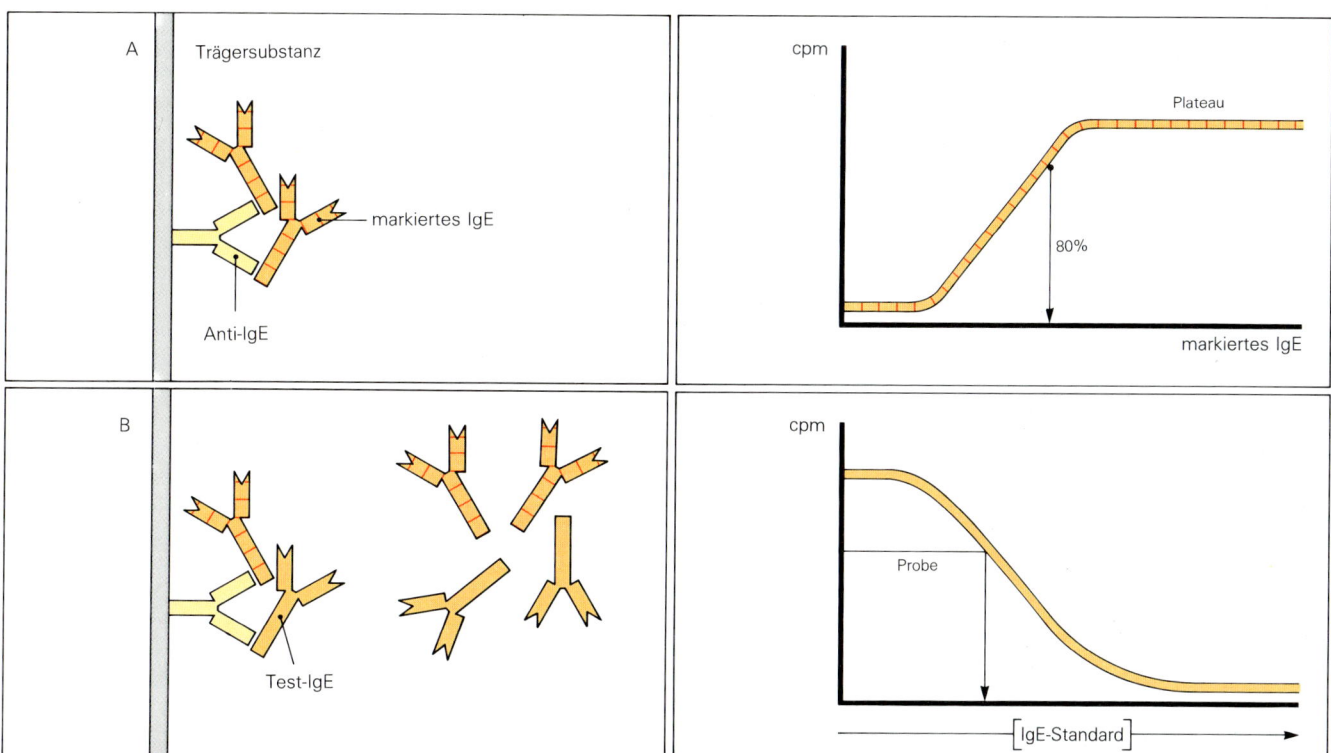

A Trägersubstanz

markiertes IgE

Anti-IgE

B

Test-IgE

cpm

Plateau

80%

markiertes IgE

cpm

Probe

[IgE-Standard]

Abb. 25.12 Der Radioimmunosorbent-Test (RIST). Der RIST ist ein kompetitiver Radioimmunoassay zur Bestimmung des Gesamt-IgE im Serum. Auf einer mit Anti-IgE beschichteten Testplatte wird mit markiertem IgE in ansteigenden Mengen die maximale Bindungskapazität ermittelt (A). Für den Test werden so viele markierte IgE-Moleküle verwendet, bis die maximale Bindungskapazität zu etwa 80% abgesättigt ist. Das markierte IgE wird mit dem Serum ver-mischt, welches das zu testende IgE enthält. Das Test-IgE konkurriert mit dem markierten IgE um die Bindungsstellen auf der Platte. Je mehr IgE das Testserum enthält, desto *weniger* markiertes IgE wird gebunden. Mit Verdünnungen eines Serums, das eine bekannte Menge an IgE enthält, kann eine Standardkurve erstellt werden (Abbildung). Dieser Test wird sehr häufig zur Bestimmung von Hormonkonzentrationen im Serum verwendet.

Reine Antikörper

Die Affinitätschromatographie wird dann verwendet, wenn eine Reindarstellung von Antikörpern oder Antigen erforderlich ist (Abb. 25.**13**). Diese Methode ist in der Biochemie weit verbreitet, die Einführung von Antikörpern als Träger der Affinitätsbindung ist jedoch ein Verdienst der Immunologen. Eine weitere Neuentwicklung zur Herstellung reiner Antikörper einer definierten Spezifität sind monoklonale Antikör-

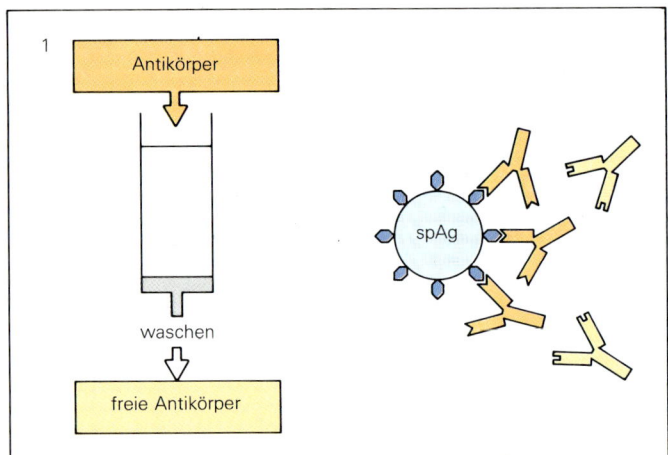

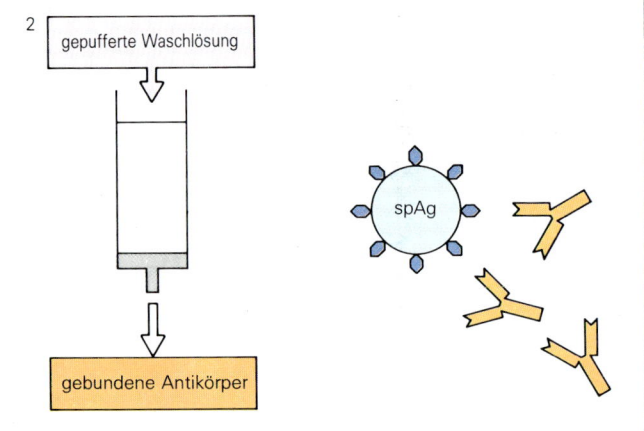

Abb. 25.**13** **Affinitätschromatographie.** Die Affinitätschromatographie kann zur Reindarstellung einer Antikörperpopulation verwendet werden. Die feste Phase (solid phase) besteht aus einer Säule aus kovalent an ein inertes Medium (z. B. kreuzvernetzte Dextrankügelchen) gebundenem Antigen (spAg). Durch diese Säule wird das Antikörpergemisch unter Einhaltung eines physiologischen Milieus gefiltert. An Antigen gebundene Antikörper verbleiben in der Säule, ungebundene Antikörper werden ausgewaschen (1). Im nächsten Schritt wird der gebundene Antikörper mit einer Pufferlösung (z. B. Acetat pH 3,0); Diäthylamin pH 11,5; 3 M

Guanidin, HCl) eluiert, wodurch die Antigen-Antikörper-Bindungen aufgespalten werden (2). Der Prozeß kann zur Gewinnung von reinem Antigen umgekehrt werden, indem die Säule mit Antikörpern beschickt wird. Diese Technik kann auch zur Reindarstellung von anderen Molekültypen verwendet werden. Z. B. absorbiert eine Lektinsäule alle Moleküle mit einem bestimmten Zuckerrest; dieser Zuckerrest kann mit einem Puffer eluiert werden, der den freien Zucker enthält und mit dem gebundenen Protein um die Anheftungsstellen am Lektin konkurriert.

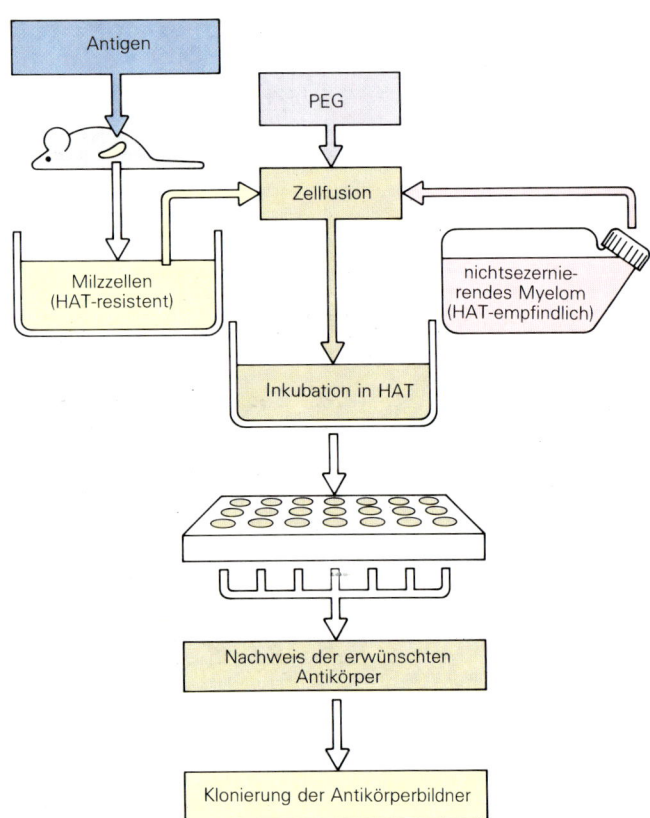

Abb. 25.**14** **Herstellung von monoklonalen Antikörpern.** Von Tieren (gewöhnlich Mäusen oder Ratten), die auf die Immunisierung mit einem Antigen mit einer guten Antikörperbildung reagieren, wird nach der Immunisierung eine Suspension von Milzzellen (es können auch Lymphknotenzellen verwendet werden) gewonnen. Diese Zellen werden mit einer Myelomzellinie fusioniert, wobei ein Zusatz von Polyäthylenglycol (PEG) die Verschmelzung der Zellmembranen erleichtert. Die Fusion glückt nur bei einem kleinen Teil der Zellen. Die fusionierten Zellen werden in einem Medium kultiviert, welches „HAT", eine Mischung aus Hypoxanthin, Aminopterin und Thymidin enthält. Aminopterin blockiert als potentes Toxin einen bestimmten Stoffwechselvorgang. In Anwesenheit der intermediären Stoffwechselmetaboliten Hypoxanthin und Thymidin können Milzzellen diesen Stoffwechselvorgang über einen Bypass nachvollziehen, während Myelomzellen wegen eines metabolischen Defekts dazu nicht in der Lage sind. Im HAT-Medium können also nur Milzzellen überleben. Wenn die Kultur im HAT-Medium angesetzt wird, enthält sie Milzzellen, Myelomzellen und fusionierte Zellen. Die Milzzellen sterben in der Kultur nach 1–2 Wochen eines natürlichen Todes; die Myelomzellen werden durch HAT abgetötet und übrig bleiben die fusionierten Zellen, die sowohl über die Unsterblichkeit des Myeloms als auch über den metabolischen Bypass der Milzzellen verfügen. Einige von ihnen haben von den Milzzellen außerdem noch die Fähigkeit zur Antikörperbildung übernommen. Jeder einzelne Ansatz wird auf das Vorhandensein des erwünschten Antikörpers getestet (meist mit RIA oder ELISA) und bei positivem Ausfall kloniert, d. h. so verdünnt, daß in jedem Napf sich eine einzige Zelle befindet. So entstehen Zellklone aus einer einzigen Stammzelle, die sowohl unsterblich ist als auch (monoklonale) Antikörper produziert.

per, die praktisch in unbegrenzter Menge hergestellt werden können, und bei denen die Fehlerquellen entfallen, mit denen die Herstellung eines konventionellen Antiserums behaftet ist (Abb. 25.**14**).

Obwohl ein monoklonaler Antikörper genau definiert ist, ist seine Spezifität nicht höher als die eines polyklonalen Antiserums, welches das Antigen über mehrere verschiedene Epitope erkennt.

Lymphozytenpopulationen

Die antikörperbildenden Zellen können im „Hämolyse-Plaque-Test" dargestellt werden. Es gibt mehrere Modifikationen dieser Methode, die entweder die Gesamtheit der antikörperbildenden Zellen erfaßt oder selektiv IgG- bzw. IgM-Antikörper identifiziert

(Abb. 25.**15**). Bei immunologischen Experimenten werden oft bestimmte Populationen von Lymphozyten für *In-vivo-* oder *In-vitro*-Transferversuche benötigt. Lymphozyten können von anderen Blutbestandteilen aufgrund ihres unterschiedlichen Dichtegradienten isoliert werden (Abb. 25.**16**). Subpopulationen von Lymphozyten können über Rosettenbildung oder mit der Plattenmethode (plating) abgetrennt werden (Abb. 25.**17** und 25.**18**). Die Plattenmethode ist eine spezielle Affinitäts-Chromatographie für Lymphozyten.

Diese Aufzählung der immunologischen Techniken ist bei weitem nicht vollständig, bildet aber insgesamt gesehen die Grundlage der immunologischen Forschungsarbeit. Komplizierte Verfahren, die in wissenschaftlichen Publikationen beschrieben werden, sind häufig nichts anderes als Modifikationen dieser Basistechniken.

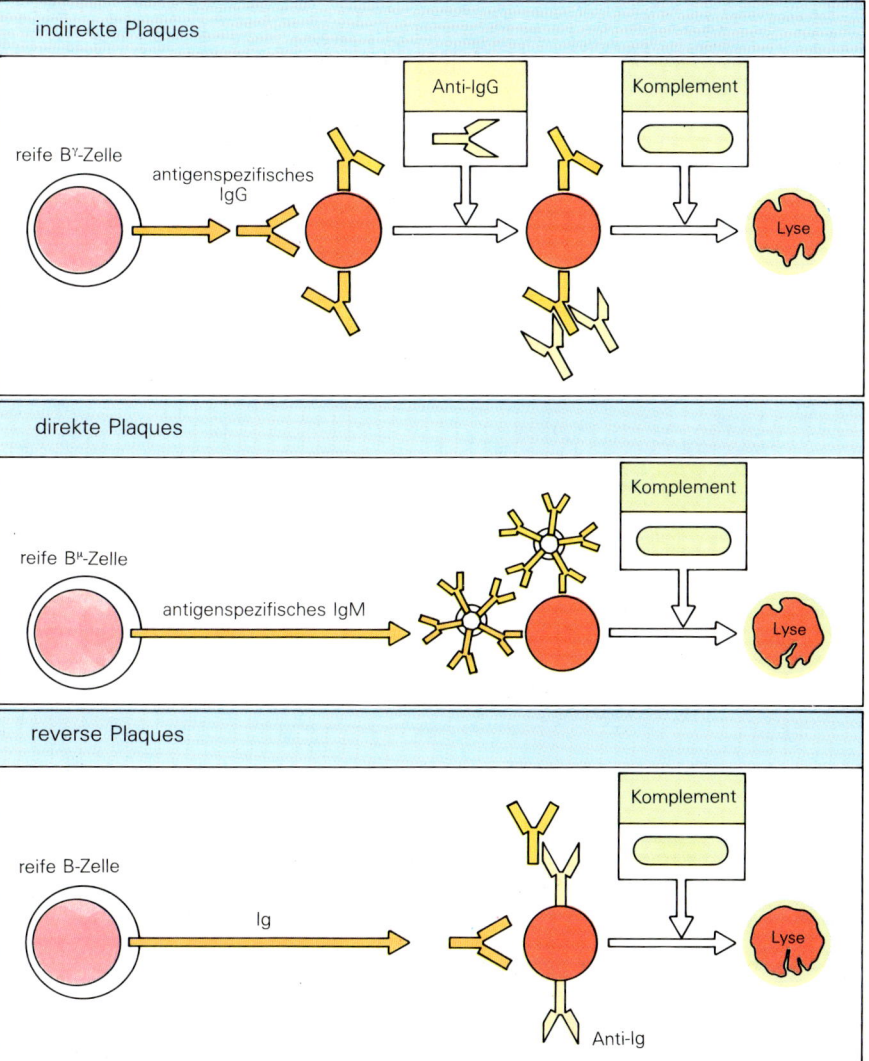

Abb. 25.15 Der Hämolyse-Plaque-Test (Plaque forming cell assay). Mit dem Hämolyse-Plaque-Test werden antikörperbildende Zellen nachgewiesen. Es gibt drei Arten:

Indirekte Plaques: Nach dem Kontakt mit dem entsprechenden Antigen setzt die antikörperbildende Zelle Antikörper frei, welche nach außen diffundieren und an Antigene auf Erythrozyten binden. Dabei kann es sich um Oberflächenantigen der Erythrozyten handeln, oder die Zellen wurden – wie beim Hämagglutinationstest – mit einem anderen Antigen sensibilisiert. Damit die erythrozytengebundenen IgG-Antikörper nachgewiesen werden können, müssen zuerst Anti-IgG-Antikörper und danach Komplement zugegeben werden. Die auf der Zelle entstehenden Komplexe binden Komplement, und es entsteht eine hämolytische Zone um die B-Zelle herum.

Direkte Plaques: Antigenspezifische IgM-Antikörper können eine komplementvermittelte Lyse bewirken, ohne daß Anti-Immunglobulin zugesetzt werden muß. So kann die Anzahl der antigenspezifischen IgM- und IgG-Plaques jeweils getrennt ermittelt werden.

Reverse Plaques: Mit dieser Methode werden alle Zellen erfaßt, die Immunglobuline bilden (nicht nur antigenspe-

zifische Zellen). Das freigesetzte Ig bindet an Erythrozyten, die mit Anti-IgG sensibilisiert sind. Die entstehenden Komplexe binden Komplement und be-

wirken eine Zellyse. (Anti-Ig kann in diesem Test durch Protein A ersetzt werden, welches ebenfalls an IgG-Fc-Regionen bindet.)

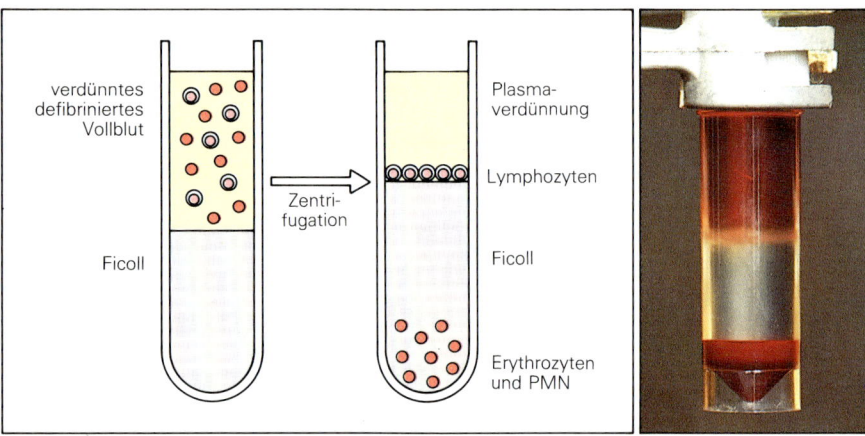

Abb. 25.16   Abtrennung von Lymphozyten mit Ficoll-Isopaque. Vollblut wird durch Schütteln in einem mit Glaskügelchen gefüllten Reagenzglas zum Gerinnen gebracht, nach Entfernen des Gerinnsels in Kulturmedium verdünnt und auf eine Ficoll-Schicht aufgebracht, ohne daß eine Vermischung stattfindet. Die Dichte von Ficoll ist höher als die von Lymphozyten, jedoch geringer als die Dichte von Erythrozyten und Granulozyten (z. B. Makrophagen). Bei der Zentrifugation wandern die Erythrozyten und PMN durch die Ficoll-Schicht und setzen

sich am Boden des Röhrchens ab, während sich die Lymphozyten in einer Schicht anreichern, die zwischen Medium und Ficoll zu liegen kommt. Eine weitere Reinigung wird durch den Zusatz von Eisenspänen erreicht: Diese werden von Phagozyten aufgenommen, die dann mit einem starken Magneten entfernt werden können. Als Alternative kann man die Zellsuspension in einer Plastikschale stehen lassen; die Makrophagen bleiben durch Adhärenz am Plastik hängen, während die Lymphozyten ausgewaschen werden können.

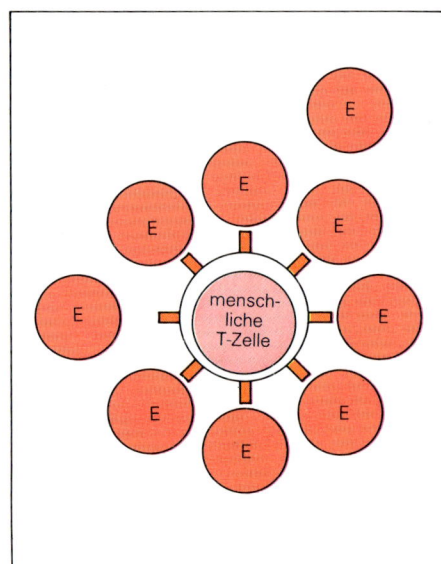 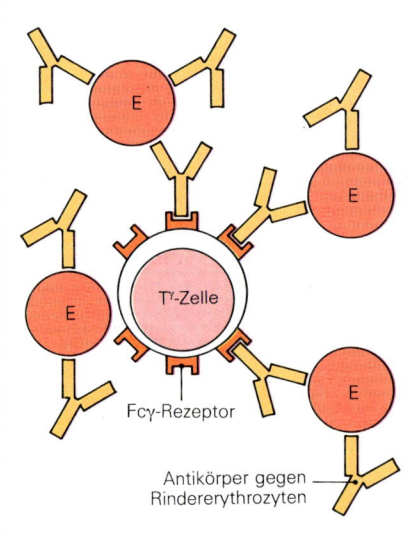 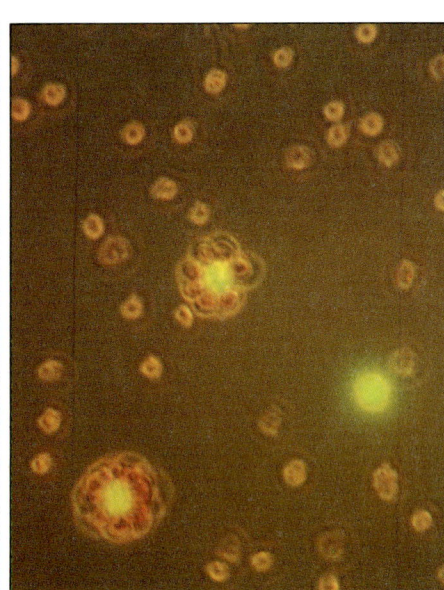

Abb. 25.17   Trennung von Lymphozytenpopulationen – Rosettenmethode. Einige Zellen besitzen Rezeptoren für Erythrozyten. Menschliche T-Zellen haben z. B. Rezeptoren für Schaferythrozyten (E), deren Funktion nicht bekannt ist (links). T-Zellen von Mäusen besitzen solche Rezeptoren nicht. Werden T-Zellen mit Erythrozyten vermischt, bilden sich Rosetten; die T-Zellen können dadurch von den nichtrosettenbildenden B-Zellen getrennt werden.

Mit einer Modifikation dieser Technik können Zellen mit anderen Rezeptoren isoliert werden (Mitte). Beispielsweise besitzen einige T-Zellen einen Rezeptor für den Fc-Anteil von IgG(Fc$^\gamma$). Diese Zellen können durch Rosettenbildung mit Rindererythrozyten identifiziert und isoliert werden, wenn die Erythrozyten mit einer subagglutinierenden Menge antierythrozytärer Antikörper sensibilisiert worden sind.

Die Abbildung rechts zeigt die Rosettenbildung um einen Lymphozyten herum. Mit freundlicher Genehmigung von Dr. P. M. Lydyard.

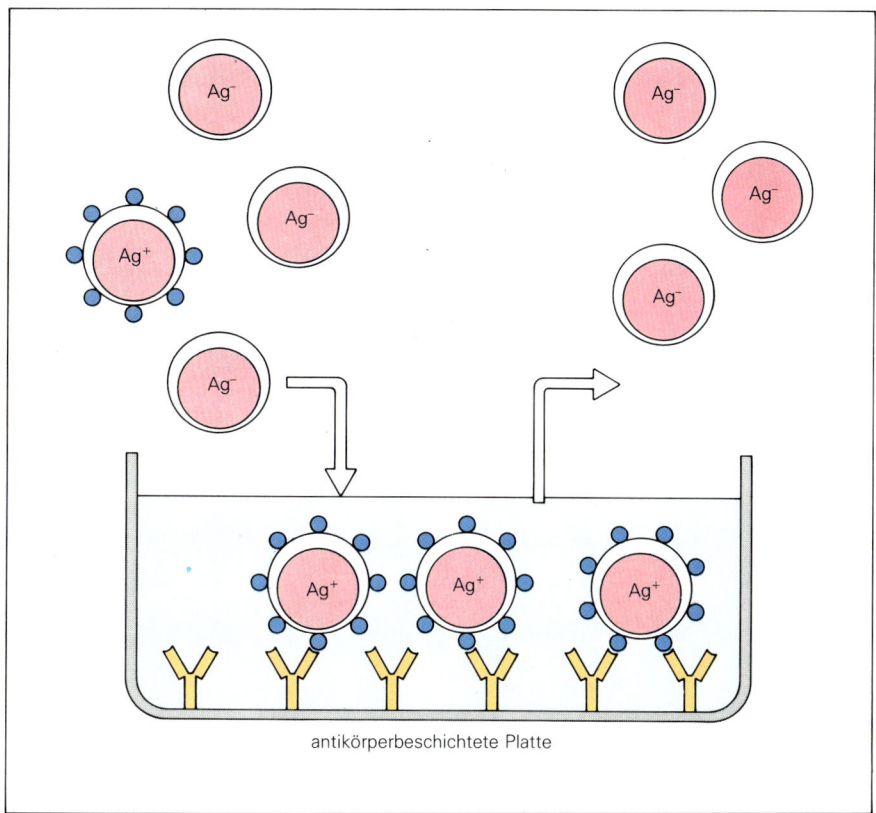

antikörperbeschichtete Platte

Abb. 25.18   Trennung von Lympho-zytenpopulationen – Plattenmetho-de. Zellpopulationen können auf anti-körperbeschichteten Platten getrennt werden. Nachdem sich die Antikörper nichtkovalent an die Plastikplatte ge-heftet haben (wie beim Radioimmuno-assay), wird die Zellsuspension zuge-geben. Antigenpositive Zellen (Ag$^+$) binden an die Antikörper, antigennega-tive Zellen (Ag$^-$) können vorsichtig ausgewaschen werden. Durch Verän-derung des Kulturmediums oder durch enzymatische Verdauung lassen sich die Zellen manchmal von der Platte ab-lösen. Häufig sind die Zellen jedoch durch ihre Bindung an die Platte verän-dert, z. B. weil sie durch die Kreuzver-netzung von Antigenen aktiviert wor-den sind. Die Methode ist deshalb dann am sinnvollsten, wenn aus einem Ge-misch eine Zellpopulation entfernt wer-den soll. Anwendungsbeispiele sind die Trennung von T$_H$- und Ts-Popula-tionen mittels Ly1 bzw. Ly2,3-Antikör-pern und die Trennung von T- und B-Zellen mit Anti-Ig (welches an die Oberflächenantikörper der B-Zelle bin-det). Mit antigenbeschichteten Platten können antigenbindende Zellen von nichtantigenbindenden Zellen getrennt werden.

Literatur

1 Erworbene (adaptive) und angeborene Immunität

Golub, E. S.: The Cellular Basis of the Immune Response. Sinauer Associates, Massachusetts 1981

McConnell, I., A. Munro, H. Waldmann: The Immune System: a Course on the Molecular and Cellular Basis of Immunity, 2nd edn. Blackwell Scientific Publications, Oxford 1981

Nisonoff, A.: Introduction to Molecular Immunology. Sinauer Associates, Massachusetts 1982

Roitt, I. M. R.: Essential Immunology, 5th edn. Blackwell Scientific Publications, Oxford 1984

Sites, D. P., J. D. Stubo, H. H. Fudenberg, J. V. Wells: Basic and Clinical Immunology, 5th edn. Lange Medical Publications, Los Altos, California 1984

2 Zellen der Immunantwort

Ezekowitz, R. A. B., M. Hill, S. Gordon: Macrophage plasma membrane and activation. Transactions of the Royal Society of Tropical Medicine and Hygiene 77 (1983) 604

Feaison, D. T.: Cellular receptors for fragments of the third component of complement. Immunology Today 5 (1984) 105

Friedman, P. S.: The Immunobiology of the Langerhans cells. Immunology Today 2 (1981) 124

Jarrett, E. E. E., D. M. Haig: Mucosal mast cells in vivo and in vitro. Immunology Today 5 (1984) 115

Lydyard, P. M., P. Banga, G. Guamotta, P. Walker, L. Mackenzie, S. Mackanday: Human lymphocyte antigens – a mini review. Transactions of the Biochemical Society 1985

Playfair, J. H. L.: Immunology at a Glance, 2nd edition. Blackwell Scientific Publications, Oxford 1984

Roitt, I. M.: Essential Immunology, 5th edition. Blackwell Scientific Publications, Oxford 1984

Zucker-Franklin, D., M. F. Greaves, C. E. Grossi, A. M. Marmont: Atlas of Blood Cells: Function and Pathology. Edi. Ermes, Milan and Lea & Febiger, Philadelphia 1980

3 Das lymphatische System

McConnell, I., A. Munro, H. Waldmann: The Immune System, 2nd edition. Blackwell Scientific Publications, Oxford 1981

Osmond, D. G., P. K. Lala: The Immune System. Am. J. Anatomy, 3 (1984)

Stein, H., J. Gerders, D. Y. Mason: The normal and malignant germinal centre. In Janossy, G.: Clinics in Haematology. Saunders, London 1982

Weiss, L.: The cells and tissues of the immune system: structure function interactions. Prentice-Hall, New Jersey 1972

4 Haupthistokompatibilitätskomplex

Kaufman, J. F., C. Auffray, A. J. Korman, D. A. Shackelford, J. L. Strominger: The Class II Molecules of the Human Murine Major Histocompatibility Complex. Cell 36 (1984) 1

Owen, M. J., M. J. Crumpton: Biochemistry of major human histocompatibility antigens. Immunol. Today 1 (1980) 117

Pleogh, H. L., Orr, H. T. & Strominger, J. L.: Major Histocompatibility Antigens: The Human (HLA-A, -B, -C) and Murine (H-2K, H-2D) Class I Molecules. Cell 24 (1981) 287

Strominger, J. L. et al.: In Benacerraf, B., M. Dorf: The Role of the Major Histocompatibility Complex in Immunobiology. Garland Publishing Inc., New York 1980

Zinkernagel, R. M., P. C. Doherty: MHC-Restricted Cytotoxic T Cells: Studies on the Biological Role of Polymorphic Major Transplantation Antigens Determining T-Cell Restriction – Specificity, Function, and Responsiveness. Adv. Immunol. 27 (1979) 51

5 Antikörper: Struktur und Funktion

Capra, D., A. B. Edmundson: The antibody combining site. Scientific American 236 (1977) 50

Hahn, G. S.: Antibody structure, function and active sites. In Ritzmann, S. E.: Physiology of Immunoglobulins: Diagnostic and Clinical Aspects. Alan Liss Inc., New York 1982

Nisonoff, A.: Introduction to molecular immunology. Sinauer Associates. Blackwell Scientific Publications, Oxford 1982

Turner, M. W.: Structure and function of immunoglobulins. In Glynn, L. E., M. W. Steward: Immunochemistry: An Advanced Textbook. John Wiley & Sons, Chichester 1977

Turner, M. W.: Immunoglobulins. In Holborow, E. J., W. G. Reeves: Immunology in Medicine. A comprehensive Guide to Clinical Immunology. 2nd Edition. Grune & Stratton, London 1983

6 Antigen-Antikörper-Reaktionen

Day, E. D.: Advanced Immunochemistry. Williams & Wilkins, Baltimore 1972

Karush, F.: Immunologic specificity and molecular structure. Advanc. Immunol. 2 (1962) 1

Steward, M. W.: In Glynn, L. E., M. W. Steward: Immunochemistry. An Advanced Textbook. Wiley, Chichester 1977

Steward, M. W.: Antibodies: their structure and function. Chapman and Hall, London 1983

Steward, M. W., J. Steensgaard: Antibody affinity: Thermodynamic aspects and biological significance. C. R. C. Press, Boca Raton, Florida 1983

Weir, D. M.: Handbook of Experimental Immunology, 3rd edition. Blackwell Scientific Publications, Oxford 1978

7 Komplement

Boackle, R. J., B. J. Johnson, G. B. Caughman: An IgG primary sequence exposure theory for complement activation using synthetic peptides. Nature 282 (1979) 742

Borsos, T., H. J. Rapp: Complement fixation on cell surfaces by 19S and 7S antibodies. Science 150 (1965) 505

Lachmann, P. J.: Complement. In Sela, M.: The Antigens. Vol. V. Academic Press, New York 1979

Lachmann, P. J.: An evolutionary view of the complement system. Behring Inst. Mitt. 63 (1979) 25

Ochs, H. D., R. J. Wedgwood, M. M. Frank, S. R. Heller, S. W. Hosea: The role of complement in the induction of antibody responses. Clin. Exp. Immunol., 53 (1983) 208

Podack, E. R., G. Biesecker, H. J. Muller-Eberhard: Membrane attack complex of complement: generation of high-affinity phospholipid binding sites by fusion of five hydrophilic plasma proteins. Proc. Natl. Acad. Sci. 76 (1979) 897

Podack, E. R., J. Tschoop: Polymerization of the ninth component of complement (C9). Formation of poly (C9) with a tubular ultrastructure resembling the MAC. Proc. Natl. Acad. Sci. 79 (1982) 574

Podack, E. B., J. Tschoop, H. J. Muller-Eberhard: The molecular organization of C9 within the membrane attack complex of complement. Induction of circular C9 polymerization by the C5b-8 assembly. J. Exp. Med. 156 (1982) 268

Porter, R. R., K. B. M. Reid: The biochemistry of complement. Nature 275 (1978) 699

Tranum-Jensen, J., S. Bhakdi, B. Bhakdi-Lehnen, O. J. Bjerrum, V. Speth: Complement lysis: the ultrastructure and orientation of the C5b-9 complex on target sheep erythrocyte membranes. Scand. J. Immunol. 7 (1978) 45

8 Antikörperantwort

Erb, P., P. Vogt, M. Cecka, M. Feldmann: Activation of T cells by I region products released by macrophage. Lymphokines 2 (1980) 125

Feldmann, M., S. Kontiainen: The role of antigen specific factors in the immune response. Lymphokines 2 (1981) 87

Howard, M., W. E. Paul: Regulation of B cell growth and differentiation by soluble factors. Ann. Rev. Immunol. 1 (1983) 307

Inglis, J.: B lymphocytes today. Elsevier Biomedical 1982

Inglis, J.: T Lymphocytes today. Elsevier Biomedical 1983

Singer, A., R. Hodes: Mechanism of T cell-B cell interaction. Ann. Rev. Immunol. 1 (1983) 211

Unanue, E. R.: Antigen-presenting function of the macrophage. Ann. Rev. Immunol. 2 (1984) 395

9 Entstehung der Antikörperdiversität

Baltimore, D.: Somatic mutation gains its place among the generators of diversity. Cell 26 (1981) 295

Brack, C., M. Hirama, R. Lenhard-Schuller, S. Tonegawa: A complete immunoglobulin gene is created by somatic recombination. Cell 15 (1978) 1

Cushley, W., A. R. Williamson: Expression of immunoglobulin genes. Essays Biochem. 18 (1982) 1

Gearhart, P. J.: Generation of immunoglobulin variable gene diversity. Immunol. Today 3 (1982) 107

Gottlieb, P. D.: Immunoglobulin genes. Mol. Immunol. 17 (1980) 1423

Honjo, T.: Immunoglobulin genes. Annu. Rev. Immunol. 1 (1983) 499

Siu, G., S. P. Clark, Y. Yoshikai, M. Malissen, Y. Yanagi, E. Strauss, T. W. Mak, L. Hood: The human T cell antigen receptor is encoded by variable, diversity, and joining gene segments that arrange to generate a complete V gene. Cell 37 (1984) 393

Tonegawa, S.: Somatic generation of antibody diversity. Nature 302 (1983) 573

10 Steuerung der Immunantwort

Bach, F., B. Bonairda, E. Vitetta: T and B lymphocytes: Recognition and Function. Academic Press, New York 1979

Eichmann, K.: Expression and function of idiotypes on lymphocytes. Adv. Immunol. 26 (1978) 195

Fabris, N., E. Garaci, J. Hadden, N. A. Mitchison: Immunoregulation. Plenum Press, New York and London 1983

Katz, D. H.: Lymphocyte Differentiation, Recognition and Regulation. Academic Press, New York 1977

Klein, J.: Immunology: The Science of Self-Nonself Discrimination. Wiley, New York 1982

Moller, G.: Regulation of the immune response by antibodies against the immunogen. Immunol. Revs. 49 (1980)

Moller, G.: Interleukins and lymphocyte activation. Immunol. Revs. 63 (1982)

11 Zellvermittelte Immunität

Adams, D.: Molecules, membranes, and macrophage activation. Immunology Today 3 (1982) 285

Bloom, B. R.: Natural killers to rescue immune surveillance? Nature 300 (1982) 214

Carrick, L., D. L. Boros: The artificial granuloma 1. In vitro lymphokine production by pulmonary artificial hypersensitivity granulomas. Clin. Immunol. & Immunopathol. 17 (1980) 415

Eckels, D. D., J. R. Lamb, P. Lake, J. N. Woody, A. H. Johnson, R. Hartzman: Antigen-specific human T lymphocyte clones. Genetic restriction of influenza virus-specific responses to HLA-D region genes. Human Immunology 4 (1982) 313

Kaufmann, S. H. E., H. Hahn: Biological function of T cell lines with specificity for the intracellular bacterium. Listeria monocytogenes in vitro and in vivo. J. Exp. Med. 155 (1982) 1754

Kohl, S., L. S. Loo: Protection of neonatal mice against Herpes simplex virus infection: probable in vivo antibody-dependent cellular cytotoxicity. J. Immunol. 129 (1982) 370

Lachman, L. B., A. L. Maizel: Human immunoregulatory molecules: Interleukin 1, interleukin 2, and B cell growth factor. Contemp. Top. Mol. Immunol. 9 (1983) 147

McMichael, A. J., F. Gotch, G. R. Noble: Cytotoxic T cell Immunity to Influenza. New Engl. J. Med. 309 (1983) 13

Nathan, C. F., H. W. Murray, M. E. Wiebe, B. Y. Rubin: Identification of interferon-γ as the lymphokine that activates human macrophage oxidative metabolism and antimicrobial activity. J. Exp. Med. 158 (1983) 670

Oppenheim, J. J., I. Gery: Interleukin 1 is more than an interleukin. Immunology Today 3 (1982) 113

Robertson, M.: Receptor gene rearrangements and ontogeny of T lymphocytes. Nature 311 (1984) 305

Robertson, M.: T cell antigen receptor. The capture of the snark. Nature 312 (1984) 16

Rosenstein, M., F. J. Eberlein, S. A. Rosenberg: Adoptive immunotherapy of established syngeneic solid tumours: role of T lymphoid subpopulations. J. Immunol. 132 (1984) 2117

Steinman, R. M., M. C. Nussenzweig: Dendritic cells: features and functions. Immunological Reviews 53 (1980) 127

Unanue, E. R.: Antigen-presenting function of the macrophage. Ann. Rev. Immunol. 2 (1984) 395

Warner, J. F., G. Dennert: Effects of a cloned cell line with NK activity on bone marrow transplants, tumour development, and metastasis in vivo. Nature 300 (1982) 31

Zinkernagel, R. M., P. C. Doherty: MHC-restricted cytotoxic T cells. Studies on the biological role of polymorphic major transplantation antigens determining T cell restriction specificity, function and responsiveness. Adv. Immunol. 27 (1979) 51

12 Immuntoleranz

Howard, J. G.: Immunological Tolerance. In Lennox, E. S.: Defence and Recognition Vol. 22 – Cellular Aspects. University Park Press, Baltimore, USA 1979

Howard, J. G., N. A. Mitchison: Immunological Tolerance. In Waksman, B. H.: Progress in Allergy. Karger, Basel 18, 43 (1975)

Humphrey, J. H. et al.: Immunological Tolerance. British Medical Bulletin, 32 (1976) 99

13 Genetische Kontrolle der Immunität

Benjamin, D. C., J. A. Berzofsky: The antigenic structure of proteins: a reappraisal. Annu. Rev. Immunol. 2 (1984) 67

Heber-Katz, E., D. Hansburg, R. H. Schwartz: The Ia molecule of the antigen-presenting cell plays a critical role in immune response gene regulation of T cell activation. J. Mol. Cell. Immunol. 1 (1983) 3

Jareway, C. A.: Immune response genes, the problem of the non-responder. J. Mol. Cell. Immunol. 1 (1983) 15

Krco, C. J., C. S. David: Genetics of the Immune Response: a survey. C. R. C. Critical Reviews in Immunology 1 (1981) 211

Longo, D. L., L. A. Matis, R. H. Schwartz: Insights into immune response gene function from experiments with chimeric animals. C. R. C. Critical Reviews in Immunology 2 (1981) 83

Marchalonis, J. J., G. R. Vasta, G. Warr, W. C. Barker: Probing the boundaries of the extended immunoglobin family of recognition molecules: jumping domains, convergence and minigenes. Immunol. Today 5 (1984) 133

14 Entwicklung des Immunsystems

Blaese, R. M.: Macrophages and the development of immune competence. In Bellanti, J. A., D. H. Dayton: The phagocytic cell in host resistance. Raven Press 1975

Forum on B cell ontogeny: Ann. Immunol. (Inst. Pasteur) 135 (1984) 220

Le Douarin, N. M., F. Dieterlen-Lievre, P. D. Oliver: Ontogeny of primary lymphoid organs and lymphoid stem cells. Am. J. Anatomy 170 (1984) 261

Owen, J. J. T., E. J. Jenkinson: Early events in T lymphocyte genesis in the fetal thymus. Am. J. Anatomy 170 (1984) 301

15 Evolution der Immunität

Borysenko, M.: Phylogeny of Immunity: an overview. Immunogenetics 3 (1976) 305

Cohen, N.: Phylogenetic emergence of lymphoid tissues and cells. In Marchalonis, J. J.: The Lymphocyte: Structure and Function. Marcel Dekker 1977

Cohen, N., M. M. Sigel: The Reticuloendothelial System. Vol. 3. Ontogeny and Phylogeny. Plenum Press, New York 1982

Cooper, E. L.: Comparative Immunology. Prentice-Hall, New Jersey 1976

Cooper, E. L.: Developmental and Comparative Immunology. Pergamon Press

Du Pasquier, L.: Phylogenesis of the vertebrate immune system. In Melchers, F., K. Rajewsky: Mosbacher Colloquim. Springer, Berlin 1976

Gershwin, M. E., E. L. Cooper: Animal Models of Comparative and Developmental Aspects of Immunity and Disease. Pergamon Press, New York 1978

Hildemann, W. H., A. A. Benedict: Immunologic Phylogeny. Plenum, New York 1975

Horton, J. D.: Development and Differentiation of Vertebrate Lymphocytes. Elsevier, Amsterdam 1980

Manning, M. J.: Phylogeny of immunological Memory. Elsevier, Amsterdam 1980

Manning, M. J., R. J. Turner: Comparative Immunobiology. Blackie, Glasgow and Halsted Press, Wiley, New York 1976

Ratcliffe, N. A., A. F. Rowley: Invertebrate Blood Cells. Vols. 1 & 2. Academic Press, London 1981

Solomon, J. B.: Aspects of Developmental and Comparative Immunology I. Pergamon Press, Oxford 1981

Solomon, J. B., J. D. Horton: Developmental Immunobiology. Elsevier, Amsterdam 1977

Wright, R. K., E. L. Cooper: Phylogeny of Thymus and Bone Marrow-Bursa Cells. North Holland, Amsterdam 1976

16 Immunität gegen Viren, Bakterien und Pilze

Viren

Eckels, D. D., J. R. Lamb, P. Lake, J. N. Woody, A. H. Johnson, R. J. Hartzman: Antigen-specific human T lymphocyte clones. Genetic restriction of influenza virus-specific responses to HLA-D region genes. Human Immunology 4 (1982) 313

Denman, A. M.: Viruses and Immunopathology. In Holborow, E. J., W. G. Reeves: Immunology in Medicine. Grune & Stratton 1983

Mandel, B.: Interaction of viruses with neutralising antibodies. In Fraenkel-Contrat, H., R. R. Wagner: Comprehensive Virology. Vol. 15, Plenum Press, New York 1979

McMichael, A. J., F. Gotch, G. R. Noble: Cytotoxic T Cell Immunity to Influenza. New Engl. J. Med. 309 (1983) 13

Mims, C. A., D. W. White: Viral Pathogenesis and Immunology. Blackwell Scientific Publications, Oxford 1984

Sehgal, P. B., L. M. Pfeffer, I. Tamm: Interferon and its inducers. In Came, P. E., L. A. Caliguiri: Chemotherapy of viral infections. Springer, Berlin 1982

Sissons, J. G., M. B. A. Oldstone: Antibody-mediated destruction of virus-infected cells. Adv. Immunol. 31 (1980) 1

Stroop, W. G., J. R. Baringer: Persistent, slow, and latent viral infections. Progr. Med. Virol. 28 (1982) 1

Smith, G. L., B. Moss: Uses of Vaccinia virus as a vector for the production of live recombinant vaccines. BioEssays 1 (1984) 120

Wiley, D. C., I. A. Wilson, J. J. Skehel: Structural identification of the antibody binding sites of Hong Kong influenza haemagglutinin and their involvement in antigenic variation. Nature 289 (1981) 373

Zinkernagel, R. M., P. C. Doherty: MHC-restricted cytotoxic T cells. Studies on the biological role of polymorphic major transplantation antigens determining T cell restriction, specificity, function and responsiveness. Adv. Immunol. 27 (1979) 51

Bakterien

Easmon, C. S. F., J. Jeljaszewicz: Medical Microbiology, Vol. 2: Immunisation against bacterial disease. Academic Press Inc. 1984

Hahn, H., S. H. E. Kaufmann: The role of cell-mediated immunity in bacterial infections. Rev. Infect. Dis. 3 (1981) 1221

Horwitz, M. A., S. C. Silverstein: Activated human monocytes inhibit the intracellular multiplication of Legionnaires disease bacilli. J. Exp. Med. 154 (1981) 1618

Joiner, K. A., E. J. Brown, M. M. Frank: Complement and bacteria: Chemistry and biology in host defence. Ann. Rev. Immunol. 2 (1984) 461

Kaufmann, S. H. E., H. Hahn: Biological function of T cell lines with specificity for the intracellular bacterium. Listeria monocytogenes in vitro and in vivo. J. Exp. Med. 155 (1982) 1754

Mims, C. A.: The pathogenesis of infectious disease. Academic Press 1977

Nahmias, A. J., J. O'Reilly: Comprehensive Immunology, Vol. 8. Immunology of human infection, Part 1: Bacteria, Mycoplasmae, Chlamydiae and Fungi. Plenum Medical Book Company 1981

Nathan, C. F., H. W. Murray, M. E. Wiebe, B. Y. Rubin: Identification of interferon-γ as the lymphokine that activates human macrophage oxidative metabolism and antimicrobial activity. J. Exp. Med. 158 (1983) 670

Rook, G. A. W.: The immunology of leprosy. Tubercle 64 (1983) 297

Segal, A. W.: The antimicrobial role of the neutrophil leukocyte. Journal of Infection 3 (1980) 3

Pilze

Calderon, R. A., R. J. Hay: Cell-mediated immunity in experimental murine dermatophytosis. Adoptive transfer of immunity to dermatophyte infection by lymphoid cells from donors with acute or chronic infections. Immunology 53 (1984) 465

Cox, R. A.: Immunologic studies of patients with histoplasmosis. Am. Rev. Resp. Dis. 120 (1979) 143

Grayhill, J. R., D. J. Drutz: Host defence in cryptococcosis in the nude mouse. Cell. Immunol. 40 (1979) 263

Nahmias, A. J., J. O'Reilly: Comprehensive Immunology, Vol. 8. Immunology of human infection, Part 1: Bacteria, Mycoplasmae, Chlamydiae and Fungi. Plenum Medical Book Company 1981

Rogers, T. J., E. Balish: Immunity to Candida albicans. Microbiological Reviews 44 (1980) 660

17 Immunität gegen Protozoen und Würmer

Allgemein

Capron, A., J. P. Dessaint, A. Haque, C. Auriault, M. Joseph: Macrophages as effector cells in helminth infections. Trans. Roy. Soc. Trop. Med. & Hyg. 77 (1983) 631

Cohen, S., K. S. Warren: Immunology of Parasitic Infections. 2nd edition. Blackwell Scientific Publications, Oxford 1982

Evered, D. C., G. M. Collins: Cytopathology of Parasitic Disease. Vol. 99 CIBA-Foundation Symposium 1983

Jarrett, E. E., H. R. P. Miller: Productions and activities of IgE in helminth infections. Prog. Allergy. 31 (1982) 178

Mitchell, G. F.: Effector cells, molecules and mechanisms in host-protective immunity to parasites. Immunology. 38 (1979) 209

Mitchell, G. F.: Responses to infection with metazoan and protozoan parasites in mice. Adv. Immunol. 28 (1979) 451

Nathan, C.: Mechanisms of macrophage antimicrobial activity. Trans. Roy. Soc. Trop. Med. & Hyg. 77 (1983) 620

Thorne, K. J., J. M. Blackwell: Cell-mediated killing of protozoa. Adv. Parasitol. 22 (1983) 44

Wakelin, D.: Immunity to parasites: how animals control parasite infections. E. J. Arnold, London 1984

Malaria

Brown, K. N.: Host resistance to malaria. Critical Reviews in Tropical Medicine. 1 (1983) 171

Deans, J. A., S. Cohen: Immunology of malaria. Ann. Rev. Microbiol. 37 (1983) 25

Trypanosomiasis

Brener, Z.: Immunity to Trypanosoma cruzi. Adv. Parasitol. 18 (1980) 247

Cross, G. A. M.: Immunological aspects of antigenic variation in trypanosomes. The Third Fleming Lecture. J. Gen. Microbiol. 113 (1979) 1

Turner, M. J.: Biochemistry of the variant surface glycoproteins of salivarian trypanosomes. Adv. Parasitol. 21 (1982) 70

Wood, J. N., L. Hudson, T. M. Jessel, M. Yamamoto: A monoclonal antibody defining antigenic determinants on subpopulations of mammalian neurones and Trypanosoma cruzi parasites. Nature. 296 (1982) 34

Schistosomiasis

Butterworth, A. E., D. W. Taylor, M. C. Veith, et al.: Studies on the mechanisms of immunity in schistosomasis. Immunol. Rev. 61 (1982) 5

McLaren, D. J., R. J. Terry: The protective role of acquired host antigens during schistosome maturation. Parasite Immunol. 4 (1982) 129

Simpson, A. J. G., D. Singer, T. F. McCutchan, D. L. Sacks, A. Sher: Evidence that schistosome MHC antigens are not synthesized by the parasite but are acquired from the host as intact glycoproteins. J. Immunol. 131 (1983) 962

Andere Parasitosen

Bell, R. G., L. S. Adams, R. W. Ogden: Intestinal mucus trapping in the rapid expulsion of Trichinella spiralis by rats: induction and expression analyzed by quantitative worm recovery. Inf. Immun. 45 (1984) 267

Bell, R. G., D. D. McGregor, L. S. Adams: Studies on the inhibition of rapid expulsion of Trichinella spiralis in rats. Int. Arch. Allergy. Appl. Immunol. 69 (1982) 73

Ha, T. Y., N. D. Reed, P. K. Crowle: Delayed expulsion of adult Trichinella spiralis by mast cell-deficient W/W mice. Inf. Imm. 41 (1983) 445

18 Tumorimmunität

Fefer, A., A. L. Goldstein: The Potential Role of T Cells in Cancer Therapy. Progress in Cancer Research and Therapy 22 (1982)

Fishman, W. H.: Oncodevelopmental markers: biologic, diagnostic and monitoring aspects. Academic Press, New York & London 1983

Haskill, S.: Tumour Immunity in Prognosis: the role of mononuclear cell Infiltration. Immunology Series 18. Marcel Dekker, Inc. New York & Basel 1982

Herberman, R. B.: NK cells and other natural effector cells. Academic Press, New York & London 1982

Herberman, R. B.: Basic and Clinical Tumour Immunology. Martinus Nijhoff, Boston 1983

19 Überempfindlichkeit – Typ-I-Reaktion

Brostoff, J., S. Challacombe: Food Allergy. Clinics in Immunology and Allergy 2.1 W. B. Saunders 1982

Cooke, R. A., A. Vander-Veer: Human sensitization. J. Immunol. 1 (1916) 201

Gleich, G. J.: The late phase of the immunoglobulin E-mediated reaction: a link between anaphylaxis and common allergic disease. J. Allergy Clin. Immunol. 70 (1982) 160

Ishizaka, K., T. Ishizaka, M. M. Hornbrook: Physicochemical properties of human reaginic antibody. IV Presence of a unique immunoglobulin as a carrier of reaginic activity. J. Immunol. 97 (1966) 75

Ishizaka, K.: Regulation of the IgE antibody response. Progress in Allergy 32 (1982). Karger, Basel

Ishizaka, K.: Mast cell activation and mediator release. Progress in Allergy 34 (1984). Karger, Basel

Joseph, M., A. B. Tonnel, A. Capron, C. Voisin: Enzyme release and superoxide anion production by human alveolar macrophages stimulated with immunoglobulin E. Clin. Exp. Immunol. 40 (1980) 416

Juto, P.: Elevated serum immunoglobulin E in T cell deficient infants fed cows milk. J. Allergy Clin. Immunol. 66 (1980) 402

Katz, D. H.: The allergic phenotype: manifestation of 'allergic breakthrough' and imbalance in normal damping of IgE antibody production. Immunol. Rev. 41 (1978) 77

Marsh, D. G., W. B. Bias: The genetics of atopic allergy. Immunogenetics 6 (1978) 248

Muller, G.: Immunoglobulin E. Immunological Reviews 41 (1978) Munksgaard, Copenhagen

Rocklin, R. E.: Clinical and immunologic aspects of allergen specific immunotherapy in patients with seasonal allergic rhinitis and/or allergic asthma. J. Allergy Clin. Immunol. 72 (1983) 323

Stanworth, D. R.: Immediate hypersensitivity. North Holland Publications. Amsterdam 1973

Wide, L., H. Bennich, S. G. O. Johansson: Diagnosis of allergy by an in vitro test for allergen antibodies. Lancet ii (1967) 1105

20 Überempfindlichkeit – Typ-II-Reaktion

Fearon, D. T.: Cellular receptors for fragments of the third component of complement. Immunol. Today 5 (1984) 105

Horwitz, D. A., A. C. Bakke: An Fc receptor bearing third population of human mononuclear cells with cytotoxic and regulatory function. Immunol. Today 5 (1984) 148

Hughes-Jones N. S., C. A. Clarke: Haemolytic disease of the newborn. In Lachmann, P. J., D. K. Peters: Clinical Aspects of Immunology 4th Edition. Blackwell Scientific Publications. Oxford 1982

Lalezari, P.: Autoimmune hemolytic disease. In Thompson, R. A., N. R. Rose: Recent Advances in Clinical Immunology 3. Churchill Livingstone, Edinburgh 1983

McCluskey, R. T., R. B. Colvin: Immunological aspects of renal tubular and interstitial disease. Annu. Rev. Med. 29 (1978) 191

Newsom-Davis, J.: Myasthenia gravis: immune mechanisms and implications. Clin. Exp. Neurol. 18 (1981) 14

Sturgeon, P.: Erythrocyte antigens and antibodies. In Williams, W. J., E. Bentler, A. Erslev, W. Rundles: Hematology. McGraw Hill, New York

21 Überempfindlichkeit – Typ-III-Reaktion

Agnello, V.: Immune complex assays in rheumatic diseases. Hum. Pathol. 14 (1983) 343

Inman, R. D.: Immune complexes in SLE. Clin. Rheum. Dis. 8 (1982) 49

Sedlacek, H. H., F. R. Seiler: Immune Complexes. Behring Inst. Mitt. 64 (1979)

Theofilopoulos, A. N., F. J. Dixon: The biology and detection of immune complexes. Adv. Immunol. 28 (1979) 89

Williams, R. C.: Immune complexes in clinical and experimental medicine. Harvard University Press, Cambridge, Massachusetts 1980

World Health Organisation Scientific Group: Technical Report 606. The Role of Immune Complexes in Disease. W. H. O., Geneva 1977

22 Überempfindlichkeit – Typ-IV-Reaktion

Bjune, G., R. StC. Barnetson, D. S. Ridley, G. Kronvall: Lymphocyte transformation test in leprosy: correlation of the response with inflammation of lesions. Clinical and Experimental Immunology 25 (1976) 85

Turk, J. L.: Delayed Hypersensitivity, 3rd edition. Research Monographs in Immunology 1 (1980). Elsevier/North-Holland, Amsterdam

Wolff, K., G. Stingl: The Langerhans Cell. Journal of Investigative Dermatology 80, supplement, (1983) 175

23 Autoimmunität und Autoimmunerkrankungen

Cunningham, A. J.: Active suppressor mechanisms maintaining tolerance to some self components. Nature 254 (1975) 143

Davies, T. F.: Autoimmune Endocrine Disease. John Wiley & Sons, New York 1983

Lachmann, P. J., D. K. Peters: Clinical Aspects of Immunology, 4th edn. Blackwell Scientific Publications, Oxford 1982

Marchalonis, J. J., N. Cohen: Self/Non-self Discrimination. Contemporary Topics in Immunobiology, Vol. 9 Plenum Press, New York 1980

Sites, D. P., J. D. Stubo, H. H. Fudenberg, J. V. Wells: Basic and Clinical Immunology, 5th edn. Lange Medical Publications, Los Altos, California 1984

Yamamura, T., T. Tada: Progress in Immunology V. Academic Press, Tokyo 1984

24 Transplantation und Abstoßung

Lachmann, P. J., D. K. Peters: Clinical Aspects of Immunology, 4th edn. Blackwell Scientific Publications, Oxford 1981

Kahan, D.: Cyclosporine A: Biological Activity and Clinical Applications. Grune & Stratton Inc., New York 1984

Billingham, R. E., E. S. Silvers: The Immunobiology of Transplantation. Prentice-Hall, New Jersey 1971

25 Immunologische Testmethoden

Hudson, L., F. C. Hay: Practical Immunology 2nd edn. Blackwell Scientific Publications, Oxford 1980

Johnstone, A., R. Thorpe: Immunochemistry in Practice. Blackwell Scientific Publications, Oxford 1982

Nairn, R. C.: Practical Methods in Clinical Immunology Series. Churchill Livingstone, Edinburgh (1980–1984)

Weir, D. M.: Handbook of Experimental Immunology, Vols I & II. 4th edn. Blackwell Scientific Publications, Oxford 1985

Glossar und Abkürzungen

ABC (Antigen binding cell): Antigenbindende Zelle.

ADCC (antibody-dependent cell-mediated cytotoxicity): antikörperabhängige zellvermittelte Zytotoxizität.

Adjuvans: eine Substanz, welche nicht spezifisch die Immunantwort auf ein Antigen verstärkt.

AFC (antibody forming cell): antikörperbildende Zelle, entspricht funktionell der Plasmazelle.

Affinität: Maß für die Bindungsstärke zwischen einer antigenen Determinante (Epitop) und einem Antikörper-Bindungsort (Paratop).

Affinitätsreifung: Erhöhung der durchschnittlichen Antikörperaffinität während einer sekundären Immunantwort.

Allele: Varianz eines bestimmten Genlocus innerhalb einer Spezies.

Allergie: Ursprünglich definiert als veränderte Reaktionslage beim Zweitkontakt mit einem Antigen; heute wird im allgemeinen unter Allergie die Überempfindlichkeit vom Typ I verstanden.

Allogen: Die allogene Variation bezieht sich auf genetische Unterschiede innerhalb einer Spezies.

Allotyp: Proteinprodukt eines Allels, welches von einem anderen Individium derselben Spezies als Antigen erkannt wird.

ANA (antinukleäre Antikörper): Autoantikörper gegen DNA in Zellkernen.

Anaphylatoxin: Komplementpeptide (C3a und C5a), die eine Mastzelldegranulation und Kontraktion der glatten Muskulatur bewirken.

Anaphylaxie: Antigenspezifische, primär IgE-vermittelte Immunreaktion, die mit Vasodilatation und Kontraktion der glatten Muskulatur (auch der Bronchien) einhergeht und tödlich verlaufen kann.

Antigen: Moleküle, welche die Bildung von Antikörpern induzieren können.

Antikörper: Moleküle, die als Reaktion auf den Kontakt mit einem Antigen gebildet werden und an dieses Antigen spezifisch binden können.

APC: antigenpräsentierende Zelle.

ATC: autologe T-Zell-Zytotoxizität.

Atopie: die klinische Manifestation der Überempfindlichkeitsreaktion vom Typ I mit Ekzem, Asthma und Rhinitis.

Autolog: von ein und demselben Individuum stammend.

Autosomen: alle Chromosomen ausschließlich der X- oder Y-Geschlechtschromosomen.

Avidität: das funktionelle Bindungspotential eines Antikörpers mit seinem Antigen; abhängig von der Affinität zwischen Epitopen und Paratopen sowie den Valenzen von Antikörper und Antigen.

β1H: ein Kofaktor des Komplementsystems; neuerdings als Faktor H bezeichnet.

Basophile: basophile Granulozyten.

BCG (Bacille Calmette Guerin): Ein attenuierter Stamm des Mycobacterium tuberculosis.

BCGF: B cell growth factor.

Bence Jones Protein: freie Immunglobulin-Leichtkettendimere in Serum und Urin von Patienten mit multiplem Myelom.

BRM (Biological Response Modifiers): biologische Immunmodulatoren.

Budding: Ausknospen des Virus.

Bursa fabricii: lymphoepitheliales Organ an der Kloake von Vögeln. Die b. f. ist der Ort der Reifung von B-Zellen.

C3b-Inaktivator: ein Faktor des Komplementsystems, neuerdings Faktor I genannt.

Capping („Haubenbildung"): die Aggregation von Oberflächenmolekülen auf der Zellmembran (meist durch Antikörper).

Carrier: ein immunogenes Molekül (oder Teil eines Moleküls), welches bei der Immunantwort von T-Zellen erkannt wird.

CDR (Complementarity determining regions): hypervariable Regionen der Antikörper.

CEA: karzinoembryonales Antigen.

CFM: chemotaktischer Faktor für Makrophagen.

Chemokinese: verstärkte (ungerichtete) Migrationsaktivität von Zellen.

Chimärismus: das Vorhandensein von Zellen aus genetisch verschiedenen Individuen in einem Organismus.

CMI (Cell mediated immunity): zellvermittelte Immunität.

Coating: Umhüllen eines Antigens mit spezifischen Antikörpern.

Cobra Venom Factor: eine Komplementkomponente bei der Kobra; entspricht dem C3b bei Säugern.

Combining site: Antikörper-Haftstelle bzw. Bindungsort.

Con A (Concanavalin A): ein T-Zell-Mitogen.

critical sites: Orte auf der Virusoberfläche, die durch Antikörper angegriffen werden können (z. B. Hämagglutinin auf Influenzaviren).

CTMC (Connective tissue mast cell): Bindegewebsmastzelle.

Cyclophosphamid: eine zytotoxische Substanz, die häufig als Immunsuppressivum verwendet wird.

Cyclosporin: Immunsuppressivum, das zur Verminderung von Abstoßungsreaktionen eingesetzt wird.

DNA: Desoxyribonukleinsäure.

DNP (Dinitrophenol): ein häufig verwendetes Hapten.

Donäme: Peptidregion mit einer kohärenten Tertiärstruktur. Sowohl MHC Klasse 1- als auch Klasse 2-Moleküle weisen Domänen auf.

DsDNA: doppelsträngige DNA.

DTH (Delayed type hypersensitivity): Überempfindlichkeit vom verzögerten Typ (Typ IV-Reaktion).

ECF: eosinophiler chemotaktischer Faktor (aus Mastzellen).

Edukation: „Schulung" der Lymphozyten während ihrer Reifung im Thymus.

Effektorzellen: funktionelle Bezeichnung für Lymphozyten und Phagozyten, welche die eigentlichen Endeffekte der Immunantwort ausüben.

Endothel: innere Auskleidung von Blut- und Lymphgefäßen.

Enhancement: Verlängerung der Überlebenszeit eines Transplantats durch Antikörper, die sich an die Alloantigene des Spendergewebes anlagern und diese maskieren.

Eosinophile: eosinophile Granulozyten.

Epitop: eine einzelne Determinante eines Antigens, an die das Paratop des Antikörpers bindet.

Epstein-Barr-Virus: ein Herpesvirus, für welches menschliche B-Zellen einen speziellen Rezeptor (EBV-R) besitzen.

ESP (Eosinophil Stimulation Promoter): wird bei parasitären Infektionen aus antigenstimulierten T-Zellen freigesetzt.

Exon: ein proteinkodierendes Gensegment.

Fab: Sitz des antigenbindenden Anteils im Antikörpermolekül. Besteht aus einer leichten Kette und einem Teil der schweren Kette.

FACS (Fluorescent Activated Cell Sorter): Fluoreszenz-Zellsorter.

Faktor X: ein hypothetischer Faktor (bzw. mehrere Faktoren), der bei der Entstehung einer Allergie beteiligt ist.

Fc: Über den Fc-Anteil binden Antikörper an Zellrezeptoren (FcR) und an die C1q-Komplementkomponente.

FCA: komplettes Freundsches Adjuvans.

FcR: Fc-Rezeptor.

FIA: inkomplettes Freundsches Adjuvans.

α-FP: α-Fetoprotein.

Freundsches Adjuvans: eine Wasser-in-Öl-Antigenemulsion. Komplettes F. A. enthält (im Gegensatz zum inkompletten F. A.) abgetötetes Mycobacterium tuberculosis.

GALT (Gut Associated Lymphoid Tissue): darmassoziiertes lymphatisches Gewebe.

Genetische Assoziation: das gehäufte Auftreten z. B. bestimmter Krankheiten bei einem bestimmten Genotypus.

Genetische Restriktion: Durch die genetische Restriktion ist die Kooperation zwischen Lymphozyten und antigenpräsentierenden Zellen besonders effektiv, wenn beide bestimmte gemeinsame Haplotypen besitzen.

Genom: das gesamte genetische Material einer Zelle.

Genotyp: das ererbte genetische Material. Im Individuum muß nicht der gesamte G. exprimiert werden.

GRF: genetisch restringierter Faktor (aus Makrophagen).

GvH (Graft versus Host-Reaktion): Abstoßungsreaktion transplantierter Zellen gegen das Wirtsgewebe.

H-2: der Haupthistokompatibilitätskomplex der Maus.

Haplotyp: ein Satz von genetischen Determinanten auf einem einzelnen Chromosom.

Hapten: ein kleines Molekül, das die Funktion eines Epitops übernehmen kann, für sich allein jedoch keine Antikörperantwort hervorruft.

Helferzellen: eine Subklasse von T-Zellen, die bei der Generierung von Tc-Zellen mithelfen und mit B-Zellen kooperieren. H. erkennen Antigene meist in Verbindung mit MHC Klasse 2-Molekülen.

HEL: Hühnereilysozym.

Hereditäres Angioödem: Folge eines angeborenen C1 INH-Mangels. Die Krankheit ist Ausdruck einer pathologisch gesteigerten Aktivität des klassischen Komplementreaktionsweges.

Heterolog: zu einer anderen Spezies gehörig.

HEV (High endothelial venule): Austrittspforte für Lymphozyten aus dem Lymphknoten; hauptsächlich im Parakortex des ln. lokalisiert.

High Responder: bezüglich eines bestimmten Antigens mit einer starken Immunantwort reagierendes Individuum (bzw. Zuchtstamm).

Hinge-Region („Türangelregion"): Teil der schweren Kette eines Immunglobulins zwischen der Fc- und der Fab-Region.

Histokompatibilität: Bei bestehender H. zwischen zwei Individuen werden Transplantate gegenseitig toleriert.

HIV (Humanes Immundefizienz-Virus): eine Gruppe von Retroviren, die beim Menschen das erworbene Immundefizienz-Syndrom AIDS hervorrufen können.

HLA: der Haupthistokompatibilitätskomplex des Menschen.

hnRNA: heteronukleäre RNA.

Homolog: zur selben Spezies gehörig.

HRF (Histamin Releasing Factor): ein Lymphokin (aus Lymphozyten), welches über Mastzellen eine unspezifische Verstärkung von Typ I- und Typ IV-Reaktionen bewirkt.

Humoral: in extrazellulären Körperflüssigkeiten (Serum, Lymphe) vorhanden.

Hybridoma: in vitro hybridisierte Linien aus zwei Zelltypen (meist Lymphozyten), wobei ein Zelltyp aus einem Tumor stammt.

IDC: interdigitierende Zelle.

Idiotop: eine einzelne antigene Determinante auf der V-Region eines Antikörpers.

IFN: Interferon.

IL1, IL2: Interleukin 1, Interleukin 2.

Immunfluoreszenz: mikroskopische Darstellung bestimmter Antigene durch Kopplung an ein fluoreszenzmarkiertes Antikörperkonjugat.

Immunkomplex: Produkt einer Antigen-Antikörperreaktion; kann auch Komponenten des Komplementsystems enthalten.

Immunkonglutinine: Autoantikörper gegen Komplementkomponenten.

Interferone: eine Gruppe von Proteinen, die an der antiviralen Immunität beteiligt sind und eine Immunantwort beeinflussen können.

Interleukine: eine Gruppe von Peptiden, die als Signalträger zwischen den Zellen des Immunsystems vermitteln.

Intron: Gensegment zwischen zwei Exonen, die kein Protein kodieren.

Ir (Immune response): Immunantwort.

Ir-Gene: Immunantwortgene.

Isoelektrofokussierung: Trennung von Molekülen aufgrund ihrer elektrischen Ladungen.

Isolog: von identischer genetischer Konstitution.

Isotyp: Von mehreren möglichen Varianten bestimmter Proteine oder Peptide sind die isotypisch im Genom verankerten Varianten bei allen Individuen einer Spezies gleich (z. B. Immunglobulinklassen).

k: = × 1000 (z. B. 1 kD = 1000 Dalton)

Karyotyp: chromosomale Ausstattung einer Zelle.

Keimbahn: genetisches Material der Keimzellen, bevor es durch somatische Rekombination oder Mutation verändert wird.

Klasse 1/2/3-Moleküle: Diese drei Molekülklassen werden innerhalb des MHC kodiert. Klasse 1-Moleküle besitzen ein MHC-kodiertes, mit β₂-Mikroglobulin assoziiertes Peptid. Klasse 2-Moleküle bestehen aus zwei nichtkovalent miteinander verbundenen MHC-kodierten Peptiden; Klasse 3-Moleküle sind Komplementkomponenten.

Klon: eine Familie von Zellen oder Organismen mit identischer genetischer Ausstattung.

Konjugat: durch kovalente Bindung zweier Moleküle gebildetes Reagenz, z. B. an ein Immunglobulinmolekül gebundenes Fluoreszein.

Koppelungsungleichgewicht: Ein K. besteht, wenn in einer Population zwei Gene häufiger gemeinsam auftreten, als nach dem Produkt ihrer einzelnen Genfrequenzen zu erwarten wäre.

Kryoglobulin: Antikörper oder Immunkomplexe, welche bei 4°C präzipitieren.

Kupffersche Sternzellen: Phagozytierende Zellen in den Sinusoiden der Leber.

K-Zellen: eine Gruppe von Fc-Rezeptoren tragenden Lymphozyten, die ihre Zielzellen über die antikörperabhängige zellvermittelte Zytotoxizität (ADCC) zerstören.

LAF: lymphozytenaktivierender Faktor (identisch mit IL1).

LAI: Leukozytenadhärenz-Inhibitionstest (ein Test auf Lymphokine).

LCM: lymphozytäre Choriomeningitis; eine abakterielle virale Meningitis.

Leukotriene: Arachidonsäure-Metaboliten mit starken pharmakologischen Wirkungen.

LGL (Large Granular Lymphocyte): großer granulärer Lymphozyt.

LIF: lymphozyteninhibierender Faktor.

Ligand: ein Molekül, das eine Verbindung bzw. Kopplung vermitteln kann.

LMI (Leukozytenmigrations-Inhibitonstest): Bei Anwesenheit des Migrations-Inhibitionsfaktors (MIF) ist die Beweglichkeit von mononukleären Zellen gehemmt.

Locus: die Position eines bestimmten Gens auf dem Chromosom.

Low Responder: bezüglich eines bestimmten Antigens mit einer schwachen Immunantwort reagierendes Individuum (bzw. Zuchtstamm).

LPR (Lymphoproliferations-Gen): ein bei der MRL-Maus vorkommendes Gen, das an der Entstehung der Autoimmunität beteiligt ist.

LPS (Lipopolysaccharide): Bestandteil der Zellwand einiger gramnegativer Bakterien; wirkt als B-Zellmitogen.

LT (Lymphotoxin): Ein Lymphokin, welches einige Tumoren in vitro lysieren kann.

LTT (Lymphozyten-Transformationstest): Bei Kontakt mit dem entsprechenden Antigen werden sensibilisierte Lymphozyten zur Teilung und zur blastoiden Transformation angeregt.

Ly-Antigene: eine Gruppe von Oberflächenmarkern auf murinen T-Zellen, die an der Differenzierung von T-Zell-Subpopulationen beteiligt sind.

MAF: makrophagenaktivierender Faktor, identisch mit Interferon.

MALT (Mucosa Associated Lymphoid Tissue): schleimhautassoziiertes lymphatisches Gewebe.

MBP (Major Basic Protein): wird bei Parasiteninfektionen aus Eosinophilen freigesetzt.

MHC (Major Histocompatibility Complex): Hauptshistokompatibilitätskomplex.

MIF (Migrations-Inhibitions-Faktor): von Lymphozyten freigesetzte Peptide, durch die die Beweglichkeit von Makrophagen eingeschränkt wird.

β_2-Mikroglobulin: ein Polypeptid, welches Bestandteil einiger Membranproteine (Klasse 1-Moleküle) ist.

Mitogen: eine Substanz, die Zellen (hauptsächlich Lymphozyten) zur Transformation und Teilung anregt.

MLC (Mixed Lymphocyte Culture): gemischte Lymphozytenkultur.

MLR (Mixed Lymphocyte Reaction): gemischte Lymphozytenreaktion.

MLTI (Mixed Lymphocyte/Target Cell Interaction Assay): ein Test zur Messung der klonalen Expansion und Proliferation von T-Zellen.

MMC: Mukosamastzelle.

Monoklonal: aus einem einzigen Klon entstanden. Monoklonale Antikörper werden von Zellen gebildet, die auf eine einzige antikörperbildende Zelle zurückgehen.

Myelom: ein Lymphom aus der B-Zellreihe.

Nacktmaus: in der immunologischen Forschung häufig verwendete Mutanten. Diese Tiere besitzen kein Fell und keinen Thymus.

NK (natürliche Killerzellen): Diese Lymphozyten besitzen die Fähigkeit, einige virusinfizierte Zielzellen bzw. Tumorzellen zu erkennen und abzutöten.

NeF (nephritischer Faktor): ein Autoantikörper gegen die C3-Konvertase im alternativen Komplementreaktionsweg. Durch NeF wird C3 stabilisiert und die Komplementreaktion verstärkt.

Neutrophile: Mit dieser Kurzbezeichnung sind neutrophile Granulozyten gemeint. Sie stellen 90% der zirkulierenden Granulozyten.

NIP (4-Hydroxy, 5-iodo, 3-nitrophenyl-acetyl): ein gebräuchliches Hapten.

Non Critical Sites: Bestandteile der Virusoberfläche, die von Antikörpern nicht angegriffen werden können (z. B. Neuraminidase auf Influenzavirus).

NZB/W: ein Mäusestamm, der als Tiermodell zur Erforschung des SLE verwendet wird.

OFA (onkofetale Antigene): Antigene, die während der Fetalperiode und auch bei manchen Tumorerkrankungen nachgewiesen werden können.

OKT: Bezeichnung für monoklonale Antikörper zur Identifizierung von CD-Markern beim Menschen.

Opsonisierung: Opsonine (z. B. Antikörper und C3b) fördern die Phagozytose eines Antigens.

OS-Huhn (Obese Strain Chicken = Fetthuhn): Bei diesen Tieren können Schilddrüsen-Antikörper spontan entstehen, was sie für die immunologische Forschung interessant macht.

PAF (Platelet Activating Factor): thrombozytenaktivierender Faktor aus Basophilen, der eine Thrombozytenaggregation bewirkt.

PALS (periarterioläre lymphatische Scheide): Areale von B- und T-Zellen in der Milz.

Paratop: Anschlußstück auf dem Antikörpermolekül für die Kopplung an eine Determinante (Epitop) des Antigens.

PC (Phosphorylcholin): ein gebräuchliches Hapten, das sich auch an der Oberfläche einiger Mikroorganismen findet.

PCA (passive kutane Anaphylaxie): Diese Reaktion kann zum klassischen Nachweis von antigenspezifischem IgE verwendet werden.

PFC (Plaque Forming Cell): antikörperbildende Zelle, die im Hämolyse-Plaquetest identifiziert werden kann.

PHA (Phythämagglutinin): ein T-Zellmitogen.

Phagozytose: der Einschluß von Material in einer Vakuole (Phagosom) innerhalb des Zytoplasmas.

Phänotyp: Summe aller äußeren Merkmale, die vom Genotyp exprimiert worden sind.

Pinozytose: Aufnahme von Flüssigkeit oder sehr kleiner Partikel in die Zelle.

Plasmazelle: vollständig ausdifferenzierte antikörperbildende B-Zelle.

PLT (Primed Lymphocyte Test): Test für die Restimulationsfähigkeit von geprägten T-Helferzellen mit dem entsprechenden Antigen.

PMN: polymorphkernige Granulozyten.

Pokeweed Mitogen: ein B-Zellmitogen.

Polyklonal: aus mehreren Zellklonen entstanden.

Polymorphe: Diese Bezeichnung wurde der Einfachheit halber für polymorphkernige Granulozyten verwendet. Diese können neutrophil, basophil oder eosinophil sein.

Prägung ("Priming"): Nach dem ersten Kontakt mit einem entsprechenden Antigen ist die immunkompetente Zelle sensibilisiert oder "geprägt" (oft wird das Wortgebilde "geprimed" verwendet).

Prausnitz-Küstner-Reaktion: früher gebräuchlicher Test zum Nachweis von Antikörpern, die eine Anaphylaxie auslösen können; entspricht der PCA-Reaktion.

Priming: Dieser Ausdruck wird im deutschen Sprachgebrauch gerne übernommen und bedeutet die "Prägung" (Sensibilisierung) einer immunkompetenten Zelle auf ein bestimmtes Antigen.

Prostaglandine: pharmakologisch aktive Derivate der Arachidonsäure. P. können die Immunantwort und Mobilität von Zellen beeinflussen.

Pseudoallele: Tandemvarianten eines Gens, die nicht homologe Positionen auf dem Chromosom besetzen (z. B. C4).

Pseudogene: Gene mit Strukturen, die zwar homolog zu anderen Genen sind, jedoch nicht exprimiert werden können (z. B. J_x3 bei der Maus).

Reagin: historischer Ausdruck für IgE.

Rekombination: Bei der R. wird während der Meiose die genetische Information neu geordnet. Dieser Vorgang findet auch in der DNA der antikörperkodierenden Gene statt.

Respiratory Burst: gesteigerte Sauerstoffaufnahme, Aktivierung des Hexosemonophosphatzyklus und Bildung von Sauerstoffmetaboliten durch Makrophagen; findet hauptsächlich bei parasitären Infektionen statt.

Reticuloendotheliales System: im bindegewebigen Stützgerüst der Leber, Milz, Lymphknoten und anderer Organe verteilte phagozytierende Zellen, die sich von Stammzellen aus dem Knochenmark ableiten.

Rezeptor: ein Molekül auf der Zelloberfläche, das spezifisch an bestimmte Proteine oder Peptide aus der löslichen Phase bindet.

RF: Rheumafaktoren (Anti-IgG-Autoantikörper).

Riesenzellen: große, vielkernige Zellen, die sich manchmal in Granulomen finden und die wahrscheinlich über eine Fusion von Makrophagen entstehen.

RNA: Ribonukleinsäure.

S (Svedberg-Einheit): Maßeinheit für die Sedimentationsgeschwindigkeit eines Moleküls in einem Gravitationsfeld.

Segregation: Verteilung der Gene auf die Gameten.

SFA: Suppressorfaktor der Allergie (aus Lymphozyten); bewirkt eine antigenunspezifische Suppression von IgE, nicht jedoch von IgG.

Shedding: Abschilfern von Antigen durch Antikörper; Freisetzung von infektiösem Virus aus Zellen.

SLE: systemischer Lupus Erythematodes.

Somatische Mutation/Rekombination: Gen-Rearrangements, die nicht in Zellen der Keimbahn, sondern in somatischen Zellen stattfinden, weshalb die neu kombinierte DNA nicht vererbt wird.

Splenomegalie: Milzvergrößerung; kommt bei verschiedenen Parasiteninfektionen vor und kann auch als Maß für eine GvH-Reaktion herangezogen werden.

SRBC (Sheep Red Blood Cells): Schaferythrozyten.

Stripping: Ablösen von Antigendeterminanten von den Zielzellen durch Antikörper.

Suppressorzelle: eine T-Zell-Subpopulation, die Immunantworten von anderen T- oder B-Zellen abschwächen kann. Die Suppression kann antigenspezifisch, idiotypspezifisch oder auch unspezifisch sein.

Synergismus: Interaktion im Sinne einer verstärkenden Kooperation.

Syngen: Tiere eines Inzuchtstammes sind syngen, wenn alle Autosomenpaare der Individuen identisch sind.

T15: ein mit Anti-Phosphorylcholin-Antikörpern assoziierter Idiotyp, der nach der TEPC 15-Myelom Prototypsequenz benannt ist.

Tachyphylaxie: der Effekt, daß nach wiederholten Gaben eines Pharmakons eine Wirkungsabschwächung eintritt.

TATA: tumorassoziierte Transplantationsantigene.

Tc: zytotoxische T-Zelle.

TCF (T-Zell-Faktor): antigenspezifischer Faktor, der Mastzellen dazu stimuliert, Mediatoren freizusetzen.

TCGF (T-Cell Growth Factor): T-Zell-Wachstumsfaktor; ist mit dem Interleukin 2 (IL2) identisch.

T-dep, T-ind: T-Zell-abhängige bzw. T-Zell-unabhängige Antigene.

Tdth: T-Zelle, die bei der verzögerten Reaktion (delayed type hyersensitivity) eine Rolle spielt.

TF (Transferfaktor): ein bislang nur aus menschlichen Lymphozyten isolierter Faktor, der eine erhöhte Resistenz gegen Pilzerkrankungen vermittelt.

T$_H$: T-Helferzelle (s. d.).

THY: ein Oberflächenantigen auf murinen T-Zellen; es gibt mehrere allotypische Varianten von THY.

Toleranz: Zustand einer spezifischen immunologischen Nichtreaktivität.

Transformation: morphologische Veränderungen in einem Lymphozyten bei Beginn der Zellteilung.

TRF: T Cell Replacing Factor.

Vasoaktive Amine: z. B. Histamin, 5-Hydroxytryptamin und andere Substanzen, die von Basophilen, Mastzellen und Thrombozyten freigesetzt werden und auf das Endothel sowie die glatte Muskulatur der lokalen Blutgefäße einwirken.

Xenogen: antigene Unterschiede zwischen den Spezies betreffend.

Zellzyklus: Der Lebenszyklus einer Zelle läuft in vier Phasen ab: G 1, S, G 2 und M. Die DNA-Replikation findet in der S-Phase und die Zellteilung in der M-(mitotischen) Phase statt.

Zytophil: mit einer Affinität, an Zellen zu binden.

Zytostatisch: die Zellvermehrung hemmend.

Zytotoxisch: für die betroffene Zelle tödlich.

Sachverzeichnis

Halbfett gesetzte Seitenangaben verweisen auf die Abbildungen.

A

Abwehrmechanismen 175ff, 181ff
– gegen Bakterien 175ff
– gegen Protozoen und Würmer 181ff
– unspezifische **175**
– gegen Viren 169f
ADCC (s. auch Zytotoxizität, antikörperab-
  hängige) 18, 119, 172, **187, 232**
Adjuvans 86ff, **88**, 110, 112
AFC s. Antikörperbildende Zellen
Affinität 129
Affinitätschromatographie 288, **288**
Affinitätskonstante 60
AIDS 208f
Akutphasenproteine 3, **3**
Allergie (s. auch Überempfindlichkeit) 10,
  10, 215
– Genetik 218ff, **219**
– Mechanismen **225**
– Suppressorfaktor 231
– Tests 225ff
– Ursachen 228f
Allotyp-Variation 45, **54**
Altered self 275
Alternativweg (s. auch Komplement) 73, **74**
Amine, vasoaktive 224, **224,** 247
Amphibien 164
ANA s. Antikörper, antinukleäre
ANAE s. α-Naphthylsäureesterase
Anämie, perniziöse **264,** 267, **267**
Anaphylatoxin 72, **72**
Anaphylaxie **215**
– passive kutane 216
Angioödem, hereditäres 77, **77**
Anti-D-Prophylaxe 237, **237**
Antigen 6f, **7**
– Ia-Antigene 15, **21, 39**
– Karzinoembryonales 205, **206**
– Milz **84**
– „Nicht-Selbst" 111, **139**
– onkofetale 205
– Präsentation 82f, **84**
– „private" 197
– retrogenetische 205
– „Selbst" 7, **7,** 27, 111, **139**
– auf T-Zellen **115**
– T-abhängige 82, **82, 85**
– T-unabhängige 82, **82, 85**
– tumorspezifische **204,** 205, **206f**
– ubiquitäre (public) 197
– virale **170f**
Antigen-Antikörper-Bindung **58,** 59, **59**
Antigenerkennung **114, 116, 138,** 142
Antigenpräsentation 116f, **148, 151**
Antigenpräsentierende Zellen 19, 21, **21,**
  111, 116f, **117, 149,** 155
Antigenspezifität 107, **107, 109,** 113, 138
Anti-Idiotyp 103, **104ff,** 212
– Antikörper bei Transplantationen 281
– Toleranz 133f, **134**
Antikörper (s. auch Immunglobulin) 5f, **6,**
  49ff
– Affinität 60, **60f,** 63, **63f, 83,** 102
– antinukleäre 262
– Avidität 60, **61**
– Bildung 89, **89**
– – Steuerung **101f**
– Diversität 90, 150f
– Domänen 51, **51**

– Funktion 49f
– Genetik 54
– monoklonale Herstellung **288**
– Spezifität 61, **61f**
– Struktur 51, **51,** 55ff
– Variabilität **56,** 90f, **91**
Antikörperbildende Zellen 7, 79
Antisomen 159
APC s. Antigenpräsentierende Zellen
Arthritis, rheumatoide 249, 264
Arthus-Reaktion 245, **245f**
Asthma bronchiale **227,** 228
Atopie 215, **219, 226, 228**
Autoantigene **10,** 268
Autoantikörper, Acetylcholinrezeptoren
  240
– glomeruläre Basalmembran 239
– Hormonrezeptoren 267
– Inselzellen **241**
– intrinsic factor 267
– kältereaktive 238
– Leukozyten 238f
– Spermatozoen 267, **267**
– thyreoidale Mikrosomen **241, 262**
– wärmereaktive 237
Autoimmunerkrankung **10,** 261ff
– Ätiologie 268f
– Diagnose 270, **270**
– experimentelle 265f, **265f**
– Genetik 263f, **263**
– HLA-Assoziation **264**
– Organspezifität 263
– Pathogenese 175, 264f, **265,** 269
– Spektrum 262, **262**
– Therapie 271, **271**
– Tiermodell 146, **146**
Autoimmunität 261ff
– Induktion **265, 270, 271, 271**

B

Bakterienzellwand **176**
Basophile 24, **24f**
BCG 120, 211
B-cell growth factor **87**
BCGF s. B-cell growth factor
Biozzi-Maus 138, **145**
Birbeck-Granula **21f,** 22, 254
Blastogenese, Lymphozyten **16**
Blutgruppen 235ff, **236**
bm-Mutanten 142
Bradykinin **8**
Budding **169,** 171
Burkitt-Lymphom 208
Bursa fabricii 11, 27f, **28,** 149, 152, **152,** 161,
  167, 168
B-Zellen 14f
– Differenzierung **153f**
– Entwicklung 152
– Oberflächenmarker 15
– Ursprung 27ff, **27**

C

C3 neF 75
Capping **14,** 153, 174
Carrier 80, **80f**
CEA s. Antigen, karzinoembryonales

CFm s. Chemotaktischer Faktor, Makro-
  phagen
Chediak-Higashi-Syndrom 177
Chemotaktischer Faktor, Makrophagen
  198, **198**
Chemotaxis 4, **4**
Chimärismus 125f, 132, 150
Choriomeningitis, lymphozytäre **141,** 174,
  174
Chromogen **286**
Chromomykose 180, **180**
CMI s. Immunität, zellvermittelte
Coating 71, **71**
Cobra-Venom-Faktor 75
Colitis ulcerosa 220
Combining site **59**
Con A s. Concanavalin A
Concanavalin A 16
Connective tissue mast cell 220f, **221**
Coombs-Test 237, **237, 284**
C-reaktives Protein 3
Critical sites 171
Cromoglycinsäure 221, 224, **227**
CTMC s. Connective tissue mast cell)
CVF s. Cobra-Venom-Faktor
Cyclophosphamid 132, **133**
Cyclosporin A 279f

D

Degranulation, Basophile 24
– Eosinophile 23
– Mastzellen 24
Delayed type hypersensitivity 173, **173,** 192
Dendritische Zellen **21,** 22, 116, **149,** 150
Desoxynucleotidyltransferase, terminale s.
  Tdt
Diabetes mellitus 264, **264, 270,** 271
Diapedese 4, **4**
Diphtherietoxin 8, **9,** 137, 179, **179**
Diversität, Antikörper 89ff, 94ff, **94ff**
Doppelimmundiffusion 282, **282**
„Dritte Population"-Zellen (s. auch Nullzel-
  len) 17f
DR-Spezifitäten 41
DTH s. Delayed type hypersensitivity s.
  Überempfindlichkeit, Typ IV
Duale Erkennung 46f, **46**

E

EBV-R 15
ECF **233**
ECF-A 23f
Edukation, Thymus **46, 84, 139,** 141
Effektorzellen 15, **16**
ELISA **286,** 287
Enhancement 135, 279, **280**
Entzündung 4, **9**
– Plasmaenzyme **8**
– Thrombozyten 25
Eosinophil stimulation promoter s. ESP
Eosinophile 23f, **23,** 184, **184,** 186, **188**
Eosinophiler chemotaktischer Faktor s.
  ECF
– – – Anaphylaxie s. ECF-A
Epitheloidzellen 123, **123,** 255, **255f,** 259
Epitop 6, **7**

Escape-Mechanismen, Parasiteninfektion 188ff, **188ff**
– Tumor **197**, 198, **210**
ESP 184, **184**

F

Fab s. Immunglobulin
Faktor B: 74
Faktor D: 67, **67**
Faktor H: 74
Faktor X: 217, **230**
Farmerlunge 242
Fc s. Immunglobulin
α-Fetoprotein 205, **205**
Fetthuhn (obese strain) 146, 265, **266**
Fibrin **8**
Ficoll-Isopaque **290**
Flagellin **82**
„Flasher"-Hypothese 113
Follikelzentrumzellen (s. auch Zentroblasten) 16, 32
FR s. Framework-Region
Framework-Region 56, **57**

G

GALT 28, **161**, 162
Gedächtnis, immunologisches 1, **1**, 8, 158, **272**
Gedächtniszellen 12, 15, **16, 133**
Gegenstromelektrophorese 283, **284**
Genetisch restringierter Faktor **87**
Gewebetypisierung 40, **41**
Glomerulonephritis 174, **174**, 182, **182**, 191, **249**, 250
β-Glukuronidase 14
Glyoxylase (GLO 1) **78**
Goodpasture-Syndrom 239, **239, 242**, 267, **268**
Graft-versus-host-Reaktion 273, **273**
Granulombildung **123f**, 183, **183**, 255, **255, 259**
Granulozyten 2, **2**, 22, **22f, 149**
Granulozytenmarker **25**
GRF s. Genetisch restringierter Faktor
Gut associated lymphoid tissue s. GALT

H

Hageman-Faktor XII **8**
Hämagglutination 283, **284**
Hämoglobinurie, paroxysmale nächtliche 74
Hämolyse-Plaquetest **80**, 289, **289**
Haplotyprestriktion 45f
Hapten 80
Hassallsche Körperchen 28, **151**
Hausstaubmilbe 226, **226**
HEL s. Hühnereilysozym
Helferfaktoren 86, **86f**
Helferzellen s. T-Lymphozyten
Heuschnupfen (Heufieber) 215, **217**, 218
HEV s. High endothelial venule
High endothelial venule **31**, 34f, **35**
– responder 137, **138**, 144, **144, 218**
Hinge-Region **51**
Histamin 24, 224, **224, 227**, 228f, **229f**
– releasing factor 223
Histokompatibilitätsantigene 39ff
Histokompatibilitätsgene 37ff
– Transplantation 273f, **273, 275**
HIV 209
H-2-Komplex 37ff, 147
HLA-Komplex **21**, 41ff, **147, 153**, 219, 275
– Assoziation mit Krankheiten **48**
Hühnereilysozym 143, **144**

Humanes Immundefizienz-Virus s. HIV
H-Y-Gen 273f, **273**
Hyposensibilisierung 230, **230**

I

Idiotop 103, **103f**
Idiotyp 103, **103**, 105, **106**, 116, 143f, **144**
– Spezifität 107, **107**
Immunadhärenz 71, **71**
Immunantwort 101ff
– Regelmechanismen 109ff, **110**
Immunantwortgene an den MHC gekoppelt 137ff, **139**
– außerhalb des MHC 144
Immundiffusion, einfache radiale 283, **283**
Immunelektrophorese **283**
Immunerkennung 45, 147, **148**
Immunfluoreszenz 284, **285**
Immunglobulin 49ff
– Affinität 60, **61**
– Allotyp 54, **54**
– Antigenbindung 6, 56, 59
– Avidität 60, **61**
– Diversität 54, 89ff
– Domänen 51ff
– Fab 55
– Fc 54
– fetales **154**
– Funktion 49, 55
– Genetik 90ff
– Heterogenität 54
– hypervariable Regionen 56, 90ff
– Idiotyp 54
– Isotyp 54
– membranständiges 97, **98**
– sekretorisches 97, **98, 100**
– Struktur **49**, 51
– Synthese 99, **99**
– variable Regionen 51
– Verteilung 50
Immunglobulinklassen 14, 49, **49, 55**
– IgA 52, **53**
– IgD 53, **53**
– IgE 53f, **54**, 214, 216ff, **216f**, 219, 230, 231
– IgG 51, **51f, 55f, 57**, 58
– IgM 51f, **52**
Immunität, angeborene 1, **1**
– antibakterielle 176ff, **177, 179**
– antiparasitäre 181ff, **181ff, 185**, 191
– antivirale **169f**, 170ff, **172**
– erworbene (adaptive) 1, **1**, 7
– Evolution 157ff
– genetische Kontrolle 137ff
– humorale 79
– konkomitante 210
– zellvermittelte (CMI) 113, **113**
Immunkomplexe 102f, **103**
– Abbau **246**, 250, **250**
– Ablagerung 247ff, **247**, 250
– Hämodynamik **248**
– Komplement 250, **250**
– Nachweis 250, **251**
– Persistenz 246
– Tumor 207, **207**
– vasoaktive Amine **247**
Immunkomplexerkrankung 242ff
– Antikörperklasse **250**
– Autoimmunität **242**, 245
– Einteilung 242, **242**
– nach Infektion 242
– bei NZB/NZW-Mäusen 245, **245, 250**
Immunmodulatoren 211
Immunozyten 157f, **157f**
Immunsuppression der allergischen Reaktion **134**
– antigenspezifische 279
– Behandlung von Autoimmunerkrankungen 271, **271**

– parasitäre Infektionen 191
Immunsystem (s. auch Immunität)
– Entwicklung 168
– – bei Wirbellosen 157, **157**
– – bei Vertebraten 160f, **160f**
– Gedächtnis **7**, 8, **9**
– Genetik 146ff
– Interaktionen 8, **8**
– Spezifität 7f, **7**
Immuntherapie, adoptive 211
– passive 212
– depletive 212f
Immunüberwachung 208, **208**
Immunzellen, Herkunft **11**
– lymphatische 11, **11**, 12
– myeloische 11, **11**
Impfung 8
Infektion, bakterielle 175ff, **175**
– – Abwehrmechanismen 176ff, **179**
– – Antikörper 177, **177**
– opportunistische 209
– virale s. Virusinfektion
Influenza A 171, 172, **173**
Interdigitierende Zellen **21f**, 27, 30, **31f, 83**
Interferon 2f, **3, 9, 170**, 171, 173f, **174, 198**, 199, 201, **202**
Interleukin 1 (IL-1) **87**
Interleukin 2 (IL-2) 111, **198, 202**
Intrazelluläre Abtötung 8, **9**
Intrinsic factor 267
Ir-Gene 137, **138f**
Isotopenfreisetzungstest **200**
Isotypenreifung 129

J

J-Gensegment 92
J-Kette 52, **52**
Jones-Mote-Reaktion 252, **253**

K

KAF 75
Kallikrein **8**
Kaposi-Sarkom 208
Keimzentrum, Lymphknoten **31**, 32, **33**
Keyhole limpet haemocyanin 155
Killerzellen, natürliche 2, **3, 9**, 18, 118f, **118, 201f, 201f**
KLH s. Keyhole limpet haemocyanin
Klonale Expansion **16, 84**
– Selektion 7, **7**, 15, 90
Knochenmark 2, 27, 155, 164, **164, 278**
Komplementbindungsreaktion 283, **285**
Komplementinhibitormangel (C 1) 77
Komplementkomponenten, C1 68, **68f**, 77
– C1q 68, **68f**
– C1qrs 69, **69**
– C2 69
– C3 72, 75, **75**, 232
– C3a 8, 72
– C3b 5, 71, **71**, 75, **75**
– C4 70, **70**
– C4a 69, **71**
– C4b 69, 72
– C4b2b 70, **70**
– C4b2b3b 70, **70**
– C5 70, 72, **72**
– C5a (Anaphylatoxin) 4, 8, 72, **72**
– C5-9 (Membranangriffskomplex) 73, **73**, 232
Komplementmangel 76, **76f**
Komplementsystem 3, **3**, 8, **55**, 65ff, **65, 67, 74**
– Alternativweg 67, **67, 74**
– Entwicklung 155f, **156**
– Immunkomplex 250, **250**
– klassischer Reaktionsweg 67ff, **67, 71, 74**

Komplementsystem, mHC 78, **78**
- Proteine 66ff, **66**
- Überempfindlichkeitsreaktion, Typ II: 232, **232**
- - Typ III: 243, **244,** 245
Konkomitante Immunität s. Immunität, konkomitante
Kontaktallergie 253, **253f**
Koppelungsungleichgewicht 41, **42**
Kupffersche Sternzellen 2, **19**
Kveim-Test 256
K-Zellen 113, 119, **119, 233, 235**
- Virusinfektion 172, **172**
- Tumor **203**

L

LAF s. Lymphozytenaktivierender Faktor
LAI s. Leukozytenadhärenz-Inhibition
Laktoferrin **176,** 179, **179**
Langerhans-Zellen 21, 22, **22, 32, 83, 149,** 254, **254**
Langhanssche Riesenzellen 255
Large granular lymphocyte 12, **18f,** 118, **149,** 201
LCM s. Choriomeningitis, lymphozytäre
Leishmania **192, 194**
Lektin 15, 42, 223
Lepra 258, **258f**
Leu3a 13, **13**
Leukämieviruskomplex, muriner 207, **207**
Leukotriene 224, **224**
Leukozyten 1, 12
Leukozytenadhärenz-Inhibition 199
Leukozyten-Migrationsinhibition 199, **199f**
LGL s. Large granular lymphocyte
Lipopolysaccharide 16, **176**
Listeria monocytogenes 120, **121**
LMI s. Leukozyten-Migrationsinhibition
„Low-responder" **138,** 144, **144, 218**
LPS s. Lipopolysaccharide
L3T4 13, **13**
LT s. Lymphotoxin
LTT s. Lymphozyten-Transformationstest
Lupus erythematodes, systemischer **242,** 248, 250, 262, **268**
- - - bei der Maus 268
Ly1 13, **13,** 15
Ly2,3 13, **13**
Lyb-Antigene 145
Lymphatisches System 27ff
Lymphfollikel, primärer **31, 33**
- sekundärer **31,** 32, **33**
Lymphknoten 30ff, **30ff**
Lymphoblast 15f
- B-Zell-Blast **17**
- T-Zell-Blast 16, **16**
Lymphokine 8, **9,** 121ff, **121f,** 183, **183, 257**
- Tumor **198**
Lymphopoese 27
Lymphotoxin 198, **198**
Lymphozyten (s. auch B-Zellen, s. auch T-Zellen) 8, 11ff
- Abstammung 11ff, **11**
- autoreaktive 268, **269**
- Bildung 12
- große granuläre s. Large granular lymphocyte
- Migration 28
- Morphologie 12, **12**
- Reifung 15
- Separation 289, **290f**
- Zirkulation 34, **35**
Lymphozytenaktivierender Faktor **87,** 111
Lymphozyten-Transformationstest 257, **258f**
Lysosomen 5, 20, 22, **178**
Lysozym 1, **2,** 23, 179, **179**

M

MAF s. Makrophagenaktivierender Faktor
Major basic protein, Eosinophile 24, 185, **187**
- Histocompatibility complex 37ff, 110, 114, 137, 273
- - - Antigene
- - - - Darstellung **42, 43**
- - - - Entwicklung **47, 142**
- - - - Erblichkeit 37, **38**
- - - - Funktion 45ff
- - - - Gene 38, 137ff
- - - - Klasse 1 38
- - - - Klasse 2 15, 27, 38, **44**
- - - - Klasse 3 38, 78
- - - - Maus **38, 45**
- - - - Polymorphismus 146f, **148**
- - - - Restriktion **46,** 84, 107
- - - - Verteilung 39, **39**
Makrophagen 2, 8, **9,** 18ff, 120ff, **120, 122,** 177, **178,** 202f
- Aktivierung 120, **120, 121f,** 183, **183**
- Lymphknoten **31, 32**
- Milz **30**
Makrophagenaktivierender Faktor 18, 198, **198**
Malaria **182, 186f**
MALT s. Mucosa associated lymphoid tissue
Mastzellen 8, 12, **20,** 24, **149,** 220ff, **220f**
- Aktivierung 222, **223**
- Bindegewebe (ctmc) 220
- Degranulation 24
- Mediatorenfreisetzung 223f, **224**
- Schleimhäute (mmc) 220f, **221**
- Verteilung 220
- Maus, beige 208
Megakaryozyten **149**
Mellitin **215,** 223
Membranangriffskomplex (s. auch Komplement) 65, 73, **73,** 232, **232**
ME-R 15
Mesangiumzellen **19**
Methysergid **247,** 248
MHC s. Major histocompatibility complex
MIF (Migrations-Inhibitions-Faktor) 198, **198, 200**
- Test 257, **257**
β2-Mikroglobulin 141, 146
Milz 28f, **29f,** 161, **162**
Mitogen 15f, **16**
Mitogene Faktoren (MF) 199
Mitsuda-Reaktion **131**
Mixed lymphocyte reaction 40, **41,** 275f
- - target cell interaction **199**
MLR s. Mixed lymphocyte reaction
MLTI s. Mixed lymphocyte/target cell interaction
Moloney-Sarkom 197
Monoblasten 155
Mononukleäres phagozytäres System 18
Monozyten 2, **2,** 18, **20f**
Morbus Crohn 220
- haemolyticus neonatorum 236f, **236**
Mucosa associated lymphoid tissue 28, 32f, **33ff**
Mukormykose 180, **180**
MuLV s. Leukämievirus-Komplex, muriner
Muraminidase 23
Myasthenia gravis 240, **240,** 267
Myeloperoxidase 23
Myxödem **261**

N

Nacktmaus 32, **32, 86,** 130, 172, **182,** 221, 274
α-Naphthylsäureesterase 14

Natürliche Killerzellen s. Killerzellen, natürliche
Nematoden **196**
Neutrophile 22f
- Aktivierung **234**
- Morphologie 22
- Oberflächenmarker 25
- Phagozytose **234**
Netzwerktheorie (Jerne) **104,** 107, **108**
Neutrophile, polymorphkernige 156, **176,** 177, **180**
Niere 163, **163**
NK-Zellen s. Killerzellen, natürliche
Nullzellen 11, **11,** 17f

O

Oberflächen-Ig (s. auch Immunglobulin) 152
Obese strain s. Fetthuhn
OFA s. Antigene, onkofetale
OKT s. T-Zellen, Oberflächenmarker
Opsonisierung 3, **3, 6,** 176, 177
Orientbeule **194**
Oudin-Methode **262**

P

PALS s. Periarterioläre lymphatische Scheide
Papain 54, **55**
Parasitäre Infektionen 181ff, **181**
- Effektormechanismen 182ff, **185**
- Immunsuppression 191
- T-Zellen 182f, **182f**
Paratop 103, **103**
Passenger-Zellen 275, **276, 280**
Patchtest 226, **226, 253, 22.3**
PC s. Phosphorylcholin
PCA s. Anaphylaxie, passive kutane
Periarterioläre lymphatische Scheide 29, **3.6, 3.7, 3.8**
Peroxidase 21
Peyer-Plaques **27f,** 34, **34**
PGE₂ **202,** 203
PHA s. Phythämagglutinin
Phagoloysosom 5, **5,** 23, **23,** 178
Phagozyten 1, **2,** 8, **176,** 177, **178,** 204
- Abstammung 11ff, **11**
- Funktion 1
- mesangiale **2**
Phagozytose 5, **5,** 159, **234**
Phosphatase, saure 14
Phosphorylcholin 95, 105, **106f**
Phythämagglutinin 16
Pilzinfektion 180, **180**
Plasmazellen 16f, **17f**
- Lymphknoten **31**
- Milz 29
Plasmin **8**
Plasmodien **186, 193**
PLT s. Primed lymphocyte test
PMN s. Neutrophile, polymorphkernige
PNH s. Hämoglobinurie, paroxysmale nächtliche
Pokeweed-Mitogen 16, **16**
Polymorphe (s. auch Granulozyten) 11f, 22
Prägung 105
Pricktest 225, **225f**
Primed lymphocyte test 199
Promonozyten 19
Prostaglandin E **202**
Prostaglandine **176,** 210, 224
Protein, enzephalitogenes **265**
Protozoen 181ff
Pulpa, Milz 29

Q

Qa1 13, 147

R

Radioallergosorbent-Test 225, 287, **287**
Radioimmunoassay **286,** 287
Radioimmunosorbent-Test 287, **287**
Raketenelektrophorese 283, **284**
Rana pipiens 161, **163,** 164, **165**
RAST s. Radioallergosorbent-Test
Reagin 216
Reaktionsweg, lytischer 3, **3**
RER s. Retikulum, rauhes endoplasmatisches
RES s. Retikuloendotheliales System
Respiratory burst 183, **183, 185**
Restriktion, genetische 45, **140f**
Retikuloendotheliales System **2,** 19f, **19f**
Retikulum, rauhes endoplasmatisches 16f, **17f, 20, 32f**
RF s. Rheumafaktoren
RhD-Antigen 236, **236**
Rhesusprophylaxe 237, **237**
Rheumafaktoren 249
Rheumatoide Arthritis s. Arthritis, rheumatoide
RIA s. Radioimmunoassay
Riesenzellen 123, **123, 258**
RIST s. Radioimmunosorbent-Test
Rosettenbildung **12,** 289, **290**

S

Salmonella typhimurium 144
Sarkoidose 260, **260**
SC s. Sekretorische Komponente
Scavenger-Zellen 31
Schaferythrozyten 12, **151, 290**
Schistosomen **188, 190, 196**
Schistosomiasis 260, **260**
Sekretorische Komponente 53
Serumkrankheit 244, **244**
SFA s. Suppressorfaktor, Allergie
Shedding 172, **174,** 209
sIg s. Oberflächen-Ig
Signalerkennungsprotein (SRP) **100**
Slow reactive substance of anaphylaxis 24, **223f**
Spermin **2**
SRS-A s. Slow reactive substance of anaphylaxis
Stammzellen, hämatopoetische **149**
– Knochenmark 2, **149**
– myeloische 18
– pluripotente 11, **11**
Stripping 113, 172, 174
Suppressorfaktor, Allergie 231
Suppressorzellen 108f, **108f,** 127
Switch 95, **97,** 153, **154**
Synovia-A-Zellen 2

T

TAC (Interleukin-2-Rezeptor) 13, **13**
TATA s. Transplantationsantigene, tumorassoziierte

Taubenzüchterkrankheit 242, **243**
T-cell replacing factor **87,** 111, **141,** 145
Tdt **151**
TF s. Transferfaktor
Theophyllin 221
THF s. Thymic humoral factor
Thrombozyten 12, 25, **26, 149**
Thy1 13, **13**
Thymektomie **129, 165,** 217
Thymic humoral factor **151**
Thymus 22, 27f, **28,** 150, **150f,** 161, **161f,** 164, **164,** 167
Thyreoiditis Hashimoto 261, **261f,** 264
Thyreotoxikose **266f**
TLA-Komplex 38
Toleranz 125ff
– B-Zellen 126, **126,** 130
– Dauer 128, **129**
– Induktion 128, **128,** 130f
– Selbsttoleranz 135f, **135**
– Spezifität 128, **129**
– Z-Zellen 127, **127,** 132, **132**
– unvollständige 128, **130**
Transferfaktor 198, **198**
Transformation, blastoide 40, **41, 111**
Transfusionsreaktion 235, **235f**
Transplantatabstoßung, akute **277**
– Hornhaut 278
– hyperakute 239, **239,** 277, **277**
– Immunsuppression 279f, **281**
– Niere **276ff,** 280, **281**
– Passenger-Zellen **276**
– Regenwurm **159**
– Spendergewebe 278, **279**
Transplantation 272ff
– Antikörper 276f
– Genetik 272f
– T-Zellen 132, 274, **274**
Transplantationsantigene, tumorassoziierte 206, **206**
TRF s. T-cell replacing factor
Trypanosomen **189, 191, 195**
Tuberkulintyp-Reaktion 254, **254ff**
Tuberkulose **252,** 259, **259**
Tumorimmunität 197ff
– B-Zellen 204
– Immunkomplexe 207, **207**
– Immunüberwachung 208
– Makrophagen **198**
– Transplantationsantigene 206, **206f**
– zellvermittelte 198f
T-Zellen, Aktivierung 117, **117,** 223
– Antigenerkennung 113
– Antigenpräsentation 22, 84, 113, 116
– Blasten **16**
– Defizienz 208f, 228, **229**
– Differenzierung 11f, **11,** 27ff, **27,** 150f, **151**
– Fcᵉ-Rezeptoren 222, **222**
– Helferfaktoren 85f, **86f,** 223
– Helferzellen **9, 107,** 113ff, **113**
– L3T4 13
– Leu 13
– Ly1⁺ 13, 173
– Ly2, 3⁺ 13, 173
– Marker 12ff, **13,** 150
– Rezeptoren, Antigen 115, **115**
– – MHC-Produkte 114
– Suppressorzellen 108f, **113,** 127, 132, **228**
– T1 13, **13,** 15
– T3 13, **116,** 150

– T4 13, **116,** 150
– T6 **151**
– T8 13, 115, **115,** 124
– T11 13
– Thy1 13, **47,** 116
– Ultrastruktur **14**
– zytotoxische (Tc) **9, 11,** 12f, **13,** 119

U

Ubiquitin **151**
Überempfindlichkeitsreaktion **10,** 214ff
– Typ I **214f,** 215ff
– Typ II 232ff
– Typ III 242ff
– Typ IV (DTH) 252ff
– – und Lymphokine 257, **257**
– – zelluläre Reaktionen 256f, **256**

V

Vacciniavirus 172
Veiled cells **32**
Verändertes Selbst 46
Virusinfektion **169,** 170
– Abwehrmechanismen **170**
– und Antikörper 171f, **172**
Vitamin B₁₂ **267, 271**

W

Waldeyer-Rachenring **27**
Wurminfektion, Immunantwort 181ff, **184**
– – Antikörper **181,** 185f
– – unspezifische Mechanismen 187

X

Xenopus laevis 161, **162f,** 164, **164ff**
XLA-Locus 166

Y

YT35 13

Z

Zentroblasten 16, **17,** 32
Zymosan 74
Zytotoxizität, zellvermittelte 117, **118,** 140ff, **141,** 172, **173**